TRAITÉ

DE

ZOOLOGIE MÉDICALE

PRINCIPALES PUBLICATIONS DU MÊME AUTEUR

Recherches sur la structure de la peau des Lézards. Bulletin de la Société zoologique de France, V, 1880.

De l'anesthésie par le protoxyde d'azote, d'après la méthode de M. le professeur Paul Bert. Thèse de doctorat, 1880.

Articles *Protoxyde d'azote* et *Rumination.* Nouveau Dictionnaire de médecine et de chirurgie pratiques.

Étude sur le tablier et la stéatopygie des femmes boschimanes. Bulletin de la Société zoologique de France, VIII, 1883.

Les Universités allemandes. Un vol. in-8 de 268 pages. Paris, 1883.

Les Coccidés utiles. Thèse d'agrégation. Paris, 1883.

Éléments de zoologie. En collaboration avec M. Paul Bert. Un vol. in-8 de 692 pages. Paris, 1885.

La septième côte cervicale de l'Homme. Revue scientifique, 1885.

Planches murales d'anatomie humaine. Paris, 1885.

Note sur les Sarcosposidies et sur un essai de classification de ces Sporozoaires. Bulletin de la Société zoologique de France, X, 1885.

L'atavisme chez l'Homme. Leçons professées à l'École d'anthropologie, Revue d'anthropologie, 1885.

Sur un cas de polymastie et sur la signification des mamelles surnuméraires. Bulletin de la Société d'anthropologie, 1885.

Notices helminthologiques. Bulletin de la Soc. zoologique de France, XI, 1886.

Articles *Helminthes, Hématozoaires, Hirudinées, Pseudo-parasites, Trichine, Trichocéphale* et *Vers.* Dictionnaire encyclop. des sciences médicales, 1886-1888.

Les ennemis de l'espèce humaine. Revue scientifique, 1888.

Articles *Acclimatement, Albinisme,* etc., dans la Grande Encyclopédie.

De la nomenclature des êtres organisés. Rapport présenté au Congrès international de zoologie. Bulletin de la Société zoologique de France, XIV, p. 212, 1889.

4206-85. — Corbeil. Imprimerie Crété.

TRAITÉ

DE

ZOOLOGIE MÉDICALE

PAR

Raphaël BLANCHARD

PROFESSEUR AGRÉGÉ A LA FACULTÉ DE MÉDECINE DE PARIS
SECRÉTAIRE GÉNÉRAL DE LA SOCIÉTÉ ZOOLOGIQUE DE FRANCE
MEMBRE DE LA SOCIÉTÉ DE BIOLOGIE

TOME SECOND

VERS (NÉMATHELMINTHES (*suite*), GÉPHYRIENS, BRYOZOAIRES, BRACHIOPODES, ANNÉLIDES), MOLLUSQUES, ARTHROPODES, CHORDÉS.

Avec 496 figures intercalées dans le texte

PARIS
LIBRAIRIE J.-B. BAILLIÈRE ET FILS
19, rue Hautefeuille, près du boulevard Saint-Germain

1890

TRAITÉ

DE

ZOOLOGIE MÉDICALE

FAMILLE DES FILARIDES

Les Filarides sont des Vers allongés, filiformes. La bouche est de forme variable : elle présente parfois deux lèvres, parfois encore six papilles, caractères dont Molin s'est servi pour établir une classification de ces animaux. L'œsophage est grêle et non renflé en un bulbe ; il y a toujours quatre paires de papilles préanales, auxquelles s'ajoute parfois une papille impaire. Le mâle a généralement la queue enroulée; il a un seul spicule ou deux spicules inégaux. La femelle possède deux ovaires; la vulve s'ouvre ordinairement vers la partie antérieure du corps.

Cette famille comprend les huit genres *Filaria*, *Ichthyonema*, *Spiroptera*, *Spiroxys*, *Dispharagus*, *Hystrichis*, *Hedruris* et *Tetrameres* Creplin (*Tropidocerca* Diesing). Tous sont parasites, mais le premier est le seul qui soit représenté chez l'Homme.

R. Molin, *Versuch einer Monographie der Filarien*. Sitzungsber. der Wiener Akad. der Wiss., math.-naturw. Classe, XXVIII, p. 365, 1857.

R. Blanchard, *Hématozoaires*. Dictionn. encycl. des sc. méd. (4), XIII, p. 43, 1887. Voir p. 67.

Filaria inermis Grassi, 1887.

SYNONYMIE : ? *Filaria palpebralis* Pace, 1867.
F. peritonæi hominis Babès, 1880.
F. conjunctivæ Addario, 1885.

La femelle seule est connue : c'est un Ver long de 16 centimètres environ, filiforme, blanchâtre ou légèrement brunâtre, un peu aplati; sa largeur est de 0^{mm},475 sur toute sa longueur, sauf aux deux extrémités; l'antérieure est légèrement effilée, la postérieure l'est beaucoup plus et se termine par une pointe ordinairement incurvée.

La cuticule est épaisse de 9 μ, ornée de stries transversales délicates et de stries longitudinales plus marquées ; elle s'amincit légèrement aux extrémités. Les stries résident dans la couche externe de la cuticule, mais l'extrémité antérieure en est dépourvue, rappelant ainsi l'écusson céphalique de la Filaire de Médine. A moins de 1 millimètre en arrière de la bouche et du côté opposé à la vulve, on remarque un point où la cuticule est interrompue. Celle-ci s'amincit encore et s'interrompt même à peu de distance de l'extrémité caudale; à chacun de ces deux points correspond un petit canal qui émane probablement d'une glande sous-cuticulaire.

Les champs latéraux sont à peine larges de 0^{mm},2 et sont pourvus d'un cordon axile; les lignes médianes ne se voient que sur des coupes transversales. Les muscles, construits sur le type des Polymyaires, sont disposés en deux grandes masses, l'une dorsale, l'autre ventrale.

La tête est lisse, mousse, sans papilles. La bouche est terminale, très petite, inerme; sa forme est un peu variable suivant les individus; c'est ordinairement une sorte de calice creusé dans l'épaisseur de la cuticule, au delà de laquelle il se dilate pour se continuer avec l'œsophage. Ce dernier n'a que 0^{mm},62 de longueur; sa lumière est triangulaire et dépourvue de dents; il se renfle en arrière et porte, vers le milieu de sa longueur, un anneau qui est sans doute le système nerveux. L'intestin est très large chez les individus de petite taille, plus étroit chez ceux de grande taille; il court en ligne droite le long de la ligne médiane et se termine à 0^{mm},3 en avant de l'extrémité caudale. L'anus a la forme d'une fente.

L'appareil génital est constitué par deux tubes ovariens qui remplissent la plus grande partie de la cavité du corps et qui, dans la région caudale, se pelotonnent fortement sur eux-mêmes. En avant, mais avant d'atteindre l'union de l'œsophage et de l'intestin, les deux ovaires se réunissent pour former le vagin. La vulve se trouve tout près de la bouche.

L'animal est ovovivipare : chez un individu de grande taille, les tubes ovariens contiennent des milliers d'embryons, les uns libres, les autres encore renfermés dans l'œuf; ceux-ci sont longs de 350 μ et larges de 5,5 μ environ; l'extrémité antérieure est arrondie et légèrement amincie; la postérieure s'effile en une pointe très fine.

La Filaire inerme vit chez l'Homme, l'Ane et le Cheval. Chez ces deux derniers, où elle ne doit pas être rare, elle a été jusqu'à présent confondue avec *Filaria papillosa*, bien que la distinction soit facile, même à l'œil nu. Cette espèce est voisine de *F. perforans* Molin, qui vit sous la peau et dans les muscles de la Fouine et du Putois.

Le parasite a été vu trois fois chez l'Homme. La première observation est due à Dubini : il s'agit d'un Ver long 115 millimètres, non encore parvenu à maturité sexuelle, qui fut trouvé dans l'œil d'un Homme et qui figure actuellement dans le Musée d'anatomie pathologique de l'Ospedale maggiore à Milan.

Le second cas est celui de Babès. En pratiquant l'autopsie d'une femme inconnue, soumise à une expertise médico-légale, V. Babès, alors assistant à l'Institut anatomo-pathologique de l'Université de Budapest, rencontra un nodule ayant la forme d'une lentille plan-convexe, large de 16 millimètres et épais de 9 millimètres. Ce nodule était compris entre les deux feuillets de l'épiploon gastro-splénique et unissait intimement la rate au diaphragme. Il était constitué par une capsule de tissu conjonctif dense, dont la cavité, remplie d'une substance caséeuse et traversée par des brides conjonctives, renfermait un Nématode enroulé sur lui-même et en partie calcifié. C'était un Ver long de 190 millimètres, large de $0^{mm},35$.

La troisième observation est due à Carmelo Addario. Cet auteur fit connaître sous le nom de *Filaria conjunctivæ* un Ver long de 95 millimètres, non parvenu à maturité sexuelle. L'helminthe fut trouvé dans une tumeur de la grosseur d'un pois qu'une femme de soixante-dix ans portait sous la conjonctive bulbaire de l'œil droit et qui fut extraite par le Dr F. Valadà, chirurgien à l'hôpital Sainte-Marthe, à Catane. L'examen ultérieur de la malade fit penser qu'un parasite semblable devait être contenu dans la chambre postérieure de l'œil.

En effet, la présence de ce Ver à l'intérieur de l'œil n'est pas chose impossible : Rivolta a trouvé dans l'œil d'un Ane un individu long de 58 millimètres, qu'il confondit avec *F. papillosa*. Il se peut donc que le parasite vu par Quadri, dans un cas dont il sera question au chapitre suivant, rentre réellement dans cette catégorie. Il en est peut-être encore de même pour l'helminthe, long de 100 millimètres et large de $1^{mm},5$, qu'Angelo Pace découvrit à Palerme, en 1867, chez un garçon de neuf ans : ce Ver était contenu dans un kyste situé sous la peau de la paupière supérieure gauche et rempli d'un liquide filant et dense comme du blanc d'œuf.

A. Pace, *Sopra un nuovo Nematode*. Giornale di sc. nat. ed economiche, II, 1867.

V. Babesiu, *Ueber einen neuen Parasiten des Menschen*. Medizinisch-chirurgisches Centralblatt. Wien, XIV, p. 554, 1879. — Id., *Ueber einen im menschlichen Peritoneum gefundenen Nematoden*. Virchow's Archiv, LXXXI, p. 158, 1880.

C. Addario, *Su di un Nematode dell' occhio umano*. Annali di ottalmologia, XIV, 1885.

B. Grassi, *Filaria inermis (mihi), ein Parasit des Menschen, des Pferdes und des Esels*. Centralblatt für Bacteriologie und Parasitenkunde, I, p. 617, 1887.

Filaria oculi humani von Nordmann, 1832.

Synonymie : *Filaria lentis* Diesing, 1851.

En novembre 1831, von Gräfe envoya à von Nordmann deux cristallins cataractés qu'il venait d'enlever à un vieillard. L'un de ces cristallins, qui était complètement débarrassé de sa capsule, ne présentait rien de particulier; chez l'autre, qui était encore en partie entouré de sa capsule, on remarquait, dans l'humeur de Morgagni (1),

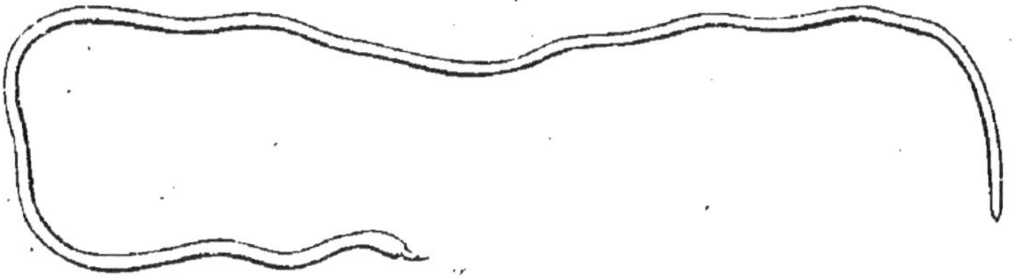

Fig. 388. — *Filaria oculi humani*, d'après von Ammon.

deux anneaux fins et extrêmement délicats, où le microscope fit reconnaître distinctement des Filaires enroulées. C'étaient des Vers partout également épais et parfaitement filiformes, longs d'environ trois quarts de ligne et d'une largeur insignifiante relativement à cette longueur; ils étaient morts et enroulés sur eux-mêmes en spirale. Leur tube digestif était simple et se montrait assez distinctement; la bouche n'offrait pas de papilles; l'anus faisait saillie en forme de bourrelet.

En mai 1832, von Nordmann eut encore l'occasion d'examiner deux cristallins cataractés, enlevés par Jüngken à une femme assez âgée : l'un de ces cristallins renfermait une Filaire vivante, enfoncée dans la capsule et longue de cinq lignes et demie.

Sur ces entrefaites, le professeur von Ammon, de Dresde, opérait de la cataracte un vieillard de soixante-un ans et adressait à Gescheidt

(1) On désignait autrefois sous ce nom les couches superficielles du cristallin que, en raison de leur mollesse, on croyait constituées par un liquide. Les recherches du professeur Sappey ont fait disparaître cette erreur.

le cristallin extrait de la sorte. A la face interne de celui-ci, Gescheidt aperçut trois Filaires (fig. 388). « L'une, plus superficiellement placée, avait près de deux lignes de long; l'autre était seulement un peu plus petite, tandis que la troisième avait à peine trois quarts de ligne. Les deux grosses avaient la queue un peu courbée en dedans; elles étaient assez droites, seulement la partie supérieure du corps était contournée en spirale : c'étaient des femelles. Le troisième individu plus petit était contourné en spirale : était-ce un mâle, comme sa petitesse pouvait le faire supposer, ou une femelle encore très jeune? C'est ce que je ne puis décider, la profondeur à laquelle l'animal était placé dans la substance du cristallin devenu opaque ne m'ayant pas permis de voir nettement les organes génitaux externes ni internes. Les deux grosses Filaires, dont l'une exécutait encore quelques mouvements d'inflexion avec sa queue et d'ondulation avec son corps, étaient blanches; la troisième était d'un blanc rougeâtre. Ces animaux étaient, eu égard à leur longueur, extrêmement minces et déliés, le corps avait partout presque la même grosseur, seulement il devenait un peu plus pointu à la tête, et la queue se terminait par un renflement garni d'une pointe courte, fine et crochue. La bouche était petite, à peu près ronde, sans papilles. Le tube digestif, reconnaissable à sa couleur plus jaune, s'étendait sans inflexions ni renflements jusqu'à la queue, et s'y terminait par une ouverture arrondie, sans bourrelet spécial, et recevant aussi le canal excréteur des ovaires. Ceux-ci semblaient formés par un cylindre extrêmement fin, contourné en spirale, placé à côté du tube digestif. » Gescheidt croit que ces Vers sont de la même espèce que ceux qu'a décrits von Nordmann (1).

Depuis ces observations anciennes, le seul cas de Ver dans le cristallin est celui qu'a récemment publié Schöler. Ce praticien présentait le 3 novembre 1875, à la Société de médecine de Berlin, une femme dont le cristallin renfermait une « Trichine » vivante : c'était un corps filiforme, long de 12 à 15 millimètres, enroulé en spirale et continuellement en mouvement. A la suite de cette présentation, une discussion s'éleva au sein de la Société et bon nombre de personnes furent d'avis qu'il ne s'agissait pas là d'un entozoaire; mais Virchow déclare expressément avoir examiné la malade et avoir reconnu un Nématode vivant. Un peu plus tard, Schöler revint sur ce sujet et émit l'opinion peu probable que le Ver appartenait au genre *Trichosoma*.

La présence de Nématodes dans le cristallin est un fait des plus

(1) Von Ammon (*Klinische Darstellungen der Krankheiten des menschlichen Auges*, I, pl. XII, fig. 22 et 23, 1838) représente de grandeur naturelle et grossi 35 fois le Ver de l'observation précédente. On trouvera encore dans le même ouvrage (III, pl. XIV, fig. 21, 1841) la figure d'une autre Filaire provenant également d'un cristallin cataracté.

rares, aussi bien chez les animaux que chez l'Homme : malgré de longues recherches, von Nordmann n'en a vu des exemples que chez la Grenouille et la Perche; chez cette dernière pourtant, il semble être assez ordinaire.

Faut-il rapprocher des cas où des Nématodes vivent dans le cristallin, ceux où des Vers du même ordre ont été trouvés soit dans le corps vitré soit dans la chambre antérieure de l'œil? Un semblable rapprochement impliquerait que les Vers dont il s'agit sont de même espèce, et c'est là, dans l'état actuel de nos connaissances, un fait encore problématique.

En 1858, Quadri communiquait au Congrès ophthalmologique de Bruxelles l'observation d'une femme de trente ans, qui était venue le consulter pour une prétendue maladie nerveuse de l'œil droit, consistant dans la vision d'un objet filiforme qui s'agitait continuellement au-devant de l'œil. A l'aide de l'ophthalmoscope, Quadri constata la présence d'un « objet filiforme qui se trémousse dans l'humeur vitrée. » Il reconnut que c'était un entozoaire vivant, long d'environ dix lignes ($22^{mm},5$), large d'un dixième de ligne ($0^{mm},22$), et dont le corps, un peu plus gros à l'une de ses extrémités, allait en s'amincissant insensiblement de l'autre. Le Ver n'était entouré d'aucun kyste, n'offrait aucune adhérence et semblait entièrement libre dans l'humeur vitrée, où il s'agitait continuellement et « s'entortillait assez souvent de diverses façons ».

De différents côtés, on a révoqué en doute l'authenticité de cette observation et on a pensé que Quadri avait eu affaire à un simple flocon de corps vitré. Mais cette interprétation n'est pas admissible, et cela pour deux raisons : d'abord, Quadri a soin de faire remarquer que son diagnostic a été confirmé par delle Chiaje, dont la compétence en helminthologie n'est pas douteuse ; ensuite, cette observation n'est pas unique, mais se trouve corroborée par des faits analogues, signalés soit chez l'Homme, soit surtout chez les animaux.

En 1868, Fano a publié l'observation faite à Paris d'une Filaire vivant dans le corps vitré d'un enfant de douze ans : il s'agissait d'un filament long d'environ 7 millimètres, moins gros qu'un cheveu et animé de mouvements spontanés. Mais il faut reconnaître que l'observation n'est pas d'une grande netteté, et peut-être L. de Wecker (1) a-t-il eu raison de dire que Fano avait eu affaire à un cas de persistance incomplète de l'artère hyaloïde.

L'observation de J. Santos Fernandez semble être plus authentique. Ce praticien fut consulté en 1868 par un Italien de trente-quatre ans, résidant à Cuba depuis dix-huit années : le patient se plaignait de ce

(1) L. von Wecker, in Gräfe und Sämisch's *Handbuch der gesammten Augenheilkunde*, IV, p. 714.

que, quinze jours auparavant et sans cause appréciable, son œil gauche s'était obscurci, comme s'il renfermait un Lombric ; il n'éprouvait du reste aucune douleur, mais souffrait d'une légère amblyopie. A l'aide de l'ophthalmoscope, Fernandez reconnut de l'opacité du corps vitré et vit un petit animal traverser d'un mouvement ondulatoire l'épaisseur de celui-ci. Le patient fut examiné de nouveau les jours suivants, et tantôt le parasite était visible, tantôt il échappait au contraire aux investigations. Des frictions à l'onguent mercuriel belladoné rendirent la vision normale.

Que penser maintenant des faits rapportés par Chiralt et Piccirilli, ainsi que d'une seconde observation de Santos Fernandez? Il nous est malheureusement impossible d'en rien dire, les mémoires originaux ne s'étant point trouvés à notre disposition.

Des Filaires, disons-nous, ont encore été trouvées dans la chambre postérieure de l'œil de divers animaux : chez le Chien et chez le Faucon (*Falco lagopus*) par Gescheidt; chez la Gélinotte (*Tetrao bonasia*), l'Eglefin (*Gadus æglefinus*) et la Grenouille par von Nordmann, etc.

On n'a encore qu'une seule observation de Filaire dans la chambre antérieure de l'œil de l'Homme : elle est due à Barkan, de San Francisco. Celui-ci vit chez un Homme de trente ans, originaire d'Adélaïde (Australie), et arrivé depuis peu en Californie, un corps étranger filiforme et blanchâtre, qui adhérait à la partie inférieure de l'iris. Ce corps ne remuait pas et gardait toujours la même situation; le patient n'en souffrait pas et n'en soupçonnait même pas la présence. Barkan en fit néanmoins l'extraction et crut y reconnaître une Filaire de Médine, détermination que vint confirmer l'examen microscopique pratiqué par H. Knapp, de New-York.

On connaît, en revanche, un très grand nombre de cas où des Filaires vivantes ont pu être observées dans l'humeur aqueuse de divers animaux. Von Nordmann en a signalé sous le nom d'*Oxyuris velocissima* (1) dans l'œil de la Perche, mais c'est surtout chez les Mammifères que ces observations sont nombreuses, particulièrement chez le Bœuf et le Cheval. Ce dernier est remarquable entre tous à cet égard : le fait a été constaté un certain nombre de fois en France et en Amérique, mais nulle part il ne semble être aussi habituel que dans les Indes. Le parasite dont il s'agit ici est connu sous le nom de *Filaria equina* Abildgaard (*F. papillosa* Rudolphi) (fig. 389).

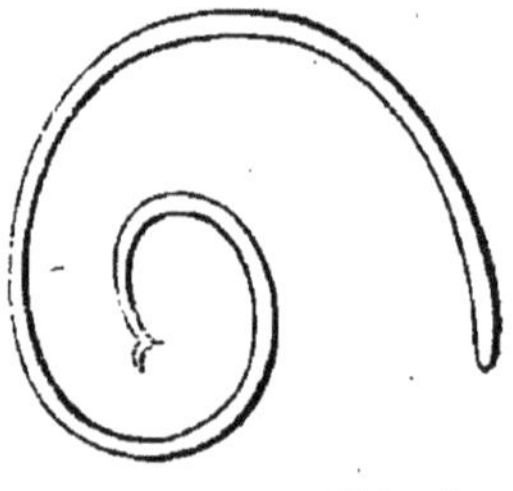

Fig. 389. — *Filaria equina.*

(1) Leuckart a reconnu qu'il s'agissait ici de l'embryon de *Cucullanus elegans*.

En résumant tous ces faits, on voit que les Vers observés dans l'œil de l'Homme ont présenté, dans les cas où les mesures en ont été données, des dimensions qu'indique le tableau suivant :

Cas de von Nordmann.	1° 3/4 de ligne, soit.......	1mm,72
	2° 5 lignes et demie.......	12 ,6
Cas de Gescheidt.....	1° 2 lignes................	4 ,58
	2° 3/4 de ligne............	1 ,72
Cas de Fano (?)................................		7

La taille du parasite oscillerait donc entre 1mm,70 et 12 millimètres, autant qu'on en peut juger d'après les observations actuelles. Cette différence du simple au décuple indique déjà qu'il s'agit dans tous ces faits d'individus arrivés à divers états d'évolution ; elle permet aussi de se demander si on a bien eu toujours affaire à une seule et même espèce, en d'autres termes si l'espèce *Filaria oculi humani* est valable. La question ne saurait être tranchée, car, ainsi que l'a montré Küchenmeister, et quoi qu'en aient dit von Nordmann et Gescheidt, aucun des individus examinés jusqu'à ce jour n'était parvenu à l'état adulte : il s'agissait dans tous les cas de larves plus ou moins jeunes, dont les caractères incertains ne permettent pas de tracer la diagnose spécifique ; celle qu'a proposée Diesing ne saurait donc être admise. Il est probable en effet que les « cotylédons » ou corpuscules de couleur sombre que von Nordmann décrit comme remplissant l'utérus et comme disposés autour de l'intestin, ne représentent pas autre chose que l'épithélium intestinal desquamé.

La provenance de ces parasites est encore inconnue, mais, en tenant compte des faits analogues qui nous sont mieux connus, on est en droit de supposer qu'ils ont été amenés dans le tube digestif, soit à l'état d'œufs, soit à l'état de jeunes larves, et qu'ils ont ensuite été conduits jusque dans l'œil par les vaisseaux sanguins. S'il en est ainsi, ces parasites devront se rencontrer aussi en d'autres points de l'organisme. En ce qui concerne l'Homme, ce n'est encore là qu'une simple conjecture, mais le fait semble être démontré chez le Cheval : bon nombre d'auteurs qui ont signalé *Filaria equina* dans l'œil de ce Solipède ont également rencontré en diverses régions du corps des Nématodes qui lui étaient tout à fait semblables ; Cobbold notamment a reconnu chez le Cheval la présence simultanée de Filaires dans l'œil et dans le sang.

On n'est pas mieux fixé sur la valeur pathogénique de la Filaire de l'œil que sur sa provenance, au moins chez l'Homme. Dans les cas rapportés par Schöler, Quadri, Fano et Barkan, l'œil semble n'avoir été le siège d'aucune lésion ; dans ceux de von Nordmann et de Gescheidt, le cristallin était atteint de cataracte, et c'est précisément dans son intérieur que se trouvaient les parasites. Faut-il considérer ceux-ci comme étant la cause de la maladie? Nous ne le pensons pas, car, dans la grande majorité des cas de cataracte, on chercherait vainement des Filaires; d'autre part, il est des circonstances dans lesquelles les parasites ne s'observent que d'un seul côté, bien que la cataracte soit bilatérale.

Ce n'est pas à dire pourtant que la présence de Vers dans les milieux de l'œil ne puisse amener des accidents plus ou moins graves : ce qui se constate chez les animaux peut tout aussi bien se rencontrer chez l'Homme. Chez les Perches, dont le cristallin renferme fréquemment des parasites, Gescheidt a vu le plus ordinairement les couches superficielles de la lentille devenir troubles et plus ou moins opaques et quelquefois aussi la cristalloïde se troubler elle-même. *Filaria equina* peut produire de graves altérations dans la chambre antérieure du Cheval et du Bœuf, mais surtout du premier. Si le Ver ne quitte pas l'humeur aqueuse et n'y exécute que des mouvements lents, l'inflammation est médiocre; mais ordinairement elle s'aggrave considérablement et s'étend au globe oculaire, à la conjonctive et aux paupières. La cornée et l'humeur aqueuse se troublent; du pus s'accumule entre les lamelles de la cornée et dans la chambre antérieure, le cristallin et l'iris se détruisent, et finalement l'œil est entièrement perdu.

Al. von Nordmann, *Mikrographische Beiträge zur Naturgeschichte der wirbellosen Thiere*. Berlin, in-4°, 1832. — Id., *Sur les helminthes dans l'œil des animaux supérieurs*. Archives de méd. comparée, I, p. 67, 1843.

Græfe. Journal für Chirurgie und Augenheilkunde, III, 1822.

Gescheidt, *Die Entozoen des Auges. Eine naturhistorische, ophthalmonosologische Skizze*. Zeitschr. für Ophthalmologie, III, p. 405, 1833. Voir p. 420 et 435.

P. Rayer, *Note additionnelle sur les Vers observés dans l'œil ou dans l'orbite des animaux vertébrés*. Arch. de méd. comp., I, p. 113, 1843.

Quadri, Compte rendu du Congrès ophthalmologique de Bruxelles, par Warlomont. Paris, 1858. Voir p. 153.

Sichel père. Ibidem, p. 155.

Macnamara, *On Filaria papillosa in the eye of man of and the horse*. Indian ann. med. sc., 1864.

Fano, *Observation de Filaire vivante du corps vitré*. Union méd., (3), V, p. 389, 1868.

J. Butler Hamilton, *Observations on the power that round worms (Nematelmia) possess to penetrate the tissues of the body*. Indian med. Gazette, 1st may 1871.

J. Hirschberg, *Trichinen im Auge?* Deutsche Zeitschr. f. prakt. Medicin, n° 49, 1875.

Schöler, *Eine lebende Trichine im Glaskörper*. Berliner klin. Woch., XII, p. 682, 1875. — Id., *Entozoon (Trichosomum) im Glaskörper*. Ibidem, XIII, p. 8, 1876. Jahresber. der früher Evers'schen Augenklinik in Berlin, p. 39, 1876.

A. Barkan, *A case of Filaria medinensis in the anterior chamber*. Archives of ophthalmology and otology, V, p. 15, 1876. — Id., *Ein Fall von Filaria in der vorderen Augenkammer*. Archiv für Augen- und Ohrenheilkunde, V, p. 381, 1876.
Bayer, *Fadenwürmer im Sehapparate*. Œsterr. Vierteljahrsschrift, XLIX, p. 113, 130 et 135, 1878.
Turnbull. Med. and surg. Reporter, oct. 1878.
V. Chiralt, *Sobre un caso de Filaria oculi*. Actas de la sesion del Congreso regional de ciencias medicas, 1879. Cádiz, 1882. Voir p. 473.
L. Piccirilli, *Dell' elmentiasi oftalmica*. Indipendente. Torino. XXX, p. 425, 1880.
J. Santos Fernandez, *Filaria en el cuerpo vitreo*. Crónica medico-quirurgica de la Habana, V, p. 436, 1880; VIII, p. 116, 1882.

Filaria Loa Guyot, 1778.

SYNONYMIE : *Filaria lacrymalis* Dubini, 1850 (nec Gurlt, 1831).
Dracunculus oculi Diesing, 1860.
Filaria oculi Gervais et van Beneden, 1859 (nec von Nordmann, 1832).
Dracunculus Loa Cobbold, 1864.

Le Loa est un Ver long de 16 à 70 millimètres (1), mais le plus souvent de 30 à 40 millimètres; il est fin comme une corde de violon, effilé à un bout, obtus à l'autre ; l'extrémité épaissie semble être l'antérieure; elle présente une bouche proéminente, en forme de papille, inerme. L'intestin semble être rectiligne; on ignore encore la situation de l'anus. Les champs latéraux ont une largeur et une hauteur considérables et sont séparés l'un de l'autre par 18 à 20 faisceaux musculaires creusés en gouttière. Le tube génital renferme des œufs mesurant 35 μ sur 25 μ et contenant déjà des embryons.

Tels sont les seuls détails anatomiques que l'on ait encore sur le Loa : on les doit à Leuckart et à Leidy. On ignore les migrations de ce parasite et on ne sait pas davantage si les individus de petite taille, vus par Nassau, Bajon, Lestrille, Guyot et d'autres, ne seraient pas les mâles.

Ce parasite se loge entre la conjonctive et le globe oculaire; il se déplace autour de l'œil et peut aussi se retirer plus ou moins profondément dans l'orbite. Blot l'a vu, chez une jeune négresse de la Martinique, passer d'un œil à l'autre, en rampant sous la peau de la racine du nez. Nassau, missionnaire au Gabon, a eu fréquemment l'occasion de l'observer : le Ver ne se montre pas seulement sous la

(1) Guyon a présenté à l'Académie des sciences, en 1864, un Ver extrait de l'œil d'un nègre du Gabon et long de 150 millimètres : c'était sans doute un parasite autre que le Loa, peut-être *Filaria inermis*, comme Grassi est enclin à l'admettre.

conjonctive, mais encore en divers autres points du corps, aux doigts, aux paupières.

Quand le Loa manifeste sa présence, au dire de Nassau, la peau se tuméfie, se tend, devient chaude, mais non enflammée et est le siège de violentes démangeaisons. On ne peut s'empêcher de se gratter l'œil ou la main. La tuméfaction augmente de plus en plus, les yeux pleurent involontairement et finissent par s'enflammer, mais l'inflammation ne serait occasionnée que par le frottement. Dans l'œil, et suivant la ligne qu'occupe le parasite, on éprouve à de courts intervalles des douleurs soudaines, comme des névralgies. La sensation continue de tension et de démangeaison est vraiment insupportable ; la douleur est surtout vive pendant la nuit. Ces symptômes ne durent pas plus de deux ou trois jours et cessent toujours sans traitement ; le Ver peut alors rester deux semaines sans manifester sa présence.

La manière dont le Loa pénètre chez l'Homme est encore ignorée. Ce qu'on sait de certains autres parasites, tels que la Filaire de Médine, nous autorise à penser qu'il est introduit dans l'organisme à l'état de larve, avec l'eau de boisson ; il devient adulte dans l'intestin et les mâles ne survivent pas à l'accouplement. Les femelles fécondées pénètrent au contraire dans l'intimité des organes et viennent ramper sous la peau au bout d'un temps plus ou moins long, lorsqu'elles sont arrivées à maturité sexuelle et que le moment de la ponte est venu ; il est probable qu'elles sont ovovivipares.

Le parasitisme du Loa est de longue durée, comme en témoignent les observations faites autrefois en Amérique sur des nègres amenés de la côte d'Afrique : le transport des esclaves se faisait au moyen de navires à voile, auxquels il fallait plusieurs semaines et même plusieurs mois pour accomplir la traversée ; la négresse vue par Roulin à Monpox était en Amérique depuis cinq à six ans. Les nègres de la côte d'Angola savent du reste que le Ver se montre et disparaît tour à tour pendant un temps assez long, puis disparaît à tout jamais, sans que rien n'indique son expulsion.

Ce Ver est particulier à la côte occidentale d'Afrique : on le trouve en Guinée, à la côte d'Angola, au Gabon, à l'Ogooué, au Congo ; les indigènes de cette dernière région lui donnent le nom de *Loa*. On peut fixer approximativement son aire de distribution en disant qu'il est endémique depuis l'équateur ou quelques degrés au-dessus jusqu'au 10e degré de latitude sud ; on ignore encore jusqu'à quelle distance il pénètre dans les terres. Il a été tout d'abord rencontré à Cayenne par Bajon, puis a été revu à Saint-Domingue par Mongin, Mercier et de Lassus, et dans d'autres parties de l'Amérique par divers observateurs. Toutefois, le Loa n'est point originaire d'Amérique et il ne s'y est point acclimaté : on ne l'y a jamais vu que chez des nègres venus récemment d'Afrique, et il y est inconnu depuis l'abolition de la traite des esclaves.

Ce Ver a été confondu par Bajon et par Küchenmeister avec la Filaire de Médine ; au contraire, Guyot, Blot, van Beneden et Nassau le considèrent comme une espèce particulière ; en trouvant ses embryons déjà formés dans l'œuf utérin, Leuckart est venu donner une démonstration anatomique de ce fait, déjà prouvé par la distribution géographique : en effet, la Filaire de Médine est totalement inconnue dans les pays où se rencontre le Loa.

Mongin, *Observations sur un Ver trouvé dans la conjonctive, à Mariborou, isle Saint-Domingue.* Journal de méd., XXXII, p. 338, 1770.

Bajon, *Mémoires pour servir à l'histoire de Cayenne et de la Guyane française.* Voir I, p. 325. — Reproduit par J. N. Arrachart, *Mémoires, dissertations et observations de chirurgie.* Paris, 1805. — *Mémoire sur les Vers des yeux*, lu à l'Acad. de chirurgie en 1778, p. 217.

De Lassus, cité par D. J. Larrey, *Mémoires de chirurgie militaire et campagnes.* Paris, 1812. Voir I, p. 224.

Roulin, *Dragonneau.* Arch. gén. de méd., XXX, p. 573, 1832. — Cette observation est à tort attribuée à Clot-Bey.

Guyon, *Note sur des Vers observés entre la sclérotique et la conjonctive, chez une négresse de Guinée, habitant la Martinique.* Comptes rendus de l'Acad. des sciences, VII, p. 755, 1838. — Id., *Note sur un Ver trouvé dans le tissu cellulaire sous-conjonctival.* Gazette méd., p. 106, 1841. — Id., *Sur un nouveau cas de Filaire sous-conjonctival ou Filaria oculi des auteurs observé au Gabon.* Comptes-rendus de l'Acad. des sc., LIX, p. 743, 1864.

W. Loney, *Extirpation of Dracunculi from the eye.* The Lancet, I, p. 309, 1844.

J. F. X. Sigaud, *Du climat et des maladies du Brésil.* Paris, 1844. Voir p. 135.

Lallemant, *Filaria im Auge eines Negers.* Casper's Wochenschrift für die ges. Heilkunde, p. 842, 1844.

Lestrille, cité par Gervais et van Beneden, *Zoologie médicale,* Paris, 1859. Voir II, p. 143.

Ch. Trucy, *Remarques sur la Filaire de Médine et en particulier sur son traitement.* Thèse de Montpellier, n° 22, 1873. Voir p. 40.

R. Leuckart, *Bericht über die wiss. Leistungen in der Naturgeschichte.....* Archiv für Naturgeschichte, II, p. 563, 1877.

Th. G. Morton, *Account of a worm (Dracunculus, or Filaria Loa) removed by a native woman from beneath the conjunctiva of the eye-ball of a negress at Gaboon, West-Africa, with a brief history of the parasite and professor Leidy's description of the specimen.* Amer. Journal of the med. sc., (2), LXXIV, p. 113, 1877.

H. M. Bachelor, *Filaria Loa and Pulex penetrans.* New-York med. Record, XIX, p. 470, 1881. Bull. of the New-York pathol. Soc., (2), I, p. 108, 1881.

R. Blanchard, *La Filaire sous-conjonctivale (Filaria Loa Guyot).* Progrès médical, (2), IV, p. 591 et 611, 1886.

Filaria restiformis Leidy, 1880.

Pendant l'hiver de 1876, un laboureur d'environ cinquante ans vint consulter le Dr C. L. Garnett, de Buffalo, Putnam Co., West Virginia. Ses usines déposaient et il éprouvait une sensation de brûlure pendant et après la miction. Il avait jusqu'alors été traité pour une blennorrhagie, diagnostic que confirma Garnett. N'obtenant aucun résultat, le malade alla voir d'autres praticiens. En avril 1878, il revînt chez Garnett et lui apporta un Ver rond, d'un rouge vif, bien vivant et animé de mouvements très actifs, qu'il venait de rendre par l'urèthre. Peu de jours auparavant, son urine était devenue laiteuse, puis sanguinolente et mêlée de mucus.

Le Ver fut envoyé à Washington, au Dr J. J. Woodward, à l'Army medical Museum, puis fut soumis à l'examen du professeur J. Leidy. C'était un Nématode long de 66 centimètres, large en arrière et effilé en avant. La largeur était de $0^{mm},375$ immédiatement en arrière de l'extrémité céphalique ; de $0^{mm},625$ au niveau du commencement de l'intestin ; de $1^{m},5$ depuis le milieu de la longueur du corps jusqu'à l'extrémité caudale.

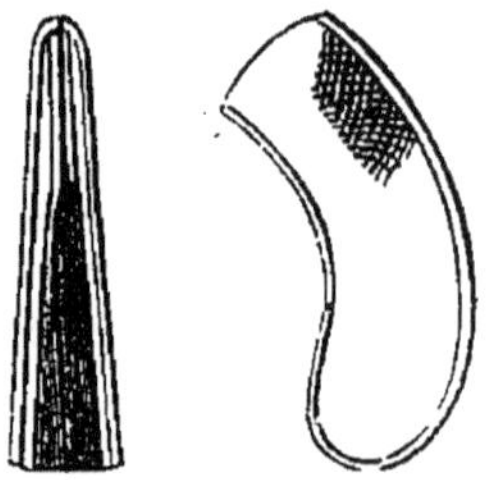
A B

Fig. 390. — *Filaria restiformis*, d'après J. Leidy. — A, extrémité céphalique. B, extrémité caudale. Les lignes diagonales indiquent l'entrecroisement des fibres du tégument. Grossies 5 fois.

Le corps est long, restiforme, arrondi, lisse, élastique et dépourvu de toute annulation. L'extrémité antérieure est légèrement effilée, arrondie, lisse, sans le moindre appendice (fig. 390, A). L'extrémité postérieure, B, est obtuse et arrondie, incurvée, également dépourvue d'appendices et imperforée, ou du moins l'orifice anal ou génital n'a pas été vu.

La bouche est un simple pore terminal, dépourvu de lèvres, de papilles ou d'armature. L'œsophage, long $1^{m},125$ est cylindrique et s'ouvre dans un intestin qui semble se terminer en cul-de-sac. Les organes génitaux n'ont pas été observés.

J. Leidy, *On a Filaria reported to have come from a man*. Proceedings of the Academy of natural sciences of Philadelphia, p. 130, 1880.

Filaria hominis oris Leidy, 1850.

Le professeur J. Leidy (1), de Philadelphie, a décrit sous ce nom, d'après un seul exemplaire conservé dans l'alcool, un parasite éti-

(1) Et non Cobbold, comme le dit Brass.

queté comme « obtained from the mouth of a child. » C'est un Ver long de 14 centimètres, large de $0^{mm}16$, filiforme et d'un blanc opaque. La bouche est ronde et simple. L'extrémité postérieure est obtuse et munie d'un crochet cuticulaire court, incurvé, long de 50 μ et large de 12 μ à sa base.

Ce Ver, dont la provenance est inconnue, ne saurait être confondu avec *Filaria labialis;* Leidy se demande si ce ne serait pas une jeune Filaire de Médine mâle, et Leuckart adopte cette opinion : il la croit vraisemblable en raison de la forme de l'extrémité caudale et parceque, dit-il, « la Filaire de Médine paraît être répandue assez loin dans l'Amérique centrale. »

Cette manière de voir nous semble absolument inadmissible. Il est probable que le Ver décrit par Leidy a été recueilli à Philadelphie même ou aux environs, contrée où la Filaire de Médine n'a jamais été vue. De plus, nous ignorons encore si le mâle de cette espèce est capable de vivre dans l'intérieur des organes, à l'instar de la femelle, en supposant du reste que la Filaire de Leidy ait été extraite de la même façon que celle de Pane.

J. Leidy, *Descriptions of three Filariæ.* Proceedings of the Philadelphia Academy of natural sciences, V, p. 117, 1850.

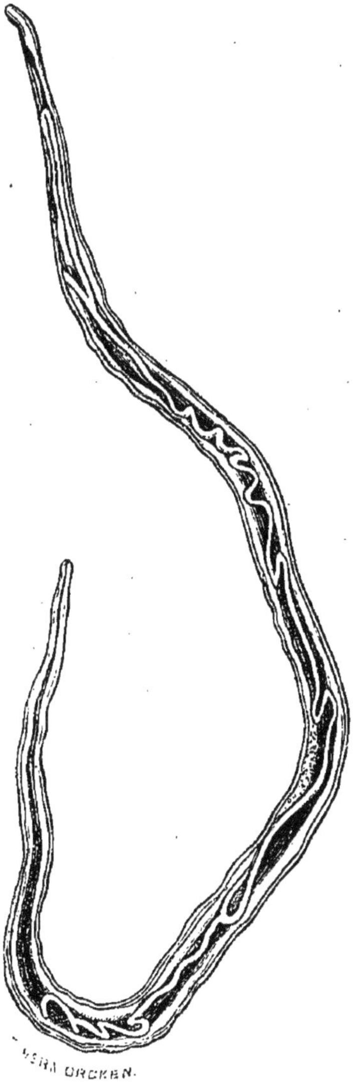

Fig. 391. — *Filaria labialis*, grossi six fois.

Filaria labialis Pane, 1864.

Ce Nématode n'a été vu qu'une fois et la description qui en a été donné est très incomplète. Il a été trouvé et décrit par Pane, alors étudiant en médecine à Naples (1) ; le professeur Panceri en a fait un dessin demi-schématique (fig. 391).

(1) Davaine et Max Braun disent à tort que ce parasite a été découvert chez un étudiant; c'est *par un étudiant* qu'il faut lire.

C'est un Ver mince et long d'environ 30 millimètres. L'extrémité antérieure est effilée et se termine par une bouche munie de quatre papilles disposées en couronne. L'extrémité postérieure est au conraire légèrement renflée en massue; à 0mm,5 au devant d'elle se trouve l'anus; la vulve est située du même côté que celui-ci et débouche à 2mm,5 plus haut. Elle s'ouvre par un court vagin dans un double utérus dont les deux branches se dirigent en sens contraire et sont très inégales: l'une d'elles remplit de ses sinuosités la portion antérieure du corps et s'étend jusqu'à 8 millimètres de l'extrémité céphalique; l'autre se dirige en arrière et reste presque rudimentaire. Cette structure de l'appareil génital et surtout cette situation de la vulve sont exceptionnelles pour une Filaire; néanmoins, en l'absence du mâle et en face d'une description aussi incomplète, il convient de conserver à ce Ver le nom que lui a donné Pane.

Le Ver fut rencontré chez un individu qui, depuis quelques jours, éprouvait une sensation de brûlure et de fourmillement à la face interne de la lèvre supérieure et au voisinage de la ligne médiane. En examinant dans une glace l'endroit malade, il remarqua une petite pustule blanche qu'il ouvrit avec la pointe d'une plume d'acier. Il vit alors, au fond de la petite plaie, un filament blanc qu'il voulut extraire, mais qui se retira vivement sous la muqueuse. Le lendemain, comme la sensation de brûlure et de prurit persistait encore, une nouvelle extraction fut tentée, qui réussit parfaitement.

Pane, *Nota su di un elminte nematoïde*. Annali dell' Accademia degli aspiranti naturalisti. Napoli, (3), IV, 1864.

Filaria lymphatica Moquin-Tandon, 1860.

SYNONYMIE : *Hamularia lymphatica* Treutler, 1793.
Tentacularia subcompressa Zeder, 1800.
Hamularia subcompressa Rudolphi, 1810.
Filaria hominis bronchialis Rudolphi, 1819.
F. hominis Diesing, 1851.
Strongylus bronchialis Cobbold, 1879.

Ce Ver a une longueur maximum de 26 millimètres; il est allongé, arrondi, un peu comprimé latéralement, de couleur noir brunâtre, parsemé en partie de taches blanches, un peu aminci en avant, demi-transparent en arrière et recourbé aux deux extrémités après la mort.

L'animal ainsi imparfaitement caractérisé a été trouvé par Treutler, en 1790, à l'autopsie d'un Homme de vingt-huit ans : il siégeait dans les ganglions lymphatiques avoisinant les bronches, ganglions qui se montraient hypertrophiés la tête, peu distincte et terminée en une pointe obtuse, portait deux crochets proéminents, mobiles au gré de l'animal (fig. 392). Par la suite, Rudolphi et Bremser ont démontré que Treutler avait pris la queue pour la tête et les deux spicules sortant du cloaque pour deux crochets (*hamuli*) émergeant de la cavité buccale.

Diesing et Weinland ont cru cet helminthe identique à *Strongylus longevaginatus ;* Küchenmeister partagea tout d'abord cette opinion, qu'il abandonna ensuite, mais à laquelle Cobbold est demeuré fidèle. De même, Leuckart crut d'abord que les Vers de Treutler n'étaient que des mâles d'*Ascaris mystax* mal observés, mais il changea bientôt d'avis, en considérant que ces parasites avaient été rencontrés en un point qui n'est pas le siège habituel des Ascarides. Sans être précise, leur détermination est suffisante pour nous montrer que ce sont des Nématodes; aussi est-on surpris de voir Brass prétendre que ces parasites étaient des larves de Mouche.

Fig. 392. — *Hamularia lymphatica*, d'après Treutler.

Rencontrée pour la première fois par Treutler, la Filaire des ganglions lymphatiques a été revue à Genève, en 1879, par le professeur W. Zahn, qui a bien voulu nous communiquer son observation encore inédite. Chez un jeune Homme mort de tuberculose, « les ganglions lymphatiques péribronchiques et trachéaux étaient notablement tuméfiés ; leur capsule était hyperémiée; sur la coupe, ils étaient pâles et comme œdématiés. Je ne fus pas peu surpris de trouver dans une coupe d'un ganglion particulièrement œdématié et siègeant à la bifurcation de la trachée, deux Filaires, dont l'une était coupée en deux et l'autre encore intacte. Ces Filaires étaient incolores et avaient approximativement la taille de celles qui se trouvent assez fréquemment dans le sang des Grenouilles.» L'observation, faite en présence de Waldeyer, ne fut pas poursuivie.

Fr. Aug. Treutler, *Observationes pathologico-anatomicæ auctarium ad helminthologiam humani corporis continentes.* Lipsiæ, 1793.

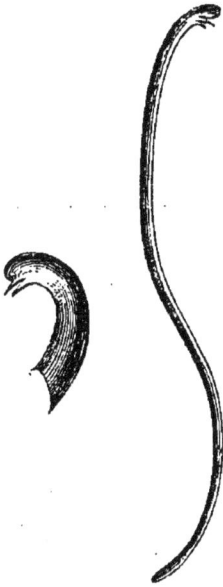

Filaria medinensis Gmelin, 1789.

SYNONYMIE : Δρακόντιον μικρὸν Agatharchides, dans Plutarque.
Vena medinensis Velsch, 1674.
Dracunculus Lister, 1690.
D. Persarum Kämpfer, 1694.
Vermis medinensis Grundler, 1740.
Gordius medinensis Linné, 1767.
Furia medinensis Modeer, 1795.
Filaria dracunculus Bremser, 1819.
Dracunculus medinensis Cobbold, 1864.

Moïse semble être le premier auteur qui ait parlé de la Filaire de Médine. Avec Bartholin, nous n'hésitons pas à reconnaître le parasite dans les « Serpents de feu » dont les enfants d'Israël furent atteints pendant leur séjour au voisinage de la mer Rouge.

Le Ver est mentionné ensuite, d'une façon plus précise, par Agatharchidès de Cnide, qui vivait 140 à 150 ans avant notre ère. « Et ceulx, dit Plutarque, qui furent malades à l'entour de la mer Rouge, ainsi comme Agatharchides escrit, eurent des accidens estranges, que personne n'avoit jamais ne leus ne veus, et, entre autres, qu'il leur sortoit de petits serpentaux qui leur mangeoient le gras des jambes, et les souris des bras. Et, quand on leur cuidoit toucher, ils rentroient en dedans, et s'enveloppant parmy les muscles, engendroient des bosses et aposthumes qui laissoient des douleurs intolérables. »

Au commencement du IIIe siècle de notre ère, Léonidès d'Alexandrie parle également de la Filaire : il la compare à un Ascaride et semble, par conséquent, ne pas douter de sa nature animale; il dit qu'on la rencontre aux Indes et en Ethiopie.

Galien, qui ne l'a jamais observée par lui-même, se demande au contraire si c'est réellement un animal, et si la maladie qu'on lui attribue, et pour laquelle il adopte le nom de δρακοντίασις, ne serait pas plutôt analogue aux varices. Soranus lui refuse définitivement l'animalité et la considère comme de nature nerveuse, erreur qui a été le point de départ des opinions les plus contradictoires et qui s'est maintenue jusqu'au commencement de ce siècle.

Les médecins arabes ont eu l'occasion de voir eux-mêmes le parasite, dont ils signalent l'existence en Arabie et en Perse; néanmoins, ils n'ont sur sa nature aucune opinion arrêtée ; ils l'appellent *ark, aerk* ou *irk almedini*, noms qui se sont changés en *vena* ou *nervus medinensis* sous la plume des traducteurs et des commentateurs du moyen âge. Aldrovande déclare que c'est une tumeur ou un abcès produit par du sang purulent, opinion que devaient adopter plus tard Ambroise Paré, Montanus et Larrey.

Guy de Chauliac y voit simplement une veine allongée, Tagantius de l'atrabile, Jean Wier des comédons, Pollux de la substance nerveuse modifiée, Lafaye une apostume occasionnée par l'épaississement du sang. Fielitz, en 1788, prend le parasite pour un simple abcès sébacé; au commencement de ce siècle, Brera se demande encore si ce ne serait pas une sorte de Chenille, et Jacobson n'y reconnaît rien autre chose qu'un tube adventice, sorte de kyste développé autour des embryons.

Cependant, l'animalité du parasite était proclamée par divers auteurs. Cunélius le confond avec le Gordius, erreur qui devait être commise par divers auteurs, notamment par Fuchs (1), par Velsch, qui l'avait observé en Europe chez des individus revenant des Indes, puis par Lind et Gallandat, qui l'avaient vu sur la côte occidentale d'Afrique, et par Kämpfer, qui l'avait étudié sur les rives du golfe Persique. Rouppe voit également le parasite à Curaçao et le considère comme un animal; Pouppé-Desportes et Peré, qui l'observent à Saint-Domingue, sont du même avis. D'après le récit de Kämpfer, Linné l'avait du reste classé déjà parmi les Vers et rapproché des *Gordius;* Gmelin détermina ses affinités avec plus de précision et le rangea parmi les Filaires.

Plutarque, Συμπόσιον, livre VIII, question 9. Traduction d'Amyot, p. 423.

Léonidès, cité par Aétius, lib. XIV, cap. 86.

Galien, *De locis affectis*, lib. VI, cap. 3.

Soranus, cité par Paul d'Égine, lib. IV, cap. 59.

Albucasis, *Methodus medendi.* Basilæ, 1541. Voir lib. II, cap. 91, p. 162, *De extractione venæ cruris.*

Avicenna, *Canon*, lib. IV, fen. III, tract. II, cap. 21. Venetiis, 1564. Voir II, p. 128.

Avenzoar, *Theisir*, lib. II, tract. VII, cap. 19. Venetiis, 1490. Voir fol. 32 b.

J.-B. Montani, *Libri de excrementis*, etc. Venetiis, 1556.

G. Cunelius, *De dracunculis.* Inaug. diss. Basileæ, in-4°, 1589.

Villault, *Relation des costes d'Afrique, appelées Guinée.* Paris, in-12, 1669. Voir p. 302.

G.-J. Velsch, *Exercitatio de vena medinensi ad mentem Ebensinæ, sive de dracunculis veterum, specimen exhibens novæ versionis ex arabico, cum commentario uberiori : cui accedit altera de vermibus capillaribus infantum.* Augustæ Vindelicorum, in-4°, 1674. Voir p. 312.

D.-H. Gallandat, *Lettre sur le Dragonneau ou veine de Médine, et sur l'usage du sublimé corrosif dans cette maladie.* Journal de méd., XII, p. 24, 1760. Reproduit avec additions dans *Nova Acta Acad. naturæ curiosorum*, V, 1773.

(1) Par suite de cette erreur, un grand nombre d'auteurs ont désigné à tort le Gordius sous le nom de Dragonneau, confusion regrettable que Cuvier semble avoir été le premier à introduire dans le langage. Le mot Dragonneau n'est qu'une adaptation française du latin *Dracunculus :* il ne peut et ne doit désigner que la Filaire de Médine, et les anciens auteurs lui donnaient cette signification exclusive; la logique veut qu'on la lui conserve.

Rouppe, *De morbis navigantium*. Lugduni Batavorum, 1764. Voir p. 282.
Lind, *Essay on diseases incidental to Europeans in hot climates*. London, 1768. Voir p. 57 et 63.
Pouppé-Desportes, *Histoire des maladies de Saint-Domingue*. Paris, 1770. Voir II, p. 271.
Peré, *Sur le Dragonneau*. Journ. de méd., XLII, p. 121, 1774.
G. Fr. Chr. Fuchs, *Commentatio historico-medica de dracunculo Persarum seu vena medinensi Arabum*. Ienæ, in-4°, 1781.

La Filaire de Médine se loge sous la peau de l'Homme. Au point où elle s'arrête, il se forme un abcès qui s'ouvre au dehors et l'expulse, soit en totalité, soit par fragments : quoi qu'il en soit, le Ver est rejeté sur le sol, ses tissus se putréfient et les embryons sans nombre dont son corps est bourré peuvent arriver jusque dans l'eau.

Le fait que la Filaire est vivipare a été découvert par Rudolphi : « Filariae nostræ prole quasi farctæ sunt, quod si harum longitudinem illius vero minutiem spectas, fœtuum multa millium millia singulis tribuit. » En 1834, Jacobson refit cette même observation à Copenhague, sur un garçon de 13 à 14 ans, né sur la côte de Guinée. Ce même fait a encore été vérifié à Calcutta par Duncan, à Bombay par Forbes, puis par Mac Clelland et Maisonneuve.

L'embryon renfermé dans le corps de la Filaire (fig. 393 et 394) est long de $0^{mm},50$ à $0^{mm},65$ et large de 15 à 20 μ; Ch. Robin lui a trouvé des dimensions un peu plus grandes, $0^{mm},75$ pour la longueur, 26 μ pour la largeur et 19 μ pour l'épaisseur. Cet embryon est en tous points semblable à celui de *Cucullanus elegans*, parasite de la Perche, si ce n'est qu'il est un peu plus grand; il ressemble encore beaucoup à celui d'*Ichthyonema* et à celui de *Filaria bispinosa*, parasite du Boa.

L'extrémité antérieure du corps est très légèrement effilée : elle se termine par une surface plane dont le milieu est occupé par la bouche. Dès la seconde moitié de sa longueur, le corps, jusque-là cylindrique, se rétrécit graduellement et se transforme ainsi en une queue très effilée. Celle-ci occupe les deux cinquièmes de la longueur totale ; elle est donc longue de 25 à 28 μ; elle est droite et rigide sur toute son étendue ; c'est tout au plus si elle est un peu incurvée à sa racine; sa contractilité semble être des plus bornées. On voit souvent les embryons s'unir et s'accrocher les uns aux autres par leur queue ; isolés, ils ont d'ordinaire la partie antérieure du corps enroulée en arc ou en spirale aplatie : comme chez les Tricho-trachélides, la face ventrale correspond à la concavité.

La paroi du corps est épaisse de 7 μ, suivant Robin ; la cuti-

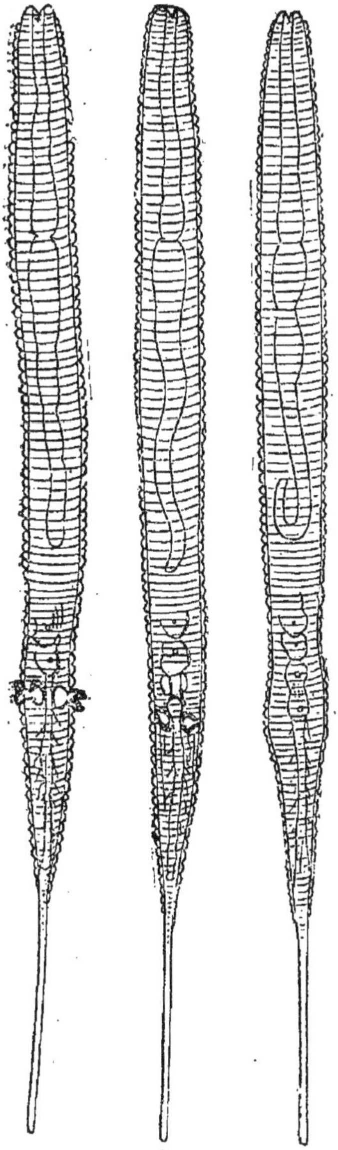

Fig. 393. — Embryons grossis 500 fois, d'après Bastian.

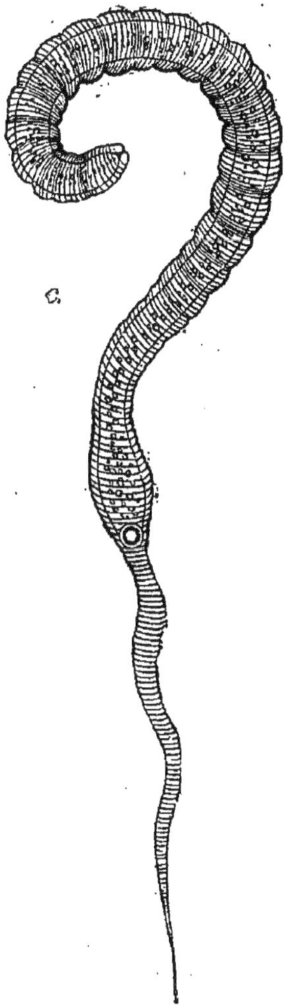

Fig. 394. — Embryon grossi 500 fois, d'après Cobbold.

cule est très épaisse, solide, réfringente et striée en travers. La striation est plus apparente que chez la plupart des autres Nématodes : les stries sont à 14 μ environ les unes des autres, mais sont beaucoup moins distantes sur la queue ; en même temps elles deviennent plus indistinctes, en sorte que l'annulation va en se perdant petit à petit; finalement, la cuticule est complètement lisse sur la dernière moitié de la queue.

L'embryon est doué d'une grande résistance. Jacobson prétend qu'il ne vit pas dans l'eau plus de 24 heures, mais Maisonneuve l'a vu y vivre plusieurs jours, même à une basse température; de même, d'après G. Lang, des embryons placés dans un mélange d'albumine et d'eau stagnante vivaient encore au sixième jour; enfin, Forbes a conservé vivants, pendant 15 à 20 jours, les embryons dans la terre humide. Il est probable que ces animaux sont capables de demeurer encore plus longtemps en vie dans l'eau ou dans la vase : comme nous le verrons, c'est presque indispensable pour assurer la propagation de l'espèce. Une autre propriété qui est en rapport avec le même phénomène, c'est la faculté qu'ont les embryons de résister à la dessiccation et de présenter un certain pouvoir de réviviscence : Robin les a vus revenir à la vie et reprendre leurs mouvements quand on les humectait, après une dessiccation de 6 à 12 heures; Mac Clelland a pu faire la même observation au bout de 24 heures. Jusqu'à quel point sont-ils réviviscents et combien de temps sont-ils capables de rester en vie latente? Nous l'ignorons encore.

On remarque, à la racine de la queue et de chaque côté, une sorte de sac qui communique avec l'extérieur par un orifice et que tapisse une invagination de la cuticule; sa cavité est remplie par un cône particulier qui s'insère sur le fond. Cet organe a été pris par Carter pour une glande, par Busk pour le pore du système excréteur, par Davaine pour l'anus : c'est simplement une papille caudale; le cône qui y est inclus est capable de faire saillie au dehors, comme Bastian donne à le croire.

La couche musculaire s'étend jusque vers la moitié de la queue, mais son épaisseur va en diminuant notablement. La cavité du corps est fort étroite. La bouche est presque infundibuliforme; elle est dépourvue de dent perforante, contrairement à ce qui se voit chez *Cucullanus*. Le tube digestif est un canal assez régulier, dont la paroi est infiltrée de grosses granulations. L'œsophage et l'intestin diffèrent très peu d'aspect, mais sont pourtant faciles à distinguer : leur union se fait vers la limite du premier tiers du corps. D'après Robin, la longueur totale du tube digestif est de $0^{mm},463$ à $0^{mm},467$: l'œsophage mesure de $0^{mm},179$ à $0^{mm},183$, l'intestin de $0^{mm},284$ à $0^{mm},288$. Bastian admet que l'intestin se termine en cul-de-sac à quelque distance des papilles caudales ; Carter et Robin ont au contraire reconnu un anus, situé à la racine de la queue, sur la face concave, au niveau du bord postérieur des papilles. Cet anus est une fente transversale, large de 6 à 7 μ et entourée d'un bourrelet contractile; le rectum est tapissé d'une mince cuticule chitineuse. Le rudiment des glandes génitales est situé vers le milieu de l'intestin et sur sa face ventrale; l'appareil excréteur n'a pas encore été vu.

Telle est la structure de l'embryon; recherchons maintenant quelle est sa destinée.

Dans bien des régions, la croyance est répandue que l'helminthe est avalé avec l'eau de boisson; les observations de Forbes, d'après lesquelles l'embryon mourrait dans l'estomac au bout de quelques heures, montrent que le Ver n'est pas avalé en cet état. Pour ne citer que quelques auteurs, parmi un plus grand nombre, Hugues de Linscot, Thévenot, Chardin, Kämpfer et le P. Martin ont rencontré cette croyance dans le sud de la Perse; de Marchais, Moore et Gallandat l'ont recueillie sur la côte occidentale d'Afrique; Dubois et Kennedy aux Indes; Marucchi dans le Cordofan. Semblable opinion a été soutenue récemment par Joubert et Stambolski. Ce dernier rapporte qu'en Arabie les indigènes ne boivent jamais les eaux stagnantes : ils savent par tradition qu'elles sont nuisibles à la santé; pour se procurer de l'eau de bonne qualité, ils creusent de petites fosses au bas des flaques d'eau stagnante : l'eau transsude comme à travers un filtre et devient inoffensive. Niebuhr dit également que les habitants de l'Yémen filtrent l'eau à travers un linge, pour se préserver du Ver.

D'autres auteurs ont pensé que la dracontiase était contagieuse : Mac Grégor, Bruce, Clot-Bey sont de cet avis. Ce dernier dit que le Ver n'est pas endémique en Égypte : on ne l'y voit que chez les Arabes qui sont en rapport avec les nègres, et jamais chez les individus qui n'ont pas de communication avec ceux-ci. Lind conseille aux Européens « de ne pas habiter les chambres des nègres qui en sont atteints et d'éviter toute communication trop particulière avec eux. » Mais l'idée de la contagion est combattue par Trucy. « Au bataillon des tirailleurs sénégalais, les soldats européens sont en contact continuel avec les soldats indigènes ; les premiers sont très rarement atteints, tandis que les cas de Filaire sont très nombreux chez les seconds. »

On a encore prétendu que le Ver pénétrait par la peau et provenait soit de l'eau, soit de la terre humide. Bruce a remarqué, d'ailleurs, sans que cette remarque ait jamais été confirmée, qu'aux Indes les Béhistées ou porteurs d'eau, qui portent leurs outres sur l'épaule, présentent ordinairement des Filaires sous la peau du dos et des flancs. Heath rapporte que les officiers, qui s'habillent à l'européenne et qui ne dorment pas à terre, sont épargnés. Busk dit au contraire avoir observé le parasite, à la côte de Guinée, chez des matelots européens qui avaient les pieds nus et qui avaient séjourné quelque temps dans les bateaux des indigènes, sans même aller à terre.

Suivant Clot-Bey, les habitants du Cordofan, du Sennaar et du Darfour pensent que l'animal pénètre à travers la peau quand on prend un bain, ou plus ordinairement quand on marche dans l'eau, par exemple en traversant un gué. Les médecins hindous partagent cette croyance, dont quelques voyageurs, entre autres Burckhardt, se sont fait l'écho; il faut bien reconnaître qu'elle a une certaine vraisemblance, à cause de la prédilection marquée avec laquelle le Ver se loge aux extrémités inférieures, notamment au voisinage du pied.

De quelle manière se ferait donc la pénétration du parasite ? Jördens, Chapotin et Carter admettent qu'il s'enfonce dans les pores de la peau, c'est-à-dire dans l'orifice des glandes sudoripares; Davaine pense plutôt qu'il pénètre par la gaine d'un poil.

Carter a encore émis l'opinion que la Filaire était capable de vivre librement. Dans les eaux douces de l'Inde, il a trouvé un grand nombre de petits Nématodes, dont l'organisation présentait certaines ressemblances avec celle de la Filaire : il les désigne sous le nom d'*Urolabes*. Il les rencontre en abondance dans un étang où les élèves d'un établissement voisin avaient coutume de venir se baigner; ces élèves étaient atteints de dracontiase dans la proportion de 21 sur 50. D'autres étangs étaient indemnes, et les écoles voisines n'avaient qu'un nombre insignifiant de malades, 2 ou 3 sur 346. Carter pense donc à une relation génésique entre les *Urolabes* et la Filaire. Quand une occasion favorable s'offre à eux, les jeunes *Urolabes* pénétreraient par les glandes sudoripares jusque dans le tissu conjonctif sous-cutané : là, sous l'influence de la vie parasitaire, ils deviendraient des Vers longs de plusieurs aunes, tandis que les autres conserveraient leur aspect habituel. S'il en était ainsi, les embryons d'*Urolabes* et de Filaire devraient être identiques : or, il n'en est rien. Claus a voulu expliquer cette dissemblance en attribuant aux *Urolabes* une reproduction hétérogonique, analogue à celle qui s'observe chez les Rhabdonémides.

Joubert croit aussi que la Filaire peut vivre, croître et arriver à complet développement hors du corps de l'Homme ; il a vu en terre, au Sénégal, un Ver long de 18 centimètres, absolument analogue à la Filaire. Un indigène lui dit « que c'était bien là le Ver de Guinée, le même que celui qui atteint les Hommes; il ajouta qu'il n'était point rare de trouver ce Ver dans les terrains humides, mais que, lorsqu'il était plus petit, il habitait de préférence l'eau des mares voisines. »

Comme on voit, on a cherché à expliquer de bien des manières la pénétration du parasite chez l'Homme : aucune de

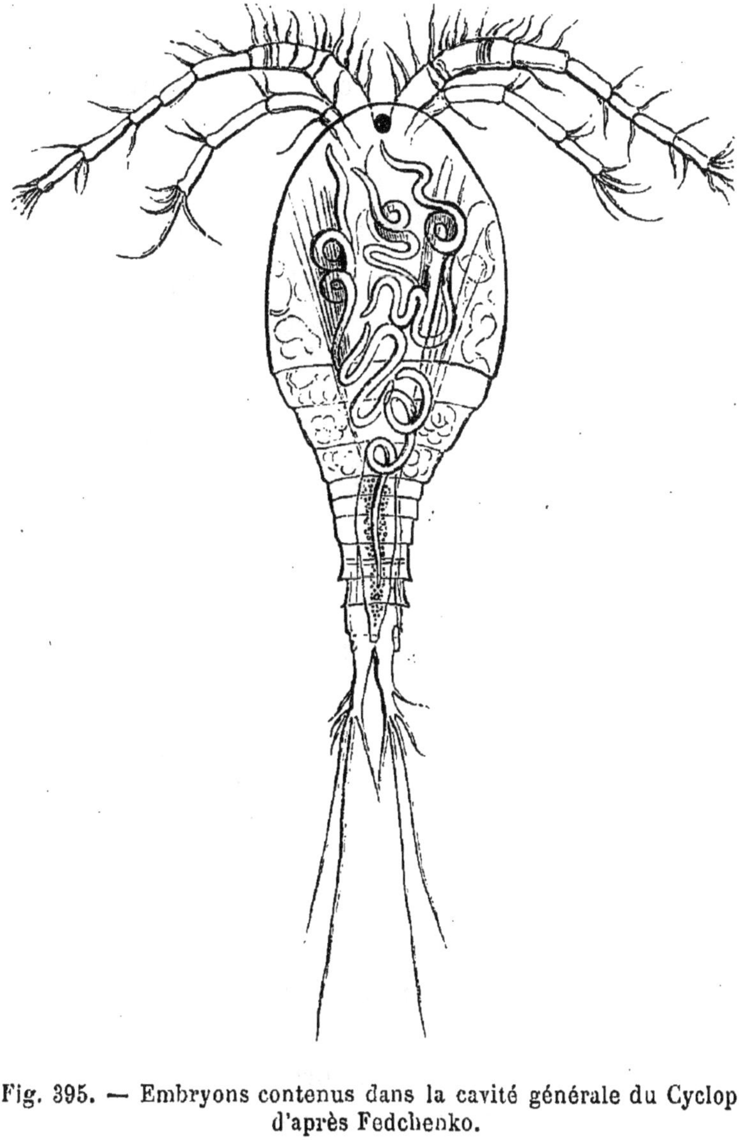

Fig. 395. — Embryons contenus dans la cavité générale du Cyclope, d'après Fedchenko.

ces théories n'est exacte. C'est à Fedchenko que revient le mérite d'avoir découvert les migrations de l'animal. A cause de sa ressemblance avec celui de *Cucullanus*, Leuckart avait pensé que l'embryon de la Filaire, devenu libre dans l'eau, devait émigrer dans le corps des Cyclopes ; il avait engagé Fedchenko à faire des expériences dans ce sens, au cours de son exploration du Turkestan. Pendant son séjour à Djizak, non loin de Samarcande, le naturaliste russe a démontré que l'embryon pénètre en effet dans le corps d'un Cyclope et s'y transforme en une larve inconnue jusqu'alors.

Quelques heures après l'introduction d'embryons vivants dans l'eau renfermant des Cyclopes, on trouve déjà la cavité

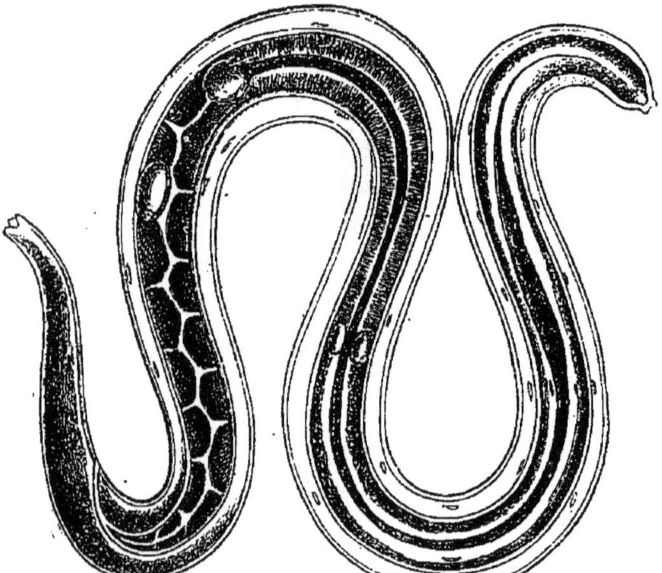

Fig. 396. — Larve de Filaire, d'après Fedchenko.

générale de ces Crustacés occupée par les parasites ; ils se trouvent d'abord au-dessous de l'intestin, puis se portent au-dessus et séjournent dans la région dorsale (fig. 395). Ces Vers ne pénètrent point par la bouche : en nageant, ils rencontrent les pattes du Copépode et s'y fixent ; ils percent ensuite le tégument dans l'interstice des segments de l'abdomen et arrivent par cette voie dans la cavité du corps. Dans les conditions artificielles de l'expérimentation, on peut trouver chez le même Cyclope jusqu'à cinq et six, et même jusqu'à douze parasites : néanmoins, l'animal ne semble aucunement incommodé. Les animaux d'autre espèce (larves d'Insectes, Rotifères, etc.) ne se laissent pas infester : les embryons qui pénètrent dans l'intestin, aussi bien chez le Cyclope que chez les autres animaux, ne tardent pas à être digérés.

Après qu'il a pénétré chez le Cyclope, l'embryon reste plusieurs jours sans se modifier, si ce n'est que son intestin se perfectionne et devient plus apparent. Vers le douzième jour, il subit une mue et passe à l'état larvaire : son aspect est alors complètement modifié (fig. 396).

La queue est courte et ramassée sur elle-même et mesure à peine la neuvième partie de la longueur du corps; elle se termine par une surface mousse, qui se prolonge en trois pointes, comme chez la larve de *Cucullanus;* l'extrémité antérieure semble être pourvue de deux papilles; la cuticule a perdu son annulation.

Les trois portions du tube digestif se distinguent aisément; leur structure est différente. L'œsophage occupe plus de la moitié du corps; ses parois sont musculeuses; sa lumière est cylindrique, mais s'élargit en forme de bouteille au point où il se continue avec l'intestin. La paroi de celui-ci est au contraire formée de grandes cellules alternes, bourrées de granulations d'un jaune foncé et entourant un canal en zigzag. Le rectum est court, tapissé de chitine; l'anus s'ouvre à la base de la queue. Le rudiment des glandes génitales se voit à la face ventrale, un peu en arrière du début de l'intestin.

Après sa mue, l'animal s'était raccourci, et sa taille était descendue à $0^{mm},5$; vers la quatrième semaine, il a plus d'un millimètre de longueur.

La jeune Filaire reste ainsi plus ou moins longtemps à l'état larvaire, en attendant des conditions favorables à son développement ultérieur. Ces conditions se trouvent réalisées de la manière suivante : dans les régions torrides où s'observe la dracontiase, l'eau est rare; bêtes et gens en sont souvent réduits à boire des eaux stagnantes, dans lesquelles pullulent les Cyclopes. Ceux-ci passent aisément inaperçus, en raison de leur taille exiguë : ils arrivent dans le tube digestif, dont les sucs, tout en les tuant et en détruisant leurs organes, mettent en liberté les larves de la Filaire.

La suite de leur développement n'est pas connue : Fedchenko a tenté vainement d'infester deux jeunes Chiens et un Chat, en leur faisant prendre dans du lait et de l'eau des Cyclopes bourrés de larves. En raisonnant par analogie avec ce qui se passe pour d'autres Nématodes, il est pourtant assez facile de combler cette lacune. Deux opinions peuvent être soutenues. Tout d'abord on peut admettre que la Filaire est hermaphrodite et que ses glandes génitales produisent successivement des spermatozoïdes, puis des œufs, comme cela se voit chez certaines formes de Rhabdonémides et chez *Pelodytes hermaphroditicus* Schneider, parasite d'*Arion empiricorum*.

Suivant une autre opinion, qui nous semble plus vraisemblable, les larves arriveraient à maturité sexuelle et l'accouplement se ferait dans l'intestin de l'Homme. Le mâle meurt alors et est évacué (1), tandis que la femelle perfore la paroi intestinale et va se loger dans les organes, peut-être dans une cavité séreuse (2), peut-être aussi dans le tissu conjonctif intramusculaire. Au bout d'un temps dont la durée varie de huit mois à deux ans, comme cela ressort d'observations multiples (3), cette femelle est arrivée au terme de sa croissance : elle fait son apparition sous la peau, d'où on peut l'extraire plus ou moins facilement.

(1) En Perse, d'après Polak, on distinguerait un petit Ver, qui serait le mâle, et un grand Ver, qui serait la femelle. On trouve parfois, pelotonnés à côté d'un grand Ver, jusqu'à vingt petits Vers et plus, longs de 7 à 10 centimètres, comme Clot-Bey en cite un cas : Polak se demande si ces petits individus ne seraient pas les mâles, mais l'une ou l'autre des opinions émises plus haut est certainement exacte. Owen a décrit et figuré comme le mâle un Ver à extrémité postérieure renflée et munie d'un seul spicule.

(2) Smyttan a vu deux Vers dans la cavité péritonéale d'un soldat : l'un était suspendu à la capsule du foie; l'autre, qui était encore vivant, était attaché au rein gauche, mais d'ailleurs flottait librement parmi les viscères. Il considère ces Vers comme des Filaires adultes; n'était-ce pas plutôt des Ascarides erratiques?

(3) La durée de l'incubation peut être évaluée approximativement, d'après l'époque à laquelle le parasite se montre chez des individus quittant des pays non infestés pour venir séjourner dans des régions contaminées; elle s'apprécie plus sûrement quand la dracontiase se déclare chez des individus qui n'ont fait que traverser les contrées où elle est endémique. Sa durée est au moins de 8 mois et demi, d'après Paton; elle est de 8 à 9 mois, d'après Stambolski; de 9 mois, d'après Fedchenko : cet auteur cite le cas d'un habitant du Kohistan, région où la Filaire est inconnue, qui devint malade 9 mois après une visite à Samarcande, seul pays où il ait pu s'infester. L'incubation dure de 9 à 10 mois, d'après Cézilly; 11 mois, d'après Tilbury Fox et Clot-Bey; 12 mois, d'après Duncan, Trucy et Láng; de 2 à 12 mois, d'après Joubert; 12 mois et plus, d'après Kämpfer; de 10 à 14 mois, d'après Burnet; 15 mois, d'après Labat, Bernier, Twining et Arthus; de 16 à 17 mois, d'après Cézilly et même plus de 2 ans, d'après Kämpfer. Ant. Cremer évalue la durée de l'incubation à plusieurs années et même E. Severance, en 1860, a rapporté le cas d'un Homme qui, 6 ans avant, était resté un mois au Maroc : une Filaire apparut au pied; cette dernière observation est inexacte.

L'animal qui se montre ainsi sous la peau est toujours une femelle adulte ou, plus exactement, réduite à un état comparable à celui des derniers anneaux d'un Ténia (fig. 398). C'est une sorte de sac tubulaire rempli d'un nombre immense d'embryons microscopiques et limité par une double membrane : l'externe correspond à la couche dermo-musculaire; l'interne est constituée par l'oviducte, qui s'est considérablement dilaté; le tube digestif, comprimé et réduit à un étroit canal, est à peine visible sur l'un des côtés de l'oviducte (1).

Le Ver a une longueur moyenne de 50 à 80 centimètres et présente une largeur uniforme de $0^{mm},5$ à $1^{mm},7$; il ressemble à une corde de violon. Sa longueur est souvent plus considérable; Gallandat, Rokitansky et Schneider admettent qu'elle peut aller jusqu'à 4 mètres; mais ces dimensions extrêmes tiennent peut-être à ce que l'animal est très extensible.

Cette élasticité appartient à la cuticule, épaisse de 40 à 50 μ, transparente et marquée de stries transversales distantes d'environ 14 μ. La cuticule ne comprend pas moins de six couches qui diffèrent par la structure et par la réfringence; la plus superficielle, qui porte la striation transversale, est jaunâtre; les deux dernières sont parcourues par des fibres diagonales. Vient ensuite une couche granuleuse, épaisse de 10 μ.

Les lignes latérales présentent une largeur considérable, mais sont d'une grande minceur. Au lieu d'un canal, elles sont parcourues suivant leur longueur par un cordon solide, large de 20 μ et traversé par un grand nombre de lamelles chitineuses rayonnantes, qui proviennent de la cuticule. La substance des lignes latérales est ellemême traversée par des fibres délicates qui sont encore d'origine cuticulaire et renferment en outre des cellules ovales, longues de 40 μ et plus ou moins disséminées. Bastian croyait à tort que certaines de ces cellules étaient de nature glandulaire; il considérait les autres comme des cellules nerveuses et le cordon axile comme un filet nerveux.

Contrairement aux lignes latérales, les lignes médio-dorsale et médio-ventrale sont fort réduites et ne sont visibles qu'au microscope.

Les muscles ont la même structure générale que chez les Ascarides : la Filaire de Médine est donc un Cœlomyaire. A l'endroit où les lignes latérales présentent leur plus grande largeur, on compte 45 à 50 cel-

(1) Les tubes digestif et génital de la Filaire ont été reconnus pour la première fois par Leblond, en 1835.

lules dans la largeur de chaque champ musculaire; à la racine de la queue, on n'en compte plus que 20 à 25. Les cellules musculaires sont fortement comprimées par l'utérus dilaté, puisqu'aux deux extrémités que celui-ci laisse libres, leur longueur passe de 70 à 120 μ; la compression porte surtout sur la portion vésiculeuse.

Le corps se termine en avant par l'*écusson céphalique*, surface irrégulière, ovale, à grand axe transversal et percée en son centre par l'orifice buccal (fig. 397). Le bord de celui-ci est orné, suivant la ligne médiane, de deux grosses papilles sensorielles : leur sommet présente une petite dépression, dont le fond se soulève en petites saillies auxquelles aboutissent des filets nerveux. Le bord de l'écusson présente en outre six papilles équidistantes; leur structure est identique à celle des précédentes. Les deux plus grosses correspondent aux lignes latérales; les quatre autres, égales entre elles, sont disposées symétriquement par paires, à chacune des faces dorsale et ventrale. L'écusson, dont la cuticule est au moins deux fois aussi épaisse que sur le reste du corps, est large de $0^{mm},25$ à $0^{mm},30$; sa surface est rugueuse.

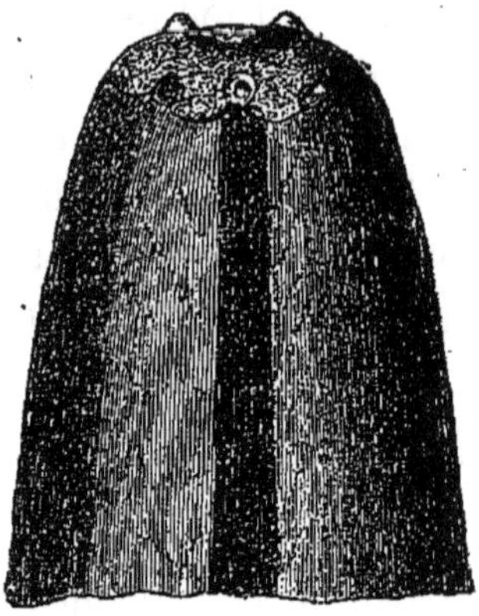

Fig. 397. — Extrémité antérieure vue par la face latérale, d'après Leuckart.

L'extrémité postérieure du corps est constituée par une sorte de pointe émoussée, longue d'un millimètre au plus, large de $0^{mm},07$ à sa terminaison et d'environ $0^{mm},20$ à sa base. Chez les jeunes individus, elle se continue insensiblement avec le reste du corps; elle s'en sépare au contraire brusquement chez les femelles plus âgées; elle s'infléchit fortement vers la face ventrale.

La bouche a la forme d'une fente triangulaire, dont l'un des angles correspond à la ligne médio-ventrale; sa plus grande largeur n'est pas supérieure à 20 μ. Elle est entourée d'une zone aplatie ou un peu déprimée, qu'on serait tenté de considérer comme une capsule buccale, si sa surface n'était elle-même rugueuse comme le reste de l'écusson céphalique. Cette zone est circonscrite par une sorte d'ourlet, large de 32 μ et qui forme intérieurement une saillie donnant insertion à deux faisceaux latéraux et à quatre faisceaux submédians de muscles radiaires qui, de là, se portent sur le pharynx et ont pour effet de le dilater. Cette même saillie donne encore insertion à un grand nombre de fibres qui traversent obliquement la cavité céphalique et vont se perdre dans la paroi du corps : ces fibres ont sans doute pour fonction de rétracter le disque buccal.

Le pharynx n'a que $0^{mm},30$ de long et $0^{mm},06$ de large; sa lumière, qui a l'aspect d'une étoile à trois branches, est tapissée de chitine; son épaisse paroi est constituée par des muscles radiaires. Il occupe l'axe du corps; en arrière des faisceaux musculaires qui l'unissent à l'ourlet circumbuccal, il est entouré d'une gaine conjonctive d'où partent quatre lamelles mésentériques qui le rattachent aux lignes longitudinales.

L'œsophage a une structure fort remarquable, que Fedchenko a élucidée. Il est long de 4 centimètres environ et envoie le long du pharynx un cul-de-sac long de $0^{mm},5$ à peine qui s'insinue entre celui-ci et sa gaine conjonctive. Ce cæcum s'élargit progressivement d'avant en arrière : il proémine dans l'un des espaces dorsaux délimités par les mésentères, puis remplit peu à peu les espaces du même côté et finit par combler toute la largeur de la cavité du corps. L'œsophage qui lui fait suite est un tube cylindrique, effilé, s'épaississant progressivement en arrière, libre dans la cavité générale et sans connexion avec la paroi. Il est formé de deux couches : l'externe est anhiste, l'interne est très épaisse, granuleuse, très irrégulière à sa surface et comme couverte de végétations très ramifiées. Dans la moitié postérieure, cette structure s'exagère : la couche granuleuse s'épaissit, les végétations qui naissent à sa surface se compliquent à tel point que la lumière du canal semble être traversée par un réticulum à mailles irrégulières.

En arrivant sur l'œsophage, le pharynx se bifurque : la branche droite se continue avec le reste du tube digestif; la branche gauche continue son trajet dans l'épaisseur de la paroi œsophagienne, sous la forme d'un tube chitineux large de 17 à 22 μ. Elle court ainsi sur une longueur de $0^{mm},5$ environ, puis s'élargit et se divise à son tour en deux canaux dont la lumière s'élargit progressivement jusqu'à mesurer 90 μ et qui restent accolés l'un à l'autre sur une longueur de 8 à 22 millimètres. Ces deux canaux font une forte saillie à la surface de l'œsophage; ils se rétrécissent à leur extrémité postérieure et finissent par s'oblitérer, puis par disparaître, sans s'ouvrir en aucun point de leur parcours.

En raison de l'énorme dilatation de l'utérus, l'intestin est rejeté sur le côté, tantôt à droite, tantôt à gauche (fig. 398); il s'aplatit, se plisse fortement et se loge dans la solution de continuité que présente la couche musculaire au niveau de la ligne latérale. Il est constitué par une membrane épaisse et vitreuse, dont l'épithélium interne s'est transformé, par suite de la rupture de ses cellules, en une couche granuleuse ininterrompue, infiltrée de quelques globules graisseux et présentant une surface très irrégulière. Ce tube est large de $0^{mm},2$ au plus; on le trouve toujours vide, et les particularités de sa structure montrent d'ailleurs qu'il a depuis longtemps cessé toute fonction digestive.

Il se comporte ainsi sur presque toute la longueur du corps, tant qu'il accompagne l'utérus. En arrière du point où ce dernier s'arrête, l'intestin poursuit son trajet, mais se replace dans l'axe du corps : il est alors maintenu par quatre mésentères, deux dorsaux et deux ventraux, insérés symétriquement à une faible distance de la ligne latérale. Par suite du raccourcissement progressif des mésentères ventraux, l'intestin se rapproche de plus en plus de la paroi ventrale et finit par l'atteindre ; il s'y fixe alors solidement et, par suite de la disparition des quatre mésentères, s'entoure d'une épaisse enveloppe conjonctive.

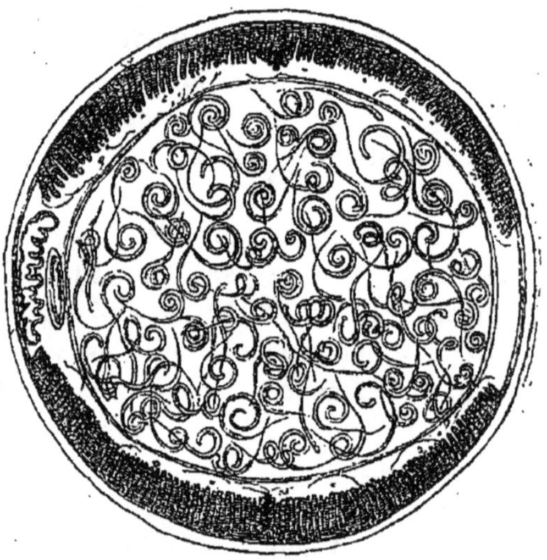

Fig. 398. — Coupe transversale de la Filaire, à 5 centimètres environ de l'extrémité antérieure. L'utérus est rempli d'embryons ; à sa gauche, on voit la coupe du tube digestif et de l'ovaire.

Cependant l'intestin s'effile et va en se rétrécissant : au moment où il va atteindre la paroi ventrale, il n'a plus que 70 μ de large, c'est-à-dire à peine le tiers de son diamètre primitif; sa lumière est large de 14 μ. Après qu'il s'est uni à la paroi ventrale, sa lumière s'oblitère, bien que sa couche granuleuse soit encore persistante ; il continue à s'effiler, n'est bientôt plus large que de 35 μ, puis de 14 μ et finit par disparaître. Chez des individus jeunes et de petite taille, il en est autrement : l'intestin se continue par un rectum oblique, long de $0^{mm},1$, qui aboutit à l'anus, simple pore percé à la base de la queue et à la face ventrale.

L'utérus, dont nous avons déjà signalé le développement exceptionnel, occupe presque toute la longueur du corps, il ne laisse libres que les 4 à 5 centimètres antérieurs et les 6 à 7 millimètres postérieurs. Partout ailleurs, c'est un sac cylindrique large d'un millimètre environ et dilaté au point de remplir exactement la cavité du corps, toutefois sans se souder à la paroi. A chacune de ses extrémités, il se continue par un tube rétréci, long de 18 à 20 millimètres, large de $0^{mm},25$; ce tube s'infléchit entre l'utérus et la paroi du corps, en dehors de l'intestin, mais ne s'étend que sur une très petite longueur, en raison de ses nombreuses inflexions.

Chacun de ces deux tubes est un ovaire en régression et depuis longtemps dépourvu de la faculté de produire des œufs. L'utérus correspond donc en réalité à deux utérus dirigés en sens inverse et disposés symétriquement chacun dans une des moitiés du corps, à peu près comme chez l'Oxyure ou l'Ankylostome : ces deux utérus se réunissent par inosculation vers la partie moyenne du corps, mais leur point de réunion n'est indiqué ni par un vagin ni par une vulve. Peut-être le vagin et la vulve existaient-ils chez le Ver encore jeune; on n'en trouve pas la moindre trace chez l'animal adulte, dont l'utérus est occupé par des myriades d'embryons. Ceux-ci nagent dans un liquide blanc, d'aspect crémeux ou purulent; ils ne peuvent être mis en liberté que par la rupture du Ver : la sortie du liquide qui les renferme est alors facilitée tant par la contraction des muscles du tégument que par celle des fibres transversales dont l'utérus est orné à l'extérieur.

Les symptômes que détermine le parasite sont très variables. Le malade éprouve parfois, avant tout autre signe, une sensation sourde de pesanteur, de plénitude, qui peut durer des semaines ou des mois. Le plus souvent ces premiers symptômes font défaut : la peau s'empâte, devient douloureuse et il se forme dans sa profondeur un abcès qui va s'ouvrir au dehors par un ou plusieurs orifices. Après l'évacuation d'une quantité variable de pus, on voit dans le fond de la plaie quelque chose de blanc comme un nerf; c'est la Filaire, étroitement pelotonnée sur elle-même ou, au contraire, étendue plus ou moins loin sous la peau ou entre les muscles. Tout se passe d'ordinaire sans complications; mais si plusieurs abcès se montrent en même temps, à peu de distance les uns des autres, les symptômes locaux présentent plus de gravité. L'amputation du membre peut devenir nécessaire; celui-ci peut se gangréner, et trop souvent la mort s'ensuit. La plupart des auteurs ont signalé les complications les plus redoutables.

La parasite s'arrête de préférence sous la peau des jambes ou des pieds : d'où la croyance qu'il pénètre directement à travers la peau des individus qui marchent dans l'eau des ruisseaux. Aitken a relevé 930 cas de dracontiase : le parasite siégeait au membre inférieur dans 98,85 pour 100 des cas. Toutefois d'autres statistiques vont nous montrer que cette région du corps n'est point le siège exclusif de l'helminthe.

Dans 172 observations de Mac Gregor, le Ver se répartissait ainsi :

Au pied	124 fois.
A la jambe	33 —
A la cuisse	11 —
Au scrotum	2 —
A la main	2 —

Dans 251 observations de Burguière, il occupait :

Le membre inférieur	225 fois.
Le tronc et le membre supérieur	26 —

Dans 100 observations d'Ahmed Fahmy, il se distribuait comme suit :

Région malléolaire	45 fois.
Pied	30 —
Jambe	12 —
Cuisse	3 —
Scrotum	4 —
Autres régions du corps	6 —

Sa répartition était la suivante dans 146 observations faites en dix ans par Trucy, à l'hôpital de Saint-Louis, au Sénégal :

Pied et malléoles	68 fois.
Jambe	47 —
Cuisse	12 —
Tronc	9 —
Scrotum	6 —
Membre supérieur	4 —

Enfin, Stambolski estime que, pour un total de 100 cas, on voit le parasite :

A la jambe et au pied	71 fois.
A la main et au bras	9 —
Aux organes génitaux	6 —
Au périnée, aux fesses, à la cuisse	6 —
En divers points du corps	8 —

Le Ver peut donc se montrer à peu près sur toute la surface du corps, mais avec une fréquence inégale : on l'a vu sur la verge, sur le testicule, sur la langue, à la paupière supérieure, à la région parotidienne, etc. ; le seul point où on ne l'ait pas encore observé est le cuir chevelu.

Dès que le Ver est apparu en quelque endroit, il importe de procéder à son extraction. Une méthode très généralement employée, et que préconisait déjà Aétius d'Amide, consiste à tirer l'helminthe un peu hors de la plaie, puis à le saisir entre les deux mors d'un morceau de bois fendu, autour duquel on l'enroule petit à petit (fig. 399). L'enroulement doit se faire lentement : à la moindre résistance, on l'arrête et on fixe le morceau de bois auprès de la plaie, à l'aide d'un bandage ; en recommençant l'opération à plusieurs reprises, on finit par extirper l'animal entier au bout de quelques jours. Cette méthode est usitée sur la côte de Guinée, au Sénégal, en Abyssinie, en Perse, dans le Turkestan, etc. En Arabie, on tire au dehors une anse ou une extrémité du Ver et on y suspend une balle de plomb qui, exerçant une traction continue, finit par l'entraîner complètement. On peut encore, à l'exemple de Stambolski, inciser la peau sur une longueur de quelques centimètres, en suivant le relief, comparable à une veine, que l'helminthe forme à sa surface ; celui-ci se trouve ainsi dénudé sur une assez grande étendue et son extraction peut se faire en une seule séance.

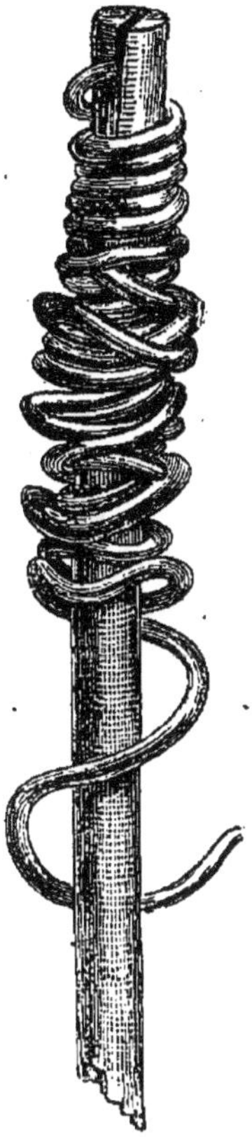

Fig. 399. — Filaire enroulée autour d'un bâton, d'après Fedchenko.

L'extraction de la Filaire doit se faire avec les plus grandes précautions. Parvient-on à extraire l'animal en entier, la plaie se cicatrise rapidement; mais le plus souvent il se rompt au bout de quelques jours. La partie qui reste sous la peau se rétracte et devient insaisissable, à moins de vastes et profondes incisions : les douleurs deviennent alors intolérables, la plaie suppure abondamment et peut devenir gangréneuse; la mort est souvent la conséquence de tous ces accidents.

La rupture du Ver est donc une complication redoutable. Hunter pensait que les graves symptômes qui en résultent tenaient à ce que le fragment resté dans la plaie irritait les tissus ambiants à la façon d'un corps étranger. Davaine admettait au contraire que les embryons, en s'infiltrant dans les tissus voisins, étaient la cause principale du phénomène. On peut dire qu'aucune de ces raisons n'est la bonne, et nous pensons qu'il faut attribuer les accidents consécutifs à la rupture du Ver tout à la fois à une infection purulente résultant de la destruction de celui-ci, et à l'action d'une leucomaïne renfermée dans le liquide laiteux au sein duquel nageaient les embryons.

Le Ver est ordinairement solitaire, mais il est fréquent d'en rencontrer plusieurs. Sur plus de 400 malades, Ahmed Fahmy dit n'avoir jamais observé plus de deux Filaires chez le même individu; d'autres auteurs en ont vu un plus grand nombre. Par exemple Trucy cite, d'après Burguière, médecin au Caire, la statistique suivante, qui porte sur 177 cas de dracontiase :

1 malade présentait...........	8	Filaires.
1	5	—
1	4	—
7	3	—
42	2	—
125	1	—

Sans rapporter ici la longue liste des auteurs qui ont vu deux, trois ou quatre Filaires chez un même malade[1], disons encore que Galandat, en 1760, a vu 5 Vers chez un matelot venant de la côte de Guinée; R. Clark, médecin colonial à Sierra Leone, en a vu 5 également chez un jeune nègre de onze ans, qui mourut de leurs attaques. Marc Picipio a extrait 7 Filaires, longues de 11 à 65 centimètres, sur une jeune femme turque qui, huit mois auparavant, était allée à la Mecque. Kämpfer, Bosman en ont vu 10 chez le même individu, Arthus 12, Chapotin 13, Andry 23. Marucchi, médecin de l'expédition de Deftardar-Bey dans le Kordofan, a été lui-même atteint successivement de 28 Filaires. Celles-ci peuvent être encore plus nombreuses : Hemmersam en a vu 30 chez le maître coq d'un navire, et Pouppé-Desportes en a vu 50 chez un nègre transporté récemment d'Afrique aux Antilles. Enfin, les médecins arabes, notamment Rhazès et Avicenne, considèrent les cas de 30, 40, 50 parasites comme assez communs.

Le Ver peut s'observer chez tous les individus, sans distinction de race, d'âge ni de sexe. Toutes proportions gardées, il est moins fréquent chez les Européens que chez les indigènes, chez les officiers que chez les soldats, chez les femmes que chez les hommes, chez les enfants que chez les adultes, mais cette différence tient uniquement au genre de vie et aux habitudes sociales.

On a cherché à établir une relation entre la nature du sol et la fréquence de l'helminthe. Cette conception n'est pas exacte, mais il y a une relation manifeste entre la fréquence relative du Dragonneau et le régime des eaux. Dans les pays arides et desséchés ou bien dans ceux qu'arrosent de larges rivières, aux eaux limpides et courantes, la dracontiase doit être rare; elle doit être commune, au contraire, dans les régions coupées de lacs, d'étangs, d'eaux stagnantes, dans lesquels les Cyclopes et d'autres petits Crustacés peuvent pulluler à leur aise. En d'autres termes, la fréquence de la Filaire est subordonnée à celle des Cyclopes. Fedchenko a trouvé ces derniers en abondance aux environs de Djizak, c'est-à-dire dans une région où la Filaire est elle-même fort répandue; le parasite était rare à Tachkent, où les Cyclopes sont peu nombreux.

La plupart des auteurs ont noté que le nombre des cas de dracontiase variait considérablement d'une saison à l'autre; la maladie sévit surtout pendant l'été et atteint son minimum d'intensité pendant l'hiver. Citons quelques statistiques :

Morehead donne le tableau suivant des cas observés à Kirkee dans le 4th Light Dragoons; ce régiment était arrivé à Kirkee le 14 février 1827, venant de Kaira, où la Filaire est inconnue.

	JANVIER.	FÉVRIER.	MARS.	AVRIL.	MAI.	JUIN.	JUILLET.	AOUT.	SEPTEMBRE.	OCTOBRE.	NOVEMBRE.	DÉCEMBRE.	TOTAUX.
1827	»	»	»	»	»	»	»	»	»	»	»	»	»
1828	»	»	»	»	3	3	2	»	»	»	»	»	8
1829	»	1	2	»	3	»	»	»	»	»	»	»	6
1830	1	»	5	5	2	1	3	1	»	»	»	»	18
1831	»	»	»	1	2	»	1	»	»	»	»	»	4
1832	»	1	5	7	57	64	48	26	3	»	»	»	211

Voici maintenant, d'après D. Forbes, le chiffre des admissions pour dracontiase, à l'hôpital de Dharwar, en 1835 et 1836 :

	JANVIER.	FÉVRIER.	MARS.	AVRIL.	MAI.	JUIN.	JUILLET.	AOUT.	SEPTEMBRE.	OCTOBRE.	NOVEMBRE.	DÉCEMBRE.	TOTAUX.
1835	»	1	»	2	4	4	8	9	9	3	»	2	42
1836	»	»	1	12	23	53	50	22	19	13	4	9	208

Enfin, Trucy donne le tableau suivant pour les cas observés pendant dix années à l'hôpital de Saint-Louis, au Sénégal :

	JANVIER.	FÉVRIER.	MARS.	AVRIL.	MAI.	JUIN.	JUILLET.	AOUT.	SEPTEMBRE.	OCTOBRE.	NOVEMBRE.	DÉCEMBRE.	TOTAUX.
1859	1	1	»	1	»	3	15	17	11	5	1	»	55
1860	»	»	»	»	»	1	2	1	3	2	»	»	9
1861	1	»	»	»	»	2	3	7	10	3	2	»	28
1862	»	»	»	»	»	1	2	4	2	1	»	»	10
1863	»	»	1	»	»	»	1	3	2	1	»	»	8
1864	»	1	»	»	»	»	1	2	3	»	»	»	7
1865	»	»	»	»	»	»	1	2	2	1	»	»	6
1866	»	»	»	»	1	»	»	2	3	»	»	»	6
1867	»	»	»	»	»	»	»	4	4	1	»	1	10
1868	»	»	»	»	»	»	1	2	3	1	»	»	7
Totaux.	2	2	1	1	1	7	26	44	43	15	3	1	

Ces statistiques nous montrent d'abord l'influence de la saison sur l'éclosion des cas de dracontiase, puis les grandes variations que subit le nombre des cas, d'une année à l'autre. Sauf quelques cas isolés, qui tiennent à une incubation anormalement prolongée ou raccourcie, la maladie éclate aux Indes dès la fin d'avril et dure jusqu'en septembre ou octobre ; au Sénégal, elle se montre plus tard et finit aussi un peu plus tard. Dans l'un et l'autre cas, son apparition coïncide avec l'hivernage. Ce que nous savons de la durée de l'incubation nous autorise à penser que l'infestation s'est faite à pareille époque, l'année précédente. En effet, les pluies abondantes sont de bonnes conditions pour la multiplication des Cyclopes et augmentent leurs chances d'infestation, en entraînant dans les eaux les embryons répandus çà et là ; elles augmentent du même coup les chances de l'Homme à contracter la Filaire. Quant aux variations de celle-ci suivant l'année, elles s'expliquent de la même manière. On a bien souvent remarqué que la dracontiase était rare après les années de sécheresse, mais devenait fréquente à la suite de pluies persistantes.

Le Dragonneau n'est pas seulement un parasite de l'Homme, il s'attaque fréquemment au Bœuf, suivant Avenzoar et de Marchais ; le médecin arabe désigne même la dracontiase sous le nom de *mal des Bœufs*. Clarkson l'a vu chez le Cheval. Fedchenko n'a jamais vu le Chien porter le parasite, mais le fait a été constaté aux Indes par Smyttan, en 1825, et par Forbes, en 1838, puis à Buenos-Ayres et à Curaçao par Dörssel. Walter Innès nous dit l'avoir observé au Caire chez un Chien de chasse qui n'avait jamais quitté la région, et chez un *Canis lupaster*, tué dans la plaine des pyramides de Ghizeh. On doit encore rattacher à cette espèce les quinze à vingt Vers trouvés par Valenciennes sous la peau d'un Guépard (*Felis jubata*) du Kordofan et décrits sous le nom de *Filaria æthiopica*.

Le Dragonneau est originaire de l'ancien continent. Inconnu en Europe, sauf chez les individus qui l'ont acquis en parcourant certaines contrées de l'Afrique ou de l'Asie, il pourrait néanmoins s'y acclimater aisément. Fedchenko a constaté en effet que certaines espèces de Cyclopes sont communes à la faune européenne et à la faune du Turkestan. Dans les cas, heureusement assez rares, où l'on observe le parasite dans les hôpitaux d'Europe, on doit donc avoir grand soin de détruire celui-ci et d'empêcher ainsi la dissémination de ses embryons qui, transportés par les eaux, pourraient constituer un réel danger pour les habitants des campagnes. Nous verrons tout à l'heure que ce n'est pas là une vaine recommandation, mais que précisément certaines contrées de l'Amérique du Sud ont été contaminées de cette manière.

En Afrique la Filaire est commune sur la côte de Guinée, d'où le nom de *Guinea worm* que lui donnent les Anglais ; elle n'est pas rare non plus dans le Haut-Sénégal, mais il importe de noter qu'elle ne s'observe point dans les régions où se montre le Loa, ce qui prouve la non-identité de ces deux helminthes.

Traversons de l'ouest à l'est le continent africain : nous retrouvons le parasite en Abyssinie, en Nubie, dans le Kordofan, le Darfour, le Sennaar. Inconnu en Égypte jusqu'en 1820, époque à laquelle Mohamed-Ali fit la conquête du Sennaar, il y est devenu très fréquent depuis qu'il arrive au Caire de nombreuses caravanes de l'Éthiopie et que des régiments nubiens tiennent garnison en différentes villes. Ahmed Fahmy a pu en observer plus de 400 cas chez les soldats nubiens des régiments nègres du Caire, et Walter Innès pense qu'il est en train de se naturaliser aux environs de cette ville.

En Asie, le Dragonneau est également très répandu. On l'observe non seulement à Médine, mais dans presque toute l'Arabie. Chr. Stambolski, médecin du corps expéditionnaire envoyé par Mustapha Assim pacha, en 1877, contre le cheick Muchsin, sultan du Gebel Sciaara, rapporte que 1,200 à 1,500 soldats furent atteints; 75 p. 100 des malades demeurèrent invalides. On peut donc s'attendre à voir les pèlerins qui se rendent à la Mecque transporter le parasite dans des pays musulmans encore indemnes, comme la Tripolitaine, la Tunisie, l'Algérie et le Maroc : c'est là un danger de tous les instants.

Depuis la mer Rouge, le Ver s'étend dans tout le sud de l'Asie, jusqu'au Gange : ce fleuve est sa limite la plus orientale. C'est dire qu'on l'observe en Perse et dans l'Hindoustan. Vers le nord, il se retrouve avec une abondance extrême dans certaines contrées du Turkestan et du Bokhara : la ville de Djizak, entre Tachkent et Samarcande, et celle de Karchi, dans le Bokhara, sont célèbres à ce point de vue.

Le parasite est encore endémique dans quelques localités de l'Amérique du Sud. Au temps de la traite des nègres, il n'était point rare à Saint-Domingue, à Haïti, à Curaçao, à la Guyane, au Brésil. Il est hors de doute qu'il avait été importé d'Afrique par les noirs, comme le démontrent plusieurs faits, savoir : son apparition coïncidant avec l'époque à laquelle a commencé la traite; sa présence à peu près exclusive chez les nègres; son absence des pays, tels que la Bolivie, le Pérou, le Chili, qui ont le même climat que plusieurs provinces brésiliennes, mais qui n'ont jamais eu d'importation africaine. Depuis l'abolition de la traite, le parasite a disparu de Saint-Domingue et d'Haïti, mais il semble être devenu endémique à Curaçao, ainsi qu'à Démérary et à Surinam, dans les Guyanes. Au Brésil, d'après V. Pereira et J.-F. da Silva Lima, il s'est également maintenu dans certaines localités, notamment aux environs de Feira de Santa Anna, dans la province de Bahia.

Histoire de la navigation de Jean Hugues de Linscot Hollandois et de son voyage ès Indes orientales. Amsterdam, 1610. Voir p. 21.

De Thevenot, *Suite du voyage de Levant.* Paris, 1674. Voir p. 257 et 267.

Chardin, *Voyages en Perse et autres lieux de l'Orient.* Amsterdam, 1711. Voir III, p. 151.

Kämpfer, *Amœnitates exoticæ politico-physico-medicæ.* Lemgo, 1712. Voir fasc. 3, p. 524.

De Marchais, *Voyage en Guinée.* Paris, 1725-1727. Voir II, p. 136.

Fr. Moore, *Travels into the inland parts of Africa.* London, 1738. Voir p. 130.

Chr. G. Gruner, *De vena medinensi Arabum, sive dracunculo Græcorum.* Acta Acad. Mogunt., p. 257, 1777.

Le P. Martin, *Lettres édifiantes et curieuses,* XII, 1781.

J. Mac Gregor, *A memoir on the state of health of the 88th regiment...* Edinburgh med. and surg. journal, I, p. 266, 1805.

N. Bruce, *Remarks on the Dracunculus, or Guinea worm, as it appears in the peninsula of India.* Ibidem, II, p. 145, 1806.

Chapotin, *Observations sur le Dragonneau.* Bull. des sc. méd., V, p. 308, 1810.

Dubois, *History of the Guinea worm, and the method of cure employed by the Hindoos.* Edinburgh med. and surg. journal, II, p. 300, 1806.

C.-A. Rudolphi, *Entozoorum synopsis.* Berolini, 1819. Voir p. 206.

R.-H. Kennedy, *On Dracunculus.* Transact. of the med and phys. Soc. of Calcutta, I, p. 163, 1825.

G. Smyttan, *On Dracunculus.* Ibidem, p. 179.

Clot-Bey, *Aperçu sur le Ver dragonneau observé en Égypte.* Marseille, 1830. — Id., *Dragonneau.* Arch. gén. de méd., XXX, p. 573, 1832.

C. Morehead, *Observations on Dracunculus.* Transact. of the med. and phys. Soc. of Calcutta, VI, p. 418, 1833. Edinburgh med. and surg. journal, XLIV, 1835.

N.-F. Clarkson, *Case of Filaria medinensis in the horse.* Veterinarian Record, I, 1845.

Jacobson, *Extrait d'une lettre à M. de Blainville.* Nouvelles Archives du Muséum, III, p. 80, 1834.

A. Duncan, *Observations on Dracunculus*. Transactions of the med. and phys. Soc. of Calcutta, VII, p. 273, 1835.

D. Forbes, *Extracts from the half yearly reports of the diseases prevailing at Dharwar in the 1st grenadier regiment, n. i. for the year*. Trans. of the med. and phys. Soc. of Bombay, I, p. 215, 1838. Madras quart. journal of med. sc., 1837.

J.-M. Birkmeyer, *De Filaria medinensi commentatio propriis observationibus illustrata*. Onoldi, 1838.

J. Mac Clelland, *Remarks on Dracunculus*. The Calcutta journal of nat. history, I, p. 359, 1841.

J.-G. Maisonneuve, *Note sur un Dragonneau observé à Paris, et présenté à la Société de chirurgie*. Arch. gén. de méd., (4), VI, p. 472, 1844.

H.-J. Carter, *Note on Dracunculus in the island of Bombay*. Trans. med. and phys. Soc. of Bombay, p. 45, 1853, — Id., *Observations on Dracunculus in the island of Bombay*. Ann. and mag. of nat. hist., (3), I, p. 410, 1858. — Id., *On Dracunculus and microscopic Filaridæ in the island of Bombay*. Ibidem, (3), IV, p. 28, 1859.

Ch. Robin, *Filaire de Médine, extrait par M. Malgaigne de la jambe d'un Homme, le 13 juillet* 1854. Compte rendu de la Soc. de biol., II, p. 35, 1855.

A. Valenciennes, *Sur une nouvelle espèce de Filaire trouvée sous la peau d'un Guépard*. Comptes rendus de l'Acad. des sc., XLIII, p. 259, 1856.

M. Picipio, Gaz. méd. d'Orient, II, p. 5, 1858.

A.-H. Cézilly, *Observations sur le Dragonneau ou Ver de Médine*. Thèse de Paris, nº 203, 1858.

G. Láng, *Ein Fall von Filaria medinensis*. Wiener med. Wochenschhrift, XIV, p. 772, 789 et 806, 1864.

P. Carbonnel, *De la mortalité actuelle au Sénégal et particulièrement à Saint-Louis*. Thèse de Paris, 1873. Voir p. 26.

M. V. Pereira, *A Filaria de Medina transportada para a America pelos negros d'Africa; provas da sua endemicidade na provincia da Bahia, e da sua introducção no corpo humano pelo estomago*. Gazeta med. da Bahia, (2), II, p. 151, 1877. Arch. de méd. navale, XXVIII, p. 295, 1877.

D. Zontides, *Ueber einen Fall von Dracunculus oder Filaria medinensis*. Wiener med. Presse, XIX, p. 1606, 1880.

Bastian, *On the structure and nature of the Dracunculus*. Trans. of the Linn. Soc. of London, XXIV, p. 101, 1863.

L. E. Joubert, *Remarques sur le Dragonneau ou Filaire de Médine*. Thèse de Montpellier, nº 54, 1864.

Fedchenko, *Sur la structure et la multiplication de la Filaire (Filaria medinensis L.)*. Procès-verbaux des séances de la Soc. imp. des amis des sc. nat., VIII, 1re partie, p. 71. Moscou, 1871 (en russe). — Id., *Mélanges zoologiques. — III. Sur l'anatomie des Nématodes*. Ibidem, X, 2e partie, p. 51, 1874 (en russe). — Id., *Sur les parasites de l'Homme rencontrés au Turkestan*. Journal du Turkestan, nºs 1 et 2, 1872 (en russe).

Ch. Trucy, *Remarques sur la Filaire de Médine et en particulier sur son traitement*. Thèse de Montpellier, nº 22, 1873.

R. von Willemœs-Suhm, *Ueber Beziehung der Filaria medinensis zu Ichthyonema globiceps*. Z. f. w. Z., XXIV, p. 161, 1874.

C. T. Stambolski, *Du Ver de Médine ou Filaria medinensis, Dragonneau, veine cutanée*, etc. Union méd. d'Orient. Constantinople, V, p. 58, 68, 76, 84, 92 et 98, 1879. — Traduction italienne dans Gazz. med. ital. Lombardia, (8), XXX, p. 182, 191, 221, 231 et 241, 1860.

J. F. da Silva Lima, *De la Filaire de Médine ou Ver de Guinée rencontrée à l'état endémique dans la province de Bahia, et de son introduction dans le corps humain par l'eau en boisson.* Arch. de méd. navale, XXXV, p. 395, 1881.

F. Mosler, *Ueber die medicinische Bedeutung des Medinawurmes (Filaria medinensis).* Wiener med. Presse, XXIV, p. 1405, 1475, 1504, 1533 et 1568, 1883.

G. Capus, *Médecins et médecine en Asie centrale.* Revue scientifique, p. 168, février 1884.

Ahmed Fahmy, *Contribution à l'étude du Dragonneau observé chez les Nubiens des régiments nègres du Caire.* Thèse de Paris, 1885.

G. Lafage, *Cinq Filaires de Médine sur un même sujet; abcès; hématurie.* Gazette méd. de Paris, (7), III, p. 173, 1886.

L. Le Fort, *Sur un cas de Filaire de Médine.* Bull. de l'Acad. de méd., (2), XVI, p. 22, 1886.

Ch. Carpot, *Considérations sur les parasites pénétrants de la peau dans les pays chauds et spécialement au Sénégal.* Thèse de Bordeaux, n° 23, 1886. Voir p. 55.

Fr. L. Lota, *Deux ans entre Sénégal et Niger. Contributions à la géographie médicale du Soudan français.* Thèse de Paris, 1887. Voir p. 58.

Filaria sanguinis hominis Lewis, 1872.

SYNONYMIE : *Trichina cystica* Salisbury, 1868.
F. sanguinis hominis ægyptiaca Sonsino, 1874.
F. dermathemica da Silva Araujo, 1875.
Filaria Bancrofti Cobbold, 1877.
F. Wuchereri da Silva Lima, 1877.
F. sanguinis hominum Hall, 1885.

La Filaire du sang a été découverte par Demarquay, chirurgien de la Maison municipale de santé, à la fin d'août 1863; elle se trouvait dans le liquide laiteux extrait par ponction d'une tumeur des bourses (*galactocèle* de Vidal) d'un jeune Homme de 19 ans et demi, originaire de la Havane. L'habile chirurgien décrit et figure très exactement le parasite comme un Nématode à l'état embryonnaire ; il signale ses mouvements agiles et indique ses principaux caractères.

Cette découverte passa malheureusement inaperçue. Aussi le Ver fut-il considéré comme nouveau par Wucherer, qui le découvrit à Bahia, le 4 août 1866. En examinant au microscope les urines d'un malade atteint de chylurie tropicale, cet observateur y trouva de très petits Vers arrondis, très vivaces, ne présentant ni tube digestif ni organes génitaux. Il ne publia cette découverte que deux ans plus tard, en 1868, quand lui ou ceux à qui il en avait fait part eurent réuni 28 cas analogues. Dans un caillot desséché, que Wucherer lui avait envoyé, Leuckart retrouva le parasite et le considéra comme l'embryon d'un Ver de la famille des Strongles, habitant les voies urinaires.

En 1868, Lewis, de Calcutta, trouva de son côté, dans une urine chyleuse, de petits Vers dépourvus de bouche et d'anus et entièrement enveloppés d'une sorte de gaine transparente, dans laquelle ils s'agitaient vivement. Vers la même époque, Salisbury observait aux États-Unis, dans l'urine de trois malades, l'œuf et l'embryon du parasite, qu'il appelle *Trichina cystica*.

En 1870, J. Crevaux retrouve le Ver dans les urines chyleuses d'un créole de la Guadeloupe, âgé de 15 ans et entré à l'hôpital de *la Cérès;* c'est un Nématode long de 265 μ et large de 10 μ. Cette même année 1870, Cobbold vit également le parasite dans l'urine d'un individu chylurique revenant de Port-Natal.

A part l'observation de Demarquay, on n'avait donc encore rencontré l'embryon que dans l'urine, quand Lewis, de Calcutta, fit entrer l'histoire du parasite dans une phase nouvelle.

En juillet 1872, il trouve l'embryon dans le sang d'un Hindou atteint de diarrhée. Cet hématozoaire n'est pas rare; presque tous les individus qui le présentent sont atteints de chylurie, d'éléphantiasis ou de varices lymphatiques du scrotum : aussi Lewis proclame-t-il que la chylurie tropicale et l'éléphantiasis des Arabes sont associés à la présence de l'helminthe; il admet que ces affections résultent d'une gêne mécanique de la circulation dans les capillaires sanguins et lymphatiques. Jusqu'en 1875, Lewis examine plus de 30 chyluriques : il retrouve toujours l'embryon soit dans le sang, soit dans l'urine, soit dans ces deux liquides à la fois, soit dans les larmes ou le produit de sécrétion des glandes de Meibom ; il note encore sa présence dans le sang d'individus en apparence sains et bien portants.

L'identité des helminthes observés au Brésil avec ceux des Indes fut établie par da Silva Lima, de Bahia, qui, pendant une visite au Royal Victoria Hospital, à Netley, Southampton, eut l'occasion d'examiner des préparations envoyées de Calcutta par Lewis. En 1874, Crevaux avait lui-même admis cette identité pour les parasites observés aux Antilles.

Poursuivant ses études, Lewis reconnaît la coexistence fréquente de l'éléphantiasis et de l'hémato-chylurie chez le même individu ; il confirme ainsi l'opinion de Mazaé Azéma qui, dès 1858, avait soupçonné l'identité étiologique de ces deux affections; il rencontre, en effet, le même entozoaire dans le sang, dans l'urine laiteuse et dans la lymphe extraite des tumeurs éléphantoïdes elles-mêmes.

Cette opinion fut également adoptée par Patrick Manson, médecin de la douane d'Amoy. Cet observateur, qui devait bientôt s'illustrer par la suite de ses recherches sur la Filaire du sang, avance que la chylurie et l'éléphantiasis doivent être dus à la présence de la Filaire adulte dans les lymphatiques. Par l'irritation qu'il provoque, ce Ver doit produire l'oblitération des troncs lymphatiques, peut-être même du canal thoracique : il en résulte une stase de la lymphe avec dilatation du réseau afférent et rupture des capillaires, d'où la chylurie ou la lymphorrhagie cutanée, suivant le siège de l'obstruction.

La présence du Ver adulte en quelque point de l'organisme devint certaine, en 1876, lorsque Cobbold eut rencontré un œuf, en même temps que des embryons, dans du sang de chylurique qui lui avait été envoyé de Brisbane, Queensland, par Bancroft. Il importe de rappeler que Demarquay lui-même avait vu et figuré l'œuf du parasite.

Au Brésil, la manière de voir de Lewis et de Manson ne fut pas acceptée tout d'abord : l'examen du sang et de la lymphe des chyluriques et des malades atteints d'éléphantiasis du scrotum ou des jambes ne donnait que des résultats négatifs. Au commencement de 1877, Felicio dos Santos, de Rio de Janeiro, trouva enfin le parasite dans le sang d'une tumeur éléphantiasique du scrotum et le revit quelques mois plus tard, chez deux malades, dans le liquide des lymphorrhagies cutanées. En octobre 1877, da Silva Araujo et V. Pereira, de Bahia, l'observèrent également dans la lymphe exsudant du scrotum éléphantiasique d'un malade atteint aussi d'hémato-chylurie. A la même époque, P. S. de Magalhães le voyait dans l'épaisseur des tissus du scrotum, chez un individu précédemment opéré par Saboia. Les observations des médecins anglais se trouvaient ainsi pleinement confirmées.

Cependant, on ne connaissait encore le parasite qu'à l'état d'œuf et d'embryon. Le 21 décembre 1876, Bancroft trouva un Ver adulte dans un abcès lymphatique du bras ; bientôt après, il en trouva quatre autres dans un hydrocèle du cordon spermatique. Le premier exemplaire fut envoyé à Cobbold, qui en a donné une description : c'était un Ver fin comme un cheveu et long de 8 à 10 centimètres.

Le 7 août 1877, Lewis rencontra également la Filaire adulte et sexuée chez un jeune Bengalais qu'il opérait de l'éléphantiasis variqueux du scrotum.

Le 16 octobre 1877, da Silva Araujo la vit aussi dans le liquide coagulé qui s'échappait du scrotum, chez un individu qui avait eu à deux reprises de la chylurie et qui présentait un éléphantiasis scrotal au début. Le 18 novembre suivant, F. dos Santos retira 5 Vers d'un abcès lymphatique du bras. Enfin, en 1881, Manson mit à jour un Ver incomplet, encore contenu dans un vaisseau lymphatique, en opérant un lympho-scrotum : cette observation venait démontrer l'habitat de la Filaire et prouver son influence sur la production de l'éléphantiasis nævoïde, sinon de l'éléphantiasis vrai.

On connaissait donc la forme sexuée du parasite, mais on ignorait encore sa provenance, la façon dont se comportaient les embryons rejetés au dehors et de quelle manière le Ver s'introduisait dans l'organisme de l'Homme. Manson eut le mérite d'élucider ces questions délicates.

Pensant que les Moustiques, en piquant l'Homme, pourraient contribuer au transport et à la dissémination de la Filaire, il expose à la piqûre de ces Insectes un Chinois dont le sang fourmillait d'embryons; en recueillant ensuite les Moustiques gorgés de sang, il retrouve dans l'estomac des seules femelles le parasite vivant. La suite de ses observations lui fit voir que celui-ci ne périssait pas dans ce nouveau milieu, mais se développait au contraire et parvenait à l'état larvaire. Après avoir achevé sa ponte, le Moustique meurt à la surface de l'eau et la destruction de ses tissus met en liberté les larves de la Filaire, qui se trouvent ainsi dans les meilleures conditions pour être introduites avec l'eau dans le tube digestif de l'Homme.

Manson a encore découvert un fait des plus remarquables, à savoir, que les embryons de la Filaire ne se rencontrent pas en égale abondance dans le sang à toutes les heures de la journée. Pendant plus de deux mois, il s'est astreint à examiner toutes les trois heures le sang de ses malades, et il a constaté de la sorte que les embryons passent dans le sang, ou du moins dans la circulation périphérique, pendant les heures de sommeil, et qu'ils en disparaissent pendant les heures de veille.

Enfin, J.-P. Figueira de Saboia, médecin de l'hôpital de la Miséricorde, à Rio de Janeiro, a trouvé en 1886, dans le ventricule gauche du cœur d'un individu dont il faisait l'autopsie, deux Filaires adultes englobées dans un caillot sanguin : un mâle long de 83 millimètres et une femelle coupée en deux tronçons et ayant une longueur totale de 115 millimètres. Ces deux Vers furent remis à P.-S. de Magalhães, qui en a publié la description. Ainsi se trouvait démontrée la présence du parasite dans le système sanguin.

Le Ver adulte est parasite des vaisseaux sanguins et lymphatiques. Ses œufs, dépourvus de coque, sont entourés d'un simple chorion ; ils mesurent de 18 à 25 μ sur 12 à 15 μ ; au moment de la ponte, ils sont déjà plus ou moins complètement segmentés; quand l'embryon y est reconnaissable, ils mesurent en moyenne 37 μ sur 30 μ. Le cours de la lymphe les entraîne et leur développement se poursuit chemin faisant. Au moment où la lymphe se déverse dans le sang, les embryons sont d'ordinaire déjà complètement formés ; par l'intermédiaire des veines caves supérieures, ils arrivent jusqu'au cœur droit, qui les lance dans le poumon ; après avoir traversé les capillaires de ce dernier, ils arrivent finalement au cœur gauche, qui les distribue dans tout l'organisme.

Les embryons, produits en nombre très considérable par la femelle, peuvent donc se trouver partout dans le sang. Ce sont des animalcules longs de 125 à 300 μ, larges de 7 à 11 μ, encore dépourvus de tube digestif et d'appareil reproducteur. Ils sont fréquemment entourés d'une sorte de gaine (fig. 400), dans laquelle ils se meuvent avec vivacité et qui n'est autre chose que le résultat d'une mue. Chose remarquable ! ils ne se trouvent point dans le sang à toute heure de la journée;

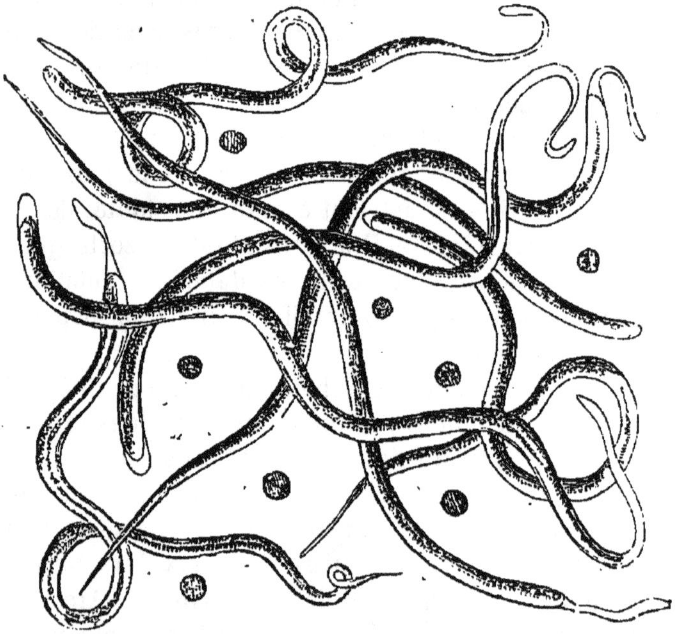

Fig. 400. — Embryons de Filaire circulant dans le sang de l'Homme, d'après Lewis. Grossis 400 fois.

comme nous l'avons déjà dit, ils ne l'envahissent, ou du moins n'envahissent la circulation périphérique que pendant le sommeil, c'est-à-dire pendant la nuit : chaque gouttelette de sang extraite d'un point quelconque du corps, doigts, orteil, lobule de l'oreille, etc., en renferme un plus ou moins grand nombre, en sorte que le réseau vasculaire se montre alors envahi tout entier. Pendant le jour, les embryons ne s'observent plus dans le sang ou du moins disparaissent de la circulation périphérique.

Manson a montré que leur apparition et leur disparition

périodiques coïncident uniquement avec les alternatives de sommeil et de veille; en changeant l'heure des repas et en modifiant les autres conditions de l'existence, on n'amène aucun changement appréciable dans l'apparition des embryons. Mais, en intervertissant les heures de sommeil et de veille, on produit une interversion corrélative des heures de migration des parasites, qui se montrent alors dans le sang pendant le jour et en disparaissent pendant la nuit. En revenant aux états normaux de veille et de sommeil, on amène le retour des migrations normales.

La périodicité des embryons s'observe sous tous les climats. Les praticiens anglais ont eu maintes fois l'occasion de la constater à Londres, et Mackenzie a noté qu'elle se présente en Europe exactement dans les conditions que Manson avait reconnues en Chine.

Que deviennent les embryons pendant le jour ou plutôt pendant l'état de veille? Meurent-ils et s'en forme-t-il chaque jour un nouvel essaim? ou bien se cachent-ils en quelque organe profond? Autant de questions auxquelles il serait malaisé de répondre, si nous n'avions comme terme de comparaison *Filaria immitis* Leidy, qui vit dans le système circulatoire du Chien et dont l'histoire présente les plus grandes analogies avec celle de *F. sanguinis hominis* (1).

Préoccupé par ces questions, Manson a étudié la Filaire du Chien, qui est fort abondante en Chine. Ses embryons se montrent aussi périodiquement dans la circulation périphérique, mais la périodicité est moins marquée que pour la Filaire de l'Homme; ils ne disparaissent jamais complètement des vaisseaux superficiels, ils y sont seulement beaucoup plus nombreux la nuit que le jour. En faisant l'autopsie de Chiens tués par l'acide prussique ou par la strychnine, Manson a enfin reconnu que, pendant le jour, les embryons s'accumulent dans les gros vaisseaux du thorax et de l'abdomen. Il en est vraisemblablement de même chez l'Homme.

La femelle adulte est sans doute capable de vivre longtemps et de produire sans interruption un grand nombre d'œufs. Ainsi s'explique ce fait, qu'on peut trouver les embryons dans le sang pendant une longue période, bien que beaucoup d'entre eux soient chaque jour expulsés par l'urine ou par d'autres voies, naturelles ou pathologiques : là encore, l'analogie persiste avec *F. immitis*, dont Gruby et Delafond ont observé les embryons pendant des années sur un même animal.

(1) Pour *Filaria immitis*, voir notre article *Hématozoaires*. Dictionnaire encyclop. des sc. méd., (4), XIII, p. 67, 1887.

Les embryons évacués par les différentes voies que nous avons indiquées (urine, larmes, varices lymphatiques) sont condamnés à périr et n'auront aucune occasion d'arriver à l'état larvaire. L'animal, en effet, ne peut poursuivre son évolution que s'il passe du sang de l'Homme dans l'estomac du Moustique, son hôte intermédiaire, qui vient le puiser directement dans les vaisseaux. Or, l'Insecte vient piquer le malade pendant le sommeil, au moment où les hématozoaires ont gagné la circulation périphérique : ceux-ci se sont servilement adaptés aux habitudes nocturnes des Moustiques.

La femelle du Moustique possède seule un appareil buccal assez puissant pour transpercer la peau humaine; le mâle, moins fortement armé, est incapable de se gorger de sang, et c'est là encore une heureuse circonstance, au point de vue de la propagation de la Filaire, car toutes les larves développées dans l'estomac du mâle seraient vouées à une destruction certaine.

Il semble que le Moustique soit capable de choisir les embryons dans le sang : la gouttelette que renferme son estomac, au moment où il vient de sucer un malade atteint de filariose, contient proportionnellement plus d'embryons qu'une égale quantité de sang prise sur le même malade. Une gouttelette de sang extraite directement par piqûre du doigt présente d'ordinaire trois ou quatre fois moins d'hématozoaires que l'estomac; celui-ci en renferme communément 30 et 40 et parfois beaucoup plus; Manson en a vu plus de 120 dans l'estomac d'un seul Insecte. Cette sélection évidente produite par le Moustique tient à ce que la trompe de ce dernier, en pénétrant à l'intérieur d'un vaisseau sanguin, arrête les parasites, comme un obstacle dans une eau courante arrête les fétus et les branchages.

Deux minutes environ suffisent au Moustique pour se gorger de sang. Alourdi par le poids de son abdomen distendu et incapable de soutenir un vol prolongé, il va se fixer près d'une eau dormante et reste comme assoupi : il digère le sang qu'il a sucé et mûrit ses œufs. Au bout de quatre à cinq jours, ces opérations sont achevées; il se transporte alors sur l'eau, à la surface de laquelle il pond ses œufs; la ponte achevée, il y tombe lui-même et y meurt.

Cependant le sang contenu dans l'estomac de l'Insecte se

digère rapidement : les globules perdent la netteté de leur contour, l'hématine se dépose sous forme de cristaux ; puis globules et cristaux disparaissent et sont remplacés par de gros corpuscules huileux. Le tube digestif évacue peu à peu son contenu et est complètement vide de sang au moment de la ponte, mais il renferme encore des embryons vivants, bien que la plupart soient morts.

Que deviennent les survivants? Mackenzie croit le Moustique capable de les inoculer à l'Homme sain et de propager ainsi la maladie; mais les observations de Manson contredisent cette étrange opinion.

Au moment où il est ingéré, l'embryon pénètre jusque dans la portion abdominale du tube digestif du Moustique. Peu de temps après, il commence à se transformer : l'étui transparent qui l'enveloppe s'écarte tout d'abord de lui, puis finit par se détacher, vers la fin de la première heure; à la surface du corps apparaît une délicate striation transversale, qui semble résulter d'une constriction de l'animal, suivant sa longueur.

Les embryons remontent alors dans la portion thoracique du tube digestif, ainsi que Lewis l'a démontré; au bout de 12 à 18 heures, l'œsophage en renferme de 30 à 40 et souvent beaucoup plus. Ceux qui restent dans l'abdomen deviennent granuleux et ne tardent pas à être digérés.

Remonté dans le thorax, l'embryon perd bientôt sa striation transversale et devient très transparent. Son corps se raccourcit et s'épaissit, mais sans que l'extrémité caudale prenne part à cette modification ; elle présente encore, par intervalles, d'énergiques mouvements de flexion et d'extension, mais, à mesure que le corps grossit, ces mouvements deviennent plus faibles et finissent par cesser complètement. L'extrémité antérieure s'effile en cône.

Cependant, l'animal continue à grossir : il devient au moins trois fois plus large qu'au moment de sa migration chez l'Insecte et se raccourcit de plus d'un tiers. Seule, la queue conserve encore ses dimensions premières : elle semble émerger brusquement du reste du corps, qui a pris l'aspect d'un boudin ; elle est souvent déjetée sur le côté. L'orifice buccal se distingue assez nettement : il est pincé comme une bourse.

Vers la fin du troisième jour ou le commencement du quatrième, la bouche s'accentue : elle semble s'entr'ouvrir et s'entoure de quatre grosses lèvres. Le tube digestif s'esquisse à sa suite, sous forme d'un étroit canal. L'anus apparaît comme une dépression située un peu en avant de la queue. Le Ver mesure alors $0^{mm},25$ à $0^{mm},30$ de longueur; il reste immobile.

Celui-ci commence alors à s'allonger, surtout dans la portion antérieure : il atteint rapidement une longueur de $0^{mm},36$, puis de $0^{mm},50$; la masse du corps se retire de l'appendice caudal, qui reste vide. L'appareil digestif se perfectionne et un bulbe pharyngien se différencie à l'extrémité de l'œsophage. Puis, trois ou quatre papilles apparaissent à l'extrémité caudale : au bout de quelque temps, elles s'étalent à la façon des pétales d'une fleur.

Pendant que ces modifications s'effectuent, la jeune larve s'allonge graduellement et passe de $0^{mm},63$ à $1^{mm},50$ de longueur; en même temps, sa largeur diminue de moitié. L'extrémité antérieure s'effile et se termine par une surface arrondie; la postérieure s'allonge aussi et porte toujours les papilles.

Ces caractères sont ceux des larves du sixième au septième jour, de 130 à 156 heures après que le Moustique les a ingérées.

La plupart des femelles pondent et meurent du cinquième au sixième jour après s'être gorgées de sang. Il est rare d'en trouver qui aient survécu assez longtemps pour que l'embryon puisse arriver à maturité : 10 à 15 p. 100, tout au plus, parviennent à cet âge; aussi voit-on très peu de larves dans la dernière phase de leur évolution.

La larve est alors redevenue très mobile; le contact de l'eau qui, jusque-là, lui était funeste ne l'incommode aucunement et semble même la vivifier : elle s'y agite vivement. Elle est longue de $1^{mm},58$ et large seulement de $0^{mm},03$; sa bouche, étirée en cône, est fermée par un certain nombre de petites papilles.

La Filaire a parcouru ainsi tous les stades de son développement larvaire. Sur ces entrefaites, le Moustique ayant pondu et étant tombé dans l'eau, elle dévore les organes thoraciques du cadavre, puis le quitte et tombe elle-même dans l'eau, où elle continue de vivre, en attendant des conditions favorables à son passage à l'état adulte (1). Ces conditions ne s'offrent à elle que lorsqu'elle est ingérée avec l'eau par l'Homme ou par un animal chez lequel elle puisse vivre.

Ces remarquables observations de Manson ont été confirmées et, pour certains détails, complétées par Lewis. Cet auteur a montré à quel point le Moustique est un puissant agent de dissémination, puisque, sur 100 individus capturés au hasard, 14 ont présenté des larves de la Filaire.

(1) P.-S. de Magalhães croit devoir rapporter à la larve libre des Vers trouvés dans le résidu de la filtration des eaux de la Carioca, à Rio de Janeiro. Moura Brazil a émis la même opinion à l'égard d'animaux rencontrés dans les eaux du Jardin botanique de Rio. Dans l'un et l'autre cas, la détermination est au moins douteuse.

Sonsino s'est demandé si certains autres Insectes parasites de l'Homme ne pouvaient pas contribuer également à la propagation de la Filaire. Il a examiné dans ce but le tube digestif de Puces et de Punaises capturées dans le lit d'un hémato-chylurique; chez la Puce, l'embryon meurt de bonne heure; il vit un peu plus longtemps dans l'estomac de la Punaise, mais ne résiste guère au delà de vingt-quatre heures. Aucun de ces animaux ne présente donc au parasite les conditions favorables à son développement.

C'est donc chez la femelle des *Culex* qu'émigre l'embryon. Plusieurs espèces sont capables de l'extraire des vaisseaux, mais le nombre est restreint de celles qui peuvent lui servir véritablement d'hôte intermédiaire. En ce qui concerne Amoy, Manson attribue ce rôle à une seule espèce, bien que deux ou trois autres puissent momentanément héberger le vermisseau. De même, Myers explique l'absence de la filariose dans le sud de Formose par l'absence de Moustiques capables d'assurer l'évolution larvaire du parasite. Il sera donc désormais nécessaire, dans les pays où la maladie est endémique, de déterminer par l'expérience et d'apprendre à reconnaître les espèces qui servent à sa propagation.

L'Homme acquiert le parasite lorsqu'il boit, sans la filtrer ou la faire cuire, l'eau dans laquelle nagent les larves. On ignore encore ce que deviennent celles-ci après leur arrivée dans l'intestin : y séjournent-elles quelque temps, jusqu'à ce que leur passage à l'état adulte et leur accouplement soient accomplis? ou bien traversent-elles la paroi intestinale, tout en subissant leur dernière métamorphose, cheminent-elles à travers les tissus et les organes, à la recherche d'un vaisseau lymphatique dans lequel elles puissent se fixer définitivement, puis s'accoupler et pondre? Ce sont là des questions que, dans l'état actuel de la science, il est impossible de résoudre.

On sait du moins que les adultes, mâles et femelles, habitent les vaisseaux sanguins et lymphatiques; c'est dans ces derniers qu'on les a tout d'abord observés et pendant longtemps on n'a connu que la femelle; la découverte du mâle est venue accentuer la différence de *Filaria sanguinis hominis* avec *F. medinensis* et rendre au contraire plus étroites ses analogies avec *F. immitis*.

Le 21 décembre 1876, Bancroft trouve morte, dans un abcès lymphatique du bras, une femelle adulte; cette femelle fut adressée à Cobbold, qui en donna une description. Quelque temps après, Bancroft trouve encore 4 femelles dans un hydrocèle du cordon spermatique.

Le 7 août 1877, Lewis trouve un fragment de femelle dans un caillot de sang, à la surface d'une tumeur éléphantiasique.

Le 12 novembre 1877, J. de Moura et F. dos Santos trouvent à Rio 5 Filaires dans un abcès lymphatique du bras : l'une était entière, les 4 autres étaient à l'état de fragments. La description qu'en donnent ces observateurs est quelque peu fantaisiste.

Le 15 octobre 1880, Manson voit une femelle engagée dans un vaisseau lymphatique, à la surface sanglante d'un lympho-scrotum.

En janvier 1884, J. de Moura trouve encore 2 femelles dans un abcès lymphatique du bras ; cette observation est rapportée dans la thèse de Cl. da Silva.

Enfin, P. S. de Magalhães a publié en 1886 une bonne description des deux Vers, mâle et femelle, trouvés dans le ventricule gauche du cœur par J. P. Figueira de Saboia.

Le mâle est d'aspect capillaire, blanc opalin et long de 83 millimètres ; il semble être exactement cylindrique, mais son diamètre transversal s'atténue progressivement de la tête à la queue ; la largeur est de $0^{mm},40$ dans le tiers antérieur, de $0^{mm},30$ dans le tiers moyen, de $0^{mm},28$ dans le tiers postérieur ; elle est de $0^{mm},25$ en avant du dernier tour de spire de la queue, de $0^{mm},15$ au niveau de la première papille préanale, de $0^{mm},12$ au niveau de l'orifice cloacal, enfin de $0^{mm},04$ à l'extrémité postérieure.

La cuticule est marquée de stries transversales très délicates. Son épaisseur, également variable, est de 21 à 22 μ sur toute la longueur du corps proprement dit ; elle n'est plus que de 15 μ en avant du dernier tour de spire, de 11 μ au niveau du cloaque et à l'extrémité de la queue.

L'extrémité antérieure est arrondie et se continue sans ligne de démarcation avec le reste du corps ; la bouche est terminale, circulaire et inerme. La queue va en s'effilant ; elle est obtuse et décrit un à deux tours de spire. Le cloaque s'ouvre à sa face ventrale, à $0^{mm},11$ de l'extrémité ; un peu en avant de celui-ci, se voit une petite saillie en forme de papille, à la face profonde de laquelle viennent s'insérer des fibres disposées en éventail.

L'extrémité caudale présente encore 4 paires de papilles préanales et 4 paires de papilles postanales : ces papilles ne sont pas pédonculées, leur base présentant la plus grande largeur ; leur surface est villeuse. Elles soulèvent la cuticule, mais celle-ci ne forme pas un repli continu s'étendant des unes aux autres. Chacune des papilles préanales est haute de 31 μ,8 ; celles de la première paire sont larges de 15 μ,9 ; celles des trois autres paires sont larges de 12 μ,3. Quant aux papilles postanales, celles de la première paire sont hautes de 11 μ et larges de 9 μ,2 ; celles de la deuxième paire sont hautes de 19 μ,2 et larges de 11 μ ; celles des troisième et quatrième paires sont hautes de 9 μ,2 et larges de 5 μ,5.

La couche musculaire est formée de cellules allongées ou de fibres disposées en faisceaux, suivant la longueur du corps. De chaque côté, elle s'interrompt pour faire place à la ligne latérale, large de 7 à 8 μ, s'étendant de la tête à la queue et parcourue suivant son axe par un trait qui correspond sans doute à un canal aquifère. La ligne latérale est constituée par une substance granuleuse, renfermant des noyaux réfringents, disposés en deux ou trois files alternantes et symétriques de chaque côté de ce canal. Les lignes ventrale et dorsale ne se voient pas extérieurement. On voit encore, à l'extrémité antérieure, un système de fibres obliques qui convergent de la paroi du corps vers l'orifice buccal.

La bouche, dont l'orifice est large de 5 μ, s'ouvre immédiatement dans l'œsophage, dont la partie initiale est entourée d'une puissante couche musculaire qui lui donne l'aspect d'un bulbe pharyngien et une largeur de 58 μ. L'œsophage, rectiligne et long de 0^{mm},99, est large de 31 à 44 μ dans sa partie moyenne et se renfle en arrière jusqu'à mesurer 84 μ ; il est séparé de l'intestin par un étranglement large de 53 μ. L'intestin est également rectiligne et débute par une dilatation large de 106 μ ; sa couche externe est munie de fibrilles longitudinales. Le rectum, étroit et court, s'ouvre dans le cloaque, qui lui-même débouche au dehors par un orifice percé à la face ventrale et situé à 0^{mm},11 de l'extrémité de la queue.

Le tube génital mâle est sinueux et paraît être unique. A son extrémité est annexé un spicule long de 0^{mm},17 et représentant un arc d'un cercle dont le rayon serait de 0^{mm},12. Ce spicule est entouré d'une gaine et fait hors du cloaque une saillie de 22 μ. Sa racine donne insertion à deux petits faisceaux musculaires qui se dirigent l'un en avant, l'autre en arrière et vont s'attacher d'autre part sur la paroi dorsale du corps ; ce sont les muscles protracteur et rétracteur du spicule.

La femelle (fig. 401, *a*) est longue de 88 à 155 millimètres. Chez un individu de cette dernière dimension, décrit par P. S. de Magalhães, la largeur varie d'une région à l'autre : elle est de 0^{mm},28 à 0^{mm},61 de l'extrémité buccale ; de 0^{mm},53 à 0^{mm},86 de cette même extrémité ; de 0^{mm},58 au niveau de la vulve ; de

$0^{mm},70$ au tiers antérieur du corps ; de $0^{mm},66$ au tiers moyen et de $0^{mm},60$ au tiers postérieur.

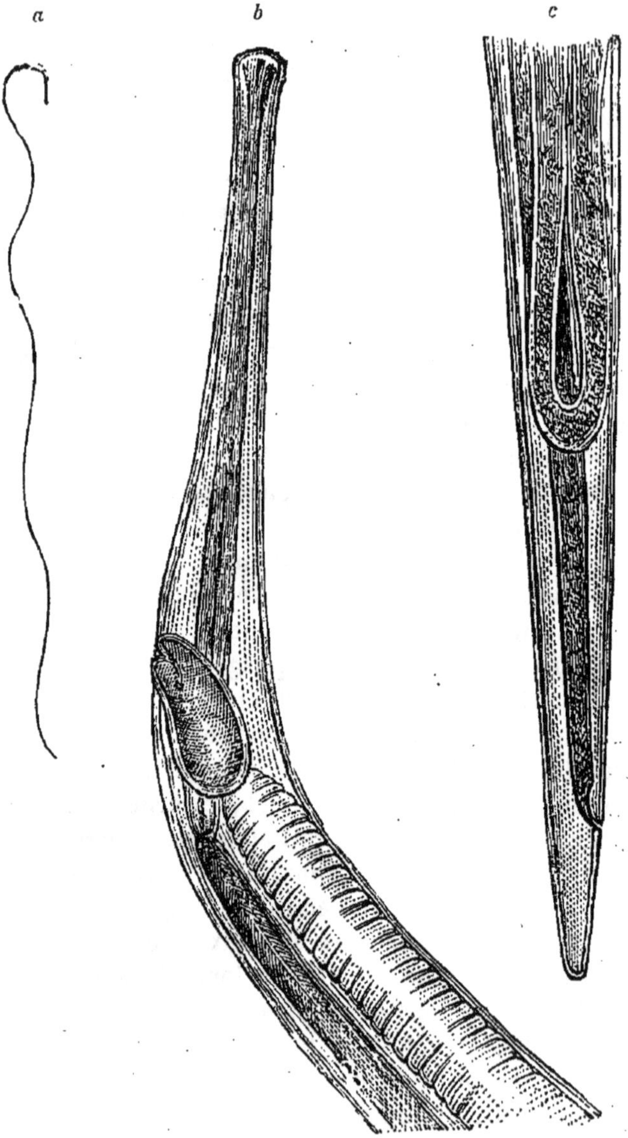

Fig. 401. — Filaire du sang adulte, d'après Cobbold. — *a*, femelle de grandeur naturelle ; *b*, extrémité antérieure grossie 55 fois ; *c* extrémité postérieure.

La cuticule est épaisse de 33 μ à 20^{mm} de la bouche ; de 37 μ au tiers moyen du corps ; de 53 μ au tiers postérieur ; de 15 μ au point où s'arrêtent les anses ovariennes ; de 23 μ au niveau de l'anus et de 15 μ à l'extrémité de la queue.

L'extrémité antérieure, *b*, est claviforme et se rattache au reste du corps par un col effilé. La bouche est terminale, inerme et large de 4 μ. La queue, *c*, est effilée, mais se termine en pointe mousse ; l'anus s'ouvre à la face ventrale, à $0^{mm},13$ de son extrémité, au sommet d'une saillie qui ressemble à une papille bilobée ; par sa face profonde, cette même saillie donne insertion à un bouquet de fibres qui vont s'attacher d'autre part à la face dorsale. A l'extrémité de la queue, la cuticule présente une légère dépression entourée de deux petites lèvres et représentant soit un organe d'excrétion, soit un organe sensoriel.

La ligne latérale est large de 127 μ ; son canal médian mesure 5 μ, au niveau du tiers moyen du corps. Le pore excréteur semble s'ouvrir à $1^{mm},3$ en arrière de la bouche.

L'intestin est à peu près quatre fois plus étroit que l'ovaire : vers le milieu du corps, il mesure 97 μ, alors que ce dernier est large de 344 μ. Le rectum est long de 450 μ et large de 37 μ. L'anus s'ouvre sur la face ventrale, à une courte distance de l'extrémité de la queue ; sur l'exemplaire long de 8 à 10 centimètres que Cobbold a décrit, cette distance était de $0^{mm},28$.

L'appareil reproducteur est constitué par deux ovaires longs, flexueux et dont la cavité est distendue par un grand nombre d'œufs et d'embryons ; ils occupent presque toute l'étendue du corps et forment, au voisinage de la queue, une anse qu'un ligament particulier rattache à la face dorsale. La vulve se voit dans la région antérieure : elle était à $2^{mm},56$ de la bouche dans l'exemplaire de P. de Magalhães, à $1^{mm},26$ dans celui de Cobbold.

La femelle est vivipare ; parfois cependant elle pond des œufs encore imparfaitement développés. Les embryons circulent dans la lymphe et dans le sang, où ils font un séjour prolongé ; ils peuvent ensuite, si un Moustique ne vient pas les saisir, tomber dans l'urine, où ils se meuvent et progressent rapidement, par d'énergiques contractions. Ce liquide reste rarement normal, mais présente un aspect laiteux ou chyleux caractéristique, qui a valu à la maladie les noms de *chylurie*, d'*hémato-chylurie endémique des pays chauds*, d'*hématurie intertropicale*, etc., suivant que l'urine est simplement graisseuse ou sanguinolente, ou bien qu'il y a réunion de ces deux caractères. Maintenant que la cause commune et unique de ces états morbides est reconnue, il est rationnel sinon d'abandonner ces dénominations, du moins de ne plus considérer chacune d'elles que comme s'appliquant à une forme particulière de la *filariose*. Dans la chylurie, l'urine renferme, en outre de ses principes constitutifs habituels, une émulsion graisseuse que l'éther permet d'en séparer ; dans l'hémato-chylurie, une quantité variable de sang vient encore s'ajouter à l'émulsion de matières grasses. Une semblable urine renferme des embryons; elle contient en outre assez de fibrine pour se prendre en gelée après son exposition à l'air, ou du moins pour déposer au fond du vase des caillots dans lesquels on aura chance de trouver le parasite.

Celui-ci peut se rencontrer encore dans d'autres humeurs de l'organisme. On se rappelle que Demarquay l'a découvert dans une hydrocèle chyleuse ; de même, Winckel l'a vu dans une ascite chyleuse, chez une femme ayant longtemps habité Surinam ; au Japon, Beukema l'a observé dans des hémoptysies.

A la côte d'Or, O' Neill le vit (1) dans la sérosité de papules développées en différents points du corps des nègres indigènes, mais surtout entre les doigts, sur le devant du poignet et sur les coudes; cette papulose, depuis longtemps connue chez les nègres de la côte occidentale d'Afrique et désignée par eux sous le nom de *craw-craw*, peut être confondue à première vue avec une gale invétérée, à tous les degrés de développement, d'autant plus qu'elle s'accompagne toujours de démangeaisons intenses. Une dermatose toute semblable a été observée au Brésil par da Silva Araujo et par P. de Magalhães, qui ont également constaté la présence de l'embryon dans le liquide des papules. Rappelons enfin que Lewis a trouvé ce même animalcule dans les larmes, dans la sécrétion des glandes de Meibom et dans la lymphe exsudant des tumeurs éléphantiasiques.

On a proposé un grand nombre de théories pour expliquer le passage du chyle, de la lymphe ou du sang dans l'urine ou dans les séreuses péritonéale et vaginale. Les uns refusent toute action aux parasites; les autres, et nous croyons qu'ils ont raison, considèrent ceux-ci comme la cause essentielle de ces extravasations. Nous ne ferons pas la critique de ces opinions diverses : Monvenoux, Papin, Gœtze et d'autres se sont chargés de ce soin. Sans songer à édifier à notre tour une théorie nouvelle, faisons pourtant remarquer que l'anatomie explique la production de ces phénomènes morbides.

Les embryons qui circulent dans les vaisseaux lymphatiques peuvent s'accumuler à eux-mêmes et s'agglutiner avec les leucocytes, de manière à former une masse qui obstrue le vaisseau en un certain point de son parcours, par exemple au niveau d'un ganglion. Le cours de la lymphe se trouve ainsi suspendu dans tous les vaisseaux afférents ; ceux-ci se distendent, puis finissent par se rompre. Si le fait se produit pour les chylifères ou lymphatiques du mésentère, l'ascite chyleuse en est la conséquence.

(1) L'identité du parasite du craw-craw avec l'embryon de la Filaire du sang est encore problématique; si ces vermisseaux ne sont pas identiques, on conviendra du moins qu'ils sont fort semblables : ceux du craw-craw étaient longs de 250 μ, larges de 12 μ et pourvus d'une queue effilée.

L'obstruction du canal thoracique ou de quelqu'un de ses gros troncs d'origine est tout aussi possible, non peut-être par l'accumulation des embryons, trop grêles pour en remplir le calibre, mais par une ou plusieurs Filaires adultes en voie de migration vers les vaisseaux sanguins. Il en résulte une stase lymphatique dans tout le territoire situé en amont, d'où reflux du chyle vers divers organes, autant que le permettent les valvules, et ruptures vasculaires dans le rein, dans la vessie, dans le péritoine ou dans les tuniques du testicule, suivant le point qui présente la moindre résistance. Les parasites venant à poursuivre leur migration, la lymphe reprend son cours et tout rentre dans l'ordre, jusqu'à ce que la même cause amène les mêmes accidents. On peut donc comprendre de la sorte l'intermittence de la chylurie.

Cette manière de voir explique également les cas d'ascite chyleuse ou de chylurie non parasitaires, par un simple obstacle mécanique au cours de la lymphe. Quant à l'hématurie, elle peut tenir à l'arrêt des embryons dans les capillaires du rein ou de la vessie.

On sait que l'*éléphantiasis des Arabes* (1) et ses diverses variétés (lymphorrhagies cutanées, abcès lymphatiques, éléphantiasis du scrotum, lympho-scrotum, etc.) doivent être considérés comme causés par le parasite. Cette opinion, fortement combattue par d'aucuns, a été exposée et habilement défendue par Manson. D'après lui, la forme de la maladie lymphatique dépend de la situation occupée par la Filaire dans les vaisseaux lymphatiques ; elle est encore en relation avec l'oblitération d'un vaisseau ou d'un département lymphatique.

« Si l'obstruction est partielle, dit Manson, il n'en résulte que des varices lymphatiques; mais, grâce aux anastomoses, la circulation de la lymphe reste ininterrompue et charrie jusqu'au sang les embryons de Filaire. Les conséquences de l'obstruction partielle seront le lympho-scrotum, la chylurie ou les engorgements ganglionnaires.

« Si l'obstruction est complète, deux cas se présentent : la lymphe accumulée dilate tellement les vaisseaux, qu'ils arrivent à se rompre, et il en résulte une lymphorrhagie plus ou moins permanente. Alors la lymphe ne stagne pas complètement, mais elle circule en rétrogradant et reste fluide. Les symptômes qui se produiront en pareille circonstance seront la lymphorrhagie du scrotum ou de la jambe et l'engorgement variqueux des ganglions : on rencontrera des embryons dans ces derniers; on en trouvera peut-être dans l'écoulement de lymphe, mais jamais dans le sang.

(1) On a proposé récemment de le désigner sous le nom d'*éléphancie*, pour le distinguer de l'*éléphantiasis des Grecs*.

« S'il ne se produit pas de rupture des lymphatiques, la lymphe stagne complètement et s'accumule dans les tissus voisins des ganglions. Ceux-ci s'indurent; les tissus aussi, et l'éléphantiasis apparaît. On ne trouve pas d'embryons dans le sang, parce que pas un d'entre eux ne peut traverser les ganglions, et la Filaire mère périt étouffée, pour ainsi dire, par ses jeunes et par la lymphe qui s'organise. Conséquemment, il sera impossible de découvrir les embryons dans le sang ou dans la lymphe, lorsqu'on se trouvera en présence d'un cas d'éléphantiasis vrai, sans complication. »

Manson étaye cette théorie sur un assez grand nombre d'observations. Toutefois, certains auteurs, parmi lesquels il convient de citer Sonsino, admettent l'existence de cas d'éléphantiasis qui ne dépendent aucunement de la présence de la Filaire. Walter Innes serait même disposé à considérer l'éléphantiasis comme une maladie infectieuse (1) : il a trouvé dans le tissu conjonctif qui formait la presque totalité d'une tumeur du scrotum, une grande quantité de Bacilles longs de 2 μ et très distincts de ceux de la lèpre.

Guès révoque en doute l'action pathogénique de la Filaire, au moins dans les cas d'éléphantiasis, et Vieira de Mello partage cette opinion. Bancroft croit au contraire à un rapport étiologique possible entre la sclérodermie et la Filaire, confirmant ainsi les vues de Rasmussen, qui regardait la sclérodermie comme une affection éléphantiasique.

La filariose s'observe à tout âge, dans toutes les races et dans les deux sexes. Toutefois, l'hématurie serait plus fréquente dans l'enfance et l'hémato-chylurie dans l'âge adulte; d'après Wucherer et da Silva Lima, la maladie semblerait être plus commune chez les femmes; elle s'observe enfin surtout chez les créoles ou chez les Européens ayant fait un long séjour dans les régions où elle est endémique.

La Filaire du sang ne s'observe en Europe que chez des individus chyluriques ou éléphantiasiques, revenant des pays où elle est endémique; toutefois, on doit redouter son importation définitive : son introduction aux Barbades, où elle était inconnue au siècle dernier, est de date relativement récente.

Depuis 1874, Sonsino l'a observée un bon nombre de fois dans la basse Égypte (2), aussi bien dans des cas de chylurie

(1) Semblable opinion avait été émise par Wilson (*A case of chyluria, caused by Bacilli with cultivation-experiments*. The Lancet, II, p. 1128, 1884) à l'égard de la chylurie, mais à la suite d'expériences peu convaincantes; des microbes avaient été trouvés dans l'urine.

(2) Dans ce rapide exposé géographique, nous signalons uniquement les contrées où le parasite lui-même a été directement observé, et non celles où sévissent les maladies qu'on attribue à son action.

que d'éléphantiasis, associée ou non à la Bilharzie; il a démon tré ainsi que la filariose n'était pas rare dans ce pays. E Algérie, Cauvet a vu l'embryon dans l'urine d'un Arabe héma turique. Ch. Robin l'a reconnu aussi dans un dépôt d'urine chyleuses provenant de la Réunion et qui lui avait été adress par Foncervines, médecin de la marine. Nativel et Giraud l'on vu à Maurice et à la Réunion ; on l'a encore observé à Mada gascar.

En Asie, le parasite est extrêmement commun aux Inde (Bengale), où Lewis l'a étudié ; en Chine (Amoy, détroit de Fo Kien) et dans le nord de Formose, où Manson a fait sur se migrations et sa périodicité les belles observations que l'o sait. Il n'existe pas dans le sud de Formose, et Myers pense qu son absence est subordonnée à celle des Moustiques capable de lui servir d'hôtes intermédiaires.

Au Japon, la Filaire a été vue par divers observateurs : d'a près Scheube, elle est presque exclusivement limitée à Kiou chiou, la plus méridionale des quatre grandes îles, et au petites îles voisines (Goto, Hirado-Chima, Amakousa, etc.) Torikala, d'Oita, l'a observée, et on se rappelle que Beukem l'a vue aussi à Nagasaki. Elle est très rare dans Hondo, la plu grande île : Baelz l'a rencontrée à Tokio, mais sans doute che des individus venus du sud; elle n'a pas encore été signalée Yézo.

Elle a été observée par Bancroft en Australie (Brisbane Queensland) et à Taïti, en 1878, par Chassaniol et Guyot. D nouvelles recherches la feront sans doute connaître dans toute les îles de la zone intertropicale ; elle doit être abondante au Samoa, où l'éléphantiasis est très commun.

En Amérique, le parasite a une aire de distribution considé rable : Salisbury et Guiteras l'ont observé dans le sud des États Unis, où il semble être rare. Pontoppidan l'a vu à l'île Saint Thomas, Crevaux et Papin l'ont vu à la Guadeloupe; il exist aussi à Cuba, comme le prouve l'observation de Demarquay Winckel l'a signalé à la Guyane et Wernicke à Buenos-Aires.

A part les Indes et la côte chinoise, la Filaire n'est peut-êtr nulle part plus fréquente qu'au Brésil. Paterson et Hall on trouvé l'hématozoaire chez 8,66 p. 100 des habitants de Bahia On devra le trouver bien au delà de la zone tropicale, d

30e degré de latitude nord au 35e de latitude sud, aussi bien dans le versant du Pacifique que dans celui de l'Atlantique.

Bien que découverte récemment, la Filaire du sang a déjà été l'objet d'un nombre considérable de travaux. Nous ne citons ici que ceux qui ne se trouvent mentionnés ni par d'Arcy W. Thompson (*A bibliography of Protozoa, Sponges, Cœlenterata and Worms.* Cambridge, 1885), ni par O. Taschenberg (*Bibliotheca zoologica.* Leipzig, 1887), ni dans la thèse de Monvenoux, ni dans le mémoire de H. von Hebra.

Demarquay, *Note sur une tumeur des bourses contenant un liquide laiteux (galactocèle de Vidal) et renfermant de petits êtres vermiformes que l'on peut considérer comme des helminthes nématoïdes à l'état d'embryon.* Gazette méd., (3), XVIII, p. 665, 1863.

T. Sp. Cobbold, *On Filariæ and other parasites in relation to endemics and epizootics.* Trans. of the epidemiol. Soc. of London, (2), I, p. 112, 1881.

P. Sonsino, *Ricerche intorno alla Bilharzia hæmatobia in relazione colla ematuria endemica dell' Egitto, e nota intorno ad un nematoideo trovato nel sangue umano.* Rendic. della r. Accad. delle sc. fis. e nat. di Napoli, 1874. — Id., *Sugli ematozoi come contributo alla fauna entozoica egiziana.* Le Caire, in-8°, 1877. — Id., *Filaria sanguinis hominis, lymphocele, lymphuria e outras affeições concomitantes.* Gaz. med. da Bahia, p. 177 e 228, 1883. — Id., *Il ciclo vitale della Filaria sanguinis hominis.* Atti della Soc. toscana di sc. nat. Proc.-verb., IV, p. 102, 1884. — Id., *A new series of cases of Filaria sanguinis parasitism observed in Egypt; with the results of experiments on filariated suctorial insects.* Med. Times and Gazette, II, p. 340, 367 et 421, 1883. — Id., *La Filaria sanguinis hominis osservata in Egitto, e gli esperimenti intorno al suo passaggio nelle zanzare e in altri insetti ematofagi.* Giornale della r. Accad. di med. di Torino, (3), XXXII, p. 365, 1884.

P. Manson, *Remarks on lymph scrotum, elephantiasis and chyluria.* China Customs med. reports, X, p. 1, 1875. — Id., *Observations on lymph-scrotum and allied diseases.* Med. Times and Gazette, nov. 1875. — Id., *Further observations on Filaria sanguinis hominis.* China Customs med. reports, XIV, p. 1, 1877. — Id., *Additional notes on Filaria sanguinis hominis and Filaria disease.* Ibidem, XVIII, p. 31, 1880; XX, p. 13, 1881. The Lancet, I, p. 10, 1881. — Id., *Notes on Filaria disease.* Ibidem, XXIII, p. 1, 1882. — Id., *The Filaria sanguinis hominis, and certain new forms of parasitic diseases in India, China and warm countries.* London, in-8°, 1883. — Id., *La métamorphose de la Filaria sanguinis hominis dans le Moustique.* Arch. de méd. navale, XLII, p. 321, 1884. — Id., *The metamorphosis of Filaria sanguinis hominis in the Mosquito.* Transact. of the Linn. Soc. of London, (2), II, p. 10 et 367, 1884.

J. O' Neill, *On the presence of a Filaria in « craw-craw ».* The Lancet, 20 février 1875.

B. Cauvet, *Examen de l'urine d'un Arabe atteint d'hématurie intermittente.* Arch. de méd. navale, XXVI, p. 360, 1876.

J. de Moura, *Da chyluria.* Thèse de concours. Rio de Janeiro, 1877.

J. F. da Silva Lima, *Novos factos para a historia da Filaria de Wucherer; descobrimento da Filaria adulta no Rio de Janeiro; carta do Dr Pedro S. de Magalheãs.* Gaz. med. da Bahia, (2), II, p. 538, 1877. — Id., *Mais alguns factos em relação ás Filarias.* Gaz. med. da Bahia, (2), V, p. 441, 1881.

A. J. P. da Silva Araujo, *A Muriçoca e as Filarias Wuchereri*. Ibidem, (2), III, p. 385, 1878. — Id., *Algunas particolaridades sobre a Filaria sanguinis*. Ibidem, 1879.

P. S. de Magalhães. O Progresso medico, 15 nov. 1877. Arch. de méd. navale, XXIX, p. 208, 1878. — Id. *Découverte de Filaires embryonnaires dans l'eau potable de la Carioca (Rio de Janeiro)*. O Progresso medico, 15 déc. 1877. Arch. de méd. navale, XXIX, p. 313, 1878. — Id., *As micro-filarias na agua da Carioca (Rio de Janeiro)*. Gaz. med. da Bahia, (2), III, p. 1.., 1878. — Id., *Descripção de uma especie de Filarias encontradas no coração humano precedida de uma contribuição para o estudo da filariose de Wuchcrer*. Revista dos cursos da Faculdade de med. de Rio de Janeiro, III, 1886.

J. da Silva, *Novas investigações sobre a Filaria sanguinis hominis*. Gaz. med. da Bahia, (2), III, p. 395 e 537, 1878.

Chassaniol et Guyot, *Observation d'hématurie graisseuse ou chyleuse à Taïti*. Arch. de méd. navale, XXIX, p. 61, 1878.

F. Hoysted, *Filaria sanguinis*. The Lancet, I, p. 317, 1879.

W. W. Myers, *Observations on Filaria sanguinis hominis in South Formosa*. China Customs med. reports, XXI, p. 1, 1880-1881. Trans. of the epidemiol. Soc. of London, (2), I, p. 126, 1881-1882. — Id., *Filaria sanguinis hominis*. The Lancet, II, 10 déc. 1881. British med. journal, I, 14 jan. 1882.

St. Mackenzie, *A case of filarian hemato-chyluria*. The Lancet, II, nov. 1881. Arch. de méd. navale, p. 247, 1882. — Id., *The Filaria sanguinis hominis*. The Lancet, I, p. 100, 1887. — Id., *Further observations on Filaria hominis in South Formosa*. Ibidem, I, p. 732, 1887.

H. Barth, *La Filaire du sang et les maladies filariennes*. Union méd., XXXVII, p. 669, 1884.

A. Hirsch, *Ueber Filaria sanguinis hominis*. Verhandl. der Berliner med. Gesellschaft, XIII, p. 213, 1881-1882. Berliner klin. Woch., XIX, p. 613, 1882.

Roy, *Filaria sanguinis hominis*. The Lancet, I, 15 april 1882.

Ferrand, *De la chylurie*. Union méd., (3), XXXIV, p. 625, 1882.

R. Wernicke, *Consideraciones a proposito de un caso de quiluria observado en la policlinica del circulo medico argentino*. Buenos Aires, 1882.

Hillis, *Notes on a case of hæmato-chyluria (Demerara)*. The Lancet, II, 21 oct. 1882.

B. Scheube, *Die Filaria-Krankheit*. Volkmann's Sammlung klin. Vorträge, n° 232, 1883.

W. Lyle, *On the endemic hæmaturia of the south-east coast of Africa*. Med. chir. Transact. London, LXVI, p. 113, 1883.

A. Pretzsch, *Ueber Elephantiasis scroti und deren operative Behandlung*. Inaug. Diss. Berlin, 1884.

A. Calmette, *Note analytique sur la Filaire du sang et l'éléphantiasis des Arabes, d'après les travaux du Dr P. Manson*. Arch. de méd. navale, XLII, p. 456, 1884. — Id., *Étude critique sur l'étiologie et la pathogénie des maladies tropicales attribuées à la Filaire du sang humain*. Thèse de Paris, 1886.

T. W. Beukema, *Hæmoptoë veroorzaakt door Filaria*. Nederl. tijdschrift voor Geneeskunde, (2), XX, p. 561, 1884.

F. Monvenoux, *Les matières grasses dans l'urine*. Thèse de Paris, 1884.

Le Dentu, *Des accidents occasionnés par la Filaire du sang; de son rôle pathogénique dans l'hydrocèle graisseuse*. Bull. et mém. de la Soc. de chir., (2), X, p. 800, 1884.

Cl. da Silva. Thèse de Rio, 1884.

Vieira de Mello, *Da elephancia e de seu tratamento pela electricidade*. Rio de Janeiro, 1884.

J. Bancroft, *Scleroderma in relation to Filaria sanguinis hominis*. The ancet, I, p. 380, 1885.

L. Pettier, *Contribution à l'étude de l'éléphantiasis des Arabes*. Thèse de aris, 1885.

J. Morin, *Traitement chirurgical de l'éléphantiasis du scrotum. Deux bservations d'oschéotomie*. Thèse de Paris, 1885.

Esmarch und Kulenkampff, *Die elephantiastischen Formen*. Hamburg, n-4°, 1885.

H. von Hebra, *Die Elephantiasis Arabum*. Wiener Klinik, n°s 8 et 9, 1885.

E. A. Hall, *Filaria sanguinis hominum*. Canada Lancet, XVIII, p. 40, 1885.

R. Nativel, *De la chylurie intertropicale (lymphurie), en particulier aux les de la Réunion et Maurice*. Thèse de Paris, 1886.

Moncorvo, *De l'éléphantiasis des Arabes chez les enfants*. Paris, in-8° de 5 p., 1886.

T. Bushby, *A case in which embryo Filariæ sanguinis were found in the urine*. Liverpool med. chir. journal, VI, p. 266, 1886.

J. Guitéras, *The Filaria sanguinis hominis in the United States; chyluria*. Med. News, Philadelphia, XLVIII, p. 399, 1886.

E.M. Giraud, *Étude sur la Filaire de Wucherer*. Thèse de Bordeaux, n° 37, 1886.

A. A. F. Papin, *Contribution à l'étude de l'hémato-chylurie endémique des pays chauds*. Thèse de Bordeaux, n° 33, 1886.

W. Innès, *Recherches sur l'étiologie de l'éléphantiasis des Arabes*. Bull. de l'Institut égyptien, 1886.

Brassac, *Eléphantiasis des Arabes*. Dictionn. encycl. des sc. méd., XXXIII, p. 496, 1886.

Bourel-Roncière, *Hématurie endémique des pays chauds*. Ibidem, (4), XIII, p. 101, 1887.

L. Gœtze, *Die Chylurie, ihre Ursache und ihr Zustandekommen*. Iena, in-8°, 1887.

FAMILLE DES ANGUILLULIDES

Les Anguillulides sont des Vers de petite taille, ordinairement libres dans la terre ou dans l'eau douce; quelques-uns vivent dans des matières en putréfaction ou en fermentation; d'autres, en plus petit nombre, sont parasites, soit des animaux, soit des plantes. Le corps est toujours filiforme, aminci de part et d'autre; l'extrémité antérieure est percée d'une bouche arrondie, qu'entourent parfois des lèvres; l'extrémité postérieure est ordinairement effilée ou en alène, mais peut présenter, chez le mâle de certaines espèces, des appendices de forme variée. Le tégument est ordinairement lisse.

A la suite de la bouche, dont la constitution variable sert à caractériser les genres, vient un pharynx cylindrique, souvent soutenu par deux ou trois baguettes chitineuses longitudinales; il se continue par un œsophage musculaire, renflé en un bulbe cylindrique ou fusiforme, auquel fait suite fréquemment un second renflement plus large, globuleux et dont la cavité étroite et anguleuse est revêtue d'une sorte d'armature dentaire. L'intestin reste simple et débouche au dehors au voisinage de l'extrémité caudale. Le mâle a deux spicules égaux, avec ou sans pièces accessoires ; il est toujours plus petit que la femelle. Celle-ci est reconnaissable à sa queue plus ou moins effilée, souvent prolongée en une pointe fine, et à sa vulve située dans la moitié postérieure du corps ; l'ovaire est formé de deux tubes droits, non sinueux, dont la réunion constitue un vagin très court. La femelle est fréquemment ovovivipare ; elle ne produit qu'un nombre restreint de petits, mais la multiplication de l'espèce est assurée par le rapide développement de ceux-ci.

La famille des Anguillulides renferme un très grand nombre d'espèces, dont la classification a été tentée par divers auteurs, notamment par Bastian et Œrley. Ce dernier les répartit actuellement en huit genres (*Rhabditis*, *Cephalobus*, *Anguillula*, *Diplogaster*, *Plectus*, *Teratocephalus*, *Tylenchus* et *Aphelenchus*), dont les trois premiers méritent une mention spéciale.

Le genre *Rhabditis* Dujardin, 1845, comprend des Nématodes que Schneider répartissait entre ses genres *Pelodera*, *Leptodera*, *Alloionema* et *Pelodytes*. Ce sont des animaux filiformes, dont le corps se rétrécit progressivement en avant et se termine en arrière par une queue pointue, plus ou moins allongée. La cuticule est délicatement striée en travers et marquée de stries longitudinales très faibles. L'extrémité antérieure est arrondie ou tronquée, formée le plus souvent de trois à six lèvres qui portent ordinairement des papilles arrondies ou pointues. La cavité buccale est allongée, trigone, conservant la même largeur dans toute son étendue. L'œsophage musculeux présente un ou deux renflements, dont le postérieur renferme un appareil dentaire. L'intestin rectiligne est formé de deux rangées de cellules. Les lignes latérales sont très développées ; les vaisseaux latéraux débouchent au voisinage du renflement postérieur de l'œsophage. Le mâle possède deux spicules, munis d'une pièce accessoire ; son extrémité caudale porte ordinairement une bourse et est ornée de 6 à 10 papilles, soit sur la bourse, soit sur la ligne médiane. La vulve est saillante ; les deux tubes génitaux femelles sont symétriquement disposés. Ces animaux sont pour la plupart à sexes séparés ; quelques espèces seulement sont hermaphrodites.

Rhabditis terricola Dujardin, 1845.

SYNONYMIE : *Pelodera teres* Schneider, 1866.
Rhabditis teres Pérez, 1866.
Pelodera setigera Bastian, 1879.
Rhabditis Cornwalli Cobbold, 1879.

Cette espèce est très répandue en Europe : on la trouve presque toujours dans les matières organiques qui se putréfient sur la terre.

e mâle est long de $1^{mm},1$, la femelle est longue de $1^{mm},40$ à $1^{mm},45$. e Nématode, dont Pérez a publié une étude détaillée, n'est jamais arasite.

A la fin de l'année 1879, éclata à bord du vaisseau-école *Cornwall* ne maladie épidémique dont furent atteints quarante-trois cadets; un d'eux mourut. Les symptômes ne différaient pas notablement de eux de la trichinose. Au bout de deux mois, on fit l'exhumation du davre : Power et Corry furent chargés d'en faire l'autopsie. L'exaen macroscopique n'ayant fourni aucun résultat, ces observateurs rocédèrent à l'examen microscopique des muscles. La première préaration, prélevée dans les muscles de l'abdomen, leur montra un ématode vivant et agile ; d'autres Vers semblables furent rencontrés ncore dans la plupart des muscles examinés, mais surtout dans le iaphragme. Ils étaient très nombreux, sans pourtant que les muscles n fussent littéralement farcis; aucun d'eux n'était enkysté, tous taient morts, sauf celui de la première préparation.

On en conclut que l'épidémie du *Cornwall* était la trichinose. L'opiion publique s'en émut vivement et la question fut portée devant les eux Chambres du Parlement anglais. Cependant, Bastian et Cobbold e tardèrent pas à démontrer qu'il s'agissait là, non de Trichines, ais de *Rhabditis* auxquels Bastian donna le nom de *Pelodera setigera* t Cobbold celui de *Rh. Cornwalli*. Par la suite, Œrley prouva que le er en question n'était autre que *Rh. terricola*. Ce Nématode n'étant mais parasite, n'avait donc pu passer dans le corps du cadet de narine qu'après l'inhumation.

Pérez, *Recherches anatomiques et physiologiques sur l'Anguillule terrestre Rhabditis terricola Dujardin*). Annales des sc. nat., Zoologie, (5), VI, p. 152, 866.

H. Ch. Bastian, *On some Nematoids, found in the body of a boy who died rom an epidemic disease on board the reformatory school ship « Cornwall »*. 'inth annual report of the local government board, 1879-1880. Supplement eport of medical officers, p. 68, 1879.

W. H. Powell, *Report to the local government board on an outbreak of ever that proved to be trichinosis on board the reformatory school ship Cornwall »*. Ibidem, 15 march 1880.

Cobbold. Sanitary record, p. 407 and 449, 1880. Journal of the Quekett microscopical club, p. 148, 1880. The Times, 3 may 1880.

Trichinosis on board the « Cornwall » training-ship. British med. Journal, p. 497, 1880.

The trichinosis scare. Med. pross and circular, p. 289, 1880.

Trichinosis and trichinosis. The Lancet, I, p. 733, 1880.

Rhabditis pellio Bütschli, 1873.

SYNONYMIE : *Pelodera pellio* Schneider, 1866.
Rhabditis genitalis Scheiber, 1880.

Ce Ver est très commun dans la terre humide et dans les substan-ces organiques en putréfaction; on le trouve fréquemment dans des Vers de terre putréfiés. C'est à lui qu'il faut rapporter, comme l'a dé-montré Œrley, une intéressante observation publiée par le Dr Schei-ber, de Stuhlweissenburg (Hongrie).

Ce praticien fut appelé auprès d'une femme atteinte d'une pleuro-pneumonie droite, compliquée de catarrhe gastro-intestinal aigu et de pyélo-néphrite interstitielle. La malade rendait par vingt-quatr heures de 300 à 600 grammes d'une urine acide, d'une densité de 101 très trouble et d'un jaune brunâtre foncé. Ce liquide devenait alcalin peu de temps après son émission ; il renfermait de l'albumine, un pe de sang, beaucoup de pus et un nombre considérable de Vers, les uns morts, les autres encore vivants; ces derniers pouvaient surviv jusqu'à trois jours après l'émission de l'urine (1).

On a pu retrouver le parasite pendant toute la durée de la maladie: il était en telle abondance, que, en pratiquant l'examen microscopi-que du dépôt laissé par l'urine, on en voyait toujours de trois à cinq dans le champ du microscope. La femme en expulsait donc chaqu jour des milliers d'individus. Ceux-ci se présentaient du reste à to les états de développement.

Tous ont le tube digestif construit sur le même plan. La bouche e située à l'extrémité obtuse du corps : elle est entourée de trois lèvre en forme de papilles. A sa suite vient un canal rectiligne, dans lequel on distingue aisément trois parties : un œsophage, un intestin et u rectum. Comme chez tous les Rhabditis, l'œsophage est lui-mêm constitué par trois portions, dont les deux extrêmes sont renflées réunies l'une à l'autre par une partie rétrécie; le dernier renflement ou bulbe pharyngien renferme trois dents chitineuses. Le rapport d longueur de l'œsophage au corps entier est 1 : 4 chez les larves et ch les femelles adultes; il est 1 : 5 chez les mâles.

Le mâle (fig. 402) est lourd et trapu. Son extrémité antérieure pré sente les mêmes caractères que chez la femelle, mais la postérieu s'épaissit notablement et s'incurve vers la face ventrale. Il a un longueur de $0^{mm},85$ à $1^{mm},05$. La largeur varie suivant le point qu'o examine. Elle est en moyenne de 30 µ au niveau du bulbe pharyngien de 36 à 39 µ à l'extrémité postérieure.

(1) Ce fait est douteux; Œrley a toujours vu les Rhabditis mourir da l'urine en moins de cinq minutes.

Chez beaucoup de mâles, A, cette extrémité s'effile brusquement en une pointe courte, et porte une lamelle chitineuse cordiforme et ayant l'aspect d'une nageoire, soutenue de chaque côté par 7 à 10 côtes rayonnantes. Chez d'autres, B, cette lamelle fait défaut, et l'extrémité postérieure présente une concavité qui s'étend de la face dorsale à la face ventrale, et sur les bords de laquelle s'implantent une série de poils fins et raides. Chez d'autres encore, C, l'aspect est le même que chez ces derniers, si ce n'est que les poils n'existent pas. Scheiber consi-

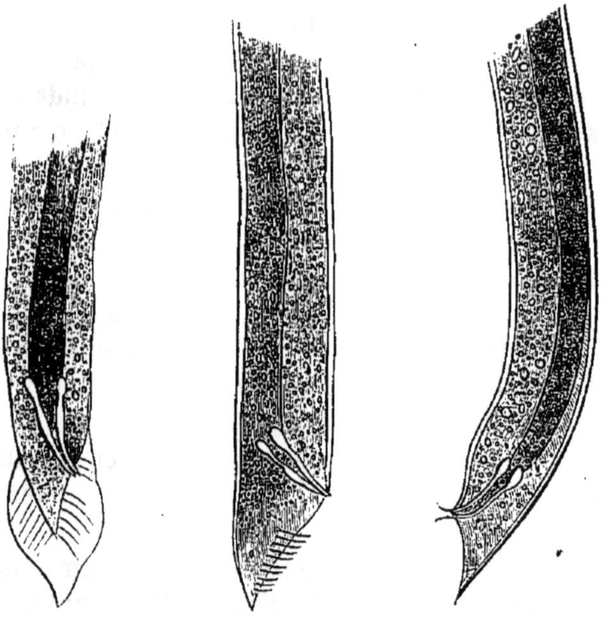

Fig. 402. — Extrémité postérieure de *Rhabditis pellio* mâle, d'après Scheiber.

dère les mâles de la première forme comme les plus jeunes et les derniers comme les plus âgés.

Le testicule est un tube très contourné qui s'enroule autour de la partie postérieure de l'intestin, et qui s'unit au rectum avant de déboucher au dehors. Les deux spicules sont marqués suivant leur longueur de facettes et de crêtes ; ils sont longs de 27 à 33 μ et larges de 3 μ. L'un d'eux semble toujours être plus long que l'autre, mais la différence ne dépasse pas 3 μ. Par leur extrémité interne, épaissie en bouton, ils divergent fortement l'un de l'autre, mais ils se rapprochent et se touchent par leur extrémité libre, qui est effilée.

La femelle (fig. 403) est reconnaissable à son aspect fusiforme. Elle présente son maximum de largeur vers le milieu du corps : l'extrémité antérieure est étirée en cône, la postérieure en une longue pointe incurvée en alène. Ses dimensions oscillent entre 0mm,9 et 1mm,32, sans qu'il y ait le moindre rapport entre la taille et l'état de développement; la plus grande largeur est de 0mm,05 à 0mm,06.

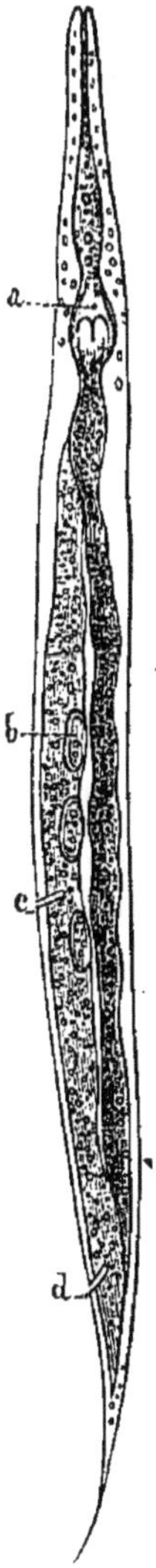

Fig. 403. — *Rhabditis pellio* femelle, d'après Scheiber. — *a*, pharynx; *b*, œuf; *c*, vulve; *d*, anus.

La vulve, *c*, est située un peu en arrière de la moitié de la longueur du corps : par exemple, sur une femelle longue de 1mm,05, elle était placée à 0mm,57 de l'extrémité antérieure, soit à 0mm,045 en arrière de la moitié de la longueur totale. L'ovaire occupe la plus grande partie du corps et renferme une chaîne d'œufs ovalaires, *b*, mesurant 60 à 66 μ de long sur 35 à 40 μ de large, et parvenus déjà pour la plupart aux premiers stades de la segmentation.

Les plus petites larves sont longues de 0mm,21 et larges de 12 μ; les plus grandes sont longues de 0mm,54. Elles sont très délicates et meurent de bonne heure après l'émission de l'urine.

Une série d'observations a permis à Scheiber de reconnaître qu'il ne s'agissait point là d'un parasite intestinal ou vésical. Le Ver avait été amené fortuitement au niveau de la vulve, probablement par de la terre appliquée sur la cuisse (1) : il s'y était reproduit, avait pullulé à l'entrée du vagin et, à chaque miction, un grand nombre d'individus se trouvaient entraînés par l'urine. On ne doit donc pas considérer *Rhabditis pellio* comme un vrai parasite, mais simplement comme un parasite accidentel.

Ces conclusions sont confirmées par les expériences de Œrley. Cet observateur introduit un grand nombre de Rhabditis dans le vagin des Souris ayant déjà mis bas plusieurs fois. Bien que celles-ci se lèchent fréquemment la vulve, les Vers se multiplient; ils meurent au contraire dans l'urine. Dans l'oreille et dans les fosses nasales, ils périssent également, si la muqueuse est normale; mais si celle-ci est enflammée et catarrhale, ils peuvent vivre à sa surface, toutefois sans se multplier. Ces résultats sont d'accord avec ce qu'on connaissait du genre de vie particulier

(1) Œrley dit que les paysans hongrois attribuent à la terre ou aux matières fécales appliquées sur la peau une foule de propriétés médicinales.

aux Rhabditis, à savoir, qu'ils prospèrent dans les milieux humides, où se trouvent des substances organiques en putréfaction, et où l'air se renouvelle difficilement.

S. H. Scheiber, *Ein Fall von microscopisch kleinen Rundwürmern — Rhabditis genitalis — im Urin einer kranken*. Virchow's Archiv, LXXXII, p. 161, 1880. — Id., *Egy nöbeteg vizele'ében talált fonábfergek (Rhabditis genitalis) egy eseteröl*. Orvosi hetilap, XXV, p. 259, 283, 306, 353. Budapest, 1881.

Dans le but de savoir si les Rhabditis étaient capables de vivre dans l'intestin des Vertébrés, Œrley a tenté d'infester des Grenouilles, des Chats et des Souris; il a bu lui-même de l'eau renfermant des milliers de Vers : toutes ces expériences lui ont démontré que les Rhabditis ne peuvent vivre dans ces conditions. Ils sont tués par la chaleur du corps ou par le suc gastrique, et les matières putréfiées sont le milieu qui leur convient par-dessus tout. Le naturaliste hongrois conclut de ses expériences que les espèces du genre *Rhabditis* ne sont nuisibles ni à l'Homme ni aux animaux.

Toutefois, cette conclusion serait trop absolue. Semmer a trouvé chez le Cheval, sous les écailles d'un exanthème dartreux, un grand nombre de Nématodes très agiles, qui mesuraient jusqu'à 0mm,2 et qui peut-être étaient des Rhabditis; le sang ne renfermait point de parasites. Leuckart a observé une fois, sur la peau d'un Renard paraissant atteint de la gale, de nombreux Nématodes à l'état larvaire, ayant l'aspect de Rhabditis. Voici maintenant le cas de papulose parasitaire observé par Nielly.

Semmer, Œsterr. Vierteljahrsschrift für Veterinärkunde, XXXVI, p. 175, 1870.
Leuckart, Archiv für Naturgeschichte, II, p. 551, 1873.

Rhabditis Niellyi R. Bl., 1888.

SYNONYMIE : *Leptodera Niellyi* R. Bl., 1885.

Le professeur Nielly, de Brest, a observé chez un candidat-mousse de 14 ans, une papulose analogue au craw-craw, et développée depuis 5 à 6 semaines : le tronc était à peu près complètement épargné, mais les membres étaient couverts de papules plus ou moins confluentes; aux membres inférieurs, les fesses et les cuisses étaient seules atteintes. Né dans un village des environs de Brest, ce garçon n'était jamais sorti de la contrée; il buvait fréquemment l'eau des ruisseaux.

Le liquide de chaque papule renfermait une ou plusieurs larves qui semblent devoir être rapportées au genre *Rhabditis*. Ces larves sont longues de 333 μ et larges de 13 μ à la partie moyenne. La cuticule est ornée d'une délicate striation transversale. Le corps s'effile légèrement en avant et se termine un peu carrément; en arrière, il s'atténue davantage et s'effile insensiblement.

Le tube digestif est le seul organe qui soit bien différencié. Il débute par un pharynx assez court, implanté sur un élargissement de l'œsophage. Celui-ci présente deux renflements bien marqués, le premier à la partie moyenne, le second à la partie postérieure; ce dernier est muni d'une armature triturante. L'anus s'ouvre à peu de distance de l'extrémité postérieure. Les organes génitaux n'existent pas : l'utérus est du moins très rudimentaire; il est représenté par une masse ovalaire, formée de quelques petites cellules rondes, et situées un peu en arrière de la moitié de la longueur. La vulve n'existe pas encore, mais la situation de l'utérus indique l'endroit où elle se creusera.

Quel est le point de départ de cette dermatose? Il est peu probable que les parasites se soient introduits par la peau; il est plus vraisemblable, au contraire, qu'à l'exemple de la Filaire du sang, ils ont été ingérés, à l'état d'œufs ou d'embryons, avec les eaux de boisson, puis ont passé dans le sang, où ils ont continué à se développer. L'éruption cutanée serait dès lors causée par leur élimination.

Cette opinion se trouve confirmée par l'observation même de Nielly : en examinant le sang au microscope, il a pu en effet y retrouver l'embryon du Nématode, mais seulement au début de l'affection; plus tard, le parasite avait totalement disparu du torrent circulatoire. D'ailleurs, il n'a rencontré de Vers ni dans les selles, ni dans les urines, ni dans les crachats.

Nielly s'est mis à la recherche des embryons, ou des œufs du Ver, dans le pays même où le mousse avait contracté sa maladie, mais l'examen attentif des eaux de différentes localités n'a donné aucun résultat positif, et on n'a pu découvrir la source d'où provenaient les parasites.

M. Nielly, *Un cas de dermatose parasitaire observé pour la première fois en France.* Archives de méd. navale, XXXVII, p. 337, 1882. Bulletin Acad. de médecine, (2), XI, p. 395, 1882. — Id., *Papulose filarienne.* Arch. de méd. nav., XXXVII, p. 488, 1882. Bull. Acad. méd., (2), XI, p. 581, 1882.

Le genre *Anguillula* renferme un certain nombre d'espèces dont les larves sont reviviscentes : telle est notamment *A.* (*Tylenchus*) *tritici* ou Anguillule du Blé niellé. Ce Ver se multiplie parfois en quantité prodigieuse dans les grains de Blé encore verts, déterminant la maladie connue sous le nom de *nielle*. Les grains, au lieu de grossir, se racornissent et prennent un aspect arrondi et noirâtre (fig. 404, A) : ils contiennent, avec un reste de fécule altérée, une substance blanchâtre, fibreuse, qui n'est autre chose qu'un amas de petits Vers qui, en se desséchant, sont restés à l'état larvaire, B. Aussitôt qu'ils tombent, les grains attaqués de la sorte se ramollissent, si la terre est humide, et commencent à se putréfier ; en même temps, les larves reviennent à la vie, et se répandent dans le sol ; si elles rencontrent quelque jeune pousse de Blé, elles se mettent à grimper le long de la tige, C. Sont-elles saisies en route par la sécheresse, elles tombent de nouveau en vie latente, et demeurent en cet état, cachées dans la gaine des feuilles, jusqu'à ce que la pluie vienne derechef les faire ressusciter. Finalement, elles atteignent l'épi, pénètrent dans son épaisseur, et deviennent adultes pendant qu'il fleurit et mûrit. Bientôt après, les Anguillules s'accouplent, puis meurent après avoir pondu des œufs. De ceux-ci sortent des embryons qui parcourent à leur tour le cycle que nous venons d'indiquer.

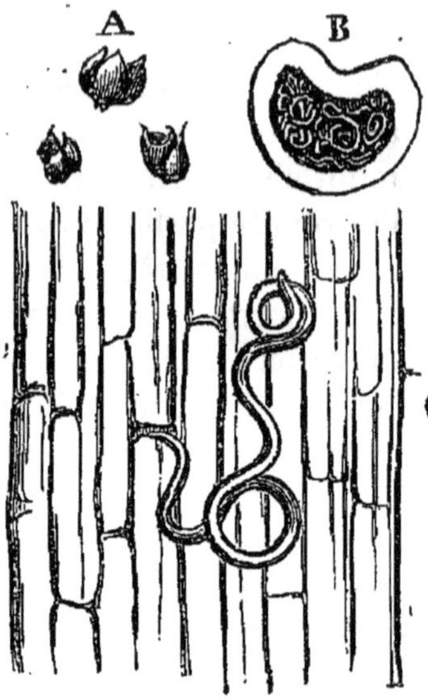

Fig. 404. — A, grains de Blé niellé, de grandeur naturelle ; B, coupe transversale d'un grain niellé contenant des Anguillules adultes, grossi 4 fois ; C, coupe longitudinale d'une tige de Blé, grossie 100 fois, sur laquelle on voit une larve. D'après Davaine.

Les larves de l'Anguillule du Blé niellé peuvent rester de longues années en vie lattente. Needham, qui découvrit l'animal qui nous occupe, envoya à Baker, en 1744, des grains renfermant des larves que celui-ci put rappeler à la vie au bout de vingt-sept ans. Toutefois, Pennetier a vu la faculté de reviviscence se conserver pendant quatorze années, mais ne pas dépasser cette limite.

L. Œrley, *Az Anguillulidák magánrajka.* Természetrajzi füzetek, IV, p. 16, 1880. — Id., *Monographie der Anguilluliden.* Ibidem, p. 154. — Id., *Die Rhabditiden und ihre medicinische Bedeutung.* Berlin, in-4°, 1886.

FAMILLE DES RHABDONÉMIDES

Les Rhabdonémides sont des Nématodes hétérogoniques, c'est-à-dire dont les adultes se présentent sous deux formes distinctes qui se succèdent indéfiniment : une forme dioïque et libre, probablement primitive, précède et suit une forme hermaphrodite et parasite, et réciproquement ; la forme libre a tous les caractères des Rhabditis. A cette famille appartiennent les trois genres *Angiostoma* Dujardin, 1845, *Rhabdonema* Leuckart, 1882, et *Allantonema* Leuckart.

Ce dernier est représenté par *A. mirabile*, dont la forme parasite vit dans la cavité générale d'un Coléoptère curculionide, *Hylobius pini*. Le genre *Angiostoma*, caractérisé par sa grande capsule buccale, comprend cinq espèces qui vivent à l'intérieur ou à la surface du poumon des Batraciens, des Reptiles et des Oiseaux; la plus connue est *A. nigrovenosum* von Linstow (*Ascaris nigrovenosa* Rudolphi, 1810), étudiée par tant d'observateurs, mais dont le cycle évolutif a été élucidé par Metchnikoff et Leuckart. La forme hermaphrodite qui vit dans le poumon de la Grenouille donne naissance à des larves qui arrivent dans l'intestin, puis au dehors : elles se transforment alors en adultes des deux sexes; ceux-ci s'accouplent et produisent finalement une nouvelle génération de larves qui retourneront dans le poumon de la Grenouille, dès que l'occasion s'en présentera.

Le genre *Rhabdonema* comprend un petit nombre d'espèces, dont la forme parasite, dépourvue de capsule buccale chitineuse, vit dans l'intestin des Mammifères et se nourrit de matières fécales. Les larves produites par la génération libre n'émigrent point d'elles-mêmes dans le tube digestif de l'hôte chez lequel elles deviendront adultes, mais y sont introduites avec les aliments. Une importante espèce est parasite de l'Homme; d'autres ont été signalées chez le Lapin, la Belette, le Porc et le Mouton.

Rhabdonema intestinale R. Bl., 1885.

SYNONYMIE : *Anguillula stercoralis* Bavay, 1877.
A. intestinalis Bavay, 1877.
Leptodera stercoralis Cobbold, 1879.
L. intestinalis Cobbold, 1879.
Pseudo-rhabditis stercoralis Perroncito, 1881.
Rhabditis stercoralis.
Rh. intestinalis.
Rhabdonema strongyloides Leuckart, 1883.
Strongyloides intestinalis Grassi, 1883.
Rhabditis strongyloides Grassi.

En 1876, en pratiquant, à l'hôpital Saint-Mandrier, à Toulon, l'examen microscopique des selles de soldats revenant de Cochinchine avec une dysenterie grave, le Dr Normand, médecin de première classe de la marine, découvrit un Nématode dont il confia l'étude au professeur Bavay. Celui-ci le fit connaître sous le nom d'*Anguillula stercoralis*. Un peu plus tard, à l'autopsie d'un homme mort de diarrhée de Cochinchine, Normand rencontra un petit Ver qu'il remit à Bavay comme différent du premier, qu'il accompagnait du reste dans l'intestin. Par la suite, Bavay retrouva ce nouveau Ver dans quatre autopsies et put s'assurer que c'était en effet une nouvelle espèce qu'il appela *A. intestinalis.*

Il semblait donc acquis que, à part le *Balantidium coli* dont nous avons déjà parlé, la diarrhée de Cochinchine était caractérisée par le parasitisme de deux Nématodes, dont les caractères nous occuperont bientôt. Cette notion régna sans conteste dans la science jusqu'en 1883, époque à laquelle Leuckart vint démontrer que les deux Vers cités plus haut n'étaient que deux formes successives d'une seule et même espèce, *A. intestinalis* étant la forme parasitaire et *A. stercoralis* la forme libre.

L'Anguillule intestinale, ainsi que l'ont constaté Normand et Bavay, se rencontre en grande abondance dans le duodénum ; elle est moins fréquente dans le jéjunum et c'est par exception qu'on la trouve dans l'iléon. Ces observateurs ne l'ont vue qu'une seule fois dans les liquides provenant de l'estomac.

Ce parasite (fig. 405) a l'aspect d'une Filaire ou d'un Strongle : il représente la forme strongyloïde de l'espèce dimorphe *Rhabdonema intestinale*. Il est long de 2^{mm},20 et large de 34 à 40 μ. Le corps, un peu effilé en avant, se termine assez subitement en arrière par une queue conique, dont la pointe s'arrondit sensiblement et même se dilate un peu à l'extrémité. La surface présente partout une striation transversale très fine et très régulière.

La bouche est simple et dépourvue d'armature cornée. Elle donne accès dans un œsophage à peu près cylindrique, qui occupe environ le quart de la longueur de l'animal, et qui ne présente ni renflements ni stries. A sa suite vient un intestin avec lequel on pourrait le confondre, s'il ne se produisait un brusque changement de teinte. Celui-ci se termine à la base de la queue par un anus qui a l'aspect d'une fente transversale (fig. 405, 2 et 3).

La vulve s'ouvre au tiers postérieur du corps. L'utérus qui y aboutit renferme toujours chez l'adulte cinq à six œufs d'un jaune verdâ-

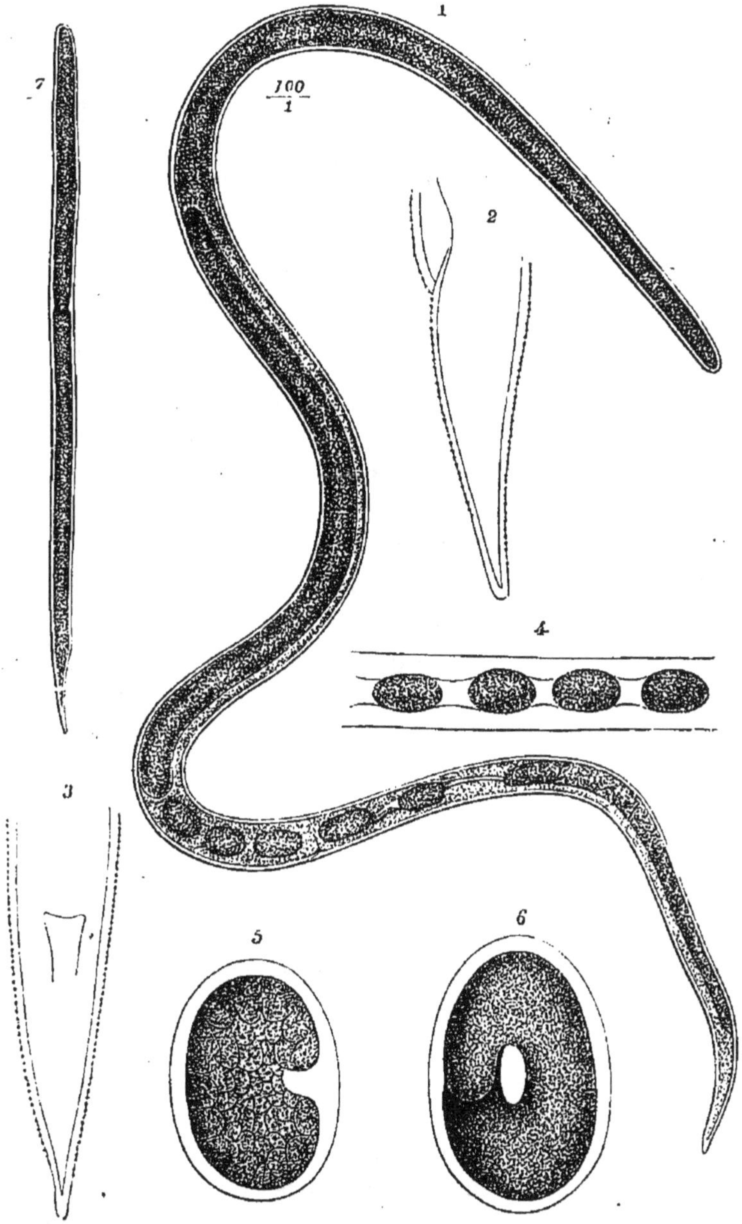

Fig. 405. — *Anguilulla intestinalis*, d'après Bavay. — 1, femelle adulte, grossie 100 fois ; 2, queue vue de profil ; 3, queue vue par la face ventrale ; 4, tronçon du corps avec des œufs ; 5, œuf contenant un embryon en voie de formation ; 6, le même plus développé ; 7, larve strongyloïde provenant de l'Anguillule stercorale et se transformant en Anguillule intestinale.

tre, isolés les uns des autres, ellipsoïdes, et mesurant de 50 à 58 μ sur 30 à 34 μ (fig. 405, 4).

Jusqu'à présent, on n'a pu voir chez l'Homme un seul mâle d'*Anguillula intestinalis*. Toutes les Anguillules, en nombre immense, qui peuplent l'intestin, se présentent sous une seule et même forme : ce sont des Vers à habitus femelle, qu'il s'agisse de femelles parthénogenésiques, ou qu'il s'agisse de véritables hermaphrodites. Grassi et Calandruccio croient à la reproduction par parthénogenèse; mais Leuckart croit plus volontiers à l'hermaphrodisme. Il base cette appréciation sur ce que, chez *Angiostoma nigrovenosum*, l'état femelle est précédé d'un stade dans lequel les canaux génitaux produisent des spermatozoïdes.

Au moment de la ponte, le vitellus est déjà segmenté en partie : les embryons se développent rapidement (fig. 405, 5 et 6) et, au bout de quelques heures, on peut les voir s'agiter et se rouler en divers sens à l'intérieur de l'œuf. Ils ne tardent pas à éclore, et mesurent alors $0^{mm},20$ à $0^{mm},24$ de long, sur $0^{mm},012$ de large. Bientôt après, ils sont expulsés avec les excréments.

Les individus dont l'intestin renferme l'Anguillule intestinale rejettent donc avec les selles des petits Vers invisibles à l'œil nu, dont le nombre est parfois si considérable que chaque gouttelette en renferme de quatre à six et qu'on peut évaluer à un million et plus leur nombre dans chaque selle.

Ces Vers sont des larves qui présentent le caractère de *Rhabditis* (fig. 406, 1 et 2) et qui offrent une certaine analogie avec les larves d'Ankylostome, mais elles sont de plus grande taille que ces dernières. Elles mesurent en effet de $0^{mm},45$ à $0^{mm},60$ de long, sur 16 à 20 μ de large.

Ces larves pourront se comporter de trois manières. Si on les abandonne à la température ambiante, aucune d'elles ne continuera son évolution, même en été et sous le chaud soleil de l'Italie : elles muent alors et s'enveloppent dans leur vieux tégument comme dans un kyste, attendant des conditions favorables pour poursuivre leur évolution. Au contraire, soumet-on les matières diarrhéiques qui les contiennent à une température constante de 22 à 25°, certaines d'entre elles continuent à se développer et on obtient ainsi des femelles et des mâles. Les chauffe-t-on dans une étuve réglée à 32 ou 35°, toutes poursuivent leur développement et arrivent à l'état sexué.

De quinze à dix-huit heures après que les larves ont été mises dans l'étuve à 32°, on voit ces animalcules effectuer une mue. A la température ordinaire de la chambre, 18°, qui tombe à 9° pendant la nuit, les Vers mettent environ huit jours pour effectuer leur mue. Celle-ci est l'indice du passage à l'état adulte, ainsi que Bavay l'a montré.

A ce moment, le mâle mesure $0^{mm},58$, tandis que la femelle est longue de $0^{mm},75$ et plus; le mâle ne s'est guère accru, mais la femelle a grandi notablement.

Le vieux tégument séparé par la mue reste quelque temps comme une gaine transparente autour de l'animal sexué. Il est assez diaphane pour permettre de reconnaître nettement les organes sexuels avec leur structure et leur embouchure caractéristiques. En revanche, la forme particulière de l'extrémité postérieure du mâle ne devient apparente qu'après que la peau de la mue est tombée.

Quand il s'est enfin débarrassé de cette sorte de kyste, l'animal augmente de taille, en même temps que ses organes reproducteurs achèvent de se développer. Les femelles (fig. 406, 3; fig. 407, B) sont à peu près huit fois plus nombreuses que les mâles (fig. 406, 4; fig. 407, A); elles sont plus fortes et plus grandes que ceux-ci, leur corps est fusiforme et plus aminci à sa partie postérieure. La surface du corps est faiblement striée en travers, presque lisse.

Perroncito attribue au mâle une longueur moyenne de $0^{mm},7$ et une largeur de $0^{mm},035$, à la femelle une longueur de 1 millimètre et une largeur de $0^{mm},05$. Les mesures indiquées par Leuckart sont peu différentes : d'après cet observateur, le mâle atteint une longueur moyenne de $0^{mm},7$ sur une largeur de $0^{mm},04$, tandis que la femelle mesure $1^{mm},2$ sur $0^{mm},075$, mais il est assez fréquent de trouver des individus de grande taille et de voir des mâles longs de 1 millimètre et des femelles longues de $1^{mm},4$.

Au bout de trente heures de culture, la plupart des larves sont déjà parvenues à l'état adulte; bon nombre se sont même accouplées et l'on peut voir déjà l'utérus des femelles rempli d'œufs en partie segmentés.

Les deux sexes ne diffèrent pas seulement par la taille; ils se distinguent encore l'un de l'autre par la longueur relative qu'affectent les divers segments du tube digestif. L'œsophage a la même forme que chez la larve; lors de la métamorphose, il s'allonge relativement bien moins que l'intestin, en sorte que, même chez la femelle, il mesure environ $0^{mm},16$; chez le mâle, il est encore plus court. Des trois portions de l'œsophage, la partie buccale est la plus grande : elle mesure $0^{mm},09$ et représente par conséquent un peu plus de la moitié de l'appareil entier. La portion terminale ou bulbeuse de l'estomac renferme un appareil de trituration constitué par trois dents chitineuses disposées en forme de Ȳ. L'intestin est presque moitié plus long chez la femelle que chez le mâle; les cellules aplaties qui le tapissent sont en même nombre que chez la larve, on en compte

16 à 18 de chaque côté; elles alternent en deux séries longitudinales, comme c'est l'ordinaire chez les Rhabditis, et se fusionnent souvent à tel point que seuls les noyaux permettent d'en déterminer le nombre.

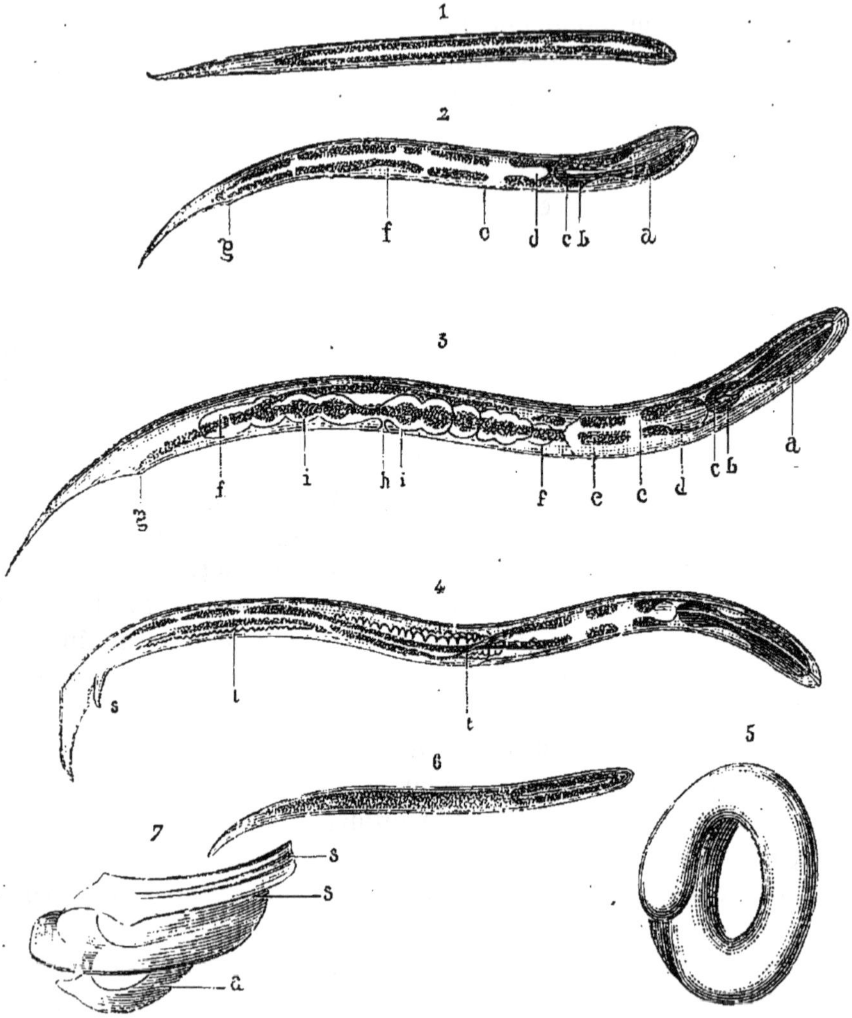

Fig. 406. — *Anguillula stercoralis*, d'après Bavay. — 1, jeune larve rhabditoïde; 2, larve rhabditoïde plus âgée; 3, femelle adulte; 4, mâle adulte; 5, œuf contenant un embryon; 6, jeune larve strongyloïde devant se transformer en Anguillule intestinale; 7, appareil copulateur du mâle; *a*, pièce accessoire; *a*, *b*, *c*, œsophage; *d*, *e*, intestin; *f*, rudiment des glandes génitales; *g*, anus; *h*, vulve; *i*, utérus; *s*, spicules; *t*, testicule.

L'intestin aboutit à un mamelon situé au côté droit de l'animal, à la base de la queue; le développement de l'utérus a toujours pour résultat de le déformer et de le déplacer.

L'extrémité céphalique est arrondie et percée de l'orifice buccal, autour duquel on voit quatre petits épaississements cuticulaires. A la suite de la bouche vient un vestibule qui, pour une faible longueur, présente une largeur notable : il entoure l'extrémité antérieure de l'œsophage, et celui-ci fait saillie à son intérieur sous la forme d'un cône plat et rond. Le vestibule était peu développé chez la larve : c'était une simple cavité tubulaire, interposée entre la bouche et l'œsophage et dépourvue d'armature ainsi que de papilles tactiles, bien que d'ailleurs la forme de la tête fût la même que chez l'adulte.

Au niveau du vestibule, le tégument de l'extrémité céphalique possède une épaisseur relativement considérable. On voit enfin s'insérer sur chacune des trois bandes musculaires de l'œsophage, à son extrémité antérieure, une crête chitineuse en forme de fer à cheval qui fait saillie dans le vestibule sous l'aspect d'un petit prolongement dentiforme.

L'extrémité postérieure du mâle a la forme d'un crochet court et enroulé, long de 70 μ ; ce crochet s'effile rapidement en une pointe rétrécie, dont la forme conique est d'autant plus frappante que la base sur laquelle elle s'implante est fortement dilatée par les organes génitaux gonflés de sperme (fig. 407, A). Les deux spicules, *s*, font fréquemment saillie hors du cloaque ; ce sont des bâtonnets effilés, recourbés en avant, longs de 38 μ et canaliculés. On voit enfin, en avant du cloaque et à la face ventrale, deux ou trois petites papilles ; il n'y a pas de papilles postanales.

Chez la femelle, l'extrémité postérieure du corps s'étire en une pointe mince et filiforme, légèrement contournée en spirale. Un peu en arrière du milieu du corps, et du côté droit, s'ouvre la vulve (fig. 407, B, *v*), marquée par un léger rétrécissement et donnant accès dans un double utérus, dont les branches s'étendent l'une dans la région antérieure du corps, l'autre dans la région postérieure. Chacun des deux utérus, *o*, est terminé par un ovaire de grandes dimensions. L'œuf mesure 70 μ sur 45 μ, d'après Leuckart ; il est elliptique, à coque délicate, et son vitellus est presque entièrement dépourvu de granulations.

Perroncito a été témoin de l'accouplement. Cet acte a une durée très courte, 40 à 50 secondes. Le mâle enroule sa queue autour du corps de la femelle, au niveau du rétrécissement vulvaire, introduit ses spicules dans la vulve, puis s'enroule rapidement deux ou trois fois autour de la femelle, en la serrant avec force. Celle-ci fait des efforts pour se dégager de l'étreinte du mâle ; mais l'éjaculation ne tarde pas à se faire : le mâle relâche alors ses spires, reste encore attaché à la femelle pendant deux ou trois secondes, puis finalement l'abandonne.

Après l'accouplement, les œufs commencent à passer dans l'utérus. Ils s'y accumulent bientôt en telle abondance que cet organe, considérablement distendu, remplit plus de la moitié du corps et com-

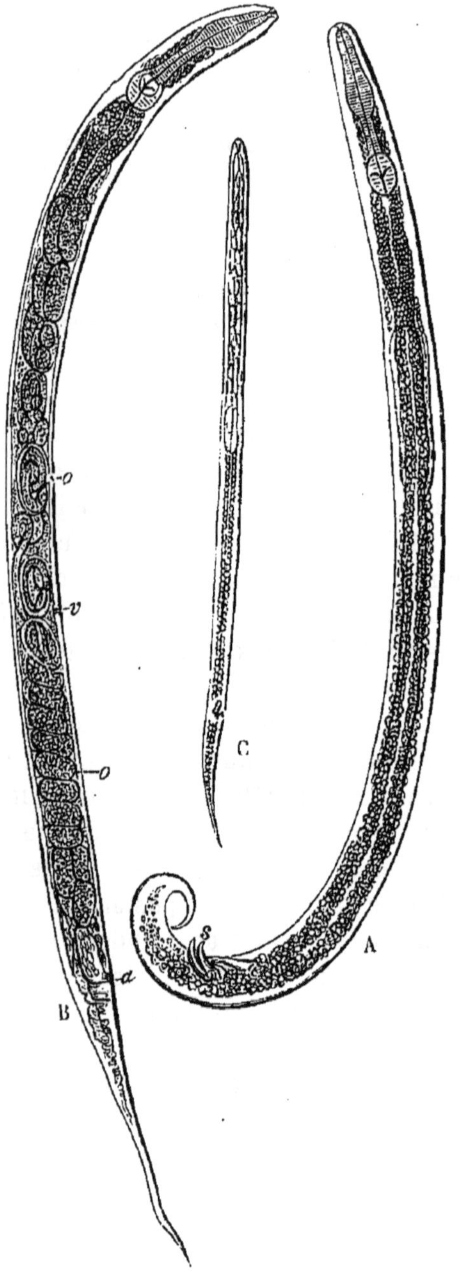

Fig. 407. — *Anguillula stercoralis*, d'après Perroncito. — A, mâle; B, femelle; C, larve strongyloïde devant se transformer en Anguillule intestinale; *a*, anus; *o*, utérus rempli d'œufs; *s*, spicules; *v*, vulve.

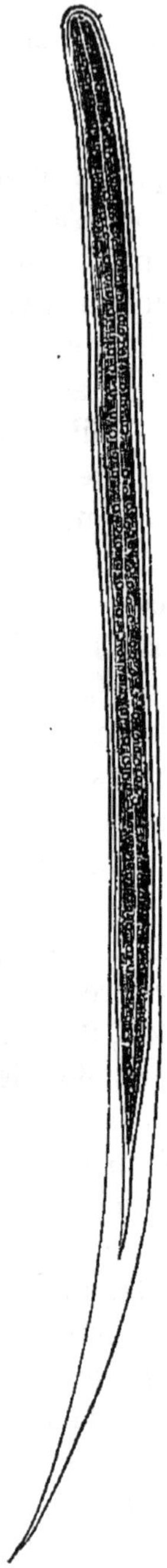

Fig. 408. — Larve strongyloïde enkystée dans la peau de sa mue, d'après Perroncito.

prime l'intestin. Quand la ponte a lieu, l'œuf est déjà d'ordinaire en grande partie segmenté. D'autres fois, le développement embryonnaire s'accomplit tout entier dans l'utérus; enfin, il n'est pas rare de rencontrer des femelles dont l'utérus renferme des embryons libres et même des embryons qui, après avoir percé la paroi utérine et avoir détruit les viscères, se meuvent librement dans le corps de leur mère. Chaque femelle donne naissance à 30 ou 40 petits. Pour arriver jusqu'au développement de l'embryon, à la température de la chambre, l'œuf a besoin de vingt à vingt-quatre heures. Lors de l'éclosion, les larves de cette seconde génération ont une faible taille, $0^{mm},22$; leur transparence est parfaite, en sorte qu'il est difficile de se rendre compte de leur organisation. Quand elles ont atteint $0^{mm},25$, on peut néanmoins constater qu'elles ressemblent, non seulement par la forme générale, mais aussi par la structure interne, aux larves de la première génération ; elles sont seulement plus élancées, leur largeur étant de 12 μ, et le rudiment de leurs organes génitaux est de plus petite dimension. L'extrémité caudale, contournée en spirale, mesure 70 μ de longueur, et l'œsophage, divisé en trois segments, est long de 90 à 100 μ; à l'intérieur du troisième segment ou estomac se voient trois dents chitineuses, un peu plus faibles que celles des embryons précédents.

Quand ces larves ont atteint une longueur moyenne de $0^{mm},55$, elles s'arrêtent dans leur développement : elles subissent alors une mue, perdent le caractère de *Rhabditis* et deviennent des Vers que, d'après leur organisation, on pourrait comparer plutôt à de jeunes Strongles ou à de jeunes Filaires. On passe ainsi de la forme rhabditoïde à la forme strongyloïde (fig. 405, 7; fig. 406, 6; fig. 407, C).

D'après Perroncito, la larve resterait emprisonnée dans la cuticule qu'elle vient de rejeter (fig. 408) et se mettrait ainsi à l'abri de la dessiccation et des intempéries. Mais cette opinion est peu admissible : les deux larves rhabditoïde et strongyloïde, qui se succèdent l'une à l'autre et qui proviennent des œufs de l'Anguillule stercorale, vivent à la façon des Rhabditis, c'est-à-dire dans l'eau croupissante et chargée de matières organiques en décomposition; il est donc plus vraisemblable que, loin d'être en vie latente, les larves enkystées sont déjà mortes, comme l'indique d'ailleurs le dépôt de sels calcaires à leur surface.

La larve strongyloïde ou filariforme achève rapidement sa métamorphose, qui porte principalement sur les extrémités du corps. La queue se raccourcit, perd la forme spiralée caractéristique des stades précédents, et se transforme en un prolongement court et effilé, long de 40 μ, qui se termine obtusement; à l'extrémité, les bords latéraux proéminent sous forme de deux petites papilles, entre les-

nelles le bout de la queue forme encore un troisième prolongement npair.

Le commencement du tube digestif a subi des modifications plus rofondes. L'œsophage perd ses dents chitineuses, ainsi que sa segentation première, et devient un cylindre long de $0^{mm},24$, qui traerse toute la moitié antérieure du Ver et qui ne se continue avec intestin que loin en arrière, presque à la moitié de la longueur du corps. En réalité, cet œsophage est encore formé de trois segments, ais ceux-ci ont une étendue considérable et ne sont pas nettement éparés les uns des autres. Le segment antérieur est assez nettement éparé du segment moyen, qui commence à 60 μ en arrière de l'exrémité céphalique; mais ce segment moyen va en s'épaississant eu à peu et passe insensiblement au segment terminal, qui est court t renflé en forme de bouteille. Les parois du corps sont claires et ransparentes et les lignes latérales très nettes; le pourtour de la ouche est orné de quatre prolongements labiaux.

Pour se développer jusqu'en cet état, les embryons issus de la orme libre (Anguillule stercorale) ont besoin de trente à trente-six eures. Les quatrième et cinquième jours de la culture, on voit les arves filariformes devenir de plus en plus nombreuses et, au bout e huit jours, on ne rencontre plus qu'elles : les Rhabditis adultes et exués (Anguillules stercorales) sont morts et les larves rhabditoïdes uxquelles ils ont donné naissance se sont toutes transformées en arves strongyloïdes.

Celles-ci ne subissent pas d'autres métamorphoses : elles ne granissent plus, même si on parvient à les garder vivantes pendant plueurs jours, et elles conservent les mêmes caractères que précédemment. Au bout d'une semaine, leur nombre va en diminuant : elles meurent d'inanition. Il est évident qu'elles ne sont pas organiées pour vivre plus longtemps d'une vie libre et qu'elles ne peuvent ontinuer leur évolution et parvenir à l'état adulte qu'après avoir assé chez un hôte approprié.

Le Nématode qui nous occupe nous offre donc un exemple 'un helminthe dont les embryons se développent à l'état libre en des Rhabditis sexués ; seuls, les descendants de ceux-ci edeviendront parasites. C'est donc un animal dont le cycle de éveloppement nous présente une série de générations alternavement libres et parasites, caractère qui est particulier à la amille des Rhabdonémides.

L'Anguillule stercorale doit donc être rayée de la liste des arasites de l'Homme. Malgré sa maturité sexuelle, cette forme

ne représente qu'un état intermédiaire, se développant lib
ment et faisant partie du cycle évolutif de l'Anguillule intest
nale. Cette dernière seule est parasite de l'Homme.

En 1882, Grassi avait pressenti que cette espèce était hét
rogonique ou dimorphobiotique, mais c'est Leuckart qui en
donné la démonstration expérimentale. Perroncito s'est éle
contre cette manière de voir et a voulu prouver que l'Anguil
lule stercorale était une espèce bien distincte, qu'il dénomm
Pseudo-rhabditis stercoralis, mais les faits avancés par Leucka
ont été confirmés par Golgi et Monti, puis par Grassi et Calandruccio.

Il ressort de ce qui précède que les formes adultes *Anguil
lula intestinalis* et *A. stercoralis* ne sauraient coexister dan
l'intestin de l'Homme, la première de ces formes étant seu
parasite. Comment donc expliquer que Normand, Bavay et
d'autres aient trouvé *A. stercoralis* en divers points du tube d'
gestif? Il importe de remarquer que l'observation qui précèd
ne s'applique qu'à l'état naturel et normal de l'hôte dans lequel
les Vers se développent. Si ceux-ci restent dans l'intestin aprè
la mort, par exemple dans les cas où l'autopsie n'est possibl
qu'au bout de quelques heures, il se peut que les jeunes Rhabditis, nés de l'Anguillule intestinale, arrivent à l'état parfait. Si
donc on rencontre dans l'intestin d'un cadavre des Anguillule
stercorales, c'est-à-dire des Rhabditis sexués, il n'en faudr
pas conclure que ces animaux existaient déjà dans l'intesti
pendant la vie ni qu'ils ont donné naissance aux larves rhabditoïdes expulsées avec les selles.

En outre du mode de développement que nous venons de
décrire, *Rhabdonema intestinale* est capable de se propager
d'une autre façon, qui consiste essentiellement en ce que la
larve strongyloïde ou filariforme peut provenir directement de
la larve rhabditoïde, fille de l'Anguillule intestinale. Grassi
avait observé déjà ce fait, dès 1878; Golgi et Monti l'ont constaté par la suite; enfin, sa réalité a été démontrée par Grassi et
Segrè. Ces derniers ont fait plus de vingt cultures : dans toutes,
ils ont vu la transformation directe et la croissance des larves
rhabditoïdes, filles de l'Anguillule intestinale, donner un plus
ou moins grand nombre de larves filariformes, identiques à
celles que Leuckart a vu provenir de la métamorphose et de la

croissance des larves rhabditoïdes, filles de l'Anguillule stercorale.

Les larves rhabditoïdes nées de l'Anguillule intestinale ont-elles donc la faculté de se transformer indifféremment en larves filariformes ou en Anguillules stercorales? Les cultures étant entretenues à des températures fixes, comprises entre 12 et 35°, on constate que les cultures à température élevée renferment un grand nombre d'Anguillules stercorales, tandis que celles dont la température est plus basse contiennent une grande quantité de larves filariformes, développées directement. Il semble donc qu'un même embryon soit capable de se développer dans un sens ou dans l'autre, notamment sous l'influence de la température. Toutefois, le second cas n'est pas constant; de même, il n'est pas rare de voir des larves filariformes se développer en assez grand nombre dans les cultures à haute température.

Quand une même culture renferme beaucoup de larves filariformes et peu d'Anguillules stercorales, celles-ci sont toujours des mâles; au contraire, quand la culture renferme surtout des Anguillules stercorales, celles-ci présentent à peine un mâle contre sept ou huit femelles. On peut donc supposer que celles des larves rhabditoïdes provenant de l'Anguillule intestinale qui sont en puissance de sexe mâle meurent ou deviennent des mâles d'Anguillule stercorale; et que celles des larves rhabditoïdes provenant de l'Anguillule intestinale qui sont en puissance de sexe femelle peuvent, suivant le milieu, devenir des larves filariformes ou des femelles d'Anguillule stercorale. Il est d'ailleurs bien plus facile, au moins dans nos climats, d'obtenir la larve strongyloïde que l'Anguillule stercorale.

La larve filariforme développée directement, c'est-à-dire fille de l'Anguillule intestinale, est identique à celle qui s'est développée indirectement, c'est-à-dire qui est petite-fille de l'Anguillule intestinale et fille de l'Anguillule stercorale. On est donc amené à conclure que chacune de ces deux larves, après avoir atteint toute sa croissance, est capable de se transformer en Anguillule intestinale, si elle se trouve amenée dans l'intestin de l'Homme. Grassi et Segrè pensent que la transmission du parasite à l'Homme se fait habituellement par les larves filariformes développées directement : l'Anguillule stercorale ne serait donc pas nécessaire pour perpétuer l'Anguillule intestinale.

Ainsi que nous l'avons dit, *Rhabdonema intestinale* fut découvert, en 1876, par le Dr Normand chez des soldats revenant de Cochinchine et atteints de dysenterie grave. Au début, on constatait sa présence dans tous les cas de ce genre, aussi ne manqua-t-on pas de le considérer comme la cause efficiente de la diarrhée de Cochinchine. Cette maladie redoutable, qui sévit surtout chez les Européens établis en Indo-Chine, n'est pas spéciale à notre colonie cochinchinoise : elle s'étend de Singapour à Shang-haï; elle est répandue dans toute la presqu'île indo-chinoise et même sur quelques points de l'achipel malais, par exemple dans les îles Anamba, Natuna et sur la côte nord de Sumatra. Elle est surtout abondante dans la zone torride, entre les deux lignes isothermes de + 25°.

Au dire de Normand, il est bien peu d'Européens, établis en Cochinchine, dans l'intestin desquels ne se rencontre le parasite : tous pourtant ne sont pas atteints de diarrhée, la présence des Anguillules reste sans conséquence. Mais qu'un refroidissement, un accès de fièvre, une indigestion ou toute autre cause vienne débiliter l'organisme, le parasite prend alors le dessus et le garde. Le nombre des Vers expulsés alors journellement par certains malades équivaut à plus de 100,000, parfois même à plus d'un million ; ce nombre est d'ailleurs assez variable pour chaque malade et, chez un même individu, pour chaque jour de la maladie.

Le mode de propagation du parasite n'est pas difficile à concevoir. On a incriminé les eaux : celles du Mékong ont été examinées avec la plus grande attention, sans qu'il ait été possible d'y rencontrer la moindre Anguillule. Du reste, le Dr Normand s'est astreint à ne boire que de l'eau amenée d'Europe et, malgré ces précautions, a été atteint de la diarrhée parasitaire. L'infestation reconnaît donc une autre cause. Il est probable que la propagation du parasite se fait par les légumes. Les maraîchers chinois arrosent ceux-ci avec des excréments humains et nous savons que les Vers continuent à vivre pendant plusieurs jours dans les matières rendues par les malades. Il n'est pas douteux que ce temps de survie soit suffisant pour permettre à bon nombre des larves rhabditoïdes expulsées avec les selles de passer à l'état adulte, de s'accoupler et de donner naissance à une génération de larves strongyloïdes qui finissent par s'enkyster dans la peau de leur mue et par tomber en vie latente. Introduites dans le tube digestif avec les aliments, ces larves deviennent sexuées et passent à l'état d'Anguillule intestinale.

Pour expliquer l'immunité relative dont jouissent les indigènes à l'égard du parasite, on n'a pas manqué d'invoquer les différences de race. Mais cette explication est bien peu vraisemblable et il vaut mieux attribuer les nombreux cas de diarrhée qui se développent parmi les Européens à ce que ceux-ci ne se conforment pas aux mesures hygiéniques qu'observent les indigènes. L'habitude de mâcher le bétel semble, dans l'espèce, jouer un rôle prophylactique important : cette substance est à la fois parasiticide et astringente ; à ce titre, elle tanne et durcit la muqueuse intestinale, s'oppose à la diarrhée et à l'ulcération.

Rhabdonema intestinale a été retrouvé ailleurs que dans la région dont il vient d'être question. Le Dr Chauvin, ayant pris la résidence de l'hôpital Saint-Mandrier, à Toulon, après Normand, le rencontra dans les selles d'un artilleur de la marine revenu la veille de la Martinique pour cause de diarrhée aiguë. Ce parasite s'observe donc aux Antilles. Il existe également au Brésil, comme l'a constaté le Dr Alf. Carneiro Ribeiro da Luz, de Valença (province de Rio de Janeiro), chez un enfant ayant la diarrhée depuis environ un an ; Lutz a confirmé cette observation.

Le parasite est encore très fréquent en Italie, surtout dans les endroits humides, les rizières par exemple ; il y est ordinairement associé à l'Ankylostome. En 1878 et 1879, Grassi, C. Parona et E. Parona l'observaient à Pavie, chez des malades atteints de cachexie palustre. En 1880, Perroncito le rencontrait à son tour dans l'intestin des ouvriers qui travaillaient au percement du Saint-Gothard : il s'y trouvait à côté de l'Ankylostome, mais en moindre quantité que celui-ci.

Le Dr I. Tóth, médecin-inspecteur des mines de Schemnitz, en Hongrie, a attribué à *Rhabdonema* un rôle prépondérant dans la production de l'anémie dont les mineurs étaient atteints : il croyait cet helminthe plus fréquent que l'Ankylostome lui-même. Mais Perroncito n'a pu trouver aucune trace du parasite dans quatre échantillons de matières fécales qui lui avaient été envoyés à Turin. Dans des conditions analogues et en étudiant la question sur place, Oerley n'a jamais pu trouver autre chose que des Ankylostomes. Enfin, nous avons pu nous assurer nous-même que *Rhabdonema* n'existait point dans ces mines.

On a pensé d'abord que le parasite était la cause de la diarrhée dans laquelle on l'observe : dans tous les cas étudiés par Normand à l'hôpital Saint-Mandrier, le Ver ne faisait jamais défaut. Il faut pourtant revenir de cette opinion et croire simplement que la diarrhée prépare dans l'intestin un terrain favorable au développement et à la propagation du parasite. A Toulon même, après le départ de Normand, Chauvin ne rencontrait l'Anguillule que deux fois sur huit malades revenus de Cochinchine et une seule fois sur neuf malades arrivés de la Martinique. Chastang, dont les observations ont été faites en Cochinchine, ne croyait pas non plus à l'origine parasitaire de la diarrhée, « parce qu'on ne trouve *presque jamais* (pour ne pas dire *jamais*) l'Anguillule dans la période d'invasion de la maladie ».

Breton a étudié aussi la diarrhée de Cochinchine dans la colonie même : il n'a rencontré le Ver que dans 10,9 p. 100 des cas de dysenterie chronique, et dans 8,8 p. 100 des cas de diarrhée chronique. Il ne l'a jamais trouvé à la période aiguë de la dysenterie, ni dans les selles très bilieuses ; il a relevé plusieurs cas dans lesquels il avait été impossible, pendant toute la durée de l'affection, de rencontrer aucun parasite. Enfin, la présence de celui-ci lui a paru indépendante du degré de gravité de la maladie.

Ce n'est donc pas à un parasite qu'il faut attribuer la dysenterie et la diarrhée chroniques de Cochinchine, mais bien à une cause générale atteignant tout l'organisme. Le parasite n'est qu'une conséquence de l'état dysentérique, mais il semble pourtant capable de compliquer et d'aggraver l'état général, en entretenant un état catarrhal de la muqueuse intestinale et en empêchant celle-ci de revenir à son état normal. Tel est du moins l'avis de bon nombre de cliniciens, parmi lesquels on doit citer tout spécialement Dounon : cet observateur a fait une délicate étude anatomo-pathologique de la dysenterie chronique de Cochinchine, et il a noté dans la muqueuse intestinale un travail inflammatoire et des lésions épithéliales qu'il n'hésite pas à attribuer à la présence de l'Anguillule. Golgi et Monti ont également observé des altérations épithéliales qu'ils attribuent à l'action du parasite.

Normand, puis Perroncito, ont essayé sur le parasite l'action d'un grand nombre de substances. La plupart des résultats acquis n'ont qu'un intérêt secondaire, car il s'agit de substances qu'il serait dangereux de faire ingérer à un malade. Notons seulement que le Ver est tué rapidement par l'extrait éthéré de Fougère mâle, tandis que les infusions de Kousso et de Kamala sont sans action sur lui. Pour s'opposer au développement et à la propagation du parasite, on devra traiter les selles fraîchement rendues par l'acide thymique ou l'acide phénique ou encore les soumettre à une haute température.

A. Normand, *Sur la maladie dite diarrhée de Cochinchine*. Comptes rendus de l'Acad. des sciences, LXXXIII, p. 316, 1876. — Id., *Mémoire sur la diarrhée dite de Cochinchine*. Archives de méd. navale, XXVII, p. 35 et 102, 1877. — Id., *Du rôle étiologique de l'Anguillule dans la diarrhée de Cochinchine*. Ibidem, XXX, p. 214, 1878.

Bavay, *Sur l'Anguillule stercorale*. Comptes rendus de l'Acad. des sciences, LXXXIII, p. 694, 1876. — Id., *Sur l'Anguillule intestinale (Anguillula intestinalis), nouveau Ver nématoïde, trouvé par le Dr Normand chez les malades atteints de diarrhée de Cochinchine*. Ibidem, LXXXIV, p. 266, 1877. Archives de méd. navale, XXVIII, p. 64, 1877.

Dounon, *Étude sur l'anatomie pathologique de la dysenterie chronique de Cochinchine*. Archives de physiologie, IX, p. 774, 1877.

Laveran, *Note relative au Nématoïde de la dysenterie de Cochinchine* Gazette hebdom. de méd. et de chir., p. 42 et 116, 1877.

Libermann, *Observation de diarrhée de Cochinchine, suivie de quelques réflexions*. Bull. de la Soc. méd. des hôpitaux, (2), XIV, p. 68, 1877. Gazette des hôpitaux, p. 237, 1877. Union médicale, (3), XXIII p. 737, 1877.

P.-A. Roux, *De l'Anguillule stercorale et de son rôle dans l'étiologie de la diarrhée de Cochinchine*. Thèse de Paris, 1877.

Chauvin, *L'Anguillule stercorale dans la dysenterie des Antilles*. Archives de méd. nav., XXIX, p. 154, 1878.

E. Chastang, *Diarrhée dite de Cochinchine. Quelques notes sur son origine parasitaire et son traitement par la chlorodyne*. Ibidem, XXX, p. 29, 1878.

C. Ercolani, *Sulla dimorfobiosi*. Memorie dell' Accad. delle scienze dell' Istituto di Bologna, 1878.

B. Grassi, *L'Anguillula intestinalis*. Gazetta med. ital. Lombardia, n° 48, 1878. — Id., *Sovra l'Anguillula intestinale*. Rendiconti del Istituto lombardo di scienze e lettere, (2), XII, p. 228, 1879. — Id., *Anchilostomi e Anguillula*. Gazzetta degli ospitali, p. 41, 1882. — Id., *Un' ultima parola al prof. Perroncito*. Gazzetta med. ital. Lombardia, n° 26, 1883. — Id., *Un' ultimissima parola al prof. Perroncito*. Ibidem, n° 39, 1883.

B. Grassi e C. Parona, *Intorno all' Anguillula intestinalis, parassita dell' uomo*. Atti della Soc. ital. di sc. nat., XXI, 1879. — Id., *Sovra l'Anguillula intestinale (dell' uomo) e sovra embrioni probabilmente d'Anguillula intestinale*. Archivio per le scienze mediche, III, p. 10, 1879.

J. Breton, *Note sur les parasites de la dysenterie et de la diarrhée dite de Cochinchine*. Archives de méd. navale, XXXI, p. 441, 1879.

Bozzolo et Pagliani, *L'anemia al traforo del Gottardo*. Giornale della Soc. ital. d'igiene, III, p. 72, 1880.

Alfr. C. Ribeiro da Luz, *Investigaçoes helminthologicas com applicaçao a pathologia brasileira — I. Nota sobre a diarrhea endemica dos paizes quentes e sua origem parasitaria a Anguillula stercoral no Brazil*. Rio de Janeiro, 1880. Analysé dans Archives de méd. navale, XXXIV, p. 462, 1880.

Ed. Perroncito, *Sullo sviluppo della cosi detta Anguillula stercoralis Bavay, Pseudorhabditis stercoralis mihi*. Archivio per le scienze mediche, V, 1881. — Id., *Observations sur le développement de l'Anguillula stercoralis Bavay, Pseudorhabditis stercoralis mihi, hors de l'organisme humain*. Journal de l'anatomie, XVII, p. 499, 1881. — Id., *Intorno ad una questione parassitologica. Risposta al Dr B. Grassi*. Gazzetta med. ital. Lombardia, p. 379, 1883.

I. Tóth, *Du rôle des Bactéries dans les maladies causées par des Nématodes*. Orvosi hetilap, 1883. — Id., *Sur la cachexia montana*. Ibidem, 1883 (en magyar).

R. Leuckart, *Ueber die Lebensgeschichte der sog. Anguillula stercoralis und deren Beziehungen zu der sog. Ang. intestinalis.* Berichte der math. phys. Classe der k. sächs. Gesellschaft der Wissenschaften, p. 85-107, 1883.

Seifert, *Ueber Anguillula stercoralis und Cochinchina-diarrhœ.* Sitzungsber. der phys. med. Gesellschaft in Würzburg, p. 22-34, 1883. — Id., *Ueber ein Entozoon.* Verhandlungen des Congresses für innere Medicin, II, p. 337, 1883.

H. Fol, *L'Anguillule intestinale.* Revue médicale de la Suisse romande, III, p. 578-582, 1883.

C. Golgi e A. Monti, *Intorno ad una questione elmintologica.* Rendiconti del r. Istituto lombardo di sc. e lettere, XVII, p. 285, 1884. Gazzetta degli ospitali, V, p. 218, 1884. — Id., *Note sur une question helminthologique.* Archives ital. de biologie, V, p. 395, 1884. — Id., *Sulla storia naturale e sul significato clinico-patologico delle cosi dette Anguillule stercorali e intestinali.* Archivio per le scienze med., X, p. 93, 1886.

B. Grassi e S. Calandruccio, *L'Anguillola (Rhabdonema).* Gazzetta med. ital. Lombardia, (8), VI, p. 492, 1884.

Ad. Lutz, *Ueber eine Rhabdonemaart des Schweines, sowie über den Befund der Rhabdonema strongyloïdes (Anguillula intestinalis und stercoralis) beim Menschen in Brasilien.* Centralblatt für klin. Med., p. 385, 1885.

J. J. Radetski, *Cas d'Anguillula stercoralis.* Rouss. Med , IV, p. 190, 1886 en russe).

B. Grassi e R. Segrè, *Nuove osservazioni sull' eterogenia del Rhabdonema (Anguillula) intestinale.* Atti della r. Accad. dei Lincei. Rendiconti, (4), III, p. 100, 1887.

ORDRE DES GORDIENS

Les Gordiens sont classés par la plupart des auteurs parmi les Nématodes, mais Villot a montré qu'ils en diffèrent assez pour qu'on les range dans un ordre particulier. Ils nous intéressent en ce que quelques-uns d'entre eux peuvent accidentellement se trouver dans le tube digestif de l'Homme : ce sont des pseudo-parasites.

Ce sont des Vers très allongés, filiformes, mais de dimensions variables; nous ne saurions insister sur leur structure. A l'état adulte, ils vivent dans les eaux douces : on les trouve d'ordinaire au voisinage des sources ou des cascades et surtout dans les torrents et les ruisseaux des montagnes. Ils se reproduisent en mai, juin et juillet : ils se réunissent alors par groupes de dix à vingt individus, mâles et femelles, et s'enroulent les uns autour des autres en pelotons inextricables : véritables nœuds gordiens, qui justifient le nom de *Gordius* donné par Linné à l'unique genre de cet ordre. Les femelles périssent bientôt après la ponte, mais les mâles vivent plus longtemps.

Les œufs sont pondus en un cordon mou et blanc, qui se rompt en un plus ou moins grand nombre de fragments. La segmentation, totale et régulière, aboutit à la formation d'une gastrula par invagination, de laquelle dérive finalement un embryon long de 100 μ, large de 14 μ et pourvu d'une trompe exsertile armée de crochets. A l'aide de celle-ci, il perce la coque de l'œuf, puis se trouve libre dans l'eau : il rampe lentement dans la vase ou à la surface des plantes aquatiques. Il finit par rencontrer une larve aquatique de Diptère, en perce la peau et pénètre à l'intérieur des tissus où il s'enkyste.

Pendant cette période de parasitisme, le jeune Ver ne s'accroît pas ; se prolonge-t-elle, il finit par périr. Mais si la larve qui l'héberge est avalée par un Poisson, l'embryon devient libre dans l'intestin de celui-ci, puis s'enkyste dans l'épaisseur de la muqueuse intestinale. Examine-t-on en automne l'intestin d'un Poisson tel *Phoxinus lævis*, *Cobitis barbatula* ou *Petromyzon Planeri*, on y voit d'ordinaire un grand nombre de kystes dont chacun renferme une larve de *Gordius*.

Tant que la larve est ainsi renfermée dans son kyste, elle demeure immobile, sans se nourrir et sans s'accroître. Au bout d'un certain temps, elle devient libre et se nourrit aux dépens des organes de son hôte : on la trouve alors de préférence dans le tissu adipeux. Grâce à cette alimentation, elle se développe rapidement : les cellules de réserve qui sont accumulées à l'intérieur du corps deviennent le siège d'une abondante prolifération, mais leurs transformations ultimes ne s'accompliront que plus tard.

Cette nouvelle phase de la seconde période larvaire commence quand la larve sort de son kyste et finit quand elle abandonne le corps de son hôte. Au printemps, c'est-à-dire cinq à six mois après son second enkystement, elle tombe en effet dans l'intestin du Poisson, puis dans l'eau. Elle subit alors une métamorphose au cours de laquelle elle acquiert des organes génitaux, tandis que son tube digestif s'oblitère et disparaît même partiellement.

Tel est le résultat auquel Villot est arrivé expérimentalement. Il convient de dire que les choses ne semblent point se passer ainsi dans la nature : les Gordiens, il est facile de s'en assurer, se rencontrent de préférence en des torrents où ne vit aucun Poisson. Von Linstow pense que l'embryon se fixe chez les Limnées et que la larve est parasite des Coléoptères carnassiers (*Dytiscus*, *Harpalus*, *Carabus*) et des Mantes. Mais les Mantes ne se rencontrent point dans les montagnes, tandis que d'autres Orthoptères, les Sauterelles et les Criquets, y sont abondamment représentés par diverses espèces. Ils jouent, croyons-nous, un rôle important dans le développement des Gordiens.

A. Villot, *Monographie des Dragonneaux*. Archives de zool. expérim., III, p. 39 et 181, 1874. — Id., *Nouvelles recherches sur l'organisation et le développement des Gordiens*. Ann. des sc. nat., Zoologie, (6), XI, n° 3, 1881. — Id., *Sur le parasitisme et la détermination spécifique des larves des Gordiens*.

Zoolog. Anzeiger, VII, p. 84, 1884. — Id., *Sur le développement et la détermination spécifique des Gordiens vivant à l'état libre.* Ibidem, X, p. 505, 1887. — Id., *Révision des Gordiens.* Ann. des sc. nat., Zool., (7), I, p. 271, 1887. — Id., *Sur l'anatomie des Gordiens.* Ibidem, (7), II, 1887.

O. von Linstow, *Ueber den Zwischenwirth des Gordius aquaticus.* Zoolog. Anzeiger, VI, p. 373, 1883.

Fr. Vejdovsky, *Zur Morphologie der Gordiiden.* Z. f. w. Z., XLIII, p. 369, 1886.

L. Camerano, *Ricerche intorno alle specie italiane del genere Gordius.* Atti della r. Accad. delle sc. di Torino, XXII, p. 145, 1887. — Id., *Osservazioni sui caratteri diagnostici dei Gordius e sopra alcune specie di Gordius d'Europa.* Boll. dei Musei di zool. ed anat. comp., II, n° 24, 1887. — Id., *Nuove osservazioni intorno ai caratteri diagnostici dei Gordius.* Zoolog. Anzeiger, X, p. 602, 1887. — Id., *Observations sur les Gordius.* Arch. ital. de biologie, IX, p. 59, 1887.

Gordius aquaticus Dujardin, 1842.

Ce Ver, très répandu dans les régions montagneuses de l'Europe entière, est long de 30 à 90 centimètres, et large de $0^{mm},5$ à 1 millimètre. On le considère depuis longtemps comme pouvant s'observer chez l'Homme. Aldrovande, qui l'appelle *Seta* ou *Vitulus aquaticus*, se fait l'écho de cette croyance :

« Hujus veneni tanta vis est, si authori *De rerum natura* credimus, « ut ab homine poso haustus, elanguere et tabescere faciat, donec « cum diro cruciatu vitam exuat. Idem affirmat Albertus, sed aliter « tactum non nocere. Author *Historiæ àquatilium* Helvetius etiam vitu- « lis aquaticis potis quosdam mortuos accepit. Vir quidam, inquit, « hoc verme e poto mox male habuit circa præcordia; tum mulier « quædam centaurii minoris in vino decoctum ei propinavit. Vomuit « ille, ac simul vermem rejecit. Si cui vitulus aquaticus in ventre « nascitur, perungendus est ventre ac ventriculo, bene factis pariter, « butyro, cera et oleo... Vituli, præsertim per ætatem incantiores, hos « vermes aliquando deglutiunt, autumno maxime cum herbis : in potu « vero rarius. Sunt qui ex Bruchis oriri eos existiment, quod mihi « verisimile non fit, alii ex herbis in aquarum alveis, unde pecus « potat, dependentibus. Deglutiti illi circa guttur et arteriam hærent: « unde vituli paulatim contabescunt. »

Le récit d'Aldrovande se trouve confirmé par des observations plus récentes.

1er *cas. Von Siebold*, d'après Hessling, 1854. — « N. N., âgée de vingt-deux ans, fille d'un laboureur aisé du Schliersee, était d'une constitution robuste et jouissait d'une santé continuelle. A l'âge de quinze ans, la menstruation se produisit chez elle sans les moindres difficultés, et elle n'éprouva jamais de dérangements. Au mois de janvier 1853, elle tomba malade avec les symptômes suivants : la jeune fille au teint vermeil et aux joues rouges devint pâle; son caractère, autrefois gai, devint changeant, tantôt turbulent, tantôt profondément mélancolique, accompagné d'une peur indicible, venant de dangers imaginaires, de grandes inquiétudes, et d'un tremblement dans tous les membres. Ajoutez à cela une douleur pénétrante à la partie postérieure de la tête, de temps à autre des souffrances asthmatiques, de fréquentes envies de rire, souvent des sanglots et des bâillements pendant des heures entières, des horripilations légères; son pouls était agité et inégal. Les affections gastriques faisaient défaut : il n'y avait ni disposition pour le vomissement, ni vomissement réel, ni manque d'appétit. A la question si elle ne se rappelait pas avoir mangé quelque chose de nuisible, elle répondit négativement de la manière la plus formelle. Le médecin de Schliersee la traita comme hystérique et les calmants firent disparaître le mal, à l'exception des coliques dans le bas-ventre. Après neuf mois, la même maladie se manifesta de nouveau ; les symptômes ci-dessus revinrent avec une plus grande véhémence; le tremblement des membres, les angoisses, la difficulté de la respiration étaient insupportables. Comme alors il y avait absence d'appétit, envie de vomir, et que la langue était chargée, jaunâtre, on donna un vomitif. Au quatrième vomissement se montra, à la grande frayeur de la malade, un *Gordius*. Immédiatement après cessèrent tous les symptômes nerveux, et cette jeune fille redevint alors aussi bien portante et aussi forte qu'auparavant. La menstruation, qui avait cessé depuis la première maladie, reparut aussi avec une marche régulière. »

2e *cas. Von Patruban*, 1875. — Un jeune garçon de huit ans rendit par l'anus un Gordien long d'une demi-aune. Von Patruban ne croit pas que le Ver ait été avalé à l'état de larve, car des expériences d'infestation qu'il a tentées sur des Poulets sont demeurées sans résultat ; il pense plutôt que l'enfant avala le Ver adulte et pelotonné, en se désaltérant dans un ruisseau.

Cette opinion nous semble difficilement admissible et, en rapprochant l'observation de von Patruban de celle de von Siebold, nous pensons plus volontiers que le Ver, introduit à l'état de larve dans le tube digestif, est demeuré dans ce dernier et y a accompli les diverses phases qui devaient l'amener à l'état adulte. Ces faits ne sont pourtant point de nature à faire considérer les Gordiens comme des parasites de l'Homme : ceux que par hasard on observe chez lui sont en effet des animaux fourvoyés.

Von Siebold, Entomologische Zeitung, p. 107, 1854.
Von Patruban, *Ueber das Vorkommen von Gordius aquaticus beim Menschen*. Wiener med. Jahrbücher, 18 Februar 1875.

Gordius tolosanus Dujardin, 1842.

Synonymie : *Ophiostoma Pontieri* H. Cloquet, 1822.
Gordius subbifurcus von Siebold, 1848.

Ce Gordien habite la France et l'Allemagne ; il est long de 11 à 13 centimètres et large d'un millimètre. On l'a vu deux fois chez l'Homme.

1er *cas. Degland*, 1823. — A la suite de l'administration d'un vomitif, un enfant de huit ans expulse un Ver long de 14 à 16 centimètres, large d'un millimètre, que Degland put conserver vivant dans l'eau pendant un mois. Degland le rapporte à *Gordius aquaticus*, mais Villot croit plutôt qu'il s'agissait là de *G. tolosanus*. H. Cloquet l'a décrit sous le nom d'*Ophiostoma Pontieri* et Diesing se refuse à y voir autre chose qu'un Ascaride lombricoïde mutilé, opinion assurément inexacte.

2e *cas. Fiori*, 1881. — En avril 1881, Fiori, médecin de la prison de Turin, administre 12 grammes d'acide thymique à un détenu atteint d'anémie du Saint-Gothard, dans le but de le débarrasser de ses Ankylostomes. Il trouve dans les selles un Ver filiforme, long de 183 millimètres, large d'un millimètre, sauf à ses deux extrémités, où il s'effilait graduellement. Ce Ver, de couleur brune, était doué de mouvements très vifs et se pelotonnait sur lui-même de façons diverses. Fiori le porta au professeur Lessona et celui-ci en confia l'étude au Dr Daniele Rosa, qui reconnut en lui un mâle de *Gordius tolosanus*. L'animal vécut quelques jours, mais, étant un jour sorti de son vase, on ne put le ramener à la vie en le replaçant dans l'eau.

H. Cloquet, *Note sur une nouvelle espèce d'entozoaire* (*Ophiostoma Pontieri*). Journ. de méd., XIII, p. 97, 1822. Bull. de la Soc. philom., p. 16 et 32, 1822.

C.-D. Degland, *Description d'un Ver filiforme rendu par le vomissement*. Recueil des travaux de la Soc. d'amateurs des sciences, de l'agriculture et des arts de Lille, 1819-1822. Lille, p. 166, 1823.

G. M. Fiori, *Un caso di parasitismo di Gordius adulto nell' uomo*. Giornale della r. Accad. di med. di Torino, (3), XXIX, p. 727, 1881.

Gordius varius Leidy, 1851.

Cette espèce est très commune dans les fleuves de l'Amérique boréale (Rancocas, Augusta, Schuylkill, Delaware). Agassiz l'a observée dans le Niagara, Baird dans le Susquehanna et le lac Champlain. Le mâle est long de 10 à 16 centimètres, et large de $0^{mm},4$ à $0^{mm},5$; la femelle est longue de 12 à 30 centimètres et large de mm,5 à 0^{mm},8. Diesing rapporte, d'après Kirkland, qu'une jeune fille e l'Ohio en aurait évacué un exemplaire.

C. M. Diesing, *Revision der Nematoden*. Sitzungsber. der k. k. Akad. der Wiss. in Wien, XLII, p. 604, 1860.

Gordius chilensis Em. Blanchard, 1849.

Espèce très imparfaitement connue, observée au Chili par Cl. Gay. eut-être s'y rencontre-t-elle quelquefois chez l'Homme, si on s'en rapporte au témoignage de cet auteur. « Los Indios lo temen mucho, « y creen que si se introduce en su cuerpo, los ocasiona graves « enfermedades. »

Cl. Gay, *Historia física y política de Chile. Zoología*, III, p. 109.

ORDRE DES ACANTHOCÉPHALES

Les Acanthocéphales sont des Vers ronds, à corps souvent ridé en travers et présentant à l'extrémité antérieure une trompe protactile armée de crochets. Cette trompe n'est autre chose qu'un organe de fixation ; elle peut se rétracter dans une gaîne qui fait saillie dans la avité générale et dont l'extrémité est rattachée à la paroi du corps par un ligament et des muscles rétracteurs. La bouche, le tube digestif et l'anus font défaut, même chez la larve. Mégnin a considéré comme le rudiment d'un appareil digestif bifurqué deux poches appendues à l'extrémité antérieure et faisant saillie dans la cavité du corps; mais ces poches ou *lemnisques* dérivent du tégument de la larve et sont sans doute des organes d'excrétion. La nutrition se fait par endosmose à travers le tégument; celui-ci renferme du reste au-dessous de la cuticule un système de canaux ramifiés qui viennent aboutir à deux troncs longitudinaux et jouent le rôle d'appareil de nutrition. La cavité viscérale est limitée par deux couches musculaires ; l'externe est formée de fibres transversales, l'interne de fibres longitudinales. Le système nerveux est logé au fond de la gaine de la trompe ; il consiste en un ganglion formé de grosses cellules et émettant des filets vers la trompe et vers la paroi du corps ; ces derniers sont supportés par les *rétinacles* ou muscles rétracteurs latéraux ; d'autres nerfs se rendent aux organes génitaux, où ils présentent de petits ganglions, surtout chez le mâle. Les organes des sens font défaut.

Les sexes sont toujours séparés ; les organes reproducteurs sont fixés par un ligament suspenseur à la gaine de la trompe. Le mâle est pourvu de deux gros testicules; les deux canaux excréteurs se réunissent en un canal déférent commun, qui reçoit le produit élaboré par six à huit grosses glandes prostatiques, puis se termine pa une dilatation pyriforme et par un pénis conique. Celui-ci se dress au fond d'une vaste cavité qui s'ouvre au pôle postérieur du corp et peut s'évaginer de manière à constituer une bourse copulatric

L'appareil femelle est encore développé dans l'épaisseur du liga ment. L'ovaire est unique. L'utérus a une structure compliquée : e avant, il s'ouvre librement dans la cavité viscérale par une sort d'entonnoir; en arrière, il se continue avec un court vagin, subdi visé en plusieurs portions et débouchant au dehors par une vulv terminale.

A mesure que les œufs se forment dans l'ovaire, ils déchirent l ligament et tombent dans la cavité du corps, qu'ils remplissent distendent bientôt. C'est là que les premières phases du développe ment s'accomplissent. La segmentation est totale et inégale; avan qu'elle ne soit achevée, l'œuf, jusqu'alors nu, s'entoure de troi membranes, dont la moyenne est la plus résistante. L'embryon es elliptique et présente à sa partie antérieure des crochets analogues ceux des oncosphères des Cestodes, mais plus nombreux. Il est alor pondu : il tombe dans l'entonnoir utérin largement ouvert, puis es expulsé au dehors.

L'œuf est avalé par un Invertébré, de nature très variable suivan les espèces; l'embryon sort de sa triple en veloppe, perfore l'intestin de son hôte tombe dans la cavité générale, où il attein l'état larvaire. Il y reste jusqu'à ce que l'a nimal qui l'abrite vienne à être mangé pa un Vertébré; mis en liberté par l'action de sucs digestifs, il s'arrête dans l'intestin d ce dernier, évagine sa trompe et se fixe a moyen de ses crochets à la muqueuse d l'intestin grêle.

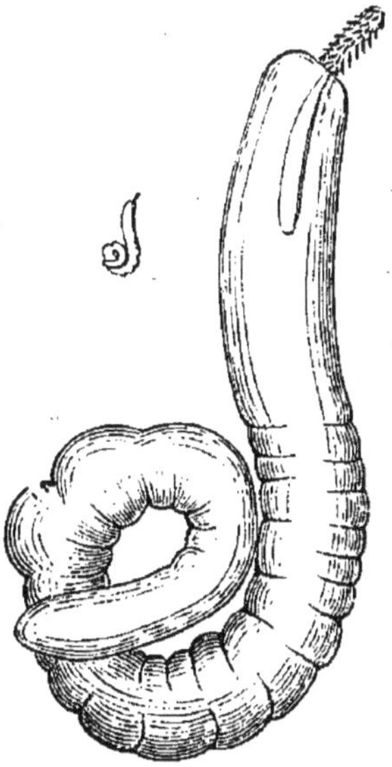

Fig. 409. — *Echinorhynchus proteus.*

Cet ordre ne comprend que le seul genr *Echinorhynchus* O.-Fr. Müller, 1776, repré senté par 150 espèces environ, savoir : 26 es pèces chez les Mammifères, 61 chez les Oi seaux, 10 chez les Reptiles, 8 chez le Batraciens et 46 chez les Poissons.

E. polymorphus Bremser se trouve à l'éta adulte dans l'intestin de l'Oie, du Cygne, d Canard, de la Poule d'eau; sa larve (*E. milia rius* Zenker) est enkystée dans la cavité générale de la Crevette d'ea douce (*Gammarus pulex*). *E. hæruca* Rudolphi, parasite du Crapau du Sonneur et de la Grenouille, passe également sa période larvai ez ce Crustacé. Il en est de même pour *E. proteus* (fig. 409), paraite de la Perche et d'un grand nombre d'autres Poissons d'eau ouce.

E. gigas Gœze, 1782, se rencontre dans l'intestin grêle du Porc, du anglier et du Pécari. Le mâle est long de 6 à 10 centimètres, la emelle est longue de 20 à 32 centimètres; Riehm a vu une femelle ngue de 43 centimètres et mesurant 27 millimètres de circonférence sa partie antérieure. Ce parasite, assez fréquent en France, perce abituellement la paroi de l'intestin, mais il cause rarement la ort.

En 1862, Davaine avait tenté en vain d'obtenir l'éclosion de l'emryon dans l'intestin des Vertébrés, à l'exception des Oiseaux; mais es embryons mis en liberté dans l'intestin de ces derniers ne taraient point à être rejetés avec les excréments. En 1864, Lespès vit 'clore l'embryon dans l'intestin d'*Helix pomatia* auxquelles il faisait anger des œufs mélangés à de la pâte de farine; il trouva même un embryon dans le foie du Mollusque, mais ne put observer les phaes ultérieures de son évolution.

Enfin, Ant. Schneider proclama, en 1868, que la larve du Hanneton était l'hôte de la larve de l'Échinorhynque géant : elle s'infesterait de cette dernière en avalant dans les fumiers l'œuf qui la contenait, et le orc s'infesterait lui-même en mangeant la larve du Hanneton. Mais celle-ci est essentiellement phytophage et ne se nourrit que de racies; elle ne se rencontre point dans les fumiers. Le problème des migrations d'*E. gigas* reste donc à élucider, à moins que Kaiser n'ait indiqué le véritable hôte intermédiaire. D'après cet auteur, l'œuf rejeté sur le sol avec les matières fécales du Porc est avalé par la larve de *Cetonia aurata* : l'embryon perce alors la coque ramollie par les sucs digestifs, traverse la cuticule et s'arrête dans la couche musculaire sous-jacente, où il poursuit son évolution.

On ne connait encore qu'une seule observation d'Échinorhynque chez l'Homme; elle a été publiée par Lambl en 1859. Le 9 août 1857, le médecin de Prague faisait l'autopsie d'un garçon de neuf ans, mort de leucémie à la clinique de Löschner. Il trouva dans l'intestin grêle un Ver qu'il put étudier à peu près à l'état frais et dont il a donné une description et une figure.

C'était une femelle longue de 5^{mm},6, large de 0^{mm},6 au maximum, large de 0^{mm},4 à la partie postérieure du corps. La trompe était courte, subglobuleuse, longue de 0^{mm},36, large de 0^{mm},34 en avant et séparée du corps par un étranglement large de 0^{mm},24 ; elle était armée de crochets disposés en douze ra gées transversales alternes, chaque rangée comprenant h crochets, dont le dernier était peu développé. Ceux-ci étaie longs de 103 μ sur la grande courbure et de 77 μ sur la peti leur largeur était de 25 μ à la base et de 12 μ à la par moyenne. L'animal était rempli d'œufs incomplètement dév loppés.

Lambl a décrit ce parasite sous le nom d'*Echinorhynch hominis;* il le considère comme une espèce particulière l'Homme, tout en reconnaissant que la détermination d'apr' un seul exemplaire encore jeune, ne pouvait se faire avec pr cision.

Ant. Schneider est d'avis qu'il s'agit là d'*E. gigas;* il adm que certains individus peuvent acquérir ce parasite en mangean des Hannetons ou leurs larves, singulier aliment qui ne serai pas dédaigné dans certaines contrées d'Allemagne. Leucka pense plutôt que le Ver n'est autre qu'*E. angustatus* Rudolphi, commun chez les Poissons d'eau douce (*Perca fluviatilis, Acerina cernua, Lucioperca sandra*, etc.) ou qu'*E. spirula* Olfers, qui se voit chez certains Singes (*Inuus ecaudatus, Cebus fatuellus, Hapale rosalia*). Cette dernière opinion n'est pas invraisemblable, mais on ne saurait admettre qu'*E. angustatus* puiss vivre dans l'intestin de l'Homme ou d'un Mammifère.

W. Lambl, *Mikroskopische Untersuchungen der Darm-Excrete.* Prager Vierteljahrschrift für die praktische Heilkunde, LXI, p. 1, 1859. Voir p. 45.

Ch. Lespès, *Sur quelques points de l'organisation des Échinorhynques.* Journal de l'anatomie, I, p. 683, 1864.

Ant. Schneider, *Ueber den Bau der Acanthocephalen.* Müller's Archiv, p. 584, 1868. — Id., *Beiträge zur Kenntniss der Anatomie der Nematoden.* Schneider's Zoologische Beiträge, 1883.

R. Leuckart, *Commentatio de statu et embryonali et larvali Echinorhynchorum eorumque metamorphosi.* Lipsiæ, 1873.

A. Andres, *Ueber den weiblichen Geschlechtsapparat des Echinorhynchus gigas.* Morphologisches Jahrbuch, IV, 1878.

C. Baltzer, *Zur Kenntniss der Echinorhynchen.* Archiv für Naturgeschichte, XLVI, p. 1, 1879.

Riehm. Zeitschrift für die gesammten Naturwissenschaften, LIII, p. 912, 1880.

P. Mégnin, *Recherches sur l'organisation et le développement des Echinorhynques.* Bull. de la Soc. zoologique de France, VII, p. 326, 1882.

A. Säfftigen, *Zur Organisation der Echinorhynchen.* Morphologisches Jahrbuch, X, p. 120, 1884.

J. Kaiser, *Ueber die Entwicklung des Echinorhynchus gigas.* Zoolog. Anzeiger, X, p. 414, 1887.

La classe des Némathelminthes est au nombre des plus hétérogèes : les Vers qu'elle renferme ne se ressemblent guère que parce ue tous ont le corps arrondi et non segmenté ; quand on étudie de rès leur organisation, on constate entre eux les plus grandes différences, tant au point de vue anatomique qu'au point de vue physiologique, en sorte qu'il est difficile, dans l'état actuel de la science, de xer leurs affinités réciproques et leur filiation.

Certains ordres ne contiennent que des Vers non parasites (Chéognathes, Chétosomes, Desmoscolécides) ; d'autres renferment tout la fois des espèces libres et des espèces parasites (Nématodes) ; les utres sont toujours parasites, soit pendant toute leur existence Acanthocéphales), soit seulement pendant la période larvaire (Gordiens). Parmi les Nématodes parasites, les uns présentent un développement direct et ne vivent que chez un seul hôte (Ascaride, xyure, Trichocéphale) ; les autres accomplissent des migrations et ont hébergés par deux hôtes successifs à l'état larvaire et à l'état adulte (Trichine, Filaire de Médine, Filaire du sang) ; d'autres enfin (*Rhabdonema*) présentent un remarquable dimorphisme et une série de générations alternativement libres et parasites.

CLASSE DES ROTIFÈRES

Les Rotifères sont des Vers de petite taille. Habituellement raccourcis, ils se composent de deux parties distinctes : l'antérieure contient tous les organes ; la postérieure, diversement conformée et plus ou moins développée, est une queue dont l'extrémité est bifurquée et constitue une sorte de pince au moyen de laquelle l'animal peut se fixer aux corps étrangers ; une glande qui, chez certaines espèces (*Melicerta*), n'existe que pendant la période larvaire, s'ouvre entre les mors de la pince et produit une substance visqueuse qui aide encore à la fixation de l'animal. La queue est ordinairement annelée (fig. 410, F) et formée d'une série de segments qui peuvent rentrer l'un dans l'autre comme le tube d'une lunette ; la partie antérieure du corps est moins fréquemment annelée. Cette segmentation est d'ailleurs limitée au tégument et ne correspond point à une métamérisation véritable. Enfin, la queue peut manquer dans certains cas (*Apsilus*, *Asplanchna*, *Polyarthra*).

L'extrémité antérieure du corps porte l'*organe rotateur*, appareil cilié fréquemment disposé en cercle et donnant l'illusion d'un mouvement de rotation, quand les cils dont il se compose sont en vibration. Cet organe peut prendre les formes les plus diverses ; il se réduit à une touffe de cils vibratiles chez les espèces parasites et disparaît même totalement chez quelques-unes (*Balatro*, *Acyclus*); chez *Apsil* le jeune est cilié, mais l'adulte ne l'est plus.

Le tégument reste mince (*Melicerta*, *Hydatina*, *Monocerca*, *A planchna*, *Albertia*) ou s' paissit en cuirasse (*Brach nus*, *Noteus*, *Pterodina*, *Dino charis*). Au lieu d'être tapi à sa face interne par u épaisse couche musculair comme chez les Plathelmin thes et les Némathelminth il donne simplement inser tion à quelques muscles lon gitudinaux, capables de tracter la queue et l'orga rotateur ou de faire saillir l cloaque.

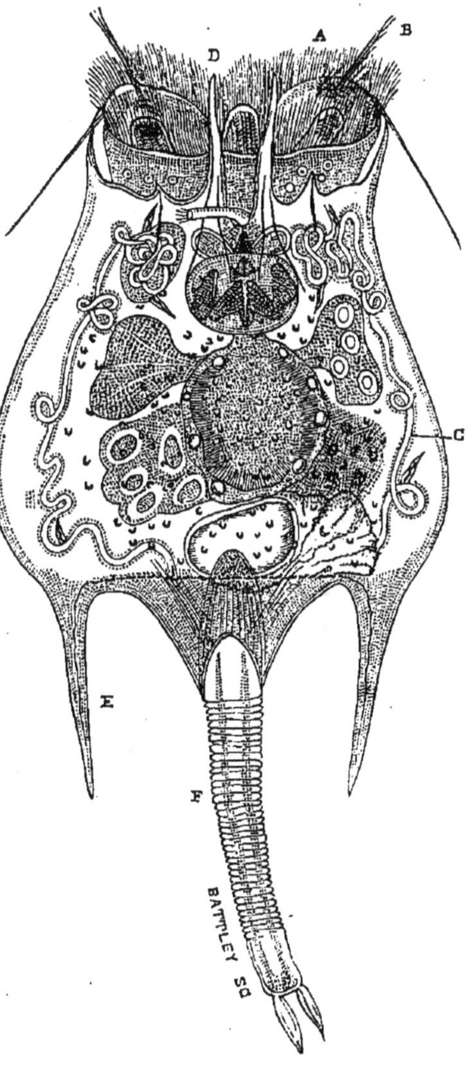

Fig. 410. — *Brachionus Bakeri*, d'après Leydig. — A, organe rotateur; B, petit faisceau de cirres; C, canal excréteur cilié; D, prolongement antérieur avec trompe à la base; E, prolongement postérieur de la carapace; F, queue.

La bouche est située à l face ventrale, souvent au fond d'une dépression; à son orifice viennent se terminer deux bandes ciliées qui partent du dos et sont chargées de diriger vers elle les matières tenues en suspensio dans l'eau. Elle conduit dans un large pharynx, dont l'extrémité se dilate en une sorte de bulbe renfermant l'appareil masticateur. L'œsophage est cylindrique et court, sauf de rares exceptions (*Seison*); au niveau du cardia viennent déboucher dans le tube digestif deux glandes qui lui sont appendues. L'estomac est vibratile à sa face interne et est orné à sa face externe de grosses cellules glandulaires. L'intestin est également glanduleux; après un court trajet, il s'infléchit en anse, reçoit l'oviducte, puis se continue par un long tube cloacal qui remonte vers la face dorsale, au milieu de laquelle il s'ouvre au dehors. Cerains genres (*Ascomorpha*, *Asplanchna*) n'ont ni anus ni tube cloacal.

Il n'y a ni appareil circulatoire ni appareil respiratoire. L'appareil xcréteur est analogue à celui des Plathelminthes; il se compose de eux longs canaux latéraux, C, à paroi glandulaire, qui se pelotonent çà et là sur eux-mêmes et, dans l'intervalle, émettent de coures branches latérales s'ouvrant dans la cavité générale par un enonnoir cilié. Ces deux canaux aboutissent à une grande vésicule contractile qui débouche directement dans le cloaque; plus rareent ils s'ouvrent isolément dans la portion terminale de l'oviducte (*Melicerta*).

Le système nerveux se réduit à un ganglion dorsal, d'où partent es nerfs qui se rendent surtout à l'organe rotateur; dans certains ypes (*Discopus*), on observe encore un ganglion sous-œsophagien, deux nerfs latéraux qui courent le long du tube digestif et une série de petits ganglions disséminés sur le trajet de l'appareil génital.

Les organes des sens sont représentés par diverses productions : la partie antérieure est ordinairement munie de deux appendices tactiles, sortes d'antennes ornées d'un bouquet de soies rétractiles à leur extrémité; sur les côtés du corps, on voit souvent aussi un petit tubercule sétigère auquel aboutit un nerf, mais son existence est loin d'être constante, même dans les espèces d'un même genre. D'autres fois, on remarque à la face dorsale un tube médian, terminé par une cupule et une touffe de soies raides. Ce tube, que d'aucuns con sidèrent comme servant à la respiration est plutôt un organe sensoriel : il peut devenir très grand et se bifurquer (*Tubicolaria*, *Melicerta*, *Callidina*, *Typhline*, *Philodina*, *Rotifer*); chez d'autres (*Hydatina*), il est remplacé par un petit tubercule ou par une fossette surmontée d'un bouquet de soies.

La plupart des Rotifères ont au-dessus du cerveau un amas pigmentaire représentant un œil impair, avec des traces plus ou moins évidentes de bipartition (*Brachionus*, *Anurea*, *Euchlamis*, *Monostyla*, *Monocerca*, *Notommata*, *Asplanchna*, *Balatro*, etc.). D'autres ont deux yeux (*Conochilus*, *Pterodina*, *Rotifer*, *Diglena*, *Distemma*, *Apsilis*, etc.); d'autres trois (*Triophthalmus*), ou quatre (*Squamella*), ou même présentent des taches de pigment sur la tête (*Triophthalmus*, *Notommata naïas*) ou sur la queue (*Euchlamis dilatata*). Il est enfin des formes aveugles (*Hydrias*, *Typhline*, *Callidina*, *Discopus*, *Hydatina*). Un cristallin réfractant la lumière est assez souvent annexé à l'amas pigmentaire, mais parfois seulement pendant la période larvaire (*Melicerta*).

On a cru longtemps que les Rotifères étaient hermaphrodites; on sait maintenant que les mâles, découverts par Dalrymple en 1849, existent dans la plupart des cas, sinon dans tous. Sauf dans les genres *Seison* et *Paraseison*, ils sont dépourvus de tube digestif et s notablement plus petits que la femelle ; ils ont une existence ép mère et une organisation rudimentaire. Leur appareil reproduct se compose d'un simple sac rempli de spermatozoïdes, qui vi s'ouvrir par un canal musculeux au sommet d'un crochet situé à l' trémité postérieure de la partie renflée du corps.

L'appareil génital femelle est formé d'une poche ovarienne situ à la face ventrale et se continuant en arrière par un oviducte i pair qui débouche dans le cloaque. Les femelles pondent deux sor tes d'œufs : des œufs d'été et des œufs d'hiver, d'un aspect fort diff rent.

Les œufs d'été sont toujours entourés d'une coque mince subissent assez souvent leur développement dans l'oviducte comme à ce moment les mâles n'existent pas, Cohn pense que œufs se développent par parthénogenèse. Ils sont eux-mêmes deux sortes : les uns, plus petits, se développent rapidement et donnent naissance qu'à des mâles; les autres, plus gros, mais d'ai leurs semblables aux précédents, ne produisent que des femell Ces œufs éclosent à l'automne : les femelles sont fécondées, bie que Huxley pense le contraire, puis pondent des œufs d'hiver. Ceux- sont d'une taille considérable, au point que parfois ils atteigne jusqu'à la moitié de la grosseur du corps; ils sont entourés d'un coque épaisse et résistante qui leur permet de résister aux intemp ries ; ils sont en effet destinés à supporter le froid et à passer l'hiver après lequel ils produisent des femelles.

On ignore encore comment s'opère la fécondation; les spermat zoïdes sont contenus dans la cavité générale de la femelle. L'em- bryologie est mal connue : la segmentation est totale et inégale, la gastrula se forme par épibolie. L'évolution est la même pour les deux sexes, mais le mâle s'arrête de bonne heure dans son développe- ment.

On n'a pas encore établi une classification définitive des Rotifères. Ces Vers habitent pour la plupart les eaux douces, où ils nagent à l'aide de leur organe rotateur ou se fixent avec les pinces de leur queue. Quelques-uns sont sédentaires et vivent dans des tubes géla- tineux (*Tubicolaria*, *Stephanoceros*) ou formés par la juxtaposition de particules étrangères (*Melicerta*); d'autres s'enfoncent dans une masse gélatineuse commune et vivent ainsi en colonies (*Conochilus*). Un certain nombre se rencontrent dans la mer ou dans la Mousse des toits et des vieux murs (*Rotifer redivivus*).

Quelques espèces sont parasites. On en connaît chez les plantes: *Notommata parasita* vit dans les sphères de *Volvox globator*; *N. Wer- necki* se trouve dans les organes reproducteurs des Algues du genre *aucheria*. D'autres vivent aux dépens des Oligochètes et des Arthros-acés d'eau douce : *Albertia vermiculus* se trouve dans la cavité gé-érale et l'intestin des Lombrics, *A. cristallina* dans l'intestin des aïs, *Drilophaga bucephalus* sur le tégument de *Lumbriculus varie-atus*, *Callidina parasitica* sur la carapace de *Gammarus pulex* et *'Asellus aquaticus*. D'autres encore sont marines : les trois genres *eison*, *Paraseison* et *Saccobdella* se rencontrent sur des Leptostracés arins du genre *Nebalia;* enfin, *Discopus synaptæ* vit sur la peau des olothuries (*Synapta digitata*, *S. inhærens*).

A la suite des observations de Spallanzani, on attribuait aux Roti-ères la faculté de reviviscence. Si on met dans un peu d'eau un frag-ent de Mousse des toits, on y trouve en abondance des Rotifères et des Tardigrades que 'humidité ramène à la vie; par suite de l'éva-oration de l'eau, ils s'immobilisent, se ramas-ent en boule et resteraient ainsi en vie latente pendant des mois ou des années, jusqu'à ce qu'ils se retrouvent plongés dans l'eau.

F.-A. Pouchet a fait voir que l'animal entièrement desséché ne manque jamais de mourir, mais que l'œuf, protégé par une coque épaisse, résiste fort bien à la dessiccation, et Semper a confirmé cette opinion. Plus récemment, Zacharias a démontré le même fait par l'expérience pour les Rotifères et les Tardigrades, et Hallez pour l'Anguillule du vinaigre : la reviviscence n'existe donc point chez tous ces animaux, du moins quand leur dessiccation a été complète; là où on croyait l'avoir observée, on se trouve simplement en présence de l'éclosion rapide d'œufs qui s'étaient conservés en un état plus ou moins avancé de leur développement.

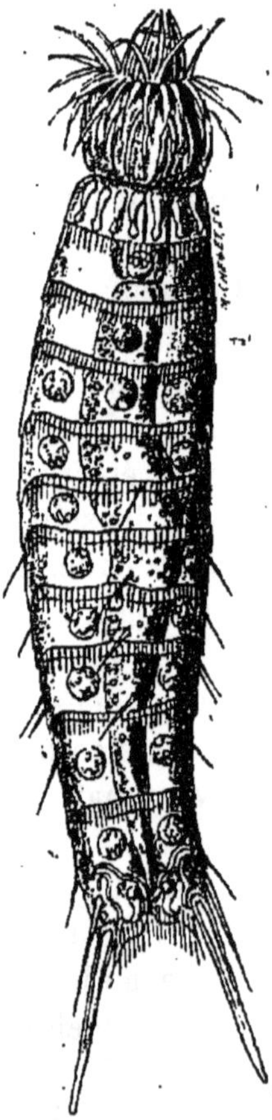

Fig. 411. — *Echinoderes Dujardini*.

Les affinités des Rotifères sont encore très obscures; on sait du moins qu'ils n'ont pas de relations avec les Crustacés, parmi lesquels on les rangeait autrefois. La constitution de l'appareil excréteur les rattache aux Plathelminthes, mais l'organe rotateur, qui n'est autre chose qu'un organe larvaire persistant chez l'adulte, les rapproche des larves d'Annélides ; les larves de *Lacinularia* ont la plus grande ressemblance avec les larves télotroques des Polychètes. *Trochosphæra æquatorialis*, que Semper a découvert aux Philippines, reste pendant toute sa vie un animal globuleux, pourvu de deux couronnes équatoriales ciliées entre lesquelles s'ou la bouche, tandis que le cloaque est percé au pôle supérieur ; présente ainsi une forme remarquable qui pourrait le faire co fondre avec une larve d'Annélide.

Les ECHINODÈRES (*Echinoderes*) (fig. 411) et les GASTROTRICHES (*Chætonotus, Ichthydium, Chætura, Turbanella, Hemidasys*) rentrent da la classe des Rotifères. Ces petits animaux vivent librement dans mer, sur les pierres, les Algues et la carapace de divers animaux.

E. Ray Lankester, *Note on the Synaptæ of Guernesey and a new parasit Rotifer*. Quart. journal of micr. sc., (2), VIII, p. 53, 1868.

Fr. Vejdovsky, *Ueber Drilophaga bucephalus, n. g., n. sp., ein parasitische Räderthier*. Sitzungsber. der Böhm. Ges. der Wiss., p. 390, 1882.

O. Zacharias, *Können die Rotatorien und Tardigraden nach vollständig Austrocknung wieder aufleben oder nicht?* Biolog. Centralblatt, VI, p. 23 1886.

C. Zelinka, *Studien über Räderthiere. — I. Ueber die Symbiose und Anatomie von Rotatorien aus dem Genus Callidina*. Z. f. w. Z., XLIV, p. 39 1886. — Id., *Id. — II. Der Raumparasitismus und die Anatomie von Discopus synaptæ, nov. gen., nov. sp.* Zool. Anzeiger, X, p. 465, 1887.

L. Plate, *Ueber einige ectoparasitische Rotatorien des Golfes von Neapel*. Mittheil. aus der zool. Station zu Neapel, VII, p. 234, 1887.

CLASSE DES GÉPHYRIENS

ORDRE DES SIPUNCULIDES

Les Sipunculides, encore appelés *Géphyriens inermes* ou *achètes*, sont très allongés, mais dépourvus de soies et de toute trace de métamérisation (fig. 412 et 413). Le corps se prolonge en avant en une sorte de trompe, parfois ornée de côtes longitudinales (*Priapulus*), à l'extrémité de laquelle est percée la bouche et que des muscles particuliers peuvent rétracter. La cuticule, épaisse et d'aspect chitineux, s'amincit sur la trompe et s'y soulève en verrues remplies de glandes (*Sipunculus*) ou en crochets (*Phascolosoma, Phymosoma*).

La bouche est parfois entourée d'une couronne de tentacules (Siponcles : *Sipunculus*, *Phascolosoma*, *Phascolion*, *Aspidosiphon*), qui peuvent se ramifier et devenir arborescents (*Dendrostoma*) ; d'autres fois, elle est ornée de papilles et de plusieurs rangées de dents (Priapulides : *Priapulus*, *Lacazia*, *Halicryptus*). L'intestin est contourné en spirale chez les Siponcles et l'anus s'ouvre sur le dos, à peu de distance de l'extrémité antérieure. Le tube digestif est au contraire rectiligne chez les Priapulides : l'anus est terminal et s'ouvre à la base d'un appendice caudal particulier, qui porte des branchies tubuleuses et ne fait défaut que chez *Halicryptus*.

Au-dessous du tégument vient une double couche musculaire, dans l'épaisseur de laquelle est logé le système erveux. Celui-ci est constitué par un ganglion œsophagien uni à un ganglion cérébroïde et se continuant par une chaîne ventrale qui émet de chaque côté un grand nombre de filets nerveux ; cette chaîne est formée d'un canal dont la paroi renferme une série continue de cellules ganglionnaires; elle diffère donc notablement de celle des Annélides. Certaines espèces (*Phascolosoma*) ont deux yeux accolés au cerveau.

L'appareil excréteur est constitué par une

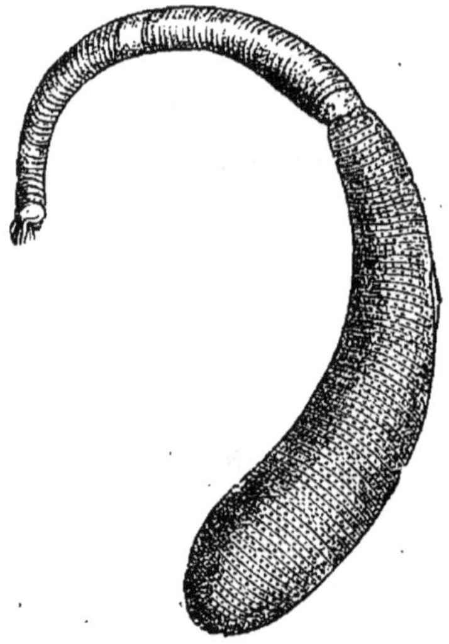

Fig. 412. — *Phascolosoma vulgare.*

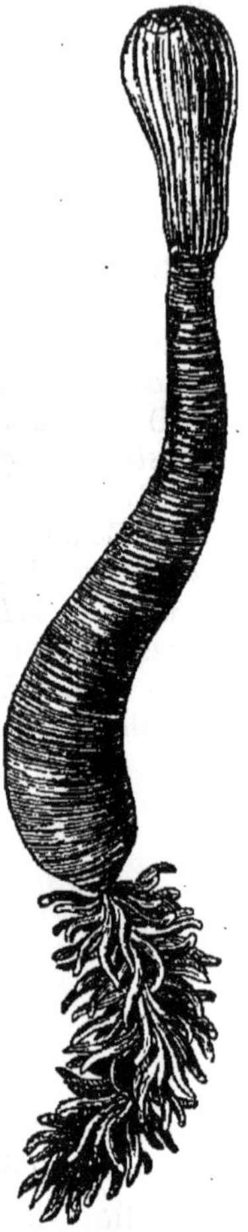

Fig. 413. — *Priapulus caudatus.*

seule paire d'organes segmentaires, s'ouvrant dans la cavité générale par un entonnoir cilié et débouchant d'autre part au dehors sur la face ventrale.

Les sexes sont séparés. Les glandes génitales sont représentées par deux vésicules claviformes qui s'ouvrent près de l'anus. Le développement a été suivi chez *Phascolosoma*, par Selenka : la segmentation est totale, la gastrula se forme par invagination ; la larve nageuse a l'aspect de la trochosphère des Annélides, mais il n'existe pas d'anus.

Sipunculus edulis se mange à Batavia.

E. Selenka, J.-G. de Man und C. Bülow, *Die Sipunculiden. Eine systematische Monographie.* Wiesbaden, 1884.

ORDRE DES ÉCHIURIDES

Les Échiurides, encore appelés *Géphyriens armés* ou *chétifères*, sont allongés, contractiles et dépourvus de segmentation interne. Dans le jeune âge, ils sont divisés en 15 métamères, mais ceux-ci ont à peu près disparu à l'âge adulte, au moins intérieurement : les cloisons ont à peu près disparu, sauf la première qui sépare la tête du reste du corps, et la segmentation de la chaîne ventrale ne se reconnaît plus qu'à la façon dont les nerfs s'en détachent. Le corps présente en avant un lobe céphalique, constituant une trompe courte, large et indivise (*Echiurus*, *Thalassema*), ou au contraire longue et bifurquée (*Bonellia*, fig. 414 et 415); à sa base s'ouvre la bouche. Le premier segment du corps porte à sa face ventrale une paire de soies, avec des soies de remplacement; *Echiurus* possède en outre une ou deux couronnes de soies à l'extrémité postérieure.

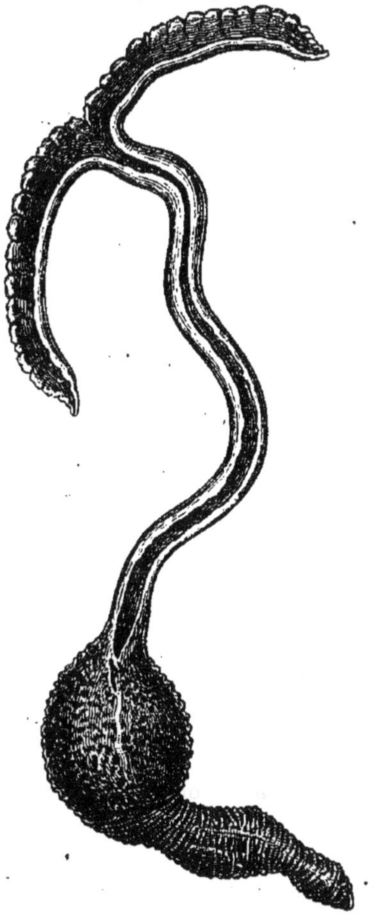

Fig. 414. — *Bonellia viridis.*

Le tube digestif (fig. 415, *a-l*) est tordu en spirale et rattaché par de nombreuses trabécules à la paroi du corps; l'anus est terminal et reçoit le produit de deux grosses glandes, *z*, annexées à l'extrémité de l'intestin. Les organes segmentaires sont au nombre de deux (*Echiurus*) ou trois paires (*Thalassema*) et servent à l'évacuation des produits sexuels. Chez *Bonellia*, la femelle (fig. 414) n'a qu'un seul organe segmentaire qui joue le rôle d'utérus ou de poche incubatrice; celui du côté opposé s'est atrophié. Le mâle, cilié sur toute sa surface, a l'aspect d'une Planaire; comme Kowalewski l'a montré, il se rencontre dans le pavillon vibratile de l'utérus de la femelle.

La larve de l'Échiure a une ressemblance frappante avec la trochosphère de *Polygordius* (fig. 440), ce qui établit une relation entre les Géphyriens et les Annélides. Celle de la Bonellie, bien qu'assez différente, présente également les plus grandes analogies avec les lar-

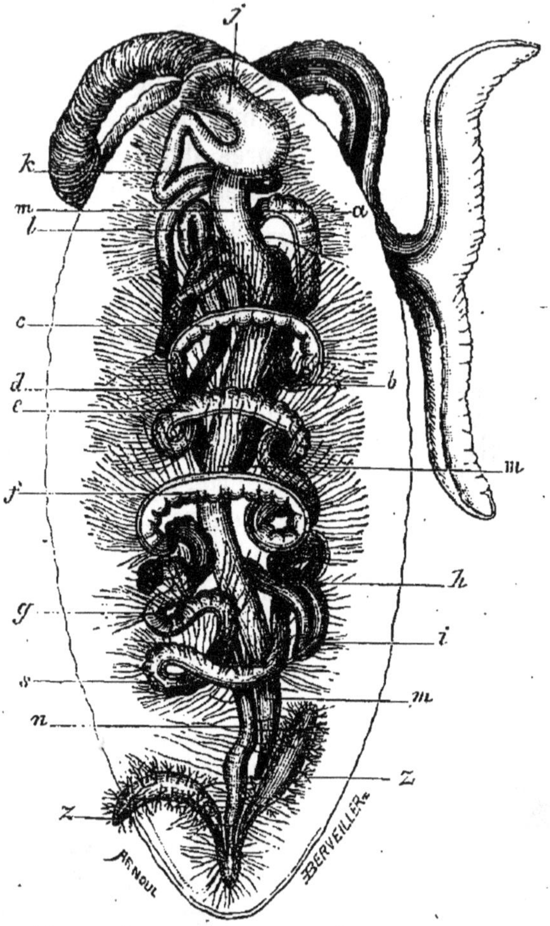

Fig. 415. — *Bonellia viridis* ouverte par le dos, d'après de Lacaze-Duthiers. — *a*, partie moyenne de l'intestin; *b*-*i*, ses circonvolutions successives; *j*, pharynx; *k*,*l*, œsophage; *m*, utérus; *n*, rectum; *z*, organes excréteurs.

ves des Polychètes. On peut considérer les Géphyriens comme dérivant de ces derniers.

R. Greeff, *Die Echiuren (Gephyrea armata)*. Nova Acta Acad. Cæs. Leopold. Carolinæ, XLI, p. 1, 1880.

ORDRE DES TUBICOLES

Les Géphyriens précédents sont tous libres et vivent dans la mer, souvent à de grandes profondeurs, dans le sable et le vase, dans les trous ou les interstices des rochers. On doit établir un troisième ordre pour *Phoronis hippocrepia*, que l'on rangeait naguère parmi les Annélides polychètes, à côté des Serpules : comme celles-ci, il vit dans un tube, présente un panache branchial et un opercule, mais il est achète, hermaphrodite et présente un anus dorsal, auprès duquel débouchent deux organes segmentaires, convertis en organes génitaux. L'œuf subit la segmentation totale et régulière ; la blastosphère forme une gastrula invaginée, puis se transforme en une larve nageuse que J. Müller connaissait déjà et avait nommée *Actinotrocha* (fig. 416). Cette larve est si différente de celle des autres Géphyriens, qu'on peut se demander si l'opinion de Kowalewski, qui range *Phoronis* auprès de ceux-ci, est bien exacte.

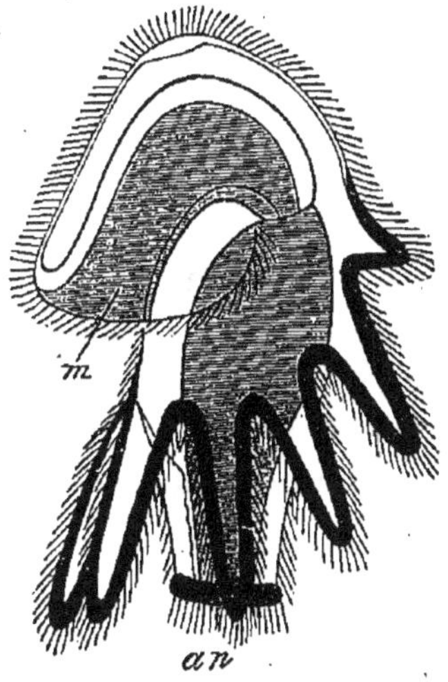

Fig. 416. — *Actinotrocha*. — *an*, anus; *m*, bouche.

CLASSE DES BRYOZOAIRES

Les Bryozoaires ou *Polyzoaires* sont des animaux de fort petite taille, extrêmement nombreux à l'époque actuelle et dans les temps géologiques; ils vivent dans les eaux douces et salées. Quelques-uns, tels

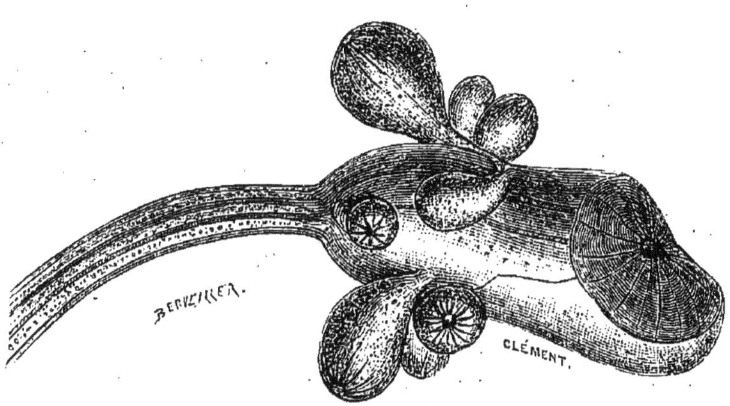

Fig, 417. — *Loxosoma Kefersteini* avec des bourgeons en voie de développement, d'après Claparède.

que *Loxosoma* (fig. 417), parasite des Éponges, des Phascolosomes et des Capitelles, restent solitaires, portés par un long pédoncule : les individus qu'ils produisent par gemmation se détachent. Tous les utres sont réunis en colonies dont la forme varie à l'infini : elles s'é- alent à la surface des corps étrangers ou bien se dressent à la façon 'un polypier (fig. 418) ; elles ont souvent la plus grande ressem- lance avec une colonie d'Hydraires.

Quelle que soit sa forme, la colonie est constituée par un assem- lage très régulier de petites loges, *ectocystes* ou *zoécies*, qui font en éalité partie des animaux et proviennent de ce que leur cuticule xterne s'est chitinisée ou calcifiée. Cette couche externe est parfois gélatineuse (*Alcyonidium*), parfois même elle fait défaut (*Cristatella*) ; lle est fréquemment ornée à sa surface de saillies, d'épines, etc., qui lui donnent les aspects les plus variés. L'ectocyste est percé d'orifices qui mettent les divers individus en communication les uns

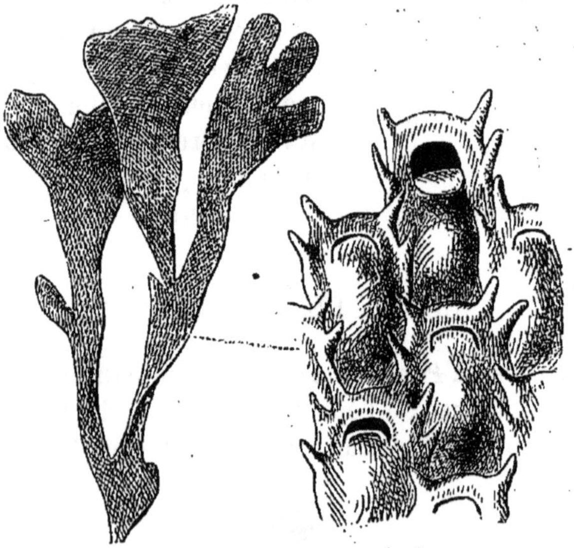

Fig. 418. — *Flustra foliacea*, de grandeur naturelle et grossi.

avec les autres; il présente en outre une grande ouverture par la- quelle la cavité de la zoécie communique avec l'extérieur. Cette ca- vité est tapissée sur toute sa face interne par la couche musculo- cutanée ou *endocyste*, qui se prolonge au-delà de l'orifice de la zoécie en une sorte de cylindre creux ou *gaine tentaculaire* ; l'extrémité libre de cette gaine représente le *disque péribuccal* ou *lophophore*, au cen- tre duquel est percée la bouche et même l'anus, chez les Entoproctes (*Pedicellina*, *Loxosoma*).

Autour de la bouche se voit, comme chez les Hydraires, une cou- ronne de tentacules ciliés qui déterminent dans l'eau des tourbillons destinés à amener la nourriture. Ces tentacules, en nombre très va- riable, sont creux et communiquent largement avec la cavité géné- rale. Le liquide à globules qui remplit cette dernière y est poussé soit par les cils qui revêtent la face interne (Phylactolémates ou Stelmatopodes), soit par les contractions de l'endocyste (Gymnolémates ou Lophopodes), et vient s'y charger d'oxygène.

Chez les Entoproctes, les tentacules restent toujours épanouis, ou du moins ont seulement la faculté de s'enrouler sur eux-mêmes. Chez tous les autres Bryozoaires, la gaine tentaculaire s'invagine à la moindre alerte et entraîne avec elle les tentacules : c'est alors seulement qu'elle leur sert véritablement de gaine. L'invagination achevée, un sphincter situé à la base de la gaîne se contracte et assure à l'animal une protection plus efficace ; d'autres fois, un opercule se rabat sur l'orifice de la zoécie et le ferme entièrement (fig. 418).

La forme du lophophore sert de base à la classification des Bryozoaires ectoproctes. Chez les uns (Stelmatopodes : *Eucratea*, *Cellularia*, *Flustra* (fig. 418), *Membranipora*, *Cellepora*, *Alcyonidium*, *Diastopora*, *Tubulipora*, *Ætea*), il est discoïde et porte des tentacules sur toute sa circonférence : ce sont des espèces marines, à de rares exceptions près (*Paludicella*). Chez les autres (Lophopodes : *Cristatella*, *Plumatella*, *Lophopus* (fig. 419), *Alcyonella*, *Fredericella*), il a la forme d'un fer à cheval dont l'ouverture correspond à l'anus : ce sont des espèces d'eau douce. Les premières ont encore la bouche nue, tandis que les secondes possèdent un *épistome*, sorte de clapet mobile qui peut se rabattre sur l'orifice buccal.

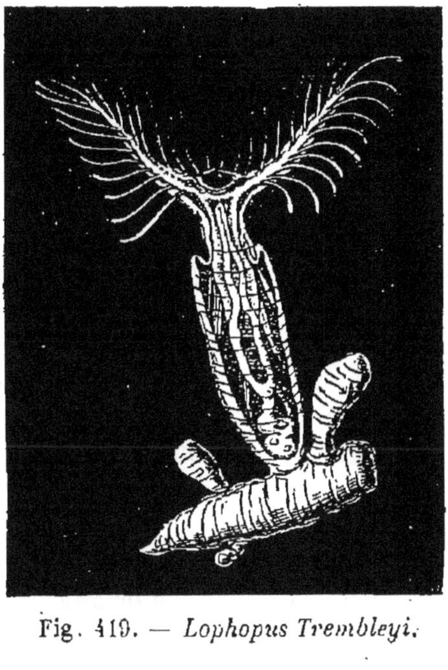

Fig. 419. — *Lophopus Trembleyi.*

On donne parfois le nom de *polypide* à l'ensemble de la couronne tentaculaire et du tube digestif. Ce dernier est contourné en U : l'anus vient s'ouvrir à la partie supérieure, à côté de la bouche, soit en dedans (Entoproctes), soit plus souvent en dehors de la couronne tentaculaire (Ectoproctes).

L'anse stomacale est rattachée au fond de la zoécie par le *funicule*, dépendance de l'*endosarque* : L. Joliet appelle ainsi un tissu fibreux qui tapisse toute la surface de l'endocyste et émet divers tractus, au nombre desquels se trouve le funicule. Celui-ci se continue parfois d'une loge à l'autre, dans les espèces arborescentes, et orme ainsi une sorte de réseau que Fr. Müller avait considéré comme n système nerveux colonial.

L'appareil excréteur fait toujours défaut, sauf chez les Entoproctes, qui présentent une paire d'organes segmentaires (Hatschek, Joliet). Le système nerveux, encore mal connu, ne comprend, chez les espèces marines, qu'un ganglion sus-œsophagien, c'est-à-dire tourné du côté de l'anus et duquel partent plusieurs filets ; chez les espèces d'eau douce, Nitsche a décrit un collier œsophagien, pourvu de deux ganglions du côté anal. Les organes des sens font défaut.

Les sexes sont toujours réunis chez un même individu. Le testicule se développe toujours dans le funicule; l'ovaire s'y développe aussi le lus souvent, mais se montre parfois dans la couche pariétale de l'endosarque. Les œufs et les spermatozoïdes tombent dans la cavité générale, où ils se fécondent directement; Joliet admet pourtant certains cas de fécondation croisée (*Valkeria*). Chez les Stelmatopodes, l'œuf fécondé passe dans une *oécie* ou *ovicelle*, sorte de loge transformée qui surmonte la zoécie ; c'est là qu'il se segmente et se développe en un embryon cilié, qui devient libre et nage à la surface des flots. Chez les Lophopodes, l'œuf fécondé quitte la cavité viscérale et est reçu dans un bourgeon interne de la paroi du corps (*Alcyonella*).

Les Bryozoaires peuvent encore se multiplier par divers modes de reproduction asexuée. La gemmation est le mode le plus commun, comme aussi le plus important : c'est elle qui préside à la formation des colonies.

Un autre procédé consiste en la production des *statoblastes*. On appelle ainsi des corpuscules particuliers qui s'observent seulement chez les formes d'eau douce : vers la fin de l'été, on voit se différencier sur le trajet du funicule une masse cellulaire qui, sans avoir subi aucune fécondation préalable, sécrète à sa surface une lamelle chitineuse résistante et prend l'aspect d'une lentille biconvexe; chaque face porte parfois, vers la périphérie, une rangée de piquants (*Cristatella*). L'hiver passé, le statoblaste se développe : les cellules qu'il renferme s'organisent en un petit animal très simple, non cilié, qui bourgeonne bientôt et devient ainsi le point de départ d'une nouvelle colonie.

On peut enfin considérer comme un phénomène de rajeunissement la formation des corps bruns, dont la véritable nature a été reconnue par Joliet. Le polypide ne vit pas aussi longtemps que la zoécie qui le contient. Quand le premier polypide vient à mourir, il se flétrit et se réduit à un corps brun ; l'endosarque ne tarde pas alors à bourgeonner un nouveau polypide qui, en s'accroissant, rencontre, puis englobe le corps brun et finalement le rejette par l'anus.

Les Stelmatopodes marins présentent d'intéressants exemples de polymorphisme. Nous avons déjà considéré les ovicelles comme des individus transformés ; la même signification doit être attribuée aux *aviculaires* et aux *vibraculaires*, sans compter les individus qui fixent la colonie ni ceux qui constituent les segments des ramifications. Les aviculaires sont des sortes de pinces à deux mors, insérées sur la zoécie non loin de son orifice et ayant l'aspect d'une tête d'Oiseau : les deux branches sont mises en mouvement par des muscles ; elles saisissent au passage les petits organismes et ne les abandonnent que lorsqu'ils sont morts ; le tourbillon déterminé par les tentacules les entraîne alors jusque dans la bouche. La signification des aviculaires est mise hors de doute, si on considère que dans certains cas (*Flustra, Cellaria*), elles occupent la place même des zoécies. Les vibraculaires sont constitués par un tube surmonté d'une longue soie que deux muscles agitent de mouvements continus, destinés à écarter de l'orifice de la zoécie tout corps étranger.

On employait autrefois en médecine, sous les noms *lapis spongiæ*, *spongites* et *cystelithos* diverses espèces de Bryozoaires marins et notamment *Cellepora spongites*. On les estimait « pour les Vers, pour briser la pierre du rein et de la vessie, pour dissoudre les glandes, pour les gouttes, étant prises intérieurement (Lemery). »

Réunis autrefois aux Brachiopodes et aux Tuniciers dans un embranchement des Molluscoïdes, les Bryozoaires méritent d'être rattachés définitivement aux Vers : leur développement, étudié principalement par J. Barrois et par Hatschek, a mis hors de doute leurs affinités avec les Annélides polychètes et avec les Rotifères, mais ils sont beaucoup moins différenciés que ces autres formes et notamment que les Chétopodes, sans doute à cause de leur état sédentaire, qui a pu contribuer au maintien de l'organisation primordiale, sinon la simplifier encore.

J. Barrois, *Recherche sur l'embryologie des Bryozoaires*. Lille, 1877.

J. Jullien, *Monographie des Bryozoaires d'eau douce*. Bulletin de la Soc. zoologique de France, X, p. 91, 1885.

K. Kräpelin, *Die deutschen Süsswasser-Bryozoën*. Hamburg, in-4°, 1887.

CLASSE DES BRACHIOPODES

A l'état adulte, ces animaux ont la plus grande ressemblance avec les Lamellibranches, mais cette ressemblance est purement extérieure. Les deux valves, parfois très inégales, sont dorsale et ventrale et proviennent d'une calcification de la cuticule de deux replis cutanés constituant le *manteau;* l'inférieure (fig. 420, V) est la plus grande et se prolonge en haut par un crochet dont l'extrémité est ercée d'un orifice livrant passage à un pédoncule, P, au moyen duquel le Brachiopode s'attache aux rochers. Les deux valves s'unissent parfois à la face dorsale par une charnière, mais leur ouverture n'est jamais due à l'élasticité d'un ligament articulaire, comme chez les Lamellibranches; leur ouverture et leur occlusion sont au contraire sous l'influence de muscles puissants, *m*, *m'*.

Le pédoncule fait défaut chez *Crania*, qui se fixe directement par la valve ventrale. Dans les autres genres, il devient parfois très long

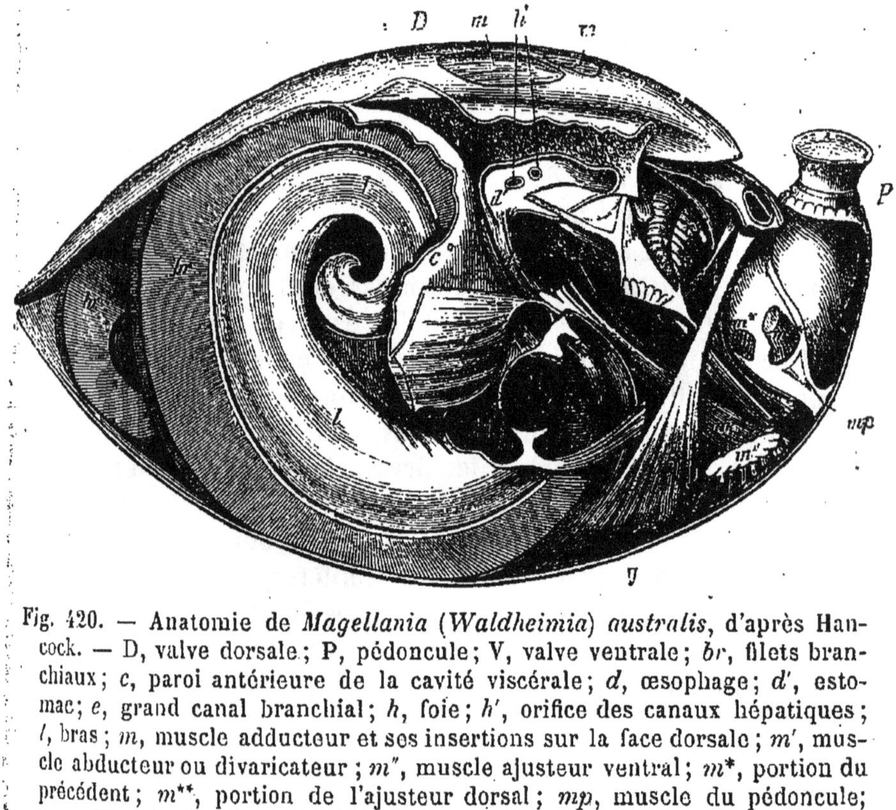

Fig. 420. — Anatomie de *Magellania* (*Waldheimia*) *australis*, d'après Hancock. — D, valve dorsale; P, pédoncule; V, valve ventrale; *br*, filets branchiaux; *c*, paroi antérieure de la cavité viscérale; *d*, œsophage; *d'*, estomac; *e*, grand canal branchial; *h*, foie; *h'*, orifice des canaux hépatiques; *l*, bras; *m*, muscle adducteur et ses insertions sur la face dorsale; *m'*, muscle abducteur ou divaricateur; *m''*, muscle ajusteur ventral; *m**, portion du précédent; *m***, portion de l'ajusteur dorsal; *mp*, muscle du pédoncule; *r*, pavillon de l'oviducte droit.

(*Lingula*, fig. 423); toujours il est entouré d'une enveloppe propre, dont l'extrémité sécrète la substance visqueuse par laquelle se fait la fixation de l'animal, et parcouru par deux muscles longitudinaux (fig. 420, *mp*) qui s'insèrent sur la valve ventrale. Sur la capsule du pédoncule s'attachent deux paires de *muscles ajusteurs*, *m''*, *m**, *m***, ainsi nommés par Hancock parce qu'ils ont pour fonction d'adapter exactement l'une à l'autre les deux valves du test, sur lequel ils prennent d'autre part insertion.

Le manteau est constitué par deux grands replis, l'un dorsal, l'autre ventral. Chacun d'eux résulte de ce que le tégument s'est adossé à lui-même, laissant entre ses deux lames un espace que cloisonnent un nombre considérable de trabécules conjonctives et qui n'est qu'une dépendance de la cavité générale. La lame externe du manteau s'enfonce et se ramifie dans l'épaisseur de la coquille : le liquide nourricier circule ainsi dans un système de canaux compliqués qui arrivent jusqu'à la surface de celle-ci et sont en rapport avec la fonction respiratoire. Le bord libre du manteau porte sur toute son étendue une rangée de soies cloisonnées, très semblables à celles des Annélides, mues chacune par deux ou trois petits muscles et insérées chacune au fond d'une dépression particulière.

Les Brachiopodes doivent leur nom à deux longs bras, remplissant tout l'espace compris entre les deux lobes du manteau et enroulés en

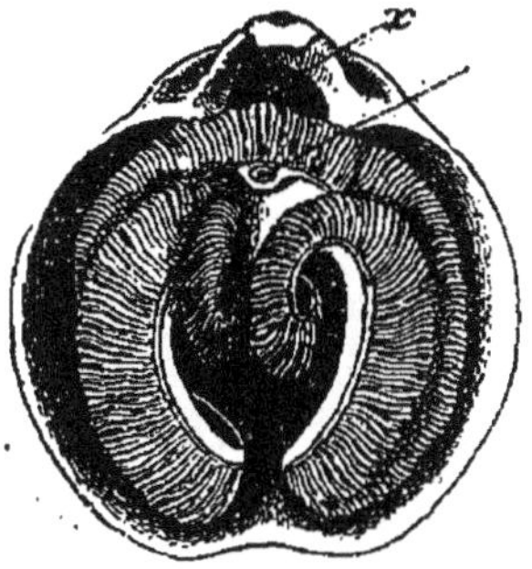

Fig. 421. — Valve dorsale de *Terebratula caput serpentis*.

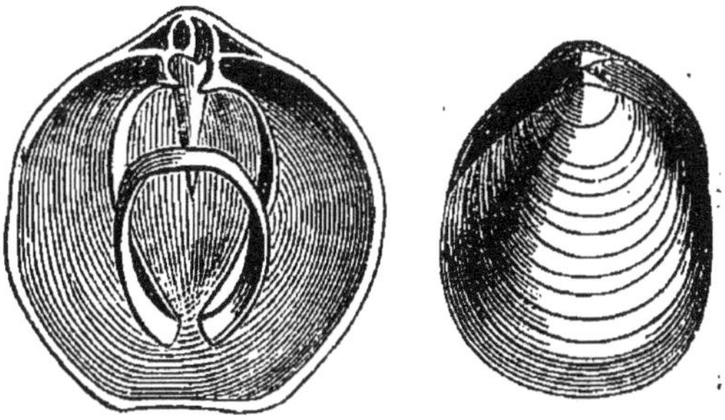

Fig. 422. — *Terebratula numismalis*.

anse (*Terebratulina*, fig. 421) ou en spirale (*Magellania*, fig. 420). Ils sont situés de chaque côté de la bouche et sont formés chacun d'une baguette de consistance cartilagineuse (fig. 420, *l*), dont le bord correspond à la convexité de la spire et porte un grand nombre de cirres ou de tentacules mobiles, *br*. L'appareil est souvent suspendu à la valve dorsale par des pièces calcaires diversement conformées, qui se développent sur celle-ci et constituent un squelette brachial plus ou moins compliqué (fig. 422). Les bras sont couverts sur leur surface entière de cils vibratiles dont le mouvement dirige vers la bouche les particules alimentaires tenues en suspension dans l'eau ; ils sont enfin creusés de deux canaux qui se fusionnent au niveau de la bouche, puis se jettent dans la cavité générale. Les bras ne font défaut que dans quelques types sans doute dégénérés (*Argiope*, *Mühlfeldtia*).

Le corps est de dimensions fort restreintes. La bouche, située entre les deux bras et à leur base (fig. 423, B, *o*), se continue par un court œsophage (fig. 420, *d*; fig. 423, *œ*), puis par un estomac ovoïde (fig. 420, *d'*; fig. 423, *v*), dans lequel viennent se jeter de chaque côté trois courts canaux hépatiques (fig. 423, *h*) provenant de part et d'autre 'un foie (fig. 420, *h*) situé entre les muscles adducteurs. L'intestin fig. 423, *i*) se contourne plus ou moins sur lui-même et, suivant les as, se termine en cæcum et se continue par un simple ligament qui a s'attacher sur le pédoncule ou au contraire se réfléchit pour aller s'ouvrir au dehors par un anus, *a*, situé sur le côté droit; chez *Crania*, cet orifice est édian et dorsal. L'estomac et l'intestin sont toujours réunis à la paroi du corps par deux lames mésentériques, *m*, qui vont s'insérer respectivement sur les lignes dorsale et ventrale et divisent la cavité générale en deux poches ne communiquant pas entre elles. Des paires de ligaments transversaux rattachent encore le tube digestif à la paroi du corps : l'antérieure, *m'*, se voit au niveau du cardia; la postérieure part de a région moyenne de l'intestin et présente un intérêt particulier, en ce qu'elle supporte l'entonnoir vibratile de l'organe segmentaire.

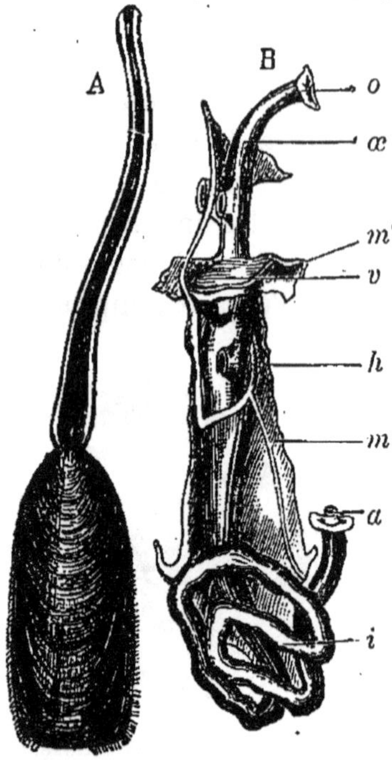

Fig. 423. — A, *Lingula anatina*, demi-grandeur; B, son appareil digestif. — *a*, anus; *h*, embouchure des canaux hépatiques; *i*, intestin; *m*, *m'*, mésentère; *o*, bouche; *œ*, œsophage; *v*, estomac.

Hancock a décrit un appareil circulatoire dont l'existence n'a pas été suffisamment confirmée. Le système nerveux est constitué par un collier œsophagien (*Terebratula*, *Crania*) ou seulement par une masse ganglionnaire sous-œsophagienne (*Thecidea*); cet organe central émet des filets qui se rendent au manteau, aux bras et au tube digestif. Les organes des sens semblent manquer, mais la larve possède des taches oculaires.

Les sexes sont séparés. La glande génitale est paire et disposée symétriquement de chaque côté de l'intestin; de là, elle émet des ramifications qui s'insinuent dans les sinus du manteau. Les produits sexuels tombent dans ces sinus, puis sont ramenés dans la cavité générale, d'où ils sont expulsés par les organes segmentaires; ceux-ci sont au nombre d'une paire, parfois de deux (*Rhynchonella psittacea*), et s'ouvrent au dehors entre les deux feuillets du manteau.

Fort abondants pendant toute la durée des temps géologiques, les Brachiopodes sont très peu nombreux dans les mers actuelles, dont ils habitent surtout les grandes profondeurs; tout fait prévoir que les derniers survivants ne tarderont guère à disparaître à leur tour. On les divise en deux ordres :

Chez les Ecardines ou *Inarticulés*, le test n'a ni charnière ni squelette brachial; le tube digestif se termine par un anus latéral (*Lingula, Discina*) ou médio-dorsal (*Crania*); les bords des lobes du manteau sont entièrement séparés. *Ligula hians* Swainson est comestible en Chine.

Chez les Testicardines ou *Articulés*, la coquille est pourvue d'une charnière, dont les dents sont ordinairement situées sur la valve ventrale; celle-ci porte un squelette brachial. Le tube digestif se termine en cul-de-sac (*Thecidea, Magellania, Terebratula, Terebratella, Argiope, Mühlfeldtia*). Le genre *Rhynchonella* établit le passage aux Ecardines : ses bras sont enroulés en spirale, son squelette brachial est rudimentaire; son intestin est très long et présente un rectum distinct, mais l'anus est déjà oblitéré.

Le développement des Brachiopodes est très imparfaitement connu; on sait néanmoins qu'il convient de les retrancher du groupe des Molluscoïdes et de les rattacher au vaste embranchement des Vers, dans lequel ils occupent une place encore incertaine. Leurs larves ciliées, nageuses, sont pourvues de soies et de taches oculaires qui leur donnent une grande ressemblance avec celles de certaines Annélides. Les Brachiopodes, en effet, ont d'incontestables affinités avec les Chétopodes, ainsi qu'avec les Bryozoaires; ils représentent l'un des types les plus anciens, puisqu'on les trouve dès les premiers âges de l'époque cambrienne et que, depuis lors, certains genres, tels que *Lingula*, se sont maintenus jusqu'à nos jours sans subir de grandes modifications.

E. Joubin, *Recherches sur l'anatomie des Brachiopodes inarticulés*. Arch. de zool. expérim., (2), IV, 1885.

D. P. Œhlert, *Brachiopodes* dans P. Fischer, *Manuel de conchyliologie*. Paris, 1887. Voir p. 1189.

CLASSE DES ANNÉLIDES

Les Annélides sont des Vers cylindriques ou aplatis, à corps nettement segmenté. Elles sont munies d'un cerveau, d'un collier œsophagien, d'une chaîne ganglionnaire ventrale et de vaisseaux sanguins formant un système clos de toutes parts. Ces Vers sont très riches en espèces; malgré d'indéniables caractères communs, on peut les diviser en deux sous-classes.

Sous-classe des Hirudinées.

Les Hirudinées, Discophores ou Sangsues sont des Annélides aplaties, dont le corps est marqué d'anneaux courts, parfois peu apparents. Ces animaux sont hermaphrodites et présentent une ventouse à chacune de leurs extrémités, mais sont toujours dépourvus de soies et de parapodes; la région céphalique est indistincte. Ils se nourrissent du sang de divers animaux, mais ce ne sont pas de véritables parasites. On les divise en cinq familles, savoir : les Histriobdellides, les Acanthobdellides, les Rhynchobdellides, les Branchiobdellides et les Gnathobdellides. Nous parlerons seulement de quelques-unes de ces dernières; quant aux autres, on trouvera leur histoire à l'article suivant.

R. Blanchard, *Hirudinées*. Dictionn. encyclop. des sciences médicales, (4), XIV, p. 129, 1888.

FAMILLE DES GNATHOBDELLIDES

Ces Hirudinées sont généralement armées de trois mâchoires, dont la tranche porte des denticules plus ou moins développés; le sang est rouge et renferme de l'hémoglobine. Ce sont pour la plupart des Sangsues de taille moyenne. En tenant compte de la disposition des yeux et de la constitution des somites, on divise cette famille en deux groupes, les Hirudinides et les Néphélides.

Toutes les Hirudinides sont pourvues de cinq paires d'yeux et ont le corps formé de 26 somites, composés chacun théoriquement de cinq anneaux; la limite des différents somites est reconnaissable à ce que le premier anneau de chacun d'eux porte à l'une et l'autre de ses faces un certain nombre de papilles sensorielles, dites *papilles segmentaires*. C'est seulement à la partie moyenne du corps que les somites restent formés de cinq anneaux; à chacune des extrémités, un certain nombre d'entre eux, variable d'un genre à l'autre et même d'une espèce à l'autre, subit une importante modification consistant en la suppression d'un à quatre anneaux; toutefois, cette disparition ne porte jamais sur l'anneau papillifère.

Le groupe des Hirudinides a pour type le genre *Hirudo* Linné, 1746 ; il comprend encore les genres *Aulastoma* Moquin-Tandon, *Hirudinaria* Whitman, *Macrobdella* Verrill, *Whitmania* R. Bl., *Haemadipsa* Tennent et *Moquinia* R. Bl.

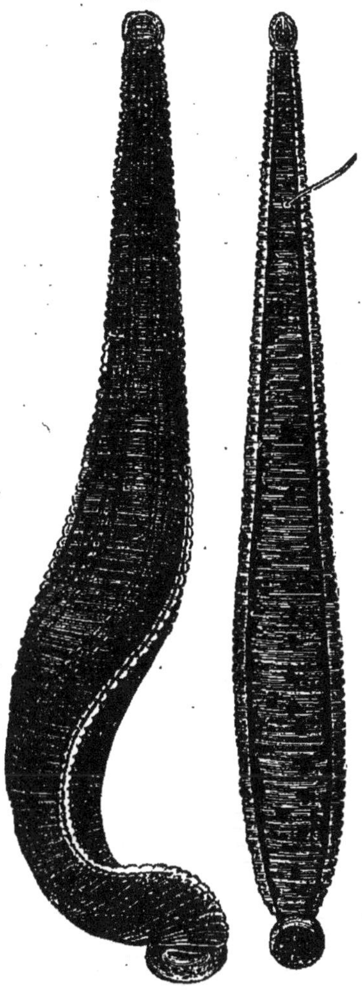

Fig. 424. — *Hirudo medicinalis.* — A, de dos et de profil. — B, par la face ventrale.

Hirudo medicinalis Rai, 1710.

SYNONYMIE : *Hirudo venæsector* Braun, 1805.
Iatrobdella medicinalis, de Blainville, 1828.

La Sangsue médicinale (fig. 424) est longue de 80 à 120 millimètres, large de 12 à 20 millimètres ; elle habite les eaux douces de l'Europe et du nord de l'Afrique, particulièrement les fossés, les marais, les petites rivières peu rapides. Son corps est déprimé ; le dos est généralement gris olivâtre, avec six bandes plus ou moins distinctes ; le bord est olivâtre clair ; le ventre est bordé d'une bande rectiligne. Elle présente un grand nombre de variétés qui tiennent à des différences dans la teinte du pigment et dans la disposition des lignes ou des taches de l'une et l'autre face.

Tous les auteurs s'accordent pour lui attribuer 95 anneaux : ils comptent, en effet, les anneaux par la face ventrale, en commençant par l'anneau qui limite en arrière la ventouse buccale ; d'autre part, ils négligent l'anneau rudimentaire sur lequel, ou même en avant duquel s'ouvre l'anus. Il est plus rationnel de compter les anneaux par la face dorsale, en considérant comme le premier anneau celui qui porte la première paire d'yeux. On constate ainsi que la Sangsue est formée de

02 anneaux, répartis en 6 somites : c'est dire ue les somites ne sont as tous égaux entre eux; a figure 425 va nous per- eltre d'étudier leur disosition.

Les 6 premiers et les derniers somites sont raccourcis; les 16 autres, compris entre la première et la dernière paires d'organes segmentaires, sont demeurés normaux, c'est-à-dire formés chacun de cinq anneaux. Les 6 somites antérieurs renferment en tout 13 anneaux, savoir : les deux premiers chacun un seul anneau; le somite 3 a 2 anneaux; les somites 4, 5 et 6 ont chacun 3 anneaux. Cela revient à dire que les somites 1 et 2 ont perdu chacun 4 anneaux; que le somite 3 en a perdu 3 et que chacun des somites 4, 5 et 6 en a perdu 2, soit une perte totale de 17 anneaux pour les 6 premiers somites.

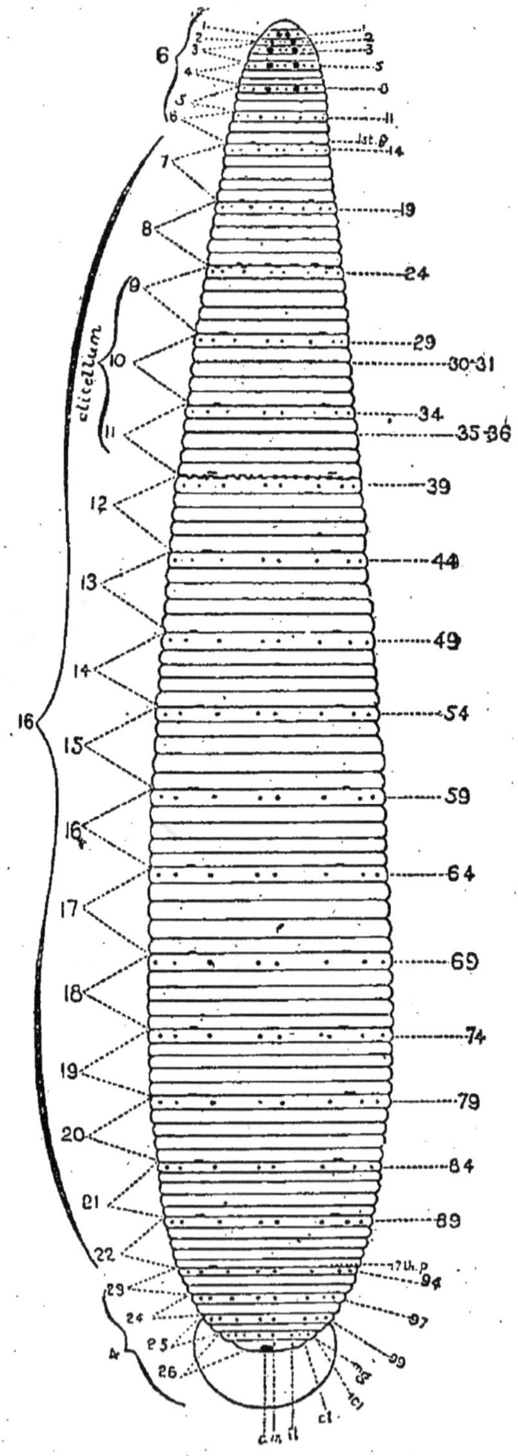

Fig. 425. — Schéma de l'organisation d'*Hirudo medicinalis*, d'après C. O. Whitman. — *a*, anus; *il*, papilles latérales internes; *m*, papilles médianes; *mg*, papilles marginales; *ol*, papilles latérales externes; 1st*p*, orifice de la première paire d'organes segmentaires ou premier pore néphridial; 17th*p*, 17e pore néphridial. Les chiffres situés à droite indiquent le numéro d'ordre des anneaux; ceux de gauche indiquent le numéro d'ordre des somites.

Les 4 derniers somites renferment en tout 9 anneaux, savoir : le somite 23 à 3 anneaux ; les somites 24, 25 et 26 en ont chacun 2. En d'autres termes, le somite 23 a perdu 2 anneaux ; les somites 24, 25 et 26 ont perdu chacun 3 anneaux, soit une perte totale de 11 anneaux pour les 4 somites postérieurs.

Comme on le voit, les anneaux ont une tendance à se fusionner entre eux, d'où résulte un raccourcissement des somites. Ce raccourcissement se manifeste à chacune des extrémités, mais les anneaux porteurs de papilles sont conservés, tandis que les anneaux qui en sont dépourvus peuvent être supprimés en partie ou en totalité, comme de moindre importance. Les anneaux papillifères peuvent entrer en coalescence soit avec l'anneau précédent, soit avec l'anneau suivant. C'est ainsi que l'anneau 5, qui porte la 4e paire d'yeux, est en train de s'unir à l'anneau 6 ; l'anneau 8 est en train d'absorber l'anneau 7. Le processus de coalescence est mis hors de doute par ce fait, que les anneaux 6 et 7 sont comparativement étroits et que les sillons qui les séparent respectivement des anneaux 5 et 8 sont totalement oblitérés à la face ventrale ; ces mêmes sillons sont encore bien marqués à la face dorsale, mais sans être aussi profonds que leurs congénères.

Nous venons de parler des yeux et des papilles segmentaires : voyons en quoi ces organes consistent. Si on examine un somite normal, par exemple le somite 15, qui comprend les anneaux 54 à 58, on observe sur le premier anneau des petites taches qui, à un faible grossissement, se montrent comme des papilles à sommet arrondi. Leur nombre et leur disposition présentent une remarquable fixité : on en trouve 8 à la face dorsale et 6 à la face ventrale, soit 14 sur le premier anneau de chaque somite ; aucun des autres anneaux n'en est muni, mais il est des espèces où on en trouve jusque sur la ventouse postérieure, signe certain que celle-ci résulte de la fusion et de la transformation d'un certain nombre d'anneaux.

Dans la série des somites, les papilles se répètent avec une grande régularité. Celles de la face dorsale se disposent en huit rangées longitudinales : deux rangées médianes (fig. 425, *m*), deux rangées latérales internes, *il*, deux rangées latérales externes, *ol*, et deux rangées marginales, *mg*.

De même, on voit à la face ventrale deux rangées médianes, séparées l'une de l'autre par un peu moins du tiers de la largeur du corps, deux rangées latérales et deux rangées marginales.

Les six rangées de papilles ventrales se poursuivent sans modification sur toute la longueur de l'animal. Celles de la face dorsale se comportent de même depuis l'anneau 11, par lequel débute le somite 6, jusqu'à l'extrémité postérieure du corps ; en avant, il n'en est plus de même. Les papilles médianes restent intactes sur les anneaux

2, 3, 5 et 8, mais se transforment sur l'anneau 1, de manière à constituer les deux yeux de la première paire. Les papilles latérales internes font défaut sur le premier anneau, mais deviennent également des yeux sur les anneaux 2, 3, 5 et 8 : ce sont les yeux des quatre dernières paires. Ces papilles latérales externes se retrouvent sans modification sur tous les anneaux papillifères; il en est de même pour les papilles marginales, à l'exception du premier anneau (1).

Les yeux sont donc les homologues sériaires des papilles segmentaires : les deux premiers yeux ont pris la place d'une paire de papilles médianes; les autres remplacent quatre paires de papilles latérales internes. Cela revient à dire que les rangées longitudinales de papilles médianes sont les équivalents métamériques de la première paire d'yeux et que les rangées de papilles latérales internes ont la même signification par rapport aux quatre autres paires d'yeux.

Cette remarquable homologie, basée exclusivement sur la morphologie, se trouve confirmée par l'étude anatomique de l'œil et de la papille segmentaire. L'œil de la Sangsue est une masse cylindrique de cellules trois ou quatre fois aussi longues que larges. La portion axile est formée de grandes cellules vitreuses, fort distinctes de toutes les autres cellules du corps : chacune d'elles présente en son centre une sorte de vacuole, que remplit sans doute un liquide incolore. Le protoplasma de ces cellules constitue une épaisse enveloppe qui, par l'un de ses côtés, se projette dans l'intérieur de la vacuole en une sorte de protubérance dont la base est occupée par le noyau cellulaire. Cette partie axile, formée de cellules claires, est entourée de toutes parts d'une épaisse couche de pigment noir, sauf du côté externe. Le capuchon épidermique qui recouvre ces cellules est convexe et totalement dépourvu de pigment. Un nerf optique pénètre dans l'œil au voisinage de son extrémité profonde et suit l'axe de l'organe sur une grande partie de sa longueur; il est probable que ses rameaux se mettent en connexion avec les cellules claires.

Les papilles segmentaires ont cette même structure et renferment tous ces éléments, à l'exception du pigment; une branche des nerfs latéraux se rend à chacune d'elles. L'absence de pigment permet de douter si ces organes perçoivent la lumière; leur fonction est problématique, mais leur structure et leur situation autorisent à penser que ce sont des yeux en voie de développement.

(1) Dans le diagramme (fig. 425), les papilles latérales externes et marginales se continuent en avant jusqu'au premier anneau; les marginales sont seules absentes sur celui-ci. Mais dans la plupart des espèces d'*Hirudo*, deux de ces rangées sont très indistinctes ou même font défaut sur les trois premiers anneaux; elles existent au contraire dans le genre *Aulastoma* et sont très distinctes dans les grandes Sangsues médicinales de Saïgon, de Singapour, de Java et de Ceylan.

Nous avons noté que le premier anneau de chaque somite est caractérisé par la présence des papilles segmentaires; le dernier anneau l'est lui-même par la présence des *pores néphridiaux* qui s'ouvrent dans son bord postérieur, à la face ventrale et latéralement. On peut dire que ces orifices se présentent par paires, dans le sillon qui sépare deux somites consécutifs; ils font communiquer les organes *segmentaires* avec l'extérieur.

On désigne ainsi une série de tubes très compliqués qui s'ouvrent dans la cavité générale par un entounoir vibratile, traversent la paroi du corps en se repliant et en se contournant sur eux-mêmes, puis

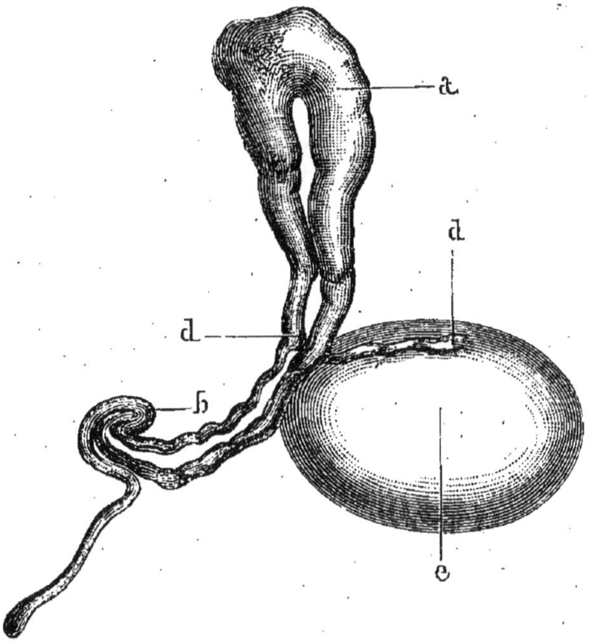

Fig. 426. — Organe segmentaire de la Sangsue, d'après Gratiolet. — *a*, glande mucipare en anse; *b*, son extrémité enroulée; *c*, son appendice cæcal; *d*, son canal excréteur; *e*, vésicule terminale.

se terminent par les pores néphridiaux. Ces tubes sont très régulièrement disposés par paires dans certains somites; leur nombre varie suivant les espèces, et leur structure acquiert parfois une extrême complication. Ils jouent le rôle d'appareil excréteur et sont caractéristiques des Annélides.

Chez *Hirudo medicinalis*, les organes segmentaires sont au nombre de 17 paires : la première (fig. 425, 1st *p*) s'ouvre entre les somites 6 et 7 ou entre les anneaux 13 et 14; la 17e ou dernière (fig. 425, 17th *p*) s'ouvre entre les somites 22 et 23 ou entre les anneaux 93 et 94. Entre les deux paires extrêmes, il y a donc exactement 16 somites complets ou 80 anneaux. Ces organes diffèrent notablement de la description typique qui précède : par suite d'un développement exagéré du tissu mésodermique, qui est venu combler la cavité générale, l'entonnoir vibratile, qui s'ouvrait primitivement dans celle-ci, s'est oblitéré, en sorte que l'organe débute par un tube en cul-de-sac (fig. 426, *c*); l'entonnoir persiste chez les Hirudinées dont la cavité générale n'est pas oblitérée (*Branchiobdella*, *Nephelis*). Le tube, *b*, se bifurque et forme une anse, *a*, ou *glande mucipare*, dont le canal excréteur, *d*, aboutit à une large vésicule, *e*, qui recueille les produits d'excrétion élaborés par la glande et les déverse au dehors.

Les somites 9, 10 et 11, soit les anneaux 24 à 32, constituent la *ceinture* ou *clitellum*, c'est-à-dire une portion du corps dans laquelle les glandes de la peau se gonflent et entrent en activité au moment de la ponte, de manière à sécréter une substance mucilagineuse, au moyen de laquelle l'animal fabrique un cocon dans lequel les œufs sont pondus. Les deux orifices sexuels se voient à la face ventrale et s'ouvrent sur le clitellum : l'orifice mâle entre les anneaux 30 et 31, c'est-à-dire entre le deuxième et le troisième anneaux du somite 10 : la vulve occupe une situation analogue sur le somite 11 et s'ouvre entre les anneaux 35 et 36.

Les téguments ne sont pas ciliés ; ils comprennent une mince cuticule, soumise à des mues fréquentes, et une couche de cellules épidermiques, auxquelles sont interposées des glandes unicellulaires particulièrement abondantes au niveau du clitellum ; au-dessous vient un mince hypoderme renfermant un nombre considérable de cellules pigmentaires, diversement colorées suivant les espèces ou les races. Une double couche musculaire entre encore dans la constitution de la paroi du corps : la couche externe est circulaire, l'interne est longitudinale ; de plus, des fibres dorso-ventrales traversent le corps de part en part ; d'autres fibres vont encore s'insérer à la surface des organes.

La ventouse antérieure (fig. 427) est peu concave, arrondie en avant, et présente inférieurement quelques plis longitudinaux peu apparents. La bouche s'ouvre au fond : elle est grande, relativement à la ventouse ; au repos, elle est limitée par trois lèvres, deux antéro-latérales, très proéminentes, et une postéro-médiane, dont les commissures présentent l'aspect d'une étoile à trois branches.

Dans l'intervalle de ces lèvres et à l'intérieur de la bouche, on trouve trois grandes mâchoires égales (fig. 428 et 429), très comprimées, ayant chacune la forme d'une petite scie demi-circulaire, pourvue d'un manche raccourci, par lequel elle se fixe dans les téguments, ainsi que par son bord rectiligne. La portion circulaire est donc saillante ; son bord convexe et tran-

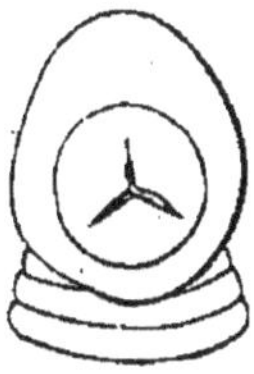

Fig. 427. — Ventouse buccale.

Fig. 428. — Ventouse buccale ouverte, pour montrer les trois mâchoires.

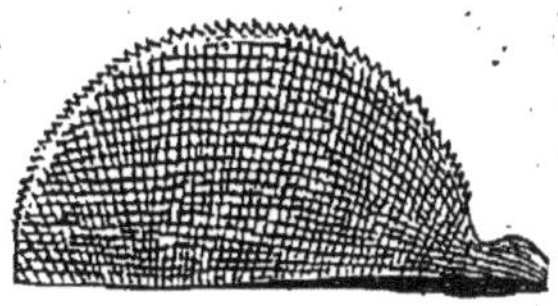

Fig. 429. — Mâchoire isolée et grossie.

chant est armé, sauf aux deux extrémités, d'une rangée d'environ 90 denticules, placés comme à cheval sur le bord tranchant de la mâchoire. Ces denticules sont de taille inégale : les plus petits se voient du côté antérieur ou externe ; ils augmentent graduellement de grosseur en se rapprochant du bord postérieur ou interne. Chaque mâchoire est animée par un petit faisceau musculaire, dont les fibres divergent en arrière et vont se confondre avec les muscles longitudinaux du larynx; en avant, ces fibres se divisent et vont prendre insertion sur la mâchoire même.

A la suite de la bouche (fig. 431, *h*) vient l'œsophage, *i*, canal petit, resserré et membraneux, pourvu de quelques rides longitudinales très fines et peu marquées; sa paroi comprend des fibres musculaires longitudinales, transversales et radiaires. Après un court trajet, il s'ouvre dans l'estomac, vaste poche qui se trouve subdivisée par des brides transversales, *k*, qui pour la plupart correspondent chacune à un somite. Chaque chambre se dilate à droite et à gauche en un cæcum avec lequel elle communique largement. Les deux derniers cæcums, *m*,*n*, se distinguent entre tous par leur extrême longueur et par leur direction : ils s'étendent d'avant en arrière jusqu'au voisinage de l'anus. Les chambres gastriques et les cæcums qu'elles portent latéralement augmentent de taille du premier au dernier.

L'intestin (fig. 430, *de;* fig. 431, *p*) prend naissance immédiatement après les deux derniers cæcums, entre lesquels il chemine. C'est un canal grêle et rectiligne, dont la paroi ne renferme pas de couche musculaire, mais dont la dilatation est assurée par le jeu de muscles insérés à sa surface. Il va s'ouvrir au-dessus de la ventouse postérieure, entre les anneaux 101 et 102 ou sur l'anneau 102; ce dernier est très rudimentaire. La ventouse elle-même est un peu plus grande que l'antérieure; son disque est très légèrement strié.

Dans l'épaisseur de l'œsophage se trouve un amas de petites glandes qui viennent déboucher dans la cavité de l'organe; on les a considérées comme des glandes salivaires. Le liquide qu'elles sécrètent aurait, suivant Haycraft, non la propriété de digérer les aliments, mais celle d'empêcher la coagulation du sang.

On sait qu'après une piqûre de Sangsue l'hémorrhagie est difficile à arrêter et que le sang contenu dans l'estomac de l'animal n'est pas coagulé; si on l'extrait de l'estomac après la mort du Ver, il a perdu sa coagulabilité. Ces phénomènes sont dus à l'action du liquide susdit, qui se déverse dans l'œsophage et dans la bouche et qui détruit le ferment du sang, sans amener d'ailleurs aucune modification appréciable de ce liquide. Injecté à un animal à sang chaud, il ne détermine que de faibles accidents et est éliminé par le rein. Il est sans effet sur la coagulation du lait; il accélère un peu celle de la myosine et la rigidité cadavérique. Il est soluble dans l'eau, pure ou salée, mais est insoluble dans le chloroforme, l'éther, le benzol et l'alcool.

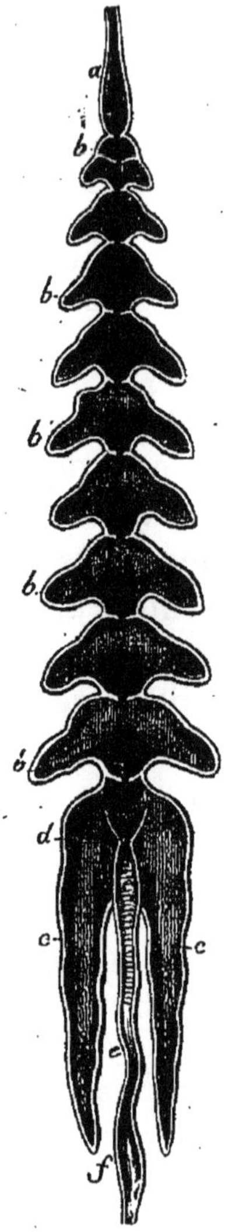

Fig. 430. — Tube digestif de la Sangsue médicinale. — *a*, œsophage; *b*, chambres gastriques; *c*, cæcums gastriques postérieurs; *d*,*e*, intestin; *f*, rectum.

L'appareil circulatoire est bien développé et renferme du sang teinté en rouge par l'hémoglobine dissoute. Il se compose essentiellement de trois vaisseaux longitudinaux, un dorsal et deux latéraux. Le vaisseau dorsal court tout le long de la ligne médiane et se termine à chaque extrémité par un grand nombre de ramifications. Les deux vaisseaux latéraux sont contractiles; ils s'atténuent à chaque extrémité et s'anastomosent à plein canal. Dans chacun des 17 somites pourvus d'organes segmentaires, ces vaisseaux s'unissent en outre l'un à l'autre par deux branches anastomotiques, l'une qui

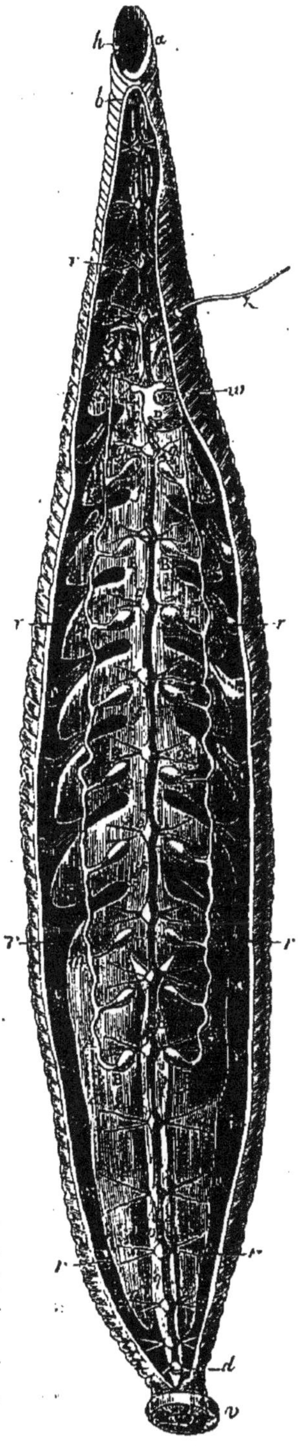

court sous les téguments de la face dorsale, l'autre qui court sous ceux de la face ventrale ; cette dernière branche naît de part et d'autre par deux racines qui s'unissent bientôt entre elles.

Les dernières ramifications de ce système vasculaire se perdent dans l'épaisseur des organes et dans le parenchyme du corps. De là, le sang est recueilli par un sinus médio-ventral qui représente, non un vaisseau véritable, mais une simple lacune, dernier vestige de la cavité générale. Ce sinus renferme le système nerveux central ; à chacune des extrémités, il se divise en un certain nombre de fines ramifications qui s'unissent sans doute aux vaisseaux dorsal et latéraux.

Le système nerveux est constitué par un collier œsophagien, auquel fait suite une chaîne ganglionnaire ventrale. Le collier présente en haut et sur les côtés deux ganglions cérébroïdes, d'où partent trois paires de nerfs qui se rendent aux yeux; deux courts connectifs les rattachent à une volumineuse masse ganglionnaire ventrale, qui envoie cinq paires de nerfs à la ventouse antérieure. La chaîne ganglionnaire est formée de 21 ganglions (fig. 431, *e*), répartis dans chacun des somites : le premier ganglion, *b*, se voit immédiatement en arrière de la ventouse buccale; le dernier ou *ganglion anal*, *d*, est à la base de la ventouse postérieure. Chaque ganglion émet de chaque côté un certain nombre de filets

Fig. 431. — Anatomie d'*Hirudo medicinalis* vue par la face ventrale, d'après Moquin-Tandon. — *a*, ventouse buccale ; *b*, premier ganglion de la chaîne ventrale ; *d*, ganglion anal ; *e*, ganglions ; *f*, chaîne nerveuse ; *g*, nerfs partant des ganglions ; *h*, bouche ; *i*, œsophage ; *k*, chambres gastriques ; *m*,*n*, cæcum gastrique postérieur ; *p*, intestin ; *q*, rectum ; *r*, organes segmentaires ; *t*, épididyme ; *v*, ventouse postérieure ; *w*, vulve ; *x*, fourreau du pénis ; *z*, pénis ; A, canal déférent; B, testicules ; D, utérus ; E, ovaires.

nerveux, *g*, qui se rendent aux organes; il est en réalité double et formé de deux moitiés fusionnées sur la ligne médiane; d'un somite à l'autre, les deux moitiés correspondantes sont réunies par une commissure particulière, en contact avec sa congénère, mais non fusionnée avec elle. Le ganglion anal est nettement subdivisé en sept segments, primitivement distincts chez la larve; il donne naissance à 9 paires nerveuses qui se distribuent à la ventouse anale.

Les commissures de la chaîne ventrale sont accompagnées par un petit tronc nerveux ou *nerf intermédiaire de Faivre*, qui, comme elles, traverse tous les ganglions et semble être l'homologue du nerf sympathique impair des Arthropodes. Le stomato-gastrique est lui-même représenté par un plexus nerveux, entremêlé de petits ganglions, qui entoure l'œsophage et provient sans doute des ganglions cérébroïdes.

En outre des yeux et des papilles segmentaires, les organes des sens sont encore représentés par des corpuscules cupuliformes que porte l'extrémité antérieure du corps et auxquels aboutissent des filets séparés des nerfs qui se rendent aux yeux.

La Sangsue est hermaphrodite, d'ailleurs comme toutes les Hirudinées, sauf *Histriobdella*. Les organes mâles sont représentés par 9 paires de testicules, situées à la face ventrale des somites 12 à 20. Chaque testicule est constitué par un corpuscule sphérique, B, entouré d'une épaisse enveloppe et émettant sur le côté externe un canal transversal qui va se jeter dans un canal déférent, A, né du dernier testicule. Ce canal déférent se porte d'arrière en avant, à la face inférieure des cæcums gastriques. Parvenu dans le somite 11, il se pelotonne sur lui-même pour former l'*épididyme*, *t*, puis s'unit sur la ligne médiane à celui du côté opposé; leur union se fait au centre de la *prostate*, amas de glandes unicellulaires; il en résulte un canal unique qui se continue et s'ouvre au dehors par un *pénis* exsertile, *z*, normalement replié dans une petite poche, *x*. Les glandules prostatiques sécrètent un liquide visqueux qui agglomère les spermatozoïdes en faisceaux ou *spermatophores*, dont la rupture ne s'effectue que dans l'appareil femelle.

Celui-ci consiste en une seule paire d'ovaires, E, contenus dans le somite 11 et formés d'un tube pelotonné qui émet un oviducte, bientôt réuni à son congénère. Ainsi prend naissance un utérus, D, qu'entoure la *glande de l'albumine* et qui se continue par un vagin ovoïde aboutissant à la vulve, *w*.

Lors de l'accouplement, deux individus se rapprochent ventre contre ventre et en sens inverse; le coït est réciproque, comme chez les Escargots; d'après Valenciennes, il dure plus de trois heures, pendant lesquelles les animaux gardent un repos absolu. La ponte s'effectue trente à quarante jours plus tard; les œufs ne sont pas pondus isolément, mais sont réunis dans un cocon.

Quand la Sangsue veut former son cocon, elle sort de l'eau et se creuse une galerie dans la vase ou dans la terre humide. Elle laisse alors couler de sa bouche une bave écumeuse dont elle s'entoure complètement. Le clitellum se gonfle et ses glandes cutanées produisent un liquide qui se condense à la surface en une sorte de pellicule. L'animal, fixé par sa ventouse postérieure, paraît souffrir: il se tord en tous sens, la partie postérieure de son corps demeurant immobile et servant de point d'appui. Au bout d'un certain temps, quelques ovules sortent par la vulve : ils se disposent entre la surface du corps et la pellicule ovoïde dont chaque extrémité étrangle fortement la Sangsue. Celle-ci se retire alors brusquement de la capsule, dont les deux orifices polaires se ferment aussitôt par un épais bouchon brunâtre qui tombera plus tard comme un opercule. Cette opération dure environ vingt-cinq minutes.

Dès que la capsule est achevée, l'animal sécrète une écume blanche, légère, mousseuse, semblable à celle de l'albumine longtemps battue à l'air, et la dispose autour de celle-ci. Cette écume se condense et finit par brunir et par constituer le réseau spongieux.

Chaque Sangsue médicinale produit ainsi 1 ou 2 cocons (fig. 432),

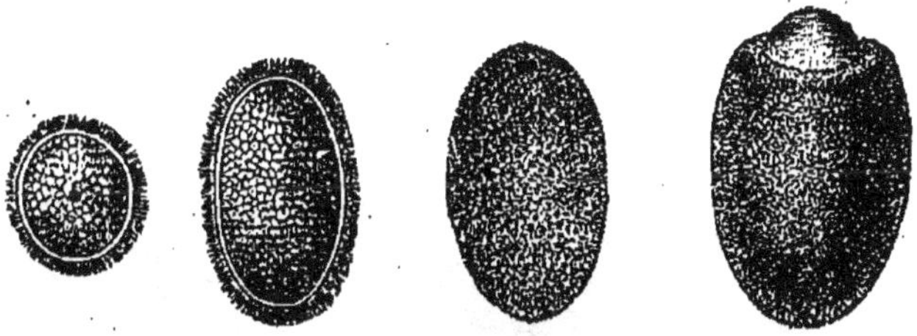

Fig. 432. — Cocon d'*Hirudo medicinalis*.

rarement 3 ou 4. C'est à leur intérieur que se fait le développement des ovules, à la condition que les cocons soient maintenus dans un endroit humide, mais non submergés. L'éclosion a lieu au bout de vingt-cinq à vingt-huit jours : les petits font tomber l'opercule placé à chaque pôle de la capsule intérieure du cocon, serpentent quelque temps à travers les mailles du tissu spongieux et finissent par sortir par divers points de sa surface; ils sont alors longs de 17 à 20 millimètres.

Carlet a étudié le fonctionnement des ventouses au moyen de la méthode graphique. Il fait marcher une Sangsue sur une feuille de papier enduit de noir de fumée. L'animal laisse en blanc les traces de son passage, correspondant à la fixation des ventouses.

La ventouse postérieure laisse deux sortes d'empreintes. Les unes (fig. 433, 1) sont des anneaux blancs à centre noir, qu'on obtient en détachant la Sangsue au moment même où elle vient

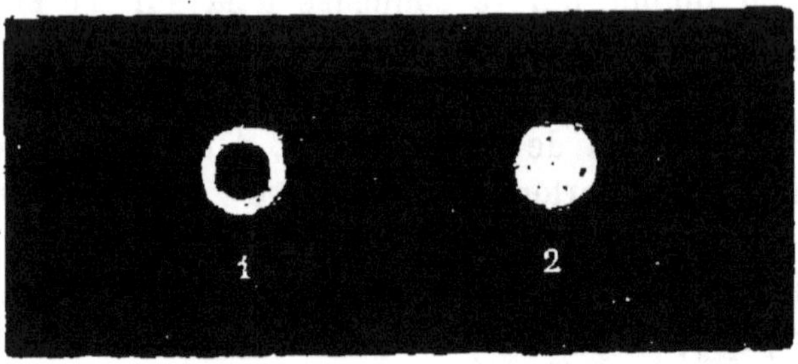

Fig. 433. — Traces laissées sur un papier enfumé par la ventouse postérieure. — 1, début de la fixation ; 2, adhérence complète.

de se fixer. Les autres (fig. 433, 2) sont des cercles entièrement blancs que laisse sur le papier la Sangsue qui se détache naturellement.

La ventouse antérieure se fixe d'une façon plus compliquée et moins rapidement. La Sangsue explore tout d'abord l'endroit où elle va se fixer : elle se sert pour cela de ses deux lèvres antéro-latérales, qui s'impriment en blanc sur le papier noirci,

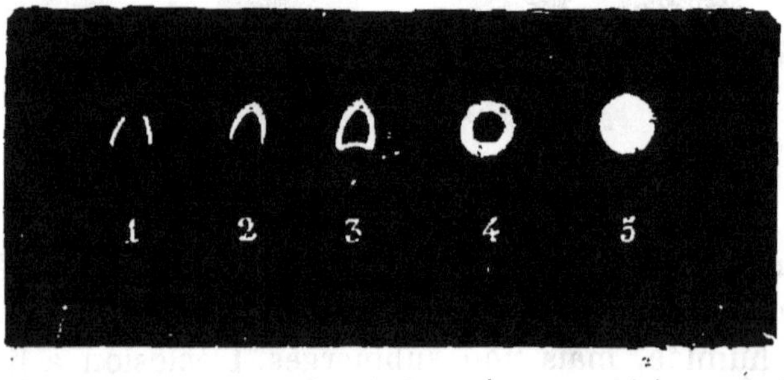

Fig. 434. — Graphique de la fixation de la ventouse antérieure de la Sangsue. — 1, application des deux lèvres supéro-latérales ; 2, application de la commissure antérieure ; 3, application des trois lèvres ; 4, abaissement du pharynx ; 5, contact du fond de la ventouse.

de manière à figurer deux lignes convergentes (fig. 434, 1). Puis la commissure des lèvres antérieures s'abaisse à son tour et les deux lignes précédentes s'unissent l'une à l'autre (fig. 434, 2). La lèvre postérieure vient ensuite au contact du papier et la figure inscrite prend alors l'aspect d'un triangle (fig. 434, 3). Le pharynx, qui n'a pas encore bougé, commence alors à s'abaisser, et le contour triangulaire de la ventouse s'élargit sur son passage, en prenant la forme circulaire (fig. 434, 4). Enfin, le fond de la ventouse touche la surface enfumée, l'adhérence devient complète et se décèle par le tracé d'un cercle entièrement blanc (fig. 434, 5).

La fixation de la ventouse se fait donc suivant un mécanisme opposé à celui que l'on admettait généralement, puisque ce sont les bords qui s'abaissent d'abord, le centre venant adhérer en dernier lieu. Quand la Sangsue se détache, c'est encore par le pourtour de la ventouse que le phénomène commence.

Aussitôt après la fixation, la partie antérieure du corps se redresse, de façon à simuler un sabot de Cheval posé sur le sol. Cette position, qui précède immédiatement la morsure, est obtenue par la contraction des muscles longitudinaux de la partie relevée, qui sert alors de point d'appui aux muscles des mâchoires. Dès que ceux-ci entrent en action, on les voit s'accuser par trois saillies, puis trois dépressions qui se succèdent avec un synchronisme parfait, à raison de deux contractions par seconde, suivant qu'il y a contraction ou relâchement.

Pour étudier la façon dont se fait la morsure, Carlet applique des Sangsues sur la peau rasée d'un Lapin convenablement fixé, en ayant soin de les détacher à divers moments. Il peut alors constater ce qui suit :

Dès que la partie antérieure du corps s'est redressée en forme de sabot de Cheval, la peau se soulève à l'intérieur de la ventouse en un mamelon qui n'a subi encore aucune atteinte. Un peu plus tard, après que les mouvements de la région pharyngienne ont donné le signal de l'action des mâchoires, la peau présente trois incisions linéaires équidistantes disposées en étoile et ne se rencontrant pas. Le sang ne coule qu'un instant après, quand les trois lignes se sont rejointes : par suite du retrait des lambeaux de la peau, la blessure prend la forme d'un triangle dont les trois bissectrices correspondent aux mâchoires. On voit alors celles-ci s'écarter l'une de l'autre, en même temps qu'elles s'enfoncent dans la blessure, puis se rapprocher en même temps qu'elles se relèvent. En somme, les denticules des mâchoires ne sont pas assez puissants pour produire d'un seul coup une blessure qui donne lieu à un écoulement de sang ; il leur faut agir à plusieurs reprises.

Quand elles s'abaissent, les mâchoires dilatent l'orifice œsophagien, qui prend la forme d'un triangle dont chaque côté correspond à a base d'une mâchoire. L'œsophage devient lui-même un entonnoir éant, dont le sang vient combler le vide. C'est ainsi que s'accomplit a succion : elle ne commence qu'au moment où la morsure a pris forme triangulaire.

La déglutition du sang sucé ne se fait pas par une sorte d'aspiraon qui se produirait en arrière de l'œsophage, mais par un véritale mouvement de pompe foulante. En remontant, les mâchoires se pprochent l'une de l'autre, pour former une sorte de bouchon, qui git à la façon d'un piston et pousse le sang vers l'estomac. Les mâoires sont donc tout à la fois les agents essentiels de la succion et e la déglutition.

Il est intéressant de rechercher quelle quantité de sang peut rendre une Sangsue. La question a été résolue par les expéiences d'Alph. Sanson, puis de Moquin-Tandon. Voici d'abord e résultat obtenu par Sanson :

0 Sangsues grosses	pesant	30^{gr}	absorbent	160^{gr} de sang,	soit	5,33	fois leur poids.
—	— moyennes	12,50	—	83,50	—	6,96	—
—	petites moy.	7	—	33	—	4,70	—
—	petites	5	—	19	—	3,80	—

Moquin-Tandon est arrivé à des résultats assez analogues :

20 Sangsues grosses	pesant	58^{gr}	absorbent	295^{gr} de sang,	soit	5,9	fois leur poids.
—	— moyennes	29	—	150	—	5,5	—
—	petites moy.	15	—	61	—	4	—
—	petites	11	—	27	—	2,5	—

La quantité moyenne de sang tirée par une grosse Sangsue est de 16 grammes, d'après Sanson, de $15^{gr},75$, d'après Moquin-Tandon. Si on admet que la quantité de sang qui s'écoule après 'application est à peu près égale à celle du sang absorbé, chaque Sangsue ferait donc subir au malade une perte de 31 grammes de sang.

Quand la Sangsue s'est gorgée de sang, elle reste immobile et dans une sorte de torpeur : la digestion est un labeur pénible, dont la durée varie de six mois à un an, suivant la quantité de sang absorbée et suivant l'âge et la vigueur de l'Annélide. Le sang garde pendant plusieurs mois sa fluidité et sa couleur accoutumées, et certains observateurs ont même pensé qu'il reste complètement intact. Jolyet et Regnard ont reconnu, au contraire, que l'hémoglobine se dépose en beaux cristaux, phénomène que Stirling et Philip ont également étudié.

L'application des Sangsues présente-t-elle quelque danger? A part les cas où des individus mal surveillés se sont introduits dans des cavités naturelles, comme la bouche, le nez, le vagin, le rectum, Moquin-Tandon pense que la morsure en elle-même est absolument inoffensive, même dans les cas où on vient à réappliquer, après dégorgement ou après digestion, des Vers ayant sucé déjà d'autres malades. « Quand la digestion est commencée, dit-il, ou quand elle est sur son déclin, il ne paraît pas que l'emploi de ces animaux puisse entraîner de résultat fâcheux. »

Pour être juste dans la plupart des cas, cette assertion n'en est pas moins trop absolue. On a vu plus d'une fois la morsure d'animaux servant pour la seconde fois être suivie d'inflammations très vives, de chancres, d'eschares, etc. Bien plus, les notions acquises récemment sur la nature et la propagation des maladies infectieuses nous permettent d'affirmer que les Sangsues, même lorsqu'elles n'ont jamais piqué l'Homme, peuvent transmettre le germe de maladies aussi meurtrières que le charbon, la septicémie, etc.

On trouvera dans les journaux de médecine et dans divers ouvrages des observations montrant quels redoutables accidents peuvent résulter de l'emploi des Sangsues. Le danger est sans cesse menaçant ; aussi convient-il de renoncer définitivement en médecine à l'usage de ces Annélides. Le scarificateur rendra les mêmes services, sans exposer aux mêmes dangers, à la condition expresse de ne l'employer que flambé ou trempé dans des solutions antiseptiques. Nos mécaniciens sont d'ailleurs assez habiles pour construire des instruments d'un maniement facile et dont le fonctionnement soit en quelque sorte calqué sur celui de la Sangsue : voilà vingt ans, Damoiseau proposait l'emploi de la térabdelle, instrument répondant à ce besoin.

L'intervention de la Sangsue en médecine en est du reste à son déclin, comme cela ressort de la statistique suivante, dressée par Lasègue et Regnauld et indiquant la quantité de Vers employés dans les hôpitaux de Paris, de 1820 à 1874 :

En 1820, la pharmacie centrale achète	183.000	Sangsues au prix de	11.000	fr.
1825, —	442.000	—	31.000	
1830, —	636.000	—	51.000	
1834, —	1.030.000	—	107.800	
1835, —	600.000	—	53.000	
1836, —	1.280.000	—	101.400	
1837, —	1.037.000	—	76.400	
1840, —	888.500	—	158.900	
1845, —	499.500	—	90.000	
1850, —	316.500	—	80.200	
1855, —	215.200	—	32.000	
1860, —	122.000	—	15.900	
1865, —	94.000	—	7.000	
1870, —	57.500	—	1.560	
1874, —	49.000	—	1.666	

L'emploi des Sangsues a donc commencé à prendre de l'importance vers 1824. L'engouement arrive à son apogée de 1830 à 1842; à partir de 1842, le déclin se prononce ; jusqu'en 1850, il est modéré, puis il s'accentue et se précipite avec un irrésistible entrain.

Ces faits sont encore démontrés d'une façon plus frappante et plus concise, si on calcule les moyennes annuelles pour les diverses périodes :

	Consommation moyenne par an.	Dépense moyenne par an.
De 1820 à 1823..........	183.000	10.000 fr.
De 1824 à 1830..........	508.000	40.000
De 1830 à 1842..........	828.000	90.000
De 1842 à 1850..........	430.000	79.000
De 1850 à 1855..........	225.000	45.000
De 1855 à 1863..........	138.000	14.000
De 1863 à 1870..........	93.000	6.000
De 1870 à 1875..........	52.000	1.800

A l'époque où le règne de la Sangsue était dans tout son éclat, cet animal était l'objet d'un commerce important et d'une industrie particulière, l'*hirudiniculture*. Nous ne nous attarderons pas à donner des détails sur ce point; on en trouvera de fort circonstanciés dans le livre de Moquin-Tandon, dans celui de Guibourt et dans quelques autres ouvrages.

Hirudo troctina Johnson, 1816.

Synonymie : *Sanguisuga interrupta* Moquin-Tandon, 1826.
Iatrobdella medicinalis, var. *tessellata* de Blainville, 1827.

Cette Sangsue est longue de 80 à 100 millimètres, large de 12 à 18 millimètres, à corps subdéprimé. Le dos est généralement verdâtre, avec six rangées de petites taches noires cerclées de rouge ou rouges cerclées de noir : ces taches sont toujours portées par le dernier anneau de chaque somite; les anneaux 99 et 101 font exception, en ce qu'ils portent à la fois des taches et des papilles segmentaires. La face ventrale est jaune verdâtre ou gris jaunâtre, plus ou moins maculée de taches noires, et porte deux bandes marginales en zigzag. Moquin-Tandon en décrit trois variétés. Cette espèce ne possède que 65 à 76 denticules à chaque mâchoire ; Ébrard a reconnu qu'elle est incapable de donner des hybrides avec *H. medicinalis*.

Elle a été longtemps employée en Angleterre et dans les hôpitaux de Paris. Les Anglais l'appellent *Trout-Leech*, à cause de la ressemblance de ses taches avec celles de la Truite ; en France, on la connaît dans le commerce sous le nom de *Sangsue-Dragon* ou *Dragon d'Alger*. Pelletier et Huzard la croyaient de provenance américaine, mais P. Gervais a prouvé qu'elle est originaire d'Algérie et du Maroc; nous l'avons reçue de Tunisie, où elle est très abondante et d'où on l'envoie en Italie. Autrefois, on l'expédiait encore en Espagne, en Angleterre, en France et dans l'Amérique du Sud ; on la trouvait dans les pharmacies du sud de la France presque aussi fréquemment que la Sangsue médicinale, bien que, d'après Ébrard, son pouvoir d'absorption soit très inférieur à celui de cette dernière.

Hirudo sanguisuga Bergmann, 1757.

SYNONYMIE : *Hirudo sanguisorba* Lamarck, 1818.
Hæmopis sanguisorba Savigny, 1820.
H. vorax Moquin-Tandon, 1826.
Hippobdella sanguisuga de Blainville, 1827.
Hæmopis sanguisuga Moquin-Tandon, 1846.

Le genre *Hæmopis* Savigny, 1817, est difficilement séparable du genre *Hirudo*, dont il est la copie exacte. Le seul caractère sur lequel il repose tient à ce que les mâchoires sont petites et pourvues d'un petit nombre de denticules peu pointus et trop faibles pour permettre à l'animal autre chose que de percer l'épiderme. C'est là, on en conviendra, un caractère de bien peu d'importance ; aussi nous semble-t-il légitime de supprimer le genre *Hæmopis*.

Hirudo (*Hæmopis*) *sanguisuga* (fig. 435) est longue de 80 à 100 millimètres, large de 10 à 15 millimètres ; ordinairement de teinte roussâtre ou olivâtre sur le dos et plus foncée sur le ventre, elle peut présenter de grandes variations de coloration : Moquin-Tandon en décrit jusqu'à onze variétés. Cette Sangsue est ordinairement connue sous les noms de *Voran* ou *Sangsue de Cheval*. Elle vit dans les eaux douces d'Europe; elle est très commune en Espagne, en Portugal et sur tout le littoral nord de l'Afrique. Son organisation a les plus grandes ressemblances avec celle d'*H. medicinalis ;* la figure 437 met ce fait hors de doute, du moins en ce qui concerne l'appareil digestif.

Le Voran suce le sang des Vertébrés, mais ses faibles mâchoires (fig. 436) lui permettent seulement d'entamer les membranes muqueuses. Il s'introduit dans l'arrière-bouche, le larynx et les fosses nasales des Chevaux, des Bœufs, des Chameaux et même de l'Homme. Pendant la campagne d'Égypte, en 1799, et pendant celles d'Espagne et de Portugal, nos soldats se mettaient à plat ventre pour boire

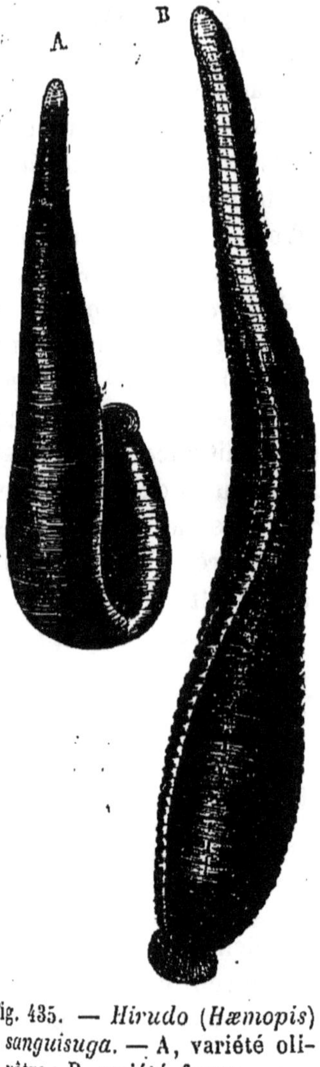

Fig. 435. — *Hirudo* (*Hæmopis*) *sanguisuga*. — A, variété olivâtre ; B, variété fauve.

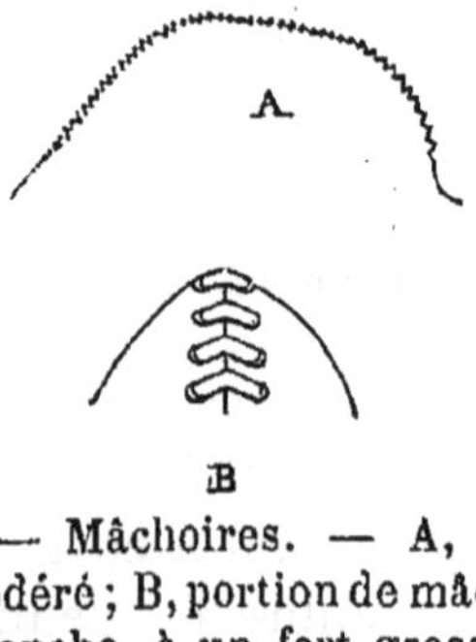

Fig. 436. — Mâchoires. — A, grossissement modéré ; B, portion de mâchoire vue par la tranche, à un fort grossissement.

dans les ruisseaux : leur bouche et leurs amygdales étaient fréquemment piquées par le Voran. En Algérie, cette Sangsue n'est point rare dans le pharynx et le larynx de l'Homme ; on la trouve même parfois dans le rectum, le vagin, l'urèthre ou sur la conjonctive.

En France, ce même Ver a été vu dans la bouche des Chevaux par de nombreux observateurs, notamment par Mégnin.

Pour en débarrasser les animaux, on a recommandé de l'arracher avec des pinces ou de le couper avec des ciseaux ; le meilleur procédé consiste encore à l'arracher avec la main entourée d'un linge sec. L'injection d'eau salée ou les fumigations de tabac donnent des résultats inconstants chez les grands animaux domestiques.

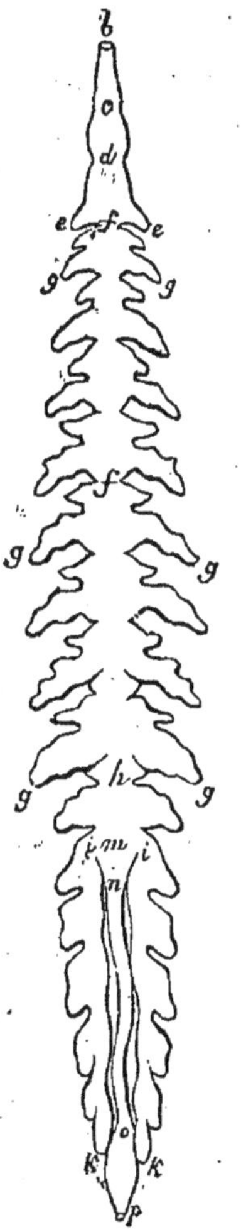

Fig. 437. — Tube digestif d'*H. sanguisuga*. — *bc*, œsophage ; *cd*, première chambre gastrique ; *de*, deuxième ; *fg*, troisième ; quatrième....., dixième ; *h*, onzième et dernière chambre gastrique ; *ik*, cæcums gastriques postérieurs ; *mno*, intestin ; *op*, rectum.

Quelques auteurs séparent les Hirudinées des Annélides et les rattachent aux Plathelminthes. Moquin-Tandon rangeait parmi elles des animaux qui sont de véritables Trématodes (*Phylline*, *Nitzschia*, *Axine*, *Capsala*) et d'autres qu'on a récemment reportés parmi les Némertiens (*Malacobdella*). Cela suffirait déjà à mettre hors de conteste les étroites affinités des Hirudinées avec les Vers plats ; ces affinités ne sont pas moins évidentes, quand on procède à une étude anatomique délicate. On peut constater enfin que le type des organes segmentaires des Hirudinées se trouve reproduit dans l'appareil aquifère d'un Turbellarié, *Gunda segmentata*, comme Lang l'a démontré. Ajoutons que J. Chatin a décrit sous le nom d'*Amphibdella torpedinis* un Ver qui vit sur les branchies de la Torpille et qui, comme les Phyllines, les Capsales, etc., avec lesquelles il a une grande analogie, établit encore la transition entre les Hirudinées et les Trématodes.

Les recherches de Whitman sur la constitution du somite chez les Sangsues ont prouvé que les Hirudinées actuelles dérivent d'animaux chez lesquels la métamérisation était plus marquée et dont tous les somites renfermaient un même nombre d'anneaux. Dans les espèces actuelles, le nombre fondamental des anneaux n'est plus conservé que dans les somites de la partie moyenne du corps ; à chaque extrémité, un nombre variable de somites se sont simplifiés, grâce à la coalescence de deux ou plusieurs anneaux entre eux. Cette suppression d'anneaux suit une marche centripète ; elle est d'autant plus accentuée qu'elle intéresse des somites plus rapprochés de l'extrémité. Elle se poursuit encore à l'heure actuelle et e s'est pas faite partout avec une égale rapidité.

C. O. Whitman, *The external morphology of the Leech.* Proceed. of the merican Academy of arts and sciences, XX, p. 76, 1884. — Id., *The segmental sense organs of the Leech.* American Naturalist, XVIII, p. 1104, 1884. — d., *The Leeches of Japan.* Quart. journal of micr. science, (2), XXVI, p. 317, 1886.

Sous-classe des Chétopodes.

Les Chétopodes sont des animaux annelés, pourvus souvent d'une tête distincte, de tentacules et de cirres, pourvus aussi de faisceaux de soies disposés par paires et implantés soit au fond de dépressions du tégument, soit sur des rudiments de pieds. Dans le premier cas, les soies sont peu nombreuses et les animaux chez lesquels s'observe cette disposition forment l'ordre des Oligochètes; dans le second cas, les soies forment au contraire des faisceaux plus ou moins volumineux, disposition caractéristique des Polychètes.

Il convient d'établir encore deux autres ordres : l'un pour *Polygordius*, Annélide primordiale dépourvue de segmentation extérieure, ainsi que de soies et de parapodes; l'autre pour les Myzostomes, parasites des Comatules.

Les soies, dont la forme et le développement sont extrêmement variables, sont des dépendances de la cuticule et, comme elle, sont produites par des cellules particulières; chacune d'elles est mise en mouvement par un muscle spécial. Le tégument renferme en outre des glandes dont la répartition varie d'un type à l'autre.

Le tube digestif est ordinairement rectiligne; l'anus est terminal, rarement dorsal. L'œsophage se différencie parfois à son début en une trompe exsertile; l'intestin est plus ou moins cloisonné et segmenté en une série de loges qui correspondent à la métamérisation du corps et qui peuvent même porter des cæcums latéraux. Des dissépiments fibreux cloisonnent également d'une façon plus ou moins complète la cavité générale au niveau de chaque étranglement.

L'appareil circulatoire est toujours clos de toutes parts et acquiert de remarquables perfectionnements chez les Polychètes. Les organes de la respiration font totalement défaut chez les Oligochètes, mais existent chez la plupart des Polychètes, où ils présentent les plus grandes variations.

L'appareil excréteur est constitué, chez toutes les Annélides, par des organes segmentaires, analogues à ceux des Hirudinées. Ces organes sont disposés par paires dans chacun des segments du corps;

par exception, les Térébellides n'en ont que dans quelques segments.

Le système nerveux est constitué par un collier œsophagien, formé de ganglions plus ou moins fusionnés et auquel fait suite une double chaîne ganglionnaire (fig. 438) ; les deux cordons longitudinaux de la chaîne ventrale sont parfois si rapprochés qu'ils semblent n'en

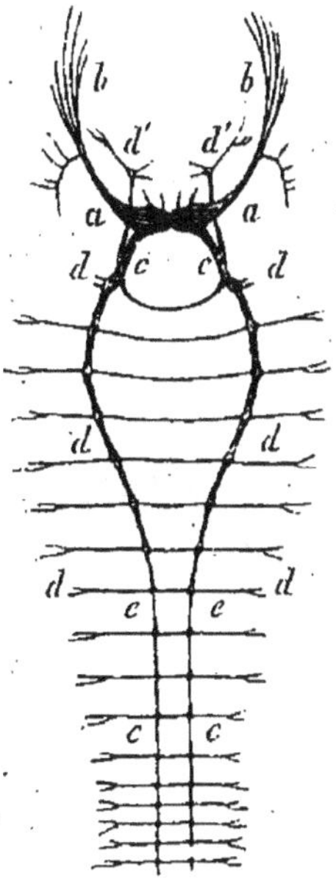

Fig. 438. — Système nerveux de *Serpula contortuplicata,* d'après de Quatrefages. — *a*, cerveau ; *b*, nerfs branchiaux ; *c*, connectifs ; *d*, ganglions thoraciques de la chaîne ventrale ; *d'*, nerfs du voile palléal ; *e*, ganglions abdominaux.

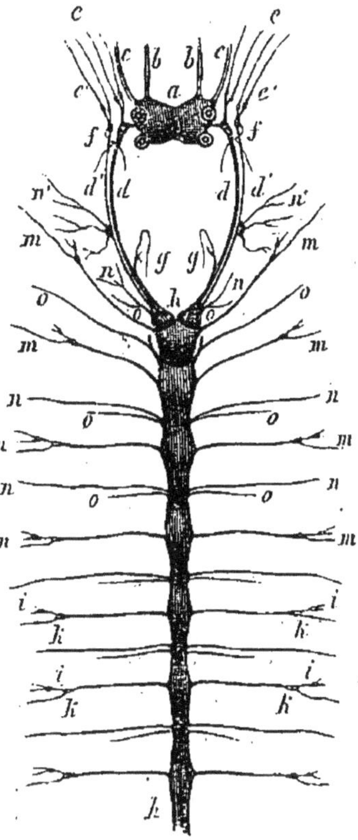

Fig. 439. — Système nerveux de *Nereis regia*, d'après de Quatrefages. — *a*, cerveau portant quatre yeux ; *b*, *c*, nerfs des antennes ; *d*, connectif ; *d'*, connectif accessoire ; *e*, *e'*, nerfs des cirres tentaculaires ; *f*, nerfs labiaux inférieurs ; *g*, origine du stomato-gastrique ; *h*, chaîne ganglionnaire ; *i*, *k*, *m*, *n*, *o*, nerfs de diverse nature qui s'en séparent.

former qu'un seul : tel est le cas chez les Oligochètes, mais aussi chez quelques Polychètes (fig. 439). Le système nerveux viscéral se compose de ganglions pairs et impairs, d'où partent des filets qui se rendent aux premières portions du tube digestif. Les organes des sens sont assez répandus ; des yeux se voient sur le segment céphalique ; les otocystes sont plus rares ; le sens du tact s'exerce par les tentacules, les cirres ou par divers appendices du corps.

ORDRE DES ACHÈTES

Cet ordre comprend le seul genre *Polygordius* Schneider, 1866, constitué par un très petit nombre de Vers marins, cylindriques, dont le corps présente une métamérisation interne, mais non une seg-

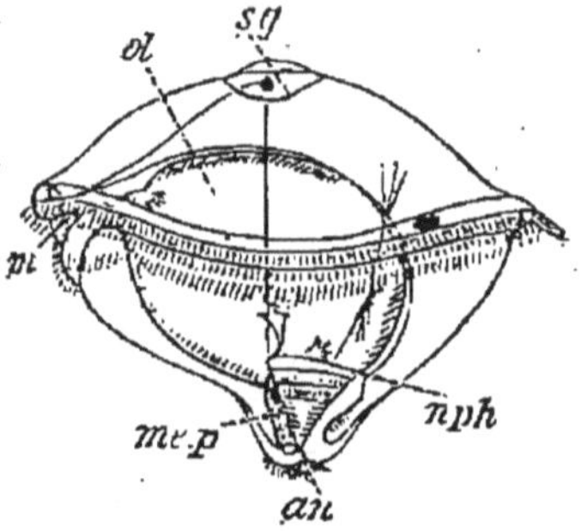

Fig. 440. — Larve de *Polygordius*, d'après Hatschek. — *an*, anus; *m*, bouche; *mep*, bande mésoblastique; *nph*, néphridium ou organe segmentaire; *ol*, estomac; *sg*, ganglion sus-œsophagien.

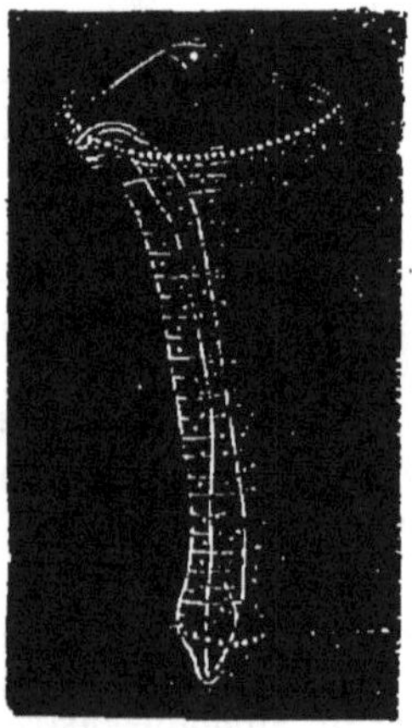

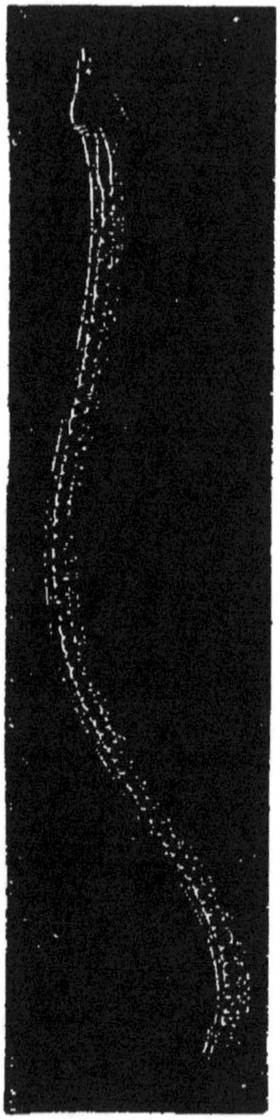

Fig. 441 et 442. — Larves plus âgées, à deux stades successifs de leur évolution, d'après Al. Agassiz.

mentation superficielle; la surface ne porte ni soies ni parapodes; l'anus est terminal et est entouré de huit épines (*P. lacteus*) ou deux lèvres inégales (*P. purpureus*). Les sexes sont séparés (*P. lacteus*) ou réunis chez un même individu (*P. purpureus*, *P. flavocapitatus*). Les organes segmentaires de l'adulte dérivent d'un canal excréteur vibratile qui apparaît dans la portion buccale de la tête et auquel, sous le nom de *rein céphalique*, on a attribué une grande importance au point de vue phylogénique. Sur les côtés de la tête apparaissent deux fossettes ciliées qui persistent à l'âge adulte; on les retrouve chez les larves d'un grand nombre de Chétopodes et même chez quelques-uns à l'état adulte (*Criodrilus*, *Polyophthalmus*).

De l'œuf provient la larve de Lovén ou *trochosphère* (fig. 440); la bouche s'ouvre entre deux couronnes ciliées équatoriales; l'anus est au pôle postérieur. Cette larve subit une métamorphose qui consiste en un allongement progressif, puis en une segmentation de la région postorale (fig. 441 et 442). Plus tard, une paire de tentacules apparaît à l'extrémité antérieure du lobe préoral, puis la tête diminue de volume proportionnellement au corps, les deux bandes ciliées disparaissent successivement, la postérieure tout d'abord, et l'animal passe ainsi à l'état adulte.

J. Fraipont, *Le genre Polygordius. Une monographie.* Flora und Fauna des Golfes von Neapel, XIV, 1887.

ORDRE DES OLIGOCHÈTES

Les Oligochètes sont dépourvus de parapodes, de cirres, de branchies, de tentacules et d'armature pharyngienne. Ils sont hermaphrodites; leur développement est direct et présente de grandes analogies avec celui des Hirudinées. A l'époque de l'accouplement, certains anneaux du corps se gonflent en un clitellum destiné à former des cocons dans lesquels sont pondus les œufs; ce clitellum résulte du développement transitoire de certaines glandes cutanées et de l'apparition d'une couche vasculaire entre l'hypoderme et les muscles annulaires.

Ces animaux sont libres dans la terre ou dans la vase des eaux douces; quelques-uns habitent la vase des eaux salées; d'autres (*Chætogaster*) sont parasites sur les animaux aquatiques (*Limnæa*). On les divise en deux sous-ordres : les *Terricoles* et les *Limicoles*.

Les Oligochètes terricoles ne comprennent qu'une seule famille, celle des Lombrics ou Vers de terre, qu'on peut subdiviser en trois groupes d'après la situation des orifices génitaux mâles par rapport au clitellum. Chez les *Antéclitelliens*, ces orifices sont placés en avant du clitellum (*Lumbricus*, *Criodrilus*, *Helodrilus*, *Hypogæon* et peut-être aussi *Pontoscolex*). Chez les *Intraclitelliens*, qui sont extra-européens, ces mêmes orifices s'ouvrent sur le clitellum (*Geogenia*, *Rhinodrilus*, *Anteus*, *Titanus*, *Eudrilus*). Chez les *Postclitelliens*, qui habitent les Indes, la Cochinchine, la Nouvelle-Calédonie et l'Australie, le clitellum précède les orifices mâles (*Acanthodrilus*, *Digaster*, *Perichæta*,

Perionyx). On doit enfin placer dans un quatrième groupe des *Aclitelliens* ceux qui n'ont pas de clitellum (*Moniligaster*, de Ceylan).

On trouve dans les auteurs anciens le récit de cas dans lesquels des Lombrics auraient été rendus par des malades : le plus souvent, il s'agit d'Ascarides, d'autres fois d'observations mal faites, parfois aussi de simulations et tous ces récits ne méritent guère de créance. Waldenström a pourtant fait connaître un cas dont l'authenticité nous semble indiscutable.

Une vieille femme, affaiblie par un cancer des deux seins et par un rhumatisme déformant, se plaint d'une irritation insupportable des organes génitaux, accompagnée d'un léger écoulement par le vagin. Des injections d'eau tiède n'amènent aucun soulagement. Le palper abdominal montre que l'utérus a conservé sa mobilité et n'est pas le siège d'un cancer; le toucher et l'examen au spéculum sont impossibles, à cause des violentes douleurs que la malade éprouve au moindre mouvement. Au bout de quelques mois, les douleurs augmentent encore : un jour, la malade sent quelque chose lui sortir de la vulve en rampant : on trouve alors dans le lit un Lombric, après la sortie duquel les douleurs cessèrent complètement. L'animal fut examiné par G. Eisen, qui reconnut en lui le Ver de terre ordinaire (*Lumbricus communis*, var. *cyaneus*) : il était long de 10 centimètres. Il avait dû séjourner près d'un an dans le vagin; ses mouvements et surtout la présence de soies rigides à la surface du corps expliquent suffisamment les violentes douleurs dont souffrait la malade.

Les Oligochètes limicoles sont des intraclitelliens, dans les cas où le clitellum existe; chez eux, les organes segmentaires fonctionnent comme organes urinaires et, dans les anneaux génitaux, jouent en outre le rôle de canaux déférents et d'oviductes; les testicules sont portés par les anneaux 9 à 11. Ce groupe comprend des formes plus nombreuses que le précédent.

Les Tubificides s'enfoncent dans des tubes vaseux, sur le bord et le fond des ruisseaux, l'extrémité postérieure faisant saillie hors du tube; leur sang est coloré en rouge par l'hémoglobine. Le genre *Tubifex* Lamarck comprend un certain nombre d'espèces d'eau douce (*T. rivulorum* Lam., *T. umbellifer* Kessler) et quelques formes marines (*T. lineatus* O. Fr. Müller, *T. papillosus* Claparède). *Limnodrilus* Cl. et *Peloryctes* sont également marins; *P. inguilina* Säng. est parasite des Moules.

Les Enchytræides (*Enchytræus*, *Pachydrilus*) et les Naïdes (*Naïs*, *Dero*, *Æolosoma*, *Chætogaster*) comprennent encore des animaux d'eau douce, plus ou moins répandus dans nos contrées. Chez quelques-uns de ces Vers, notamment chez *Naïs* (fig. 443), *Dero* et *Chætogaster*, on

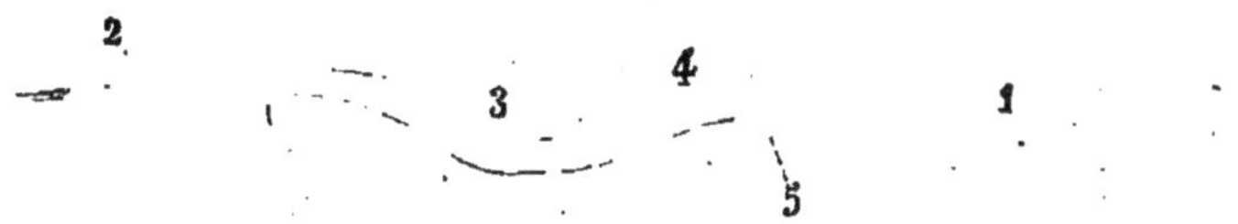

Fig. 443. — *Naïs proboscidea* en voie de reproduction agame. — 1, individu mère ; 2, 3, 4, jeunes individus à divers degrés de développement ; 5, point où se forment de nouveaux somites.

observe un remarquable mode de reproduction agame dont les Polychètes nous offriront encore des exemples.

En 1839, Curling décrivit sous le nom de *Dactylius aculeatus* et considéra comme une nouvelle espèce d'helminthe des animaux dans lesquels Henle reconnut *Enchytræus albidus*. Une fillette de cinq ans, soignée par Drake, rendait ces Vers avec l'urine. Curling crut qu'ils provenaient de la vessie, mais nous pensons plutôt qu'ils avaient été amenés par une manœuvre quelconque au niveau de la vulve, comme *Rhabditis pellio* dans le cas de Scheiber (voir p. 64), et que le jet d'urine balayait simplement ceux qui se trouvaient sur son passage.

Un cas plus curieux encore a été publié par R. Bergh, auquel il avait été communiqué par A. Bügel, médecin dans l'île de Möen, Danemark. Une paysanne de vingt-neuf ans, non hystérique et jusque-là bien portante, s'affaiblit et fut prise de vertiges à la fin de sa seconde grossesse. Dans les derniers jours, la production de salive devint exagérée, en même temps que des chatouillements se faisaient sentir dans la bouche et le pharynx : un jour, la malade découvrit dans son crachoir, puis dans sa salive, une masse de petits Vers vivants, libres ou pelotonnés, longs de 4 à 12 millimètres. En examinant la bouche de la femme, Bügel n'observa rien d'anormal ; il ne vit aucune trace de Vers ; la production de salive était encore exagérée, mais les glandes salivaires n'étaient pas tuméfiées. Il ordonna un gargarisme au chlorate de potasse et, le lendemain, pour la dernière fois, la malade évacuait encore quelques Vers morts.

Une douzaine de Vers furent envoyés à Bergh, qui reconnut en eux *Enchytræus Buchholzi*. Cet animal, qui vit dans le fond vaseux ou sableux des puits, avait sans doute pénétré dans l'estomac avec l'eau de boisson, et sa cuticule chitineuse l'avait protégé contre l'action du suc gastrique. Toutefois, la malade ne se rappelait pas avoir bu d'autre eau que celle de son puits; les échantillons qui y furent prélevés ne renfermaient point l'animal.

T.-B. Curling, *Case of a girl who voided from the urethra a number of entozootic worms, not hitherto described, with an account of the animals.* Med.-chir. Transactions, XXII, p. 274, 1839. Reproduit dans Küchenmeister, *On animal and vegetable parasites of the human body*. London, 1857. Voir I, p. 438.

J. A. Waldenström, *Lumbricus communis var. cyaneus* (*Hoffmeister*), *syn. Allolobophora turgida* (*Eisen*), *afgången per vaginam.* Upsala läkaref. förhandlingar, IX, p. 78, 1873.

R. Bergh, *To sjeldene Tilfælde af Pseudoparasiter hos Mennesket.* Hospitals-tidende, (3), III, p. 509, 1885.

ORDRE DES POLYCHÈTES

Cet ordre comprend des Annélides marines, à sexes ordinairement séparés, pourvues de pieds portant de nombreuses soies. Le développement s'accomplit au moyen de métamorphoses; l'animal adulte présente généralement des tentacules et des branchies et parfois une armature pharyngienne. Ce groupe, qui renferme un nombre considérable d'espèces, se laisse diviser en deux sous-ordres, les *Sédentaires* ou *Tubicoles* et les *Néréides* ou *Errantes;* toutefois, il est impossible d'établir entre ces deux sous-ordres une ligne de démarcation bien tranchée, car beaucoup de Néréides sécrètent des tubes membraneux minces.

Les Polychètes tubicoles sont toujours dépourvus de mâchoires; leur tête est peu développée, parfois même indistincte; la trompe est courte et souvent non exsertile. Les Arénicoles (fig. 444), qui vivent sur nos côtes, s'enfoncent simplement dans le sable; les Chétoptères habitent des tubes ayant l'aspect du parchemin; les Amphicténides (*Pectinaria*) se construisent avec de petits grains de sable un tube qu'ils traînent en rampant comme un Escargot.

Une famille des plus remarquables est celle des Serpulides. Ces Vers vivent dans des tubes membraneux ou calcaires, fixés aux rochers ou sur la carapace de divers animaux. Les Spirographis ont à l'extrémité antérieure du corps deux branchies très inégales; l'une d'elles s'allonge avec l'âge et se contourne en spirale. Les Serpules (fig. 445) portent une couronne de branchies et peuvent se renfermer complètement dans leur tube calcaire, grâce à un opercule que porte l'un des tentacules.

Les Amphicorines (fig. 446) ont deux yeux sur le segment anal; les

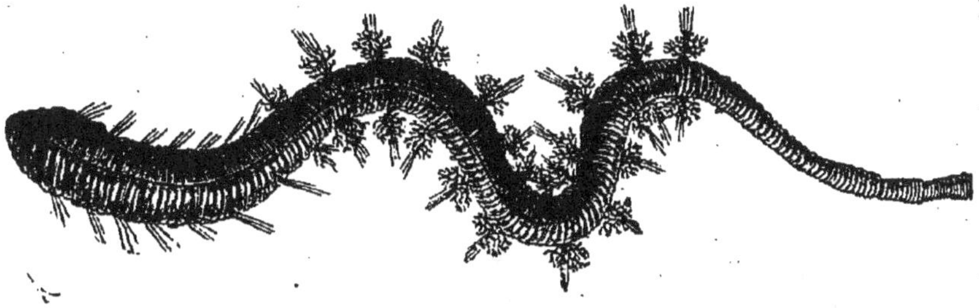

Fig. 444. — *Arenicola piscatorum.*

Myxicoles en ont quatre, *Amphiglena mediterranea* en a six ou huit. Ces animaux quittent volontiers leur tube, et on les voit alors ramper

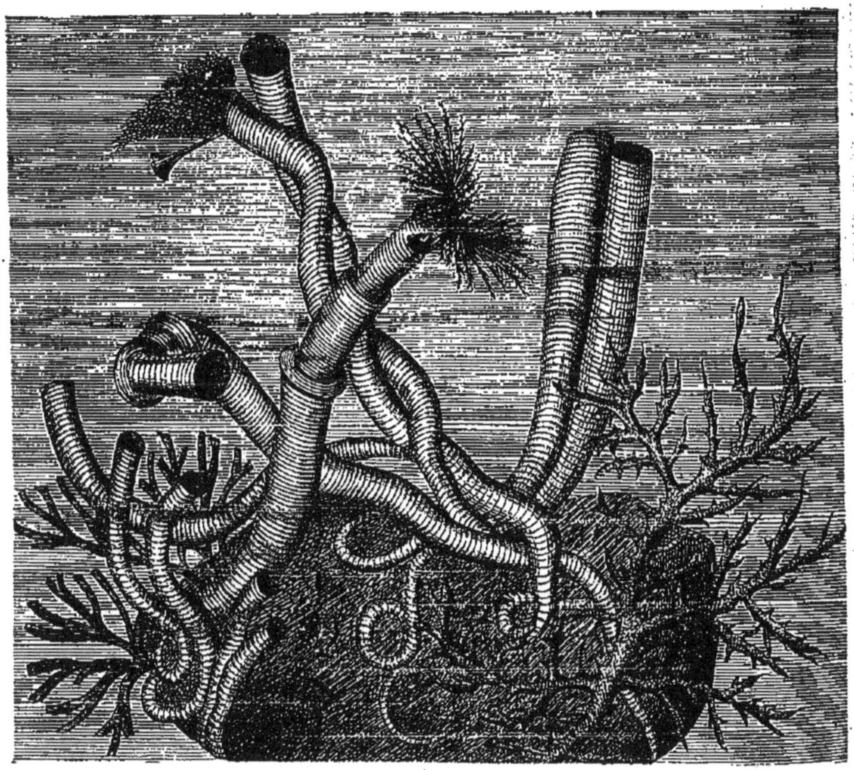

Fig. 445. — *Serpula contortuplicata.*

à reculons, c'est-à-dire la queue en avant, par suite de la présence des yeux sur celle-ci. On observe donc là quelque chose de comparable à ce qui se voit normalement chez les Sangsues, à savoir, l'existence d'organes visuels, ou tout au moins de leurs homologues, sur d'autres anneaux que sur ceux de la tête. La comparaison est d'autant plus exacte que certaines Annélides portent des yeux sur tous les segments ; la Myxicole parasite en a quatre par anneau, l'Amphicorine coureuse et l'Amphicorine argus n'en ont que deux. Des faits du même genre se rencontrent aussi chez les Néréides.

Ces dernières ont toujours une tête distincte (fig. 447), portant des yeux, *e*, des tentacules, *a*, des palpes, *b*, et ordinairement aussi des cirres tentaculaires, *c*. La partie antérieure du pharynx est protractile; elle est munie tantôt de simples papilles ou de crochets, tantôt d'un puissant appareil masticateur, *d*. Chez certaines espèces, les mâchoires sont assez fortes pour rendre leur morsure redoutable. De Quatrefages a eu à souffrir de la morsure de *Marphysa sanguinea* et J. de Guerne nous dit avoir été, lui aussi, victime de cette espèce, dont la longueur ne dépasse guère 60 centimètres, mais dont les mâchoires sont plus fortes que celles

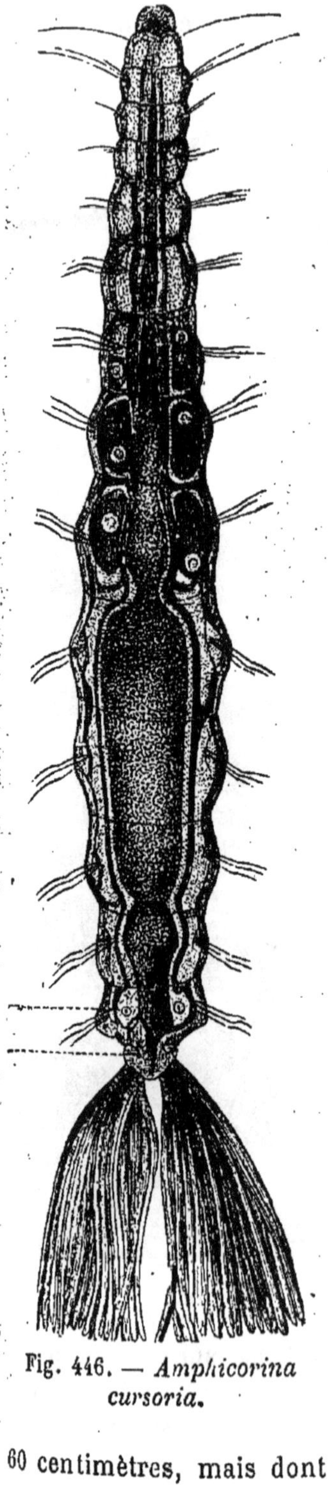

Fig. 446. — *Amphicorina cursoria.*

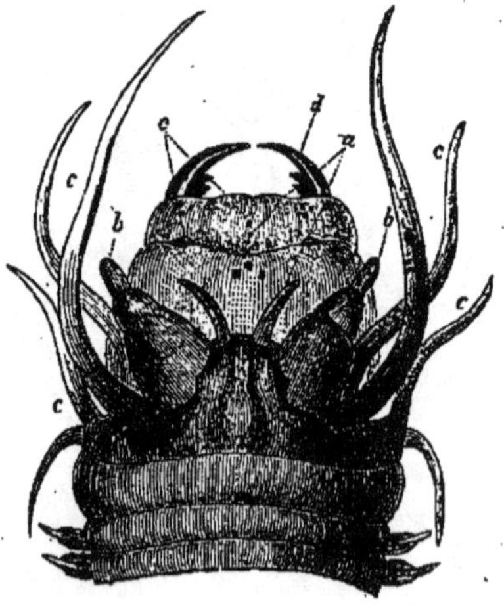

Fig. 447. — Tête et trompe de *Nereis margaritacea* vues en dessus, d'après H. Milne-Edwards. — *a*, tentacules ; *b*, palpes ; *c*, cirres tentaculaires ; *d*, mâchoires ; *e*, yeux.

d'un gros Carabe; qu'on juge, d'après cela, de ce que doit être la morsure de l'Eunice géante (*Eunice aphroditois*), longue de plus de 2 mètres !

Les pieds ou parapodes (fig. 448, *b*, *c*) sont plus développés que chez les Tubicoles. Chacun d'eux est accompagné d'un cirre, *d*, *g*, et porte un bouquet de soies d'aspect très varié et fonctionnant comme des rames, *e*, *f*.

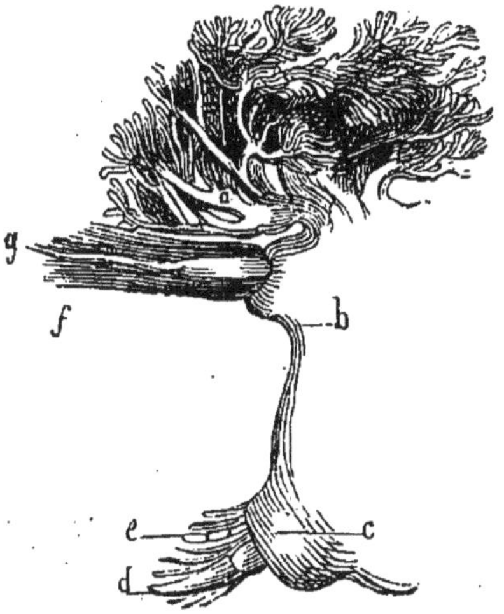

Fig. 448. — Parapodes et branchies d'*Amphinoma*, d'après J. Müller. — *a*, branchies ; *b*, parapode dorsal ; *c*, parapode ventral ; *d*, cirre ventral ; *e*, soies de la rame ventrale ; *f*, soies de la rame dorsale ; *g*, cirre dorsal.

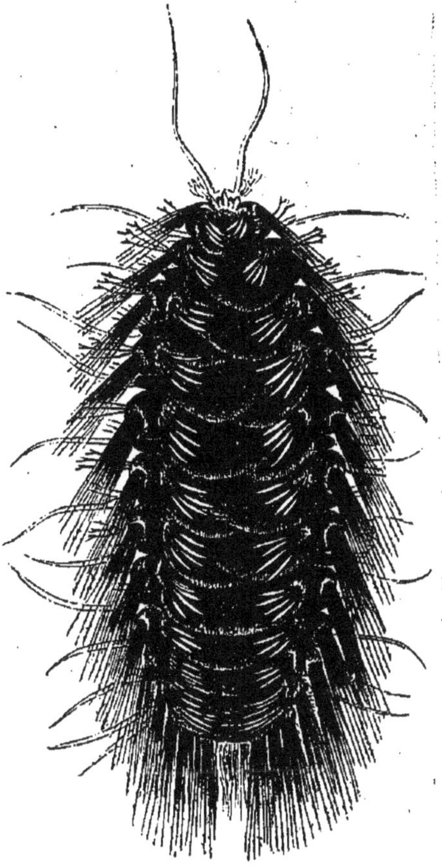

Fig. 449. — *Hermione hystrix*.

Les branchies, quand elles existent, sont des tubes pectinés ou arborescents, *a*, portés par les rames dorsales. Les soies, généralement rigides, se terminent en pointe d'une extrême finesse : elles peuvent pénétrer dans les tissus des animaux et sont ainsi des armes dangereuses pour certains ennemis. Chez *Hermione hystrix* (fig. 449), certaines soies, conformées en pointes de flèche barbelée, sont protégées d'une façon remarquable à l'état de repos et ne font saillie qu'au moment de l'attaque : les pêcheurs de nos côtes évitent de saisir cette Annélide ; si on la touche sans précaution, les soies pénètrent en grand nombre dans les doigts, s'y brisent et font autant de petites blessures qui restent douloureuses pendant plusieurs jours.

Les Néréides sont carnassières et nagent librement ; elles sont fort ombreuses dans toutes les mers. Chez quelques-unes, le dos est ecouvert de larges écailles ou *élytres* (*Polynoë*), arfois plus ou moins entremêlées de soies (*Aphroite, Hermione*).

LesEunicides (*Staurocephalus, Lysarete, Lysidice, umbriconereis, Diopatra, Eunice, Marphysa*, etc.) ont caractérisées principalement par leurs mâhoires: la supérieure est formée de plusieurs pièes et l'inférieure de deux lamelles; ces mâchoires ont logées dans une poche annexée au pharynx. Pallas assure qu'on mange la trompe de ceraines Aphrodites, mais, suivant la juste remarue de de Blainville, ce doit être un maigre régal. ux îles Fidji, suivant Mac Donald, on mange *ysidice palolo*.

Les Néréis (*Lycastis, Dendronereis, Nereis*) sont es plus communes des Annélides errantes; elles ont reconnaissables à leur corps allongé, formé e nombreux segments, à leur lobe céphalique ourvu de deux tentacules, de deux palpes et de quatre yeux; la trompe est ordinairement munie e tentacules et porte toujours deux mâchoires (fig. 447).

La Néréis (fig. 450) rampe au fond de l'eau. Quand arrive le moment de la reproduction, elle subit une métamorphose : la tête s'élargit, les yeux grandissent, les soies latérales muent et sont emplacées par d'autres soies d'une forme plus compliquée, qui sont d'excellents organes locomoteurs. L'animal (fig. 451) se montre alors divisé en deux moitiés : l'antérieure reproduit assez exactement les caractères de la Néréide, mais la postérieure a pris un tout autre aspect : ses parapodes supportent des appendices membraneux, en forme de feuille ou d'éventail, qui représentent autant de petites rames frappant l'eau à coups redoublés.

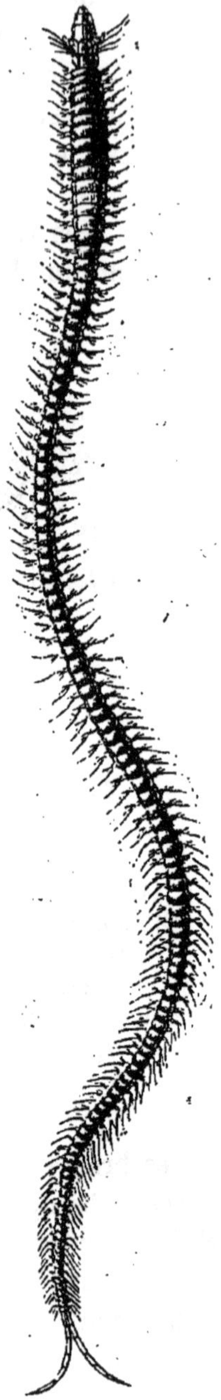

Fig. 450. — *Nereis nuntia.*

Sous ce nouvel aspect, le Ver quitte le fond et gagne la surface des flots, où il nage avec vivacité; il ressemble fort peu à l'individu primitif, et les premiers observateurs étaient d'accord pour le ranger dans un groupe distinct, le genre *Heteronereis*. On sait maintenant que les Néréides sont la forme asexuée et les Hétéronéréides la forme sexuée

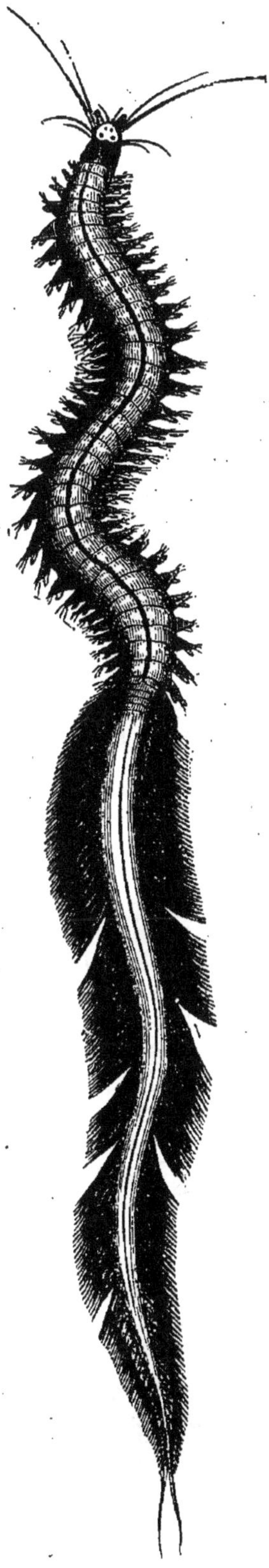

Fig. 451. — *Heteronereis*

d'une seule et même espèce. Par exem
Malmgren a reconnu, en 1864, qu'une
blable relation existait entre *Nereis pela*
Linné et *Heteronereis grandifolia*, entre *N.*
merili Audouin et Milne-Edwards et *H. fuci*

La Néréide n'a donc que des glandes g
tales rudimentaires ; celles-ci se développe
au contraire, chez les Hétéronéréides, qui
présentent l'état adulte. Dans certaines
ces, telles que *Nereis cultrifera* Grube, le m
se distingue de la femelle par sa moindre
gueur, par la teinte de ses produits sexu
visibles par transparence, et par un dével
pement plus considérable des soies loco
trices.

Quand elle a nagé quelque temps en la
mer, l'Hétéronéréide a grandi ; elle reto
alors au fond, s'y accouple et pond ; peut
alors meurt-elle, à moins que, reprenant
aspect primitif, elle ne retourne à l'état
simple Néréide.

Les Syllides, assez voisines des Néréi
renferment un certain nombre de formes (S
lis, *Exogone*, *Autolytus*, *Myrianida*, etc.), d
quelques-unes nous présentent des phéno
nes de génération agame (fig. 452) qui ne
qu'une exagération de ce que nous venons
voir.

Autolytus cornutus, qui vit sur la côte ori
tale des États-Unis, est toujours asexué.
qu'il a acquis 40 à 45 anneaux, on voit l'
neau 13 se transformer en la tête d'un in
vidu sexué (fig. 453) ; cette tête ne resse
qu'imparfaitement à celle de l'individu pri
tif, elle diffère également suivant le sexe
l'individu qui est en voie de formation. Av
qu'il ne se détache, celui-ci acquiert, au-d
sus de chaque pied, un tubercule sur leq
se développent de longues soies ; en mê
temps, les glandes génitales entrent en a
vité et il n'est point rare de voir des feme
pleines d'œufs mûrs qui sont encore attach
à leur parent. Une fois qu'ils en sont séparés

les individus sexués s'accouplent, et de l'œuf sort un Ver qui reproduit la forme primitive.

De tous ces faits remarquables ressort cette conclusion : que le

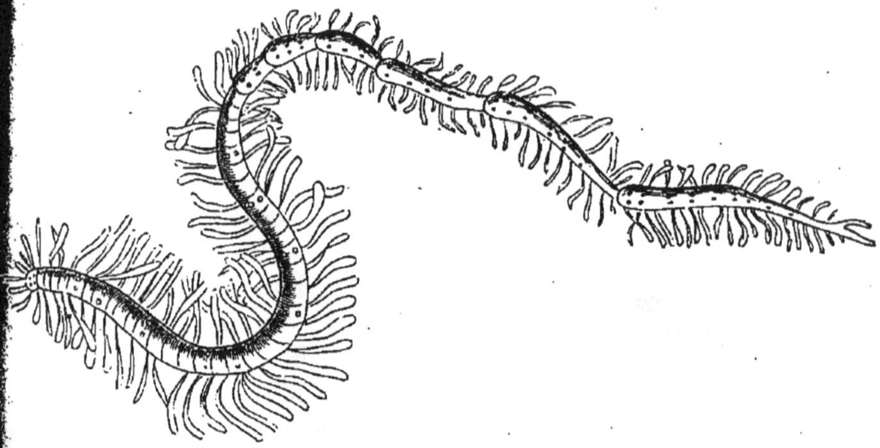

Fig. 452. — *Myrianida fasciata* en voie de reproduction asexuée.

corps d'une Annélide représente une véritable colonie linéaire, chacun des somites ayant, comme chez les Cestodes, la signification d'un individu distinct.

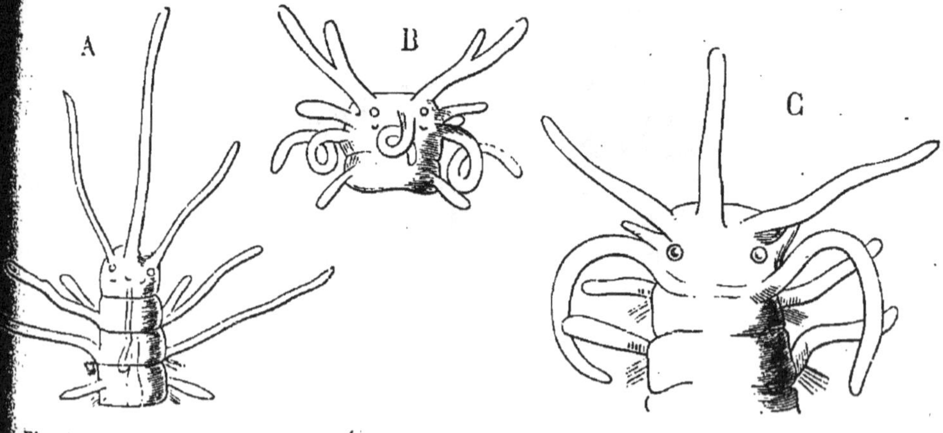

Fig. 453. — *Autolytus cornutus*, d'après Al. Agassiz. — A, tête de l'individu asexué ; B, tête du mâle prêt à se séparer de l'individu asexué ; C, tête de la femelle.

Les Polychètes sont les plus parfaits de tous les Vers ; ils présentent quelques particularités anatomiques ou embryologiques qui établissent d'étroites relations entre les Vers et certains autres embranchements.

Leurs larves ont les aspects les plus divers, mais se laissent pour-tant ramener au type de la larve de Lovén (fig. 440). La bande cilié postorale avorte fréquemment, mais la bande préorale est largement répandue (fig. 454) : elle occupe la même position que la couronne ciliée des larves des Mollusques, des Rotifères, etc. ; par exemple, la larve des Serpules est très semblable à celle des Ptéropodes, la larve polytroque des Spionides a une similitude frappante avec celle du Dentale. Ces remarquables analogies autorisent à penser que, à l'origine, les Annélides actuelles, les Rotifères, les Géphyriens, voire même les Mollusques, sont nés d'une souche commune dont les Achètes sont les derniers survivants.

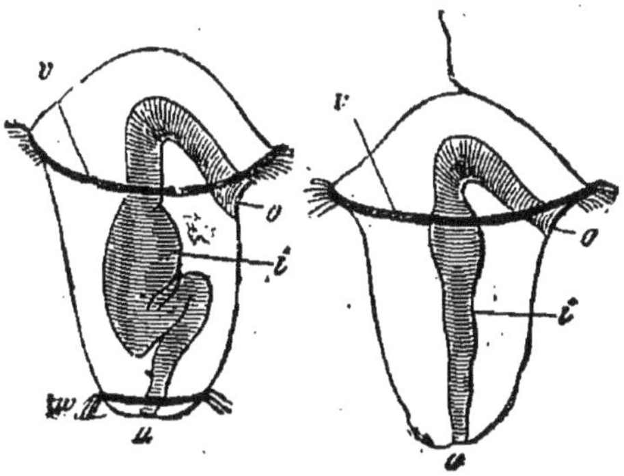

Fig. 454. — Larves monotroques de Chétopodes.

Par leur métamérisation et par la disposition du système nerveux, entre autres caractères, les Annélides se rattachent encore étroitement aux Arthropodes, particulièrement aux Myriapodes. La transition vers ces derniers est ménagée par les Onychophores (*Peripatus*), qu'on a longtemps réunis aux Vers, mais dans lesquels il est impossible de voir autre chose que des Myriapodes très inférieurs.

Enfin, on a voulu chercher dans les organes segmentaires la preuve d'une parenté des Vertébrés avec les Annélides. Cette théorie a été surtout développée par C. Semper ; voici brièvement en quoi elle consiste :

Chez les embryons de Squales, on voit correspondre à chacun des segments musculaires qui se succèdent régulièrement de chaque côté de la corde dorsale un canal s'ouvrant dans la cavité générale par un large pavillon vibratile. Ce canal se porte obliquement d'avant en arrière et de dedans en dehors ; il se pelotonne alors sur lui-même en un corpuscule assez volumineux, puis revient obliquement vers la ligne médiane. Avant de l'atteindre, il vient s'ouvrir dans un tube longitudinal, qui lui-même débouche au dehors au voisinage de l'anus. Chacun des tubes pelotonnés correspond à un glomérule de Malpighi ; leur ensemble représente donc le rein du Plagiostome. Le canal auquel ils aboutissent est l'uretère ; celui-ci se conserve sans modifications chez le mâle ; chez la femelle, il devient l'oviducte, par suite de la formation d'un nouvel uretère, dans lequel les canalicules rénaux viennent se déverser. L'analogie de cet appareil avec les organes egmentaires des Annélides est assurément frappante ; la seule diférence, d'importance toute secondaire, tient à ce que les organes énaux viennent se jeter dans un canal commun qui s'ouvre à l'extérieur, alors que, chez les Annélides, les organes segmentaires débouchent chacun isolément au dehors.

Le rein primitif des Plagiostomes, des Cyclostomes et de certains atraciens inférieurs, tels que les Cécilies, présente donc une dispoition qui rappelle d'une manière remarquable celle des organes segentaires des Annélides. Chez les Vertébrés comme chez les Vers, 'appareil excréteur se montre en effet constitué par une série de ubes faisant communiquer la cavité générale avec l'extérieur, tubes qui sont disposés par paires dans chacun des segments ou somites du corps. La segmentation des Annélides est évidente, mais celle des Vertébrés l'est moins ; elle existe néanmoins et devient manifeste, si n considère que, chez l'embryon, les masses musculaires sont divisées en anneaux disposés en série linéaire et qu'à chacun de ces anneaux correspond une paire de prévertèbres, une paire de tubes excréteurs, ainsi qu'une paire de ganglions rachidiens.

Chez les Reptiles, les Oiseaux et les Mammifères, le rein ne présente point les remarquables homologies dont nous venons de parler; celles-ci se voient au contraire avec la plus grande évidence dans son précurseur, le corps de Wolf, qui devient ainsi l'un des organes les plus intéressants de la vie embryonnaire, encore que son existence soit transitoire, et à coup sûr celui qui nous renseigne de la façon la plus précise sur notre propre descendance.

ORDRE DES MYZOSTOMES

Ce petit groupe, formé par le seul genre *Myzostoma* F.-S. Leuckart, 1827, comprend de petits animaux discoïdes, vivant en parasites sur les Comatules; on en connaît actuellement plus de 60 espèces, provenant de toutes les mers. Les téguments sont partout recouverts de cils vibratiles et présentent sur les côtés de la face ventrale quatre paires de poches ciliées, considérées jadis comme des ventouses, mais peut-être homologues aux organes segmentaires. Ces poches sont régulièrement disposées entre cinq paires de parapodes, présentant près de leur sommet un étranglement, première ébauche d'une articulation, et terminés par une soie à crochet, robuste et arquée; cette dernière est accompagnée de deux ou trois soies de remplacement. La circonférence du corps est ordinairement ornée de 20 mamelons raccourcis ou de 20 cirres.

La bouche, située à l'extrémité antérieure de la face ventrale, renferme une trompe exsertile, couverte de papilles; l'œsophage présente un bulbe musculeux et s'ouvre dans un estomac, de chaque côté duquel naissent trois cæcums qui se ramifient dans tout le corps. L'testin est rectiligne et aboutit à un anus médian et situé à l'extrém postérieure de la face ventrale.

L'appareil circulatoire fait défaut. Le système nerveux est constit par une masse ganglionnaire sous-jacente à l'estomac, qui émet paires de nerfs divergentes et envoie d'autre part deux connectifs se réunissent à la face supérieure de l'œsophage.

Les Myzostomes sont hermaphrodites. Les organes mâles so pairs et sont répartis de chaque côté en deux groupes de gland ramifiées, l'un antérieur, l'autre postérieur. Les deux canaux déf rents qui en proviennent s'unissent l'un à l'autre, puis débouche par un court canal à la base, ou un peu en arrière de la base de l troisième patte. L'ovaire est représenté, suivant Nansen, par la cavit même du corps, diversement ramifiée ; il nous semble plus vraisem blable que la cavité générale a été comblée par une prolifération du mésoderme, comme chez la Sangsue. De cet ovaire naît un large oviducte médian, qui vient s'ouvrir à la face dorsale de l'intesti anal; peut-être même, dans certaines espèces (*M. giganteum*), a-t-il un orifice indépendant, à côté de l'anus. Deux autres oviductes plus étroits naissent latéralement de l'ovaire, s'enfoncent vers la face ventrale, puis débouchent dans la portion initiale du rectum.

En outre des individus hermaphrodites, Nansen a observé des « mâles complémentaires » ayant une structure identique à celle des premiers, si ce n'est que les ovaires étaient remplacés par des testi cules reproduisant exactement leur forme et leurs rapports; les trois oviductes étaient présents. Ce fait, dont la signification échappe encore, s'observe chez *M. giganteum*, *M. gigas* et *M. Carpenteri;* on ne sait s'il est commun à toutes les espèces ou propre à quelques-unes seulement. Les Myzostomes sont donc andro-dioïques.

L'œuf subit la segmentation inégale; la gastrula se forme par épi bolie. La larve est entièrement ciliée et semblable aux larves atroques des Annélides; elle passe successivement par des états où elle pos sède deux paires de pieds, puis trois, puis cinq; c'est alors seulement que le tube digestif, jusqu'alors simple, émet les cæcums latéraux.

L'étroite parenté des Myzostomes avec les Chétopodes est évidente, mais ces animaux ont aussi des rapports indéniables avec les Arach nides (Linguatules, Tardigrades et peut-être aussi Pycnogonides) et avec les Crustacés. Ils ont sans doute été profondément modifiés par le parasitisme, surtout quant à leurs organes internes.

L. von Graff, *Report on the Myzostomida.* The voyage of H. M. S. Challenger, Zoology, XXVII, 1884.

F. Nansen, *Bidrag til Myzostomernes anatomi og histologi.* Bergen, 1885.

M. Braun, *Die Myzostomiden*. Centralblatt für Bacteriologie und Parasienkunde, III, p. 183, 210 u. 248, 1888.

L'embranchement des Vers est à la fois le plus vaste et le plus étérogène de tout le règne animal; ses limites ne sont point encore acées et, suivant la conception théorique à laquelle on s'arrête, il st certains ordres ou certaines familles que l'on peut considérer omme n'appartenant point à cet embranchement; pour d'autres, ans lesquels on reconnaît des Vers indubitables, la place dans la clasification n'est point encore fixée; d'autres enfin nous présentent des aractères ambigus qui les rapprochent des Échinodermes, des Molusques, des Arthropodes et même des Vertébrés et qui nous autorisent les considérer comme des formes de transition.

Il est donc impossible de donner des Vers une définition qui mette en relief leurs caractères communs et particuliers, c'est-à-dire qui asse ressortir certains détails d'organisation qui se retrouvent chez ous et qui, d'autre part, les distinguent nettement de tous les autres animaux. On peut noter néanmoins un certain nombre de caractères que présentent la plupart des Vers, sinon tous.

Ce sont des animaux à symétrie bilatérale : caractères sans grande aleur, puisqu'il se retrouve chez tous les Métazoaires, au moins aux premiers stades de leur développement.

Il existe chez les Vers un appareil aquifère constitué par des canaux latéraux s'ouvrant à l'extérieur et prenant naissance dans les cavités internes. Mais cet appareil n'a pas encore été vu chez tous les Vers ; il s'observe, du reste, plus ou moins profondément modifié, chez d'autres animaux.

Le corps est fréquemment segmenté et formé d'anneaux ou somites disposés en série linéaire. Parfois la segmentation est si marquée, que chaque somite devient capable d'acquérir une individuaité propre et de devenir indépendant : la métamérisation équivaut alors à une véritable reproduction asexuée par bourgeonnement. D'autres fois la segmentation est encore très accusée, mais les divers anneaux restent unis entre eux et solidaires les uns des autres. Dans les cas de ce genre, les différents organes, tout au moins le système nerveux et l'appareil excréteur, se répètent régulièrement dans chaque segment. Il est encore des cas où la segmentation du tégument n'est nullement l'indice d'une division sériaire des organes (Rotifères); inversement, la division peut n'être qu'interne ou même strictement limitée au système nerveux (Géphyriens). Ajoutons que bon nombre de Vers, comme les Trématodes et les Némathelminthes, ne sont jamais segmentés.

Le système nerveux fait défaut chez quelques types inférieurs, dégradés par le parasitisme (Aneuriens). Dans les autres groupes, il présente de si grandes variations qu'on ne peut songer à le ramener à un type commun. Cela est encore vrai pour le tégument, ainsi que pour les appareils digestif, circulatoire, respiratoire, reproducteur et sensoriel. L'embryologie elle-même nous fait connaître un grand nombre de formes primordiales qui n'ont certainement aucun rapport les unes avec les autres ; elle démontre ainsi que les animaux réunis sous la dénomination commune de *Vers* dérivent de formes ancestrales fort diverses.

Dans ces conditions, on ne peut donc songer à dresser l'arbre généalogique des Vers; tout au plus peut-on le faire assez aisément pour certaines classes (Plathelminthes, Annélides); quant à établir les rapports réciproques des différentes classes, l'imperfection de nos connaissances rendrait vaine et illusoire toute tentative de ce genre.

EMBRANCHEMENT DES MOLLUSQUES

CLASSE DES LAMELLIBRANCHES

Les Lamellibranches, encore appelés *Acéphales*, *Pélécypodes* et *Bivalves* (fig. 455), ont été longtemps réunis aux Brachiopodes, auxquels ils ressemblent par l'absence de tête et par la présence d'une

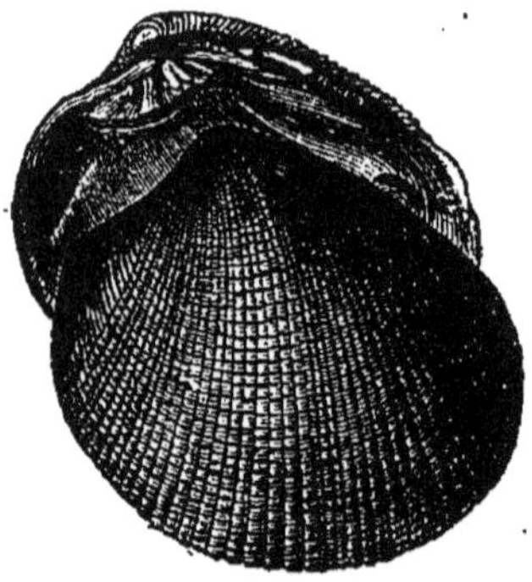

Fig. 455. — *Venus Dombeyi.*

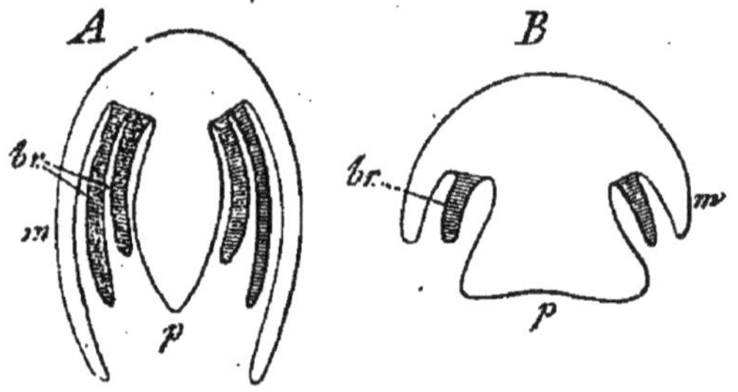

Fig. 456. — Coupes verticales schématiques d'un Lamellibranche, A, et d'un Gastéropode, B. — *br*, branchie; *m*, manteau; *p*, pied.

coquille formée de deux valves; nous avons indiqué déjà que cette ressemblance est purement extérieure.

Le corps est symétrique (fig. 456, A) et comprimé latéralement; à sa partie inférieure est suspendu un *pied*, *p*, diversement conformé, et de chaque côté de la face dorsale naît un grand repli cutané qui s'infléchit en bas pour envelopper le corps à la façon d'un *manteau*, *m*. Entre le pied et le manteau, dans le *sillon palléal*, s'attachent de chaque côté deux *branchies* lamelleuses, *br*. L'espace compris entre les deux lobes du manteau est la *cavité palléale*.

L'épithélium qui revêt la face externe du manteau (fig. 457, *d*) est recouvert d'une cuticule plus ou moins épaisse, plus ou moins transparente, *a*, que les conchyliologistes connaissent sous le nom impropre d'*épiderme*, de *périostracum* ou de *drap marin*. Cet épithélium renferme des cellules glandulaires produisant des sels calcaires qui se déposent à sa surface, c'est-à-dire au-dessous de la cuticule et s'organisent en une *coquille* ou *test*, formée par la superposition d'un grand nombre de lamelles, *c*; la zone extérieure est parfois composée de prismes verticaux, *b*, dont la structure est analogue à celle de l'émail des dents.

La coquille est lisse ou ornée d'appendices plus ou moins développés, d'une teinte uniforme ou marquée de taches ou de stries colorées; la matière colorante est azotée et est détruite par les acides faibles ou par une température modérée. La coquille est constituée par

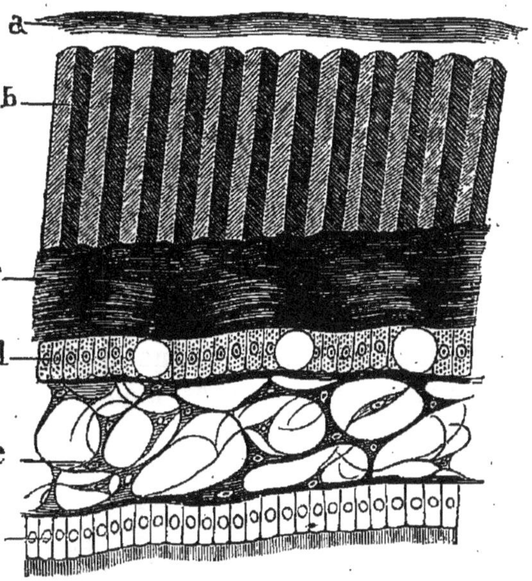

Fig. 457. — Coupe du test et du manteau de l'Anodonte, d'après Leydig. — *a*, cuticule ; *b*, couche des colonnettes ; *c*, couche feuilletée du test ; *d*, épithélium externe du manteau, avec lacunes glandulaires ; *e*, couche conjonctive du manteau ; *f*, épithélium interne.

du carbonate de chaux, mélangé à une faible proportion de phosphate de chaux (1 pour 100 au maximum) et de matière organique. Cette dernière est la *conchioline*, isomère de l'osséine : elle est insoluble dans l'eau, l'alcool et l'éther, et ne donne pas de gélatine par l'ébullition; elle ne se dissout que très lentement dans les alcalis et les acides.

La forme du test est très variable : les deux valves peuvent être identiques (*Mytilus*), ou bien l'une est plate et l'autre fortement bombée (*Pecten*); elles sont plus ou moins circulaires (*Ostrea*) ou s'allongent considérablement (fig. 458); elles restent parfois rudimentaires, auquel cas le Mollusque peut s'entourer d'un tube calcaire sécrété par le manteau (*Aspergillum*, fig. 470).

Les deux valves s'affrontent exactement par leur bord libre, sauf chez l'Anomie et chez les espèces perforantes (*Pholas*, *Teredo*). Elles forment, du côté dorsal, une *charnière* ou *cardo*, constituée par l'intrication réciproque de dents et de fossettes dont on tient grand compte pour la classification (fig. 459). Dans cette charnière se trouve un double ligament : la portion externe est le *desme*, l'interne est le *chondre;* ce dernier est élastique et a pour fonction de maintenir béante la coquille, sans que le Mollusque ait à produire aucun effort.

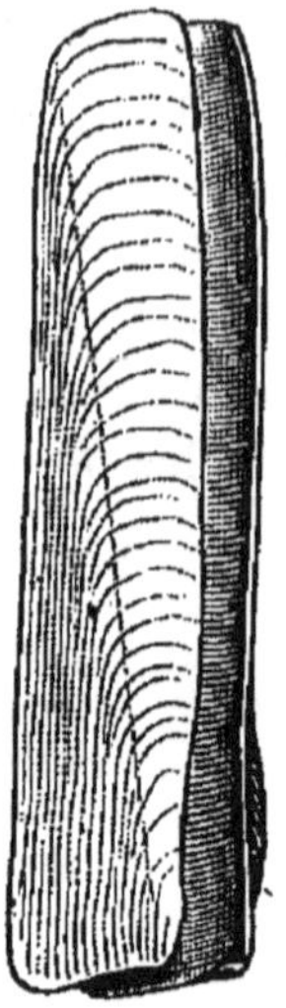

Fig. 458.—*Solen vagina.*

L'occlusion du test se fait au contraire au moyen d'un appareil musculaire spécial. Suivant les cas, le *muscle adducteur des valves* est simple et central (fig. 460) ou double et excentrique (fig. 459); il laisse à la face interne de chaque valve une impression plus ou moins profonde. Lamarck divisait, d'après ce caractère, les Lamellibranches en *Monomyaires* (*Ostrea, Pecten, Lima*) et en *Dimyaires*, ces derniers étant de beaucoup les plus nombreux; cette classification est actuellement peu usitée. L'adducteur unique des Monomyaires est formé de deux portions histologiquement dissemblables ; nous avons montré que, chez certaines

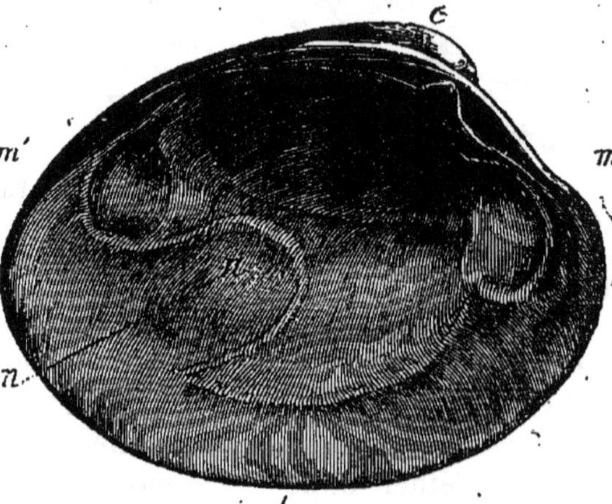

Fig. 459. — Valve de Cythérée. — *a*, extrémité antérieure ; *b*, extrémité postérieure; *c*, crochet ou apex; *d*, bord ventral; *m*, *m'*, impressions des muscles adducteurs des valves; *n*, sinus formé par l'impression palléale et occupé par le muscle rétracteur des siphons.

espèces nageuses (*Pecten jacobæus*, *P. maximus*), l'une de ces portions est constituée par des fibres présentant une admirable striation transversale. A part cette exception qu'explique le genre de vie particulier aux animaux qui la présentent, l'élément musculaire des Lamellibranches est une très longue fibre lisse, plus ou moins nettement décomposée en fibrilles.

La face interne de la coquille est encore marquée d'une ligne qui court à quelque distance du bord inférieur : cette *impression palléale* correspond au bord du manteau; elle présente souvent un *sinus* recourbé en avant (fig. 459, *n*), en particulier chez les *Siphoniens*.

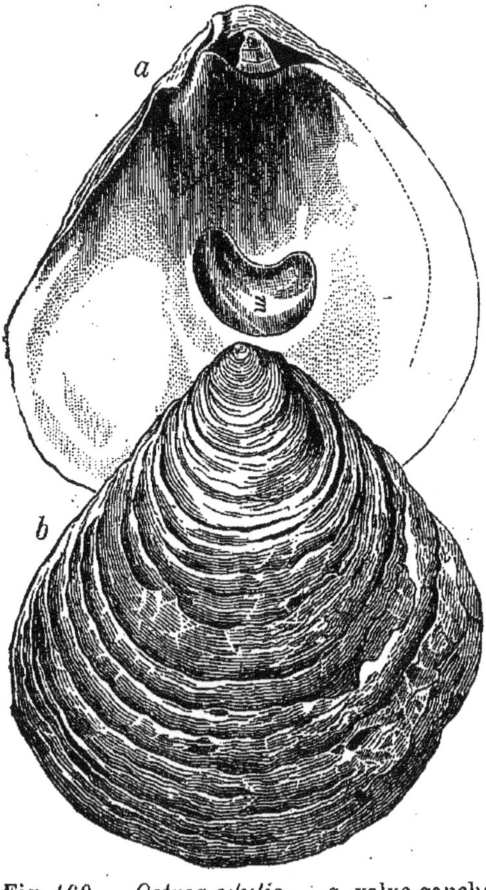

Fig. 460. — *Ostrea edulis*. — *a*, valve gauche ou concave, vue par sa face interne et présentant l'impression du muscle adducteur, *m*; *b*, valve droite ou plane.

La coquille s'épaissit donc par l'apport incessant de particules nouvelles déposées à sa face interne par l'épithélium externe du manteau; elle s'allonge d'une façon identique, par le dépôt de parties nouvelles sur le bord de ce dernier. Les couches calcaires de nouvelle formation ont souvent un aspect irisé, brillant, opalin et constituent la nacre.

Les perles ont la même origine, la même structure et la même composition que celle-ci : ce sont des concrétions de carbonate de chaux formées autour d'un corps étranger, soit à l'intérieur, soit en dehors du manteau. Chez les Anodontes et les Mulettes (*Unio*) d'Italie, F. de Filippi les a vues se produire autour d'un parasite (*Distoma duplicatum*) renfermé dans l'épaisseur du manteau; en Allemagne, Küchenmeister a observé leur formation autour de l'œuf ou de la larve hexapode d'un Acarien (*Atax ypsilophorus*) qui se rencontre assez souvent dans la cavité palléale de ces mêmes Mollusques; von Hessling a précisé toutes ces notions.

On sait, du reste, que les perles ne sont autre chose que des productions pathologiques : voilà longtemps que les Chinois ont imaginé de provoquer artificiellement leur formation. Dans ce but, ils font au manteau une petite lésion, pour activer la sécrétion de la nacre, ou bien ils introduisent sous celui-ci de petits corps étrangers, ordinairement des images de Bouddha, autour desquels la nacre se dépose par couches concentriques.

Les perles sont ordinairement rondes ; leur taille varie depuis les dimensions les plus exiguës jusqu'à celle d'un pois ; par exception, elles atteignent la grosseur d'une noix. Leur surface est lisse, rarement rugueuse ou tuberculeuse. Elles ont communément la même couleur que la nacre ; d'autres sont jaunâtres, verdâtres, rosées, blanchâtres, grisâtres ou enfumées, voire même violacées et noirâtres.

Les plus belles perles sont produites par l'Aronde perlière ou Pintadine (*Meleagrina margaritifera* L.), qui vit à de grandes profondeurs dans la mer des Indes, dans le golfe Persique, aux îles Touamotou (archipel taïtien) et jusque dans le golfe du Mexique. Rien ne s'oppose à ce qu'on la cultive et l'élève dans ces régions, comme on fait en Europe pour les Huîtres comestibles. Cette espèce n'est d'ailleurs point la seule à produire des perles : la Mulette perlière (*Margaritana margaritifera*), très répandue dans les torrents des montagnes de l'Allemagne du sud, donne les perles d'eau douce ; les rivières de l'Amérique du nord renferment des espèces analogues. Citons encore *Avicula hirundo*, *Malleus vulgaris*, *Venus virginea*, *Pinna nobilis* et même *Ostrea edulis*.

Les coquilles d'Huîtres ou d'autres Lamellibranches étaient en grande faveur dans l'ancienne pharmacopée ; on les employait réduites en poudre. Pline les croyait très efficaces dans le ténesme et les ulcérations de la vessie ; Nunès les conseillait dans l'anaphrodisie ; plus récemment Maréchal de Plancoët les préconisait contre la rage ; elles faisaient partie du fameux lithontriptique de Mlle Stephens. Avec plus de raison, Lemery les considérait comme apéritives, absorbantes et antiacides.

La nacre était elle-même employée de diverses manières. Le *nitre perlé*, qu'on administrait à la dose de 6 à 24 grains dans les fièvres graves, était un mélange de nacre pulvérisée avec huit fois son poids de nitrate de potasse. La poudre de nacre constituait à elle seule un fard connu sous le nom de *nacre de perles préparée ;* elle entrait encore dans la composition de l'emplâtre styptique et de la poudre pectorale.

Les perles ont aussi joué un rôle important dans la thérapeutique : elles entraient dans la confection alkermès et dans la poudre diarrhodon. Celles de la Mulette perlière, appelées *perles d'Écosse* ou *perles d'apothicaires*, servaient à l'état de poudre à la confection d'un électuaire. Les perles jouissaient d'ailleurs de la même réputation que la nacre ou la coquille : « on les estime cordiales, dit Lemery, propres pour resister au venin, pour reparer les forces abatues; mais leur principale vertu est de détruire et d'amortir les acides comme font les autres matieres alkalines; ainsi elles sont bonnes pour les âcretez de l'estomac, pour la faim canine, pour les cours de ventre, pour les hemorrhagies; la dose en est depuis 6 grains jusqu'à demi-dragme. »

La chimie, en dévoilant la composition de ces remèdes merveilleux, les a fait disparaître de l'arsenal pharmaceutique.

F. Hague, *Ueber die natürliche und künstliche Bildung der Perlen in China*. Z. f. w. Z., VIII, p. 439, 1857.

C. Th. von Siebold, *Ueber die Perlenbildungen chinesischer Süsswasser-Muscheln*. Z. f. w. Z., VIII, p. 445, 1857.

K. Möbius, *Die ächten Perlen*. Hamburg, 1859.

Von Hessling, *Die Perlenmuscheln und ihre Perlen*. Leipzig, 1859.

M. Weber, *Pearls and pearl fisheries*. Bull. of the U. S. Fish Commission, VI, p. 321, 1887.

G. W. Griffin, *The pearl fisheries of Australia*. Ibidem, p. 433.

Le corps du Lamellibranche est entouré par la coquille et le manteau, comme le serait un livre recouvert de deux reliures superposées. Le bord du manteau, festonné et orné de papilles et de filaments, reste parfois libre sur toute son étendue (*Ostrea*, *Pecten*, *Mytilus*, *Arca*, *Unio*, etc.). Plus souvent, les deux replis du manteau se soudent par le bord, dans la partie postérieure ; ils sont encore libres en avant, pour livrer passage au pied (*Chama*, *Cardium*, *Cyclas*, *Cyprina*, etc.). Chez d'autres types (*Solen*, *Mya*, *Pholas*, *Teredo*), la soudure des deux replis du manteau s'étend sur une plus grande longueur, sans pourtant devenir totale. Plus la fermeture du manteau est complète, plus on voit se développer à la région postérieure du corps deux tubes contractiles ou *siphons*, que l'animal peut allonger entre les valves entre-bâillées (fig. 461) : l'eau est amenée par l'un des siphons jusqu'aux branchies, puis est expulsée par l'autre.

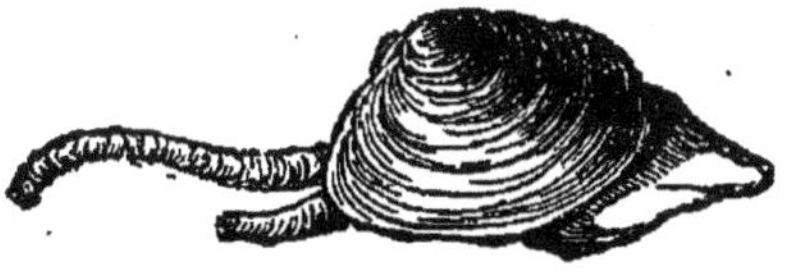

Fig. 461. — *Tellina baltica* montrant les siphons et le pied.

Le pied (fig. 456, *p* ; fig. 462, *b*) est l'organe de la locomotion; il fait défaut chez les espèces sédentaires (*Ostrea*) et présente, chez les autres, les formes et les fonctions les plus diverses. Il sert fréquemment à la fixation de l'animal : il porte alors à sa base une glande chargée de produire le *byssus* (fig. 462, *c*), substance filamenteuse de nature chitineuse, au moyen de laquelle l'animal adhère aux rochers (*Pecten*, *Avicula*, *Meleagrina*, *Mytilus*, *Pinna*, *Dreyssena*, *Tridacna*). Chez les Cyclades (*Cyclas*) et les Naïades (*Unio*, *Anodonta*, *Margaritana*), le byssus existe pendant la période embryonnaire, mais non à

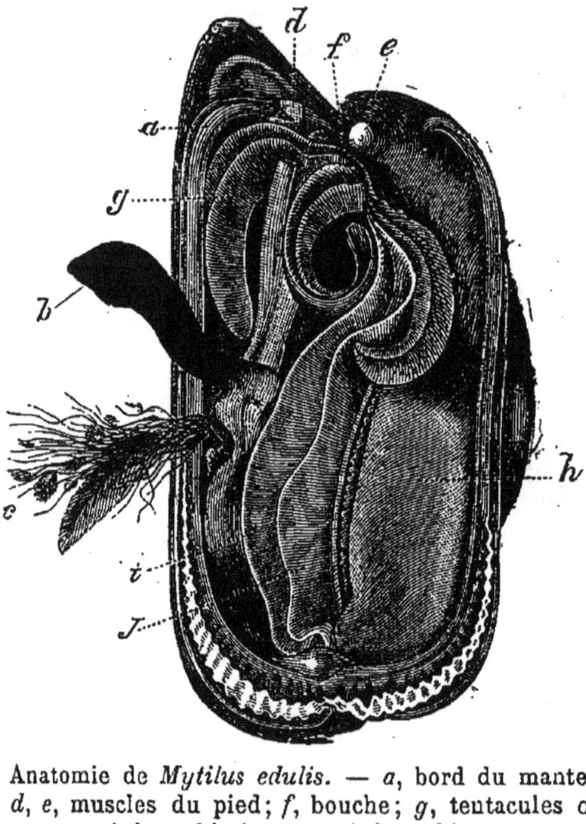

Fig. 462. — Anatomie de *Mytilus edulis*. — *a*, bord du manteau; *b*, pied; *c*, byssus; *d*, *e*, muscles du pied; *f*, bouche; *g*, tentacules ou palpes labiaux; *h*, manteau; *i*, branchie interne; *j*, branchie externe.

l'âge adulte. Celui des Jambonneaux (*Pinna*) est formé de filaments longs et soyeux, avec lesquels on a pu tisser des étoffes; celui de l'Anomie est remplacé par une cheville calcaire, par laquelle l'animal se fixe. Th. Barrois a fait une bonne étude de cet organe.

La bouche, *f*, est une fente transversale logée dans la cavité du manteau, en arrière du muscle adducteur antérieur. Elle s'ouvre entre deux paires de *palpes labiaux*, *g*, qui fonctionnent comme organes du tact et servent aussi à diriger vers la bouche les particules en suspension dans l'eau ; ces palpes sont parfois très réduits (*Chama*,

Psammobia); ailleurs (*Tellina*), ils ont de telles dimensions qu'on pourrait les prendre pour des branchies accessoires. La bouche n'a ni dents, ni mâchoires, ni bulbe pharyngien, ni glandes salivaires; à sa suite vient un court œsophage, puis un large estomac dans lequel se déversent les sucs digestifs.

Au voisinage du pylore, l'estomac se prolonge en un cul-de-sac qui s'étend entre les circonvolutions intestinales et loge la *tige cristalline*, sorte de stylet cylindrique et transparent, de consistance cartilagi-

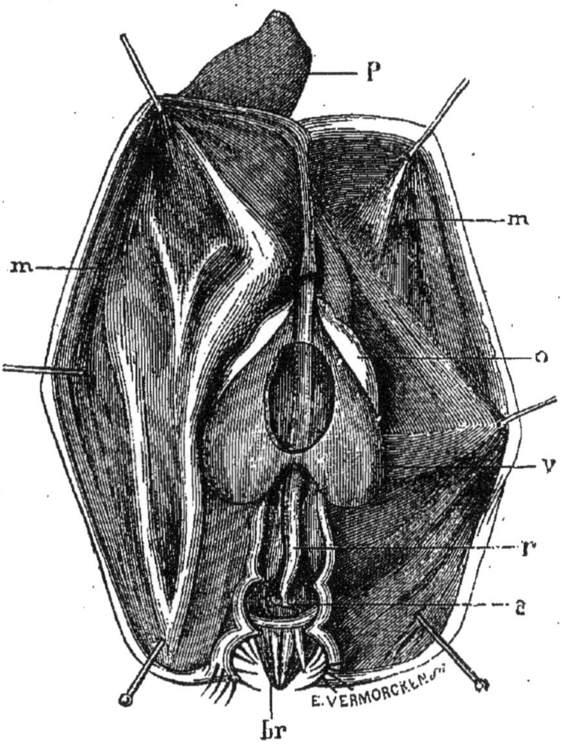

Fig. 463. — Anodonte débarrassée de sa coquille et vue par la face dorsale. — *a*, anus ; *br*, extrémité des branchies ; *m*, manteau ; *o*, oreillette ; *p*, pied ; *r*, rectum ; *v*, ventricule dont la paroi a été excisée en dessus pour montrer l'intestin qui le traverse.

neuse, produit par une sécrétion de l'épithélium. Le cul-de-sac est très long chez *Pholas*, *Donax*, *Solen*, *Tellina*, *Teredo;* chez ce dernier, Deshayes le prenait pour un second estomac; chez *Dreyssena*, il a encore une grande longueur, mais est dépourvu de tige. Dans d'autres types (*Unio*, *Anodonta*), le cul-de-sac manque, mais la tige cristalline est engagée dans l'intestin. La tige fait défaut chez les Monomyaires, sauf chez *Anomia;* sa présence n'est point constante dans une même espèce; ses usages sont inconnus.

L'intestin décrit dans la masse viscérale des circonvolutions plus ou oins longues, puis remonte vers la face dorsale : il se porte alors d'avant en arrière. Le rectum (fig. 463, *r*) traverse le ventricule du cœur, *v*, sauf dans quelques genres (*Ostrea, Anomia, Teredo*). L'anus, *a*, 'ouvre à l'extrémité postérieure du corps, en avant du muscle adducteur postérieur des valves. Chez les Dimyaires, le tube digestif se aisse donc ramener théoriquement à un anal incurvé en U dans le sens antéro-ostérieur et dont les extrémités sont siuées en dedans des muscles adducteurs.

ce tube est annexée une glande volu-ineuse, improprement appelée *foie*, qui entoure l'estomac et une partie de l'intestin ; ses lobules déversent par plusieurs rifices, dans l'estomac et dans la partie antérieure de l'intestin, un liquide desiné à transformer les aliments.

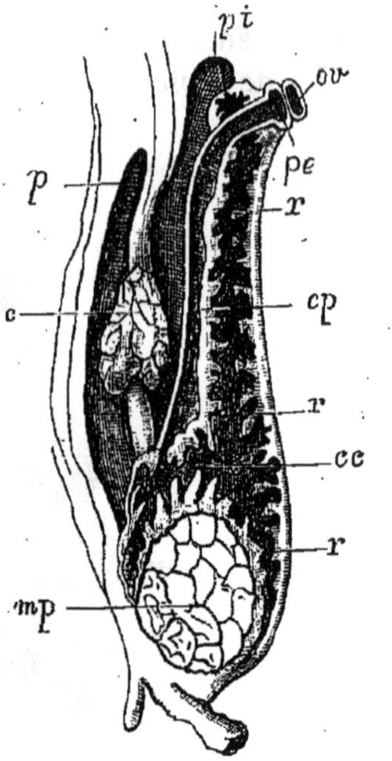

Fig. 464. — Cœur et organe de Bojanus de la Mulette, d'après de Lacaze-Duthiers. — *c*, cœur ; *cc*, poche centrale de l'organe de Bojanus ; *cp*, sa poche périphérique ; *mp*, muscle postérieur des valves ; *ov*, orifice génital ; *p*, péricarde ; *pe*, orifice externe de la poche périphérique ; *pi*, orifice péricardique ou interne de la poche centrale ; *r*, coupe de l'organe de Bojanus.

Le cœur (fig. 464, *c*) est situé à la face dorsale. Il est formé d'un ventricule (fig. 463, *v*) et de deux oreillettes, *o* ; il est ntouré d'un péricarde (fig. 464, *p*,), limité au ventricule chez *Ostrea*. Du ventricule partent un (*Mytilus*) ou deux vaiseaux (*Anodonta*), qui distribuent le sang à tous les organes ; de là, il tombe dans des lacunes plus ou moins vastes, creusées dans le parenchyme du corps. Le sang est repris ensuite par trois grosses veines : une médiane, qui déverse dans le cœur le sang provenant des lacunes du pied, et deux latérales, qui conduisent aux branchies le sang sortant de l'organe de Bojanus ; de chaque branchie part une veine qui ramène à l'oreillette correspondante du sang artériel.

On a décrit sous le nom de *pores aquifères* des orifices qui mettraient l'appareil asculaire en communication avec l'extérieur et par lesquels l'animal pourrait, suivant les circonstances, absorber de l'eau ou évacuer rapidement une certaine quantité de son liquide nourricier. J. Carrière et Th. Barrois ont reconnu que ces pores, loin de s'ourir dans les lacunes sanguines, ne sont que les canaux excréteurs de la glande byssogène atrophiée : la communication supposée n'existe point normalement et les brusques changements de volume des organes s'expliquent suffisamment par un déplacement rapide la masse sanguine.

L'appareil respiratoire est constitué par deux paires de branch (fig. 456, *br;* fig. 462, *i, j*), rarement par une seule paire (*Corbis, L cina*). Les deux branchies d'une même paire sont tantôt égales (*Ost Pecten, Mytilus*), tantôt inégales : l'externe est alors la plus long (*Petricola*), parfois même elle pénètre jusque dans les siphons (*P las, Teredo*). En réalité, chaque branchie est double et se compo la façon d'une planche hors texte, qui ne peut rentrer dans un li qu'à la condition d'être repliée sur elle-même : la branchie exte est repliée en dehors, l'interne est repliée en dedans. Les deux lam d'une même branchie délimitent un *espace interbranchial*, plus moins subdivisé par des cloisons conjonctives en une série de co partiments lacunaires, dans lequels l'eau pénètre par des orifi percés sur le bord libre et sur la surface entière des lamelles. Le b adhérent de chaque lame est parcouru suivant sa longueur par d veines et par une artère à laquelle arrive le sang qui sort de l'orga de Bojanus; cette dernière est l'origine d'une foule d'artérioles q se ramifient dans la branchie, puis tombent dans des lacunes d partent des veinules dont la réunion donne naissance aux deux vei susdites; celles-ci s'unissent entre elles et avec les veines des aut lames branchiales du même côté, pour former le tronc veineux q vient se jeter dans l'oreillette. La branchie lamelleuse est caracté ristique des Lamellibranches, qui lui doivent leur nom; sa surf est tapissée d'un épithélium vibratile, qui assure tout à la fois le r nouvellement de l'eau et la progression des particules solides ve l'orifice buccal.

Sabatier considère encore comme servant à la respiration les o *ganes godronnés*, situés dans l'angle formé par la branchie et le man teau ; on les rattachait autrefois à l'*organe de Bojanus*.

Cet organe, ainsi appelé du nom de l'anatomiste qui l'a découve représente l'appareil excréteur. Il est constitué par deux sacs glandu laires allongés, symétriques, disposés entre les branchies et le pé carde (fig. 464, *p*). Chaque sac, *r*, comprend une portion glandulai spongieuse, fortement plissée, *cc*, et une région non glandulai lisse, superposée à la précédente et jouant le rôle de canal excré teur, *cp*. L'organe est jaune ou brun ; ses parois sont parcourues p un riche réseau capillaire; son épithélium interne renferme d concrétions de guanine et d'acide urique. La poche centrale, q s'ouvre dans le péricarde par un orifice particulier, *pi* (*Unio, An donta, Cardium, Pholas*). Le canal excréteur, *cp*, vient déverser l produits élaborés par la glande soit directement au dehors, à côté d l'orifice sexuel (*Unio, Mactra, Cardium*), soit dans l'oviducte (*An inna*); ailleurs enfin, les glandes génitales amènent leurs produits ans le corps de Bojanus (*Pecten, Lima, Spondylus*).

Le système nerveux est bien développé et présente de notables variations d'un type à l'autre (fig. 465). Au-dessus de la bouche se voient eux *ganglions buccaux* ou *sus-œsophagiens*, *a*, réunis l'un à l'autre par une commissure lus ou moins longue, mais arfois rapprochés au point de e confondre en une seule asse (*Mactra, Cytherea*); ils nvoient des filets nerveux à a bouche, aux palpes labiaux t à la région antérieure du anteau. Chacun de ces ganglions émet une longue commissure qui se porte en arrière et en bas et qui aboutit, en arrière du muscle adducteur ostérieur des valves, à un *ganglion viscéral* ou *branchial*, *c*.

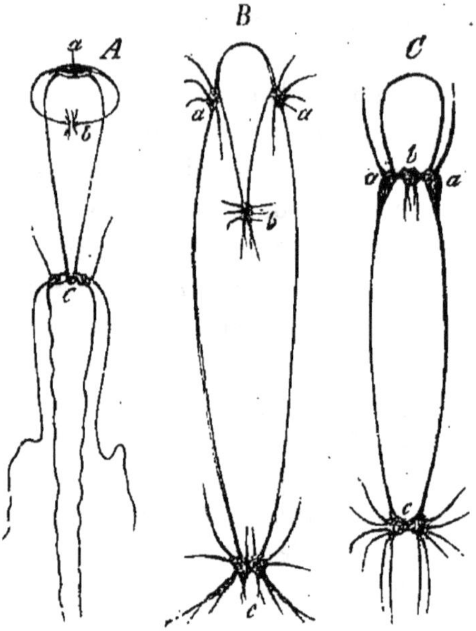

Fig. 465. — Système nerveux des Lamellibranches. — A, *Teredo*. B, *Anodonta*. C, *Pecten*. — *a*, ganglions sus-œsophagiens; *b*, ganglions pédieux; *c*, ganglions viscéraux.

Les ganglions branchiaux sont réunis l'un à l'autre par ne courte commissure transversale (*Pecten, Mytilus, Lithodomus*), ou sont, au contraire, fusionnés en une seule masse (*Anodonta, Mactra, Mya*); chez les types à branchies bien développées, ils peuvent être accompagnés d'un ganglion latéral de renforcement (*Teredo, Tridacna*). Ils émettent un grand nombre de filets qui vont se perdre dans les branchies, les viscères et le manteau; ils envoient aussi aux siphons des nerfs volumineux, sur le trajet desquels se trouvent des ganglions supplémentaires, lorsque les siphons sont de grande taille (*Lutraria, Mactra, Solen*).

L'ensemble des ganglions buccaux et branchiaux et de leurs commissures constitue le collier viscéral. A cela se réduit le système nerveux chez les Lamellibranches dépourvus de pied (*Ostrea*); mais, quand le pied existe, même à l'état rudimentaire (*Pecten*), on trouve à sa base une paire de *ganglions pédieux*, *b*, reliés aux ganglions buccaux par deux commissures d'autant plus longues que le pied est lui-même plus reporté en arrière.

Les sens sont peu développés. Le toucher s'exerce par le pied, l'extrémité du siphon, les lobes buccaux et surtout par les papilles ou tentacules filamenteux (*Lima*) du bord du manteau : des cellules surmontées d'un bouquet de poils tactiles, en relation avec les nerfs du derme, sont disséminées dans toutes ces régions, à la surface de l'épiderme.

Les otocystes semblent manquer dans bon nombre d'espèces. Ils sont au nombre d'une paire et reposent sur les ganglions pédieux, mais sont innervés par un filet venant des ganglions buccaux. Ce sont des vésicules sphériques, revêtues intérieurement d'un épithélium vibratile et renfermant un otolithe, rarement deux (*Chione*, *Cytherea*).

Les yeux existent souvent chez la larve, mais sont rares chez l'adulte. Dans quelques genres, ils sont réduits à de simples taches pigmentaires, placées sur le bord du manteau, dans sa région postérieure (*Arca*, *Pectunculus*, *Tellina*), ou à l'extrémité du siphon (*Solen*, *Mactra*, *Venus*). Par exception, ils atteignent chez *Pecten* et *Spondylus* un haut développement et ont l'aspect de petits boutons pédiculés, rouge brun, à reflets métalliques, disséminés entre les tentacules du

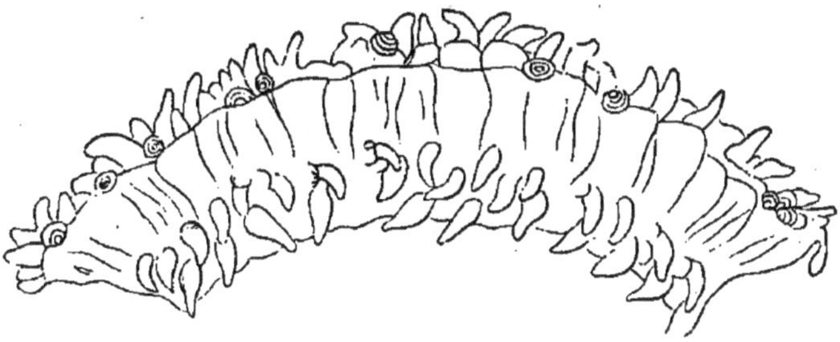

Fig. 466. — Bord du manteau de *Pecten maximus*.

bord du manteau (fig. 466). J. Chatin y a reconnu toutes les parties constitutives de l'œil des animaux supérieurs : les cellules de la choroïde contiennent des granulations pigmentaires de diverses couleurs ; la rétine est formée d'une couche de bâtonnets, auxquels aboutissent des fibres provenant du nerf circumpalléal.

Les sexes sont séparés, à quelques exceptions près (*Ostrea*, *Pecten*, *Janira*, *Pandora*, *Cyclas*, *Clavagella*) ; toutefois l'hermaphrodisme est peut-être plus fréquent qu'on ne le suppose, un même individu pouvant produire successivement des spermatozoïdes et des ovules ; dans des genres unisexués (*Unio*, *Anodonta*), il n'est point rare d'observer des individus hermaphrodites.

L'appareil génital est constitué par une paire de glandes en grappes, symétriquement disposées sur les côtés du foie et autour des replis de l'intestin ; elles s'étendent jusque dans la base du pied, parfois même sont contenues en partie (*Anomia*) ou en totalité (*My-*

tilus) dans le manteau. Ces glandes ont la même structure dans les deux sexes; à l'époque de leur maturité, elles sont rouges chez la femelle et laiteuses ou jaunâtres chez le mâle. Leurs conduits excréteurs viennent s'ouvrir de chaque côté de la base du pied, au voisinage de l'orifice de l'organe de Bojanus (*Pectunculus*, *Anodonta*, *Unio*, fig. 464, *ov*); les deux orifices sont parfois confondus (*Arca*, *Pinna*,

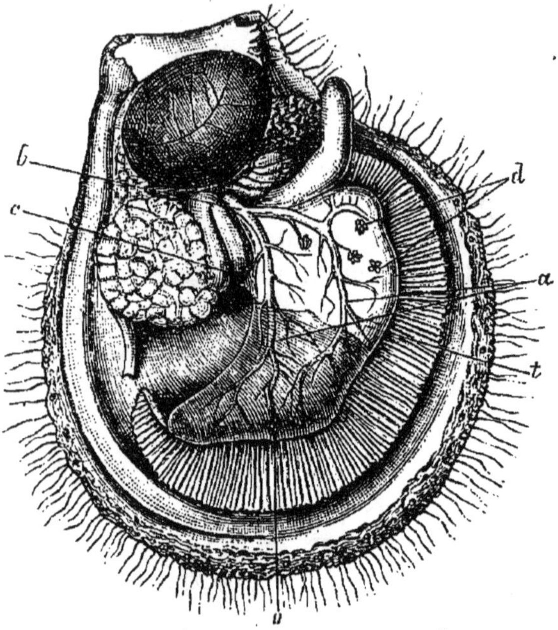

Fig. 467. — Organes génitaux de *Pecten glaber*, d'après de Lacaze-Duthiers — *a*, conduits excréteurs du testicule et de l'ovaire; *b*, leur orifice commun dans l'organe de Bojanus; *c*, orifice de l'organe de Bojanus; *d*, petits îlots ovariens épars dans le testicule; *o*, ovaire; *t*, testicule.

Mytilus) ou même la glande génitale déverse ses produits dans la cavité du corps de Bojanus (*Lima*, *Spondylus*, *Pecten*, fig. 467, *b*).

Chez les espèces hermaphrodites, les follicules mâles, *t*, et femelles, *o*, sont très distincts et s'ouvrent isolément à l'extérieur (*Pandora*) ou bien débouchent par un canal excréteur commun, *b* (*Pecten*, *Clavagella*, *Cyclas*); d'autres fois, le même cul-de-sac fonctionne successivement comme testicule et comme ovaire (*Ostrea*, *Cardium norvegicum*).

Il n'y a pas d'organe copulateur. La fécondation se fait dans la cavité palléale de la femelle, à l'aide de spermatozoïdes amenés par l'eau. Les hermaphrodites peuvent se féconder eux-mêmes, mais seulement dans le cas où les œufs et les spermatozoïdes arrivent simultanément à maturité (*Cardium serratum*). Chez *Cyclas*, les œufs s'accumulent et se développent dans des poches situées à la base des branchies internes; chez les Naïades, ils pénètrent dans l'espace interbranchial externe, puis dans les tubes branchiaux secondaires, qui s'élargissent pour former autant de chambres d'incubation.

La segmentation est totale et inégale, sauf quelques exceptions (*Cyclas*); la gastrula se forme par embolie ou par épibolie. La larve

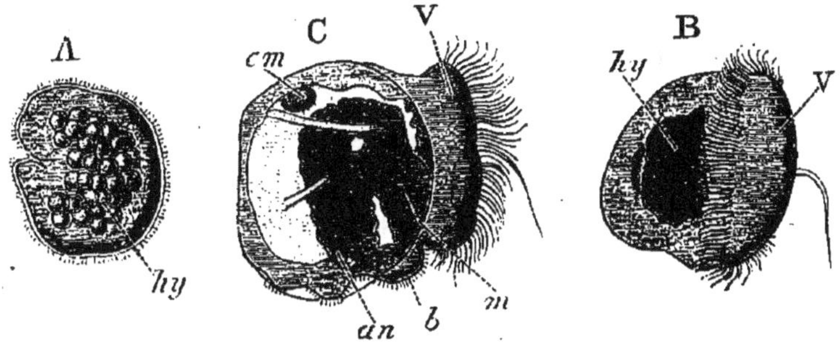

Fig. 468. — Trois stades du développement de *Cardium*, d'après Lovén. — *an*, anus; *b*, pied; *cm*, muscle adducteur antérieur; *hy*, endoderme; V, voile.

est parfois ciliée sur toute sa surface (fig. 468, A); puis apparaît, à la région céphalique, un organe lamellaire ou *voile*, V, entouré de forts cils vibratiles et pourvu d'un flagellum central. Ce dernier manque quelquefois (*Ostrea*, *Teredo*); le voile lui-même est très réduit (*Anodonta*, *Unio*, *Cyclas*) ou avorte (*Pisidium*) chez les espèces d'eau douce qui ne sont pas libres à l'état larvaire. Le voile n'est jamais bilobé.

Les Lamellibranches sont tous aquatiques; un très petit nombre nombre vivent dans les eaux douces (*Unio*, *Anodonta*, *Margaritana*, *Cyclas*, *Pisidium*); d'autres (*Dreyssena*) habitent indifféremment les eaux douces ou salées. A l'exemple de Woodward, on les divise en deux ordres, d'après la présence ou l'absence de siphons.

L'ordre des Asiphoniens comprend tous les Lamellibranches, monomyaires ou dimyaires, dont le manteau est dépourvu de siphons et dont l'impression palléale est simple.

Les Ostréides (*Ostrea*, *Anomia*, *Placuna*) constituent la famille la plus importante. La coquille est inéquivalve, feuilletée, et adhère aux rochers par la valve gauche, qui est la plus bombée; le manteau est entièrement ouvert, le pied est rudimentaire ou nul. Ces animaux vivent en colonies fort nombreuses (bancs) dans les mers chaudes.

Les Huîtres, dont on consomme une si grande quantité, appartiennent sans doute à plusieurs espèces distinctes, comportant elles-mêmes plusieurs variétés : l'ostréiculture tend sans cesse à en augmenter le nombre. Sur les côtes de l'Océan et de la Manche, on rencontre surtout l'Huître commune (*Ostrea edulis* L.) et l'Huître Pied-de-Cheval (*O. hippopus* L.); sur les côtes de la Méditerranée, le Péloustiou (*O. lacteola* Moquin-Tandon) et trois espèces (*O. rosacea* Fav.,

O. cristata Born, *O. plicata* Ch.); en Corse, *O. lamellosa* Brocchi.

O. edulis a donné par la culture de nombreuses variétés, inégalement appréciées. Les principales sont celles de Cancale, de Sainte-Anne, d'Ostende, d'Arcachon, de Marennes, etc. Ces dernières sont les plus estimées : ce sont en réalité des Huîtres nées et cultivées à Arcachon jusqu'à développement complet, puis transportées à Marennes pour y être engraissées : là, leurs branchies prennent une belle couleur verte dont Puységur attribue la cause à une Diatomée bleuâtre (*Navicula ostrearia*) ; celle-ci, vue à travers le tissu jaunâtre de la branchie, produit une teinte verte (1). En raison de l'estime en laquelle les amateurs tiennent les Huîtres de Marennes, certains industriels verdissent artificiellement des Huîtres d'autre provenance, en les additionnant d'un sel de cuivre ; la fraude est facile à découvrir.

Les Huîtres ont été de tous temps très appréciées par l'Homme. L'habitant primitif de la Scandinavie en faisait sa principale nourriture, comme l'attestent les *Kjœkkenmœddinger* ou amas de coquilles. Les Romains en faisaient une grande consommation et ils avaient trouvé le moyen de les cultiver. Chez nous, l'ostréiculture n'a pris le développement qu'elle présente actuellement que sous l'impulsion de Coste, à qui nous devons également le renouveau et les progrès de la pisciculture. On consomme annuellement en France une énorme quantité d'Huîtres, environ 500 millions : un tiers est consommé sur place ou transformé en conserves, le reste s'en va sur les marchés de l'intérieur. Cet engouement pour une denrée dont le prix est fort élevé s'explique par la facile digestibilité de celle-ci et par les services qu'elle rend dans la convalescence des maladies aiguës. Nos côtes allant en s'appauvrissant, en raison de la pêche incessante, on a dû réglementer la vente des Huîtres et l'interdire du 15 juin au 1er septembre : cette époque, qui est celle de la reproduction, correspond aux mois dont le nom n'a pas d'*r*, mois pendant lesquels un dicton populaire représente les Huîtres comme capables de produire des intoxications. Ces Mollusques, en effet, ont causé maint empoisonnement, mais celui-ci ne semble pas être causé par la glande génitale ou ses produits : il tient sans doute, comme chez la Moule, à l'existence d'un principe vénéneux dans le foie.

L'Huître de Portugal (*O. angulata*) est considérée par quelques naturalistes comme un survivant du genre fossile *Gryphæa*. Elle s'est acclimatée depuis peu sur les côtes de France, notamment à l'embouchure de la Gironde; en 1884, Bottemane l'a rencontrée dans l'Escaut oriental. Sa chair est fade et peu recherchée.

(1) Cette Diatomée avait été vue autrefois par Gaillon, qui l'appelait *Vibrio ostrearius*. Ray Lankester a cru la découvrir postérieurement à Puységur.

L'Anomie se mange à Cette et à La Rochelle, où on l'appelle *éclair*, à cause de sa phosphorescence. Ozenne lui reconnaît toutes les qualités et la délicatesse de l'Huître et la préfère même à celle-ci.

Les Pectinides sont libres et nageurs (*Pecten*, *Lima*) ou fixés par la valve bombée (*Spondylus*). Beaucoup d'espèces sont comestibles (*P. maximus*, *jacobæus*, *opercularis*, *varius*, *glaber*; *L. squamosa*, *inflata*; *Sp. gæderopus*) et pourraient se cultiver dans des *claires* à la façon des Huîtres. Aux États-Unis, on fait une grande consommation de *P. irradians*.

Les Aviculides (*Avicula*, *Meleagrina*, *Malleus*) ne sont pas comestibles.

Les Arcadés (*Arca*, *Pectunculus*) ont une coquille équivalve et des branchies formées de filaments libres. Sur les côtes de la Méditerranée et de la mer Rouge, on consomme quelques Arches (*A. Noæ*, *A. barbata*). D'après Adanson, les nègres de l'embouchure du Niger mangent une autre espèce qu'ils nomment *fagan* (*A. senilis* L.). Certains Pétoncles (*P. glycimeris*, *pilosus*, *violacescens*) sont recherchés en Provence.

Quelques Naïades sont également consommées par l'Homme. En 1668, Gontier accusait l'Anodonte (*Anodonta cygnæa*, *A. anatina*) de donner la fièvre, opinion partagée par Rondelet : elle était mangée par les paysans du Lyonnais et du Forez ; elle se montre parfois encore sur les marchés de Paris sous le nom de *Moule des étangs*. Les Mulettes sont moins appréciées : cependant Bréhier assure que la Mulette perlière se mange aux environs du mont Saint-Michel.

Les Mytilides (*Mytilus*, *Pinna*, *Lithodomus*, *Dreyssena*) ont une coquille équivalve. La Moule (*M. edulis*), très commune sur nos côtes, est au nombre des aliments les plus usités ; la mytiliculture, inventée vers 1236 par un naufragé irlandais du nom de Walton, qui s'était établi dans la petite baie de l'Aiguillon, est une industrie très florissante.

La Moule était autrefois employée en médecine : Lemery la croyait antirabique, apéritive et diurétique; plus récemment, Faucher a préconisé pour les affections des voies respiratoires plusieurs préparations dont elle était la base.

Il est assez fréquent de voir se produire, à la suite de l'ingestion de ce Mollusque, des empoisonnements fort graves, qui ont été signalés par une foule d'auteurs et sur la nature desquels on est resté longtemps indécis. Ces accidents peuvent se présenter sous trois aspects : dans la forme la plus légère, l'individu est pris rapidement d'un exanthème diffus, urticaire ou érythème, siégeant sur tout le corps, mais principalement à la face. La seconde forme, qui est plus rare, est caractérisée par de la gastro-entérite : ces phénomènes se montrent dix à douze heures après le repas et rappellent le choléra; ils peuvent avoir une issue fatale. Enfin, la troisième forme, la plus grave, consiste en paralysies apparaissant une ou deux heures après l'ingestion des aliments et se terminant le plus souvent par la mort; elle rappelle exactement les symptômes occasionnés par les Poissons toxiques des pays chauds. On a émis à l'égard de ces accidents les opinions les plus diverses; il serait trop long de les rapporter ici, d'autant plus qu'aujourd'hui la question peut être considérée comme résolue.

A la fin de 1884, un grand nombre d'ouvriers tombèrent malades, après avoir mangé des Moules pêchées dans le port de Wilhelmshaven; plusieurs moururent au bout d'une demi-heure à cinq heures. Des Poules et des Chats furent malades et succombèrent même, après s'être nourris de Moules jetées sur les fumiers; il en fut de même pour des animaux auxquels Virchow avait fait ingérer des Moules que Schmidtmann lui avait envoyées.

A quelle cause devait-on rattacher ces intoxications? C. Lohmeyer, d'Emden, prétendit que les Moules toxiques appartenaient à une espèce particulière, amenée de l'étranger par les vaisseaux de guerre. Cette espèce, qu'il appela *Mytilus striatus*, serait plus grande que la Moule commune, dont elle différerait, entre autres caractères, par sa coquille striée et sa coloration bleu brunâtre. Virchow adopta tout d'abord cette opinion, mais l'abandonna bientôt après, en présence de l'unanimité avec laquelle des zoologistes tels que F.-E. Schultze, Möbius, Grawitz, Wolff, von Martens, consultés par lui, rejetaient la nouvelle espèce et se refusaient à y voir autre chose qu'une simple variété de *M. edulis*. Ils faisaient remarquer en outre que les Moules à coquille striée n'existent seules en aucune localité; que partout elles sont mélangées aux Moules lisses; que toutes les Moules striées ne sont pas toxiques, de même que toutes les Moules lisses ne sont pas inoffensives.

Toutes les Moules toxiques provenaient d'un certain bassin dont l'eau est stagnante et où se déversent les égouts de la ville. Schmidtmann démontra que leur toxicité tenait à la nature de l'eau. Des Moules fraîches et inoffensives sont apportées dans ce bassin : au bout de quatorze jours, elles sont profondément toxiques; elles perdent leur toxicité, si on les remet dans l'eau courante. Virchow voit aussi la toxicité disparaître chez des Moules empoisonnées, conservées depuis quatre semaines dans un aquarium.

Si la présence du poison dans les organes de la Moule tient réellement à la nature des eaux, ce poison doit se rencontrer aussi chez des animaux d'espèces différentes, mais vivant dans les mêmes conditions? Pour résoudre la question, Max Wolff capture quatre espèces de Poissons, un Crustacé (*Crangon vulgaris*) et un Echinoderme (*Asterias rubens*) en divers endroits du port : il prépare des extraits aqueux et alcooliques de chacun de ces animaux et les injecte sous la peau du Cobaye et du Lapin. Il reconnaît ainsi que, non seulement les Moules, mais encore les Astéries, présentent, en certains points du port de Wilhelmshaven, une toxicité plus ou moins marquée et que la toxicité des Astéries marche toujours parallèlement à celle des Moules; l'empoisonnement expérimental provoque les mêmes symptômes dans l'un et l'autre cas. Quant aux Poissons et aux Crevettes, ils sont sans doute trop nomades pour être influencés par leur passage dans la zone toxique. Les Moules sont donc nuisibles ou non, suivant la localité; il en est de même suivant la saison et ces variations sont d'ordre plus général, puisqu'elles s'observent également chez les Poissons vénéneux.

Quant au principe toxique, Salkowski l'a reconnu pour une substance chimique définie, que Brieger a pu isoler et qu'il a désignée sous le nom de *mytilotoxine ;* sa formule est $C^6H^{16}AzO^2$. Cette substance cristallise en cubes; elle est douée d'une odeur désagréable et d'une toxicité très énergique, analogue à celle des Moules elles-mêmes. A l'air libre, elle se décompose en perdant sa mauvaise odeur et sa toxicité. Son action est paralysante, comme celle du curare.

A Wilhelmshaven, on n'a observé dans aucun cas ni urticaire, ni salivation, ni diarrhée; néanmoins ces symptômes ont été vus maintes fois chez l'Homme ou l'animal. Puisque la mytilotoxine ne les provoque pas, il est vraisemblable que la Moule peut renfermer plusieurs principes vénéneux, dont 'un ou l'autre prédomine, suivant les cas. Le paralysant est eul connu ; les autres ont été entrevus déjà par Brieger, mais ont encore insuffisamment étudiés. On sait pourtant que celui ui produit l'urticaire est éliminé en nature par les sécrétions, ar exemple par le lait : Cazin, de Berck, a rapporté le cas 'une nourrice qui n'avait pas été incommodée après avoir angé des Moules, tandis que son nourrisson avait eu de l'ur-icaire.

Pour déterminer le siège exact du poison, Wolff a fait des xtraits de chaque organe isolément et les a expérimentés en 'njection sous-cutanée : le foie seul s'est toujours montré oxique. Si l'extrait aqueux est porté à l'ébullition, puis traité ar le carbonate de soude, la mytilotoxine se décompose en es principes non toxiques ; la même action se produit, mais 'une façon moins certaine, avec les Moules entières plongeant ans l'eau bouillante et additionnées de 3 grammes à 3^{gr},5 de arbonate de soude par litre.

Quant à la provenance du poison, on peut se demander s'il n'est pas préformé en dehors du Mollusque, qui l'absorberait et 'emmagasinerait dans son foie. S'il en est ainsi, on doit évi-emment le trouver dans les eaux où vit l'animal ; or, l'étude de ces eaux, faite de diverses manières, n'a conduit à aucun ésultat. Il semble donc démontré que le poison se forme spon-anément dans le foie, par suite d'une lésion ou d'un trouble fonctionnel provoqués par les mauvaises conditions de mi-lieu.

A. Bouchardat, *Empoisonnement par les Moules.* Annales d'hygiène, XVII, . 358, 1837.

Réveillé-Parise, *Considérations hygiéniques et philosophiques sur les Hui-tres.* Gaz. méd, p. 121 et 140, 1846.

Chevallier et Duchesne, *Mémoire sur les empoisonnements par les Huîtres, les Moules, les Crabes.* Annales d'hyg., XLV, p. 387, 1851.

Ch. M. L. Ozenne, *Essai sur les Mollusques considérés comme aliments, édicaments et poisons.* Thèse de Paris, n° 222, 1858. Bonne bibliographie.

L. Balbaud, *Étude sur l'empoisonnement par les Moules et autres coquilla-es.* Thèse de Paris, 1870.

Gros, *Mémoires d'un estomac, écrits par lui-même, pour le bénéfice de tous ceux qui mangent.* Paris, 3e éd., in-18, 1876.

Masse, *Empoisonnement par des Moules. Note pour servir à l'étude de l'empoisonnement par les coquillages.* Arch. de méd. nav., XXIX, p. 228, 1878.

O. Bruun, *Et Tilfælde af atrofisk Spinalparese fremkaldt ved Muslingefor-giftning.* Hospitals Tidende, (2), VI, p. 181, 1879.

M. S. Lovell, *The edible Mollusca of Great Britain and Ireland, with reci-pes from cooking them.* London, in-8°, 1884.

Descroizilles, *Eruption confluente d'urticaire accompagnée de troubles gastriques et intestinaux après ingestion de Moules chez un jeune garçon.* Revue mensuelle des maladies de l'enfance, p. 244, 1885.

De l'intoxication par les Moules. Semaine méd., V, p. 408, 415, 423 et 43[illegible], 1885.

L. Brieger, *Ueber basische Produkte in der Miesmuschel.* Biolog. Centr-blatt, VI, p. 406, 1886.

W. Kobelt, *Die Wilhelmshavener Giftmuschel.* Jahrbücher der deutschen malakozool. Gesellschaft, XIII, p. 259, 1886.

R. Virchow, *Ueber die Vergiftungen durch Miesmuscheln in Wilhelmsha-ven.* Berliner klin. Woch., XXII, p. 781, 1885.

E. Salkowski, *Zur Kenntniss des Giftes der Miesmuscheln* (*Mytilus edulis*). Virchow's Archiv, CII, p. 578, 1885.

Beiträge zur Kenntniss der giftigen Miessmuscheln. — I. *Bemerkungen* von R. Virchow. — II. *Diagnostische Merkmale der Giftmuscheln,* von C. Lohmeyer. — III. *Votum des Prof. Fr. E. Schulze.* — IV. *Votum des Prof. E. von Martens.* Ibidem, CIV, p. 161, 1886.

M. Wolff, *Die Ausdehnung des Gebietes der giftigen Miesmuscheln und der sonstigen giftigen Seethiere in Vilhelmshaven.* Berliner klin. Woch., XXIII, p. 292, 1886. Virchow's Archiv, CIV, p. 180, 1886. — Id., *Die Localisation des Giftes in den Miesmuscheln.* Ibidem, CIII, p. 187, 1886. — Id., *Ueber das erneute Vorkommen von giftigen Miessmuscheln in Wilhelmshaven.* Ibidem, CX, p. 376, 1887.

W. Berger, *Ueber Vergiftungen durch Miesmuscheln* (*Mytilus edulis*). Schmidt's Jahrbücher, CCIX, p. 27, 1886.

Poisoning by oysters. Med. News, II, p. 495, 1886.

K. Möbius, *Ueber Vergiftungsfälle durch Miesmuscheln.* Zoolog. Garten, XXVII, p. 63, 1886. — Id., *Mittheilungen über die giftigen Wilhelmshavener und die nicht giftigen Kieler Miesmuscheln.* Schriften des naturwiss. Vereins für Schleswig-Holstein, VI, p. 3, 1887.

F. A. Falck, *Ist die Miesmuschel des Kieler Hafens giftig?* Ibidem, p. 1[illegible]

K. Drost, *Untersuchungen über Wasser-, Stickstoff- und Phosphorgehalt der Miesmuschel.* Ibidem, p. 21.

Empoisonnement par les Moules. Revue scientifique, II, p. 350, 1887.

Em. Dutertre, *De l'empoisonnement par les Moules. Ses causes.* Boulogne-sur-Mer, in-8° de 65 p., 1887.

L'ordre des Siphoniens comprend les Lamellibranches dont le manteau est en partie soudé à lui-même et porte des siphons; il renferme un plus grand nombre de formes que le précédent. Les Cames (*Chama*), les Bénitiers (*Tridacna*, *Hippopus*) et, parmi les fossiles, les Hippurites (fig. 469) forment trois familles importantes.

Les Bucardes (*Cardium*) ont une coquille équivalve, convexe, cordiforme, sans sinus palléal. Elles sont communes sur toutes nos côtes et bon nombre d'espèces entrent dans l'alimentation de la classe pauvre, notamment la *Coque* ou *Sourdon* (*C. edule* L., *C. rusticum*); il y aurait intérêt à les cultiver.

Les autres Siphoniens ont un sinus palléal; chez quelques-uns les bords du manteau sont largement ouverts en avant pour laisser asser le pied. Quelques Cyprinides (*Cardita*, *Isocardia*) sont consom-és en Provence, notamment *C. sulcata* ou *Praire* et *I. cor*. Les énérides sont aussi comestibles : *Cytherea chione*, *Venus decussata* u *Clovisse* et *V. virginea* ou *Arcéli* sont mangés en Languedoc et en rovence. Il en est de même pour les Mactres (*Mactra lutraria*, *. stultorum*), les Psammobies (*Psammobia vespertina*) et les Donaces

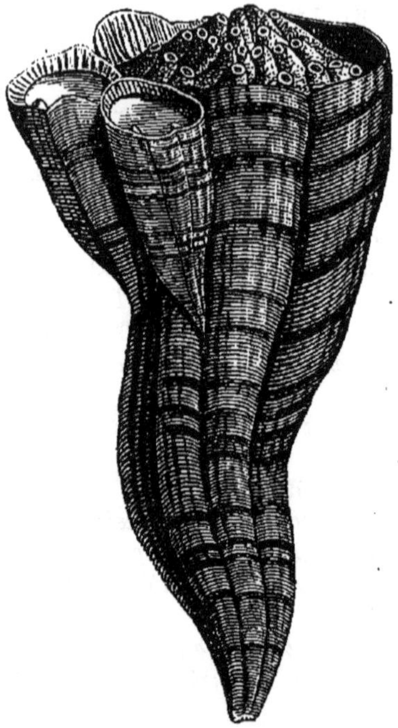

Fig. 469. — *Hippurites Toucasianus*.

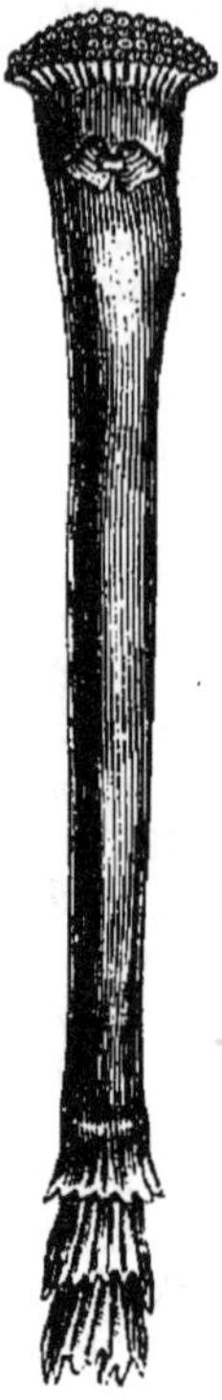

Fig. 470. — *Aspergillum vaginiferum*.

onax anatinum, *D. truncul*us); *D. rugosa* est recherché au Sénégal. Les Myacides (*Solen*, *Mya*) et les familles suivantes ont le manteau omplètement soudé, sauf une petite ouverture postérieure, pour le assage du pied. Sur nos côtes, on mange les Couteaux (*Solen legu-en*, *ensis*, *siliqua*, *vagina*, fig. 458) ; aux États-Unis, on mange égale-ent les Myes (*Mya arenaria*) ou *Solft-clam*, que l'on utilise encore omme appât pour la pêche de la Morue.

Ici se rangent encore les Arrosoirs (fig. 470), les Pholades et les árets. Les Pholades creusent les rochers : c'est à elles qu'est due à perforation des colonnes du fameux temple de Sérapis, à Pouzzoles; eur phosphorescence est très remarquable et est due à un principe ristallisable que R. Dubois a pu isoler. *Pholas dactylus* est consommé à la Rochelle sous le nom de *Dail;* à la Havane, on mange un autre espèce. Les Tarets (*Teredo navalis*) perforent le bois : ils s'atta quent aux pilotis, aux digues et ont été cause de l'inondation de la Hollande, au commencement du siècle dernier; avant l'invention du blindage, ils ont également causé la perte d'un grand nomb de navires dont ils avaient perforé la coque.

R. Blanchard, *Note sur la présence des muscles striés chez les Mollusq acéphales monomyaires.* Comptes rendus de la Soc. de biologie, (7), II, p. 1 1880.

Puységur, *Notice sur la cause du verdissement des Huîtres.* Revue mariti et coloniale, 1880.

Alph. Hyatt, *The Oyster, Clam and other common Mollusks.* Boston, in-1 1881.

F. Lenormant, *Élevage de Moules dans le golfe de Tarente.* Bull. de l'A scientif. de France, (2), IV, p. 136, 1881.

Notice sur l'histoire naturelle de l'Huître et sur les progrès récents de l' tréiculture. Ibidem, (2), VI, p. 65, 81 et 97, 1882.

J.-A. Ryder, *A sketch of the life-history of the Oyster.* Fourth annual port of the U. S. Geological Survey, p. 317, 1882-83.

Rapport sur les recherches concernant l'Huître et l'ostréiculture. Tijdsch der nederl. dierk. Vereeniging, supplement Deel I, 1883-84.

E. Ingersoll, *The Scallop and its fishery.* American Naturalist, XX, p. 1 1886.

Bottemane. Tijdschrift der nederl. dierk. Vereeniging, (2), I, p. xx 1887.

P. Fischer, *Manuel de conchyliologie.* Paris, 1880-1887.

CLASSE DES SCAPHOPODES.

Les Scaphopodes ne comprennent qu'une cinquantaine d'espè vivantes, formant l'ordre des Solénoconques et appartenant au se genre *Dentalium.* On les rangeait autrefois parmi les Gastéropod mais de Lacaze-Duthiers a fait voir qu'ils établissaient plutôt le p

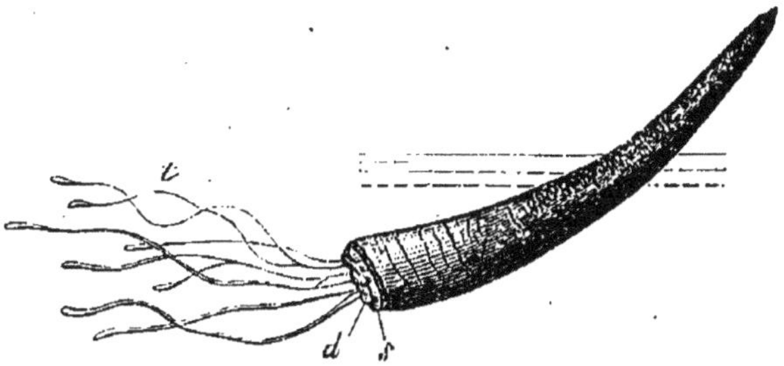

Fig. 471. — *Dentalium entalis* enfoncé dans le sable. — *d*, bord festonné manteau; *s*, son bourrelet antérieur; *t*, tentacules.

sage entre ceux-ci et les Lamellibranches. Ces animaux (fig. 471 vivent enfoncés dans le sable ou la vase, au fond de la mer.

De Lacaze-Duthiers, *Histoire de l'organisation et du développement du entale.* Annales des sc. nat., (4), VI, 1856; VII et VIII, 1857.

CLASSE DES POLYPLACOPHORES.

De Blainville avait créé cette classe pour les Chitons, que les uteurs ont rangés depuis parmi les Gastéropodes prosobranches, à ôté des Patelles. Les travaux récents ne permettent pas de mainnir plus longtemps ce rapprochement.

Ces animaux, encore appelés *Polyplaxiphores* ou *Placophores*, se ouvent dans toutes les mers. Ceux de nos ays sont de petite taille, mais ceux des ers chaudes ont de plus grandes dimenions (fig. 472) : ils sont fortement fixés ux rochers et peuvent se contracter en oule comme les Cloportes. Le corps est ovale-oblong, plan-convexe, sans tête disincte et sans tentacules, recouvert à sa ace dorsale de huit plaques ou écailles obiles, imbriquées et disposées en traers. Ces plaques ne sont pas équivalentes la coquille des Gastéropodes : elles sont hitineuses et se laissent déborder plus ou oins, parfois même entièrement (*Crypochiton*) par le manteau. En dessous, celui-ci se déprime pour loger de chaque côté une rangée de branchies pectinées.

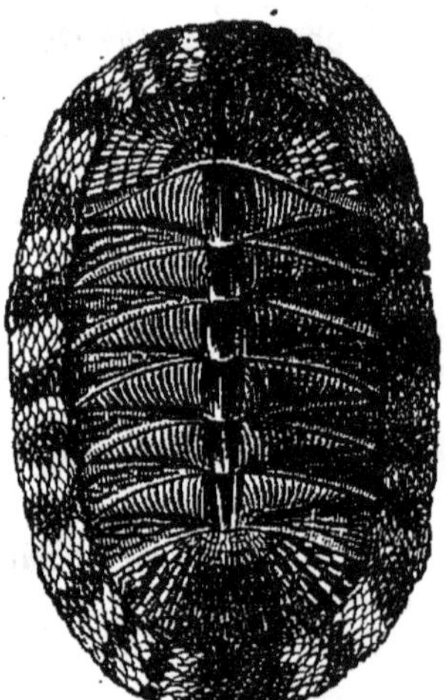

Fig. 472. — *Chiton squamosus.*

Les organes présentent une symétrie parfaite. La bouche s'ouvre à la face inférieure : elle est pourvue d'une trompe protractile et armée d'une *radula* ou plaque dentaire : cet organe existait déjà chez les Scaphopodes et va se retrouver chez les Ptéropodes, les Gastéropodes et les Céphalopodes; aussi tous ces Mollusques ont-ils été désignés par certains auteurs sous le nom collectif d'*Odontophores*.

L'anus s'ouvre au milieu du dos. Le cœur est dorsal et contient du sang artériel. Le rein est pair. L'appareil génital est hermaphrodite et s'ouvre de chaque côté par un petit orifice, en dedans des ranchies. Le système nerveux a de grandes analogies avec celui des nnélides; une série d'yeux se voient à la face dorsale. Les larves n'ont ni voile ni coquille; elles sont ciliées, comme celles des Chétopodes.

Cette classe comprend un petit nombre de genres (*Chiton*, *Chitonellus*, *Acanthopleura*, *Gymnoplax*, etc.). Par leur radula et leurs bran-

chies, ces animaux sont de vrais Mollusques, mais leur système n
veux et leur développement les rapprochent étroitement des An
lides. La transition vers ces dernières, ou plutôt vers les Géphyri
semble se faire par l'intermédiaire des *Aplacophores*.

H. von Jhering donne ce nom à des êtres vermiformes encore
connus et constituant les genres *Proneomenia* Hubrecht et *Neom*
Tullberg. *Pr. Sluiteri* est long de 105 à 108 millimètres et vit dans
mer de Wilhem Barents : elle possède une radula. Les Néomén
(*N. carinata, N. gorgonophila*) sont très voisines de la précéde
mais n'ont pas de radula; von Jhering les rapproche de *Chaetoder*
rangé par de Quatrefages parmi les Géphyriens inermes.

CLASSE DES PTÉROPODES.

Avec les Ptéropodes commence le grand groupe de Mollus
céphalophores, dans lequel on distingue trois classes.

Les Ptéropodes sont hermaphrodites, de petite taille, à tête

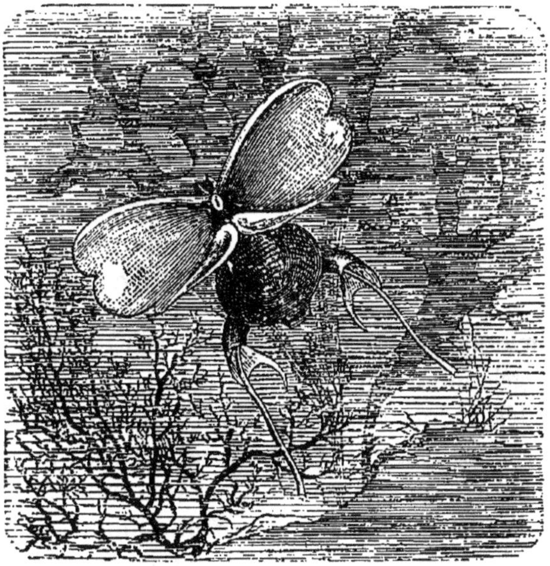

Fig. 473. — *Hyalea tridentata*.

distincte, nus (Gymnosomes : *Clio*, *Pneumodermon*) ou entourés d'
coquille univalve (Thécosomes : *Hyalea, Cleodora, Limacina, Cymbuli*
Ce sont des animaux pélagiques, qui se montrent dans toutes les m
Le pied est transformé en deux grosses nageoires aliformes (fig. 4
La larve a les plus grandes ressemblances avec celle des Gas

podes (fig. 474, C) : elle possède un voile cilié, *v*, et un opercule, *op*,

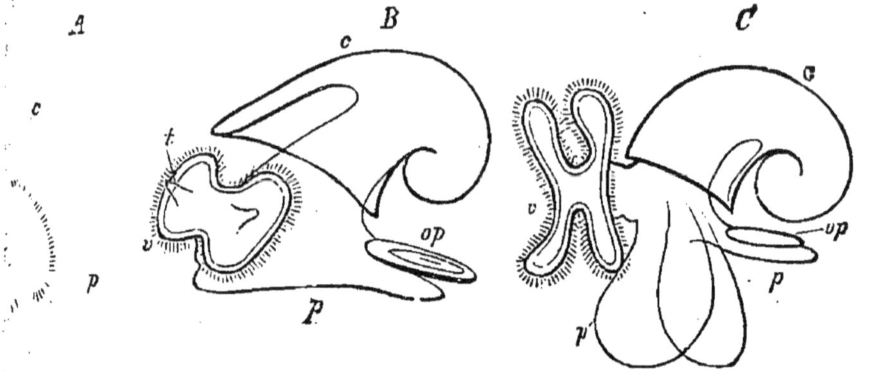

'g. 474. — Larves de Mollusques. — A, larve d'un Gastéropode ; B, la même ·à un état plus avancé ; C, larve d'un Ptéropode (*Cymbulia*) ; *c*, coquille ; *op*, opercule ; *p*, pied ; *t*, tentacule ; *v*, voile.

ui tombent de bonne heure, ainsi qu'une coquille, *c*, qui ne persiste ue chez les Thécosomes.

CLASSE DES GASTÉROPODES.

Les Gastéropodes ou *Platypodes* constituent une classe importante è Mollusques à tête bien développée, pourvue de tentacules et d'yeux ; e plus souvent ils possèdent une coquille calcaire et ont la face entrale transformée en un pied large et plat.

ORDRE DES HÉTÉROPODES

Ces animaux, appelés *Nucléobranches* par de Blainville, sont trans- arents et gélatineux, en raison de leurs habitudes pélagiques ; toute- ois, leurs téguments renferment souvent des concrétions calcaires. ls nagent sur le dos, et la partie antérieure du pied est transformée en une nageoire foliacée, portant souvent une ventouse, tandis que a partie postérieure se prolonge en une longue queue.

Une coquille existe chez tous, à l'état embryonnaire, mais persiste hez les uns et avorte chez les autres (*Pterotrachæa*, *Firoloidea*) : elle st mince et transparente chez *Carinaria* (fig. 475), plus résistante ez *Atlanta* ; elle était bien développée dans le genre fossile *Belle- ophon* (fig. 476).

La tête est saillante et se prolonge en une trompe, à l'extrémité de quelle s'ouvre la bouche ; la radula est très développée. Les viscères ont ramassés en une petite masse ou *nucléus*, dont la partie antérieure porte des branchies, sous forme de lamelles ciliées; celles font parfois défaut (*Pterotrachæa*). Le cœur, formé d'une oreillette d'un ventricule, émet une artère dont les branches s'ouvrent dans cavité générale ; le sang, qu'aucune veine ne ramène au cœur, mê

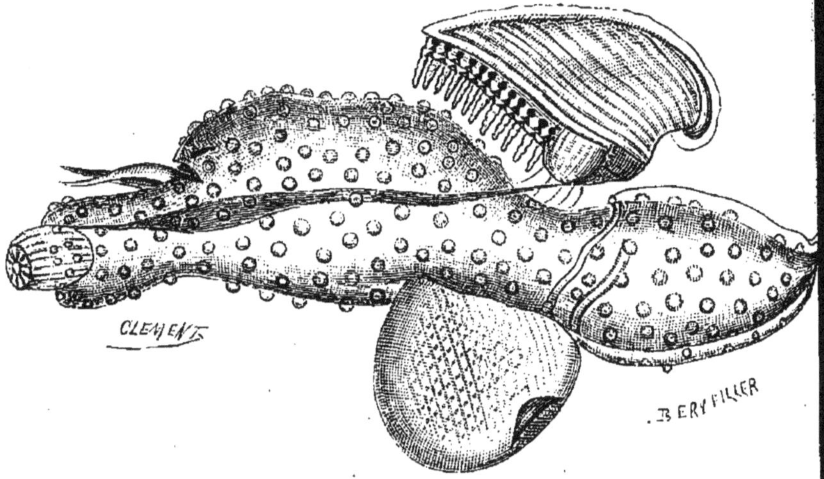

Fig. 475. — *Carinaria mediterranea.*

au sortir des branchies, s'accumule autour de l'oreillette, dans laque il pénètre directement. L'appareil excréteur ou *rein* est représenté p un sac contractile situé à côté du cœur. On admet que l'eau pe venir se mélanger au sang, grâce à une communication établie ent le rein et le péricarde.

Le système nerveux central est très différencié. Les ganglions cér

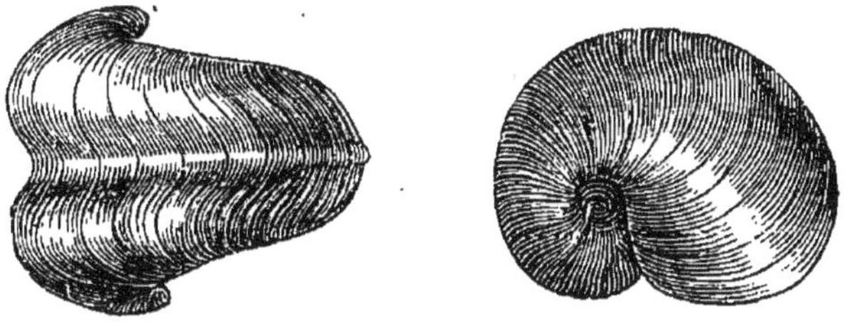

Fig. 476. — *Bellerophon bilobata.*

broïdes et pédieux sont au voisinage de l'œsophage, mais le ganglio viscéral en est plus ou moins éloigné. La tête porte deux tentacule et deux yeux. Ceux-ci sont très compliqués ; sur les côtés de la scl rotique s'attachent des muscles moteurs. Deux otocystes se voient e arrière du cerveau, dont ils tirent leurs nerfs : leur cavité est tapissé de cellules vibratiles, au milieu desquelles on remarque d'autres ce lules dont la surface libre porte de longues soies sensitives, tandis e la base se continue avec un filet nerveux. Cette cavité renferme liquide, au sein duquel on trouve un (*Carinaria*) ou plusieurs oto-es.

'*organe cilié* qui se voit à la face antérieure du sac viscéral est peut-e le siège de l'olfaction ; c'est une simple fossette qu'innerve un t provenant du ganglion viscéral.

es Hétéropodes sont unisexués. Chez le mâle, le pénis est assez igné de l'orifice spermatique : un sillon vibratile y conduit le erme. La femelle possède une glande de l'albumine et une vésicule minale. Les larves ont un voile qui atteint parfois un développement s considérable ; il devient bilobé et chaque lobe peut même se ober à son tour (*Atlanta*).

ORDRE DES OPISTHOBRANCHES

A part les Hétéropodes, bien caractérisés par la forme de leur pied, s Gastéropodes ont été subdivisés d'après la constitution de leur pareil respiratoire. Les Opisthobranches sont ceux dont les branchies ont reportées en arrière et dont la veine branchiale se jette dans ne oreillette placée en arrière du ventricule. Toutefois cette règle mporte quelques exceptions : on range dans cet ordre des espè-s qui n'ont aucun organe respiratoire différencié (Abranches ou ermibranches : *Pontolimax*, *Rhodope*, *Elysia*, *Phyllirhoë*); chez d'au-s, le cœur est en arrière des branchies (*Acera*, *Gastropteron*).

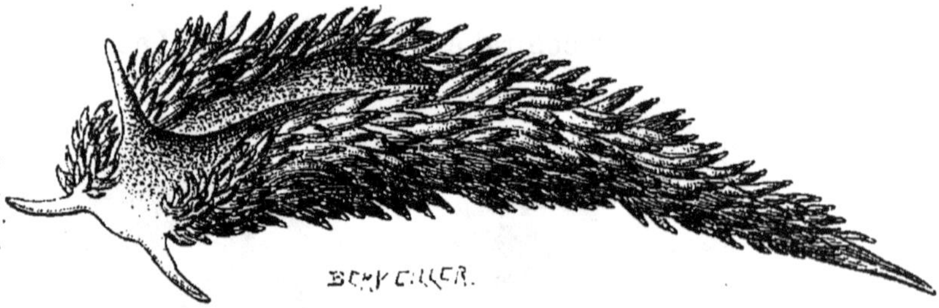

Fig. 477. — *Æolis papillosa.*

Tous ces animaux sont marins. La plupart sont nus (fig. 477 et 478); autres possèdent une coquille mince et transparente (*Aplysia*, g. 479) ou bien développée (*Bulla*, *Aplustrum*, fig. 480). La peau ren-erme parfois des spicules calcaires (*Doris*, *Pleurobranchus*) et des andes qui sécrètent un liquide vert ou pourpre (1), quand on irrite

(1) Ce liquide répand une odeur nauséabonde. Les anciens croyaient l'Aply-e capable de faire mourir ceux qui la mangeaient ou simplement la tou-aient; le moindre de ses méfaits était de faire avorter les femmes enceintes. line et Paul d'Égine se sont faits l'écho de ces croyances.

l'animal (*Aplysia*). Le pied manque chez *Phyllirhoë;* ailleurs, il por latéralement de larges membranes natatoires, qui se replient sur coquille (*Aplysia, Bulla, Aplustrum*) et qui contiennent des ganglio nerveux particuliers (*Tethys*).

La tête porte des tentacules, à la base desquels sont des yeux, pa fois cachés sous la peau (*Doris*). La radula présente de grandes vari tions; elle manque chez *Tethys*. Chez les *Phlébentérés* ou Æolid (*Æolis, Tergipes, Glaucus, Janus*), l'intestin porte de nombreux cæcum latéraux, qui sont parfois ramifiés (*Hermæa*) et s'étendent jusqu dans les papilles dont le dos est couvert : ces cæcums sont revêtu d'un épithélium jouant le rôle de foie; partout ailleurs il existe u foie distinct. L'anus s'ouvre à la face dorsale (*Aplysia, Doris*).

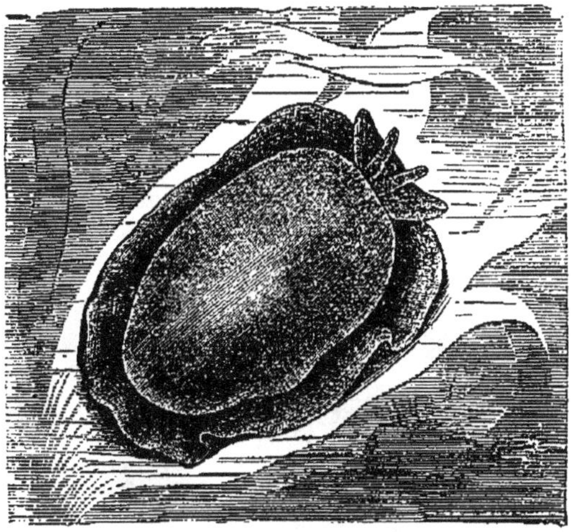

Fig. 478. — *Pleurobranchia Peroni.*

Le cœur est dorsal et médian; on admet une communication en l'appareil ciculatoire et l'extérieur, au moyen de canaux ramifiés sont creusés dans le pied et s'ouvrent au dehors par plusieurs orifi marginaux (*Doris*).

Les *Dermatobranches*, encore appelés *Gymnobranches* ou *Nudibranc* respirent par la peau ou portent sur le dos des appendices var (*Æoliens*), réunis en touffes et parfois ramifiés (*Tritonia, Dendronot* Ces branchies dorsales se détachent facilement et ont pu être pri pour des animaux distincts (*Phœnicurus*); à leur extrémité s'obser parfois des nématocystes semblables à ceux des Cœlentérés (*Æoli*

Les *Pleurobranches* ou *Anisobranches* ont de vraies branchies situ au-dessous du manteau, soit de chaque côté (*Phyllidia*), soit pl

Lesson dit qu· les habitants de Borabora, archipel de la Société, se no rissent d'une Aplysie qui y est très abondante (*A. Teremidi* Rang).

uvent à droite seulement, par suite de l'avortement de la branchie uche (*Pleurobranchia*, *Umbrella*, *Aplysia*, *Bulla*, *Aplustrum*, fig. 480). Le rein gauche s'atrophie également; le droit persiste. Il garde, ez *Phyllirhoë* et *Elysia*, l'aspect d'un tube allongé, à parois lisses et

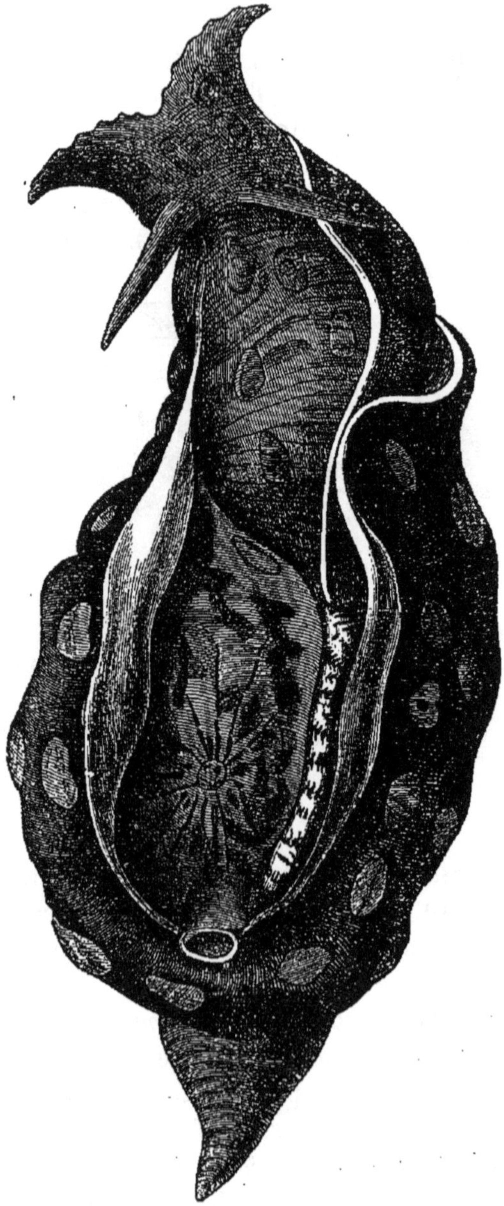

Fig. 479. — *Aplysia depilans.*

ansparentes, ouvert par l'une de ses extrémités dans le péricarde moyen d'un orifice cilié et communiquant d'autre part avec l'extieur, au moyen d'un orifice contractile : il rappelle ainsi l'organe egmentaire des Vers.

Les Opisthobranches sont hermaphrodites. La glande génitale simple et impaire, sauf chez Phyllir ovules et spermatozoïdes sont prod dans des follicules distincts. Les prod sexuels sont emportés par un canal, reste toujours indivis chez l'Aplysie, qui se divise d'ordinaire en un canal férent et un oviducte auxquels sont nexés des organes accessoires très dé loppés. L'accouplement est récipro Les œufs sont pondus en cordons en disques et sont réunis en grand n bre dans une masse albumineuse mune. La larve est véligère et pos une coquille, même chez les espèces n'en ont pas à l'âge adulte.

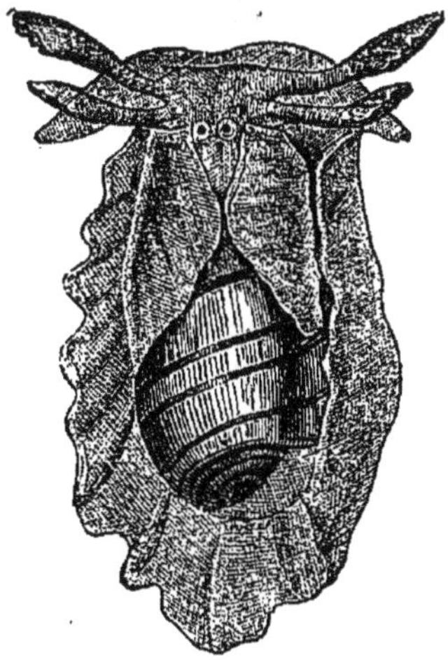

Fig. 480. — *Aplustrum aplustre.*

ORDRE DES PROSOBRANCHES

Les Prosobranches forment un groupe considérable de Gast podes, caractérisés par leurs branchies et leur oreillette situées avant du ventricule. La coquille existe toujours et présente les for

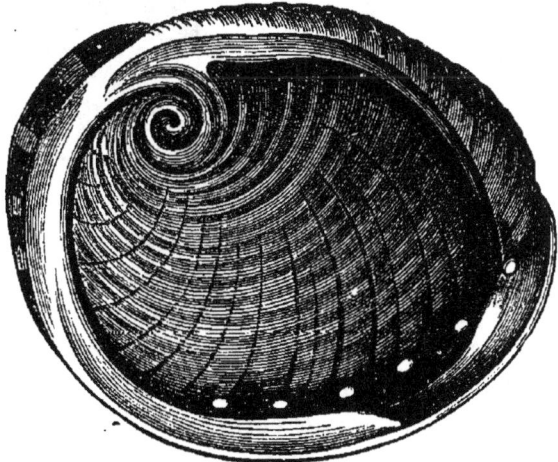

Fig. 481. — *Haliotis tuberculata.*

les plus diverses : elle a l'aspect d'une oreillette (*Haliotis*, fig. d'un cône surbaissé (*Patella*), d'un tube sinueux (*Vermetus*, fig. 48 Le plus souvent, elle s'enroule sur elle-même en spirale : elle est d *imperforée*, quand l'enroulement se fait autour d'un axe solide ou co *melle;* elle est *ombiliquée*, quand l'axe autour duquel se fait l'enrou nt est un canal, dont l'ouverture est l'*ombilic*. Les tours de spire t ordinairement accolés les uns aux autres et unis par une *suture* . 483); mais ils peuvent être écartés (*Scalaria*). La coquille enrou-est fusiforme (*Fusus*), conique (*Trochus*), globuleuse (*Dolium*), etc., e ou ornée d'appendices variés (*Murex*), d'une teinte uniforme ou rquée de dessins élégants (*Conus*, *Cypræa*); le dernier tour de spire loure parfois en entier (*Cypræa*).

'orifice de la coquille ou *péristome* présente une lèvre interne ou *d columellaire* et une lèvre externe. L'animal est *holostome* quand tte dernière est entière (fig. 484); il est *siphonostome* quand elle est

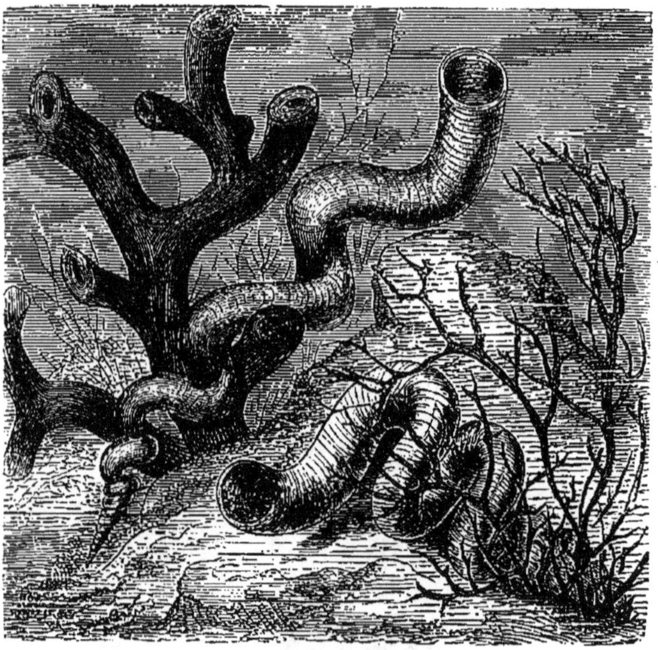

Fig. 482. — *Vermetus lumbricalis.*

chancrée et prolongée en un canal, par où passe le siphon protrac-ile qui amène l'eau dans la chambre branchiale (fig. 485). Il peut se e retirer entièrement dans sa coquille et se protéger même dans certains cas par un *opercule* corné ou calcaire, qui est fixé à l'extré-ité postérieure du pied et ferme la coquille hermétiquement (*Palu-ina*, fig. 484) ou non (*Strombus*); on a voulu le considérer comme omologue de la valve droite des Lamellibranches !

Le pied, large et musculeux, constitue un excellent organe de rep-tion (fig. 486, *a*). La tête porte des tentacules, *e*, et se prolonge arfois en un rostre, *d*, à l'extrémité duquel s'ouvre la bouche (*Mitra*, *olium*). La radula porte un nombre très variable de dents cornées, isposées par rangées transversales et d'aspects très divers : chaque rangée comprend d'ordinaire trois dents, quelquefois plus (fig. il est des cas où les dents avortent (*Eulima*, *Stylifer*). La radula peut retirer dans une *poche linguale*, très vaste chez les espèces carnassiè (*Algira*) et située au fond du pharynx ; dans cette poche vient s'ou une glande à venin qui rend dangereuse la piqûre de certaines esp dont la plaque linguale, armée de longs crochets, peut être proje hors de la bouche (*Conus*, *Pleurotoma*). Troschel attachait une gran importance taxonomique à l'étude de la radula : il s'est servi de ce cara tère pour établir parmi les Prosobranches plusieurs groupes natu

Une ou deux paires de glandes en tube entourent l'estomac et bouchent dans le pharynx (J *thina*, *Littorina*) ; elles sécrèt de l'acide sulfurique libre, langé à une petite quan d'acide chlorhydrique, c *Dolium*, *Cassis*, *Cassidaria*

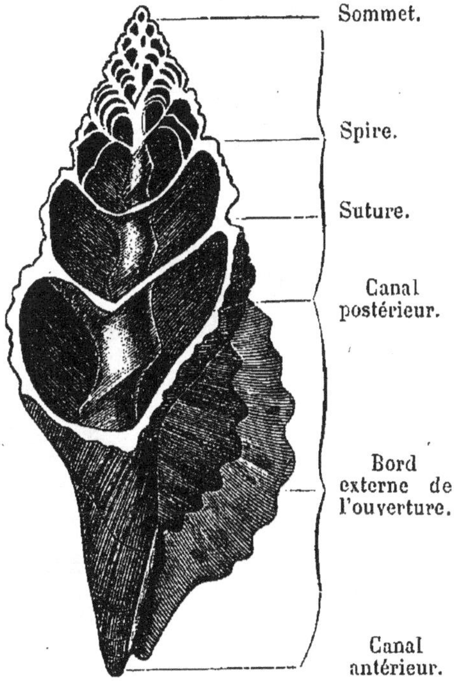

Fig. 483. — Coupe verticale de la coquille de *Lampusia* (*Triton*) *corrugata*, d'après Woodward.

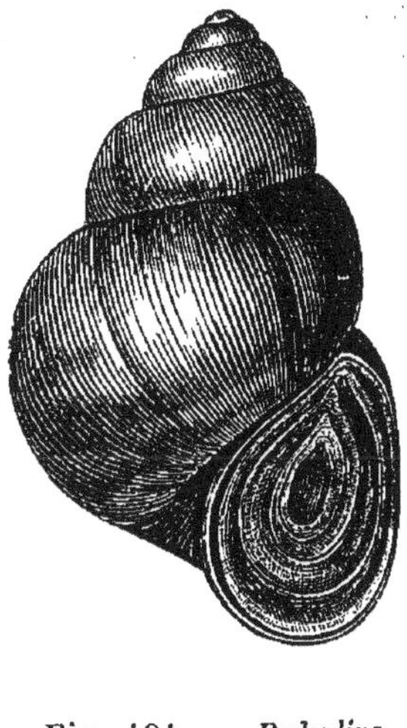

Fig. 484. — *Paludina vivipara*.

Tritonium. L'intestin est très long et replié plusieurs fois sur lu même chez les herbivores (*Patella*).

Le cœur est reporté du côté de l'appareil respiratoire ; il est enve loppé d'un péricarde et constitué par une oreillette et un ventricul ce dernier est tourné en arrière et se laisse traverser par le rectum chez *Nerita* et *Turbo*. Ici encore, on admet généralement une commu nication entre le système sanguin et l'extérieur : des canaux ramifi s'étendent dans le pied et s'ouvrent à sa face inférieure soit par u grand pore central (*Pyrula*, *Conus*, *Cypræa*), soit par plusieurs por marginaux (*Haliotis*).

L'appareil respiratoire est disposé suivant deux grands types. Chez es *Cyclobranches* ou *Docoglosses* (*Patella*), les branchies feuilletées forent un cercle complet autour du pied (fig. 456, B, *br*; fig. 486, *c*). Tous es autres Prosobranches forment le groupe des *Cténobranches* : les ranchies pectinées sont renfermées dans une cavité formée par le anteau sur la face dorsale : cette cavité s'ouvre au dehors par un rifice auquel est fréquemment annexé un siphon protractile, qui passe ans le canal du péristome et amène l'eau jusqu'aux branchies (Ra-'higlosses : *Voluta*, *Oliva*, *Murex*, *Buccinum*, *Purpura*, *Nassa*; Toxi-

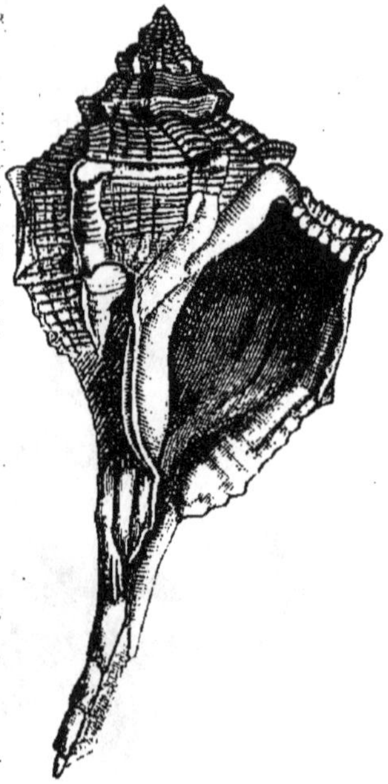

Fig. 485. — *Murex brandaris*.

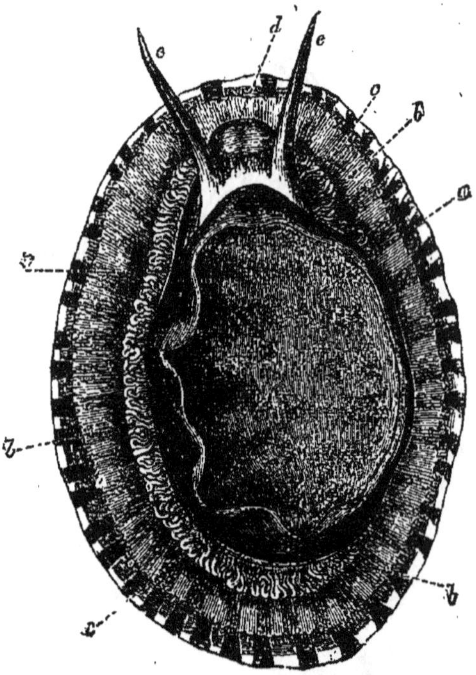

Fig. 486. — *Patella vulgata*, vue par la face inférieure. — *a*, pied ; *b*, bord du manteau ; *c*, branchies ; *d*, rostre ; *e*, tentacules.

glosses : *Conus*; Tænioglosses : *Cypræa*, *Dolium*, *Strombus*). Ces dernières sont ordinairement représentées par une grande branchie et une petite branchie rudimentaire ; chez les *Aspidobranches* ou *Rhipidiglosses* (*Fissurella*, *Haliotis*, *Turbo*, *Nerita*), elles sont souvent égales.

Le rein peut être pair (*Patella*, *Fissurella*, *Haliotis*) ; plus souvent, le droit persiste seul ; il peut être dépourvu de canal excréteur et s'ouvrir par une simple fente dans la cavité branchiale (*Littorina*, *Natica*). Certaines espèces (*Murex*, *Purpura*) ont à côté du rectum une glande particulière qui sécrète un liquide visqueux, d'un blanc jaunâtre, à odeur nauséabonde et prenant une belle couleur violette sous l'influence des rayons solaires : c'est avec ces Mollusques que les anciens teignaient en pourpre.

Le système nerveux est bien développé. H. von Jhering appelle *Chiastoneures* ceux chez lesquels le ganglion viscéral est uni par une commissure au ganglion cérébroïde du côté opposé (*Paludina*), et *Orthoneures* ceux chez lesquels un semblable entre-croisement n'a pas lieu.

Tous les Prosobranches sont unisexués. Quelques-uns sont dépourvus de pénis (*Patella, Vermetus, Trochus*); chez d'autres, la femelle a une glande de l'albumine et une vésicule séminale et présente dans la région terminale de l'oviducte une dilatation jouant le rôle de poche incubatrice, où les jeunes se développent (*Paludina vivipara*). La larve est vélifère (fig. 474, A et B).

Ces animaux habitent la mer, sauf un petit nombre qui sont d'eau

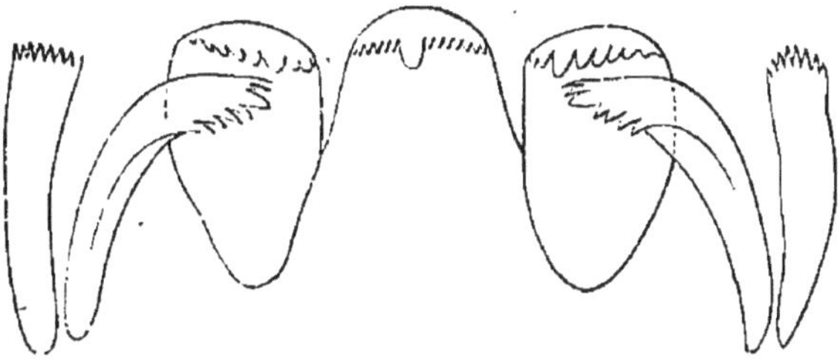

Fig. 487. — Radula de *Paludina achatina*.

douce (*Nerita, Melania, Bythinia, Ampullaria, Paludina*). *Stylifer* est parasite des Oursins et des Astéries. *Entoconcha mirabilis* vit dans *Synapta digitata* et a subi une telle régression, qu'il se réduit à un sac produisant des éléments sexuels.

Bon nombre de Prosobranches sont comestibles et pourraient être l'objet d'une culture rationnelle; il est vrai que la plupart ont une chair coriace et insipide. *Purpura lapillus* se mange sur la côte de la Manche; *Trochus zizyphinus, conulus* et *cinerarius* sur les côtes de la Manche et à Toulon; les grosses espèces de *Littorina* et de *Turbo*, connues sous le nom de *Vigneau*, sur toutes nos côtes; *Fissurella græca, gibberula* et *neglecta, Murex brandaris, trunculus* et *erinaceus*, à Toulon; plusieurs *Natica*, surtout *N. millepunctata*, dans le midi; *Buccinum undatum* et *mutabile*, sur nos côtes, en Angleterre, à Naples; *Haliotis tuberculata, Fusus lignarius, Patella vulgata, cœrulea, pectinata*, etc. Ces animaux peuvent causer des empoisonnements analogues à ceux que provoquent les Moules : en 1868, Kermorgant en a constaté un cas en Nouvelle-Calédonie, déterminé par *Turbo nicobaricus*.

B. Hugh Hinde, *Letter on the poisonous effects of the bite inflicted by*

Conus geographicus L. on the natives of New-Britain. Proceed. of the Linn. Soc. of New South-Wales, IX, p. 944, 1885.

ORDRE DES PULMONÉS

La coquille est très inégalement développée : elle fait totalement défaut chez *Oncidium* et *Arion* (fig. 488) ; elle est indiquée, chez *Limax*,

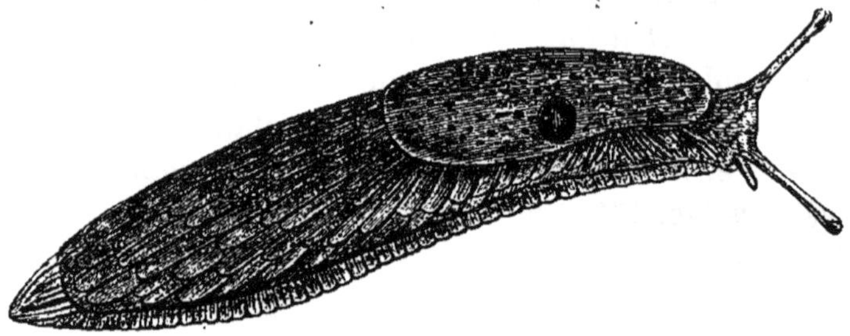

Fig. 488. — *Arion rufus.*

par un amas calcaire compris dans l'épaisseur du tégument ; elle est fort petite, mais déjà extérieure, chez *Testacella* (fig. 489). Chez les autres types, elle acquiert de plus grandes dimensions et peut abriter le corps entier de l'animal : elle s'enroule en spirale, et celui-ci, au lieu de rester droit comme dans les espèces qui précèdent, s'en-

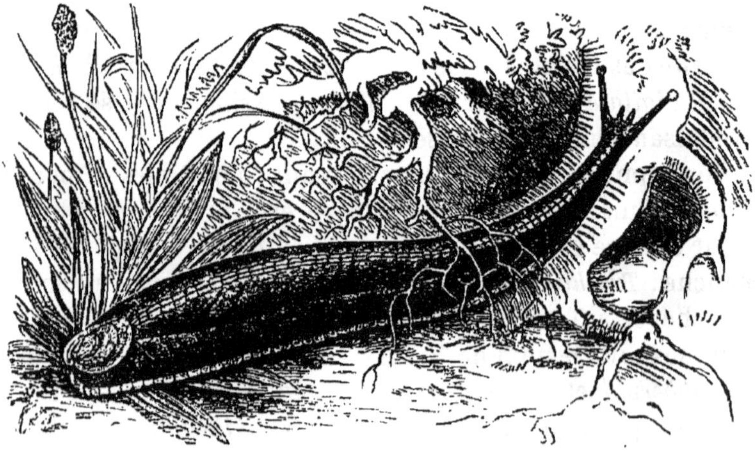

Fig. 489. — *Testacella haliotidea.*

roule également (fig. 490 et 491) ; elle peut se fermer à l'aide d'un opercule (*Cyclostoma*, *Acicula*). La coquille est généralement *dextre*, c'est-à-dire que son enroulement se fait à droite : par exception elle est *senestre* chez *Physa*, *Planorbis* et *Clausilia*.

L'animal rampe sur un pied large et musculeux, dont l'axe est parcouru par un canal qui s'ouvre au-dessous de la tête et que la pi-

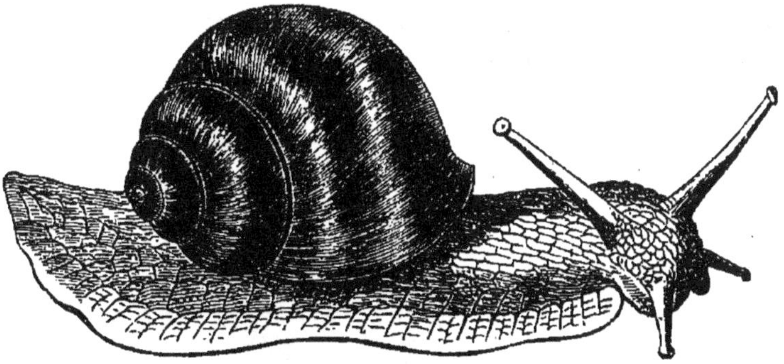

Fig. 490. — *Helix pomatia.*

sent des glandes unicellulaires; chez les espèces terrestres, le pied

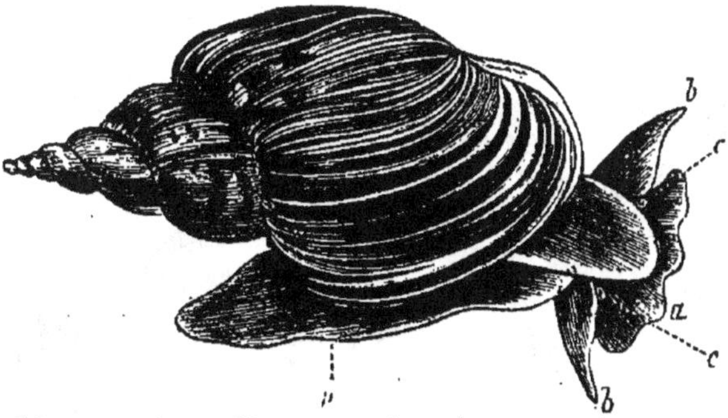

Fig. 491. — *Limnæa stagnalis.* — *a*, tête; *b*, tentacules; *c*, yeux; *p*, pied.

présente encore, à sa partie postérieure, une glande volumineuse

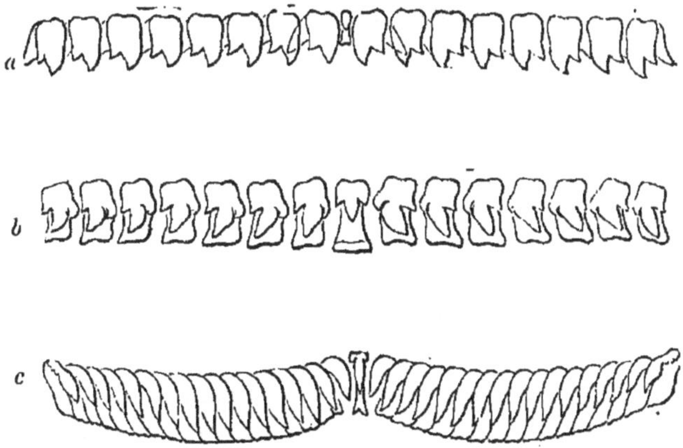

Fig. 492. — Radulas de Gastéropodes pulmonés. — *a*, *Limnæa stagnalis*; *b*, *Ancylus fluviatilis*; *c*, *Succinea amphibia.*

produisant un liquide que l'animal laisse derrière lui, sous forme de traînée brillante.

La tête, bien distincte, porte une (*Limnæa*, *Auricula*, *Oncidium*) ou deux paires de tentacules (*Arion*, *Helix*), ordinairement rétractiles (fig. 493, *tt*). Les formes qui n'ont que deux tentacules sont *basommatophores*, c'est-à-dire ont les yeux situés à la base de ceux-ci (fig. 491, *b*,*c*); celles qui ont quatre tentacules sont *stylommato-*

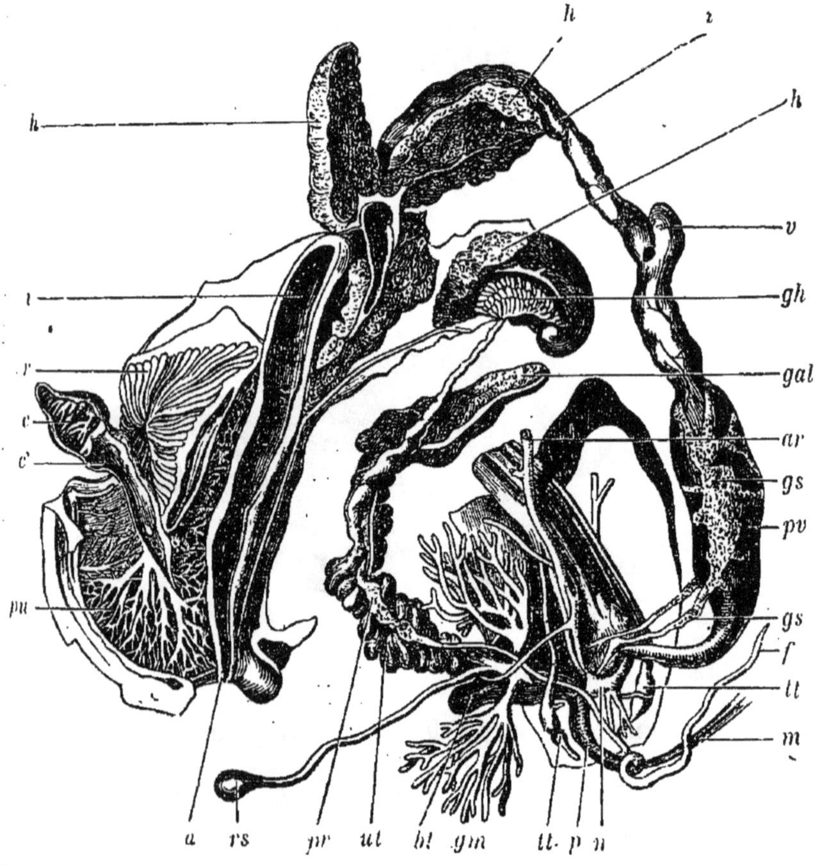

Fig. 493. — Anatomie d'*Helix pomatia*. — *a*, anus; *ar*, artère céphalique; *bt*, sac du dard; *c*, ventricule; c', oreillette; *f*, flagellum; *gal*, glande de l'albumine; *gh*, glande hermaphrodite; *gm*, vésicules multifides; *gs*, glandes salivaires; *h*, foie; *i*, intestin; *m*, muscle rétracteur du pénis; *n*, ganglions sus-œsophagiens; *p*, pénis; *pr*, prostate; *pu*, poumon; *pv*, jabot; *r*, organe urinaire (d'après Cuvier); *rs*, réceptacle séminal ou poche copulatrice; *tt*, tentacules; *ut*, oviducte; *v*, estomac.

phores, leurs yeux étant portés à l'extrémité des plus grands; par exception, l'Oncidie appartient à ce dernier groupe.

La radula, variable d'une espèce à l'autre, comprend un grand nombre de rangées de dents (fig. 492). Les glandes salivaires (fig. 493, *gs*) sont bien développées : elles passent sous le collier œsophagien. A l'œsophage font suite le jabot, *pv*, l'estomac, *v*, puis un long intestin, *i*, qui s'infléchit en avant et se fixe au plafond de la chambre respiratoire ; à la partie moyenne de l'intestin est annexé le foie, *h*. L'anus, *a*, s'ouvre en avant et à droite, à côté de l'orifice respiratoire.

Le cœur est enchâssé dans le plafond de la cavité respiratoire. Les vaisseaux qui y arrivent se ramifient à la surface de la membrane, de manière à former un riche lacis ou *poumon*, unique organe respiratoire. Le poumon, *pu*, et l'oreillette, *c'*, sont en avant du ventricule, *c*, comme chez les Prosobranches. La chambre pulmonaire, formée par le manteau, s'ouvre largement au dehors (fig. 488) ; elle se remplit d'eau ou d'air, suivant l'habitat de l'animal.

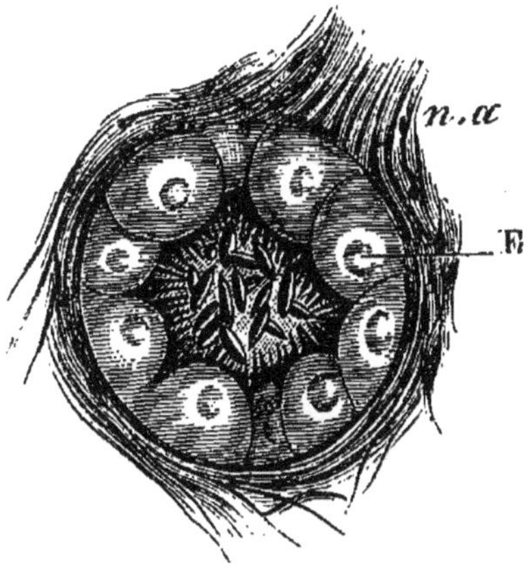

Fig. 494. — Otocyste de *Clausilia nigricans*, d'après de Lacaze-Duthiers. — E, cellules ciliées ; *na*, nerf acoustique. Au centre de l'otocyste se voient des otolithes fusiformes.

Le rein ou *glande précordiale*, r, est accolé au cœur ; il émet par son extrémité postérieure un uretère qui s'infléchit aussitôt en avant et vient se juxtaposer au rectum, à côté duquel il débouche à l'extérieur. La présence de l'acide urique a été constatée dans cet organe dès 1828 par Jacobson.

Le système nerveux est plus perfectionné que chez les Prosobranches, mais construit sur le même plan. Nous avons déjà parlé des yeux ; certaines Oncidies des Philippines en portent un grand nombre sur le dos. Les otocystes (fig. 494) sont toujours en connexion avec les ganglions pédieux.

Les Pulmonés operculés sont unisexués ; tous les autres sont hermaphrodites. L'appareil génital est très compliqué. La glande hermaphrodite (fig. 493, *gh* ; fig. 495, *h*) produit dans le même cul-de-sac, comme Mathias Duval l'a montré, des œufs et des spermatozoïdes. Son canal excréteur (fig. 495, *e*) rencontre la glande de l'albumine (fig. 493, *gal* ; fig. 495, *a*), puis se divise en un canal déférent (fig. 495, *c*) et un oviducte (fig. 493, *ut* ; fig. 495, *o*) qui restent accolés sur une longueur notable, puis se séparent l'un de l'autre ; avant cette séparation, une prostate (fig. 493, *pr* ; fig. 495, *t*) est annexée au canal déférent. Après un assez long trajet, ce dernier se continue par la *gaine du pénis* (fig. 493, *p* ; fig. 495, *g*), organe copulateur qui peut s'évaginer et qui débouche dans le vestibule commun aux organes mâle et femelle (fig. 495, *v*). La gaine du pénis est pourvue d'un muscle spécial, *m*; un tube glandulaire, le *flagellum*, *f*, chargé de fabriquer les spermatophores, y débouche d'autre part, à côté du canal déférent.

L'appareil femelle comprend lui-même plusieurs annexes. L'oviducte, *o*, se continue avec le vagin, *v*; à l'union de ces deux organes se voit un long tube, *p'*, qui mène à la *poche copulatrice* ou *réceptacle séminal* (fig. 493, *rs*; fig. 495, *p*), dans laquelle se rend le spermatophore émis par le mâle. Plus loin, le vagin reçoit une paire de glan-

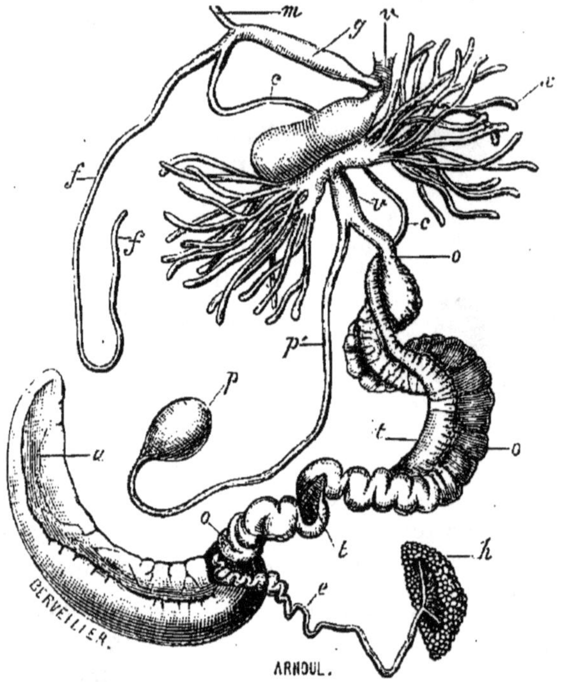

Fig. 495. — Appareil reproducteur d'*Helix pomatia*. — *a*, glande de l'albumine; *c*, canal déférent; *e*, canal excréteur de la glande hermaphrodite; *f*, flagellum; *g*, gaine du pénis; *h*, glande hermaphrodite; *m*, muscle rétracteur de la gaine du pénis; *o*, oviducte; *p*, poche copulatrice; *p'*, son canal déférent; *t*, prostate; *v*, vagin et vestibule; *x*, vésicules multifides.

des, les *vésicules multifides* (fig. 493, *gm*; fig. 495, *x*), puis le *sac du dard* (fig. 493, *bt*) et débouche finalement dans le vestibule ou cloaque génital. Le sac du dard est une poche musculeuse, capable de s'évaginer et renfermant un petit stylet calcaire qui fonctionne comme agent excitateur dans la copulation. Le vestibule ou cloaque génital s'ouvre un peu au-dessous de l'orifice respiratoire.

Les Pulmonés sont ovipares; quelques-uns seulement sont vivipares (*Pupa*, *Clausilia*); d'autres sont capables de se reproduire par parthénogenèse (*Limnæa auricularia*, *Zonites cellarius*). La fécondation est réciproque, malgré l'hermaphrodisme, un individu étant fécondé par un autre et en fécondant lui-même un troisième; dans certaines espèces, plusieurs individus se réunissent ainsi au moment de l'accouplement et forment une chaîne dont chaque membre est mâle pour celui qui précède et femelle pour celui qui suit; des deux individus extrêmes, l'un fonctionne uniquement comme mâle, l'autre comme femelle.

Les Basommatophores ou *Limnophiles* vivent dans l'eau douce (*Limnæa, Physa, Planorbis, Ancylus, Auricularia*). Parmi les Limnées (fig. 491), nous devons mentionner tout spécialement *L. truncatula* et *L. peregra* (fig. 299, A et B), dont nous avons indiqué plus haut (t. I, page 550) les relations avec l'embryon de *Distoma hepaticum*. Les Planorbes ont le sang rouge; *Pl. marginatus* est l'hôte intermédiaire de l'embryon de *Distoma lanceolatum* (voir t. I, page 603).

Les Stylommatophores ou *Géophiles* sont terrestres (*Cyclostoma, Oncidium, Testacella, Arion, Limax, Succinea, Pupa, Clausilia, Bulimus, Zonites, Helix*). Les Escargots ou Hélices (fig. 490) constituent un groupe extrêmement considérable. Quelques espèces ont été jadis employées en médecine pour diverses préparations (mucilage, sirop, gelée, pommade, etc.) et sont encore en faveur dans la médecine populaire. A Paris, on consomme en grande quantité l'Escargot de Bourgogne (*Helix pomatia*); ailleurs, on mange également bon nombre d'autres espèces (*H. sylvatica, nemoralis, aspersa, vermiculata, Pisana, variabilis, ericetorum, hortensis, neglecta, cespitum*, etc.) et même des Zonites (*Z. algirus*).

L'usage de ces animaux est fort ancien : les Romains en faisaient grand cas et les engraissaient dans des *escargotières* (*cochlearum vivaria*), inventées par Fulvius Hirpinus peu avant la guerre contre Pompée. Des navires venaient habituellement sur les côtes de la Ligurie chercher des quantités considérables d'Escargots pour la consommation de Rome. A la fin du siècle dernier, on expédiait annuellement d'Ulm, par le Danube, plus de 10 millions d'Escargots qu'on engraissait dans des jardins ou des escargotières, et qu'on envoyait ensuite, par tonneaux de 10,000, pour être consommés pendant le carême dans les couvents de l'Autriche. Un commerce semblable avait lieu, avant la Révolution, sur les côtes de la Saintonge, et de l'Aunis : on exportait aux Antilles un nombre prodigieux d'Escargots. En 1825, ce commerce avait déjà beaucoup diminué; de nos jours, il n'existe plus.

Berg, *Observation de la présence d'un Limaçon vivant dans l'estomac.* Gazette des hôpitaux, (2), I, p. 156, 1839.

CLASSE DES CÉPHALOPODES

Les Céphalopodes sont des Mollusquès marins, à corps ovoïde ou llongé, surmonté d'une tête dont le sommet présente un orifice uccal, qu'entourent des tentacules ou *bras* portant ordinairement es ventouses. A la face ventrale se voit une vaste *cavité palléale*, nalogue à une poche de tablier et résultant de ce que les deux eplis cutanés qui ont pris naissance sur les côtés de l'animal, pour constituer le manteau, se sont fusionnés sur la ligne médio-ventrale. C'est dans cette cavité que se trouvent les branchies, au nombre de eux (*Dibranches*) ou de quatre (*Tétrabranches*), et que s'ouvrent les appareils digestifs, excréteur et génital. A son orifice se trouve l'*entonnoir*, organe tubulaire homologue au pied.

ORDRE DES TÉTRABRANCHES

Cet ordre n'est plus représenté actuellement que par quatre espèces (*Nautilus pompilius*, *N. umbilicatus*), qui vivent dans l'océan Indien; aux âges géologiques, il avait une énorme extension et comprenait un nombre considérable de genres (*Goniatites*, *Ceratites*, *Orthoceras*, *Gomphoceras*, *Ammonites*, fig. 497, etc.).

Le Nautile flambé (fig. 496) porte une coquille spirale, dont la cavité est divisée par des cloisons, *sp*, en une série de chambres indépendantes et remplies d'air. Le nombre de ces chambres augmente avec l'âge; l'animal occupe toujours la dernière, *ca*, mais est relié à toutes les autres par un cordon ligamenteux qui passe dans un *siphon*, *si*, traversant toutes les cloisons en leur milieu. Chez les Ammonites, le siphon était dorsal et les cloisons étaient plissées sur elles-mêmes de la façon la plus capricieuse.

Le Nautile a la tête ornée d'une couronne de tentacules filiformes, dépourvus de ventouses : d'où le nom d'*Inacétabulés* donné à ces animaux. Mais cette dénomination ne serait pas exacte, si, comme l'a montré Valenciennes, les tentacules sont ici l'équivalent morphologique des ventouses des Dibranches; les bras sont courts et rudimentaires et disposés sous forme de lobes plissés à la base des tentacules. On compte d'ordinaire 19 tentacules externes, *t'*, dont deux sont transformés en un *capuchon*, *cu*, qui peut clore assez exactement la coquille; 2 tentacules oculaires et 11 tentacules internes ou labiaux, *t*. Ceux de ce dernier groupe qui sont situés en bas et à gauche s'unissent chez le mâle pour constituer le *spadice*, dont nous trouverons bientôt l'homologue dans l'*hectocotyle*. Chez la femelle,

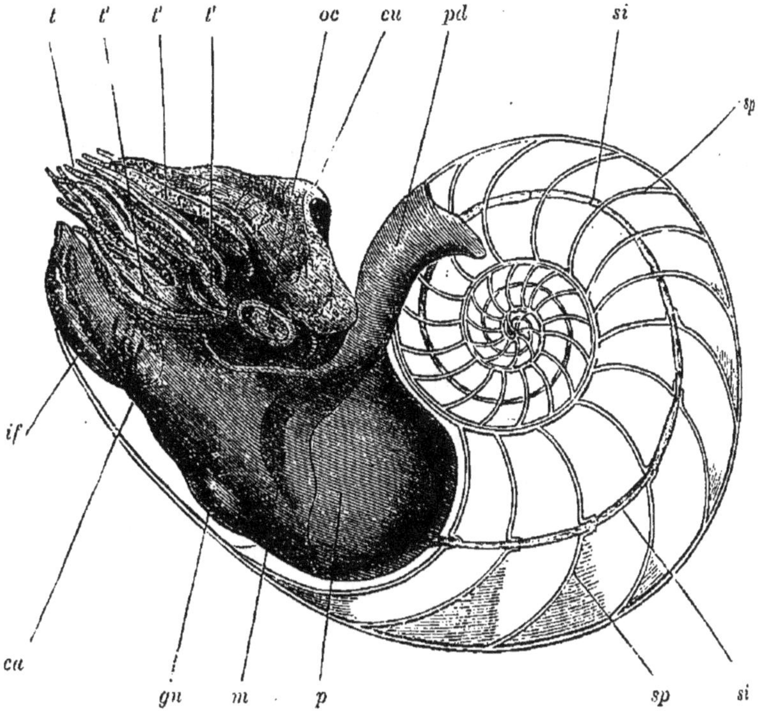

Fig. 496. — *Nautilus pompilius*, d'après R. Owen. — *ca*, dernière chambre de la coquille, occupée par l'animal; *cu*, capuchon formé par deux tentacules dorsaux; *gn*, glande nidamentaire; *if*, entonnoir; *m*, muscle rétracteur; *oc*, œil; *p*, manteau; *pd*, son lobe dorsal; *si*, siphon; *sp*, cloisons séparant les chambres; *t*, tentacules internes ou labiaux; *t'*, tentacules externes ou brachiaux.

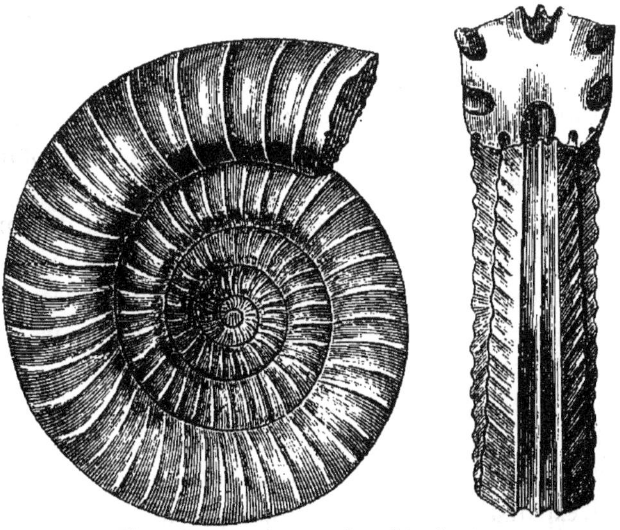

Fig. 497. — *Ammonites bisulcatus*.

on trouve 14 ou 15 tentacules labiaux supplémentaires, sur la face ventrale.

La chambre palléale, *p*, renferme deux paires de branchies. La poche du noir fait défaut. L'entonnoir est fendu suivant sa longueur : ses deux moitiés chevauchent l'une sur l'autre, mais ne se sont pas soudées, par suite de la persistance d'un état embryonnaire. Les yeux, *oc*, sont rudimentaires et formés simplement d'une rétine à fleur de peau.

Denys de Montfort assure qu'on mange le Nautile aux Moluques et Deshayes rapporte, d'après Rousseau, que sa chair est boucanée par les habitants des îles Nicobar.

ORDRE DES DIBRANCHES

Les Dibranches ou *Acétabulifères* abondent dans toutes les mers. Quelques espèces, encore mal connues, arrivent aux plus grandes dimensions (*Mouchezia*) : on en a vu qui mesuraient plus de 3 mètres de longueur; le British Museum possède un bras long de 10 mètres et provenant d'une espèce inconnue.

Les bras sont au nombre de huit ou dix, d'où une importante division.

Les Décapodes, dont le type est la Seiche (fig. 498), ont une coquille dorsale complètement recouverte par le manteau; par exception, chez la Spirule (fig. 499), elle est à moitié externe. Cette coquille ou *sépion* est variable d'une espèce à l'autre, quant à sa composition chimique et quant à sa forme. Chez le Calmar ou Encornet (*Loligo*), c'est une lamelle lancéolée, formée d'une substance cornée particulière, la *conchyoline* (fig. 500). Chez la Seiche, elle s'encroûte de carbonate de chaux et prend l'apparence de l'os : l'*os de Seiche* était autrefois employé en médecine comme absorbant; il entre encore dans la composition de certaines poudres dentifrices. Les Bélemnites, si abondantes à l'époque jurassique, ne nous sont connues que par leurs sépions (fig. 501 et 502).

Le corps présente latéralement des nageoires de forme variable, qui sont des expansions du manteau. La couche superficielle du derme renferme un grand nombre de *chromatophores* ou cellules amiboïdes remplies de granulations pigmentaires noires, jaunes, rouges, etc. Ces cellules sont sous la dépendance du système nerveux, comme Geo. Pouchet l'a prouvé : suivant qu'elles s'étalent ou se contractent, la peau prend les colorations les plus variées et l'animal peut ainsi harmoniser la teinte générale de son corps avec celle du milieu. L'expansion des chromatophores a été attribuée faussement à la contraction de muscles radiaires, qui s'attacheraient à leur surface; nous avons montré que ces prétendus muscles n'étaient autre chose que des fibres conjonctives.

Les bras sont au nombre de 10, dont 2 plus longs (fig. 498); ils ne sont point réunis à la base par une membrane. Les 8 bras courts portent à leur face interne deux rangées de ventouses pédiculées (*Sepia*) ou sessiles (*Loligo*), lisses sur leurs bords (*Sepiola*), denticulées

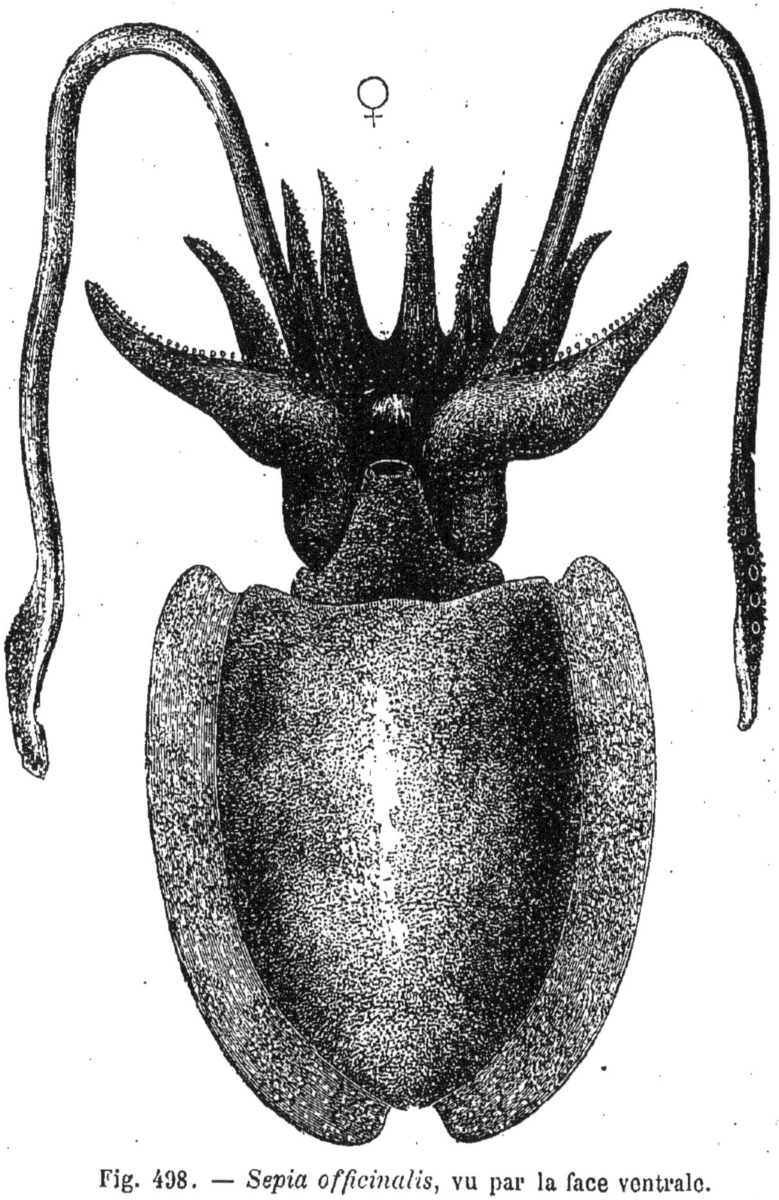

Fig. 498. — *Sepia officinalis*, vu par la face ventrale.

(*Ommastrephes*) ou remplacées par des griffes cornées (*Enoploteuthis*, *Onychoteuthis*). Chez le mâle, le troisième (*Rossia*) ou le quatrième bras gauche (*Sepia*, *Loligo*) se transforme en un *hectocotyle* ou organe d'accouplement. Les deux bras tentaculaires sont situés de chaque côté, ntre ceux de la troisième et de la quatrième paires. Ils sont grêles ur toute leur longueur, si ce n'est que leur exémité se dilate en une sorte de spatule dont la ace interne porte encore des ventouses ou des crochets. Ces bras peuvent être beaucoup plus ongs que le corps (*Cranchia, Loligopsis*) ou être très réduits (*Veranya*). Ils peuvent être rétractés entièrement dans une poche située à leur base (*Sepia, Sepiola*); d'autres fois, il ne se rétractent que partiellement (*Loligo*) ou même ne sont aucunement rétractiles (*Loligopsis, Ommastrephes*).

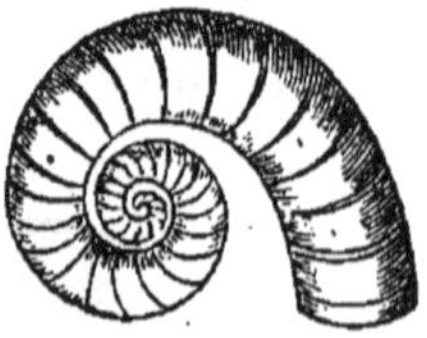

Fig. 499. — Coquille de *Spirula australis*.

Les bras sont essentiellement des organes locomoteurs et préhen-

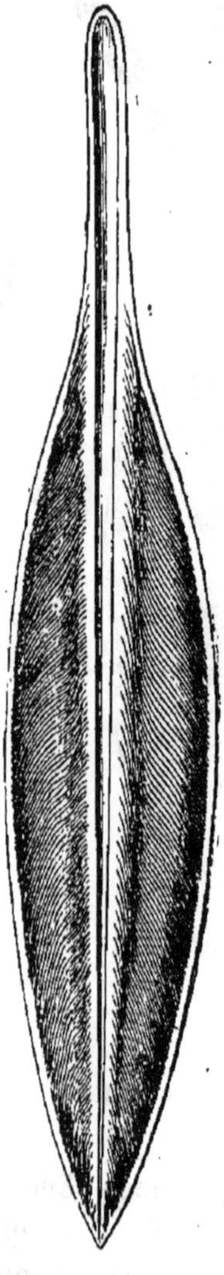

Fig. 500. — Coquille interne de *Loligo vulgaris*.

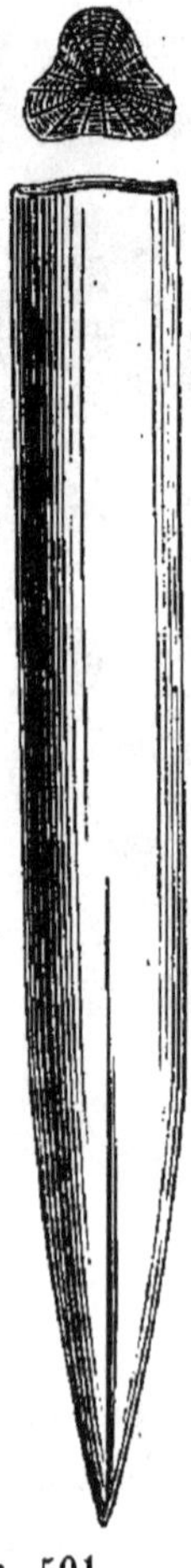

Fig. 501. — *Belemnites tripartitus*.

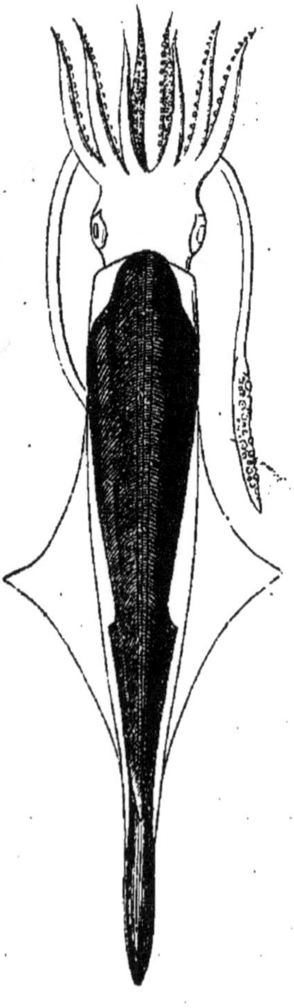

Fig. 502. — Restauration d'une Bélemnite.

seurs : grâce aux ventouses ou aux crochets qui les couvrent, l'animal peut se fixer solidement aux rochers ou maintenir sa proie. Celle-ci est-elle hors de leur portée, l'animal déroule ses bras tentaculaires et les projette vivement.

Les OCTOPODES, dont le type est le Poulpe ou Pieuvre (*Octopus vulgaris*), n'ont ni coquille, ni nageoires. Les huit bras sont tous égaux

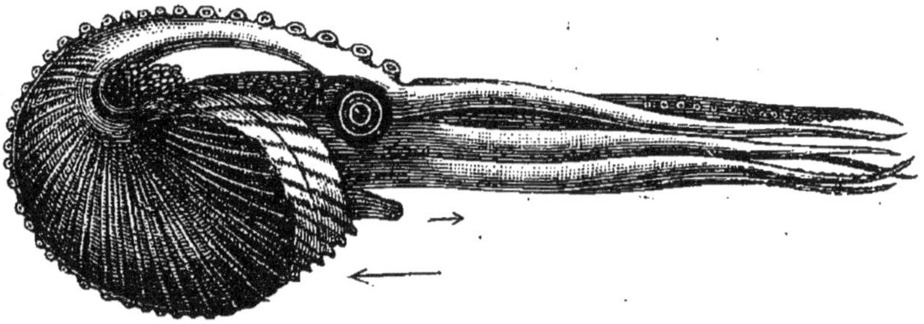

Fig. 503 — *Argonauta argo*, femelle nageant, 1/4. La petite flèche indique la direction du courant qui sort de l'entonnoir ; la grande flèche, celle dans laquelle l'animal est chassé par le recul.

entre eux et sont réunis à leur base par une membrane (*Octopus*), qui s'étend parfois jusqu'à leur extrémité (*Cirroteuthis*); cette membrane peut ne réunir que quatre (*Tremoctopus*) ou six bras (*Histioteuthis*), les autres demeurant libres. Leur face interne est armée d'une (*Eledone*) ou deux rangées de ventouses sessiles. L'hectocotyle se forme chez le mâle aux dépens d'un bras de la troisième paire (*Octopus*, *Eledone*, *Cirroteuthis*), du troisième bras droit (*Philonexis*, *Tremoctopus*) ou du troisième bras gauche (*Argonauta*).

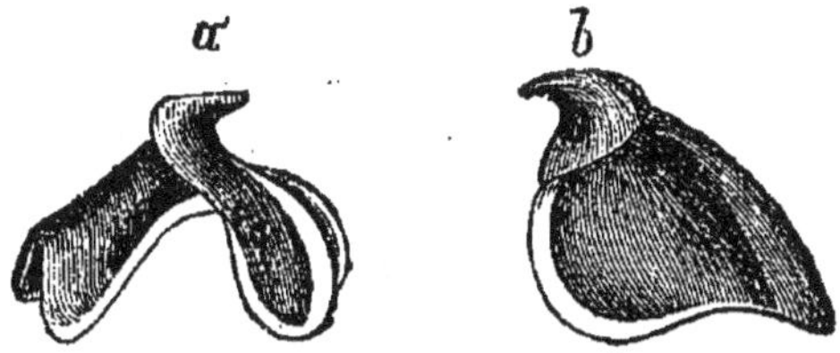

Fig. 504. — Mâchoires de Céphalopode. — *a*, la supérieure ; *b*, l'inférieure.

L'Argonaute mâle est de petite taille et ne diffère en rien de la description qui précède. Chez la femelle (fig. 503), les deux bras dorsaux se dilatent en une grande raquette et sont rejetés en arrière, de façon à entourer le corps entier ; leur surface sécrète des mucosités chargées de sels calcaires et il se produit ainsi une mince et frêle coquille, en forme de nacelle. *Argonauta argo* vit dans la Méditerranée, *A. tuberculata* dans la mer des Indes.

A part les différences que nous venons d'indiquer, tous les Céphalopodes ont sensiblement la même organisation.

L'orifice buccal conduit dans un bulbe arrondi (fig. 505, *f*), musculeux et renfermant deux puissantes *mâchoires*. Celles-ci (fig. 504) ressemblent à un bec de Perroquet, si ce n'est que l'inférieure, *b* recouvre la supérieure, *a*. Cette dernière porte une radula et, en avant, un bouquet de papilles gustatives. Dans le bulbe viennent se jeter des glandes salivaires, au nombre d'une seule paire chez les Décapodes, de deux paires chez les Octopodes ; les antérieures, *g*, sont accolées au bulbe ; les postérieures, *h*, *h'*, sont reportées très loin en arrière et fusionnent leurs canaux excréteurs en un canal unique, *h''*.

L'œsophage des Octopodes, *i*, présente vers le milieu de son trajet un cæcum ou *jabot*, *j*, qui manque chez les Décapodes. Il se termine par le *gésier* ou estomac, *k*, sorte de sac à parois épaisses qui se continue par l'intestin, *m*, *m'*. Au voisinage du pylore, celui-ci porte un important diverticule, qui a la forme d'une poche (*Sepia*) ou d'un tube enroulé en spirale, *l* (*Octopus*). L'intestin se contourne une ou deux fois sur lui-même, puis remonte pour gagner l'anus, *m''*, percé dans la paroi dorsale du sac branchial, sur la ligne médiane et en avant des branchies.

Au tube digestif est annexée une glande volumineuse ou *foie*, qui remplit presque toute la moitié antérieure du corps ; elle est formée de deux lobes symétriques, dont chacun émet un long canal qui descend le long de l'œsophage, traverse une nouvelle portion glandulaire ou *pancréas*, puis vient s'ouvrir au niveau du pylore, *m*; les deux canaux s'unissent l'un à l'autre à leur terminaison. Le foie produit un suc acide qui reflue dans l'estomac, comme l'a montré Paul Bert, et y transforme les aliments. Le tube digestif ne présente en aucun point d'épithélium glandulaire.

Le sang présente une teinte bleuâtre qui s'accentue au contact de l'oxygène ; elle est due à l'existence de l'*hémocyanine*, substance analogue à l'hémoglobine, mais dans laquelle le fer est remplacé par du cuivre ; Paul Bert l'avait entrevue déjà, et Frédéricq l'a fait mieux connaître.

Les deux branchies, *o*, sont suspendues à la paroi dorsale et au fond de la chambre palléale. Le manteau, qui forme la paroi ventrale, est animé de contractions rythmiques, grâce auxquelles il s'écarte et se rapproche tour à tour ; l'eau pénètre par la fente palléale largement ouverte, mais est rejetée au dehors par l'entonnoir. Quand ces contractions se font avec violence, l'animal est projeté par le recul.

Chaque branchie émet une veine, *t*, dont l'extrémité se dilate en une oreillette, *u*. Par la réunion des deux oreillettes prend naissance un large ventricule, *p*, point de départ de tout le système artériel. On en voit partir deux artères : la première, *aorte antérieure* ou *céphalique*, 1, *q*, remonte tout le long du tube digestif, jusqu'à la base des bras ; chemin faisant, elle envoie de nombreuses branches au man-

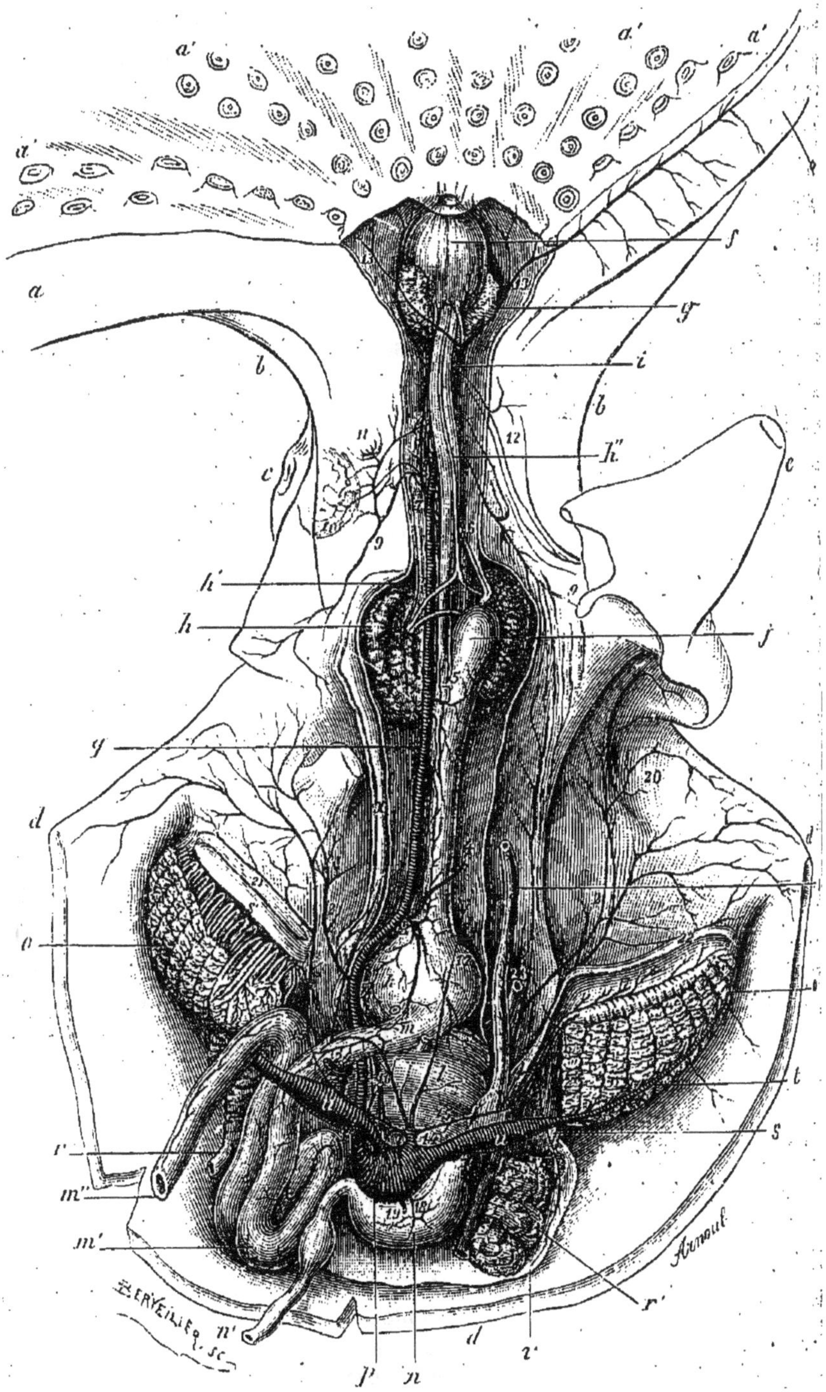

Fig. 505. — Anatomie du Poulpe, d'après Milne-Edwards. — *a*, base des b[...] garnis de leurs ventouses, *a'*; *b*, tête; *c*, œil; *d*, manteau ouvert et éta[...] *e*, entonnoir; *f*, bulbepharyngien; *g*, glandes salivaires antérieures; *h*, *h'*, gla[...] des salivaires postérieures; *h''*, leur conduit excréteur; *i*, œsophage; *j*, jabo[...] *k*, gésier; *l*, estomac spiral; *m*, extrémité pylorique de l'intestin et, [...] chaque côté, les tronçons des canaux hépatiques; *m'*, circonvolutions de l'i[...]

teau, 2, à l'estomac, 3, au foie, 4, à l'œsophage, 5, aux glandes salivaires, 6, au pharynx, 7, 8, à l'entonnoir, 9, 12, aux paupières, 10, puis se termine dans les bras, 13. L'autre vaisseau ou *aorte postérieure*, 14, se distribue à tous les autres organes ; elle se divise presque aussitôt en branches qui se rendent aux branchies, 15, à l'intestin, 16, à la région anale, 17, et au péricarde, 18. Chez le Poulpe, le ventricule donne encore naissance, par son bord postérieur, à une *aorte accessoire* ou *artère génitale*, 19, qui se rend à l'appareil reproducteur.

Le système veineux est de constitution plus variable ; du Poulpe à la Seiche, il présente de notables différences. Chez le premier, le sang qui revient de la partie profonde des bras se déverse dans une vaste lacune, qui n'est autre chose que la cavité générale du corps et qui reçoit le sang de la plupart des organes. A la partie externe des bras passent d'autre part deux grosses veines qui, à la base de ces appendices, s'unissent entre elles, puis se fusionnent avec leurs congénères pour constituer un tronc volumineux, la *veine céphalique*. Celle-ci se porte en arrière, le long de la ligne médio-ventrale ; au voisinage de l'estomac, elle se divise en deux *veines caves*, r, qui marchent vers les branchies ; avant de s'y terminer, chacune d'elles se renfle en une poche contractile ou *cœur veineux*, s, au delà de laquelle elle prend le nom d'*artère branchiale*, s'. Enfin, le fond de la cavité générale émet deux gros canaux ou *tubes péritonéaux*, 23, qui déversent dans la veine céphalique, avant sa bifurcation, le sang dont cette cavité est remplie. Une *veine impaire* et deux veines *latérales postérieures* amènent encore à la veine céphalique et aux veines caves le sang de la partie postérieure du corps. Grâce à cette richesse vasculaire, tout le sang doit traverser les branchies, caractère de supériorité que ne présentent pas les autres Mollusques.

Aux veines caves sont appendues d'innombrables petites vésicules dont la cavité communique avec celle des veines : elles constituent

testin ; *m''*, anus rejeté de côté ; *n*, ovaire ; *n'*, oviducte ; *o*, branchie ; *p*, ventricule aortique ou cœur médian (Cuvier) ; *q*, aorte antérieure ou céphalique ; *r*, veine cave coupée près de son origine et rejetée de côté ; *r'*, rein ou appendice glanduleux de la veine cave ; *s*, cœur veineux ; *s'*, artère branchiale ; *t*, vaisseau branchio-cardiaque ou veine branchiale ; *u*, oreillette du cœur aortique ; *v*, tégument de l'abdomen ; 1, origine de l'aorte céphalique ; 2, artères palléales ; 3, a. gastrique ; 4, a. hépatique ; 5, a. œsophagiennes ; 6, a. salivaire ; 7, 8, a. pharyngiennes ; 9, a. principales de l'entonnoir ; 10, a. palpébrales ; 11, a. auriculaires ; 12, a. dorsales de l'entonnoir ; 13, a. tentaculaires ; 14, a. aorte postérieure ; 15, a. nourricières des branchies ; 16, a. duodénale ; 17, a. anale ; 18, a. péricardique ; 19, a. génitale profonde ; 20, veines du manteau ; 21, tronc veineux du support branchial ; 22, réseau veineux occupant l'intérieur de ce support ; 23, origine des conduits qui se rendent de la cavité abdominale à l'origine des veines caves.

les *reins* ou *corps spongieux*, *r'* ; c'est à leur intérieur que se logent les Rhombozoaires (t. I, page 292). Chaque rein est tapissé extérieurement par une membrane délicate qui n'est autre chose que le fond d'un *sac rénal :* celui-ci renferme divers produits d'excrétion, parmi lesquels Harless aurait reconnu l'acide urique, et débouche dans la chambre palléale au sommet d'une petite papille située à côté de l'anus.

A l'exception du Nautile, tous les Céphalopodes possèdent une *poche à encre;* cet organe sécrète un liquide d'un noir intense, que l'animal projette en cas de danger, de manière à produire un nuage épais qui le dérobe à la vue de ses ennemis. La poche est piriforme, à grosse extrémité dirigée en arrière ; son col longe le rectum et débouche dans celui-ci, plus ou moins loin de l'anus, par un orifice muni d'un sphincter. Le noir desséché sert à la fabrication d'une couleur brune, connue en peinture sous le nom de *sépia.*

Le système nerveux a la même disposition fondamentale que chez les autres Mollusques, mais est plus perfectionné. Les ganglions cérébraux, pédieux ou viscéraux sont concentrés dans la tête et fusionnés en une masse péri-œsophagienne qui se trouve abritée par une boîte cartilagineuse à chondroplastes rameux. Certains nerfs sont renforcés le long de leur trajet par des ganglions, véritables centres autonomes dont Paul Bert a reconnu les fonctions.

Les ganglions cérébraux émettent de chaque côté un nerf gros et court qui aboutit à l'œil. Celui-ci est enchâssé dans une dépression cupuliforme du cartilage céphalique : son organisation compliquée est comparable à celle de l'œil des Vertébrés ; le cristallin est sphérique ; la rétine est formée de sept couches environ, dont une couche de bâtonnets qui est la plus interne, à l'inverse de ce qui a lieu chez les Vertébrés. La cornée fait défaut ; on décrit pourtant sous ce nom une membrane transparente qui passe au-devant de l'œil, mais ce n'est qu'une expansion de la membrane qui tapisse l'orbite et non la continuation de la sclérotique ; cette membrane est percée d'un trou qui laisse arriver l'eau jusqu'au cristallin ; elle peut manquer totalement (*Loligopsis*, *Histioteuthis*).

Les deux otocystes, situés à la partie postérieure du cartilage céphalique et innervés par les ganglions pédieux, ont une structure très perfectionnée. Delage a montré qu'ils étaient le siège de la coordination des mouvements. Enfin, on considère comme l'organe olfactif deux fossettes vibratiles, situées derrière les yeux et innervées par un nerf qui naît du cerveau, à côté du nerf optique.

Les sexes sont séparés. L'organe mâle (fig. 506) est impair. Le testicule, *t*, occupe la partie postérieure du sac viscéral ; il est renfermé dans une capsule péritonéale et entouré d'une paroi conjonctive, et est formé d'une foule de petits culs-de-sac, *g*, qui viennent tous déverser le sperme dans le canal déférent, *d*. Ce canal se détache du

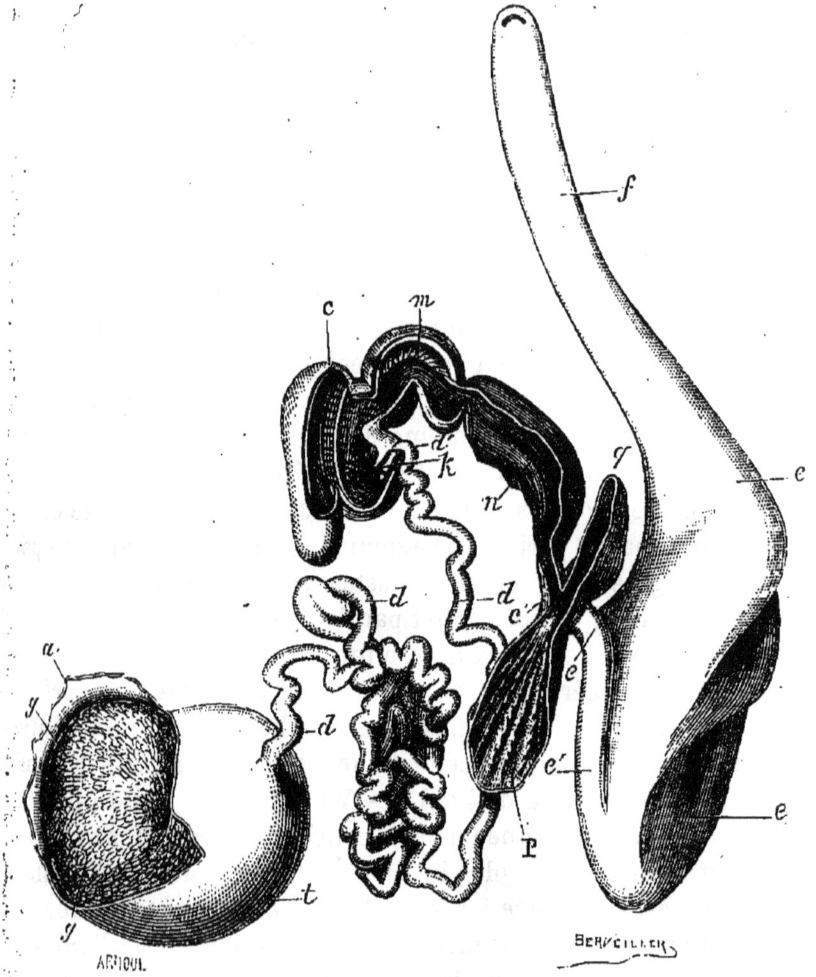

Fig. 506. — Appareil génital mâle de *Sepia officinalis*, d'après Duvernoy. — *a*, membrane propre du testicule; *c*, début de la vésicule séminale; *c'*, sa terminaison sur la prostate; *d*, canal déférent; *d'*, son embouchure dans la vésicule séminale; *e*, réceptacle de Needham; *e'*, union de la vésicule séminale avec ce réceptacle; *f*, canal excréteur du réceptacle de Needham, dont l'extrémité forme le pénis; *g*, culs-de-sac des tubes séminifères; *k*, boudin de spermatozoïdes arrivant dans la vésicule séminale; *l*, portion trans-prostatique de la vésicule séminale; *m*, *n*, vésicule séminale; *p*, prostate; *q*, cæcum annexé à la prostate; *t*, testicule. — N. B. Le tube qui fait suite à la prostate doit être marqué *l* au lieu de *e*.

testicule à la partie antérieure et à gauche; il se pelotonne plusieurs fois sur lui-même, puis se jette dans la vésicule séminale, *d'*. Celle-ci présente à son début un cæcum contourné sur lui-même, *c*, puis se continue en avant sous forme d'un large canal, m, n. La première portion est ornée à sa face interne de profonds sillons longitudinaux dans lesquels le sperme s'enfonce et se fragmente en petits boudins. La seconde portion est parcourue par une crête spirale : elle produit certaines sécrétions dont s'entourent les boudins spermatiques.

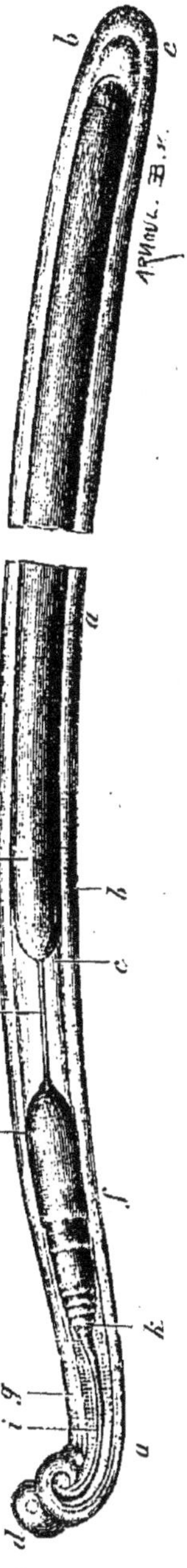

Fig. 507. — Spermatophore de *Sepia officinalis*, d'après Milne-Edwards. — *a*, étui du spermatophore ; *b*, son enveloppe externe sub-cartilagineuse ; *c*, son enveloppe interne membraneuse et contractile ; *d*, extrémité antérieure ; *e*, réservoir spermatique ; *e'*, connectif réunissant ce réservoir à l'appareil éjaculateur ; *f*, appareil éjaculateur formé de plusieurs tuniques *g*, d'un sac *h*, et d'un tube ou trompe *i*, *k*.

La vésicule séminale se rétrécit à son extrémité antérieure ; elle reçoit alors un étroit canal que Brock a vu s'ouvrir dans la capsule péritonéale, puis porte deux grands cæcums. L'un d'eux, *p*, connu sous le nom de *prostate*, a sa face interne ornée de plis rayonnants ; l'autre, *q*, a une paroi lisse. Plus loin, la vésicule séminale, *l*, finit par se jeter dans le *sac à spermatophores* ou *réceptacle de Needham*, *e*. Ce vaste sac, à parois minces et musculeuses, est parcouru suivant sa longueur par une crête spiraloïde dont la surface sécrète un liquide visqueux qui englue les spermatophores ; il s'effile en avant, *f*, et s'ouvre dans la chambre palléale par une fente transversale déjetée à gauche.

Les spermatophores (fig. 507) remplissent complètement le réceptacle de Needham ; leur mode de formation est encore peu connu. Ce sont de petits tubes cylindriques, longs de 2 centimètres environ et servant de véhicule au sperme ; Redi les découvrit et les prit pour des Vers ; Needham a reconnu leur vraie nature. Chacun d'eux est constitué par un étui, *a*, formé de deux tuniques : l'externe, *b*, est assez résistante ; l'interne, *c*, est membraneuse et contractile. La moitié postérieure renferme le *réservoir spermatique*, *e*, sorte de sac rempli de spermatozoïdes. La moitié antérieure est occupée par un appareil éjaculateur fort compliqué, réuni à la portion précédente par un petit ligament ou connectif, *e'*, et s'enroule encore à l'extrémité, *d*. L'appareil éjaculateur, *f*, comprend un sac, *h*, qui s'effile en vant, *k*, pour se continuer par la *trompe*, *i*, ou tube contourné en pirale.

Au contact de l'eau, le spermatophore ne tarde pas à s'ouvrir à l'extrémité antérieure; la trompe est expulsée par le retrait de la tunique interne et entraîne à sa suite le reste de l'appareil éjaculateur et le réservoir spermatique. Ce dernier se laisse alors gonfler par l'eau et se déchire, mettant les spermatozoïdes en liberté.

L'organe femelle (fig. 508) est également impair; il est contigu à la

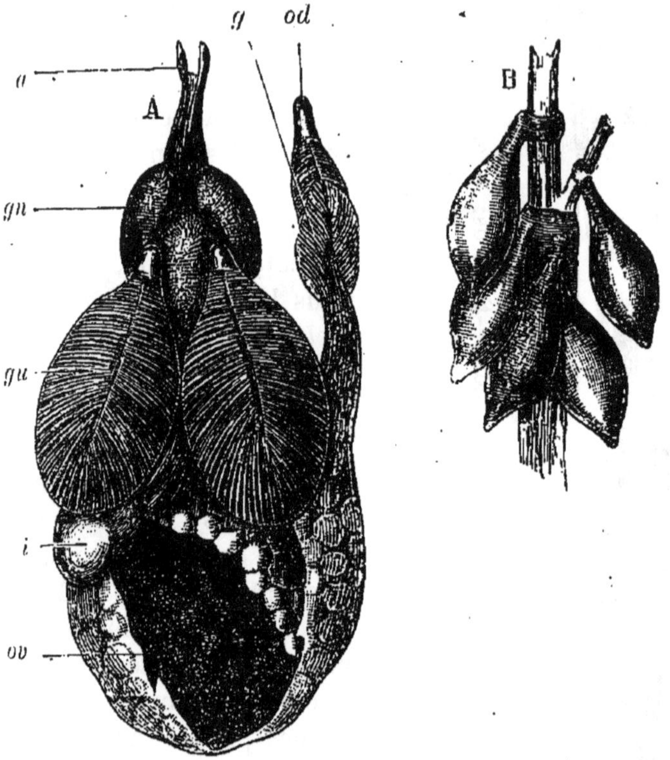

Fig. 508. — A, appareil génital femelle de *Sepia officinalis*. — *a*, anus; *g*, glandes accessoires de l'oviducte; *gn*, glandes nidamentaires; *i*, intestin; *od*, extrémité de l'oviducte; *ov*, ovaire. — B, œufs pondus.

portion terminale de l'intestin, *i*. L'ovaire, *ov*, est une grosse glande arrondie, enveloppée dans une capsule péritonéale où tombent les œufs qui se détachent de sa surface. Par son extrémité antérieure cette capsule se continue par un seul oviducte, *ov*, développé à gauche (Décapodes), ou deux oviductes symétriques (Octopodes); chez le Nautile, on n'observe qu'un oviducte à droite. L'oviducte débouche dans la chambre palléale par un orifice, *od*, peu éloigné de la base de l'entonnoir; il va en s'épaississant et comprend même dans son épaisseur, vers sa terminaison, deux glandes feuilletées, *g*, dont les fonctions sont encore inconnues.

L'œuf pondu dans la chambre palléale reçoit en cette cavité produit de sécrétion des deux *glandes nidamentaires, gn*, qui sont ren fermées dans une capsule spéciale du péritoine et n'existent q chez les Décapodes; le Nautile n'en possède qu'une. Leurs canaux excréteurs débouchent à côté de l'oviducte et déversent sur les œufs une substance visqueuse qui les agglutine et leur permet de se fix aux plantes sous-marines, ce qui leur a valu le nom de *raisins de m* (fig. 508, B); les œufs des Octopodes sont pondus isolés.

L'accouplement, fort remarquable, était déjà connu d'Aristote; les descriptions du philosophe grec n'ont été confirmées qu'en 1851 par Verany et Vogt. Les deux animaux se saisissent par leurs tentacules et s'accolent bouche contre bouche, entonnoir contre entonnoir; puis le mâle introduit dans la chambre palléale de la femelle son hectocotyle chargé de spermatophores ; ceux-ci éclatent dans l'eau et mettent les spermatozoïdes en liberté.

L'*hectocotyle* (fig. 509) est l'organe copulateur, provenant d'une cu-

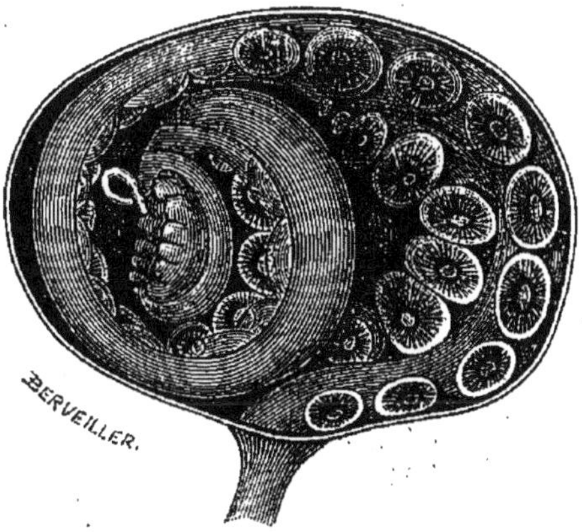

Fig. 509. — Hectocotyle dans sa vésicule.

rieuse transformation de l'un des bras du mâle. Il s'élargit fortement à sa base et se creuse d'une cavité qui débute par un petit orifice percé à la face dorsale, le parcourt dans toute sa longueur, sert de réservoir aux spermatophores; ses ventouses se modifient sensiblement. Il se termine par un filament flabelliforme ou *fouet* plus ou moins long (fig. 510, *c*), développé dans une poche spéciale, *b*.

Chez certaines espèces d'Octopodes (*Argonauta argo, Philonexis ca-renæ, Tremoctopus violaceus*), le bras qui va s'hectocotyliser se ren-ferme d'abord dans une poche située à sa base (fig. 509 ; fig. 510, *a*), puis se détache complètement : il se meut alors librement dans l'eau, grâce aux contractions de son fouet, tandis qu'un autre bras va se reconstituer à sa place. On le trouve isolément dans le sac branchial e la femelle, ce qui a été la source des opinions les plus variées. uvier le prenait pour un helinthe, qu'il dénommait *Hectootylus octopodis*. Kölliker crut y econnaître le mâle, chez *Treoctopus*, et lui décrivit en déail un tube digestif, des viscères, des appareils circulatoire et reroducteur, etc. Dujardin émit 'avis que ce n'était qu'un simple ras, et Verany et Vogt en donèrent la démonstration. Pour es Céphalopodes à hec cotyle on sessile, Steenstrup a consaté que cet organe se développe a des degrés très divers.

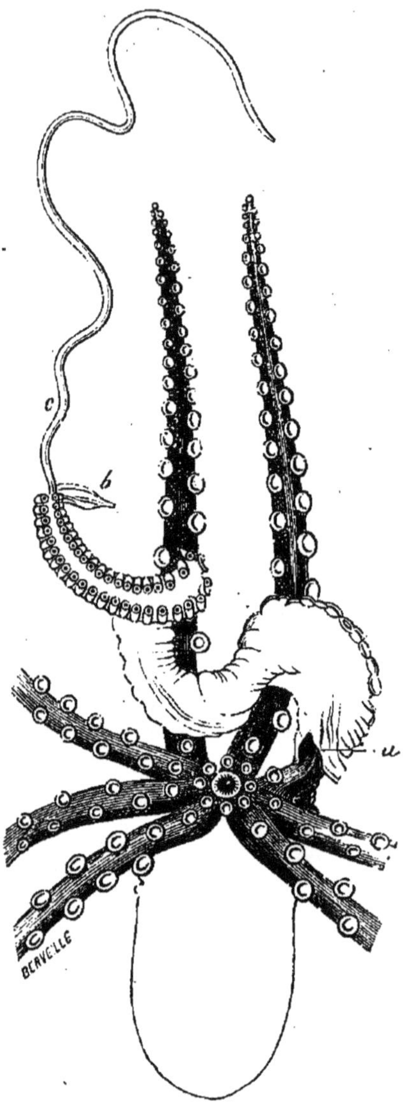

Fig. 510. — *Tremoctopus carena* mâle avec l'hectocotyle, d'après Verany et Vogt. — *a*, ouverture du sac qui contenait l'hectocotyle; *b*, vésicule qui contenait le fouet; *c*, fouet.

L'œuf est télolécithe et subit la segmentation partielle. La larve n'est pas ciliée et n'a que de lointaines ressemblances avec celle des autres Mollusques.

Un grand nombre de Céphalopodes entrent dans l'alimentation de l'Homme; les anciens en étaient très friands, et cette coutume s'est conservée sur outes les côtes d'Italie, de Grèce, de France et d'Algérie ; elle se retrouve encore au Chili, au Brésil, aux Antilles, en Chine, au Japon, etc. On attribuait autrefois à la chair de ces animaux des vertus singulières, par exemple d'être aphrodisiaque; aujourd'hui elle n'a d'autre valeur que celle d'un aliment ordinairement coriace et peu nourrissant.

P. Bert, *Mémoire sur la physiologie de la Seiche.* Mém. de la Soc. des sc. phys. et nat. de Bordeaux, V, 1867.

L. Frédéricq, *Sur l'organisation et la physiologie du Poulpe.* Bull. Acad. des sc. de Belgique, XLVI, p. 710, 1878.

P. Girod, *Recherches sur la poche du noir des Céphalopodes.* Arch. de zool. expérim., X, 1882.
R. Blanchard, *Sur les chromatophores des Céphalopodes.* Bull. de la Soc. zool. de France, VII, p. 492, 1882. Comptes rendus de l'Acad. des sciences, XCVI, p. 655, 1883.
Y. Delage, *Sur une fonction nouvelle des otocystes.* Arch. de zool. expérim., (2), V, 1887.

On ne saurait indiquer actuellement d'une façon satisfaisante les relations des Mollusques avec les autres êtres ; toutefois, des faits incontestables les rapprochent des Vers. Les Polyplacophores et les Aplacophores semblent établir le passage vers les Géphyriens ou vers les Annélides; le rein de certains Opisthobranches rappelle l'organe segmentaire des Chétopodes; la larve ciliée des Ptéropodes et des Gastéropodes a de la ressemblance avec celle de ces derniers. A cela se bornent à peu près nos constatations, et il serait prématuré de dire par quelle série de types intermédiaires les Mollusques se sont très anciennement différenciés des Vers. Les rapports des diverses classes de Mollusques entre elles ne sont pas plus certains.

EMBRANCHEMENT DES ARTHROPODES

Ce vaste embranchement renferme des animaux dont le corps est formé d'anneaux hétéronomes et porte un nombre variable de pieds ou appendices locomoteurs, dont chacun comprend plusieurs segments placés bout à bout et articulés entre eux. D'une façon générale, ces animaux vivent dans l'eau et espirent par des branchies (*Crustacés*) ou vivent sur terre et respirent par des trachées (*Arachnides, Onychophores, Myriaodes, Insectes*). On divise donc les Arthropodes en deux sous-embranchements (Branchiés et Trachéates) et en cinq classes.

SOUS-EMBRANCHEMENT DES BRANCHIÉS

CLASSE DES CRUSTACÉS

Ces animaux vivent presque tous dans l'eau ; ils respirent ar des branchies. Leur tête porte deux paires d'antennes ; le orax, formé d'anneaux en nombre variable, vient ensuite et orte une paire de pattes par somite ; l'abdomen est lui-même egmenté et présente souvent une paire de pattes par segment. Les sexes sont ordinairement séparés ; le développement est arement direct, mais se fait par une métamorphose compliquée. Quand il existe des stades larvaires libres, la première larve est toujours un *Nauplius* pourvu de trois paires d'appendices : une première paire d'antennes uniramées, une seconde paire d'antennes et une paire de mandibules biramées (fig. 511).

Sous-classe des Entomostracés.

A l'exemple de O.-F. Müller, on réunit sous cette dénomination des Crustacés de petite taille, dont l'organisation est simple et dont les membres sont variables par le nombre et par la conformation.

ORDRE DES BRANCHIOPODES

Le corps est diversement conformé, mais porte toujours un nombre variable de paires de pattes bifurquées et servant tout à la fois à la

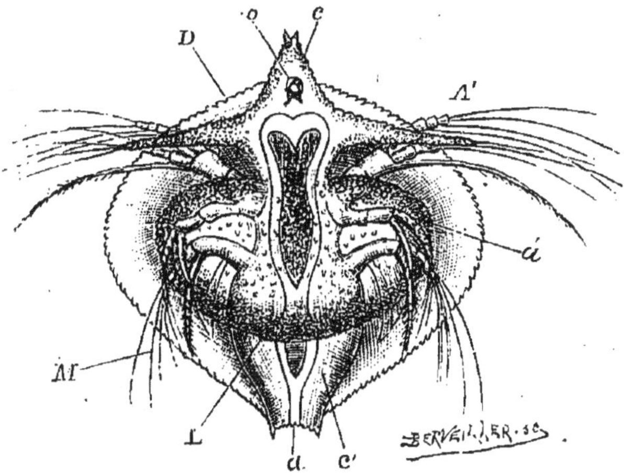

Fig. 511. — *Nauplius* de *Limnetis brachyurus* avec ses deux prolongements céphaliques en forme de cornes. — A', appendices antérieurs, à la base desquels sont articulés deux autres appendices, *a'*; D, test; M, appendices postérieurs; *a*, anus; *c*, tête; *c'*, portion du corps non encore pourvue de membres articulés; *o*, œil.

locomotion, à la préhension des aliments et à la respiration; ce

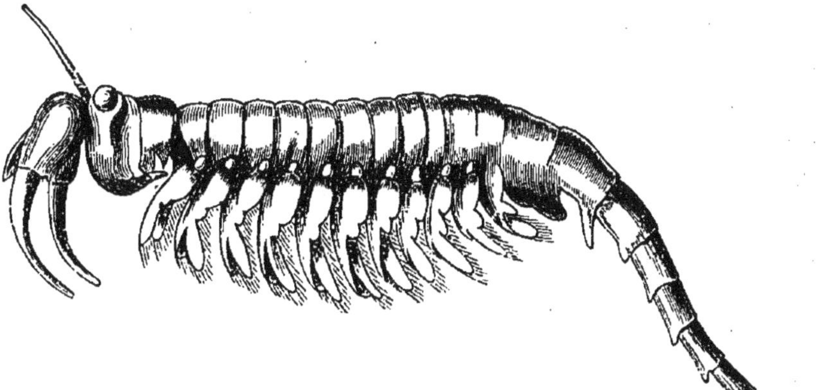

Fig. 512. — *Branchipus spinosus.*

dernière fonction s'exerce par la branche externe de bifurcation et par un sac branchial situé près de la base du pied.

Les PHYLLOPODES sont de grande taille et mesurent jusqu'à 7 à 9 centimètres de longueur. Le corps est nettement segmenté et porte de 10 à 40 paires de pattes. Il est allongé, presque cylindrique et nu (*Artemia, Branchipus*, fig. 512) ou protégé par une large carapace clypéiforme, que déborde l'extrémité postérieure de l'abdomen (*Apus*, fig. 513); chez d'autres (*Limnadia, Estheria, Limnetis*, fig. 514 et 515),

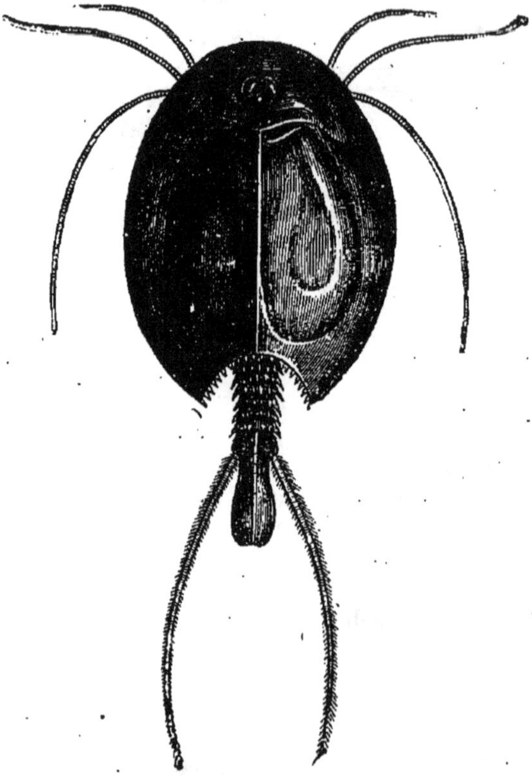

Fig. 513. — *Apus cancriformis*.

le corps est enveloppé en entier dans une sorte de carapace bivalve, analogue à celle des Lamellibranches.

Ces animaux habitent de préférence les mares peu profondes et les flaques d'eau douce; ils se montrent surtout à la suite d'une pluie violente ou d'une inondation, dans les endroits où, plusieurs années auparavant, une génération d'Apus ou de Branchipes avait existé déjà : leurs œufs, conservés dans la terre et soumis à une dessiccation prolongée, sont restés en vie latente et ne se sont développés que lorsqu'ils ont trouvé des conditions favorables à leur éclosion, c'est-à-dire après avoir baigné dans l'eau pendant assez longtemps. Par exception, *Artemia salina* vit dans les eaux saumâtres ou dans des eaux dont la salure équivaut à celle de la mer, ou la dépasse même de beaucoup.

Les Cladocères sont plus petits que les Phyllopodes. Le corps, segmenté, est protégé par une carapace bivalve et porte de 4 à 6 pa

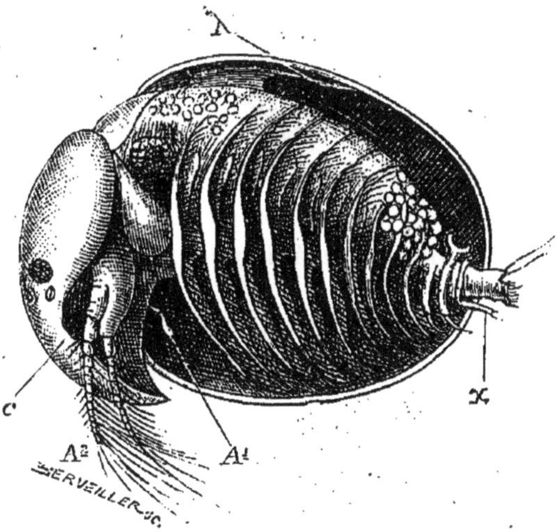

Fig. 514. — *Limnetis brachyurus*, d'après Grube. — A¹, antenne de la mière paire; A², antenne de la deuxième paire; *c*, voûte céphaliq *x*, appendice lamelleux impair porté par le dernier anneau; λ, repli menteux.

de pattes. Les antennes antérieures restent courtes et non segment les postérieures se développent en une paire de rames bifurquées ornées de longues soies. Ces anima sont représentés dans les eaux gnantes par les genres *Latona*, *Si* *Daphnia* (fig. 516), *Moina*, *Lync* *Polyphemus*, *Leptodora*, etc., et d la mer du Nord par les genres *Po* et *Evadne*.

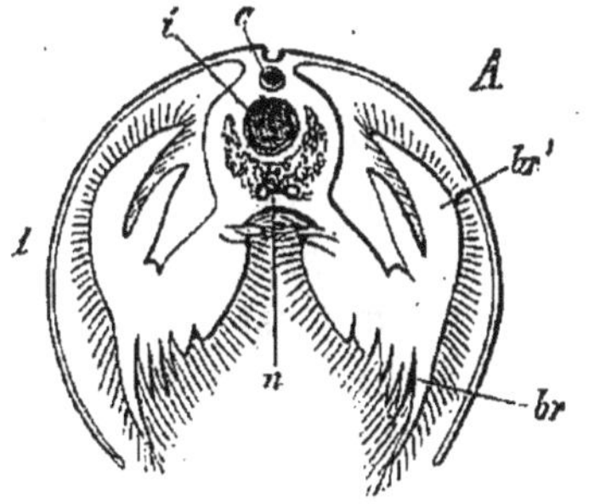

Fig. 515. — Coupe transversale de *Limnetis*, passant par le segment qui porte la première paire de pattes, d'après Grube. — *br*, patte natatoire; *br'*, appendice branchial; *c*, cœur; *d*, repli du tégument formant la carapace; *i*, tube digestif; *n*, chaîne ganglionnaire.

Au printemps et en été, se su dent plusieurs générations de f melles qui se reproduisent par p thénogenèse, au moyen d'œufs à tellus nutritif abondant et à min membrane vitelline; ces œufs se d veloppent dans une chambre incub trice située entre la carapace et l face dorsale du corps. En automne o quand les conditions de la vie devien nent défavorables, les mâles apparai sent : un accouplement a lieu et les femelles pondent un petit nomb d'œufs d'hiver, plus gros, plus riches en vitellus nutritif et entouré 'une épaisse enveloppe. La plupart des Cladocères sont déjà semblables ux parents au moment de l'éclosion, mais ils passent dans l'œuf par n stade *Nauplius*. Le développement de l'œuf d'été se fait sans méta-

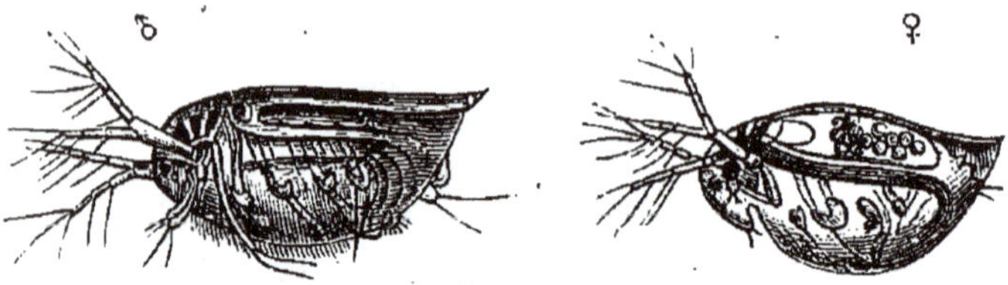

Fig. 516. — *Daphnia pulex*, mâle et femelle.

iorphoses chez *Leptodora*, mais l'œuf d'hiver donne naissance à un auplius qui, comme chez les Phyllopodes, atteint l'état adulte après a troisième mue.

ORDRE DES OSTRACODES

Ces petits Crustacés ont le corps entièrement protégé par une coquille ivalve, chitineuse ou même encroûtée de sels calcaires et dont les alves, réunies l'une à l'autre par un ligament élastique qui en assure 'écartement, s'articulent le long de la ligne dorsale; deux muscles dducteurs, partis du milieu du corps, vont s'insérer d'autre part à a face interne des valves, qu'ils ont mission de rapprocher. Le corps 'est pas segmenté. Les appendices sont au nombre de 7 paires seu- ement : 2 paires de longues antennes pluriarticulées, servant à la ocomotion; 1 paire de mandibules ornées d'un palpe; 2 paires de âchoires, dont la première est ornée d'un grand appendice foliacé, i sert peut-être à la respiration; enfin, 2 paires de pieds thoraci- ues raccourcis, terminés chacun par une petite griffe. Le corps se ermine en arrière par un appendice bifurqué, qui est homologue à a queue fourchue des Copépodes. Les branchies font défaut. Les sexes sont séparés. Le développement est presque direct chez les ormes marine (*Cythere*), mais se complique chez les espèces d'eau ouce et n'exige pas moins de neuf métamorphoses successives *Cypris*); la larve qui sort de l'œuf est un Nauplius.

ORDRE DES CENTROGONIDES

Cet ordre a été établi par Y. Delage pour des animaux parasites es Crabes (*Sacculina*) et des Pagures (*Peltogaster*, *Apeltes*), que l'on angeait naguère parmi les Cirripèdes, sous le nom impropre de *izocéphales*. Nous ne saurions entrer ici dans le détail des curieuses métamorphoses subies par ces animaux.

Y. Delage, *Évolution de la Sacculine (Sacculina carcini Thomps.), Crustacé endoparasite de l'ordre nouveau des Kentrogonides.* Arch. de zool. expérim., (2), II, 1885.

A. Giard, *La castration parasitaire et son influence sur les caractères extérieurs du sexe mâle chez les Crustacés décapodes.* Bull. scientif. du département du Nord, (2), X, 1887.

ORDRE DES COPÉPODES

Cet ordre comprend un nombre considérable de petits Crustacés dont le corps est allongé, nettement segmenté, mais dépourvu de carapace. Les six anneaux céphaliques se fusionnent d'ordinaire, au

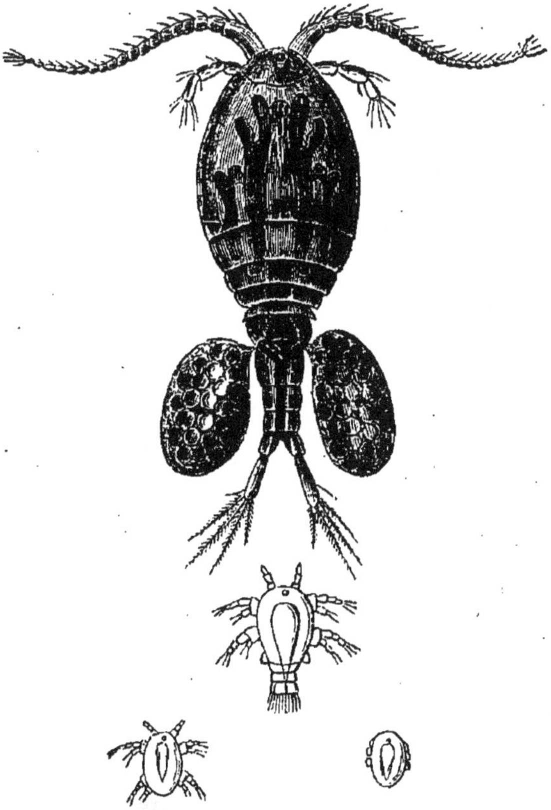

Fig. 517. — *Cyclops quadricornis* et ses formes larvaires.

moins chez les formes communes telles que le Cyclope (fig. 517), avec le premier segment de l'abdomen, de manière à constituer un céphalothorax portant divers appendices : deux paires d'antennes, dont la première est la plus grande et constitue l'organe principal de la locomotion ; une paire de mandibules, une paire de mâchoires, deux paires de pattes-mâchoires et la première paire de pattes vériables. Les quatre derniers anneaux du thorax portent encore 3 à paires de pattes ; puis vient un abdomen formé de cinq anneaux, épourvu d'appendices et terminé par une queue fourchue. La tête résente à sa face supérieure et en avant une tache oculaire médiane, ésultant de la fusion des deux taches latérales.

Les sexes sont séparés. Le mâle est de petite taille ; ses antennes

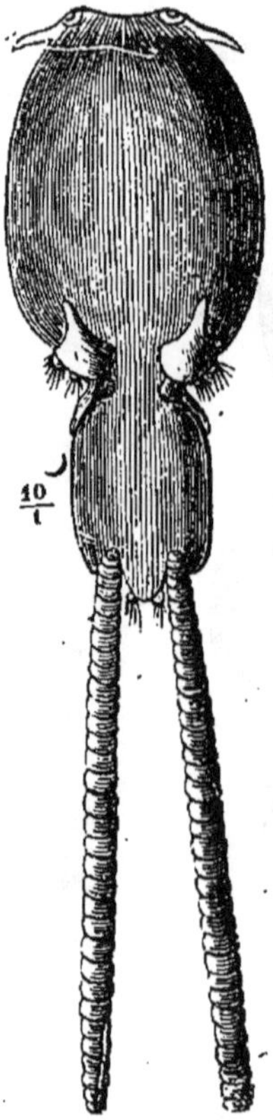

Fig. 518. — *Caligus.*

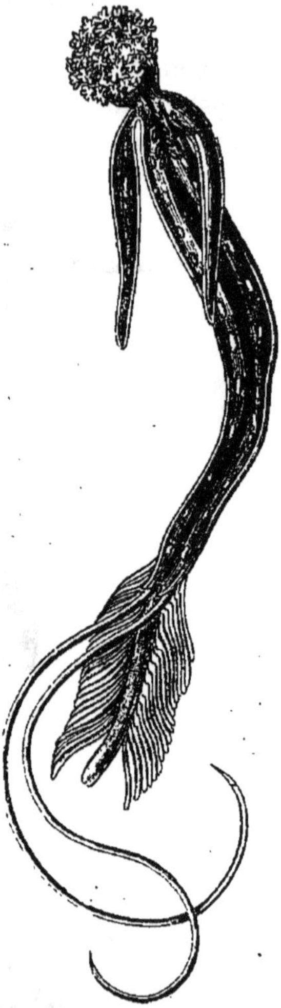

Fig. 519. — *Penella sagitta.*

sont souvent terminées par un fort crochet qui lui sert à se fixer à la femelle ; sa dernière paire de pattes peut aussi se transformer en un organe d'accouplement. Sauf chez les Notodelphyides (*Notodelphys*, *Doropygus*, *Ascidicola*), qui vivent en commensaux dans la cavité branchiale des Ascidies, la femelle est reconnaissable à ce que, lors de la reproduction, les œufs s'accumulent, de chaque côté du premier anneau de l'abdomen, dans un sac ovigère produit par le durcissement d'une sécrétion glaireuse élaborée par certaines glandes à l'extrémité des oviductes. L'embryon se développe dans ces sacs ovigères; il éclot à l'état de Nauplius.

Le sous-ordre des Eucopépodes comprend des formes libres et des formes parasites. Les premières ou *Gnathostomes* ont la bouche disposée pour mâcher. Elles habitent les eaux douces (*Cyclops*, *Diaptomus*), mais surtout la mer (*Longipedia*, *Harpacticus*, *Zaus*, *Cetochilus*, *Irenæus*, *Pontella*, *Notodelphys*); certains genres renferment tout à la fois des formes marines et d'eau douce (*Canthocamptus*). On a vu plus haut que la Filaire de Médine passait son état larvaire dans la cavité générale d'un Cyclope.

Les Copépodes parasites ou *Siphonostomes* ont la bouche disposée pour piquer et sucer. Le corps et ses appendices subissent les modifications et les régressions les plus variées, en sorte que, sans le secours de l'embryogénie, il serait difficile de reconnaître les affinités de ces animaux avec les Copépodes. Ils vivent sur la peau, sur les branchies ou dans le pharynx des Poissons. Les Caligides (*Dinematura*, *Pandarus*, *Cecrops*, *Caligus*, fig. 518) et les Lernéides (*Lernæa*, *Lernæcera*) sont les deux principaux groupes; quelques-uns de ces derniers sont parasites dans la peau de Cétacés (fig. 519).

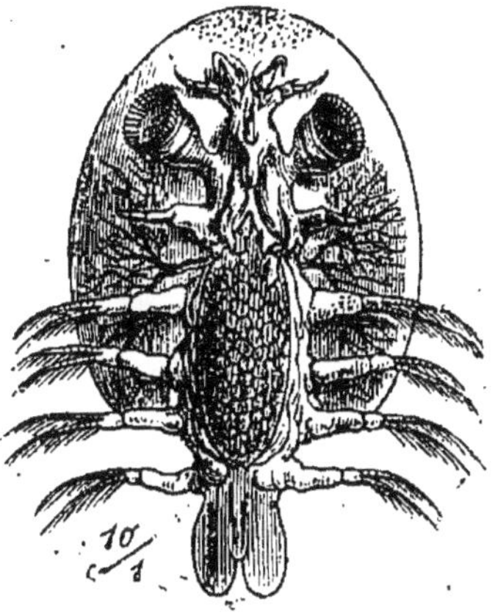

Fig. 520. — *Argulus foliaceus* vu en dessous.

Les Branchiures diffèrent notablement des Eucopépodes. *Argulus foliaceus* (fig. 520) vit sur les Carpes; sa forme est discoïde, ses pattes-mâchoires sont transformées en deux puissantes ventouses; l'abdomen est bilobé. La femelle ne porte pas de sacs ovigères, mais pond ses œufs au fond de l'eau.

ORDRE DES CIRRIPÈDES

Ces animaux, en général sessiles, étaient rangés par Cuvier parmi les Mollusques; l'étude de leur développement a permis à Thompson et à Burmeister de reconnaître en eux des Crustacés. Ils vivent dans la mer; quelques-uns seulement habitent les eaux saumâtres.

De l'œuf sort un Nauplius (fig. 521), qui, après plusieurs mues, prend l'aspect d'une Cypris (fig. 522). Après avoir mené pendant quelque temps une vie errante, cette nymphe se fixe par l'extrémité céphalique à un corps étranger (rocher, bois flottant, coquille de Mollusque, etc.) : des glandes particulières, qui viennent s'ouvrir sur a première paire de membres, sécrètent alors une sorte de ciment u moyen duquel se fait l'adhérence de l'animal. Une nouvelle mue e produit, puis un *capitulum* se forme, c'est-à-dire que le tégument céphalique émet deux grands replis latéraux, qui se rencontrent sur a face ventrale et enveloppent le corps entier, à la façon du manteau des Lamellibranches; l'analogie est encore complétée par la formation, aux dépens de ces replis, de plaques calcaires en nombre variable.

Chez certaines formes, qui constituent le groupe de PÉDONCULÉS,

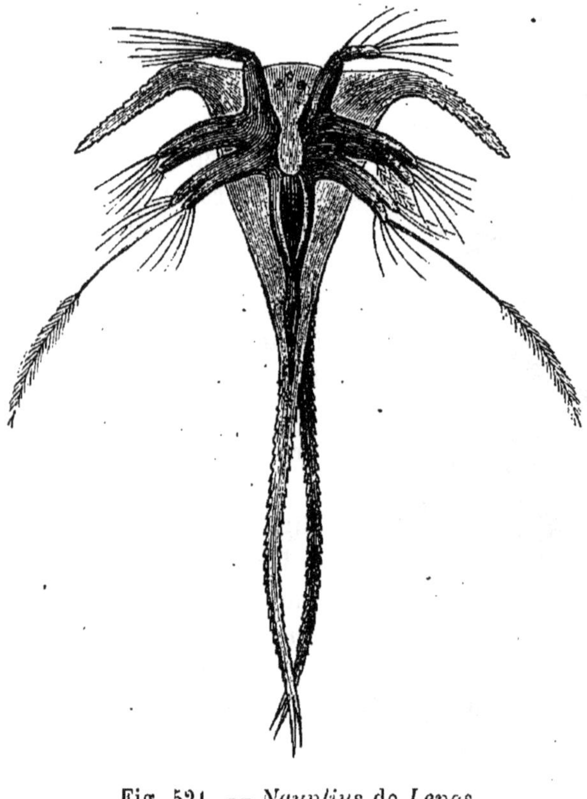

Fig. 521. — *Nauplius* de *Lepas*.

la région céphalique s'étire pour constituer finalement un pédoncule contractile et creux, dans lequel s'engagent quelques organes, tels que l'ovaire; c'est par ce pédoncule que se fixe l'animal (fig. 523); à sa base on retrouve le rudiment des antennes; il est très distinct (*Alepas, Anelasma*), parfois même très allongé (*Lepas, Pæcilasma*), ou au contraire très raccourci (*Pollicipes, Scalpellum, Ibla*). Le capitulum présente, chez l'Anatife, cinq plaques calcaires : une impaire ou *carina*, étendue sur le dos de l'animal, et quatre paires; les unes, situées au voisinage du pédoncule, sont les *scuta;* les autres, rapprochées de l'extrémité libre, sont les *terga*. A ces plaques s'en surajoutent, suivant les espèces, un certain nombre d'autres, d'où de bons caractères pour la classification.

Le corps n'est pas articulé ; il porte six paires de pieds en forme de cirre (fig. 524, *ci*), qui font saillie

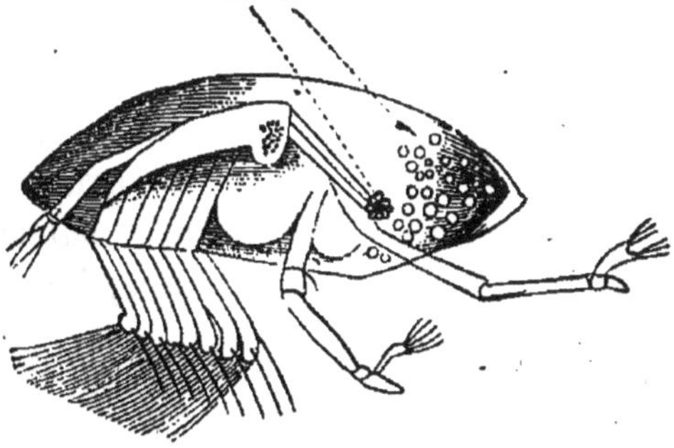

Fig. 522. — Larve cyprinoïde de Balane. — *oo*, œil ; *os*, bouche.

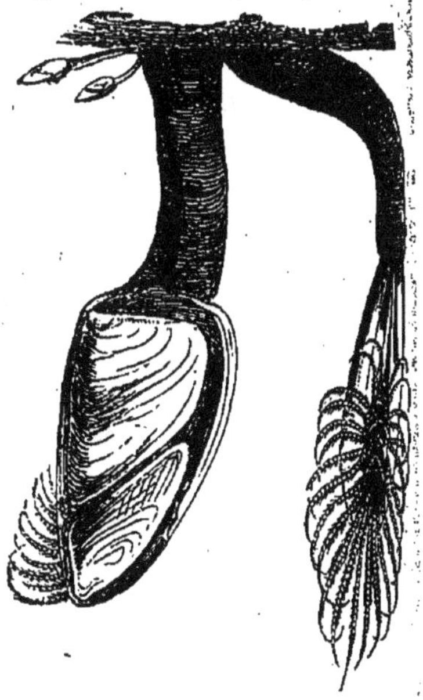

Fig. 523. — *Lepas anatifera.*

en dehors du test, quand celui-ci s'entr'ouvre, et qui déterminent dans l'eau des tourbillons amenant les matières nutritives jusqu'à la

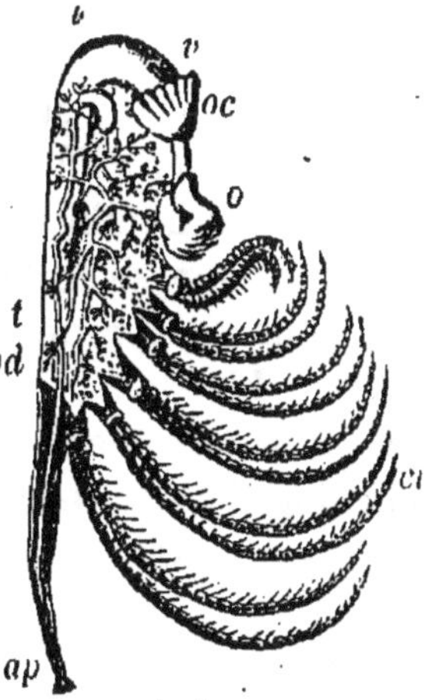

Fig. 524. — Anatomie de *Lepas anatifera*, d'après Martin Saint-Ange. — *ap*, appendice caudiforme ou pénis ; *ci*, pieds ; *i*, intestin ; *o*, bouche ; *œ*, œsophage ; *t*, testicule ; *vc*, canal déférent.

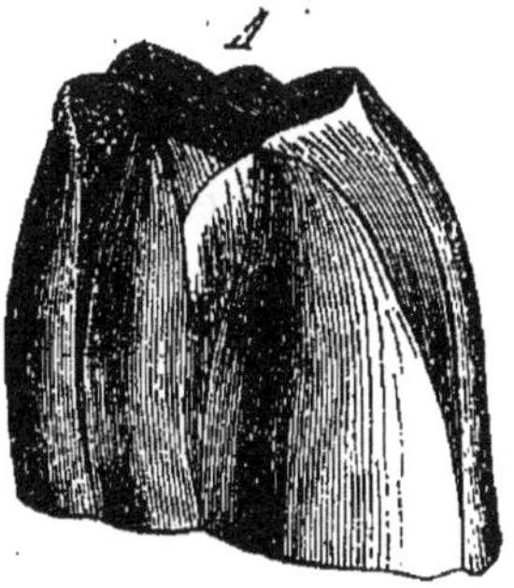

Fig. 525. — *Balanus balanoides.*

bouche, *o*. Ces animaux sont généralement hermaphrodites ; dans quelques genres (*Ibla*, *Scalpellum*), des mâles complémentaires, de etite taille et à organisation très simple, sont fixés en véritables arasites sur le corps des individus androgynes ; le dimorphisme exuel peut alors être très accentué.

Alepas squalicola est enfoui dans la peau de certains Squales. Les ouce-pieds (*Pollicipes cornucopia*) sont mangés en maintes localités, otamment aux Glénans, d'après J. de Guerne.

Les Operculés ont pour type les Balanes ou *Glands de mer* (fig. 525). e pédoncule fait défaut, le corps est entouré d'un plus grand nomre de pièces calcaires et protégé par un opercule formé par les *scuta* t les *terga* et mû par des muscles spéciaux; deux replis du tégument ouent le rôle de branchies. Quelques espèces sont parasites : *Chelobia* et *Platylepas* vivent sur les Tortues de mer; *Coronula*, *Xenobalaus* et *Tubicinella* dans des alvéoles creusés par eux dans le tégument es Cétacés. Quelques espèces sont comestibles, comme *Balanus ntinnabulum*, qu'on mange aux Açores sous le nom de *Cracca*, d'après . de Guerne.

A ces deux groupes principaux se rattachent encore les Abdominaux *Alcippe*, *Cryptophialus*) et les Apodes (*Proteolepas*). Les premiers sont nisexués et vivent en parasites dans le test des Mollusques ou d'autres irripèdes; les seconds, dont le corps est segmenté, sont hermaphroites et se logent également dans la carapace d'autres Cirripèdes.

Sous-classe des Malacostracés.

Cette division, établie déjà par Aristote, renferme les Crustacés les lus élevés en organisation; le nombre des anneaux et de leurs apendices est à peu près défini. Il est souvent assez difficile de distinuer nettement la tête et le thorax, à cause des modifications subies ar un nombre variable de paires de pattes pour se transformer en ppendices buccaux; mais ces deux régions comprennent au total reize somites et treize paires d'appendices. L'abdomen est formé de ix anneaux, portant six paires de pattes; il se termine par une plaque anale ou *telson*, qui n'a point la signification d'un anneau. Suivant la constitution du thorax, les Malacostracés se laissent diviser en trois groupes, dont le premier seul est représenté par un nombre restreint d'espèces, encore que son importance morphologique soit considéable.

GROUPE DES LEPTOSTRACÉS.

Ces animaux, représentés par le seul genre *Nebalia* qui, à lui seul, constitue tout un ordre, ressemblent beaucoup aux Phyllopodes, parmi lesquels H. Milne-Edwards les rangeait; ils sont marins et se encontrent jusque dans les grandes profondeurs. Ce sont de petits

Crustacés (fig. 526), pourvus d'un test bivalve, sous lequel s'abrite huit anneaux thoraciques bien distincts et portant huit paires pattes. Les huit anneaux de l'abdomen débordent cette carapace

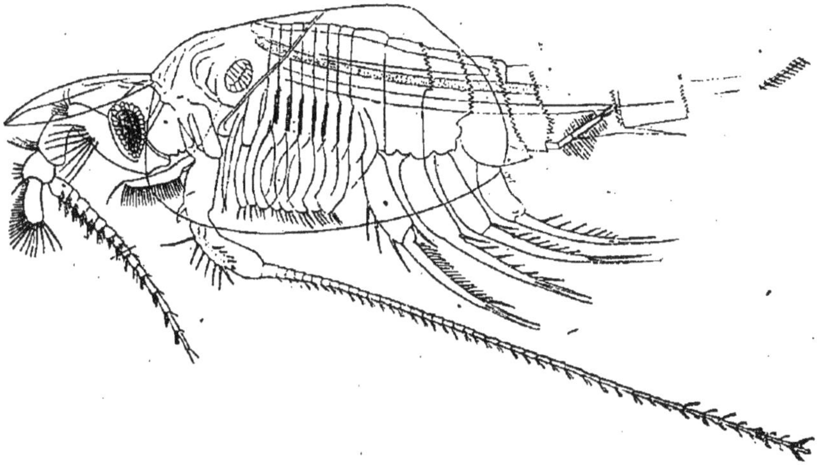

Fig. 526. — *Nebalia Geoffroyi*.

les quatre premiers portent des pieds natatoires ; le cinquième et le sixième portent des pieds rudimentaires ; les deux derniers en sont dépourvus et le huitième se termine par deux appendices. La tête est ornée de deux gros yeux composés et pédonculés. Le développement est direct.

GROUPE DES ARTHROSTRACÉS.

Les Arthrostracés ou *Edriophthalmes* ont le corps formé de vingt anneaux au maximum, six ou sept anneaux céphaliques fusionnés, huit ou sept anneaux thoraciques distincts et six anneaux abdominaux, suivant qu'on rattache ou non au thorax l'anneau, fusionné avec la tête, qui porte une paire de pattes-mâchoires. Dans quelques cas, le nombre des segments du thorax tombe à six (*Tanais*) et même à cinq (*Anceus*), par suite de la fusion du premier ou des deux premiers anneaux avec la tête ; il tend ainsi à se constituer un bouclier céphalothoracique, mais celui-ci n'atteint jamais le développement que nous lui trouverons chez les Thoracostracés.

La tête est ornée latéralement de deux yeux composés, sessiles, rarement pédonculés (*Tanais*). Elle porte en outre deux paires d'antennes, une paire de mandibules, deux paires de mâchoires, et une paire de pattes-mâchoires. Chaque anneau thoracique et abdominal orte une paire de pattes. Les sexes sont ordinairement séparés; les étamorphoses sont nulles ou peu compliquées.

ORDRE DES AMPHIPODES

Ces petits Malacostracés, dont le corps est comprimé latéralement, ortent des branchies sur les pattes thoraciques; les trois premiers nneaux de l'abdomen sont pourvus de pattes natatoires, les trois erniers de pattes plus petites dirigées en arrière. Les mâles sont re-

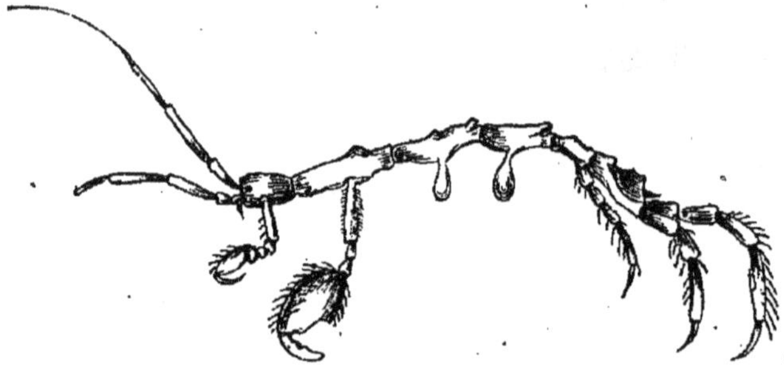

Fig. 527. — *Caprella acuminifera.*

connaissables au grand développement des griffes des premières attes thoraciques et à leurs antennes antérieures beaucoup plus ongues; chacun des canaux déférents vient s'ouvrir sur un mamelon situé à la face ventrale du dernier segment du thorax. Chez la fe-

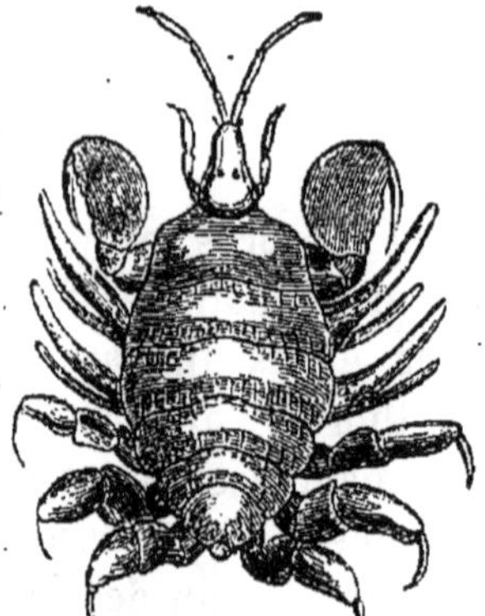

Fig. 528. — *Cyamus.*

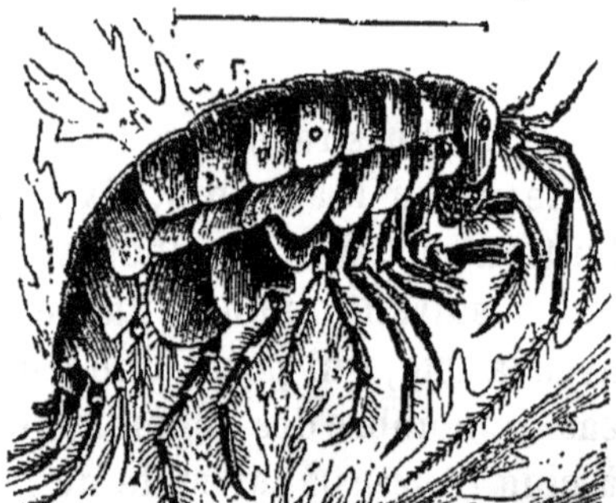

Fig. 529. — *Talitrus saltator.*

elle, les oviductes débouchent à la face interne de la lame épimé-ienne de la cinquième paire de pattes thoraciques. Au moment de a ponte, les œufs sont reçus dans des cavités incubatrices dévelop-ées aux dépens des lamelles des pattes thoraciques, cavités dans lesquelles ils poursuivent leur évolution.

Les Amphipodes vivent dans la mer et dans les eaux douces. Ils deviennent rares au-delà de quelques centaines de mètres de profondeur; par des fonds de 2,500 à 2,700 mètres, on trouve pourtant quelques rares espèces, comme *Eusirus cuspidatus*, remarquables par leur grande taille.

Chez les Lémodipodes, le premier anneau du thorax est fusionné avec la tête; l'abdomen se réduit à un mamelon dépourvu d'appendices; les pattes se terminent par des griffes. Les Chevrolles (fig. 527), au corps grêle et linéaire, sont communes sur nos côtes; elles vivent sur les colonies d'Hydraires ou de Bryozoaires. Les Cyames (fig. 528), dont le corps est, par exception, large et court, vivent en parasites sur la peau des Cétacés.

Les Crevettines ont la tête et les yeux petits; les pattes-mâchoires

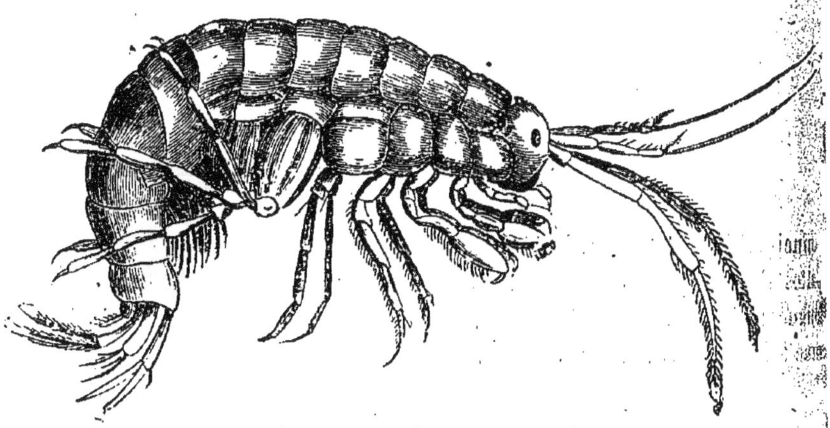

Fig. 530. — *Gammarus pulex.*

sont multiarticulées et ont la forme de pattes locomotrices; les trois dernières paires de pattes abdominales ou *uropodes* sont bien développées et sont parfois très longues. Ces animaux, représentés par de nombreuses espèces, sont parfois capables de sauter comme des Puces; tel est le cas des Talitres (fig. 529), qui vivent dans le sable, sur le bord de la mer. Les Orchesties, normalement marines, s'acclimatent aisément dans les eaux douces et même vivent à terre. Les Gammarides (fig. 530) sont communs dans les ruisseaux.

Les Hypérines sont plutôt nageuses; la tête est grande, renflée, et porte deux paires de gros yeux composés; le développement s'accompagne de métamorphoses. Les Vibilies (*Vibilia*) sont parasites des Salpes, les Hypéries (*Hyperia*) vivent dans la cavité gastrique des Méduses, la femelle des Phronimes (*Phronima*) se loge à l'intérieur des Pyrosomes. A côté de ces formes commensales plutôt que parasiles, il en existe un grand nombre d'autres qui sont toujours libres.

ORDRE DES ISOPODES

Les Isopodes ont le corps large, plus ou moins aplati. Les sept anneaux du thorax sont libres et portent des pattes dépourvues de branchies, mais disposées pour la marche ou permettant à l'animal d'adhérer aux corps étrangers. L'abdomen se réduit souvent; ses anneaux sont distincts et portent des pattes transformées en lamelles branchiales.

Les sexes sont séparés, à de rares exceptions près (*Cymothoa*); il est

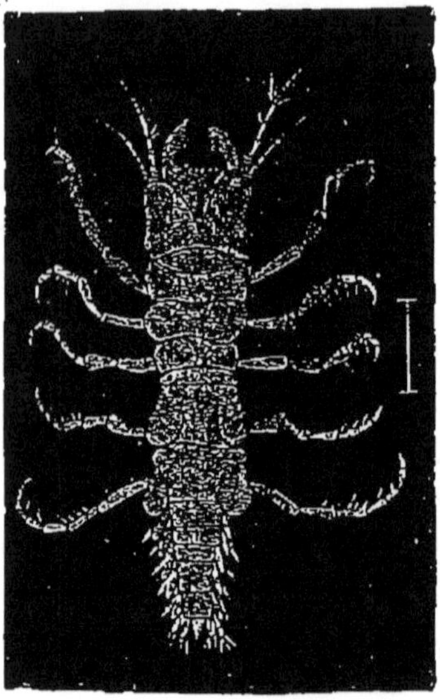

Fig. 531. — *Anceus* mâle.

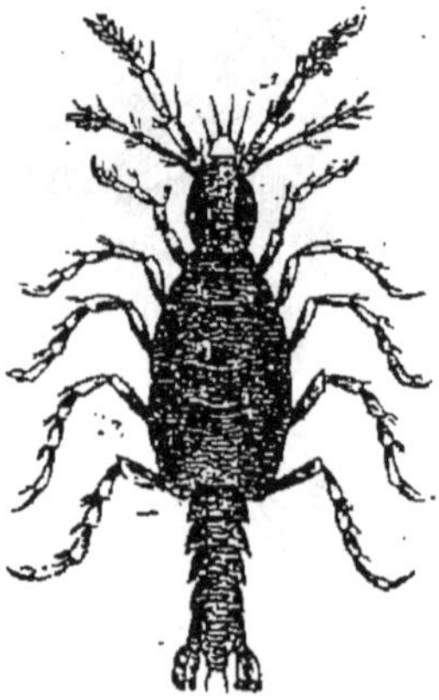

Fig. 532. — *Anceus* femelle.

fréquent de voir le mâle et la femelle différer considérablement l'un de l'autre (fig. 531 et 532) et présenter un dimorphisme aussi accentué que chez les Lernéens (*Entoniscus*, *Cryptoniscus*). Les canaux déférents du mâle débouchent à la base de l'abdomen, soit isolément, soit dans un tube pénial commun. Les oviductes débouchent à la face interne de la cinquième paire de pattes thoraciques. Le développement semble être assez variable, suivant les types.

Les Isopodes vivent principalement dans la mer, un moins grand nombre dans les eaux douces; le groupe des Oniscides s'est adapté à la vie terrestre. Les récentes explorations sous-marines ont fait connaître certaines formes qui habitent les grands fonds.

Les Anisopodes ont une certaine ressemblance extérieure avec les Amphipodes; les pattes biramées de l'abdomen ne servent pas à la respiration. Le genre *Tanais* se rencontre jusqu'à près de 3,000 brasses de profondeur; les espèces abyssales sont presque toutes aveugles.

Les Ancées (fig. 531 et 532) ont de curieuses métamorphoses: en sortant de l'œuf, ils sont parasites des Poissons et se fixent sur le dos, les flancs, les branchies ou dans la bouche; ce sont d'ailleurs des parasites libres, capables de courir et de nager. Après la métamorphose, ils perdent leur agilité; la femelle continue sa vie parasitaire, mais le mâle se retire dans un trou de rocher.

Chez les Euisopodes, l'abdomen est relativement court et large et ses pattes portent des lamelles branchiales. Les Cymothoés (*Cymothoa*) se logent dans la cavité buccale des Poissons de mer et même de certains Poissons d'eau douce; les Anilocres (*Anilocra*) se collent aux flancs de Poissons bons nageurs, tels que les Labres, mais reprennent facilement leur liberté. Les genres *Serolis* et *Munnopsis* se trouvent dans les zones abyssales; c'est là encore qu'on rencontre *Bathynomus giganteus*, le géant des Isopodes, Crustacé long de 0m,33, large de 0m,10, pêché par 955 brasses, au large du Yucatan.

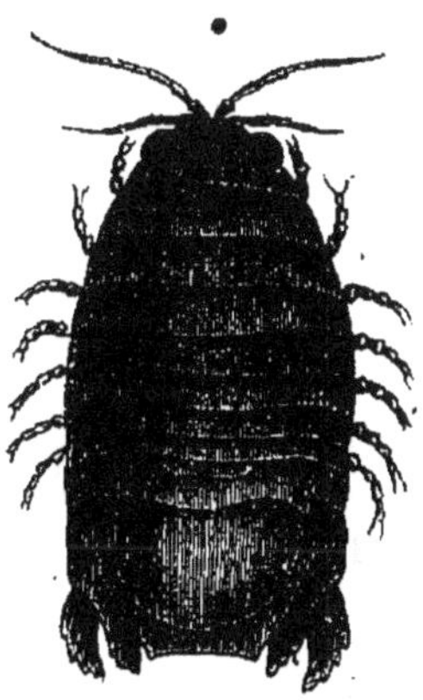

Fig. 533. — *Sphæroma.*

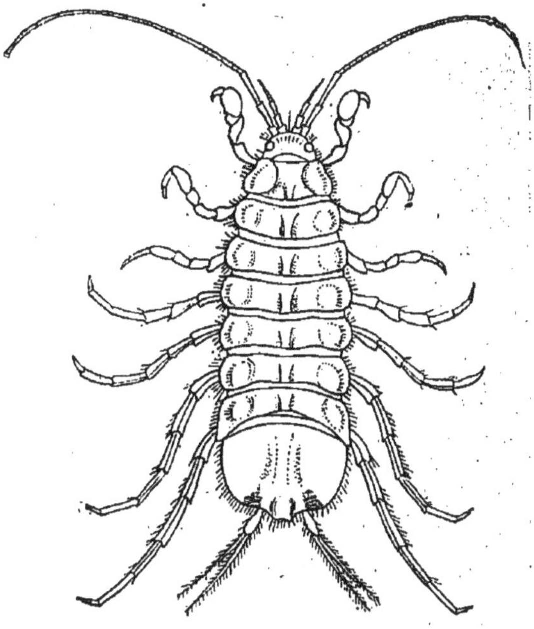

Fig. 534. — *Asellus aquaticus.*

Certains *Sphæroma* (fig. 533) sont marins, d'autres vivent dans les eaux douces ou saumâtres. Les Aselles (*Asellus*, fig. 534) sont communs dans les ruisseaux; des formes aveugles se trouvent dans les puits et dans les lacs souterrains.

Ici se placent les Bopyriens et les Entonisciens. Ces Isopodes, dont Giard et J. Bonnier ont publié récemment une belle monographie, sont parasites dans la cavité branchiale des Podophthalmes décapodes : *Bopyrus squillarum* vit chez *Palæmon squilla*, *Ione thoracica* chez *Callianassa subterranea*, *Cancricepon elegans* chez *Pilumnus hirtellus*, *Grapsicepon messoris* chez *Metopograpsus messor*, *Entoniscus Mülleri* chez *Porcellana longicornis*, *Grapsion Cavolinii* chez *Pachygrapsus marmoratus*, *Portunion Moniezi* chez *Portunus puber*, etc. Ces animaux sont très dégradés par le parasitisme ; ils présentent de remarquables métamorphoses.

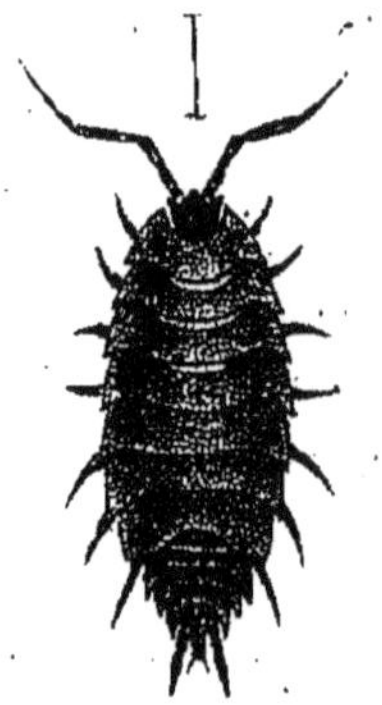

Fig. 535. — *Porcellio.*

La famille des Oniscides comprend des formes terrestres, vivant dans des endroits humides : en raison de cet habitat spécial, les lamelles externes des pattes respiratoires, au lieu de jouer simplement le rôle d'écailles protectrices, sont creusées de cavités remplies d'air et tenant lieu, dans une certaine mesure, de l'appareil trachéen des Insectes. Les Ligies (*Ligia*) se tiennent au bord de la mer, sur les rochers et dans les herbes ; les Cloportes (*Oniscus*), les Porcellions (*Porcellio*, fig. 535) et les Armadilles (*Armadillo*) sont exclusivement terrestres ; ces derniers sont capables de s'enrouler en boule.

La médecine a longtemps fait usage d'*Oniscus asellus* et d'*Armadillo officinarum*, qu'on croyait lithontriptiques, antiscrofuleux et antirhumatismaux ; on les faisait entrer dans une foule de préparations, notamment dans les pilules de Morton, et on les mangeait même crus. Méhu a recherché si les propriétés diurétiques qu'on attribuait à ces Crustacés s'expliquaient par la présence de nitrates dans leur composition : ses expériences ont donné un résultat négatif. L'emploi des Cloportes n'était donc pas justifié ; aussi la dernière édition du *Codex* les a-t-elle définitivement rayés de la liste des substances naturelles de la pharmacopée française.

C. Méhu, *Sur la composition des Cloportes*. Bull. gén. de thérapeutique, CIII, p. 504, 1877.
A. Giard et J. Bonnier, *Contribution à l'étude des Bopyriens*. Lille, in-4° de 72 p. et 10 pl., 1887.

GROUPE DES THORACOSTRACÉS

Ce groupe renferme des Malacostracés dont les yeux sont composés et dont les six anneaux céphaliques, fusionnés en une seule pièce, se fusionnent eux-mêmes avec les huit anneaux thoraciques, tout a moins avec les premiers : il se forme ainsi à la région dorsale u bouclier céphalothoracique de forme variable. Chaque anneau pri- mitif du céphalothorax porte une paire de membres; chacun d six anneaux de l'abdomen est lui-même pourvu d'une paire de mem- bres. La forme et les fonctions des membres varient notablemen d'un ordre à l'autre; l'appareil masticateur et les branchies en dé- pendent toujours.

ORDRE DES CUMACÉS

Ces animaux sont abondants dans les mers actuelles; les qua (*Bodotria*) ou cinq (*Diastylis*) derniers anneaux thoraciques sont libre et non fusionnés avec la tête. Il y a deux paires de pattes-mâchoi et six paires de pattes ambulatoires. L'appareil respiratoire consist en une paire de branchies multifides, portées par la deuxième paire de pattes-mâchoires. L'abdomen est dépourvu de pattes natatoire chez la femelle, mais en porte de deux à cinq paires chez le mâle. Les œufs se développent dans une cavité incubatrice, comme chez les Arthrostracés; l'évolution de l'embryon rappelle encore ces der- niers.

Les Cumacés ont des yeux sessiles ou même sont dépourvus d'yeux. Tous les autres Thoracostracés ont les yeux portés à l'extr mité d'un pédoncule mobile, d'où le nom de *Podophthalmes* que leur a donné H. Milne-Edwards.

ORDRE DES STOMATOPODES

Ces Crustacés, peu nombreux, sont de forme allongée; le boucli céphalothoracique laisse libres au moins les trois derniers anneaux du thorax; l'abdomen est large, plus développé que le reste du corps et terminé par une grande nageoire caudale. La bouche est entou de cinq paires de pattes-mâchoires : celles de la première paire sont grêles et en forme de palpes: celles de la seconde paire sont de beau- coup les plus grandes, ce sont de fortes pattes ravisseuses, terminées par une main préhensile. Les trois paires suivantes sont semblables à la précédente, mais beaucoup plus petites. La locomotion ne se fait donc que par les trois dernières paires de pattes thoraciques, qui so grêles et biramées (fig. 536). Les pattes natatoires de l'abdomen sont très développées : leur lamelle externe (fig. 536, *p*; fig. 537, *d*) porte les branchies à sa face interne (fig. 536, *br*, fig. 537, *b*.) Les yeux son pédiculés et mobiles.

La femelle pond ses œufs dans le trou qui lui sert de repaire. I développement s'accompagne de métamorphoses compliquées : les larves ont été décrites jadis comme des animaux particuliers, sous les noms d'*Erichthus*, *Squillerichthus* et *Alima*.

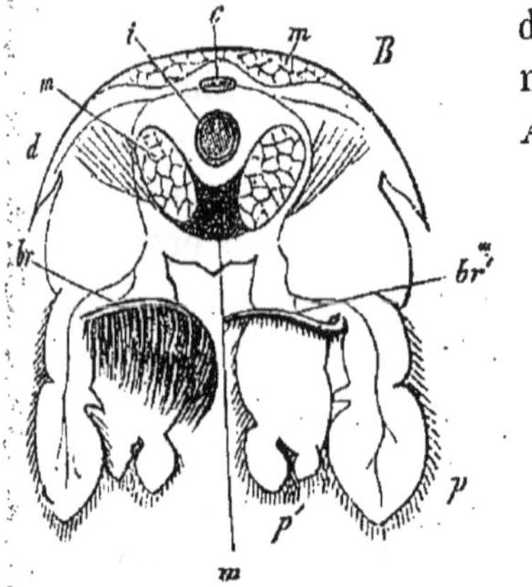

Fig. 536. — Coupe transversale de la Squille. — *br*, branchie ; *br'*, pièce portant les feuillets branchiaux ; *c*, cœur ; *d*, repli du tégument dorsal ; *i*, intestin ; *m*, muscles ; *n*, chaîne ganglionnaire ; *p*, branche externe du pied ; *p'*, branche interne.

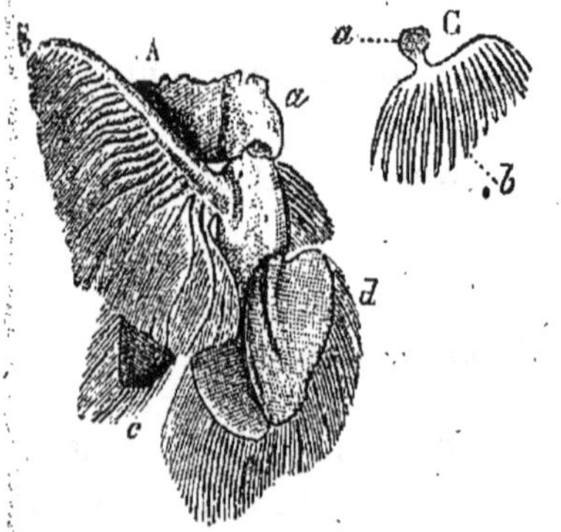

Fig. 537. — Branchies de Squille, d'après Milne-Edwards. — A, branchie entière ; *a*, base de la fausse patte ; *b*, branchie ; *c*, *d*, les deux branches terminales de la fausse patte. — B, l'une des branches de la branchie rameuse ; *a*, section transversale de la tige principale de la branchie ; *b*, appendices lamelleux.

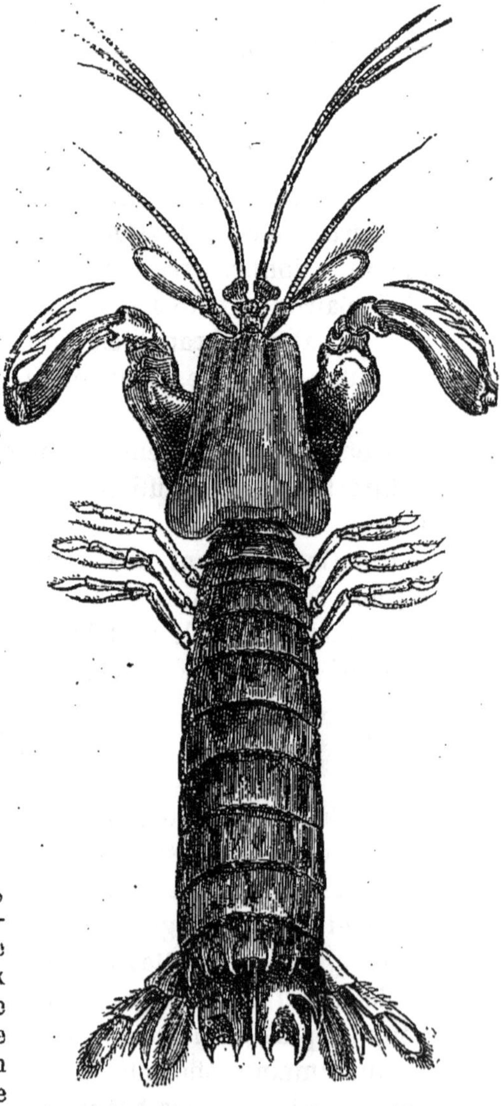

Fig. 538. — *Squilla mantis*.

Les Stomatopodes vivent dans les mers chaudes ; ils sont bons nageurs. *Squilla mantis* (fig. 538) et *Sq. Desmaresti* se rencontrent dans la Méditerranée : toutes deux sont comestibles.

L. Moleyre, *Insectes et Crustacés comestibles*. Bull. mensuel de la nationale d'acclimatation de France, (4), II, p. 500, 562 et 668, 1885.

ORDRE DES SCHIZOPODES

Les Schizopodes ressemblent beaucoup aux Décapodes macroures, dont il sera question tout à l'heure, mais ils s'en distinguent notamment par la présence de huit paires de pattes divisées en deux branches et toutes semblables entre elles. Les pattes abdominales, tr réduites chez la femelle, sont au contraire bien développées chez le mâle et peuvent même jouer le rôle d'organes copulateurs : les deux sexes diffèrent d'ailleurs à tel point que jadis on les rangeait dans des genres distincts.

Les branchies font défaut (*Mysis*) ; chez d'autres formes, ce sont des

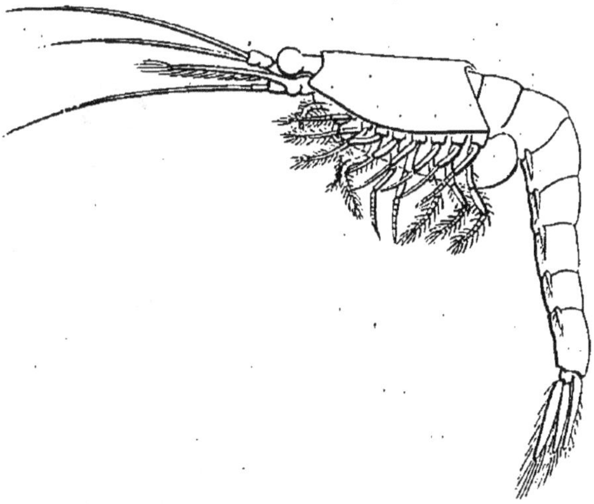

Fig. 539. — *Mysis spinulosa*.

tubes contournés, appendus aux pattes caudales du mâle (*Siriella*, *Cynthia*); ou bien ce sont des appendices ramifiés, attachés aux pattes thoraciques, comme chez les Décapodes; elles plongent alors librement dans le milieu ambiant (*Thysanopoda*, *Euphausia*) ou sont abritées dans une cavité spéciale, produite par l'élargissement du bouclier dorsal (*Lophogaster*).

Les Mysis (fig. 539), dont quelques espèces sont lacustres, représentent le type principal. Les explorations du *Challenger* et du *Talisman* ont fait connaître quelques formes remarquables par leur taille gigantesque et par leur habitat : *Gnathophausia Goliath*, l'espèce la plus grande, vit dans des fonds de 2,795 mètres ; ce Crustacé d'un rouge écarlate est plus grand que les plus belles Écrevisses et porte un organe phosphorescent à l'extrémité de chacune des mâchoires de la seconde paire.

ORDRE DES DÉCAPODES

Cet ordre important renferme les plus parfaits des Crustacés, ceux dont la tête et le thorax sont intimement unis en une carapace et dont l'épiderme est développé en une cuticule chitineuse *crustacée*, c'est-à-dire encroûtée de sels calcaires; toutefois, cette calcification n'a lieu que chez les grandes espèces. L'abdomen présente des différences de forme assez notables, suivant qu'on l'examine chez des

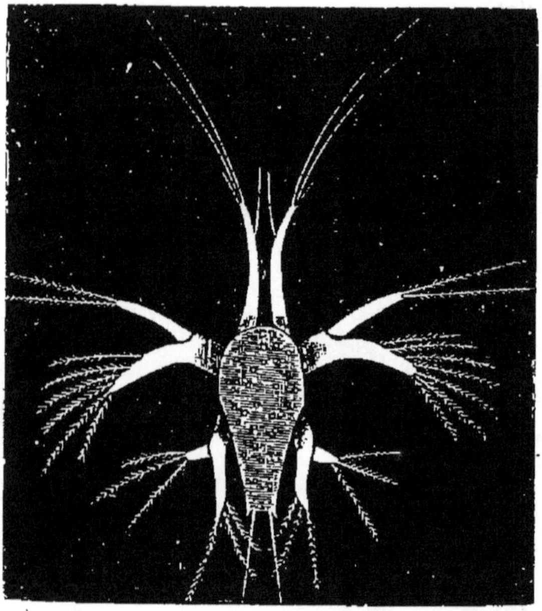

Fig. 540. — Larve *Nauplius* de *Penæus*, d'après Fritz Müller.

animaux nageurs ou marcheurs : chez les premiers ou *Macroures*, il est très développé et se termine par un organe en éventail, qui a pour rôle d'aider à la locomotion en frappant l'eau à la façon d'une nageoire; chez les seconds ou *Brachyures*, il est considérablement réduit et se replie sous le céphalothorax.

Les Macroures sont tous aquatiques : les uns vivent dans les eaux douces, les autres, plus nombreux, dans la mer. On en trouve de nombreuses formes dans les grandes profondeurs.

La famille des Carididés (1) comprend des espèces à corps comprimé, à carapace non calcifiée, à branchies lamelleuses.

(1) Du grec χαρὶς, nom sous lequel on désignait les Crevettes et les Squilles.

Les Pénées ont les pattes-mâchoires de la troisième paire longues et semblables à de véritables pattes; les pattes thoraciques sont munies d'un appendice flabelliforme rudimentaire, celles des trois premières paires se terminent par une pince. Suivant Fr. Müller, la larve qui sort de l'œuf serait un *Nauplius* (fig. 540), ce qui ne laisse pas d'être exceptionnel pour l'ordre des Décapodes. *Penæus caramote* (fig. 541) est comestible : on le trouve parfois sur les côtes d'Angleterre; il est plus fréquent dans la Méditerranée, surtout à Bône et à Tunis.

Les Palémons sont reconnaissables au long rostre pointu et denté en scie dont ils sont armés (fig. 542, A); les pattes sont grêles, celles des deux premières paires sont en forme de pinces, la deuxième étant

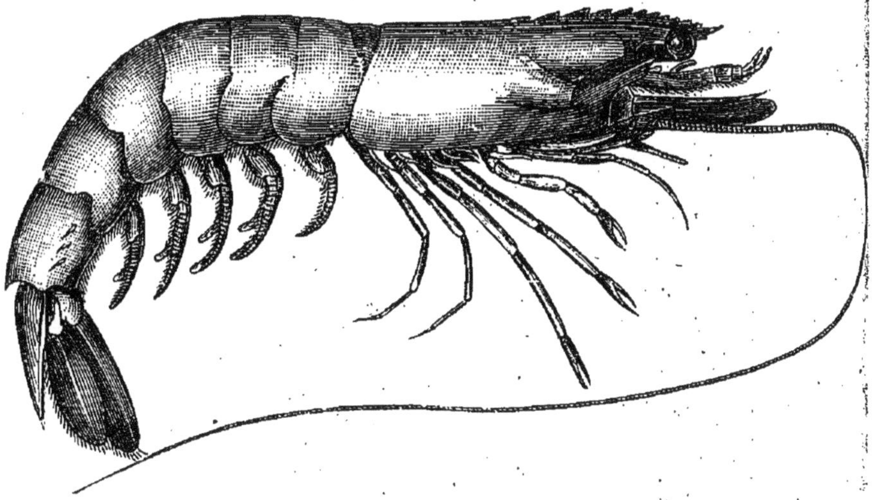

Fig. 541. — *Penæus caramote*, d'après Cuvier.

la plus forte. La Crevette rose (*Palæmon serratus*) et la Salicoque (*P. squilla*) sont abondantes sur nos côtes; la dernière est plus petite, et diffère de la précédente par son rostre plus droit, plus court et moins épineux en dessous. Quelques espèces habitent les eaux douces.

Les Crangons ont le rostre très court (fig. 542, B); les deux premières paires de pattes sont didactyles ou en forme de pince, mais la première paire est la plus forte. La Crevette grise (*Crangon vulgaris*) abonde dans nos mers : vivante, elle est transparente; la cuisson lui donne une teinte grise. Le genre *Nika* est très voisin du précédent : le rostre est un peu plus long, mais est encore dépourvu de dentelures (fig. 542, C): la paire antérieure de pattes est seule didactyle. *N. edulis* Risso, d'un rose vif et orné de points jaunâtres, se pêche abondamment dans la Méditerranée.

A l'exception des Pénées, les Caridides sortent de l'œuf à l'état de

Zoea (fig. 543) : cette larve possède déjà deux paires d'antennes,

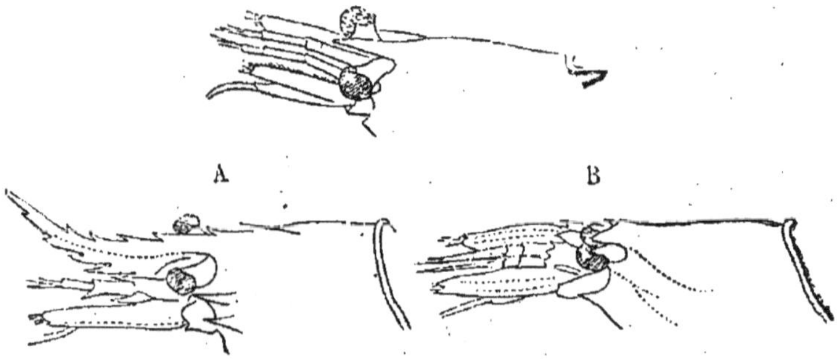

Fig. 542. — Caractères distinctifs des Crevettes comestibles. — A, Palémon ; B, Crangon ; C, Nika.

deux paires de mâchoires, *mx'*, *mx''*, et trois paires de pattes-mâchoires, *mf'*, *mf''*, *mf'''*. Le thorax, à peine accusé, n'est ni segmenté ni pourvu d'appendices. L'abdomen est long et segmenté, mais encore sans appendices. Le telson est représenté par une plaque ornée de soies. Une première métamorphose conduit au stade *Mysis* (fig. 544) : les membres thoraciques biramés se montrent successivement ; quant aux membres abdominaux, la dernière paire apparaît à cette même période.

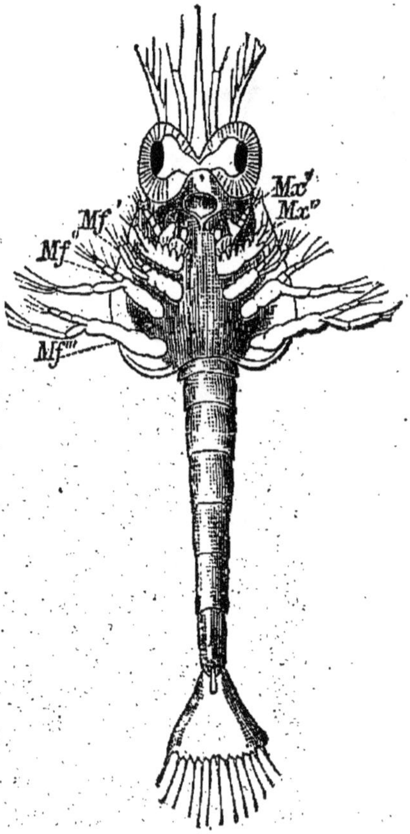

Fig. 543. — Larve d'*Hippolyte* au stade *Zoea*, d'après Claus. — *mx'*, *mx''*, première et deuxième paires de mâchoires ; *mf'*, *mf''*, *mf'''*, pattes-mâchoires.

Dans certains cas, le développement est plus abrégé : les larves de *Crangon* et de *Palæmonetes* ont déjà, en naissant, les rudiments des deux premières paires de pattes thoraciques et le Palémon de trois paires.

La famille des Astacides comprend des Macroures de grande taille, à carapace dure et solide. La première paire de pattes est forte et armée de pinces très puissantes ; les deux paires suivantes sont terminées par une petite pince. A ce groupe appartiennent les genres *Nephrops*, *Homarus* et *Astacus*. Le développement est très raccourci.

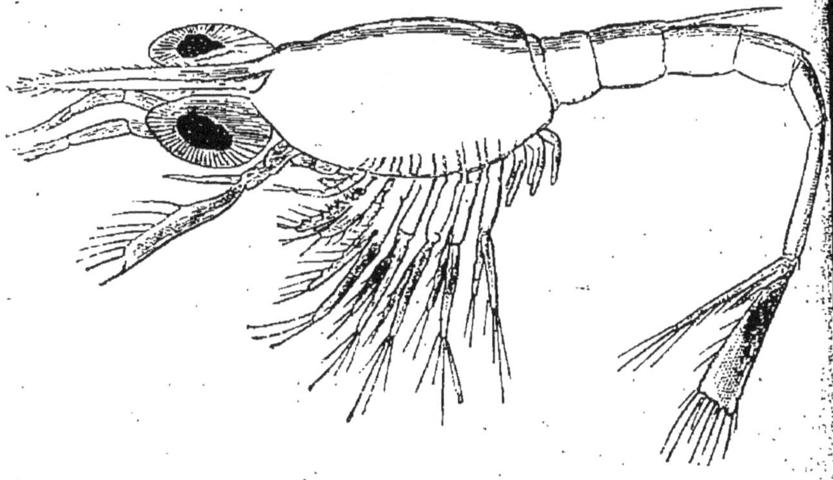

Fig. 544. — Larve d'*Hippolyte* plus avancée, au stade *Mysis*, d'après Claus.

Le Homard, dont on connaît les qualités alimentaires, n'est pas rare sur nos côtes : il se tient de préférence dans certaines localités,

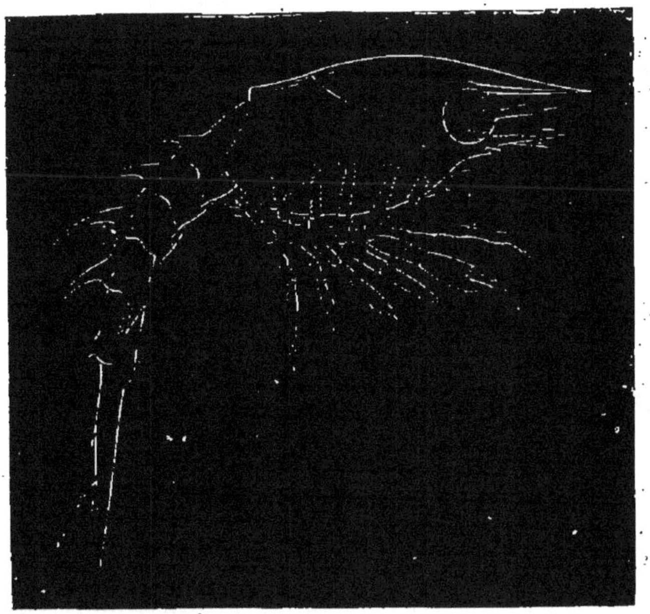

Fig. 545. — Larve récemment éclose de *Homarus americanus*, d'après Smith.

en dehors desquelles on le trouve difficilement; il vit à une profondeur médiocre, se nourrit surtout d'Astéries et se réfugie dans les rochers creux. Les pinces de la première paire de pattes sont excessivement développées ; les branchies sont au nombre de dix-neuf paires. La larve se trouve à un stade *Mysis* avancé, au moment de sa naissance (fig. 545). *Homarus vulgaris* vit en Europe ; *H. americanus* habite les côtes du Labrador, l'embouchure du Saint-Laurent et d'autres localités de l'Amérique du Nord : il est plus grand que l'espèce européenne, dont il se distingue en ce que son rostre est orné d'épines à sa face inférieure.

Astacus fluviatilis Rondelet, 1555.

Le corps de l'Écrevisse (fig. 546) est divisé en deux régions distinctes : le céphalothorax et l'abdomen. La première est solide et recouverte de la carapace. Celle-ci n'est pas articulée, mais est parcourue à peu près en son milieu par le *sillon cervical*, dirigé en travers et dont les extrémités s'infléchissent sur les côtés et en avant. Deux *sillons branchio-cardiaques* partent du précédent, à la face dorsale, et se portent en arrière à une faible distance : ils marquent la limite entre les cavités péricardiaque et branchiale ; toute la portion de la carapace qui est située en dehors constitue le *branchiostégite* ou volet protégeant les branchies. Le thorax semble être d'une seule pièce ; mais on reconnaît à sa face inférieure autant de segments qu'il y a de paires de pattes.

Pour avoir une idée exacte de la constitution du somite, il importe de l'étudier dans la région abdominale, seul point où il n'ait subi aucune modification. On peut reconnaître dans chaque somite une portion dorsale arquée ou *tergum* et une portion ventrale plane ou *sternum*. Du point où ces deux portions se rencontrent, descend de chaque côté une large plaque ou *pleuron*, qui recouvre la base des membres. Enfin, on appelle *épimère* la portion de la face sternale qui est comprise entre le pleuron et l'articulation des membres. Tous les anneaux de l'abdomen sont mobiles : aussi la calcification des téguments n'est-elle point générale ; les sternums sont reliés entre eux par de larges membranes qui facilitent les déplacements ; les tergums s'imbriquent au contraire, l'antérieur recouvrant le postérieur.

A la tête et au thorax, les anneaux sont fusionnés intimement. La paroi sternale présente à sa face interne, depuis la portion post-orale de la tête jusqu'à l'extrémité postérieure du thorax, des appendices compliqués qui constituent les *apodèmes* ou *système endophragmal*. Ces parties solides jouent le rôle de squelette interne, donnent insertion aux muscles et protègent d'importants viscères ; de plus, elles relient entre eux les divers anneaux et les unissent en un tout solide. En raison de leur nature cuticulaire, elles sont rejetées à chaque mue.

Le corps se compose, au total, de 20 anneaux, dont 6 pour la tête,

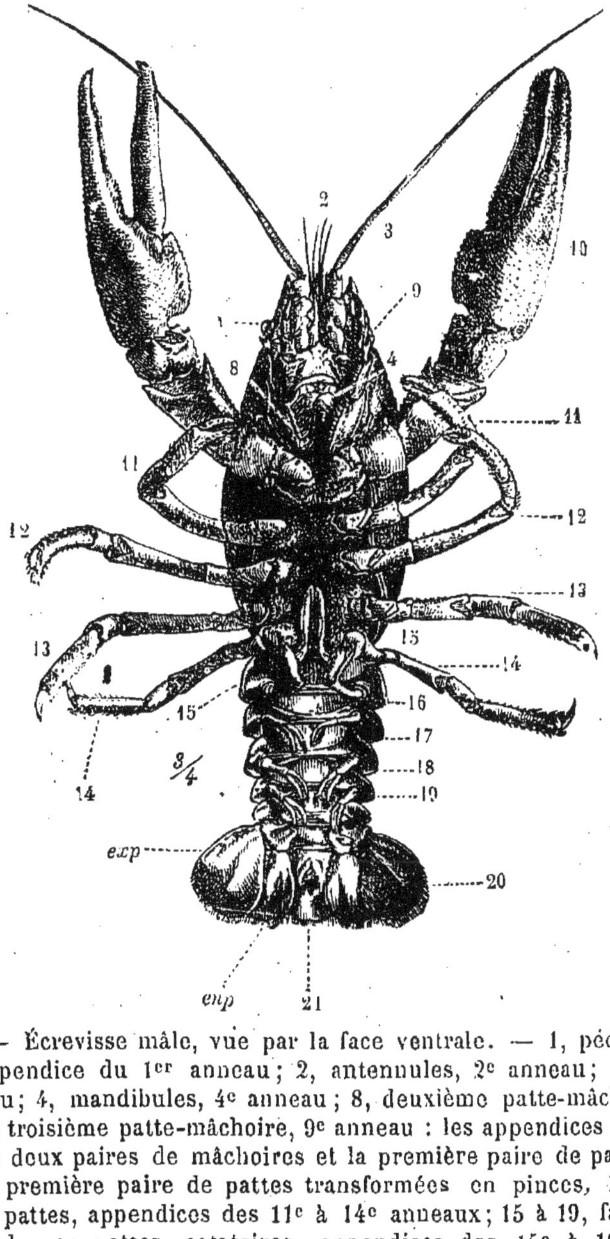

Fig. 546. — Écrevisse mâle, vue par la face ventrale. — 1, pédoncule oculaire, appendice du 1er anneau; 2, antennules, 2e anneau; 3, antennes, 3e anneau; 4, mandibules, 4e anneau; 8, deuxième patte-mâchoire, 8e anneau; 9, troisième patte-mâchoire, 9e anneau : les appendices 8 et 9 recouvrent les deux paires de mâchoires et la première paire de pattes-mâchoires; 10, première paire de pattes transformées en pinces, 10e anneau; 11 à 14, pattes, appendices des 11e à 14e anneaux; 15 à 19, fausses-pattes abdominales ou pattes natatoires, appendices des 15e à 19e anneaux; 20, 20e anneau portant une paire d'appendices lamelliformes qui ne sont autre chose que des pattes transformées et constituées par un exopodite, *exp*, et un endopodite, *enp*; 21, telson; *fp*, fausses-pattes abdominales de la 1re et de la 2e paires, transformées en appendices générateurs.

8 pour le thorax et 6 pour l'abdomen. Chaque anneau porte une paire d'appendices dont la forme et les dimensions varient beau-

coup, mais qui, morphologiquement, ne sont autre chose que des pattes.

Les *pédoncules oculaires* (fig. 546, 1) sont les appendices du premier anneau ; ils comprennent un court article basilaire et un article terminal long et cylindrique.

Les *antennules* (fig. 456, 2 ; fig. 547) dépendent du deuxième anneau : leur tige est formée de trois articles, puis se termine par deux filaments annelés, dont l'externe est le plus long et le plus épais. La tige correspond au protopodite des vraies pattes, les filaments sont homologues à l'endopodite et à l'exopodite.

Les *antennes* (fig. 546, 3), appendices du troisième anneau, ont un propodite formé de deux articles : à la face ventrale de l'article basilaire se voit une saillie conique, sur laquelle vient s'ouvrir la glande verte. Le segment terminal, plus grand, est subdivisé en deux arti-

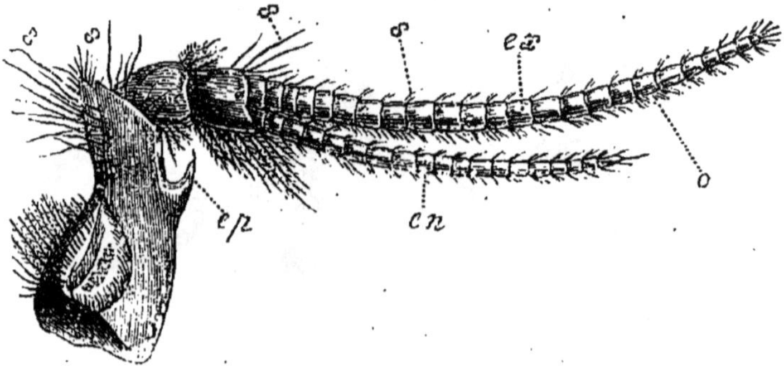

Fig. 547. — Antennule de l'Écrevisse vue par la face interne, d'après Huxley.

cles : l'exopodite est représenté par une large écaille qui accompagne l'antenne en dehors, l'endopodite par une longue tige annelée.

Les trois dernières paires d'appendices céphaliques, correspondant aux anneaux 4 à 6, font partie de l'appareil buccal. On trouve d'abord une paire de fortes *mandibules* (fig. 546, 4 ; fig. 548, *a*), puis deux paires de *mâchoires* (fig. 548, *b*,*c*). Ces pièces ont subi de profondes modifications.

Les appendices du thorax débutent par trois paires de *maxillipèdes* ou *pattes-mâchoires*, correspondant aux somites 7 à 9 (fig. 548, *d*,*e*,*f*) ; les deux dernières paires (fig. 546, 8 et 9) recouvrent normalement la première, ainsi que les deux paires de mâchoires. Ces organes, surtout les deux derniers, ont une grande ressemblance avec les pattes ambulatoires, situées en arrière : ils sont divisés en un certain nombre d'articles, dont le basilaire est plus long que les autres et fortement denté le long de son bord interne, de manière à déchirer et à broyer tout ce qui arrive entre lui et son congénère. En écartant ces maxillipèdes, on découvre un large orifice en forme de fente longitudinale, qui n'est autre chose que l'orifice buccal.

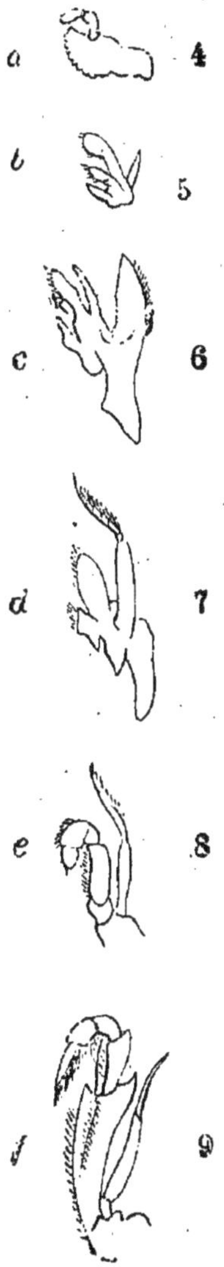

Fig. 548. — Pièces buccales gauches de l'Écrevisse, vues en dessus. — *a*, mandibule; *b*, première mâchoire; *c*, seconde mâchoire; *d*, première patte-mâchoire; *e*, deuxième patte-mâchoire; *f*, troisième patte-mâchoire.

Les pattes ambulatoires, au nombre de cinq paires, sont portées par les anneaux 10 à 14 (fig. 546, 10 à 14). La première paire est constituée par les *pattes ravisseuses* ou *pinces*, grands membres préhensiles, armés de pinces très puissantes et servant bien moins à la locomotion qu'à l'attaque ou à la défense. La deuxième et la troisième paires sont les *chélates :* chaque patte se termine par une petite pince résultant de ce que l'un des angles de l'extrémité du propodite s'est prolongé de manière à former la branche fixe de la pince. Cette modification n'a pas eu lieu sur les deux dernières paires de membres thoraciques : aussi ces membres se terminent-ils par une simple griffe.

Les pattes ambulatoires atteignent le plus haut degré de perfection ; aussi étudierons-nous l'une d'elles en détail (fig. 549). Le membre s'insère dans une cavité articulaire située entre le sternum et l'épimère. Il débute par un court article basilaire ou *coxopodite*, *xp*, auquel fait suite un *basipodite*, *bp*, plus ou moins long : l'ensemble de ces deux articles constitue le *protopodite*. A la suite de ce dernier vient l'*endopodite*, formé de cinq articles placés bout à bout : l'*ischiopodite*, *ip;* le *méropodite; mp;* le *carpopodite*, *cp;* le *propodite*, *pp;* et le *dactylopodite*, *dp*.

Telles sont les pièces fondamentales du membre, celles qui se retrouvent toujours plus ou moins modifiées. Si on examine les pattes abdominales, on reconnaît, malgré leur réduction, une tige particulière s'insérant à l'extrémité du protopodite, à côté de l'endopodite. Cette tige est l'*exopodite :* sa base est indivise et elle se termine par un filament multi-articulé. L'exopodite se retrouve, plus ou moins modifié, chez les trois maxillipèdes, où on le connaît sous le nom de *palpe*, ainsi que sur les membres abdominaux, à l'exception du premier ; il manque partout ailleurs.

Un autre appendice des membres est l'*épipodite* ou *lame branchiale* (fig. 549, *ep*) : on l'observe du deuxième maxillipède à l'avant-dernière patte ambulatoire; il y en a donc six paires, placées sur les anneaux 8 à 13; sur le premier maxillipède, l'épipodite est imparfaitement développé et se réduit à une large plaque membraneuse ou *flagellum*, dépourvue de filaments branchiaux.

L'épipodite est appendu au coxopodite. Il se compose d'une large base hérissée de soies droites et fines et se continuant par une tige étroite : celle-ci se divise bientôt en deux parties; l'antérieure ou *plume* n'est autre chose que la branchie, *br*; la postérieure ou *lame*, *ep*, sert à la protéger. Les branchies ainsi constituées sont les *podobranchies*; elles sont défendues contre les parasites ou les corps étrangers par un bouquet de soies, *sx*, portées par une petite saillie du coxopodite.

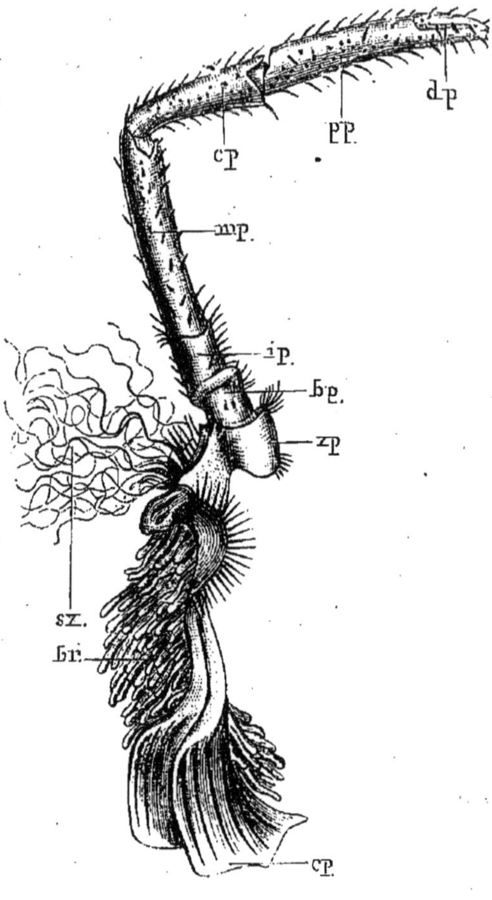

Fig. 549. — Troisième patte ambulatoire du côté droit (deuxième chélate), chez l'Écrevisse. — *bp*, basipodite ; *br*, branchie ; *cp*, carpopodite ; *dp*, dactylopodite ; *ep*, lame branchiale ; *ip*, ischiopodite ; *mp*, méropodite ; *pp*, propodite ; *sx*, soies du coxopodite ; *xp*, coxopodite.

Les six anneaux de l'abdomen portent chacun une paire de pattes, mais la forme de celles-ci varie. Pour les anneaux 17, 18 et 19, elles sont petites, grêles et constituées par un protopodite auquel font suite un endopodite et un exopodite plus petit : elles exécutent toutes ensemble des oscillations régulières et concourent ainsi à faire progresser l'animal. Celles du vingtième anneau sont transformées chacune en deux larges plaques, dans lesquelles il est encore aisé de reconnaître un endopodite (fig. 546, *enp*) et un expodite, *exp* : avec le telson, 21, qui se trouve entre elles, elles constituent un battant dont les brusques contractions impriment à l'animal un mouvement de recul.

Les deux premières paires de pattes abdominales se sont modifiées curieusement. Chez le mâle, la première patte est un appendice styliforme, non articulé, qui se termine par une large plaque enroulée sur elle-même, de façon à constituer un canal ouvert aux deux bouts. La deuxième patte, plus parfaite, a un protopodite normal, suivi d'un endopodite et d'un exopodite : l'endopodite reste longtemps indivis, puis se termine par un filament multiarticulé ; à la base de celui-ci, l'endopodite se prolonge en dedans, sous forme d'une lamelle qui s'enroule sur elle-même pour constituer un cône creux ayant quelque ressemblance avec un éteignoir. Ces pattes, d'un volume relativement considérable, sont normalement dirigées en avant et appliqués contre le sternum, entre les derniers membres thoraciques; elles servent à transporter le sperme de l'orifice des canaux déférents à l'orifice des oviductes, lors de l'accouplement.

Chez la femelle, la première paire de pattes abdominales se développe à des degrés divers : elle manque entièrement ou bien se développe d'un seul côté ou des deux côtés : la patte est très petite; le protopodite se continue par un seul filament articulé, qui semble correspondre à l'endopodite. Les pattes de la seconde paire sont semblables à celles qui leur font suite.

Les téguments de l'Écrevisse, comme ceux de tous les Décapodes, se composent de deux couches : un derme et un épiderme. Ce dernier se subdivise lui-même en deux couches secondaires : l'interne est représentée par une couche d'épithélium chitinogène à cellules cylindriques et correspond en quelque sorte à la couche de Malpighi; l'externe, durcie ou non par les sels calcaires, correspond à la couche cornée de la peau des Vertébrés : elle forme à elle seule le squelette tégumentaire et est constituée par quatre couches chitineuses, dont la plus superficielle est une véritable cuticule, anhiste, jaunâtre et d'une extrême minceur.

L'Écrevisse adulte mue une ou deux fois par an, suivant qu'elle est femelle ou mâle. A ce moment, elle ne rejette que la couche externe de l'épiderme et, au-dessous de celle-ci, on peut déjà voir à cette époque d'autres assises chitineuses encore molles, qui dérivent de l'épithélium chitinogène : dès lors, une carapace nouvelle va se former rapidement, grâce à un processus que Vitzou a fait connaître.

La carapace en voie de formation est constituée par des prismes chitineux qui surmontent les cellules chitinogènes; chaque prisme se compose, en réalité, d'un grand nombre de lamelles superposées, qui tirent leur origine d'un épaississement progressif de la portion supérieure des cellules épithéliales. La partie ainsi épaissie va finalement se séparer du corps cellulaire et former des lamelles régulièrement parallèles, d'aspect variable suivant la densité des matières qui entrent dans leur constitution. Il en résulte que la hauteur des cellules épithéliales diminue par le progrès de la formation des nouvelles couches chitineuses.

Quand la carapace est entièrement formée, elle comprend, de dedans en dehors : 1° une couche assez mince, superposée à l'épithélium ; les lamelles qui la composent sont très délicates et dépourvues de sels calcaires ; 2° une couche très importante, produite par la superposition d'un grand nombre de lamelles calcifiées que traversent des canalicules poreux ; 3° une autre couche calcifiée, assez épaisse et traversée par des canalicules en continuité avec les précédents : elle renferme le pigment auquel la carapace doit sa coloration ; 4° enfin la cuticule déjà mentionnée plus haut.

Le rejet des téguments est provoqué par l'accroissement de l'animal, sa carapace inextensible devenant incapable de le contenir plus longtemps. Contrairement à l'opinion reçue, Vitzou a montré que la croissance de l'animal a lieu pendant la période préparatoire de la mue et non après cette opération.

Au-dessous de l'épithélium chitinogène on trouve une couche dermique très vasculaire, formée de fibres conjonctives, de chromatophores et de grosses cellules ; elle renferme encore des glandes en tube simple ou ramifié, disséminées sur toute l'étendue de la carapace et débouchant à la surface de celle-ci ; les glandes œsophagiennes en sont une simple dépendance. A l'époque de la mue, les grosses cellules se chargent de matière glycogène, sous forme de granulations qui disparaissent graduellement, à mesure que les cellules épithéliales s'allongent. De semblables réserves s'accumulent encore dans le foie, dans les ovaires, dans la lymphe et dans divers autres tissus de l'organisme : c'est à leurs dépens et grâce à leur rapide utilisation que la nouvelle carapace est capable de se former dans l'espace de quelques jours. Quant aux sels calcaires qui entrent dans sa constitution, nous verrons bientôt quelle est leur origine.

Pendant les efforts qu'elle fait pour les retirer de la carapace qu'elle est en train d'abandonner, l'Ecrevisse peut perdre quelqu'un de ses membres. Le même accident s'observe en maintes circonstances, par exemple quand on saisit l'animal par une patte : quand il a reconnu l'impossibilité de s'échapper, il ampute spontanément sa patte et prend la fuite. Cette *autotomie* se fait toujours au niveau d'une articulation : ainsi que Frédéricq l'a montré, elle résulte d'une action réflexe dont le point de départ est une excitation douloureuse portant sur une partie sensible de la patte et transmise à la chaîne nerveuse ventrale ; elle disparaît chez des animaux anesthésiés ou quand la chaîne nerveuse est lésée. La perte du membre n'est d'ailleurs pas définitive : grâce à la faculté de rédintégration que les Crustacés possèdent à un haut degré, un membre nouveau se reproduit assez promptement.

L'autotomie semble manquer chez les Palémons et les Crangons; en revanche, elle existe, à des degrés divers, chez tous les Macroures et chez tous les Brachyures. On l'observe encore chez les Echinodermes (Comatule), les Mollusques, les Araignées, les Insectes (Sauterelle), les Reptiles (Orvêt), etc. Dans tous ces cas, elle est *évasive* et est un moyen curieux qu'emploie l'animal pour échapper à ses ennemis.

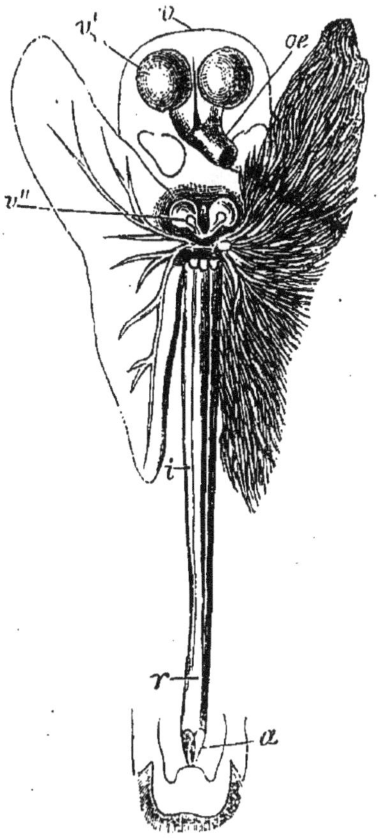

Fig. 550. — Appareil digestif de l'Écrevisse, d'après Carus. — *a*, anus; *h*, foie; *i*, intestin; *œ*, œsophage; *r*, rectum; *v*, estomac; *v'*, concrétions calcaires; *v''*, portion pylorique de l'estomac.

La bouche est une fente longitudinale, percée à la face ventrale et bordée d'appendices qui nous sont déjà connus. Elle est recouverte en avant par une large plaque clypéiforme, la *lèvre antérieure* ou *labre*. L'œsophage (fig. 550, *œ*) est large et court; il se porte verticalement de bas en haut et aboutit à un estomac spacieux, *v*, qu'un étranglement divise en deux chambres inégales. La cuticule du tégument externe se réfléchit au niveau de la bouche et tapisse intérieurement l'œsophage et l'estomac. La portion antérieure de la première poche gastrique est membraneuse et hérissée de longues papilles; sa portion postérieure présente au contraire des épaississements calcaires qui constituent le *moulin gastrique*, appareil destiné à broyer les aliments. Cet appareil consiste en plusieurs osselets calcaires qui font partie de la paroi supérieure de l'estomac et qui sont mis en mouvement par deux paires de muscles, l'une antérieure, l'autre postérieure.

Au commencement de l'été, il se développe dans l'epaisseur de la paroi de la première poche stomacale deux petites masses calcaires, *v'*, connues sous le nom d'*yeux d'Écrevisse*. Quand arrive la mue, ces *gastrolithes* tombent dans la cavité de l'estomac, y sont broyés, puis absorbés dans l'espace de quelques jours. Formés de 18 p. 100 de phosphate de chaux et de

63 p. 100 de carbonate de chaux, ils ont une composition chimique très analogue à celle des parties calcaires de la carapace, bien que celle-ci renferme une moindre proportion de phosphate de chaux : leur absorption coïncide avec l'encroûtement de la nouvelle carapace, à laquelle ils fournissent ses matériaux calcaires, comme Réaumur l'avait observé déjà.

Ces concrétions (fig. 551) sont discoïdes, comprimées, convexes d'un côté, aplaties ou légèrement concaves de l'autre et formées de couches superposées ; leur diamètre varie de 9 à 18 millimètres, leur poids de $0^{gr},5$ à $1^{gr},5$. Naguère encore, elles étaient utilisées en médecine et entraient dans une foule de préparations : on les réduisait en poudre, on les porphyrisait avec un peu d'eau, puis on en faisait des trochisques que l'on administrait surtout comme absorbants, dans les aigreurs d'estomac : elles entraient dans la *confection d'Hyacinthe* et dans la *poudre tempérante de Stahl*. Les plus estimées venaient d'Astrakan et de la Hongrie. Aujourd'hui, les yeux d'Écrevisse figurent encore au *Codex*, mais leur usage est à peu près abandonné ; ils servent encore, tout au plus, à la confection de certaines poudres dentifrices.

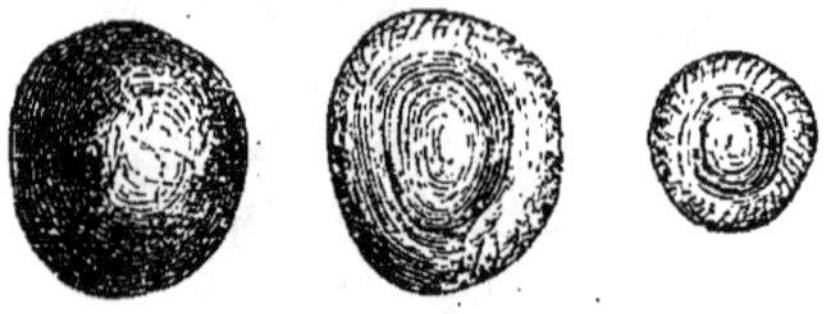

Fig. 551. — Gastrolithes de l'Écrevisse.

La seconde chambre gastrique ou *filtre* communique avec la première par une très étroite ouverture, qu'une languette conique, s'élevant de la paroi inférieure, contribue à boucher. Les parois latérales de la moitié postérieure s'invaginent d'autre part à l'intérieur de la chambre, de bas en haut, et ne laissent entre elles qu'une étroite fente verticale et médiane, en travers de laquelle des poils sont entre-croisés. En bas, ces deux replis s'écartent assez l'un de l'autre, mais une saillie nouvelle se dresse sur le plancher de la chambre gastrique, en sorte que la lumière de celle-ci se réduit en ce point à une étroite fissure à trois branches, ayant la forme d'un λ. En raison de cette disposition, le passage n'est possible que pour des substances liquides ou pour des matières solides à un état d'extrême division. La cuticule se prolonge sur toute l'étendue du filtre gastrique et s'arrête au pylore : elle est vomie au moment de la mue.

L'intestin (fig. 550, *i*) est grêle, à paroi mince et se porte directement d'avant en arrière ; il s'élargit légèrement dans sa portion terminale, de manière à constituer un *rectum*, *r*, qui aboutit à l'anus, *a*, percé à la base et à la face ventrale du telson. Immédiatement e arrière du pylore, l'intestin est tapissé d'une muqueuse molle et unie il a sa paroi inférieure percée de deux orifices qui correspondent a canaux excréteurs de la glande digestive ; en même temps, sa paroi supérieure présente un court diverticulum médian ou *cæcum*.

Presque immédiatement en arrière de cette région, l'intestin se montre parcouru sur tout le reste de son étendue par six crêt longitudinales et revêtu intérieurement d'une couche cuticulaire q à l'anus, se continue avec celle du tégument : cette cuticule intestinale est déféquée à chaque mue.

A part de petites glandes en tube découvertes par Max Braun dans l'œsophage, à part aussi des glandes analogues vues par Vitzou dans le rectum, le tube digestif ne possède donc lui-même aucune form tion glandulaire capable de transformer chimiquement les alimen Cette action est exercée par une paire de glandes volumineus constituant le foie, *h*, dont nous avons indiqué déjà les rapports avec l'intestin. Chaque glande se compose elle-même d'un nombre consi dérable de tubes dont l'épithélium comprend deux sortes de cellules des *cellules hépatiques*, dont le protoplasma est imprégné d'une matière colorante, et des *cellules à ferment*, qui renferment une grosse vacuol dans laquelle vient s'accumuler le liquide digestif.

Ce liquide est jaunâtre, un peu trouble et de réaction alcaline : il remonte par le pylore jusque dans la première chambre gastrique où se fait la digestion. Suivant Krukenberg et Hoppe-Seyler, il trans forme l'amidon cuit en glycose, émulsionne et saponifie les graiss en mettant l'acide gras en liberté, transforme les albuminoïdes peptones : cette dernière opération se fait aussi bien dans un milie acide (ferment peptique) que dans un milieu alcalin (ferment tryp que). Stamati confirme ces résulats et note également que le suc diges transforme la saccharose en glycose et digère assez facilement l'a don cru ; il trouve enfin dans la glande du glycogène, de la lécithine et de la cholestérine. La glande digestive de l'Écrevisse et des Macroures équivaut donc à un hépato-pancréas ou, plus exactement, possède à elle seule les propriétés de toutes les glandes digestives des anima supérieurs.

L'appareil circulatoire (fig. 552) a pour organe central un cœur, situé à la région dorsale, en arrière du sillon cervical. Cette poche musculeuse, à contour irrégulièrement hexagonal, est reliée par des bandes fibreuses aux parois du *sinus péricardiaque*, *pc*, dans lequel elle est suspendue. A sa surface se voient six ouvertures ovales, pourvues de lèvres valvulaires, deux à la face supérieure, deux à la face inférieure et une sur chaque face latérale. Ces orifices s'ouvre au moment de la diastole et se referment au moment de la systole :

ils font ainsi pénétrer dans le cœur le sang qui remplissait le sinus.

Le sang est alors chassé dans les vaisseaux qui se séparent du cœur ; ceux-ci sont au nombre de six. De l'angle antérieur part l'*artère médiane antérieure* ou *artère ophthalmique*, *ao*, qui se rend aux yeux et à la partie antérieure de la tête. De chaque côté de ce premier vaisseau se sépare l'*artère antennaire*, *aa*, qui donne un gros tronc à l'estomac, puis irrigue le rostre, la glande rénale, l'antenne, l'antennule et le pédoncule oculaire ; elle finit par se rencontrer avec sa congénère en avant du cerveau, et forme ainsi un tronc commun récurrent, situé sur la face ventrale. Derrière les artères antennaires, deux autres artères se détachent encore de la face inférieure du cœur et se rendent dans le foie.

L'angle postérieur du cœur est occupé par une dilatation bulbeuse, de laquelle partent deux vaisseaux. L'un, *artère postérieure* ou *abdominale supérieure*, *ap*, court le long de la ligne médio-dorsale de l'abdomen et donne de nombreux rameaux à l'intestin : au ni-

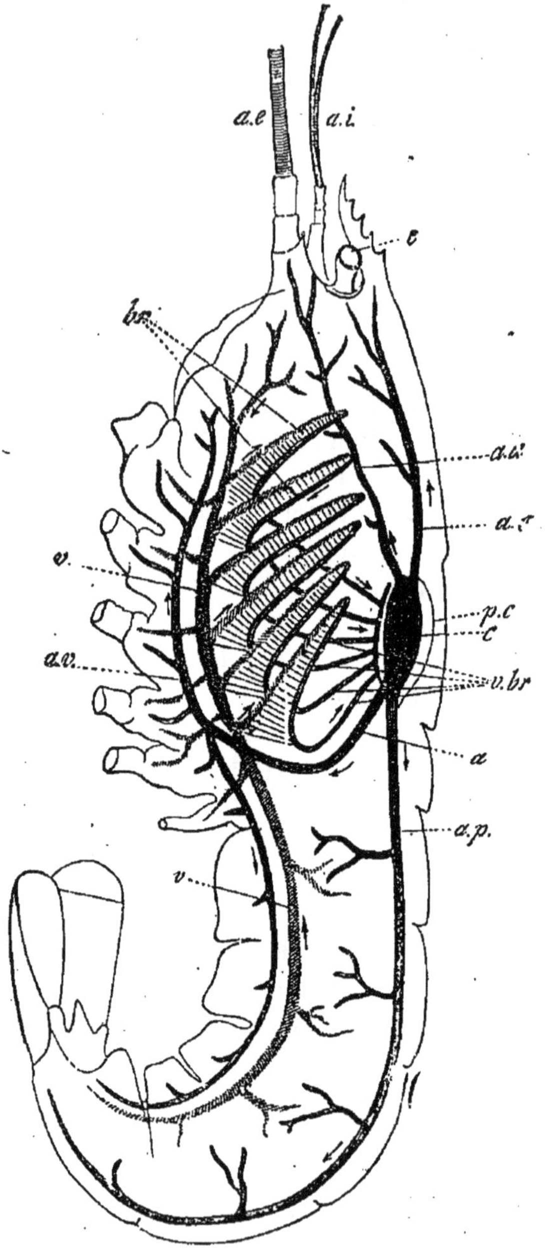

Fig. 552. — Schéma de l'appareil circulatoire du Homard. — *a*, artère sternale ; *aa*, a. antennaire ; *ae*, antennes ; *ai*, antennules ; *ao*, a. médiane antérieure ; *ap*, a. postérieure ; *av*, a. ventrale ; *br*, branchies ; *c*, cœur ; *o*, yeux ; *pc*, péricarde ; *v*, sinus veineux ventral ; *vbr*, veines branchiales. Les flèches indiquent la direction des courants sanguins.

veau du sixième anneau de l'abdomen, il se divise en deux branches qui distribuent le sang à cet anneau et à ses appendices ; chaque branche émet d'ailleurs un rameau qui passe sous l'intestin et s'unit à son congénère, de façon à constituer un collier intestinal en avant du telson.

Le second vaisseau qui part du cœur en arrière est l'*artère sternale*, *a*. Elle descend verticalement en contournant l'intestin d'un côté ou de l'autre, passe par une sorte de boutonnière de la chaîne nerveuse (fig. 554, *os*), puis se divise en deux branches qui courent toutes deux au-dessous de cette chaîne. L'antérieure est l'*artère ventrale* ou *maxillo-pédieuse* (fig. 552, *av*) : elle irrigue les pattes thoraciques et buccales, les muscles du plancher ventral, les parois de la chambre branchiale, les glandes vertes et l'œsophage ; sa branche œsophagienne antérieure s'anastomose par l'une de ses ramifications avec l'extrémité postérieure du tronc commun récurrent formé par les artères antennaires.

La branche postérieure résultant de la bifurcation de l'artère sternale est l'*artère abdominale inférieure*. Elle n'envoie aucun rameau à l'intestin, mais s'anastomose avec le collier intestinal formé en arrière par les branches de l'artère abdominale supérieure.

Le sang qui a baigné l'intimité des organes vient s'accumuler dans des sinus très irrégulièrement disposés dans l'interstice des viscères, puis aboutit au grand *sinus ventral*, *v*, d'où il passe dans les branchies, *br*. De celles-ci partent d'autre part six *veines branchiales*, *vbr*, qui déversent dans le sinus péricardiaque, *pc*, le sang qu'elles contiennent. Nous avons vu déjà comment le sang pénétrait dans le cœur, exclusivement artériel.

Le sang est incolore ou très légèrement rougeâtre ; il renferme des globules blancs amiboïdes et ne tarde pas à se prendre, au contact de l'air, en un caillot assez ferme.

Chaque chambre branchiale renferme dix-huit branchies (fig. 553). En outre des six *podobranchies* qui nous sont déjà connues, on distingue onze *arthrobranchies :* dix s'attachent par paires, aux membranes interarticulaires du dernier maxillipède, de la pince, des deux chélates et de la patte suivante ; une autre s'attache isolément à la membrane interarticulaire du second maxillipède. Toutes les arthrobranchies se ressemblent entre elles, mais ont une structure assez différente de celle des podobranchies. Le second maxillipède porte donc deux branchies ; chacune des pattes suivantes, jusqu'à l'avant-dernière patte ambulatoire inclusivement, en porte trois. La dix-huitième branchie ou *pleurobranchie* a la structure des arthrobranchies, mais est plus grande et s'attache au-dessus de la dernière patte ambulatoire, sur la paroi même du thorax. Enfin, on trouve dans une situation analogue, au-dessus de chacune des deux pattes précédentes, un filament délicat, long de $1^{mm},5$ environ et qui représente une pleurobranchie rudimentaire.

La chambre branchiale est remplie presque exactement par les branchies, en sorte qu'il ne reste que peu de place pour l'eau ; aussi le renouvellement de celle-ci doit-il se faire activement. La surface des branchies est dépourvue de cils vibratiles, mais les déplacements du liquide sont néanmoins assurés par le *scaphognathite*, *j*, large plaque courbe attachée à la deuxième mâchoire et animée de rapides mouvements en avant et en arrière. Le scaphognathite exécute trois

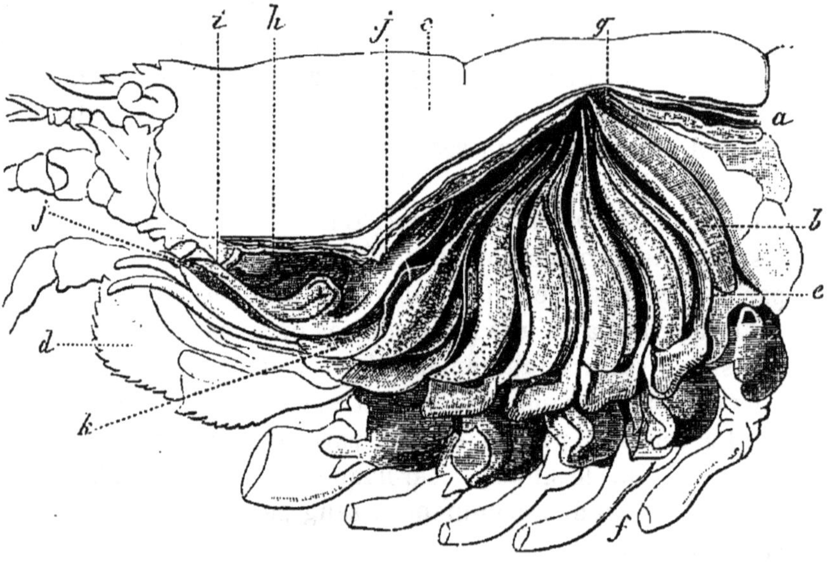

Fig. 553. — Appareil respiratoire du Homard, d'après H. Milne-Edwards ; la partie latérale de la carapace, formant la paroi externe de la cavité branchiale, a été enlevée. — *a*, base de l'abdomen ; *b*, cavité branchiale ; *c*, carapace ; *d*, pattes-mâchoires externes ; *e*, fouets des pattes ; *f*, base des pattes ; *g*, branchies ; *h*, canal efférent de la respiration ; *i*, orifice externe de ce canal ; *j*, grande valvule motrice appartenant à la mâchoire de la deuxième paire ; *k*, appendice flabelliforme de la première patte-mâchoire, constituant le plancher du canal efférent.

ou quatre vibrations par seconde : il saisit l'eau dans la chambre branchiale, la ramène et la projette en avant par l'orifice infundibuliforme percé à sa base, en même temps qu'un courant se précipite par la fente postéro-inférieure du branchiostégite.

L'appareil excréteur est constitué par les deux *glandes vertes*, situées dans la partie antérieure du céphalothorax. Chacune de ces glandes se compose d'un tube très contourné, renfermant de la guanine et débouchant dans une vaste poche qui joue un rôle analogue à celui de la vessie urinaire par rapport au rein. Cette poche s'ouvre

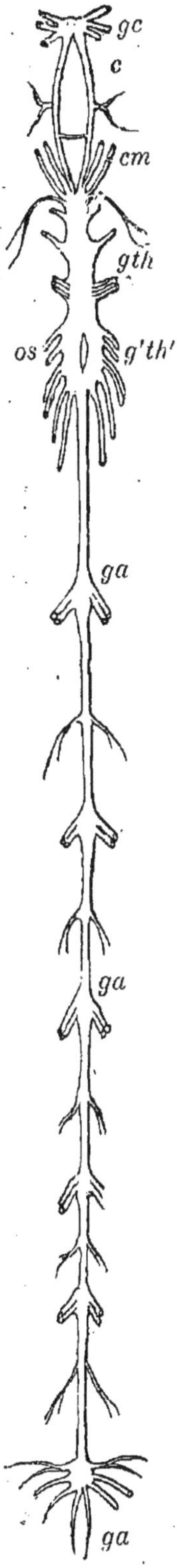

au dehors par un orifice percé sur l'article basilaire l'antenne correspondante.

Le système nerveux est formé par deux ganglio sus-œsophagiens ou cérébroïdes (fig. 554, *gc*), qui do nent des filets aux antennes, aux antennules et a yeux ; en arrière, deux longs nerfs, *c*, s'en échapp également, contournent l'œsophage et se réuniss à la face inférieure de ce dernier, de façon à con tuer autour de lui un véritable collier ; ces deux co nectifs sont encore reliés l'un à l'autre par une co missure transversale, *cm*. En arrière du ganglion so œsophagien, le système nerveux central se contin par une série de ganglions thoraciques, *gth*, *g'th'*, de ganglions abdominaux, *g'*, *ga*. On compte un g glion ou plutôt une paire de ganglions par anneau. effet, chaque ganglion est double et se montre for de deux moitiés plus ou moins étroitement juxta sées ; chaque moitié est réunie au ganglion qui p cède ou qui suit par une commissure longitudinal La boutonnière qui livre passage à l'artère stern *os*, se trouve entre les ganglions 5 et 6 de la ch ventrale, le ganglion sous-œsophagien étant com comme le deuxième.

Chaque ganglion émet un certain nombre de filet latéraux, qui vont se distribuer dans les organes e dans les masses musculaires. Celles-ci, très puissan tes, sont formées uniquement de fibres striées : le tiss musculaire lisse n'a encore été signalé chez aucu Arthropode.

Le toucher s'exerce par les antennes, les antenn les et sans doute aussi par les poils répandus sur l corps et les appendices. On pense que l'olfaction a so siège dans certains appendices développés sur le côt inférieur de la branche externe de l'antennule : d septième ou huitième à l'avant-dernier, chacun de articles de cette branche externe porte deux faisceau d'appendices longs de $0^{mm},15$ environ et divisés en un portion basilaire et une portion terminale articulée

Fig. 554. — Chaîne ganglionnaire d'un Palémon, d'aprè H. Milne-Edwards. — *c*, connectifs constituant le colli œsophagien ; *cm*, commissure ; *g'*, *ga*, ganglions abdomi naux ; *gc*, ganglions cérébroïdes ; *gth*, *g'th'*, ganglions tho raciques ; *os*, passage de l'artère sternale.

entre elles. Les sacs auditifs sont logés dans l'article basilaire des antennules.

L'œil est situé à l'extrémité du pédoncule oculaire (fig. 546, 1). Il est convexe, semi-globuleux et limité par une cuticule ou *cornée* mince, dépourvue de sels calcaires et divisée en un grand nombre de petites facettes carrées. Sur une coupe longitudinale du pédoncule (fig. 555), on voit le nerf optique, *no*, se terminer à la base de l'œil par un renflement ganglionnaire, *go*. Chacune des cellules de ce dernier se continue par une *pyramide visuelle*. Cet organe élémentaire (fig. 556) est formé d'un *bâtonnet optique* (fig. 555, *kr*), entouré d'une gaine de pigment noir, P, et d'un *cône* (fig. 555, *fac*; fig. 556, *a*) qui joue le rôle de lentille réfringente.

Chaque pyramide visuelle correspond à un œil simple; l'organe visuel de l'Écrevisse est donc un *œil composé*. Des yeux de cette nature sont très répandus chez les Crustacés et les Insectes.

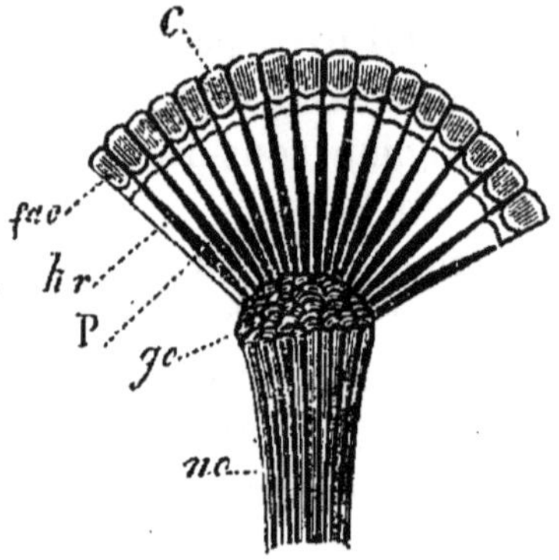

Fig. 555. — Schéma d'un œil composé d'Arthropode. — c, cornée; *fac*, cônes; *kr*, bâtonnets; *go*, ganglion du nerf optique; *no*, nerf optique; P, gaines pigmentaires des bâtonnets.

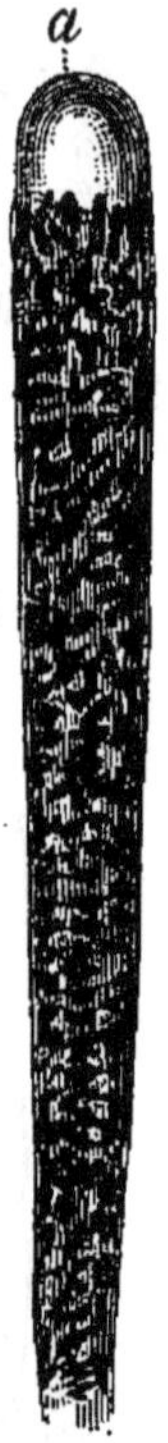

Fig. 556. — Pyramide visuelle de l'Écrevisse d'après J. Chatin. — *a*, cône.

L'organe mâle (fig. 557) est formé de deux testicules, *t*, plus ou moins complètement fusionnés l'un avec l'autre. Ce sont des glandes en grappe dont les tubes excréteurs prennent naissance dans des acini sphériques; ceux-ci sont tapissés de grosses cellules dont chacune se détache et devient un spermatozoïde globuleux, large d'environ 16 μ et hérissé d'un grand nombre de longs filaments recourbés. De chaque testicule part un canal déférent, *vd*, long, étroit, fortement replié sur lui-même et aboutissant à un orifice, *og*, situé à la base de la paire postérieure des pattes ambulatoires.

L'organe femelle (fig. 558) est également formé de deux ovaires, o, presque entièrement fusionnés l'un avec l'autre ; ils sont situés au-dessous du cœur, entre le plancher du sinus péricardiaque et le canal alimentaire. Les oviductes, *od*, s'ouvrent à la base de la seconde paire de chélates.

En quittant l'oviducte, l'œuf est entouré d'une épaisse membrane vitelline ; il est revêtu en outre d'une substance visqueuse qui l'attache aux pattes abdominales de la femelle et qui se solidifie bientôt : il reste donc suspendu à ces membres qui, sans cesse en mouvement, l'entretiennent sans cesse d'eau bien aérée.

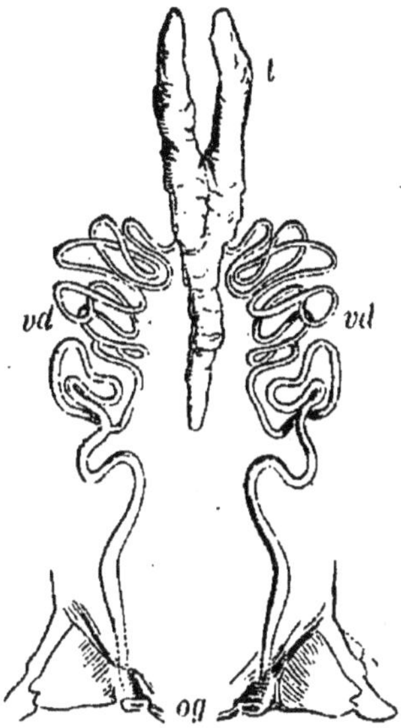

Fig. 557. — Appareil génital mâle de l'Écrevisse. — *og*, orifices génitaux ; *t*, testicules ; *vd*, canaux déférents.

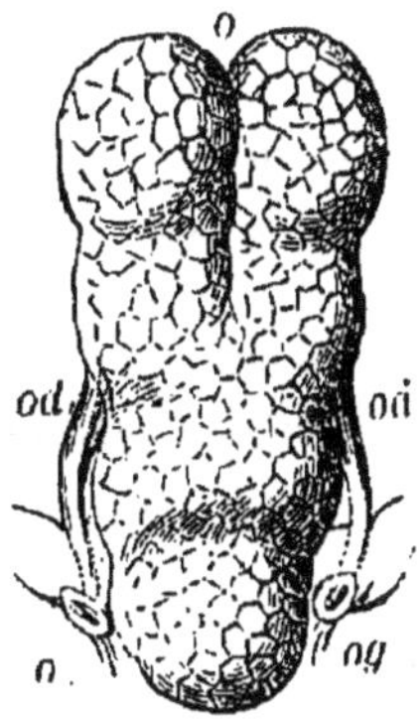

Fig. 558. — Appareil génital femelle de l'Écrevisse. — *o*, ovaires ; *od*, oviductes ; *og*, orifices génitaux.

C'est là que l'œuf accomplit son développement, qui exige tout un hiver. A la fin du printemps ou au commencement de l'été, l'éclosion se produit ; contrairement à ce qui a lieu chez les autres Crustacés, le jeune animal ne diffère de l'adulte que par des détails secondaires. Il reste cramponné aux pattes natatoires de sa mère, sans se nourrir autrement qu'aux dépens de la masse vitelline que renferme encore son céphalothorax, probablement jusqu'au moment de sa première mue.

L'Écrevisse croît assez vite pendant le jeune âge, puis de plus en plus lentement. Quand elle sort de l'œuf, elle est longue d'environ 8 millimètres ; au bout d'un an, elle mesure près de 4 centimètres ; à trois ans, $9^{cm},5$; à cinq ans, $13^{cm},5$. On en a vu atteindre une longueur de 20 centimètres et qui, par conséquent, devaient être d'un âge fort avancé. Le nombre des mues diminue aussi avec l'âge : il est de huit la première année, de cinq à six la seconde, de trois la troisième; les années suivantes, les mâles muent deux fois et les femelles une seule.

On connaît plusieurs espèces d'Écrevisses : Huxley a tenté d'en établir les caractères et la distribution géographique; la question a été reprise plus récemment par Chimkievitch. Cet auteur distingue plusieurs groupes :

1° Groupe de l'Europe occidentale, avec *Astacus torrentium* ou Écrevisse à pieds blancs, qui se rencontre en France, en Grande-Bretagne, en Irlande, en Suisse, en Espagne, en Grèce, en Dalmatie et dans l'Allemagne du Nord.

2° Groupe européo-asiatique, avec *A. nobilis* ou Écrevisse à pieds rouges, qui se rencontre en France, en Allemagne, en Italie et en Danemark. A ce groupe se rattachent trois régions particulières, caractérisées chacune par une variété de l'espèce type : 1° la région baltique (sud de la Suède, provinces baltiques de la Russie) avec *A. fluviatilis;* 2° la région ponto-caspienne (Bas-Danube, Theiss, rivières se jetant dans les mers Caspienne et d'Azov et dans la partie de la mer Noire située au nord du Danube et du Caucase), avec *A. leptodactylus* et ses formes *A. pachypus*, *A. angulosus* et *A. colchicus;* 3° la région centre-asiatique (environs de Tachkent, Turkestan) avec *A. Kessleri.*

3° Groupe amouro-japonais, avec *A. dauricus* et *A. Schencki* dans le bassin de l'Amour et *A. japonicus* au Japon.

Le genre *Astacus* est encore représenté en Amérique, à l'ouest des montagnes Rocheuses, par six espèces (Orégon, Californie). A l'est de ces mêmes montagnes, depuis les grands lacs jusqu'au Guatémala, on trouve le genre *Cambarus*, comprenant trente-deux espèces et représenté aussi à Cuba. Dans le sud du Brésil vit le genre *Parastacus;* un autre encore s'observe au Chili.

En Australie, on rencontre des animaux analogues, grands comme des Homards. Le genre *Engæus*, de Tasmanie, comprend de petites espèces qui se tiennent ordinairement à terre, dans des sillons. En Nouvelle-Zélande et aux îles Fidji se trouvent des *Paranephrops.*

Madagascar possède le genre *Astacoïdes*, mais on ne connaît aucun Astacide d'eau douce dans l'Afrique continentale.

V. Lemoine, *Recherches pour servir à l'histoire des systèmes nerveux, musculaire et glandulaire de l'Écrevisse.* Annales des sc. nat., Zool., (5), IX et X, 1868 et 1869.

Chantran, *Observations sur la formation des pierres chez les Écrevisses.* Bull. de l'Association scientif. de France, XIV, p. 26, 1874.

C.-Fr.-W. Krukenberg, *Vergleichend physiologische Beiträge zur Kenntniss der Verdauungsvorgänge.* Untersuch. a. d. physiol. Institut in Heidelberg, II, p. 145, 1878.

M. Weber, *Ueber den Bau und die Thätigkeit der sog. Leber der Crustaceen.* Archiv f. mikr. Anatomie, XVII, p. 385, 1879.

Th.-H. Huxley, *L'Écrevisse. Introduction à l'étude de la zoologie.* Paris, in-8° de 260 p., 1880.

Al.-N. Vitzou, *Recherches sur la structure et la formation des téguments chez les Crustacés décapodes.* Arch. de zool. expérim., X, 1882.

J. Frenzel, *Ueber die Mitteldarmdrüse (Leber) der Decapoden.* Sitzungsber. der Akad. der Wiss. in Berlin, p. 1113, 1883. — Id., *Ueber die Mitteldarmdrüse der Crustaceen.* Mittheil. a. d. zool. Station zu Neapel, V, p. 28, 1884.

L. Frédéricq, *Les mutilations spontanées ou l'autotomie.* Revue scientif., (3), XII, p. 613, 1886.

D. Oehlert, *L'autotomie et les amputations spontanées.* Revue scientif., (3), XII, p. 701, 1886.

P. Hallez, *Un mot historique à propos de l'amputation réflexe des pattes chez les Crustacés.* Bull. scientif. du département du Nord, (2), IX, p. 342, 1886.

H. Reichenbach, *Studien zur Entwicklungsgeschichte des Flusskrebses.* Abhandl. der Senckenberg. naturf. Gesellschaft in Frankfurt, IV, p. 1, 1886.

W. Chimkievitch, *Des caractères spécifiques et de la distribution géographique du genre Astacus.* Isviestia imp. obtchestva lioubiteléi estestvosnania... Troudi zoolog. otdiélénia, L, n° 1, p. 9, 1887 (en russe). Analyse dans Archives slaves de biologie, III, p. 268, 1887.

H. de Varigny, *L'amputation réflexe des pattes chez les Crustacés.* Revue scientifique, (3), XII, p. 309, 1886. —Id., *Autotomie.* La Grande Encyclopédie, IV, p. 778, 1887.

A. Giard, *L'autotomie dans la série animale.* Ibidem, (3), XIII, p. 629, 1887.

G. Stamati, *Recherches sur la digestion chez l'Écrevisse.* Bull. de la Soc. zoologique de France, XIII, 1888.

E.-L. Bouvier, *Sur la circulation de l'Écrevisse.* Comptes rendus de la Soc. de biologie, (8), V, p. 156, 1888.

G. Pouchet et L. Wertheimer, *Sur les glandes cutanées chez l'Écrevisse.* Ibidem, p. 169, 1888.

Les Palinurides ou Cuirassés ressemblent beaucoup aux Astacides, mais en diffèrent en ce que la première paire de pattes est monodactyle, au lieu de se terminer par une puissante pince. Les Langoustes abondent dans les mers intertropicales; une espèce (fig. 559) est assez commune sur nos côtes et se tient cantonnée dans certaines localités ; elle est plus commune que le Homard dans la Méditerranée. Les œufs sont pondus au nombre de plus de 100,000 en une seule année ; ils sont plus petits et au moins cinq fois plus nombreux que ceux du Homard. Cette extrême fécondité est une mesure de précaution prise par la nature pour assurer la reproduction de l'espèce, qui se trouve exposée dans le jeune âge aux plus grands dangers. L'œuf, en effet, donne naissance à un Phyllosome (fig. 560), forme larvaire qui a été longtemps considérée comme spécifiquement distincte : à cet état, le jeune animal mène une vie pélagique et encourt ainsi de nombreuses chances de destruction. Au bout de quarante jours, il subit sa quatrième mue, revêt sa première carapace et se rapproche des côtes pour vivre désormais au fond de la mer.

Les Scyllares sont voisins des Langoustes et sont également recherchés, mais leur taille n'est jamais bien considérable. La Méditerranée en renferme deux espèces, *Scyllarus latus* Latreille et *Arctus ursus* Dana (*Sc. arctus*). Le corps est aplati, les antennes sont lamelliformes.

Les Galathées ont une carapace épaisse, ovale et striée en travers ;

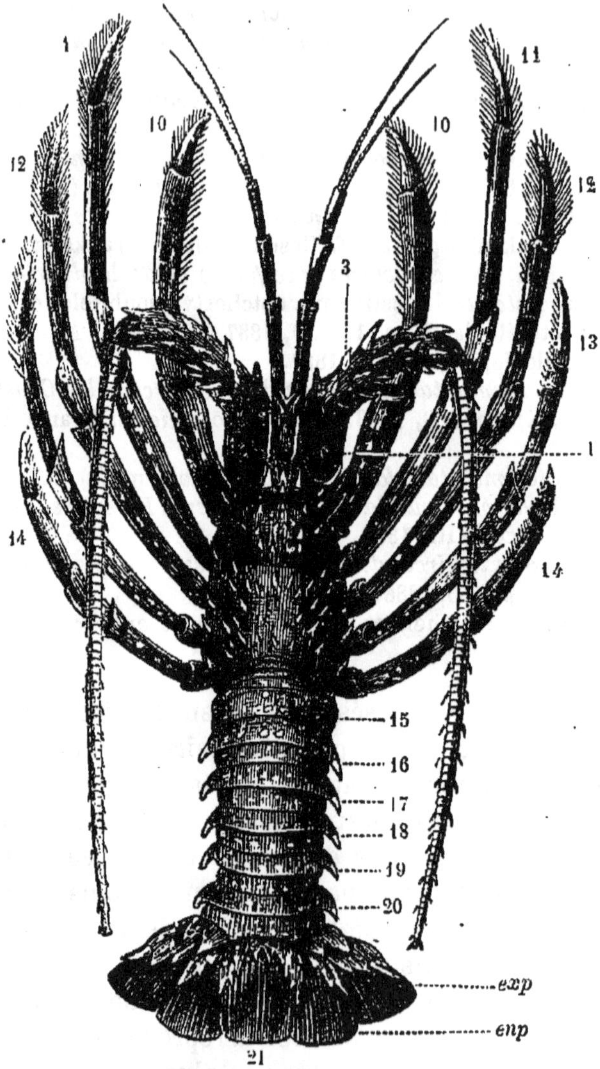

Fig. 559. — *Palinurus vulgaris*, vu par la face dorsale. — 10, première paire de pattes ou crochet simple correspondant à la pince de l'Écrevisse, appendice du 10e anneau. — Les autres chiffres comme dans la figure 546.

le troisième maxillipède a la forme d'une grosse pince. Ces Crustacés sont représentés sur nos côtes par plusieurs espèces, notamment par *Galathea strigosa*, dont la chair exhale une odeur de Punaise, même après la cuisson.

Quelques Galathées ont l'habitude de se loger dans des coquilles vides de Mollusques. Cette coutume devient la règle chez les Pagures ou Bernard-l'ermite, dont l'abdomen est mou et asymétrique. Les

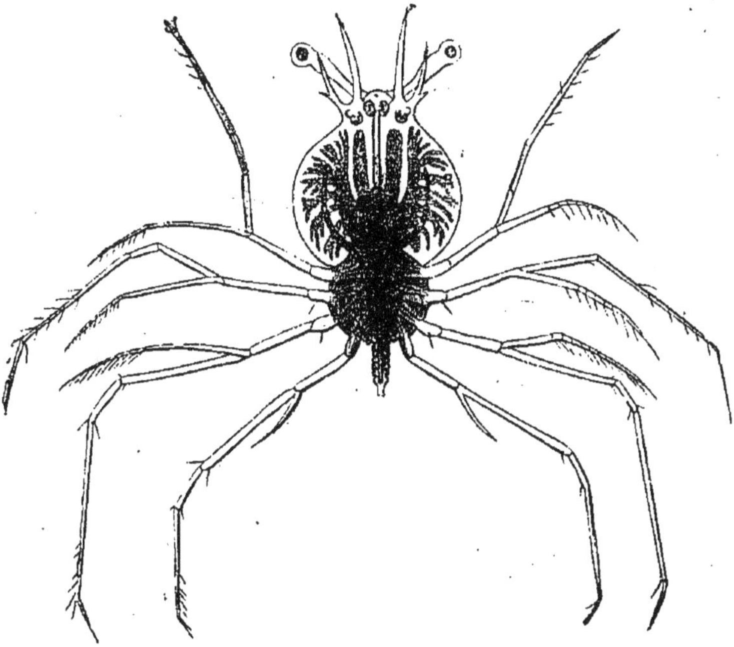

Fig. 560. — *Phyllosoma.*

genres *Pagurus*, *Eupagurus*, *Clibanarius* (fig. 561), *Diogenes*, etc., appartiennent à ce groupe : l'animal traîne après lui sa demeure d'emprunt, qu'il abandonne pour une autre plus vaste, à mesure qu'il grandit ; il ne montre au dehors que la partie antérieure du céphalothorax et les fortes pinces dont est armée sa première paire de pattes. *Pagurus striatus* et *P. calidus* se vendent sur les marchés d'Algérie.

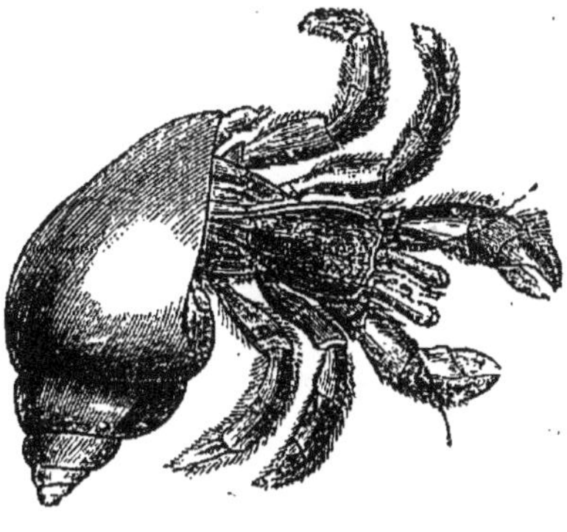

Fig. 561. — *Clibanarius barbatus.*

Les Brachyures ont le corps ramassé, la carapace large et plus ou moins arrondie ; l'abdomen, dépourvu de nageoire caudale, est replié sous la face sternale du céphalothorax.

Les sexes sont assez faciles à distinguer : chez le mâle, l'abdomen est court, triangulaire et pourvu seulement d'une à deux paires de pattes ; chez la femelle, il est large et pourvu de quatre paires de pattes, auxquelles les œufs restent fixés. De l'œuf sort une Zoé

g. 562), armée de deux longs aiguillons, l'un dorsal, l'autre fron-

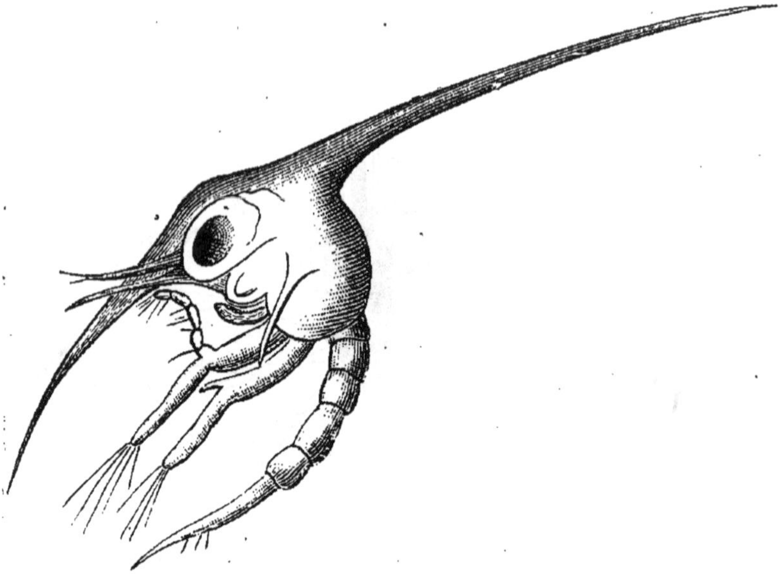

Fig. 562. — *Zoea* de *Thia polita*, d'après Claus.

tal; au moment de la naissance, elle n'a encore que deux paires de pattes bifides ; la troisième paire de maxillipèdes et les cinq paires de

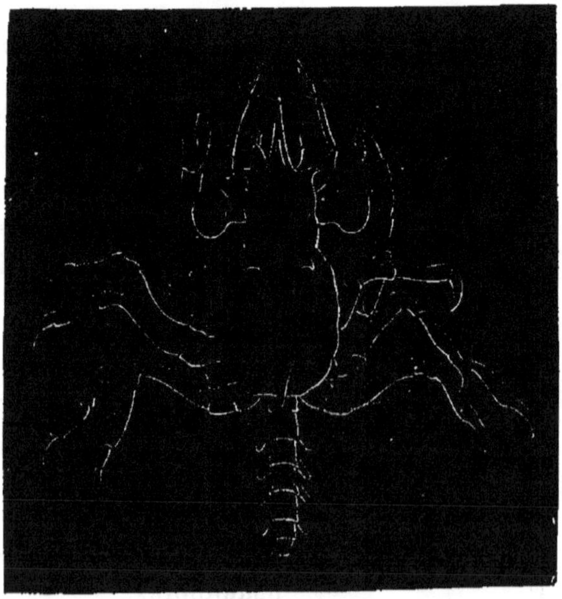

Fig. 563. — Larve de Crabe au stade *Megalopa*.

pattes ambulatoires font encore défaut. Puis vient un stade Mégalope (fig. 563), qui passe à l'état adulte par une série de mues.

Les *Notopodes* forment une première tribu dans l'important sous-ordre des Brachyures : l'insertion de la dernière ou des deux dernières paires de pattes est reportée sur la face dorsale ; les oviducs s'ouvrent sur l'article basilaire de la troisième paire de pattes. A ce groupe appartiennent les Dromies (fig. 564), qui vivent dans la Méditerranée, et les Lithodes : *Lithodes antarctica*, qui vit dans les mers polaires du sud, est mangé par les Fuégiens.

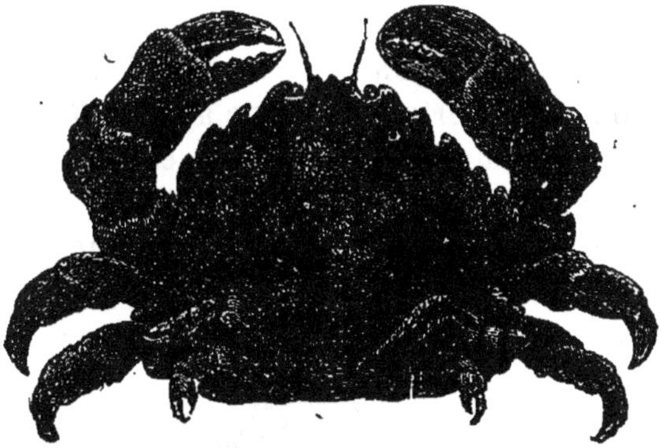

Fig. 564. — *Dromia*.

Les *Oxystomes* ont le cadre buccal triangulaire, acuminé en avant ; les canaux déférents se terminent sur l'article basilaire de la cinquième paire de pattes. Les Ranines (*Ranina*) de l'Océan Indien, se tiennent volontiers à terre et grimpent même sur le toit des habitations. La Migrane ou *Gaou de mar* (*Calappa granulata*) vit dans la Méditerranée, à une assez grande profondeur ; d'après Lucas, sa chair est délicate et d'une saveur agréable.

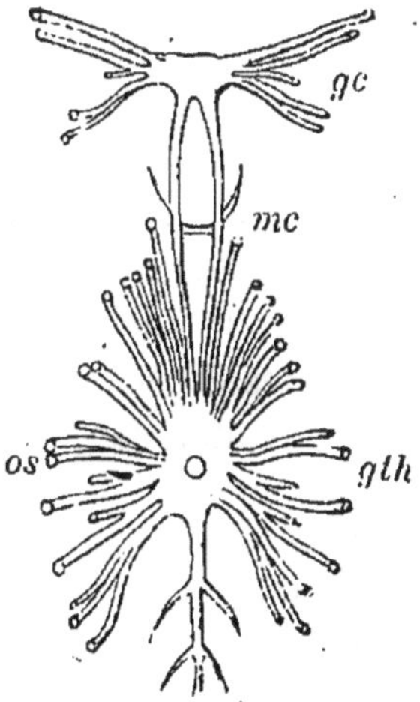

Fig. 565. — Chaîne ganglionnaire d'un Crabe, d'après H. Milne-Edwards. Les lettres comme dans la figure 554.

Les *Oxyrhynques* ont le céphalothorax triangulaire, acuminé en avant, le cadre buccal quadrilatère, les pattes très allongées. Le Crabe Araignée (*Maia squinado*) est un mets peu estimé ; sa carapace jaunâtre est velue et épineuse.

Les *Cyclométopes* ont une large carapace, rétrécie en arrière et dépourvue de rostre ; ils ont neuf branchies de chaque côté ; les canaux déférents s'ouvrent à la base des pattes postérieures. Le système nerveux (fig. 565) atteint un haut degré de coalescence. Le Crabe tourteau (*Cancer pagurus*) est de grande taille et commun sur nos côtes où il est recherché comme aliment. Il en est de même pour l'Étrille (*Portunus puber*), qui est plus petite et recouverte d'un fin duvet ; *P. Rondeleti* est une espèce africaine, encore plus petite, que les Arabes ne dédaignent pas. Le Crabe enragé (*Carcinus mænas*) abonde sur notre littoral ; il peut rester assez longemps hors de l'eau, à la condition d'être dans un milieu humide. Quelques espèces de Cyclométopes vivent dans les eaux douces. el est *Telphusa fluviatilis*, qui se rencontre en Italie et en Algérie, ans les ruisseaux ; on le mange parfois en Italie, mais les Arabes le édaignent. Les nègres de l'Afrique équatoriale se nourrissent d'un ertain nombre de Crabes fluviatiles, dont la détermination manque encore : les Obambas forment une sorte de fromage appelé *Ntongo* en royant ces Crabes avec des graines de Cucurbitacées. En Chine, dans la province de Ssé-Tchouen, on estime beaucoup certains rabes pêchés dans des lacs et qu'on fait venir vivants d'une grande distance.

Les *Catométopes* ont une carapace quadrangulaire et moins de euf paires de branchies; es canaux déférents s'ouvent sur le sternum et communiquent par des sillons vec les organes copulateurs. Les Pinnothères (*Pintheres*) vivent entre les obes du manteau de certains Lamellibranches (*Mytilus, Pinna*) : on les a considérés comme la cause de la oxicité des Moules. Les Gélasimes (fig. 566) ont de très longs pédoncules oculaires. Un groupe intéressant est constitué par les Gécarcins, Crabes terrestres qui ne egagnent la mer qu'au moment de la reproduction ; le Tourlourou (*Gecarcinus ruricola*) est très répandu aux Antilles ; des espèces voisines se rencontrent également dans le sud de l'Asie, à Pondichéry, etc.

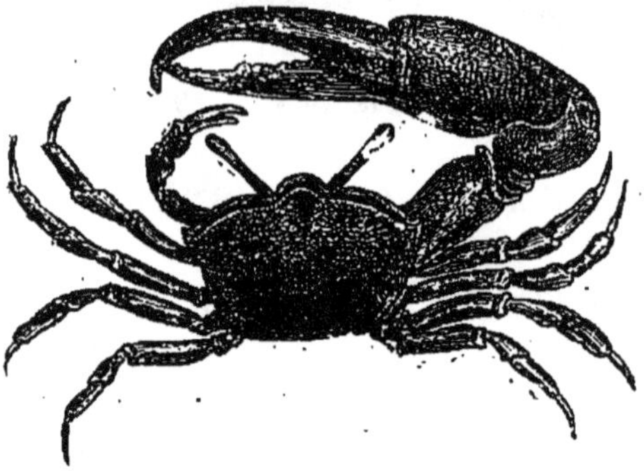

Fig. 566. — *Gelasimus*.

On a vu maintes fois l'ingestion de la chair des Crustacés provoquer des accidents d'intoxication, surtout dans les régions intertropicales ; la cause de ces accidents est encore inconnue, mais on peut prévoir qu'elle tient soit à ce que les glandes génitales ou leurs produits se chargent d'une leucomaïne toxique au moment du frai, soit à ce que des principes vénéneux se développent dans des conditions analogues à celles que nous avons exposées pour les Lamellibranches.

Van Leent a vu à Bornéo une Crevette d'espèce indéterminée occasionner une diarrhée cholériforme. Chevallier et Duchesne rapportent le cas d'une femme chez laquelle les Écrevisses ne manquaient jamais de provoquer des éternuements répétés et comme convulsifs et celui d'une autre personne qui ne pouvait manger de ces mêmes Crustacés sans être prise de nausées, de gonflement de la poitrine, du cou et de la tête, accompagné d'une éruption rouge.

Les Crabes sont particulièrement incriminés. En 1819, la frégate *l'Aréthuse* se trouvant en rade d'Annapolis, aux États-Unis, plus de 100 hommes furent malades pour avoir mangé des Crabes recueillis sur le rivage. Aux Antilles, on attribue au Tourlourou des propriétés toxiques, que le P. du Tertre et le P. Labat ont signalées les premiers : on accuse ce Gécarcin de déterrer les cadavres dans les cimetières et de manger les fruits du Mancenillier ; aussi ne le consomme-t-on pas, à moins de l'avoir nourri pendant plus d'un mois avec des déchets de cuisine. Les accidents qui suivent l'ingestion du Homard et de la Langouste semblent devoir être attribués à de simples indigestions.

A. Chevallier et E.-A. Duchesne, *Mémoire sur les empoisonnements par les Huîtres, les Moules, les Crabes, et par certains Poissons de mer et de rivière.* Annales d'hygiène, XLV, p. 386 et XLVI, p. 108, 1851.

Sous-classe des Gigantostracés.

ORDRE DES XIPHOSURES

Les Gigantostracés ne sont plus représentés dans la nature actuelle que par le seul genre *Limulus* comprenant un très petit nombre d'espèces : *L. polyphemus* (fig. 567) vit sur la côte occidentale de l'Amérique du Nord, *L. moluccanus* dans les mers de l'archipel Malais, *L. longispinus* au Japon. Ces animaux peuvent atteindre jusqu'à un mètre de longueur ; leur corps est nettement formé de deux parties.

Le céphalothorax est de grande taille, clypéiforme ; la face dorsale est convexe et ornée de deux yeux simples, contigus sur la ligne médiane, et de deux gros yeux composés, très écartés l'un de l'autre. La face ventrale est plate et porte sept paires d'appendices : c'est d'abord une paire de palpes terminés par une petite pince didactyle puis viennent cinq paires de pattes non bifides, entre lesquelles se trouve la fente buccale et qui, comme chez les Arachnides, servent tout à la fois à la marche et à la mastication, leur article basilaire étant tranchant et mobile dans le sens latéral ; une dernière paire d'appendices est indiquée par deux petits mamelons et représente deux membres réduits à leur article basilaire.

L'abdomen hexagonal s'articule avec le céphalothorax, mais tous es segments dont il est formé sont soudés entre eux, à l'exception u telson. Il porte à sa face inférieure six paires d'appendices transormés en six lamelles, par suite de la fusion des deux membres de haque paire sur la ligne médiane. La lamelle antérieure est plus paisse et plus développée ue les autres, qu'elle reouvre à la façon d'un claet; elle présente les deux rifices sexuels à sa face upérieure. Les cinq autres amelles portent à leur face upérieure et sur leur bord xterne de grands feuilels branchiaux juxtaposés omme les pages d'un livre. 'anus s'ouvre à la base et la face ventrale du telson.

Les sexes sont séparés ; es glandes sexuelles et eurs conduits sont doubles. Les œufs sont pondus dans e sable, près de la limite des marées. Le développement a été suivi chez *Limulus polyphemus* : de l'œuf sort un embryon qui a la lus grande ressemblance avec un Trilobite (fig. 568); tous ses appendices céphaolthoraciques existent déjà, mais il ne possède encore que deux paires de pattes abdominales et n'a qu'un rudiment du telson, *cs*. Les changements ultérieurs s'accomplissent dans une série de mues.

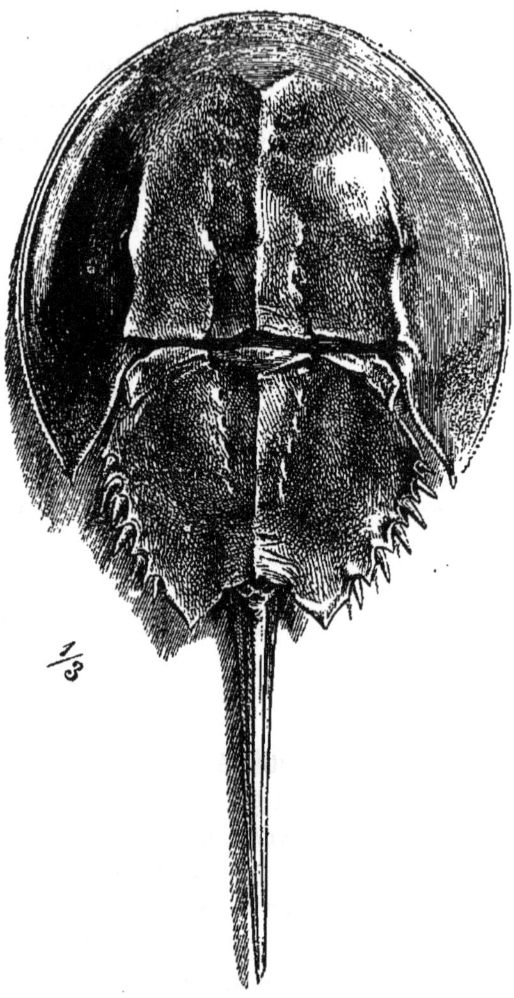

Fig. 567. — *Limulus polyphemus*.

Les Xiphosures, ainsi nommés parce que leur telson a la forme d'un long aiguillon, sont considérés par Ray Lankester et quelques autres zoologistes comme des Arachnides voisins des Scorpions : ils descendraient de formes aériennes et n'auraient acquis certains caractères qui les rapprochent des Crustacés, comme la présence de pattes abdominales biramées, que par suite de leur adaptation à la vie aquatique; leur première paire de membres correspondrait aux chélicères des Arachnides et non aux antennes des Crustacés. Les affinités de la Limule avec ces derniers sont au contraire défendues par Packard, qui en voit la preuve dans le stade Trilobite qu'elle traverse au début de son évolution. Elles sont évidentes, si les observations de von Willemœs-Suhm se confirment : une espèce des Philippines, *Limulus rotundicauda*, se développerait moins rapidement que l'espèce américaine et aurait pour premier état larvaire un Nauplius très semblable à celui des Phyllopodes, mais à queue articulée.

En outre des Xiphosures, ou Pœcilopodes, le groupe des Gigantostracés comprend encore deux ordres entièrement fossiles, les Mérostomes (*Belinurus*, *Eurypterus*, *Pterygotus*) et les Trilobites. Ceux-ci sont représentés dans les terrains dévonien et silurien par un grand nombre de formes, qui étaient douées pour la plupart de la faculté de s'enrouler en boule (fig. 569).

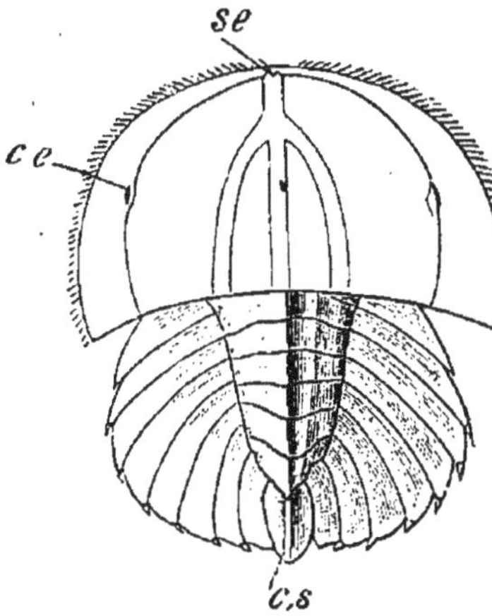

Fig. 568. — Embryon de *Limulus polyphemus* au stade Trilobite, d'après Dohrn. — *ce*, œil composé; *cs*, telson; *se*, œil simple.

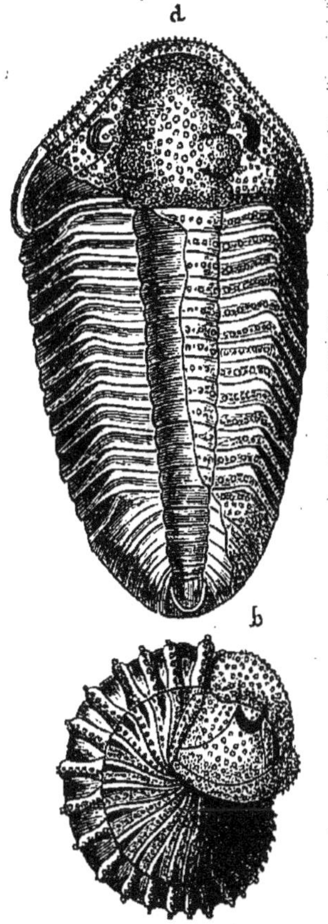

Fig. 569. — *Calymene Blumenbachi*. — *a*, l'animal étendu; *b*, l'animal roulé en boule.

La descendance des Crustacés et les rapports des différents groupes entre eux sont encore entourés d'obscurité. En raison de l'existence de la larve *Nauplius* chez les Entomostracés et chez quelques Malacostracés (*Penæus*), Fritz Müller et Claus considèrent *Nauplius* comme la forme ancestrale ; Claus admet plutôt une forme primitive rotophyllopode, dont les Phyllopodes actuels seraient les descendants à peine modifiés et dont tous les autres groupes de Crustacés se seraient détachés en divergeant. Quant à la larve *Zoea*, elle se serait substituée peu à peu à la précédente, dont elle dérive d'ailleurs, comme le prouve l'ontogénie de *Penæus*.

SOUS-EMBRANCHEMENT DES TRACHÉATES

CLASSE DES ARACHNIDES

Les Arachnides sont des animaux aptères, à respiration aérienne ou dépourvus d'appareil respiratoire ; la tête et le thorax sont ordinairement fusionnés en un céphalothorax qui porte deux paires de mâchoires et quatre paires de pattes ; l'abdomen est apode. Cette classe renferme surtout des animaux terrestres : on la divise en dix ordres, dont quatre seulement intéressent la médecine.

ORDRE DES TARDIGRADES.

Les Tardigrades (fig. 570) sont des animaux microscopiques qui se tiennent au milieu des Mousses et des Algues, sur les toits et dans

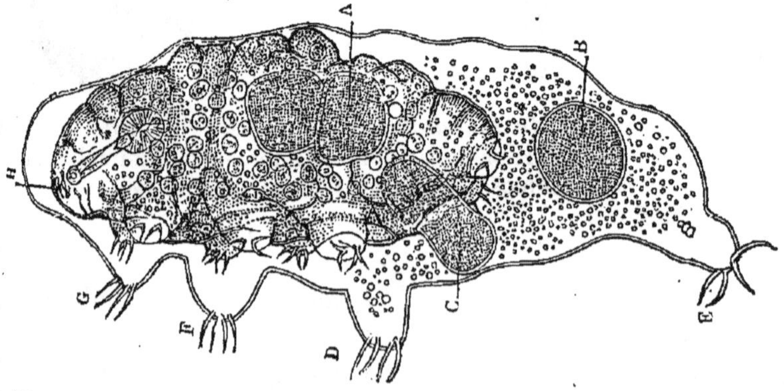

Fig. 570. — *Macrobiotus Dujardini* grossi 300 fois, d'après Kaufmann. L'animal vient de muer et s'est rétracté dans son ancien tégument. — A, œuf ovarien ; B, œuf pondu, entouré de granulations ; C, œuf sortant de l'ovaire ; D, E, F, G, crochets de l'extrémité des quatre paires de pattes sur le tégument abandonné ; H, appareil buccal.

les gouttières ; quelques-uns vivent dans l'eau stagnante (*Arctiscon tardigradum*) et même dans la mer (*Echiniscus Sigismundi*). Leur nom, donné par Spallanzani, tient à la lenteur de leurs reptation Le corps est vermiforme, sans délimitation entre la tête, le thorax l'abdomen. Les pièces buccales sont disposées pour piquer et suc Les pattes, au nombre de quatre paires, sont courtes, inarticulées terminées par quatre griffes. Les organes de la circulation et de respiration font défaut. Le système nerveux est représenté par collier œsophagien et par quatre masses ganglionnaires unies par deux commissures : c'est chez ces animaux que Doyère, en 1840, découvert la terminaison des nerfs dans les muscles.

Tous les Tardigrades sont hermaphrodites : ils ont deux testicul avec une vésicule séminale et un ovaire impair, qui aboutissent l'extrémité de l'intestin. Au moment de la mue, ils pondent de g œufs qui restent entourés jusqu'au moment de l'éclosion dans l vieux tégument; le développement est ordinairement direct.

Ces animaux jouissent au plus haut degré de la faculté de révivis cence, ainsi que Spallanzani l'a le premier constaté; depuis, cet propriété a été étudiée par bien des auteurs, entre autres par Doy et Gavarret. Une commission nommée par la Société de biologie, dont Broca fut le rapporteur, constata que ces animaux, soumis à la dessiccation, soit à l'air libre pendant soixante-quinze jours, soit dans le vide, soit dans une étuve à plus de 100°, étaient encore capabl de revenir à la vie quand on les mettait dans l'eau.

Doyère, *Mémoire sur les Tardigrades.* Annales des sc. nat., (2), XIV, 18
Gavarret, *Quelques expériences sur les Rotifères, les Tardigrades,* e Ibidem, (4), XI, 1859.

ORDRE DES PANTOPODES

Les Pantopodes ou Pycnogonides étaient classés par H. Miln Edwards et Kröyer parmi les Crustacés; on les range mainten parmi les Arachnides, mais leur position systématique est enco mal fixée. Ce sont pour la plupart des animaux de très petite tail vivant dans la mer au milieu des Algues. Le corps est remarqua par l'atrophie de son abdomen; il se prolonge antérieurement en rostre conique, à la base duquel s'attachent deux sortes d'app dices : des chélicères en forme de pinces (fig. 571, *a*) et des pal maxillaires, *d*, semblables à des pattes ou encore en forme de pin Les pattes, au nombre de quatre paires, sont formées de 6 à 9 a cles et terminées par des griffes. La femelle est en outre munie d'u paire de pattes accessoires; ces appendices sont plus petits que l autres pattes, en avant desquelles ils sont situés, et n'ont d'autre ró que de porter les œufs (fig. 572). L'abdomen est extrêmement rédui il est tout au plus représenté par un petit tubercule, à l'extrémité duquel s'ouvre l'anus (fig. 573).

L'appareil digestif est rectiligne : de l'estomac (fig. 571, *b*) partent uit cæcums, *e*, qui pénètrent dans les pattes, jusque dans le dernier article ; deux cæcums plus petits s'enfoncent dans les palpes maxillaires. L'appareil respiratoire fait défaut. Les organes de la circulation sont habituellement représentés par un cœur percé de deux ou trois

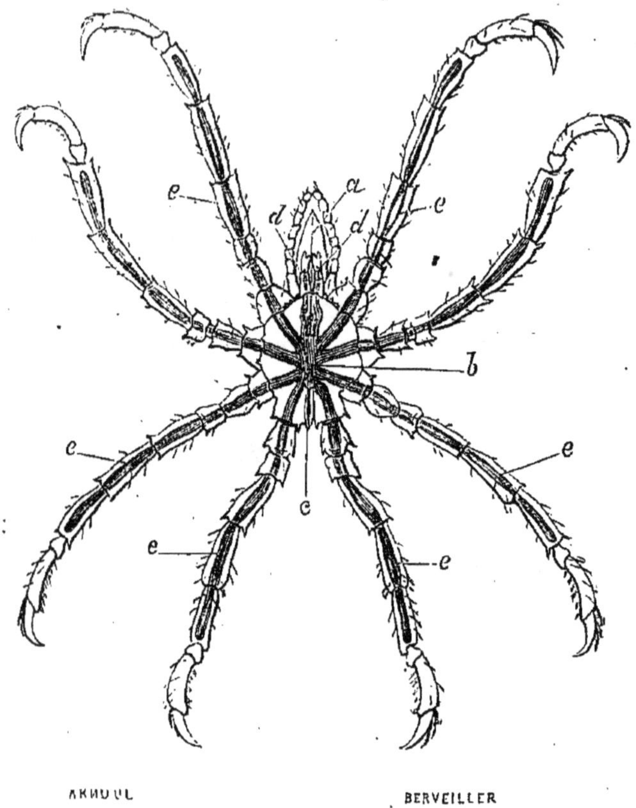

Fig. 571. — *Ammothoa pycnogonoïdes.* — *a*, chélicères ; *b*, estomac ; *c*, rectum ; *d*, palpes maxillaires ; *e*, cæcums gastriques s'enfonçant dans les pattes.

aires d'orifices latéraux et pourvu en avant d'une aorte. Le système erveux consiste en quatre ou cinq ganglions et en un cerveau au-dessus uquel on voit, à la face dorsale, quatre yeux supportés par un amelon. Les glandes génitales sont également contenues dans les attes et s'ouvrent à la surface de la cuisse ou de la hanche. Les ufs sont habituellement attachés jusqu'à l'éclosion aux pattes ccessoires signalées plus haut ; parfois (*Phoxichilidium*), ils sont ondus sur les Hydroméduses (Hydractinies, etc.), chez lesquelles la arve vit en parasite.

L'œuf est centrolécithe; la segmentation est totale. La larve, appelée *Protonymphon* par Hœk, a un rostre et trois paires d'appendices biarticulés : ceux de la première paire se terminent par une pince,

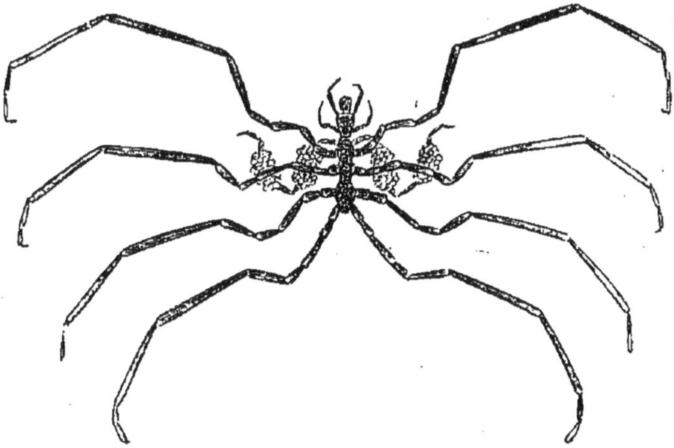

Fig. 572. — *Nymphon gracile* femelle.

ceux des deux autres paires portent des griffes. A la suite de mues successives, on voit se développer les quatre paires de pattes de l'adulte, tandis que les trois paires d'appendices larvaires subissent d'importantes modifications : la première paire devient plus petite et forme les pédipalpes ou antennes; la seconde perd sa griffe, grandit chez l'adulte et forme les palpes : la troisième avorte chez le mâle, mais se transforme chez la femelle en les appendices portant les œufs. Dans certains cas (*Pallene*), le développement est abrégé et le jeune éclôt avec tous ses appendices.

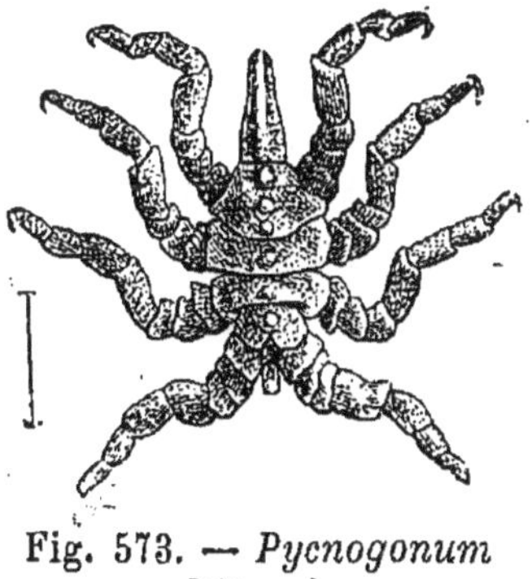

Fig. 573. — *Pycnogonum littorale*.

On doit considérer les Pycnogonides comme provenant de la même souche que les Arachnides véritables, mais les deux groupes ont dû diverger de bonne heure. Les affinités avec les Crustacés sont beaucoup plus incertaines : à part le nombre des appendices, *Protonymphon* n'a rien de commun avec *Nauplius*.

Les espèces que nous figurons sont de petite taille et se rencontrent communément sur nos côtes. Les explorations sous-marines du *Travailleur* et du *Talisman* ont fait connaître un certain nombre d'espèces gigantesques qui vivent à des profondeurs considérables : tel est *Colossendeis Titan*, qui se trouve jusqu'à 4,000 mètres de proondeur et qui, les pattes étendues, atteint une longueur de 40 centimètres.

ORDRE DES LINGUATULES

Les Linguatules ou Pentastomes sont des Arachnides parasites, à corps allongé, vermiforme, annelé, que pendant longtemps on a rangées parmi les Vers. Quand on les eut reconnues pour de véritables Arthropodes, on les classa d'abord parmi les Crustacés (P. J. van Beneden), mais on doit les placer définitivement à côté des Acariens. On en connaît environ une vingtaine d'espèces : deux au moins ont été rencontrées chez l'Homme.

Linguatula rhinaria Railliet, 1886.

SYNONYMIE : *Ténia lancéolé* Chabert, 1787.
Tænia rhinaria Pilger, 1802.
Polystoma tænioides Rudolphi, 1810.
Linguatula tænioides Lamarck, 1816.
Prionoderma lanceolata Cuvier, 1817.
Linguatula lanceolata de Blainville.
Pentastoma tænioides Rudolphi, 1819.

La Linguatule adulte habite les fosses nasales, les sinus frontaux et maxillaires du Chien et du Loup, plus rarement du Cheval, du Mulet, de la Chèvre, plus rarement encore les fosses nasales de l'Homme ; elle a été découverte par Chabert, en 757, chez des Chevaux et des Chiens. Les animaux ou les individus chez lesquels elle se fixe ont de fréquentes épistaxis ; ils éternuent souvent et le mucus expulsé par l'éternuement contient des œufs qui se répandent et se dispersent ainsi de diverses manières, par exemple sur les plantes. Quand celles-ci sont mangées par un Lièvre, un Lapin, un Mouton, une Chèvre, un Bœuf, un Chat ou par l'Homme lui-même, l'œuf se rompt dans l'estomac et donne issue à un embryon qui va bientôt se fixer dans quelque organe, notamment dans le foie.

L'œuf mesure 90 μ sur 70 μ et est entouré de deux enveloppes : l'interne est homogène et résistante ; l'externe est plus épaisse, granuleuse et extensible. Le développement commence quand l'œuf est encore dans l'utérus. La segmentation semble être totale : elle aboutit à la formation d'un embryon ovale, long de 75 μ, large de 50 μ et effilé postérieurement en une queue longue de 56 μ, large de 18 μ et repliée sous la face ventrale. L'extrémité antérieure présente une bouche béante, à laquelle est annexé un appareil perforant qui doit être d'un grand secours à l'embryon dans ses migrations. L'extrémité caudale est ornée de dix soies minces et raides. Le milieu de la face dorsale est creusé d'une fossette dont le fond se relève pour former une sorte de croix et en avant de laquelle on voit deux stigmates.

L'embryon présente encore deux paires d'appendices en forme de moignon, longs de 7 μ et non segmentés : ils sont situés sur les côtés de la face ventrale, aux deux extrémités du tiers moyen du corps. Chacun d'eux est comme écourté à son extrémité et est bordé d'un fort anneau chitineux ; il porte en outre une paire de griffes longues de 3 μ,5. Leuckart pense que ces pattes disparaissent sans laisser de traces, au moment de la métamorphose.

Parvenu à ce stade, l'œuf a grossi notablement. Il est alors pondu et est rejeté au dehors avec le mucus nasal. Comme l'œuf des Cestodes et de nombreux Nématodes, il attend d'être introduit avec les aliments dans le tube digestif d'un Lapin ou de tout autre animal approprié : l'embryon est capable de rester longtemps en vie latente. Mis en liberté par rupture des membranes de l'œuf, sous l'influence des sucs digestifs, il traverse alors la paroi de l'estomac ou de l'intestin pour aller s'enkyster dans quelque organe. Il se laisse probablement charrier par le cours du sang veineux : s'il a pénétré dans une branche d'origine de la veine porte, il s'arrête dans le foie; s'il est tombé dans un rameau de la veine cave, il est transporté jusque dans le poumon.

Cette migration de l'embryon semble se faire avec une grande lenteur. Sur des Lapins infestés expérimentalement par des œufs de Linguatule, Leuckart n'a pu constater la présence du parasite qu'au bout de la cinquième semaine : on trouve alors dans le foie et le poumon des nodules blancs, mesurant jusqu'à $0^{mm},4$ et $0^{mm},5$. Dans le cours de la huitième semaine, ces nodules mesurent 1 millimètre; ils renferment une larve ovoïde, dépourvue de pattes et de queue, longue de $0^{mm},25$ à $0^{mm},30$, large de $0^{mm},18$ au maximum. Le passage à l'état larvaire a été marqué d'une double mue : on retrouve à l'intérieur du kyste, à côté de l'animal, les débris de deux membranes cuticulaires, dont l'une porte encore les pattes, l'armature buccale et la fossette dorsale.

La larve est pourvue d'un appareil digestif complet, renfermé dans une cavité générale. La bouche est béante, infundibuliforme et creusée à la face ventrale, à peu de distance de l'extrémité antérieure du corps; elle est entourée d'un demi-cercle corné, ouvert en avant. L'œsophage et le rectum sont étroits, incolores et revêtus intérieurement de chitine ; l'estomac est un grand sac jaunâtre. La face dorsale présente, dans son tiers antérieur, des stigmates groupés en trois rangées transversales et à chacun desquels est annexée une glande unicellulaire.

Une troisième mue se produit vers la neuvième semaine : la larve s'allonge et présente 8 à 10 rangées de stigmates ; autour de l'œsophage, un amas cellulaire représente le rudiment du système nerveux ; entre l'estomac et la paroi dorsale, une autre masse cellulaire indique les organes génitaux.

A la cinquième mue, la larve mesure 1 millimètre ; elle porte de 28 à 36 rangées de stigmates ; l'appareil génital commence à se développer et il est déjà possible de dire à quel sexe appartiendra l'adulte, par suite de la position occupée par l'orifice sexuel.

A la sixième mue, la longueur est de $1^{mm},2$. Le tégument commence à se segmenter, par l'apparition de stries transversales : chaque rangée de stigmates correspond à un segment. Les membres entrent en voie de formation.

La septième mue a lieu vers la quinzième semaine ; la larve est longue de $1^{mm},8$ et possède 50 à 60 rangées de stigmates. Ceux-ci envahissent également la face ventrale.

La huitième mue se produit vers la dix-neuvième semaine ; la longueur est presque de 3 millimètres. Le corps est segmenté sur toute son étendue et chaque segment porte une rangée de stigmates, au dos comme au ventre. Le système nerveux est définitivement constitué ; les orifices sexuels ont pris leur position définitive.

La neuvième et dernière mue a lieu vers la vingt-troisième semaine. La larve ne subit plus désormais aucune modification : elle peut rester longtemps dans son kyste et, comme le Cysticerque arrivé à son complet développement, elle est incapable de parcourir les dernières phases de son ontogénie sans changer de milieu et sans pénétrer chez un hôte nouveau.

La Linguatule, parvenue à ce stade de son développement, a été longtemps considérée comme un animal parfait, en raison du développement remarquable de son appareil reproducteur. On la connaît généralement sous le nom de *Pentastoma denticulatum* Rudolphi, 1819, mais le seul nom qui puisse lui convenir est celui de *Linguatula serrata* Frölich, 1789, si, pour la commodité du langage, on trouve avantageux de lui conserver un nom spécial, comme nous l'avons fait déjà pour les larves des Ténias. Voici du reste sa synonymie :

Tænia caprina Abildgaard, 1789.
Halysis caprina Zeder, 1803.
Echinorhynchus capræ Braun, 1810.
Polystoma denticulatum Rudolphi, 1810.
Tetragulus caviæ Bosc, 1810.
Linguatula denticulata Lamarck, 1816.
Pentastoma emarginatum Rudolphi, 1819.
P. fera Creplin, 1829.
Linguatula ferox Küchenmeister, 1855.

Linguatula serrata (fig. 574) est un animal blanc, transparent, lancéolé, long de 4 à 5 millimètres, large de $1^{mm},2$ à $1^{mm},3$ au maximum. Son corps est annelé et formé d'environ 80 anneaux, dont le bord postérieur est orné d'un grand nombre de spicules chitineux striés en long et à pointe dirigée en arrière.

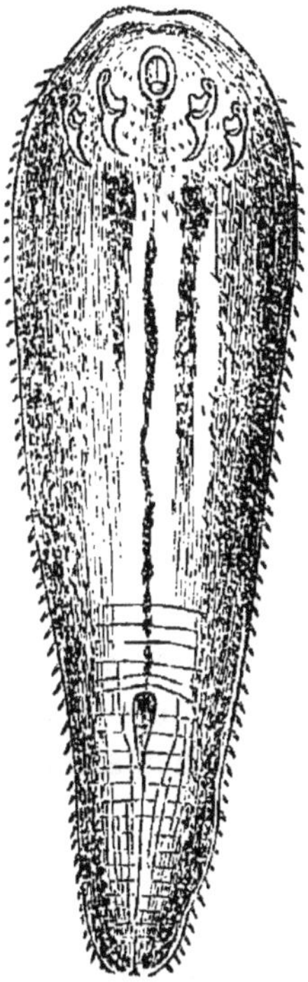

Fig. 574. — *Linguatula serrata.*

Ces spicules se développent plus vite à la partie antérieure et à la face ventrale; chacun d'eux est constitué par un simple prolongement d'une cellule chitogène.

Immédiatement en arrière des pattes, on en compte 180 par rangée; à l'extrémité postérieure on n'en compte plus que 60 et même moins. Les deux premiers segments, d'ailleurs peu distincts, en sont seuls dépourvus. Le premier rang de spicules correspond donc au bord postérieur du troisième segment, qui s'étend à la face ventrale entre les deux paires de pattes; le deuxième rang correspond à la deuxième paire de pattes. Les trois premières rangées sont sinueuses à la face ventrale, mais rectilignes sur le dos; les deux suivantes sont interrompues sur la ligne médiane de la face ventrale. Les troisième et cinquième rangées portent enfin, de chaque côté de la ligne médiane ventrale, une sorte de petite cupule large de 20 μ, à laquelle ne se rend aucun nerf et dont la signification est inconnue.

L'organisation interne de la Linguatule ne diffère que très peu de celle de la forme adulte, mais elle ne présente pas encore de caractères sexuels extérieurs. On peut pourtant reconnaître déjà les sexes à la situation des orifices. La vulve correspond ordinairement à l'avant-dernière rangée de spicules, plus rarement à la dernière rangée, portée par l'avant-dernier segment. L'orifice mâle correspond touours à la cinquième rangée de spicules. Ces orifices sont percés l'un et l'autre à la face ventrale et ont l'aspect d'une courte fente transersale.

L'animal ne peut arriver que par une migration active dans le ilieu favorable à son développement ultérieur. Aussi est-il pourvu e puissants appareils locomoteurs : en outre des spicules, qui s'oposent à un recul, il possède deux paires de pattes ayant l'aspect de riffes et jouant le rôle d'organes de fixation.

Chacun de ces organes est logé dans une poche, simple invagiation du tégument s'ouvrant par une fente assez longue et à peu rès parallèle au grand axe de l'animal. Du fond de la poche s'élève n crochet creux, incurvé en griffe, rempli d'une pulpe de nature onjonctive et mis en action par des muscles spéciaux. Le crochet 'élargit à sa base en une portion plus ou moins ventrue; son bord asilaire est très net et est attaché aux parois chitineuses de la poche ar une mince et flexible membrane unitive. Les mouvements du crochet sont peu étendus et se font dans un seul sens, comme dans n ginglyme; ils s'opèrent autour d'un axe transversal qui passe à eu près par le milieu du bord basilaire et consistent simplement en des saillies ou des retraits.

Au crochet est annexée une pièce importante, avec laquelle il 'articule et qui constitue l'appareil de soutien : c'est une feuille chitieuse, de forme rectangulaire et incurvée en gouttière : elle est lacée en arrière du crochet, qu'elle reçoit dans sa concavité et avec e bord inférieur duquel elle s'articule par ses deux angles supérieurs, tirés en facettes articulaires. Cette lame se dresse librement dans la oche; sa face antérieure est reliée encore à la face postérieure du rochet par une expansion de la membrane unitive.

Celle-ci se continue en haut par le crochet accessoire. Cet organe, lacé entre l'appareil de soutien et le crochet véritable, est une feuille hitineuse incurvée en gouttière ou plutôt en capuchon et prend ans sa concavité le crochet, à la base duquel il s'insère par son ord inférieur, tandis qu'il s'attache d'autre part à l'appareil de outien. Il est mobile, mais n'a pas de muscles propres; ses mouveents lui sont communiqués par l'appareil de soutien; les déplaceents du crochet sont sans action sur lui. Le crochet accessoire éborde le crochet principal et le recouvre complètement, quand celui-ci est rétracté dans la poche; en outre de sa situation plus ostérieure, il s'en distingue encore par sa forme plus effilée, plus roite et par sa moindre longueur; von Siebold le considérait à tort omme un crochet de remplacement.

L'organisation interne de *Linguatula serrata* diffère fort peu de celle e la forme adulte; les seules dissemblances portent sur l'appareil génital, qui est incomplètement développé, bien qu'il présente déjà ses traits essentiels. Chez le mâle, le fond du cloaque sexuel n'est enco occupé que par trois papilles qui produiront par la suite le cirre d'autres organes ; des muscles sont en train de se différencier au du canal déférent. Chez la femelle, les ovaires sont encore plei mais les oviductes commencent à se creuser d'un canal; des fib musculaires se forment autour du vagin.

La Linguatule a été découverte par Abildgaard, en 1789, dans foie et les ganglions mésentériques de la Chèvre. Frölich l'a vue d le poumon du Lièvre, Zürn dans les ganglions mésentériques Mouton ; Colin, d'Alfort, l'a étudiée chez ce même Ruminant. On encore observée chez le Lion, le Bœuf, le Chat ; Colin l'a vue chez Dromadaire, Cobbold chez l'Antilope (*Bubalis mauritanica* et *Cep lophus pygmæus*) ; Weinland l'a vue également chez le Bubale ; en Csokor l'a trouvée récemment dans le foie du Cheval.

L'Homme n'est pas à l'abri des attaques de ce parasite, q se loge de préférence dans le foie, mais peut se rencont aussi dans quelques autres organes.

Les premières (1) observations sont dues à Zenker, Dresde, qui le trouva 9 fois dans 168 autopsies pratiquées d 1er juillet 1853 au 21 août 1854. Dans tous les cas, le parasite été observé dans le foie, 8 fois à la surface, immédiatem au-dessous du feuillet péritonéal, une fois seulement dans profondeur de l'organe. Dans 6 ou 7 cas, il siégeait à la parti antérieure du lobe gauche ; une fois seulement, on en a trou deux exemplaires dans le lobe droit, l'un à la face antérieu l'autre à la face postérieure.

Parmi les individus chez lesquels Zenker fit ses observatio se trouvaient 7 hommes et 2 femmes, tous adultes et âgés 21 à 74 ans ; chez aucun d'eux la mort ne pouvait être attribu à la présence du parasite. Dans 7 cas, on ne trouva qu'une seu Linguatule ; dans un autre cas, on en trouva 2 ; dans le derni cas, il y en avait au moins 2.

La Linguatule ne semble pas être un parasite fort rare. Zenk dit que Heschl, de Vienne, l'a observée 5 fois sur 20 cadavres dans l'espace de quelques semaines. A Würzburg, Vircho ne l'a rencontrée qu'une seule fois : 2 exemplaires calcifi

(1) Pruner dit avoir vu en 1833, dans le Musée d'anatomie pathologique de l'Université de Bologne, deux préparations étiquetées : *Insetti trovati fegato d'un uomo.* S'agit-il là de Linguatules ?

égeant à la surface du foie. Ce même auteur l'a trouvée 5 fois Berlin, dont 3 fois à la surface de foie. A Leipzig, Wagner dit u'on la rencontre à peu près 1 fois sur 10 cadavres : elle se ouve ordinairement à la surface du lobe gauche, plus rare- ent dans le lobe droit; elle siège alors de préférence auprès u ligament suspenseur. Wagner l'a vue 2 fois à l'état vivant. nfin, Walter a vu le parasite sous le feuillet péritonéal du foie, ez un jeune homme de 16 ans, et Frerichs l'a trouvé à Bres- u, pendant un seul semestre, 5 fois sur 47 cadavres.

Toutes les observations qui précèdent montrent qu'en Alle- agne la Linguatule est un parasite assez fréquent. Elle emble plus rare en Suisse : Klebs dit qu'on la trouve 1 fois ir 900 cadavres. A Bâle, d'après Zäslein, on la voit 2 fois sur 914 cadavres, soit dans la proportion de 0,1 p. 100 : dans un eul de ces cas, elle était à la surface du foie.

Le parasite n'a pas encore été observé en France dans le foie e l'Homme. En Russie, Loukin l'a vu 6 fois sur 659 autopsies, l'hôpital maritime de Cronstadt : 4 des malades étaient origi- aires du gouvernement de Wologda, un autre de celui de skov. La Linguatule se trouvait 1 fois dans la profondeur du arenchyme hépatique, 1 fois dans les canaux biliaires dilatés t 4 fois à la surface du lobe droit.

La Linguatule a encore été observée ailleurs que dans le foie. agner l'a trouvée chez un Homme de 62 ans, dans un kyste tué sur le bord convexe du rein droit. A Berlin, Virchow l'a ue également dans la substance corticale du rein. Wagner l'a encontrée encore vers la partie moyenne de la rate, près de la ace convexe, chez un cordonnier de 23 ans, mort de tubercu- ose pulmonaire. D'après ce même auteur, Zenker l'aurait vue ous la séreuse intestinale. Virchow et Welch (1) virent égale- ent le parasite enkysté dans la sous-muqueuse de l'intestin rêle; ce dernier observateur le prenait pour un Echinorhyn- ue. Enfin, Zäslein rapporte un cas analogue, dans lequel deux ystes furent trouvés dans la sous-muqueuse de l'intestin grêle.

(1) Dans le cas de Welch, il ne s'agit sans doute point de *Linguatula ser- ata*, mais bien d'une espèce voisine. L'observation fut faite chez un soldat de 4 ans, qui était resté 14 ans aux Indes et qui, bientôt après son retour, ourut de phthisie. Le parasite était long de $3^{mm},30$, large de 83 μ, réniforme pourvu de crochets dont la teinte d'ambre contrastait fortement avec le lanc laiteux du corps.

Le parasite est ordinairement enkysté dans une capsule fibreuse de tissu dense, lâchement unie au parenchyme hépatique et au péritoine. Ce kyste se présente sous l'aspect d'un nodule solide, blanchâtre, à contour net, gros comme un grain de Millet ou comme un petit pois. Le plus souvent, l'animal est mort depuis plus ou moins longtemps; aussi est-il rendu méconnaissable par des dépôts calcaires qui se sont effectués dans ses tissus et dans sa cavité générale; en le soumettant à l'action de l'acide chlorhydrique très dilué, les sels se dissolvent et l'on retrouve aisément les crochets; parfois même l'animal s'obtient en bon état de conservation. Dans aucun cas, ce parasite ne semble avoir déterminé la mort, ni même avoir amené de graves accidents. Comme il est de petite taille, qu'il est presque toujours solitaire et qu'il s'isole dans un kyste, il ne peut occasionner de grandes lésions dans le parenchyme du foie : son rôle pathogénique est des plus faibles.

Gurlt avait émis l'avis que *Linguatula serrata* et *L. rhinaria* étaient deux états d'une même espèce et non deux espèces distinctes, comme on l'admettait généralement. Leuckart confirma cette présomption et démontra expérimentalement que la première de ces formes n'était que la larve de la seconde.

On infeste trois Chiens avec un certain nombre de *L. serrata*, puis on les sacrifie au bout de quelque temps. Chez le premier, tué six semaines après l'infestation, on trouve dans les fosses nasales trois *L. rhinaria* de petite taille (8 à 10 millimètres). Chez le second, sacrifié au bout de dix-sept semaines, on trouve 39 Linguatules : la moitié environ est représentée par des mâles, longs de 15 à 16 millimètres, et ayant accompli déjà l'acte de la copulation. Les femelles sont plus grandes et ont jusqu'à 26 millimètres de longueur; leur réservoir séminal est rempli de sperme, bien que l'ovaire et l'utérus ne soient pas encore complètement développés. Les fosses nasales et les sinus frontaux du troisième Chien, sacrifié au bout de six mois, renferment 3 femelles et 2 mâles; ces derniers ont la taille et l'aspect de ceux de l'expérience précédente, mais les femelles ont atteint leur maturité sexuelle et ont acquis jusqu'à 65 millimètres de longueur; les œufs contenus dans le vagin sont tous mûrs et déjà presque tous fécondés.

Sans avoir connaissance des recherches de Leuckart, le professeur Colin, d'Alfort, a répété ces mêmes expériences et est arrivé aux mêmes résultats. Le fait est donc définitivement acquis; toutefois, ces expériences n'expliquent pas de quelle manière *L. serrata*, introduit dans le tube digestif du Chien avec les tissus qui l'hébergent, va parvenir jusque dans les fosses nasales de son nouvel hôte. Gerlach pense que, après la digestion de son kyste et sa mise en liberté, il traverse la paroi de l'estomac, passe du péritoine dans la plèvre, pénètre dans le poumon, puis remonte par les bronches, la trachée, le larynx et le pharynx jusque dans les fosses nasales et les sinus frontaux, où il arrive à l'état adulte. Il est plus vraisemblable qu'il remonte par l'œsophage et l'arrière-bouche. Quoi qu'il en soit, c'est dans son habitat définitif que l'animal accomplit sa dernière métamorphose et revêt les caractères de l'adulte.

Les migrations étant achevées, les nombreux spicules qui hérissent le tégument sont devenus inutiles : une mue se produit dans le cours de la troisième semaine et les spicules sont rejetés; il en est de même du crochet accessoire. La nouvelle cuticule est une lamelle de chitine simple et lisse. Tant que la mue ne s'est pas effectuée, l'animal s'allonge peu : sa taille maximum est de 5mm,3; après la mue, elle atteint 7 à 8 millimètres et la femelle se montre d'emblée plus grande que le mâle. Les organes génitaux achèvent alors leur développement, mais avec une inégale rapidité : le mâle arrive à maturité sexuelle plus tôt que la femelle.

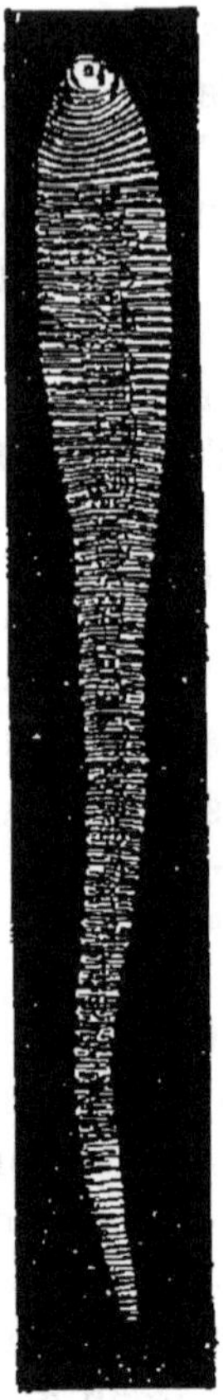

Fig. 575. — *Linguatula rhinaria.*

Linguatula rhinaria (fig. 575) est un animal aplati, en forme de lancette, effilé en arrière, arrondi en avant. Le mâle n'a jamais plus de 16 à 18 millimètres de longueur et présente sa plus grande largeur, environ 3 millimètres, vers le premier tiers de sa longueur. La femelle est longue de 60 à 85 millimètres.

La surface du corps est divisée en segments, au nombre de 90 environ, séparés les uns des autres par un sillon profond et plus larges à leur bord postérieur, en sorte que le profil du corps est dentelé. Chez le mâle, les segments ont à peu près tous la même longueur; les quatre premiers jouissent d'une certaine indépendance et peuvent être considérés comme formant un céphalothorax : l'anneau 2 por les papilles tactiles, les anneaux 3 et 4 portent les deux paires pattes. Chez la femelle, les segments sont inégaux, par suite du dé loppement de l'appareil génital dans la région postérieure du corps de l'allongement consécutif de cette partie. Le corps présente sa pl grande largeur à 10 ou 12 millimètres en arrière de l'extrémité cép lique : jusque-là, on compte environ 30 anneaux, longs chacun de 30 à partir de ce point, les segments augmentent progressivement longueur, jusqu'à mesurer 1 millimètre, mais diminuent de nouve dans le dernier quart.

Le corps peut être divisé en trois zones longitudinales : la médi comprend tous les organes et se dilate plus ou moins suivant volume de ceux-ci, tandis que les deux zones latérales restent pla et vides.

Les stigmates sont disposés comme chez la larve : ce sont canaux larges de 10 à 18 µ, qui traversent toute l'épaisseur de cuticule et mettent ainsi l'épiderme en rapport avec l'extérieur. Ve le milieu de la longueur du corps, on en compte 40 à 50 par anne mais ils sont moins nombreux aux extrémités et sont plus serrés face ventrale qu'à la face dorsale. Les premiers se montrent sur troisième anneau ; les derniers segments en sont totalement dépourv Ces organes ne sont nullement comparables aux stigmates des Insect leur rôle est inconnu : peut-être servent-ils à la respiration, rendant la cuticule perméable.

Le second segment présente à sa face ventrale, tout près de bord latéral, une paire de papilles tactiles, analogues aux anten ou aux palpes des Arthropodes. Chacune d'elles reçoit un filet nerv et porte à son extrémité une sorte de petit tentacule mobile.

Les crochets ont la même disposition générale que chez la lar mais sont comparativement moins grands et moins forts, bi que leur taille ait augmenté d'une façon absolue ; ils sont mo incurvés que précédemment. En raison de leur nature cuticul ils subissent des mues, comme toutes les autres parties du corp celle qui marque le passage de l'état larvaire à l'état adulte est cara térisée par la perte définitive du crochet accessoire. Les croch n'ont donc pas une taille constante, comme chez les Cestodes, p exemple, mais croissent à chaque mue et présentent d'autre part d différences sexuelles : chez le mâle, ils sont longs de 380 µ envir mais atteignent chez la femelle une taille à peu près double. La gr se sépare de la partie basilaire, en sorte que le crochet doit être co sidéré comme un membre à deux articles.

L'épiderme recouvre une couche musculaire formée de trois assis les fibres sont striées transversalement. La première assise est tra rsale; la seconde, plus épaisse, est longitudinale; la dernière, plus terne, consiste en un système de fibres diagonales, développées ulement sur les parties latérales.

La bouche est située entre les crochets, à la partie antérieure de la ce ventrale. Elle est béante, ovale, large de 0mm,35 chez le mâle, de m,60 chez la femelle; elle est dépourvue d'appareil masticateur et s bords sont renforcés par un bourrelet de chitine. Elle commu-'que avec une petite cavité infundibuliforme, qu'un étranglement et sphincter séparent d'un pharynx de même aspect. Ce dernier est is en mouvement par trois muscles protracteurs qui s'attachent l'un sa face dorsale, les deux autres sur les côtés et se portent en ant; ils ont pour antagoniste un muscle rétracteur qui s'insère à face ventrale de l'œsophage, puis se bifurque et va se fixer d'autre art à la paroi latérale du corps. Les aliments liquides sont pompés ar les mouvements du pharynx.

L'œsophage est long de 3 à 4 millimètres; sa lumière est large de m,1 : il est revêtu, sur toute son étendue, d'une couche de chitine, -dessous de laquelle on voit un épithélium chitinogène, puis une uche musculaire. L'estomac est dépourvu de cuticule, mais possède ux couches musculaires : l'interne est circulaire, l'externe longitu-nale. C'est un tube cylindrique, rectiligne comme tout le reste du tube gestif, rétréci en arrière : à sa surface prennent insertion un certain ombre de fibres musculaires qui se groupent de chaque côté en un isceau rubané et vont s'attacher à la paroi dorsale.

On ne constate aucune ligne de démarcation entre l'estomac et ntestin, mais intérieurement la limite est indiquée par la réappa-tion sur celui-ci d'une cuticule et d'une couche de muscles circu-es. Le rectum s'étend à travers les 12 à 16 derniers segments : la asse conjonctive qui lui sert de tunique adventice renferme de osses cellules nerveuses, auxquelles aboutissent des filets nerveux i traversent en ce point la cavité générale, venant de la paroi du rps et accompagnés de fibres musculaires.

La Linguatule n'a pas d'appareil respiratoire; les échanges gazeux opèrent par la surface entière du corps et peut-être plus spéciale-ent au niveau des stigmates. L'appareil circulatoire fait également éfaut. Le liquide nourricier remplit la cavité générale qui, pour surer un contact plus intime entre le sang et les organes, présente es diverticules latéraux s'enfonçant plus ou moins loin dans l'épais-ur de la peau, sous forme de grandes lacunes.

Un appareil glandulaire, signalé par Mehlis, est répandu dans le rps presque entier : on le voit déjà à l'œil nu. Çà et là sont épars, uf dans la zone moyenne, des acini formés par la réunion d'un ertain nombre de glandes unicellulaires mesurant jusqu'à 0mm,2 de diamètre et déversant leur produit dans un canal commun. canaux aboutissent de chaque côté à l'un ou à l'autre de trois tub qui marchent d'arrière en avant : ce sont des canaux à revêteme chitineux, dépourvus de couche musculaire et s'ouvrant chacun à base d'un crochet; on ignore encore où se termine la paire de tu internes. Cet appareil élabore un liquide clair, dont la significatio est inconnue, mais qui probablement est destiné à irriter les parti sur lesquelles l'animal est fixé et à provoquer ainsi un afflux pl considérable de substances nutritives.

Le système nerveux consiste en deux masses ganglionnaires f sionnées sur la ligne médiane, au-dessous de l'œsophage et situées dans le huitième ou le neuvième segment. Les ganglions cérébroïd font défaut et sont remplacés par une commissure annulaire entoure l'œsophage. Cette masse nerveuse représente une chaîn ventrale raccourcie et condensée; tous les nerfs qui en partent se distribuent à la région antérieure du corps, sauf deux grands latéraux qui se laissent suivre jusqu'à l'extrémité postérieure.

Les organes génitaux sont développés dans la région dorsale, au-dessus du tube digestif. Le mâle possède deux testicules, simples glandes en tube dont la longueur totale est de 13 millimètres environ, pour une largeur d'un millimètre : au moment de leur turgescence, ils remplissent la plus grande partie de la cavité générale, sauf le quart antérieur; les spermatozoïdes sont filamenteux. Les de testicules s'unissent l'un à l'autre pour former la vésicule séminale, canal unique et cylindrique, long de 9 millimètres, large de 0mm,6 à 0mm,9, et bifurqué à son extrémité antérieure : ses deux cornes embrassent la portion initiale de l'estomac, puis se continuent chacune avec un canal déférent. A la naissance de celui-ci se trouve appendu un cæcum long de 6 millimètres, large de 0mm,3, revêtu intérieurement d'une cuticule chitineuse et pourvu d'une puissante couche musculaire longitudinale; cet appendice n'est donc pas de nature glandulaire, mais représente plutôt un appareil propulseur, favorisant l'éjaculation du sperme.

Chaque canal déférent est formé de deux portions distinctes; la première est droite et longue seulement de quelques millimètres; la seconde se dilate en un grand sac pyriforme qui est le cloaque sexuel, renfermant l'organe copulateur ou cirre. Celui-ci est représenté par un filament long et mince, qui s'insère au fond du cloaque; il est normalement pelotonné sur lui-même, mais se déroule au m ment du coït. Le cloaque sexuel renferme encore deux grandes papilles chitineuses. Les deux cloaques s'ouvrent au dehors par une fente transversale dépourvue de muscles et percée à la face ventrale, en arrière du septième segment.

L'organe femelle ne comprend qu'un ovaire, retenu à la paroi dor-ale par un mésoarium. Son extrémité postérieure se bifurque en deux oviductes longs de 5 millimètres, qui embrassent l'œsophage, puis se éunissent pour constituer un vagin impair avec lequel ils communi-quent par une fente étroite. Le vagin présente une couche cuticulaire t une couche musculaire surtout développées dans la région posté-'eure; à son début, il porte comme annexes deux réceptacles sémi-aux, longs de $4^{mm},5$ à 5 millimètres, larges de 1 millimètre à $1^{mm},3$, t dans lesquels le sperme s'accumule après la copulation. Ces deux rganes sont formés d'un large cæcum, pourvu d'une puissante cou-che musculaire et d'un canal excréteur, séparé de la première por-ion par un sphincter : le cæcum est libre dans la cavité générale, ais le conduit séminal est fixé par de nombreux troncs nerveux et ar deux forts muscles provenant de l'enveloppe musculo-cutanée. La ulve s'ouvre à l'extrémité postérieure du corps, au voisinage immé-iat de l'anus.

L'accouplement a lieu avant la maturité sexuelle de la femelle : le âle ne déroule alors qu'un seul cirre et ne remplit de sperme u'un seul réceptacle séminal de la femelle. Celle-ci poursuit alors on évolution; quand les œufs sont mûrs et fécondés, ils s'accu-ulent dans le vagin, le distendent et y séjournent jusqu'à un état vancé de leur développement.

Nous avons dit déjà que *Linguatula rhinaria* s'observait par-ois chez l'Homme. On a cité des exemples de malades guéris 'épistaxis persistantes après avoir évacué par les narines des Vers » qui étaient sans doute des Linguatules : Fulvius Ange-inus (1) a signalé un fait de ce genre chez un Homme de rente-quatre ans, cas dans lequel la détermination du parasite st peu nette; elle semble du moins être plus certaine dans 'observation de Laudon.

(1) « Cum autem hic ex morbo jam convalesceret, neque illum amplius ipse itarem, dum apud ignem de cæna cogitat, sentit ecce nescio quem levem uritum, aut tristem sensum circa dextram narem, credensque id vel ex umo sanguinis, aut a crasso muco procedere, sudariolo nares emungit, sta-imque in ipso delapsus apparet vermis medii digiti longitudinem æquans, ssiusculo corpore, rubeus, nigro capite, et duro, duabus acutis branchiis nstar scorpionis mordens, non nullis pilis rubeis præditus, sex pedes versus put, non nullos vere parvos versus caudam habens, quibus placide gradie-atur, vixit apud me quatuor integros sine cibo dies, hujusque imaginem præ-ns picta pagina notam facit. » Vic. Als. della Croce, *De quæsilis per episto-m in arte medica centuriæ quatuor* (Venetiis, 1622, page 190), cite Fulvius gelinus, *De verme admirando ex morbi acuti convalescentia per nares resso.*

Un Homme de trente-quatre ans, serrurier à Elbing, fait la pagne de 1870. Il ne tarde pas à être malade ; douleur au foie, tère, troubles gastriques ; on porte le diagnostic de périhépat Cela dure jusqu'en 1874 ; le traitement fait disparaître ces sym tômes, sauf l'ictère ; néanmoins le malade va en s'affaiblissant.

Bientôt après la guerre, mais un peu après la maladie hépati il commence à saigner du nez. Ces épistaxis durent sept ans, pres sans interruption ; elles sont d'abord faibles et arrivent dans l'ap midi, puis elles vont en augmentant d'intensité et se reproduis ordinairement deux fois par jour. Le malade se plaint en même tem d'une pénible sensation de pression dans la narine gauche ; le s culum ne permet de constater qu'un peu de gonflement inflamm toire ; la narine droite est saine. Au commencement de l'été 18 la sensation de pression étant très forte vers la racine du nez, malade expulse soudain, après un violent éternuement, une Ling tule qui, mise dans l'eau, était encore vivante au bout de trois jo

Les épistaxis cessent alors définitivement. Le malade revien l'état normal, sauf la persistance d'une légère teinte ictérique. Il vraisemblable que les troubles hépatiques tenaient à l'irritation ca sée par des Linguatules ; ils ont pris fin quand les parasites, en s' kystant, ont cessé d'agir sur le foie.

Pour la bibliographie, voir Carus et Engelmann, *Bibliotheca zoolo* (Leipzig, 1861), I, p. 459 et O. Taschenberg, *Bibliotheca zoologica II* (Lei 1887), II, p. 1267. Consulter en outre les travaux ci-dessous :

F.-A. Zenker, *Ueber einen neuen thierischen Parasiten des Menschen* (. *tastomum denticulatum Rud.*). Zeitschrift f. rat. Medicin, (2), V, p. 212, 1

E. Wagner, *Pentastomum denticulatum in der Niere.* Archiv f. ph Heilkunde, XV, p. 581, 1856. — Id., *Pentastomum denticulatum der* Archiv der Heilkunde, III, p. 478, 1862. — Id., *Lehrbuch der allgeme Pathologie*, 1876. Voir p. 180.

R. Virchow, *Helminthologische Notizen. — I. Zur Verbreitung der Ento* Virchow's Archiv, XI, p. 79, 1857. Voir p. 81.

R. Leuckart, *Weitere Beobachtungen über die Jugendzustände und Entwickelungsgeschichte von Pentastomum tænioïdes.* Zeitschrift f. rat. dicin, (3), IV, p. 78, 1858. — Id., *Bau und Entwicklungsgeschichte der Pen tomen.* Leipzig und Heidelberg, 1860.

Colin, *Recherches sur une maladie vermineuse du Mouton, due à la sence d'une Linguatule dans les ganglions mésentériques.* Bull. de la Soc. méd. vétér., (2), V, p. 125, 1861. — Id., *Communication sur le développe de la Linguatule des ganglions mésentériques.* Ibidem, (2), VII, p. 22, 186 Id., *Recherches sur le Pentastome des cavités nasales du Chien.* Ibidem, VIII, p. 108, 1864.

H. Walter, *Helminthologische Studien.* Bericht des Offenbacher Vereins Naturkunde, VII, p. 51, 1866. Voir p. 78.

T. Sp. Cobbold, *On the prevalence of entozoa in the dog, with remarks their relation to public health.* Journal of the Linnean Soc. of London, p. 281, 1867. Voir p. 293.

F.-H. Welch, *The presence of an encysted Echinorhynchus in Man.* The ancet, II, p. 703, 1872.
Laudon, *Ein casuistischer Beitrag zur Ætiologie der Nasenblutungen.* Berner klinische Wochenschrift, XV, p. 730, 1878.
Dr. Loukin, *Piatioustnik* (*Pentastoma denticulatum, Linguatula*). Meditskia pribavlenia kmorskomou sbornikou, XVIII, p. 389, 1878 (en russe).
. Hahn et Ed. Lefèvre, *Pentastome ou Linguatule*, Dictionn. encyclop. des ences médicales, (2), XXII, p. 704, 1885.
H. Landois, *Pentastoma tænioides Rud.* 15. Jahresber. des Westfäl. Pronzen Vereins, p. 17, 1886.
Csokor, *Ueber Pentastomen und P. denticulatum aus der Leber des erdes.* Zeitschrift für Veterinärkunde, I, p. 1, 1887.

Linguatula constricta R. Bl., 1888.

NONYMIE : *Pentastoma constrictum* von Siebold, 1852.

Cette Linguatule n'est encore connue qu'à l'état larvaire. lle est allongée, cylindrique, annelée, arrondie en avant, rminée en cône obtus en arrière, aplatie à la face ventrale, gue de 13^{mm},4, large de 2^{mm},25. Le corps est blanc de lait; u voisinage de la bouche se voient quatre crochets jaune d'or; ntestin, vu par transparence, est jaune ou verdâtre. Le nombre des anneaux serait de 23, d'après le dessin publié par von iebold; Pruner dit avoir reconnu dans leurs intervalles, à la ce ventrale, deux rangées de stigmates. Le bord postérieur s anneaux est dépourvu de spicules, ou du moins ne porte e des spicules de petite taille.

Ce parasite n'a encore été trouvé que par quatre observateurs. uner l'a vu deux fois au Caire, enkysté dans le foie des gres : c'était là la première observation de Linguatule chez omme; ce même auteur l'a trouvé chez la Girafe. Bilharz le également chez deux Nègres, dans un grand nombre de ystes situés sous la capsule de Glisson; des kystes semblables trouvaient sous la muqueuse de l'intestin grêle.

D'autre part, Aitken a fait connaître deux cas, d'après des emplaires du Musée pathologique de Nestley. Le premier cas, nstaté par le Dr Kearney, se rapporte à un Africain d'environ ngt et un ans, qui s'était enrôlé dans le 5e West India Regiment, à la Jamaïque, et qui, quelques mois auparavant, était nu de Sainte-Hélène. Le lobe inférieur du poumon droit renmait un ou deux nodules jaunes, à l'intérieur desquels on ait une Linguatule enroulée sur elle-même à la façon d'un ressort de montre. La surface du foie était marquée d'enviro 20 à 30 nodules semblables à ceux du poumon. Le plus lon des spécimens observés avait à peine 19 millimètres de lon gueur.

Dans le second cas, observé par Crawford, les parasi n'existaient que dans le foie : ils étaient renfermés dans petites poches disséminées dans tout l'organe. Le malade éta soldat au 1er West India Regiment; il mourut à Bathurs Gambie.

Mégnin pense que *Linguatula constricta* est la larve d *L. moniliformis*, qui habite les poumons et la cavité abdominal d'un grand nombre de Reptiles; cette opinion nous semble p probable. Quoi qu'il en soit, l'animal est un parasite redou table : il peut produire à la fois une pneumonie et une périto nite et amener ainsi la mort.

Pruner, *Krankheiten des Orients*. Erlangen, 1847. Voir p. 249.

Bilharz, *Ein Beitrag zur Helminthographia humana*. Z. f. w. Z., IV, p. 1852. Voir p. 65. — Id., *Uebersicht über die in Egypten beobachteten men lichen Eingeweidewürmer*. Zeitschrift der Gesellschaft der Ærzte in Wien, p. 447, 1858.

W. Aitken, *On the occurrence of Pentastoma constrictum in the hu body as a cause of painful disease and death*. Science and practice of m cine, 4th edition. London, 1865.

ORDRE DES ACARIENS.

Les Acariens ou *Mites* sont des Arachnides ordinairement d petite taille, à corps non annelé, ramassé sur lui-même; l céphalothorax et l'abdomen sont unis entre eux; l'appare buccal est disposé pour mordre ou pour sucer; la respiratio est cutanée ou trachéenne. Les sexes sont toujours séparés la femelle est ovipare, plus rarement ovo-vivipare. De l'œ sort un jeune animal semblable ou non aux parents, pour de trois paires de pattes, rarement de quatre; il subit un métamorphose pour arriver à l'état d'adulte pubère; la femell subit encore une dernière transformation après l'accouple ment, pour passer à l'état de femelle ovigère.

Ces animaux sont très répandus dans la nature : les uns son terrestres, les autres aquatiques; ils sont libres pendant tout leur existence ou mènent, au contraire, à des degrés très diff ents, une vie parasitaire, soit chez les plantes, soit chez les animaux; un grand nombre s'attaquent à l'Homme, mais deux seulement (*Demodex folliculorum* et *Sarcoptes scabiei*) sont de vrais parasites. Les importants travaux de Mégnin, dont nous suivrons la classification, ont éclairé d'une vive lumière l'histoire de ces animaux.

P. Mégnin, *Les parasites et les maladies parasitaires*. Paris, in-8° de 478 p. et atlas de 26 pl., 1880.

FAMILLE DES DÉMODICIDÉS

Les Démodicidés ou *Dermatophiles* sont des parasites vermiformes, glabres, à organisation rudimentaire; les pattes ne sont formées que de trois articles raccourcis; la femelle est ovipare, le jeune subit des métamorphoses. Cette famille ne renferme encore que le seul genre *Demodex*, dont l'espèce unique, *D. folliculorum*, vit dans les glandes sébacées et les follicules pileux de l'Homme et de divers animaux.

Demodex folliculorum Owen, 1843.

SYNONYMIE : *Acarus folliculorum* Simon, 1842.
Macrogaster platypus Miescher, 1843.
Simonea folliculorum P. Gervais, 1844.
Entozoon folliculorum Er. Wilson, 1845.
Steatozoon folliculorum Er. Wilson, 1847.

En 1841, Henle, alors professeur à Zurich, découvrit ce parasite dans les glandes sébacées du conduit auditif externe, chez un cadavre humain. Prenant la tête pour la queue, il décrivit à cette dernière quatre paires de saillies armées de crochets et comparables aux ventouses de certains helminthes (*Octobothrium*, *Gyrodactylus*), raison pour laquelle il le rangea parmi les Vers.

L'année suivante, Gustave Simon, de Berlin, découvrit à son tour ce parasite dans les comédons de l'aile du nez, chez trois Hommes parfaitement sains et très propres, dont l'âge était de 40, 30 et 22 ans; l'animal fut cherché en vain chez sept autres personnes. Simon examina encore les glandes de l'aile du nez chez dix cadavres (deux nouveau-nés, un enfant de trois ans et sept adultes des deux sexes): sur huit de ces cadavres, dont sept avaient des comédons, il trouva le parasite, soit dans les follicules pileux malades, soit dans les follicules sains. Il reconnut en lui un véritable Acarien et le considéra comme capable d'irriter les glandes sébacées et de produire ainsi les comédons et les pustules d'acné.

L'étude de cet animal fut alors reprise par Miescher, par Valentin qui le trouva sur lui-même, par Wilson et Tulk en Angleterre, puis par Gruby en France. Les travaux plus récents de Mégnin et de Csokor ont achevé de nous le faire connaître.

Demodex folliculorum (fig. 576) rappelle assez l'aspect de *Linguatula serrata*, mais la taille est différente : le mâle est long de $0^{mm},30$ environ, la femelle ovigère mesure de $0^{mm},36$ à $0^{mm},40$. Le corps est effilé, totalement glabre et assez nettement divisé en deux parties. Le céphalothorax est rigide, aplati à la face inférieure, convexe à la face supérieure, délicatement strié en différentes directions. L'abdomen est allongé, mou, conoïde et finement strié en travers.

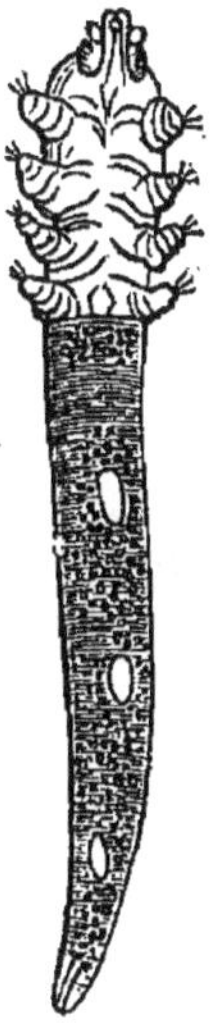

Fig. 576. — *Demodex folliculorum.*

L'appareil buccal ou *rostre* fait saillie à l'extrémité antérieure et est recouvert dans sa partie postérieure par l'épistome, qui se prolonge lui-même latéralement par deux lamelles analogues aux *joues* des Sarcoptides. Le rostre est long de 30 μ, large de 30 μ à sa base dans l'un et l'autre sexe, et comprend : une paire de *mâchoires* ou *maxilles* soudées plus ou moins loin par leur base et adhérant au premier article des palpes ; une paire de *palpes maxillaires* à quatre articles, le premier cylindroïde et de grande taille, le dernier portant deux papilles aiguës et un fort crochet à pointe tournée en arrière ; une paire de *mandibules* ou *chélicères* soudées par la base, fixes et ayant l'aspect de stylets lamelleux, tronqués à leur extrémité ; enfin une languette impaire, mobile et triangulaire, située à la face supérieure des mâchoires. Les articles basilaires des palpes présentent à leur face dorsale, près du bord externe, une paire de tubercules punctiformes, que Wilson considérait comme des yeux et qui donnent simplement insertion à des muscles se distribuant à la tête ou au thorax. Trois paires de papilles semblables se voient également sur les parties latérales de la face dorsale du thorax : Wedl les considérait comme des stigmates, mais cette opinion a été reconnue fausse par Landois ; pour Geber, ce seraient des sortes de spicules particuliers au sexe mâle.

Un sillon circulaire sépare la tête du thorax. Celui-ci est long de

95 à 100 μ et large de 45 μ; vu par la face ventrale, il présente de chaque côté quatre *épimères* ou tiges chitineuses résultant d'un renforcement de la cuticule : les épimères prennent naissance sur le bord latéral, se portent transversalement et se rencontrent sur la ligne médiane; là, ils sont réunis les uns aux autres par un *sternite* longitudinal qui divise la face inférieure du thorax en huit petits carrés, ouverts sur les côtés et dont le dernier s'ouvre en outre postérieurement.

A la naissance de chaque épimère s'attache un membre à trois articles: la *hanche* ou *coxa* a la forme d'un tronc de pyramide à trois faces; la *jambe* ou *tibia* est conique; le *tarse* est un simple tubercule surmonté de deux ongles mousses, dont l'interne est le plus grand.

La taille de l'abdomen diffère notablement dans les deux sexes, ce qui explique la différence dans la longueur totale du corps : chez la femelle ovigère, il est arrondi en arrière et environ un quart plus long que chez le mâle.

La bouche s'ouvre entre les mâchoires; l'œsophage chitineux court d'avant en arrière et se dilate en estomac au niveau de la dernière paire de pattes; l'intestin est rétréci et revêtu d'une cuticule. L'anus s'ouvre à la base et à la face ventrale de l'abdomen, sous la forme d'une fente longitudinale et médiane, longue de 10 à 15 μ. L'appareil circulatoire ne semble pas exister. Il en est de même pour l'appareil respiratoire; pourtant, Leydig et Csokor ont décrit deux systèmes de trachées communiquant entre eux à la partie postérieure de la tête et s'étendant de là jusqu'à la dernière paire de pattes. On peut rapporter au système nerveux deux masses granuleuses latérales, qui siègent au niveau du sillon séparant la tête du thorax et qui émettent des filaments délicats.

Les organes génitaux sont contenus dans l'abdomen et se voient assez facilement à travers le tégument. L'organe mâle comprend un testicule et un canal déférent : ce dernier s'ouvre au dehors par un petit orifice situé un peu en avant de l'anus, mais en arrière de la dernière paire d'épimères, et dans lequel on remarque, à l'époque de l'accouplement, un pénis ayant la forme d'un tronc de cône. L'organe femelle comprend un ovaire et un oviducte qui débouche dans la terminaison du rectum.

On n'est pas d'accord pour savoir si la femelle est ovipare ou vivipare. La première opinion est celle de Simon, Wilson, Owen, Leydig, Csokor, Geber et Railliet; la seconde est celle de Wedl et Mégnin.

L'œuf est cordiforme ou fusiforme, long de 60 à 80 μ, large de 40 à 50 μ et entouré d'une mince membrane; il donne naissance à une *larve hexapode* qui présente déjà le rudiment des pièces buccales et des trois premières paires de pattes. Une mue survient et la larve devient *octopode*, par suite de l'apparition des deux dernières pattes. A la suite d'une seconde mue, la larve s'est transformée en *nymphe*, son rostre et ses pattes sont définitivement constitués, mais les organes génitaux manquent encore, comme l'indique le faible développement de l'abdomen; ces organes se développent sans que l'animal subisse une nouvelle mue. Les individus sexués sont rares et assez difficilement reconnaissables au milieu des nymphes qui ont la même apparence; mais la présence des œufs ou des larves hexapodes est un signe certain de la présence des adultes.

Le Démodex se trouve très ordinairement dans les glandes sébacées du visage, du nez, des lèvres, du front et des joues; Henle et Berger l'ont vu dans le cérumen, Majocchi dans les glandes de Meibom, Wilson au ventre, Remak au dos, Gross sur le mont de Vénus et Gruby en d'autres régions encore. Le parasite occupe de préférence le conduit excréteur de la glande, qui se dilate en ce point; la tête est toujours tournée vers le fond de la glande, les pieds sont appliqués contre la paroi.

Le nombre des parasites renfermés dans une même glande varie suivant l'état de celle-ci. Les glandes sébacées normales n'en renferment pas ou n'en renferment que 1 ou 2, rarement 3 ou 4. Les comédons en contiennent ordinairement de 2 à 6, d'après les observations de Simon sur le cadavre, aussi bien que sur le vivant; parfois on en trouve 11, 13 et même, suivant Gruby, jusqu'à 16 et 20; sur le cadavre, Henle les a trouvés encore vivants au bout de six jours.

Le parasite s'observe à tout âge, sauf chez les très jeunes enfants; Geber l'a vu sur des enfants de deux ans et de quatre ans : il y est très rare, mais devient beaucoup plus fréquent à l'âge adulte. Gruby l'a vu 40 fois sur 60 personnes et 2 fois sur 3 cadavres : il conclut donc à son existence chez la plupart des individus et à toutes les époques de l'année, conclusion qui est également celle de Wilson et de Geber; toutefois, Mégnin dit ne l'avoir observé que chez un dixième environ des hommes d'un régiment d'artillerie.

On peut trouver le Démodex dans des glandes parfaitement saines : aussi certains auteurs, tels que Geber, lui refusent-ils tout rôle pathogénique. D'autres admettent avec Simon et ruby que sa présence prolongée et son accumulation dans s glandes finissent par irriter celles-ci et causent ainsi l'inammation, puis la purulence caractéristique de l'acné ; l'action u parasite dans l'étiologie de cette affection n'est sans doute as négligeable, mais se réduit pourtant à fort peu de chose.

Des Démodex ont été signalés chez un certain nombre de Mammières : chez le Chien, dans les follicules pileux de toute la surface du orps, par Topping, Tulk et Gruby ; chez le Chat, au nez et dans oreille, par Leydig et Mégnin ; chez la Chèvre, à la région des côtes, ar Niederhäusern, puis par Railliet et Nocard ; chez le Renard et le heval, par Gros ; chez le Bœuf, par Gros et Faxon ; dans les glandes e Meibom du Mouton, par Oschatz ; chez le Porc, par Csokor, en 878 ; enfin, chez un Chiroptère (*Phyllostoma*) de Surinam par Leydig, n 1859.

Toutes ces formes représentent-elles autant d'espèces ou simpleent des variétés d'une seule et même espèce? La question n'est pas ncore tranchée. L'unicité du Démodex est admise par Gruby, Heuber, Darin, Railliet, mais est contestée par Leydig, Csokor, Geer, etc.

Divers observateurs ont tenté de transplanter le parasite d'un anial sur l'autre ou de l'animal sur l'Homme, mais leurs tentatives t donné des résultats douteux (Friedberger, Martin) ou même comlètement négatifs (Martemucci, Rivolta). La question reste donc endante ; elle ne présente du reste que peu d'intérêt au point de vue édical, en raison de la réelle innocuité du parasite. Le Chien et le rc ne jouissent point à cet égard du même privilège que l'Homme : hez eux, le Démodex détermine une très grave affection cutanée.

Carus et Engelmann, *Bibliotheca zoologica*, I, p. 468.
Taschenberg, *Bibliotheca zoologica*, II, p. 1274.
J. Henle. Bericht üb. die naturf. Gesellschaft in Zürich. Beobachter aus der stlichen Schweiz. Zürich, dec. 1841. — Id., *Bericht über die Arbeiten im ebiet der rationellen Pathologie*. Zeitschrift für rat. Medicin, III, p. 1, 1844. oir p. 28.
G. Simon, *Sur les Acares vivant dans les follicules pileux de l'Homme, en nté et en maladie*. Archives de médecine comparée par Rayer, I, p. 45, 1843.
F. Miescher, *Ueber einen neuen Parasiten der menschlichen Haut*. Verhandl. er Baseler naturf. Gesellschaft, V, p. 191, 1842.
Erdl, *Ueber den Acarus folliculorum*. Gelehrte Anzeigen der k. baierischen kademie, XVII, p. 143, 1843.
G. Valentin. Repertorium für Anatomie und Physiologie, VIII, p. 248, 1843.
Fr. Leydig, *Ueber Haarsackmilben und Krätzmilben*. Archiv für Naturgesichte, XXV, p. 338, 1859.
Edw. Sparks, *On a disease of the skin produced by the Acarus folliculorum, lustrated by cases observed in the dog*. Medico-chirurgical Transactions, II, p. 239, 1874.

Darin, *Lettre sur le Demodex ou Acarus des follicules*. Gazette des hôpita p. 807, 1874.
C. Wedl, *Ueber die Haarsackmilbe* (*Acarus folliculorum*). Zeitschrift d Gesellschaft der Ærzte zu Wien, IV, p. 177, 1847.
Majocchi, *L'acaro dei follicoli nelle glandole Meibomiane dell' uomo*. A dell' Accad. di med. di Roma, V, p. 43, 1879.
Laulanié, *Sur une pseudo-tuberculose cutanée du Chien, provoquée le Demodex folliculorum*. Compte rendu de la Soc. de biologie, p. 658, 18

FAMILLE DES TROMBIDIDÉS

Les Trombididés constituent une famille importante, don les nombreuses espèces sont vagabondes ou parasites des vé taux ; un petit nombre seulement sont parasites des anima ou de l'Homme. Ce sont des Acariens avec ou sans yeux, don le rostre, en forme de suçoir conique, renferme une paire d mandibules diversement conformées ; ce rostre est accompag de palpes plus ou moins volumineux, portant des crochets soi sur l'avant-dernier article seulement, soit sur le dernier, soi sur les deux derniers. Les pattes, à 5 ou 6 articles, sont termi nées par des ongles crochus qu'accompagne ou non un cirre ou une caroncule étroite et velue. L'appareil respiratoire tra chéen s'ouvre au dehors par une ou plusieurs paires de stig mates. Le corps est mou, plus ou moins velu ; le squelette réduit aux épimères.

La famille des Trombididés se divise en onze tribus : trois seulement nous intéressent, celles des *Cheylétides*, des *Tétra nycides* et des *Trombidides*.

Les Cheylétides sont caractérisés par leurs mandibules styli formes et par leurs palpes dont l'avant-dernier article s'allonge en un fort crochet.

Cheyletus eruditus Latreille, 1806.

SYNONYMIE : *Acarus eruditus* Schrank, 1781.
Tyroglyphus Mericourti Laboulbène, 1851.
Acaropsis pectinata Moquin-Tandon, 1860.
A. Mericourti Moquin-Tandon, 1860.

Cet Acarien abonde dans les vieux livres (d'où son nom spéci que), dans le vieux linge, la vieille charpie, les vieilles étoupes, fourrages altérés et moisis, la poussière des fenils et des grenie Le Roy de Méricourt l'a observé à Terre-Neuve, sur un officier de ma rine : trois individus furent recueillis au milieu du pus qui s'écoulait de l'oreille, après une inflammation du conduit auditif; ils avaient probablement été portés en cet endroit par la charpie ou les linges à pansement. Laboulbène les décrivit tout d'abord sous le nom de *Tyroglyphus Mericourti* (fig. 577), mais reconnut plus tard la véritable nature de l'animal.

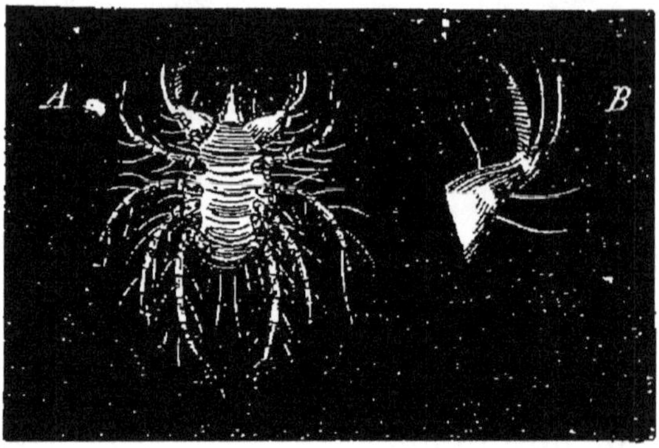

Fig. 577. — *Cheyletus eruditus.*

Ce même Acarien a été souvent rencontré par Mégnin sur des Chevaux, avec d'autres Acariens des fourrages tombés comme lui du râtelier. Récemment, Picaglia a attribué à cette espèce une dermatose observée chez le Cheval et ressemblant à celle que produit *Dermanyssus gallinæ* : il base son opinion sur ce fait insuffisant, que le foin dont se nourrissait le Cheval renfermait un grand nombre de Cheylètes.

Leuckart a encore reconnu cet animal dans des Acariens qui lui avaient été envoyés d'Angleterre : par suite de la restauration de l'église Saint-Pierre, à Londres, les tombes avaient été ouvertes et nettoyées; il se répandit alors, sur les ouvriers et les fidèles, des myriades d'animalcules.

Al. Laboulbène, *Description de quelques Acariens et d'une Hydrachne.* Ann. de la Soc. entomol. de France, (2), IX, p. 295, 1851. Voir p. 300.
L. Picaglia, *Sopra una particolare dermatosi del cavallo.* Atti della Soc. dei naturalisti di Modena. Rendiconti delle adunanze, (3), II, p. 86, 1884.

Pediculoïdes ventricosus Canestrini, 1888.

Synonymie : *Heteropus ventricosus* Newport, 1850.
Acarus tritici Lagrèze-Fossot, 1851.
Physogaster larvarum Lichtenstein, 1868.
Sphærogyna ventricosa Laboulbène et Mégnin, 1885.

Le mâle (fig. 578), long de $0^{mm},12$ et large de $0^{mm},03$, est de forme ovale. Son corps, beaucoup plus ramassé que celui de la femelle, est aplati, anguleux latéralement, à face dorsale un peu bombée et présentant six paires de poils. En arrière se voit un plastron chitineux, lyriforme, grenu, élargi en avant, et dont le bord postérieur tronqué sert d'armature à l'organe génital qui est terminal.

Les pattes sont cylindriques, à cinq articles et disposées en deux groupes ; les deux paires antérieures, rapprochées du rostre, su marginales, un peu infères, s'articulent à des épimères soudés deux à deux par paires et rappelant ceux des Sarcoptides ; les épimères des deux paires de pattes postérieures restent libres. Les stigmates arrondis s'ouvrent sur la face dorsale, entre les hanches des pattes antérieures.

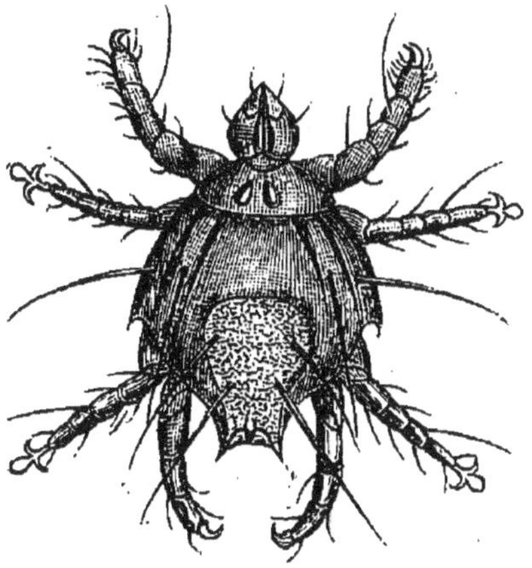

Fig. 578. — *Pediculoïdes ventricosus*, d'après Laboulbène et Mégnin. Mâle vu par la face dorsale.

La femelle non gravide (fig. 579) est longue de 0^{mm},20 et large de 0^{mm},07. Elle est allongée, cylindroïde et présente deux paires de soies sur l'abdomen et une paire de soies anales. Les pattes sont plus allongées et plus grêles que celles du mâle. Les stigmates sont plus marginaux et sont accompagnés en arrière d'une forte soie, en avant et en bas d'un cirre spatuliforme rappelant celui qui accompagne ces mêmes orifices chez certains Oribatides.

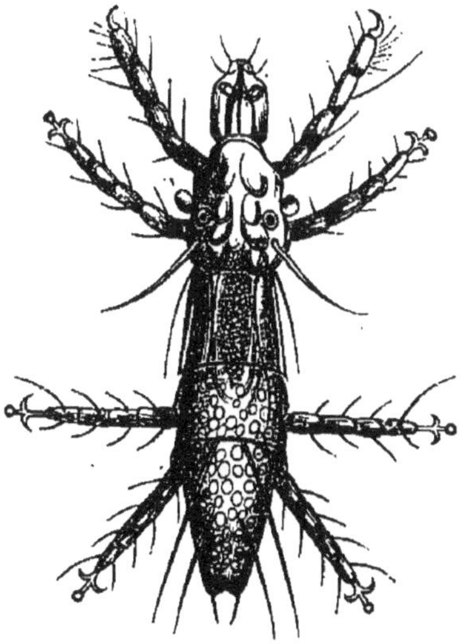

Fig. 579. — Femelle non gravide.

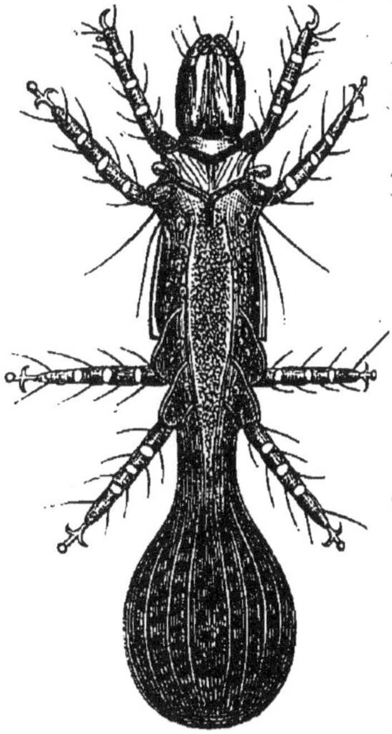

Fig. 580. — Femelle un peu plus avancée dans son développement.

La femelle est ovo-vivipare. Après la fécondation, quand les œufs commencent à se développer, on la voit subir de curieuses transforations : le tronc, le thorax et le rostre restent semblables à ceux de a femelle non gravide, mais l'abdomen se dilate en une sorte de phère qui atteint des dimensions vingt fois plus considérables que e corps et qui présente à sa surface une douzaine de nervures serant à la rattacher au reste du corps (fig. 580 et 581). Il y a là quelue chose d'analogue à ce qui s'observe chez la Puce pénétrante et hez les Termites.

La sphère abdominale (fig. 581) est d'une couleur jaune plus ou moins foncée et opaque. Elle est remplie d'œufs et d'embryons à tous les degrés de développement. On en voit sortir des individus adultes, mâles et femelles, qui se fécondent en quelque sorte en naissant, ce qui fait qu'il n'y a ni larve hexapode ni nymphe, et que tout le développement est intra-utérin.

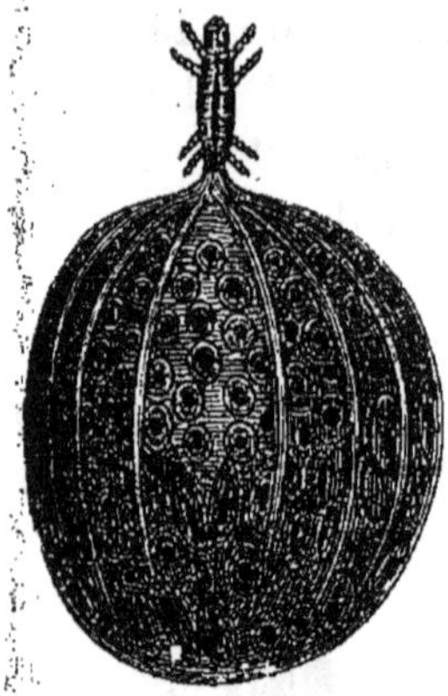

Fig. 581. — Femelle ovigère.

Il est facile déjà, pendant le cours du développement, de distinguer les œufs qui donneront des mâles de ceux qui donneront des femelles ; dans l'utérus, les embryons destinés à produire des femelles sont toujours accolés deux à deux et tête-bêche dans un œuf allongé qui se sépare en deux parties contenant chacune un embryon.

Le Pédiculoïde ventru semble être normalement parasite des larves d'Insectes. Newport l'a trouvé sur une larve de *Monodontomerus*, qui était elle-même parasite dans le nid d'un autre Hyménoptère, *Anthophora retusa*. J. Lichtenstein, de Montpellier, l'a vu vivre aux dépens de toutes sortes de larves d'Hyménoptères et produire de la sorte de rands dégâts dans ses cages à éducation. Laboulbène l'a trouvé dans les galeries à métamorphose de *Coræbus bifasciatus*, Coléoptère nuisible au Chêne vert ; divers observateurs avaient pris la femelle vigère pour l'œuf même du Coléoptère. Enfin, aux États-Unis, Webster signale la même espèce et dit qu'elle est très utile, en détruisant a larve de la Teigne du Blé, *Gelechella cerealella*.

Cet Acarien nous intéresse en raison des accidents qu'il peut occasionner quand il est transporté sur le corps de l'Homme.

1° *Cas de Lagrèze-Fossot et Montané*. — En 1849, un propriétaire d'Espalais (Tarn-et-Garonne) vendait sa récolte de blé à un commissionnaire de la Magistère ; l'acheteur n'en prit livraison que six mois plus tard, en juin 1850. Dans cet intervalle, le blé ne fut ni pelleté ni ventilé. Le jour de la livraison, les hommes employés au transport des sacs, ainsi que le mesureur et l'acheteur, éprouvèrent de vives démangeaisons. Le mesureur, ne pouvant résister à la douleur cuisante qu'il éprouvait sur tout le corps, alla se baigner dans Garonne; il fut guéri en sortant de l'eau.

L'acheteur expédia ce blé en partie à Bordeaux, en partie à Moissac. Dans ces deux villes, le déchargement dut bientôt cesser, ouvriers refusant de continuer leur travail. Tous se plaignaient d'une vive démangeaison à la poitrine, aux bras, à la face, autour du cou et sur les épaules; quelques-uns la disaient plus intolérable que celle occasionnée par la gale. Chez la plupart, cette irritation cutanée fut suivie d'une éruption de boutons plus ou moins enflammés, dont quelques-uns renfermaient un peu de sérosité.

Ces faits causèrent une vive émotion sur les quais de débarquement de Bordeaux et de Moissac. Des rumeurs sinistres circulèrent: on prétendit que le blé avait été empoisonné. L'autorité intervint et, malgré un rapport erroné du conseil de salubrité, on reconnut que les accidents trouvaient une explication suffisante dans la présence parmi le blé d'un nombre considérable de petits Acariens. Le blé lui-même était de belle qualité et ne renfermait aucune trace de matière toxique : lavé dans des tonneaux avec de l'eau, puis séché au soleil, il fut entièrement débarrassé des Mites, et les portefaix qui le transportèrent après cette opération n'éprouvèrent aucune démangeaison.

2° *Cas de Rouyer*. — Pendant l'été de 1866, une maladie cutanée sévissait épidémiquement dans un grand nombre de communes du département de l'Indre. Après de longues pluies, le blé avait été lacheté et les paysans qui étaient occupés à le remuer étaient atteints d'une éruption prurigineuse sur toutes les parties exposées. Des individus qui n'avaient pas touché le blé, mais qui couchaient au-dessous des greniers, furent atteints également. La maladie débutait par un prurit très pénible, qui durait seulement quelques heures; la peau rougissait, puis la maladie cessait au bout de trois ou quatre jours, soit spontanément, soit à la suite de simples lotions vinaigrées. Rouyer vit à la surface de la peau des malades un très grand nombre d'Acariens; il retrouva la même espèce dans le blé avarié. L'examen des animalcules fut fait par Ch. Robin, qui reconnut des Acariens à l'état de nymphes octopodes, n'ayant pas $0^{mm},1$ de long, et les rapporta au genre *Oribates;* l'adulte n'a pas été vu.

Les accidents occasionnés chez l'Homme par le Pédiculoïde tiennent à la salive venimeuse dont celui-ci est doué. Cette salive, inoculée aux larves et aux nymphes d'Insectes sur lesquelles vit l'Acarien, est la cause principale de leur mort. Elle est produite par atre paires de glandes vésiculeuses, disposées le long de l'œso-hage et s'ouvrant dans le pharynx.

G. Newport, *Further observations on the habits of Monodontomerus; with ome account of a new Acarus (Heteropus ventricosus), a parasite in the ests of Anthophora retusa.* Trans. of the Linnean Soc. of London, XXI, 95, 1850.
A. Lagrèze-Fossot et R.-J. Montané. Recueil agronomique de la Société des ciences, agriculture et belles-lettres du département de Tarn-et-Garonne, XXII, n° 2, 1851.
Ch. Robin et Rouyer, *Éruption cutanée due à l'Acarus du blé.* Compte endu de la Soc. de biologie, (4), IV, p. 178, 1867.
A. Laboulbène et P. Mégnin, *Mémoire sur le Sphærogyna ventricosa.* Jour-al de l'anatomie, XXI, p. 1, 1885.

Tarsonemus monunguiculosus R. Bl., 1889.

YNONYMIE : *Chrithoptes monunguiculosus* Geber, 1879.
Kritoptes monunguiculosus Geber, 1884.
Acarus hordei Geber, 1884.
Tarsonemus uncinatus Flemming, 1884.
T. intectus Karpelles, 1885.

Cet Acarien est très voisin du précédent et mérite peut-être d'être angé dans le genre *Pediculoides*, dont il se rapproche, entre autres aractères, par l'existence d'un appendice claviforme situé sur le ord latéral, entre les deux premières pattes. Il peut passer acciden-ellement sur l'Homme et produire alors des exanthèmes accompa-nés de vives démangeaisons.

1° *Cas de Geber.* — Dans les premiers jours de juin 1879, on reçoit une station de chemin de fer, non loin de Klausenburg, des sacs 'orge provenant de la Basse-Hongrie. Au bout de quelques minutes, es ouvriers occupés à décharger ces sacs sont pris de telles déman-geaisons, qu'il leur est presque impossible de continuer leur travail : es démangeaisons sont dues à des animalcules que le microscope ermet de reconnaître comme constituant presque exclusivement la oussière qui tombe des sacs, quand on vient à les remuer. Au bout e dix jours, l'inflammation de la peau est encore considérable. L'a-mal est blanc jaunâtre, long de 22 μ en moyenne, uniquement à état de nymphe octopode. Des essais de culture sur les Souris et ans la terre humide ne donnent aucun résultat satisfaisant.

2° *Cas de Koller.* — En 1882, un bateau amène de Calafat à Buda-est 216 sacs d'orge : tous les ouvriers qui travaillent à les décharger sont atteints des mêmes symptômes que dans le cas précédent. Koller onsidère l'Acarien comme une nymphe d'Oribate; il se rappelle voir observé, quelques années auparavant, un cas identique chez quatre ouvriers qui déchargeaient du blé ; il pense que, là encore, cause était la même.

Horváth rapporte ce même cas et croit aussi que l'Acarien est u nymphe d'Oribate.

3° *Cas de Flemming.* — Des ouvriers de Klausenburg, en déchar geant du blé venu de Russie, sont atteints soudain d'un exanthè causé par des Acariens, que Flemming décrit sous le nom de *Ta nemus uncinatus*. Kramer a montré depuis que la forme décrite Flemming comme adulte appartenait au genre *Pygmephorus*.

4° *Cas de Karpelles.* — En juin 1885, on amène de Bulgarie à Ste bruch, près Budapest, 2,500 quintaux d'orge. Les ouvriers occupés transporter celle-ci sont envahis par une Mite de couleur blanch qui provoque l'apparition d'un exanthème analogue à l'urticaire, ractérisé par des vésicules rougeâtres, grosses comme un grain Pavot ou de Mil et accompagné d'un prurit violent ; l'orge égrugée renferme pas d'Acariens. Ceux-ci sont à l'état de nymphe ou à l'é adulte et mesurent alors environ 0mm,35.

Tarsonemus monunguiculosus est encore peu connu, malgré l'étu que Karpelles en a faite. Il semble être assez répandu dans les pa riverains du cours inférieur du Danube et dans le sud de la Russi

E. Geber, *Börlobok eddig nem ismert atkafaj által okozva.* Orvosi hetil XXI, p. 737, 1877 (en magyar). — Id., *Entzündliche Prozesse der H durch eine bis jetzt nicht bestimmte Milbe verursacht.* Wiener med. Pr XX, p. 1361, 1395 et 1428, 1879.

J. Koller, *Gabonán élösködö atkafaj álczái által okozott börbetegség új ble esetei.* Orvosi hetilap, XXVI, p. 821, 1882 (en magyar). Pester med. chi Presse, n° 36, 1882.

G. Horváth, *Jelentés az országos phylloxera-kisérleti állomás* 1882-ik év *müködéséröl.* Budapest, 1883 (en magyar).

J. Flemming, *Ueber eine geschlechtsreife Form der als Tarsonemus be schriebenen Tiere.* Zeitschrift für Naturwissenschaften, (4), III, p. 472, 188

Kramer, *Zu Tarsonemus uncinatus Flemming.* Ibidem, p. 671, 1884.

L. Karpelles, *Eine auf dem Menschen und auf Getreide lebende Mi (Tarsonemus intectus n. sp.).* Anzeiger der k. k. Akad. der Wiss. zu Wien XXII, p. 160, 1885. — Id., *Egy érdekes új atka-faj.* Math. term. értesítö, IV p. 58, 1886 (en magyar). — Id., *Eine interessante Milbe.* Math. und natur Berichte aus Ungarn, IV, p. 45, 1887.

Les Tétranycides sont caractérisés par leurs mandibules styliformes, dont le stylet a sa base longuement repliée, par leurs palpes dont les deux derniers articles portent des crochets, par la présence de deux yeux ; des stigmates impairs s'ouvrent sur le dos ; les deux premières paires de pattes sont très éloignées des postérieures.

Tetranychus molestissimus Weyenbergh, 1886.

Cet Acarien est extrêmement commun dans la République Argentine et dans l'Uruguay, où on le connaît sous le nom de *Bicho colorado*, à cause de sa couleur rouge. Il se tisse une toile à la face inférieure des feuilles de *Xanthium macrocarpum* et s'y tient blotti pendant la plus grande partie de l'année; de décembre à janvier, il l'abandonne pour passer sur quelque animal à sang chaud, à l'occasion sur l'Homme. L'implantation de son rostre dans la peau détermine une démangeaison insupportable. Haller rapproche l'exanthème qu'il produit de l'affection analogue dont Delegorgue eut à souffrir à Natal et qui était causée par des « milliers de Tiques roussâtres, dont les proportions étaient infiniment petites. »

Ad. Delegorgue, *Voyage dans l'Afrique australe.* Paris, 1847.
A. L. Donnadieu, *Recherches pour servir à l'histoire des Tétranyques.* Lyon et Paris, 1875.
G. Haller, *Vorläufige Nachrichten über einige noch wenig bekannte Milben.* Zoolog. Anzeiger, IX, p. 52, 1886.
G. Fritsch, *Bemerkung zu Herrn Haller's Aufzatz.* Ibidem, IX, p. 229, 1886.

Les Trombidides proprement dits sont caractérisés par leurs mandibules unguiculiformes, leurs téguments mous et sans anneaux distincts et leurs palpes dont le dernier anneau, en forme de massue, s'articule avec la base du précédent. La surface du corps est veloutée; les deux stigmates s'ouvrent à la base des mandibules. Les yeux sont pédonculés (*Trombidium*) ou sessiles (*Ottonia*).

Ces animaux sont phytophages; toutefois la larve des Trombidions est carnassière : elle s'attaque aux Arachnides, aux Insectes, etc. La larve de *Tr. holosericeum*, l'une des trois espèces indigènes, s'attaque même aux Mammifères et à l'Homme.

Trombidium holosericeum Fabricius, 1776.

SYNONYMIE : *Leptus autumnalis* Latreille. 1796.
Acarus autumnalis Shaw.
Acarus holosericeus Linné.
Tetranychus autumnalis Murray, 1884 ?

Le Trombidion soyeux (fig. 582) est commun au printemps et jusqu'en août; il abonde dans les jardins. En avril, on trouve quelques mâles et beaucoup de femelles; à la fin de mai, on ne rencontre plus que des femelles fécondées; la ponte a lieu en juin et juillet. L'œuf, d'abord de couleur orangée, devient coriace, brun foncé et éclot en se divisant en deux segments égaux.

Il en sort une larve hexapode presque sphérique (fig. 583), de cou-

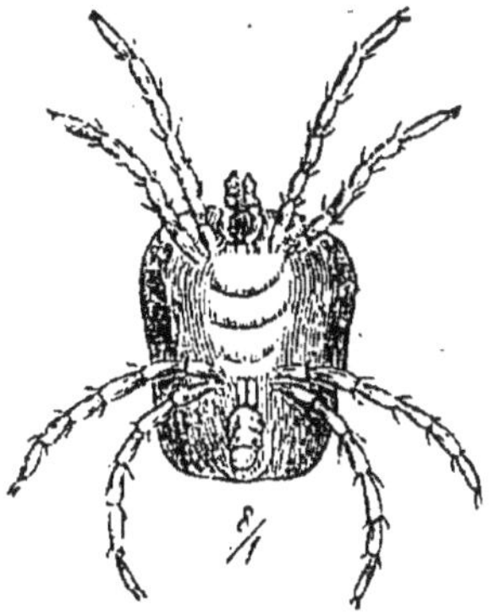

Fig. 582. — *Trombidium holosericeum*, vu par la face ventrale et grossi 8 fois.

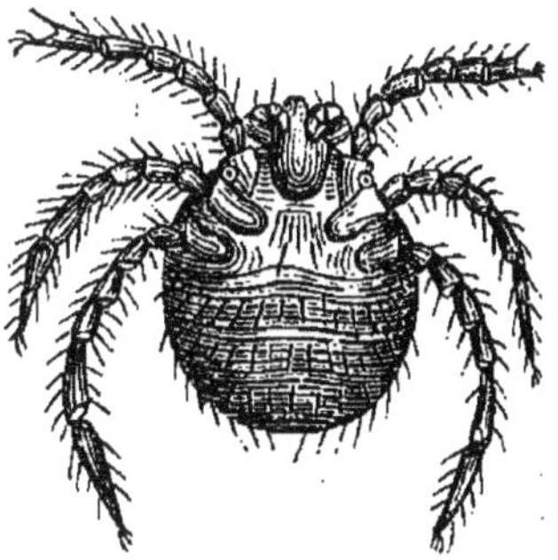

Fig. 583. — Larve de *Trombidium holosericeum* vue par la face ventrale et grossie près de 100 fois, d'après Mégnin.

leur rouge orangé, longue de 0^{mm},23, large de 0^{mm},19 ; en arrière de la dernière paire de pattes, un sillon circulaire peu profond divise le corps en deux parties à peu près égales. Vu par la face dorsale, le céphalothorax a l'apect d'un plastron portant en son milieu deux stigmates circulaires, à bords saillants et munis chacun d'un poil protecteur; cinq autres poils plus petits forment un demi-cercle en avant des stigmates. En arrière de ceux-ci et de chaque côté, le plastron porte encore un œil simple. A la face inférieure, les épimères des pattes se présentent sous forme de larges plaques correspondant aux hanches; ces deux premières paires se réunissent en une paire de chaque côté; ceux de la dernière paire sont libres. La hanche de la patte antérieure porte un grand stigmate circulaire à rebord saillant. Sur toutes les parties non occupées par le plastron et les épimères, le tégument est mou, extensible, finement strié en travers et planté de quelques rares poils symétriques.

Le rostre est court, cylindro-conique et s'attache au céphalothorax par une plaque résultant de la soudure des deux maxilles et creusée en gouttière, de manière à former un tube presque complet, taillé en avant en bec de plume. Cette plaque donne insertion de chaque côté à un énorme palpe ravisseur à cinq articles : le deuxième est très renflé, le pénultième est unguiculé, le terminal est orné de soies et d'un cirre incurvé. Les mandibules ont la forme d'une lame de serpette et glissent dans la gouttière. L'anus est une courte fente médiane percée au milieu de la face inférieure de l'abdomen.

Les pattes sont cylindriques, effilées, à six articles, comme chez adulte : les deux derniers sont les plus longs, le terminal porte trois rochets, dont le médian est le plus long.

Dès qu'elle est éclose, la larve erre à la recherche d'un animal, aux épens duquel elle puisse se nourrir ; elle se fixe ainsi au tégument un Insecte et surtout d'un Vertébré (Poule, Lièvre, Chauve-Souris, at, Chien, Taupe, etc.). Elle implante ses mandibules dans la eau et, la nourriture étant abondante, grandit insensiblement jus-ú'à ce que sa taille primitive soit au moins quintuplée ; la croissance rte uniquement sur l'abdomen ; le céphalothorax conserve les êmes dimensions et le même aspect que précédemment, si ce 'est que les épimères des pattes postérieures se sont un peu écartés es autres.

La nymphe octopode n'est plus parasite ; elle est un peu moins rosse que la larve repue, dont elle ne diffère guère que par la pré-nce d'une quatrième paire de pattes.

La larve hexapode s'attaque fréquemment à l'espèce hu-aine, surtout aux individus dont la peau est délicate (femmes, nfants) : on la connaît sous les noms vulgaires de *Rouget*, *Aoûtat*, de *Vendangeur*, etc., en raison de sa couleur ou de saison à laquelle elle se montre ; avant que Mégnin n'eût dé-ontré ses relations avec *Trombidium holosericeum*, les zoolo-istes la désignaient sous le nom de *Leptus autumnalis*. Quand traverse les jachères où elle abonde, ou bien quand, en été, n se tient à proximité des Groseillers à maquereaux (1), des reaux, des Haricots, etc., ou encore quand on se couche sur herbe des jardins ou des bois, on est souvent assailli par les ougets. Ces animaux remontent le long des jambes et se pro-agent avec agilité sur toute la surface du corps ; les jarretières la ceinture leur barrent-elles le chemin, ils s'accumulent et é fixent au niveau de l'obstacle.

Leur présence détermine une affection que Gruby a proposé appeler *érythème automnal*. La peau est le siège de déman-eaisons intolérables, qui enlèvent tout sommeil et que âtreille comparait à celles de la gale ; elle se gonfle, devient ouge ou même violacée ; sa surface se recouvre de plaques

(1) D'où le nom de *Stachelbeerkrankheit* donné à l'exanthème produit par Rouget. Dans quelques parties de l'Écosse, par exemple dans l'East Lothian, t animal est si abondant, au dire de White, qu'il empêche les femmes et es enfants de cueillir les groseilles.

ayant jusqu'à un et deux centimètres de largeur, isolées ou confluentes et dont le centre est occupé par un petit point rouge qui n'est autre chose que le parasite. Le patient se gratte av force, le plus souvent jusqu'au sang et augmente encore l'intensité de l'inflammation; la fièvre se déclare, le derme s'infiltre de sérosités dont l'animal semble se nourrir; du moins ne trouve-t-on jamais son estomac rempli de sang.

Duméril observa chez un jeune enfant plus de 12 Rouge vivants, agglomérés à la base d'un cheveu; il crut que l ongles des pattes étaient le principal organe de fixation et l cause unique du prurigo. Johnston, de Berwick, a vu aussi l parasites se suspendre aux cheveux en si grand nombre qu'i formaient des amas ayant l'aspect de gouttes de sang coagulé.

Oken avait reconnu dès 1835 que le Rouget s'implante dan la peau à la racine des poils. Jahn, puis Gruby et Mégnin précisèrent cette notion en démontrant qu'il insinue son ros dans le canal excréteur des glandes cutanées, le corps enti restant au dehors ; il se fixe si fortement qu'il est exceptionnel d'obtenir l'animal intact, encore pourvu de son rostre, lors qu'on cherche à le détacher.

Un bon nombre d'auteurs ont rapporté des cas particulièrement remarquables. Moses a vu toute une famille être envahie par le Rouget et souffrir d'une inflammation vésiculaire avec prurit insupportable.

Gudden a publié le cas d'un phtisique dont le corps entier était couvert de ces Acariens, sauf le dos, qui était rendu inaccessible par le décubitus : ils se trouvaient en nombre immense sur tout le tronc et à la face interne des bras et des jambes ; les uns étaient libres et couraient à la surface de la peau, les autres étaient fixés et souvent réunis en groupes. Contrairement à l'opinion courante, Gudden n'a pas vu les parasites se fixer à la base des poils. Il pense qu'ils avaient été amenés avec les bouquets dont l'infirmier avait coutume d'orner la salle; plus vraisemblablement ils provenaient de ce que la paillasse du malade avait été chargée de paille fraîche.

En Danemark, à Thisted, il règne tous les ans, dans la seconde moitié de l'été, un exanthème épidémique désigné par les habitants sous le nom de *boutons d'août* (*August knuder*); il s'observe surtout chez les personnes qui vivent dans les jardins. Heiberg a reconnu qu'il était dû à l'invasion de la peau par le Rouget, que des lotions avec la teinture de Pyrèthre tuent rapidement.

Taschenberg, *Bibliotheca zoologica*, II, p. 1278, 1284 et 1285.
Jahn, *Die Stachelbeerkrankheit*. Jenaische Annalen für Physiol. und Medi-in, I, p. 16, 1850.
G. White, *The natural history of Selborne*. London, in-12, 1850.
H.-A. Pagenster, *Zur Anatomie der Milben*. Leipzig, 1861.
Southworth, *Acarodermatitis autumnalis*. Vierteljahrsschrift für Dermatol. nd Syphilis, p. 126, 1874.
P. Mégnin, *Mémoire sur les métamorphoses des Acariens en général et en articulier sur celles des Trombidions*. Annales des sc. nat., (6), IV, n° 5, 1876.
H. Henking, *Beiträge zur Anatomie, Entwickelungsgeschichte und Biologie on Trombidium fuliginosum Herm.* Z. f. w. Z., XXXVII, p. 553, 1882.
J. Mac Leod, *De l'hermaphrodisme du Trombidium mâle*. Bull. de l'Acad. e Belgique, (3), VIII, p. 393, 1884.

On connaît au Mexique, sous le nom de *Tlalsahuate*, un petit Aca-ien rouge qui vit dans le gazon et passe fréquemment sur l'Homme; l est très commun dans les terres tempérées, mais est inconnu ans les régions chaudes. Lemaire croit pouvoir rapporter à cette spèce un animalcule d'une teinte jaune-orangé très vif, qu'il trouva tre les cils d'une fillette de quatre ans, dont les parents avaient eçu du Mexique des caisses renfermant des nattes et divers autres jets. Avec Mégnin, nous croyons simplement que le parasite en estion n'était autre chose que notre Rouget indigène.

La *bête rouge*, que le P. Labat signale déjà comme très abondante ans les régions chaudes de l'Amérique (Guyane, Antilles, Honduras), attaque à l'Homme comme chez nous le Rouget, c'est-à-dire seule-ent lorsqu'elle est à l'état de larve hexapode; peut-être est-elle dentique au *Tlalsahuate?* Bonnet, qui l'a vue à la Guyane, l'appelle *u d'Agouti*. C'est, dit-il, un animalcule long de 0mm,4, large de mm,3. Il fourmille à la Guyane; on le rencontre surtout dans les erbes, en savane. Il vit sur un grand nombre de Mammifères gouti, Paca, Akouchi) et d'Oiseaux marcheurs; il s'attaque jour-ellement à l'Homme : on ne peut s'asseoir à terre sans en avoir sur ut le corps. Il ne se fixe pas au point piqué, comme la Tique, mais e déplace comme un Pou; sa piqûre n'est aucunement dangereuse, ais occasionne des démangeaisons insupportables. Bérenger-Fé-ud, qui signale son extrême fréquence à la Martinique, dit que, ans certains cas, sa piqûre « entraîne une réelle invalidation du ujet. C'est ainsi, par exemple, que pour mon compte j'ai passé plus e trois semaines sur une chaise-longue avec un véritable phlegmon la jambe, peu de temps après mon arrivée à la Martinique, pour avoir pas su, dès le premier moment, qu'il existait dans le pays de etits animaux avec lesquels il fallait compter. »

Au Japon, on connaît, sous le nom d'*Akamushi*, un petit animal uge, hexapode, long de 0mm,15, qui est probablement la larve d'un carien voisin de notre Trombidion. Sa morsure est réputée très dangereuse : on la considère comme la cause d'une maladie appel *tsutsuga mushi* ou *shima mushi*, suivant les localités. Cette maladi signalée d'abord par Palm, puis étudiée soigneusement par Bælz Kawakami, s'observe en juillet et août en certaines contrées bi circonscrites, qui, au printemps, ont été submergées par le débord ment des fleuves. Après une incubation de quatre à sept jours, é débute par une nécrose circonscrite de la peau et aboutit à un eng gement des ganglions lymphatiques et à un exanthème cutané. B a montré qu'il s'agissait là d'une maladie infectieuse et non d'u affection parasitaire.

J. Lemaire, *Importation en France du Tlalsahuate*. Comptes rendus l'Acad. des sciences, LXV, p. 215, 1867.

G. Bonnet, *Contribution à l'étude du parasitisme*. Thèse de Montpellie 1870. Voir p. 53.

Th. A. Palm, *Some account of a disease called « Shima-mushi » or « land-insect disease, » by the natives of Japan; peculiar, it is believed, that country, and hitherto not described*. Edinburgh med. journal, XXIV p. 128, 1878.

E. Bælz und Kawakami. *Das japanische Fluss- oder Ueberschwemmungs ber, eine acute Infectionskrankheit*. Virchow's Archiv, LXXVIII, p. 373, 18

L.-J.-B. Bérenger-Féraud, *Traité clinique des maladies des Européens Antilles (Martinique)*. Paris, 1881. Voir II, p. 448.

Andr. Murray, *Economic entomology. Aptera*. South Kensington Museu science handbooks. London, s. d. (1884?)

FAMILLE DES SARCOPTIDES

Les Sarcoptidés sont des animalcules blanchâtres, longs au plus d'un millimètre ; le corps est toujours mou et n'est cui rassé que dans quelques genres, chez la nymphe adventive ou hypopiale ; les yeux et l'appareil respiratoire font défaut. Les pattes sont à cinq articles et disposées en deux groupes, l'un près du rostre, l'autre près de l'abdomen : le tarse est termi par un, rarement par deux ou plusieurs crochets inégaux accompagnés ordinairement d'une caroncule vésiculeuse ou d'une ventouse membraneuse en cloche, pédonculée. Les mâ choires sont inermes, soudées avec la lèvre et la languette, d manière à former une cuiller demi-cylindrique, creuse, tro quée, sur laquelle glissent deux mandibules chéliformes courtes, à mouvements indépendants ou plutôt alternatifs ; les palpes maxillaires sont à trois articles, cylindriques et libres ou soudés en partie à la cuiller maxillo-labiale.

Cette importante famille a été divisée par Mégnin en cinq

tribus, savoir : les *Sarcoptides détriticoles* ou *Tyroglyphinés*, *lumicoles* ou *Analgésinés*, *cysticoles* ou *Cytoditinés*, *gliricoles* ou *istrophorinés* et *psoriques* ou *Sarcoptinés*. Les derniers sont des Acariens venimeux qui déchirent les téguments de leur ôte, afin de mettre à nu les tissus sous-épidermiques et prooquer ainsi l'apparition des humeurs dont ils se nourrissent : es dermatoses qu'ils produisent sont connues sous le nom de *ales*. Les autres Sarcoptides nous arrêteront moins longtemps.

Les Sarcoptides détriticoles vivent dans les substances animales ou végétales en décomposition lente; ils comprennent les cinq genres *Glyciphagus*, *Carpoglyphus*, *Tyroglyphus*, *Cæpophagus* et *Serrator*. On décrivait jadis sous les noms de *Hypopus*, *Homopus* et *Trichodactylus*, et on considérait comme constituant des genres spéciaux, de petits Acariens qu'il est fréquent de rencontrer sur divers animaux. Mégnin a découvert que ce sont, non pas des espèces distinctes, mais simplement des nymphes transformées de Tyroglyphes, de Cépophages et de Serrators, chargées de la dissémination et de la conservation de l'espèce. La nourriture vient-elle à manquer, les adultes et les arves meurent, mais les nymphes deviennent cuirassées, acquièrent des organes d'adhérence représentés par un groupe de ventouses sous-abdominales; les orifices buccal, anal et vulvaire disparaissent. La nymphe hypopiale se met alors en quête d'un animal quelconque et se fixe à lui jusqu'à ce qu'il vienne à passer dans un milieu où se trouvent de nouvelles ressources alimentaires : elle abandonne alors on hôte d'occasion, reprend la forme première et, à la suite d'une ue, devient sexuée et fonde une nouvelle colonie.

Les Glyciphages ne subissent pas la transformation hypopiale : ans les circonstances où celle-ci se produit, la substance entière de eur corps et de leurs pattes devient molle et gélatineuse, comme au oment de la mue, et se rassemble dans la cavité du corps en une masse sphérique qui s'entoure d'une membrane kystique. Ce kyste est donc renfermé à l'intérieur de la cuticule chitineuse vide : celle-ci persiste et, en raison de ses appendices et de sa légèreté, est alayée par le vent avec les grains de poussière. Vient-elle à tomber ans un milieu favorable, il se produit dans le kyste de rapides hénomènes de bourgeonnement et un nouveau Glyciphage sort de on intérieur.

P. Mégnin, *Mémoire sur les Hypopus (Dugès), Acariens parasites encore ommés Homopus Koch et Trichodactylus L. Dufour. Détermination de leur osition zoologique et de leur rôle physiologique*. Journal de l'anatomie, X,

p. 225, 1874. — Id., *Nouvelles études anatomiques et physiologiques sur les Glyciphages*. Comptes rendus de l'Acad. des sc., CIII, p. 1276, 1886. Comptes rendus de la Soc. de biologie, (8), III, p. 524, 1886.

Glyciphagus cursor P. Gervais, 1844.

SYNONYMIE : *Acarus domesticus* de Geer, 1735.
Glyciphagus prunorum Hering, 1838.
Sarcoptes hippopodos Hering, 1838.

Cet Acarien (fig. 584) vit sur les Oiseaux et les Insectes desséchés, sur les squelettes mal dégraissés, sur les cadavres dans les salles de dissection, sur les fruits desséchés, etc.; on le trouve en abondance, en même temps que *Gl. spinipes*, sur toutes les momies d'enfants laissées à l'air libre et arrivées à la deuxième année après la mort.

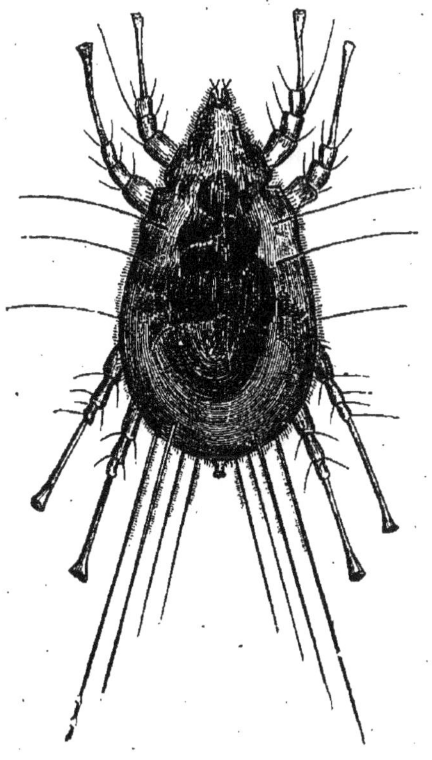

Fig. 584. — *Glyciphagus cursor*.

Hering l'a rencontré en abondance dans les sabots d'un Cheval dont les deux pieds de derrière étaient ulcérés; il commit l'erreur de le considérer comme la cause de la maladie. Plus récemment, Moriggia décrivit, chez une femme de soixante-dix ans, une corne longue de 20 centimètres, ayant 16 centimètres de circonférence à la base et se dressant sur le milieu de la face dorsale de la main droite; l'intérieur de cette corne était rempli d'Acariens que l'on peut considérer comme des Glyciphages, d'après la figure imparfaite qu'en donne Moriggia.

C'est encore à une espèce voisine, sinon à la même espèce, qu'il faut rapporter le parasite accidentel connu sous le nom de *Gl. Buski* Murray et trouvé par Busk, en 1841, à la surface d'un ulcère qu'un nègre présentait à la plante du pied.

Les magasins de sucre sont souvent envahis par ce Glyciphage ou par des espèces voisines. Les Acariens passent sur les mains des garçons de boutique ou de ceux qui manient le sucre : ils déterminent ainsi une inflammation temporaire qui, suivant Murray, est fréquente en Angleterre et est connue sous le nom de *gale des épiciers*.

G. Busk, *On the occurrence of a new Acarus (?) from a pustule in a sailor's foot*. The microscopic journal, II, p. 65, 1842.
Al. Moriggia, *Descrizione di una escrescenza cornea sviluppatasi sulla mano di una donna*. Atti dell' Accad. delle scienze di Torino, I, p. 449, 1866.

Carpoglyphus passularum Ch. Robin, 1869, et d'autres formes voisines se rencontrent, souvent en compagnie de la précédente, à la surface de figues sèches, de conserves, dans la poussière des dattes ou des pruneaux, etc. Cette espèce peut être introduite dans l'estomac avec ces fruits, et c'est ainsi que Reinhardt, de Bautzen, l'a trouvée dans les vomissements.

Tyroglyphus siro Latreille, 1806.

Cet Acarien (fig. 585) vit, en compagnie de *T. longior* P. Gervais, 1844 (fig. 586), sur les cadavres desséchés à l'air libre, dans la poussière qui recouvre les membres ou les os, à la fin de la deuxième année après la mort. Ces deux animaux se rencontrent encore dans la croûte de divers fromages, dans la farine, dans la poussière des caves, des garde-man-

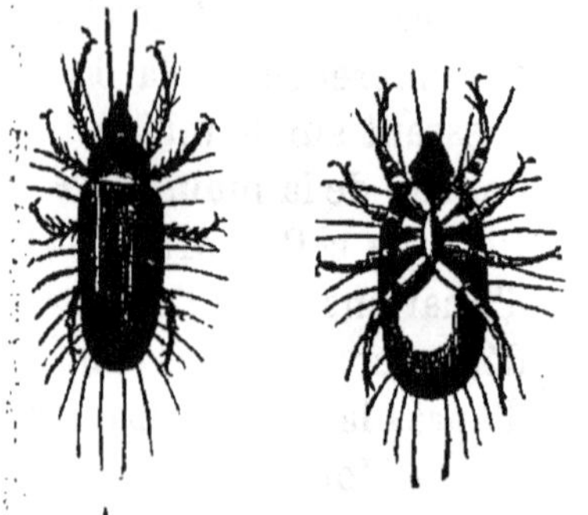

Fig. 585. — *Tyroglyphus siro*, grossi 30 fois. — A, de dos ; B, par la face ventrale.

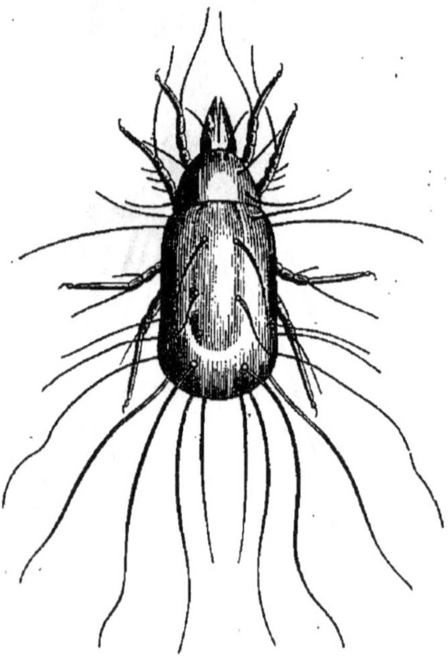

Fig. 586. — *Tyroglyphus longior*.

gers, etc. Zürn dit avoir observé plusieurs fois du catarrhe stomacal et intestinal chez des individus qui mangent de préférence du fromage aux Mites : le catarrhe disparaissait quand on cessait cet usage.

Ce même auteur ajoute que, dans certaines contrées d'Allemagne, on se livre à un véritable élevage de *Tyrolyphus siro*, dans le but de livrer à la consommation du fromage aux Mites, dont le goût acidulé est fort apprécié des gourmets.

Laboulbène a vu *T. siro* dans la vieille farine de graine de Lin; à plusieurs reprises, il a encore reconnu cette même espèce dans des animalcules trouvés à la surface de plaies soignées avec des cataplasmes.

C'est encore à cet Acarien, qu'on a rapporté des Mites que Rolander, élève de Linné, aurait rencontrées dans ses selles (au dire de Nyander) dans trois cas de diarrhée. Rolander avait l'habitude de ne pas boire pendant ses repas; la nuit, tourmenté par la soif, il buvait à même un vase de bois, dont les rainures étaient habitées par une innombrable colonie d'Acariens en tout semblables à ceux qui avaient été observés dans les selles. Linné les désigna sous le nom d'*Acarus dysenteriæ;* Latreille y voit simplement *T. siro*, toutefois sans que la détermination spécifique soit assez précise. Lambl a pu voir aussi, à l'hôpital des enfants à Prague, un cas dans lequel *Acarus dysenteriæ* se rencontrait presque dans chaque goutte des déjections dysentériques.

T. siro a été décrit et très exactement figuré par Galès comme le véritable parasite de la gale, erreur qui a été rectifiée par Raspail.

Hessling a trouvé dans la plique polonaise deux espèces d'Acariens, qu'il désigne sous les noms d'*Eutarsus cancriformis* et *Cœlognathus morsitans :* il en donne une description fort imparfaite; mais, en se reportant à ses figures, reproduites par Förster, on reconnaît en ces animaux un Trichodactyle, c'est-à-dire une nymphe hypopiale de Tyroglyphe, et un véritable Tyroglyphe.

C'est probablement encore un Tyroglyphe qui a été vu au Brésil par da Silva Araujo dans la lymphe extraite du scrotum d'un éléphantiasique et par P. S. de Magalhães dans l'urine d'un hémato-chylurique. Il est bien évident qu'il s'agit ici d'Acariens qui se trouvaient accidentellement soit sur la lamelle de verre ayant servi à faire la préparation, soit dans le récipient renfermant la lymphe ou l'urine; ce serait une faute grave que d'attribuer à de pareils animalcules la moindre importance pathogénique.

J.-C. Nyander, *Exanthemata viva*. Linnæi Amœnitates academicæ, V, p. 92. Dissertatio LXXXII. Erlangæ, 1757.

J.-C. Galès, *Essai sur le diagnostic de la gale, ses causes et sur les conséquences médicales pratiques à déduire des vraies notions de cette maladie*. Thèse de Paris, n° 151, 1812.

Hessling, Münchner illustrirte Zeitung, I, p. 5, 1852.

Förster, *Manuel d'anatomie pathologique*. Paris et Strasbourg, 1853. Voir pl. IV, fig. 42, *b* et *c*.

W. Lambl, *Mikroskopische Untersuchungen der Darm-Excrete.* Prager Vierteljahrsschrift für die praktische Heilkunde, LXI, p. 1, 1859. Voir p. 45, en note.

Troupeau, *Des Acariens de la farine; moyen sûr et rapide de les reconnaître.* Recueil de mém. de méd. militaire, (3), XXXII, p. 93, 1876.

A. P. da Silva Araujo, Gazeta medica da Bahia, (2), II, nº 11, 1877. — Id., *A proposito de « um novo Acariano.* ». Ibidem, (2), III, p. 1, 1878.

P.-S. de Magalhães, *Um novo Acariano.* Progresso medico, nº 4, 15 déc. 1877.

F.-J. da Silva Lima, *Novo Acariano.* Gaz. med. da Bahia, (2), III, p. 39, 1878.

A. Nalepa, *Die Anatomie der Tyroglyphen.* Sitzungsber. der Wiener Akad. der Wiss., 1. Abth., XC, p. 197, 1884; XCII, p. 116, 1885.

Cæpophagus echinopus Mégnin, 1880.

SYNONYMIE : *Tyroglyphus echinopus* Fumouze et Ch. Robin, 1867.

Cette espèce, la seule du genre, abonde sur les bulbes des Liliacées qui commencent à s'altérer, sur les tubercules de Pomme de terre et sur d'autres matières végétales mortes. Mégnin l'a reconnue dans un Acarien rencontré par Baratoux, en 1878, dans le conduit auditif d'une femme atteinte d'otorrhée et se faisant des injections de décoction de racine de Guimauve. Dans le procès de Villemomble (disparition d'Élodie Ménétret), Mégnin a pu, par l'étude des générations successives de ce même Acarien, tirer des conclusions fort importantes au point de vue médico-légal et arriver ainsi à la détermination précise de l'époque à laquelle des ossements humains avaient été enfouis dans la terre.

P. Mégnin, *Un nouvel exemple de l'application de l'histoire naturelle à la médecine légale.* Comptes rendus de la Soc. de biologie, (8), III, p. 234, 1886.

G. Yovanovitch, *Entomologie appliquée à la médecine légale.* Thèse de Paris, 1888.

Serrator necrophagus Mégnin, 1888.

Cet animal se trouve en abondance sur les cadavres momifiés, dans les mêmes conditions que *Glyciphagus cursor, Gl. spinipes, Tyroglyphus siro* et *T. longior*. Le mâle mesure $0^{mm},39$ sur $0^{mm},21$, la femelle $0^{mm},56$ sur $0^{mm},31$; le corps est blanc jaunâtre, opaque, presque glabre, rectangulaire, à angles arrondis. Le rostre est anguleux, en boutoir; les mandibules sont transformées chacune en une scie à dents nombreuses, irrégulières et aiguës, toutes inférieures. La nymphe hypopiale mesure $0^{mm},22$ sur $0,^{mm}16$: sa quatrième paire de pattes est incomplète et terminée par une longue soie; son abdomen porte à la face inférieure une paire de grosses ventouses et deux paires de toutes petites ventouses.

Une espèce voisine, *S. amphibius* Mégnin, a le corps couvert de gros tubercules portant chacun un poil court et arqué. Elle vit dans les Champignons en voie de décomposition humide, dans les conserves de légumes décomposés, dans les résidus de choucroute, etc.

Les Sarcoptides psoriques se distinguent de tous les autres par leur salive venimeuse, qui produit la *gale*. Ils comprennent trois genres et neuf espèces, savoir : *Sarcoptes* (*S. scabiei* Latreille, *S. notoedres* Delafond et Bourguignon, *S. mutans* Ch. Robin, *S. fossor* Ehlers et *S. laevis* Railliet), *Psoroptes* (*Ps. communis* Fürstenberg), *Chorioptes* (*Ch. symbiotes* Verheyen, *Ch. setifer* Mégnin et *Ch. ecaudatus* Mégnin). La plupart de ces espèces peuvent vivre en parasites sur des animaux de nature diverse et, suivant leur habitat, présentent des modifications plus ou moins profondes, caractéristiques d'autant de variétés : c'est ainsi que *Sarcoptes scabiei* Latreille, 1806, ne comprend pas moins de neuf variétés qui sont, par ordre de taille croissante, les variétés *hominis*, *hydrochæri*, *ovis*, *cameli*, *capræ*, *lupi*, *vulpis*, *equi* et *suis*.

Sarcoptes scabiei var. **hominis** Mégnin, 1877.

SYNONYMIE : *Acarus scabiei* Linné, 1748.
A. exulcerans Linné ex Nyander, 1757.
A. psoricus Pallas, 1760.
A. humanus subcutaneus Linné ex Avelin, 1761.
A. siro Linné, 1761.
A. siro, var. *scabiei* Fabricius, 1775.
Sarcoptes scabiei Latreille, 1806.
Acarus brachypus Olfers, 1816.
Sarcoptes exulcerans Nitzsch, 1818.
S. hominis Raspail, 1834.
S. galei Owen, 1853.
Cheyletus scabiei Cloquet, 18 .
S. communis Delafond et Bourguignon, 1857.

Le Sarcopte de la gale a une histoire des plus curieuses : il est d'abord décrit et figuré par divers auteurs et considéré comme la cause de l'éruption psorique, ou tout au moins comme un épiphénomène constant de cette éruption; à la fin du siècle dernier, les observateurs sont inhabiles à le déceler et on en arrive à nier l'existence de l'Acarien et la nature parasitaire de la gale; cette opinion a cours dans la science jusqu'en 1834, époque à laquelle Renucci, alors étudiant, fit voir à Alibert comment on avait coutume de procéder en

Corse pour découvrir le Sarcopte et pour s'en débarrasser. Nous n'insisterons pas sur cet historique, dont Raspail, Bourguignon, Fürstenberg, Küchenmeister et Mégnin ont fait le récit détaillé.

Sarcoptes scabiei est ovipare. La femelle gravide (fig. 588) vit dans un *sillon* ou plutôt dans une *galerie* couverte ou *cuniculus*, qu'elle s'est creusée dans l'épiderme et le long de laquelle elle pond ses œufs. Ceux-ci sont mûrs au moment de la ponte ; ils sont même déjà en voie de segmentation et c'est là ce qui explique leur rapide éclosion, qui se fait en trois à six jours, et souvent même en soixante-quatre à soixante-seize heures.

L'œuf est ovale, gris perle, brillant, et mesure 150 à 160 μ sur 100 μ. Il en sort une larve hexapode, qui porte deux soies au bord postérieur et, sur la face dorsale, dix épines assez longues, disposées sur quatre rangs : les deux paires de pattes postérieures se terminent par un ambulacre à ventouse, la paire postérieure est très distante des précédentes et est ornée d'une longue soie. La larve quitte aussitôt la galerie, soit qu'elle s'enfouisse dans l'épiderme à quelque distance, soit qu'elle arrive à la surface de la peau : elle peut alors remonter la galerie jusqu'à son orifice ou se creuser, comme l'admet Bourguignon, une galerie verticale qui l'amène au dehors. Elle erre quelque temps sur la peau, puis s'enfonce dans l'épiderme. C'est là que, vers le sixième jour après son éclosion, elle subit sa première mue, qui dure trois ou quatre jours et la transforme en *nymphe*.

La nymphe est octopode et pourvue de douze épines dorsales et de quatre soies postérieures, les primitives étant devenues internes ; les pattes de la quatrième et dernière paire sont beaucoup plus petites que celles de la paire précédente et se terminent par une soie plus grêle et moitié plus courte. Au bout d'une nouvelle période de six jours, l'animal subit une seconde mue, après laquelle il possède quatorze épines dorsales. Mégnin a reconnu qu'il existe des nymphes de deux tailles différentes, les plus petites donnant des mâles, les plus grandes donnant des femelles.

Vers la fin de la quatrième semaine après l'éclosion, le Sarcopte est pubère : il quitte alors sa retraite et se fraye un chemin à travers l'épiderme, à la surface duquel il erre alors librement.

Le mâle (fig. 587) a été découvert par Krämer en 1845, puis a été revu par Eichstedt en 1846 et par Lanquetin en 1851; on le trouve ordinairement sous les écailles ou sous les croûtes épidermiques; il est relativement rare et sa petite taille le rend difficile à voir. Il est long de 200 à 250 μ, large de 160 μ, et n'a, par conséquent, que le tiers ou la moitié de la taille de la femelle ovigère; son corps est gris roussâtre et de forme tétragone. Nous n'indiquerons ici que les caractères qui lui sont propres et le distinguent de la femelle, réservant pour plus tard l'étude des caractères communs aux deux sexes.

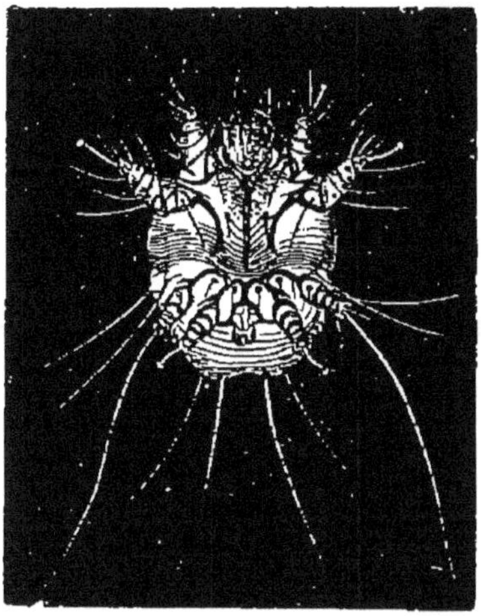

Fig. 587. — *Sarcoptes scabiei* mâle, vu par la face ventrale et grossi 250 fois.

A la partie médiane et supérieure des deuxième et troisième anneaux du céphalothorax, le tégument s'est modifié en un large plastron; deux autres petits plastrons discoïdes et grenus se voient sur le notogastre ou face dorsale de l'abdomen, l'un à droite, l'autre à gauche. Les papilles cutanées coniques sont peu nombreuses et ne s'observent que près du bord, au niveau du quatrième anneau.

Le squelette se complique par l'adjonction de quelques pièces dépendant de l'appareil génital. Il existe probablement, dans la région postérieure de l'abdomen, deux testicules qui se continuent par deux canaux déférents, réunis en un canal commun au niveau du pénis. Celui-ci est accompagné de pièces chitineuses diverses, colorées en roux, situées au milieu de la face inférieure du dernier anneau thoracique et se prolongeant sous l'abdomen.

La première pièce ou *sternite* est impaire, médiane et longitudinale: elle se bifurque en T à son extrémité antérieure, mais souvent reste simple; elle s'articule imparfaitement par chacune de ses branches avec le quatrième épimère. L'extrémité postérieure du sternite se divise également en deux branches courbes ou *épisternites*, circonscrivant un espace ogival dans lequel est enchâssée la deuxième pièce ou *hyposternite*. Celle-ci a la forme d'un fer à cheval ouvert en rière; l'extrémité de ses deux branches s'articule avec celle des épisternites, de manière à pivoter d'avant en arrière et à découvrir ou recouvrir tour à tour l'espace que délimitent les épisternites et u milieu duquel se trouve le pénis.

Ce dernier est formé de deux pièces courbes se regardant par leur onvexité : large à sa base, il s'effile à son extrémité libre; il se dirige en arrière au moment de l'érection, qui coïncide avec le renversement de l'hyposternite en arrière.

Les épimères des pattes de la troisième et de la quatrième aires sont plus courts que ceux des pattes des deux premières aires : ils s'incurvent en sens inverse à leur extrémité antéieure ou interne et convergent de manière à circonscrire un space circulaire, complètement fermé chez le mâle, incomlet chez la femelle.

Les pattes des première, deuxième et quatrième paires se erminent chacune par deux crochets mousses et presque gaux : à la base du plus grand, s'insère un pédoncule cylinrique et tubulé, à peu près aussi long que le membre luiême et portant à son extrémité une ventouse ambulacraire, n forme de clochette. Les pattes de la troisième paire portent ne longue soie à la place de la ventouse.

La femelle pubère est longue de 280 μ, large de 230 μ; ses oies sont grêles et courtes; elle est encore dépourvue d'oviucte. Elle erre quelque temps à la surface de la peau, puis ommence à s'enfoncer dans l'épiderme, en creusant un *sillon* ou plutôt une *galerie* dans laquelle le mâle s'engage à son tour our procéder à l'acte de la copulation : celle-ci se fait par anus, auquel aboutit le vagin et qui présente des dimensions n rapport avec la fonction copulatrice; la vulve et l'oviducte font encore défaut.

Le coït achevé, le mâle s'enfonce dans l'épiderme, en se creusant une galerie latérale, dans laquelle il meurt au bout e six à huit jours et après avoir vécu environ huit semaines. erlach est d'avis qu'un même mâle est capable de féconder plusieurs femelles.

Après la fécondation, la femelle subit une mue et passe à l'état e *femelle ovigère* (fig. 588). Elle est alors longue de 300 à 350 μ t large de 230 à 260 μ. Le corps est oblong, à face supérieure convexe, à face inférieure un peu excavée. Le céphalothorax est séparé de l'abdomen par un profond sillon transversal ondulé ; il est en outre divisé en quatre segments, surtout visibles sur les parties latérales. Les deux premières paires de pattes sont très écartées des deux dernières, qui se trouvent reportées à la partie postérieure du corps.

Les téguments sont transparents, un peu jaunâtres. Ils sont marqués de plis plus ou moins profonds, un peu obliques à la face dorsale, transversaux à la face ventrale et interrompus sur le thorax : dans la partie médiane de la face ventrale, ils sont

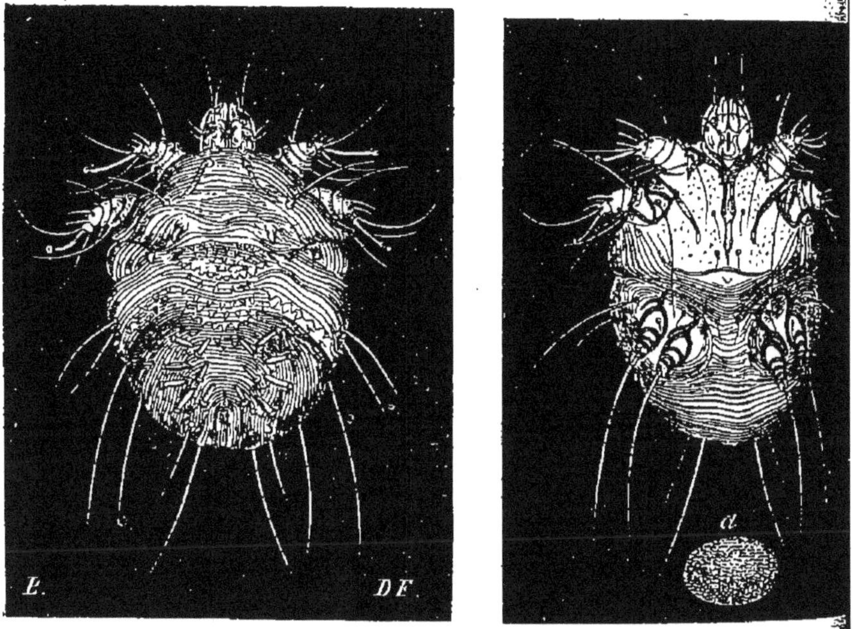

A B

Fig. 588. — *Sarcoptes scabiei*, femelle grossie 250 fois. — A, de dos ; B, de la face ventrale.

remplacés par un plastron chitineux, finement grenu ; à la face dorsale, ils cèdent la place à de petits tubercules, au nombre de 140 environ et s'étendant depuis les derniers plis transversaux du deuxième segment céphalothoracique jusque sur les premiers plis de l'abdomen ; ces tubercules sont coniques et disposés en séries concentriques.

En outre de ces tubercules, le tégument est orné d'appendices variés, disposés symétriquement : ce sont des soies longues et flexibles, des piquants aigus, courts et rigides, des spinules rigides, à pointe mousse et tronquée. Ces appendices sont camiculés quand ils sont gros, et pleins quand ils sont grêles ; tous insèrent sur une papille arrondie ; ils se brisent aisément, ais cette dernière persiste et semble alors être percée d'un rou central.

En examinant le Sarcopte par la face dorsale, on remarque sur épistome une paire de piquants courts, aigus et recourbés. Au niveau e la deuxième paire de pattes et non loin de la ligne médiane, se ouve une paire de soies flexibles, dirigées en arrière, plus courtes plus grêles chez la femelle que chez le mâle. Chacun des trois erniers anneaux thoraciques porte, vers son bord postérieur, une e d'aiguillons gros et courts, coniques et insérés sur un large rcule basilaire : ceux de la première paire sont les plus internes, de la seconde sont les plus externes ; ces piquants, semblables eux, sont rangés en triangle de chaque côté de la ligne médiane. notogastre porte deux groupes latéraux de gros piquants inclinés edans et en arrière, tubuleux et insérés sur une large papille : ue groupe est formé de deux rangées, l'externe comprenant quants et l'interne 3 ; chez le mâle, ces deux rangées entourent etit plastron que nous avons déjà signalé. Enfin, Robin a vu chez and nombre d'individus, mais non chez tous, un piquant impair, z long, inséré sur la ligne médiane, à la marge antérieure de us.

la face ventrale, on remarque une paire de piquants aigus et és, au niveau de la deuxième paire de pattes, et une autre paire a lèvre antérieure de la vulve de ponte ; cette dernière paire est ctéristique de la femelle ovigère. Le dernier anneau thoracique te enfin trois paires d'appendices : la première est constituée par poils assez longs, insérés en dehors des épimères de la troisième ire de pattes ; la seconde est formée de poils grêles et courts, acés entre les épimères des deux dernières paires de pattes ; la troisième comprend deux aiguillons situés en dedans des épimères de dernière paire de pattes.

On voit encore, de chaque côté du quatrième anneau thoracique, ne longue soie flexible, puis, à la partie postérieure de l'abdomen, eux longues soies flexibles de chaque côté de l'anus : l'interne est plus longue et atteint à peu près la moitié de la longueur du corps, externe est d'un tiers plus petite.

Le tégument se renforce et s'épaissit en certains points, de anière à constituer une sorte de squelette qui tombe à chaque ue, avec le reste de la cuticule, dont il se distingue par sa einte roussâtre plus ou moins foncée. Ce squelette comprend quatre paires d'épimères correspondant aux quatre paires pattes, plus cinq pièces pour chacune des pattes. L'armatu génitale du mâle est également de même nature.

Les épimères présentent à leur face profonde un *épidème* o lamelle faisant saillie dans l'épaisseur des tissus et donna insertion à des muscles. Ce sont des pièces solides, grêl effilées à leur extrémité interne et présentant à leur ext mité externe une cavité avec laquelle s'articule le premi article d'une patte. Les épimères de la première paire se so dent sur une partie de leur longueur, de manière à constitu une pièce médiane et longitudinale ou *sternum*, plus courte plus large que chez le mâle; ils s'articulent en outre avec base des palpes, tandis que ceux de la deuxième paire s'ar culent avec la base des deux premières pattes. Nous avons no déjà comment se comportent ceux des deux dernières pair de pattes.

Les cinq pièces du squelette des pattes sont plus ou moin annulaires, sauf la dernière qui est conique : ce sont la *hanc* ou *rotule*, l'*exinguinal* ou *trochanter*, le *fémoral* ou *cuisse*, l *tibial* ou *jambe* et le *tarse*.

La hanche s'articule avec l'épimère correspondant; elle porte u poil au milieu de sa face inférieure. L'exinguinal a la forme d' segment de cylindre très oblique : il porte, en bas et en dehors, poil qui s'attache au pied d'un tubercule transformé en un fort croch dans la patte postérieure, il est très court et n'a ni tubercule ni po

Le fémoral est un anneau à peu près régulier, étroit à sa face inf rieure : il présente à son bord antérieur une longue soie ayant u petit aiguillon à sa base et à son bord postérieur une soie court et raide.

Le tibia est un simple anneau, élargi en avant et en haut, portan en arrière une petite épine et en avant un aiguillon mousse et cy drique; dans la patte postérieure, cet anneau est très court et inerm

Le tarse se termine par deux crochets aigus, qui sont pres égaux aux deux paires de pattes postérieures, mais sont inégaux a pattes antérieures, le plus grand étant terminal. Ses appendices sont de la base vers la pointe : deux aiguillons cylindriques et à poin mousse, sur la face antérieure; deux longues soies à la face inférie De la base du plus grand crochet part un ambulacre pour chacun des deux paires de pattes antérieures et une longue soie pour chacun des deux paires de pattes postérieures.

Les téguments du céphalothorax se prolongent en avant en ne sorte de bourrelet qui entoure le rostre, dans le tiers de a longueur, exactement comme le prépuce entoure et protège le gland. Ainsi se forme le *camérostome*, loge dans laquelle e rostre est littéralement enchâssé : il est largement incisé en essous, au niveau du menton, mais sa lame supérieure ou *istome* s'avance au-dessus du rostre.

Le camérostome porte de chaque côté un prolongement ince, transparent et incolore, qui ne porte pas de poils, n'est as formé de pièces articulées et s'étend jusqu'au bout du alpe correspondant. Ce prolongement est spatuliforme, caréné t creusé en dedans : Ch. Robin l'a appelé *joue*, Bourguignon e nommait *faux palpe* ou *palpe secondaire*. Les joues n'existent ue chez les Sarcoptes et les Laminosioptes.

Le rostre est comme enchâssé dans le camérostome. Il a la orme d'un cône arrondi en avant, un peu aplati et incliné en as et en avant; il est coloré en jaune roussâtre et formé de ièces disposées sur deux plans : le supérieur comprend les eux mandibules glissant entre les deux palpes, que bordent es joues ; l'inférieur comprend les deux mâchoires et la lèvre qui n'en est que la continuation.

Les mandibules ou *chélicères* occupent le milieu de la face supéeure et se touchent par leur bord interne : leur grosse extrémité st tournée en arrière et cachée sous l'épistome, mais une pression xercée sur celui-ci les détache facilement. Chacune d'elles est formée 'une tige et d'une pince à deux mors, dont l'inférieur seul est mobile t se meut verticalement.

Les palpes sont coniques, incurvés en dedans, à base très large ; e bord externe est net, mais l'interne se confond avec la lèvre qui y adhère. Ils sont formés de trois articles peu mobiles : le basilaire, ui est le plus grand, s'articule vers la mâchoire et s'appuie sur l'épière de la première patte ; le second article, plus étroit et plus court ue le précédent, porte deux soies, dont l'antérieure est très longue, près u bord externe. Le dernier article, plus court, est conique, fortement ourné en dedans et est libre sur presque toute l'étendue de son bord interne ; son extrémité est effilée et bifide, il porte une soie assez longue.

Les mâchoires ou maxilles sont formées chacune d'une pièce troite et épaisse, contournée en S et soudée à une pièce médiane appelé le *menton* : l'ensemble des deux mâchoires et du menton eprésente un fer à cheval presque entièrement fermé.

La lèvre est un organe membraneux, fixé en arrière aux mâchoires et sur les côtés au bord inférieur des palpes : elle forme avec ces derniers une gouttière où les mandibules glissent alternativement. Sa face inférieure porte deux soies divergentes, une de chaque côté de la ligne médiane ; à sa face supérieure se voit la *languette* ou *ligule*. La bouche s'ouvre entre la lèvre et les deux mandibules.

On ne sait que peu de chose des organes internes. Gudden a reconnu que l'œsophage se dilate, en arrière de la deuxième paire de pattes, en un estomac pourvu de deux lobes latéraux ; l'intestin est rectiligne. Une glande contiguë à l'estomac émet en avant un canal qui vient déverser dans la bouche une salive irritante, à laquelle sont dus en grande partie les phénomènes morbides dont s'accompagne la présence du Sarcopte. L'anus s'ouvre à l'extrémité postérieure du corps, du côté dorsal : c'est une fente longitudinale, souvent un peu entr'ouverte, autour de laquelle le tégument forme bourrelet.

On ne trouve pas trace d'appareil respiratoire, bien que l'ardente imagination de Fürstenberg ait cru reconnaître des sacs à air et des stigmates ; on peut pourtant considérer comme des stigmates rudimentaires deux trous borgnes contigus, qui se voient au bord antérieur du plastron thoracique supérieur.

L'appareil circulatoire fait également défaut. Le système nerveux n'a pas encore été vu, ce qui n'empêche pas Fürstenberg de figurer des ganglions et des nerfs (1).

En passant de l'état de femelle pubère à celui de femelle ovigère, le Sarcopte a acquis une *vulve de ponte*, située à la face inférieure, entre les deuxième et troisième anneaux du thorax, et ayant l'aspect d'une fente transversale à lèvres plissées. L'oviducte ou *oviscapte* qui y aboutit est un tube cylindrique, large et court ; on le voit marcher en arrière, en suivant la ligne médiane, jusqu'au niveau de la dernière paire de pattes.

La femelle gravide continue à s'enfoncer dans l'épiderme et notamment dans la couche de Malpighi, dont les cellules succulentes lui fournissent une abondante nourriture. Chemin faisant, elle pond des œufs, qui se trouvent ainsi espacés le long de la galerie et dont le développement est d'autant plus avancé qu'ils sont de date plus ancienne, autrement dit qu'ils sont plus éloignés de la femelle (fig. 589). La ponte achevée, l'animal meurt au fond de sa galerie.

(1) Fürstenberg, *Die Krätzmilben des Menschen und der Thiere*. Leipzig, 1861. Voir fig. 136.

Le nombre des œufs pondus varie de 15 à 50; toutefois,

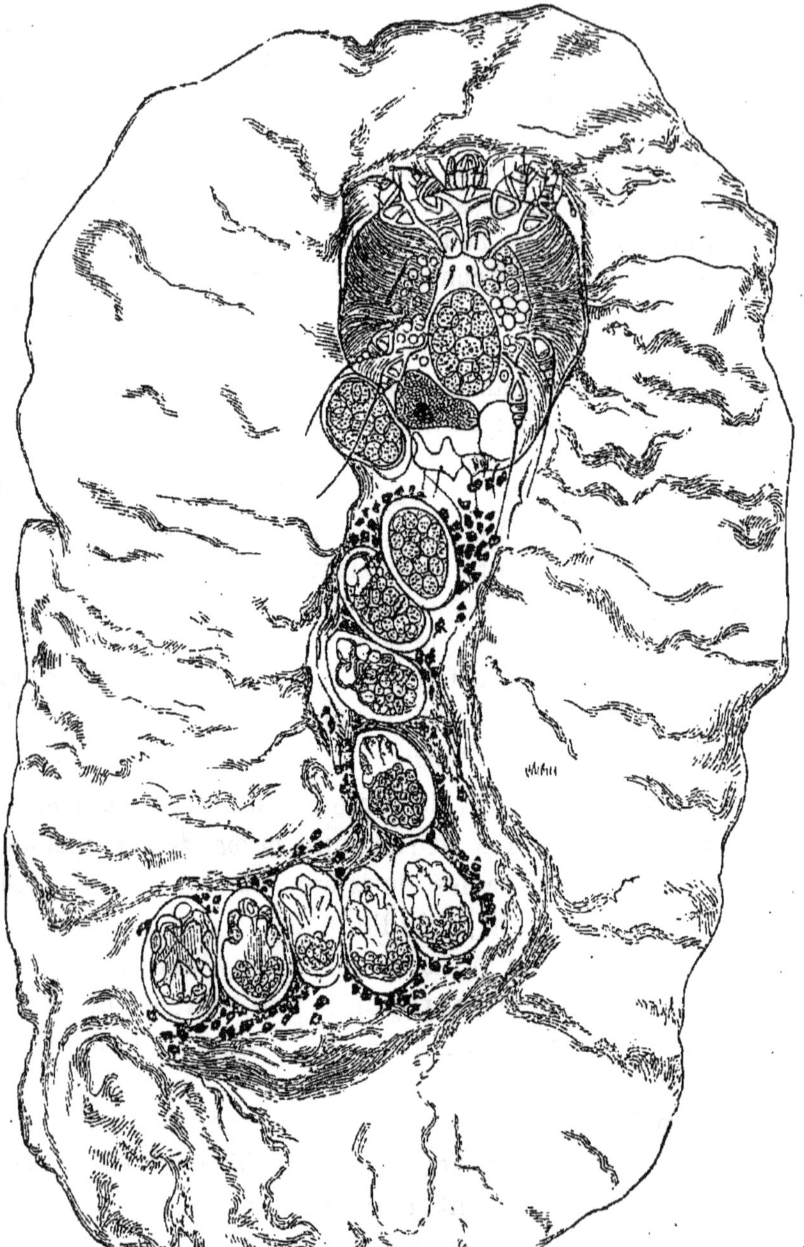

Fig. 589. — Sillon renfermant un Sarcopte femelle à son extrémité, d'après Hebra. Ce Sarcopte contient un œuf; derrière lui, on voit une série d'œufs rangés dans l'axe du sillon : dans les plus éloignés, l'embryon est de plus en plus développé. Les points noirs sont les excréments du parasite. Grossi 70 fois.

on n'en rencontre jamais plus de 20 à 25 dans une même

galerie, à cause de l'usure superficielle de l'épiderme, qui fait disparaître progressivement les premières portions de la galerie. On admet que la femelle peut vivre de trois mois à trois mois et demi et pondre un ou deux œufs par jour : la durée totale de sa ponte est de quatre à six semaines. Sa fécondité est telle que, par suite de la transmission d'une seule femelle gravide à un individu sain, deux mois suffisent pour que la gale s'étende à la plus grande partie du corps de celui-ci.

La galerie, dont l'importance diagnostique a été reconnue par Albin Gras, dès 1834, a ordinairement une profondeur de 0mm,5 à 3 millimètres, mais elle atteint parfois jusqu'à 3, 4 et même 5 centimètres; Hebra en a observé une qui présentait la longueur exceptionnelle de 16 centimètres. Elle est rarement droite, mais se contourne et s'infléchit de façons diverses (fig. 590). Les sillons, renfermant chacun une

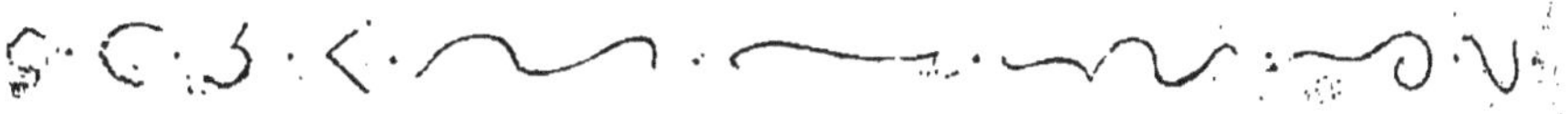

Fig. 590. — Divers aspects du sillon, d'après Hardy.

seule femelle, se rencontrent de préférence en certains points du corps, tels que les poignets, l'interstice et la face latérale des doigts, le bord cubital et la paume de la main (fig. 591) ; on les trouve encore sur le dos du pied, au voisinage des malléoles, entre les orteils, sur l'avant-bras, le bras, en avant des aisselles, sur le dos, le ventre, les cuisses ; leur fréquence particulière sur le pénis, le scrotum, le prépuce et même le gland, ainsi que sur le mamelon, chez la femme, indique clairement que, dans nombre de cas, la transmission du parasite se fait au moment du rapprochement sexuel.

La pénétration de la femelle dans l'épiderme détermine des démangeaisons violentes, que le malade cherche à atténuer en se grattant. Il se produit alors à la surface de la peau des éruptions de nature diverse, que Hebra considère toutes comme étant le résultat du grattage. Pour Hardy, le prurigo et les excoriations auraient réellement cette origine, mais les vésicules isolées qu'on voit aux mains et aux pieds, les petites excoriations arrondies qui se développent principalement aux avant-bras et aux aisselles, les vésico-pustules des coudes reconnaîtraient une autre cause : elles sont spéciales à la gale et sont dues sans doute à l'action du venin déversé par le Sarcopte.

L'action irritante du venin a été démontrée par Hardy qui, s'étant inoculé sous la peau du dos de la main la matière visqueuse résultant de l'écrasement de huit Sarcoptes, éprouva, au bout de quinze à vingt minutes, une sensation de chaleur avec

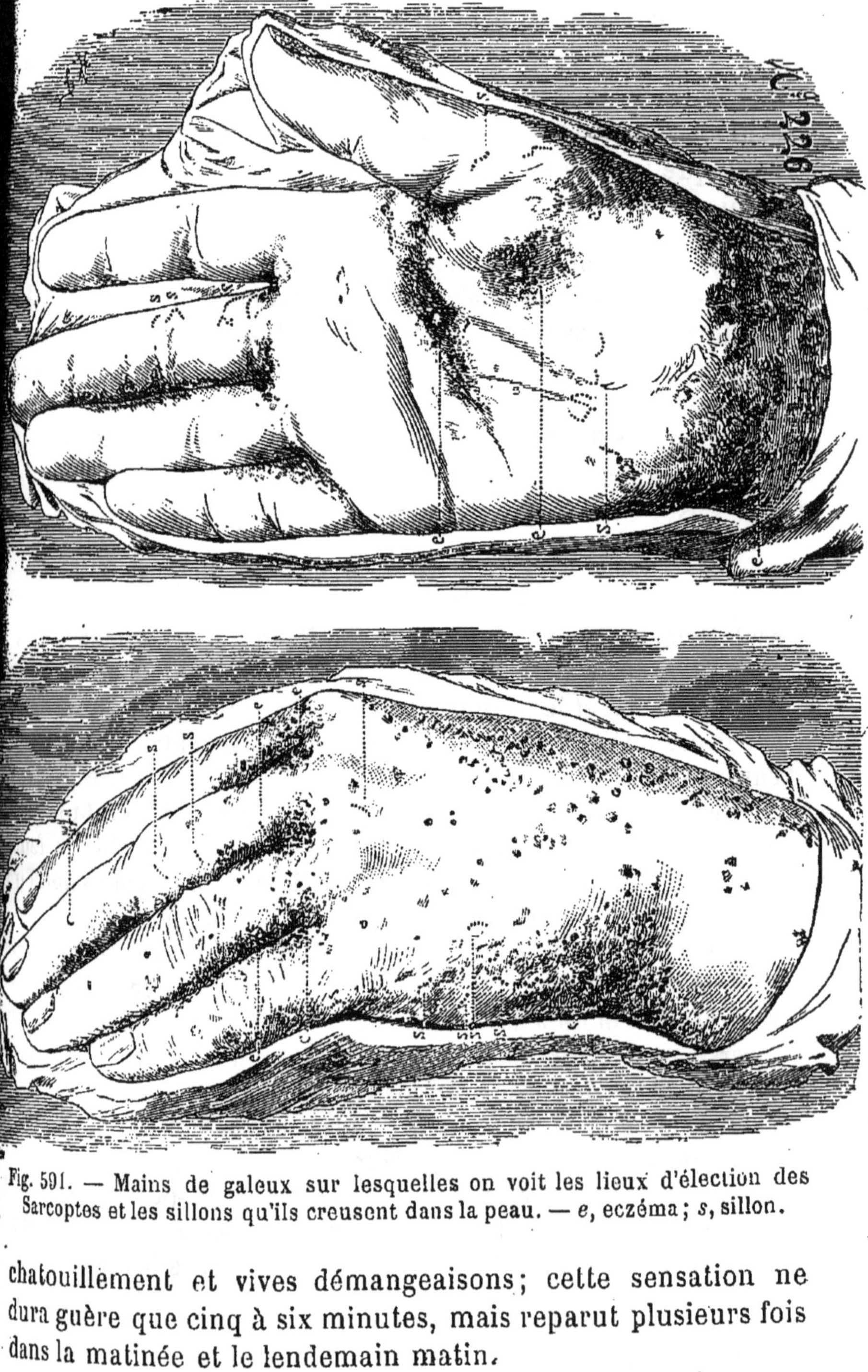

Fig. 591. — Mains de galeux sur lesquelles on voit les lieux d'élection des Sarcoptes et les sillons qu'ils creusent dans la peau. — *e*, eczéma ; *s*, sillon.

chatouillement et vives démangeaisons; cette sensation ne dura guère que cinq à six minutes, mais reparut plusieurs fois dans la matinée et le lendemain matin.

La gale est extrêmement répandue à la surface du globe. On l'observe de préférence parmi les populations ignorantes ou sales et parmi les grandes agglomérations humaines, par exemple dans les armées. Pendant les guerres de Napoléon Ier, on comptait des galeux par centaines de mille, aussi bien dans l'armée française que dans les armées ennemies. Plus récemment, le nombre des galeux admis à l'hôpital de Prague était de 2,256 en 1867 et de 1,129 en 1868; ces chiffres contrastent par leur élévation avec ceux des années précédentes ou suivantes et sont la conséquence de la guerre de 1866.

En Europe, la gale est surtout fréquente dans l'est de l'Allemagne, en Pologne, en Russie, en Islande, aux Færœer, en Norvège, en Turquie et aux îles Ioniennes : elle était si commune à Céphalonie en 1818, d'après Robertson, qu'un tiers de la population était galeuse.

En Asie, la maladie est très répandue en Sibérie, au Kamtchatka, en Chine, en Perse et dans l'archipel Indien. Au Japon, elle atteindrait les trois quarts des habitants, d'après Vidal. Young et Huillet la signalent comme très fréquente aux Indes parmi les indigènes. Palgrave dit qu'elle abonde dans toute l'Arabie : elle est très commune chez le Chameau et semble passer de cet animal à l'Homme.

En Afrique, elle est endémique à la côte de Mozambique; en Abyssinie, d'après Courbon et H. Blanc; en Egypte, d'après Pruner; en Tunisie, d'après Ferrini. Les Arabes d'Algérie, et surtout les Kabyles, l'ont communément. Elle est également très répandue sur la côte occidentale, où un grand nombre d'observateurs l'ont signalée et où on la connaît sous le nom portugais de *sarna*. Elle est encore très fréquente dans le Haut Sénégal, d'après des notes communiquées par le Dr Bellamy : « Elle présente les mêmes symptômes que chez les Européens; les noirs ne se soignent pas. » Enfin, elle sévit aux Canaries et attaque presque toute la population des îles Gomera et Palma.

On la signale encore dans toute l'Amérique, notamment au Brésil, à la Guyane et au Pérou. En Océanie, elle est très commune chez les Canaques des îles Sandwich, d'après Duplouy, mais est rare aux Samoa et serait inconnue à Taïti.

Carus et Engelmann, *Bibliotheca zoologica*, I, p. 474-475.

Taschenberg, *Bibliotheca zoologica*, II, p. 1281-1284.

M.-H.-F. Fürstenberg, *Die Krätzmilben der Menschen und Thiere*. Leipzig, in-folio de 240 p. et 15 pl., 1861. Pour la bibliographie, voir p. 224.

C. Hertwig, *Ueber Krätz- und Räudemilben*. Wiegmann's Archiv, p. 398, 1835.

Alb. Gras, *Du rôle que joue l'Acarus de l'Homme dans la production de la gale*. Bull. de l'Acad. de médecine, I, p. 77, 1836.

Gurlt und Hertwig, *Vergleichende Untersuchungen über die Haut des enschen und über die Krätz- und Räudemilben.* Berlin, 1835; 2. Auflage, 1844.
Ch. Robin, *Recherches sur le Sarcopte de la gale humaine.* Mém. de la Soc. de biologie, (3), I, p. 21, 1859.
B. Gudden, *Beitrag zur Lehre von der Scabies.* Würzburger medic. Zeitschrift, II, p. 301, 1861.
P. Mégnin, *Sur certains détails anatomiques que présentent l'espèce Sarcoptes scabiei et ses nombreuses variétés.* Comptes rendus de l'Acad. des sciences, LXXXI, p. 1058, 1875.

Sarcoptes scabiei var. *hominis* se transmet de l'Homme à l'Homme ; il ne nous est point communiqué normalement par les Carnassiers, comme le croyait Bourguignon, mais peut, en revanche, passer de l'Homme sur certains animaux, tels que le Chien et la Chèvre, d'où il revient parfois à l'Homme.

Hardy professe qu'aucune des nombreuses variétés de gale des animaux ne peut se transmettre à l'Homme, c'est-à-dire déterminer chez celui-ci une affection psorique incapable de guérir spontanément. Cette opinion est trop absolue, comme il est aisé de s'en convaincre déjà par l'interprétation de certains faits d'observation et comme l'ont démontré expérimentalement divers auteurs, entre autres Delafond et Bourguignon, puis Mégnin.

N. Got, *De la gale de l'Homme et des animaux, produite par les Acares, et de la transmission de cette maladie à l'Homme par diverses espèces d'animaux vertébrés.* Thèse de Paris, 1844.
H. Bourguignon, *Recherches sur la contagion de la gale des animaux à l'Homme et sur les mœurs de l'Acarus de la gale.* Gazette médicale, p. 621, 1851. Mém. de la Soc. de biologie, III, p. 109, 1851. — Id., *Observations sur la contagion de la gale des animaux à l'Homme.* Ann. sc. nat., (4), III, p. 114, 1855. Gazette hebd. de méd. et de chir., II, p. 195, 1855.
O. Delafond et H. Bourguignon, *Recherches sur les animalcules de la gale des animaux et sur la transmission de la gale des animaux à l'Homme.* Bull. Acad. de méd., XXIII, p. 140, 1858. Archives gén. de méd., (5), XI, p. 18, 1858.
P. Mégnin, *Sur l'étiologie de la gale de l'Homme et des animaux.* Ibidem, (6), XXVIII, p. 592 et 714, 1876. — Id., *Mémoire sur l'acclimatation des Acariens psoriques des animaux sur d'autres espèces animales et sur l'Homme.* La France médicale, XXIII, p. 166, 175, 190, 198 et 206, 1876.

Sarcoptes scabiei var. cameli Mégnin, 1877.

Synonymie : *Sarcoptes dromedarii* P. Gervais, 1841.

Le mâle, long de 240 μ, large de 160 μ, est ovoïde et de couleur roussâtre. La femelle, longue de 440 μ, large de 330 μ, est ovale, allongée, de couleur blanc rosé. L'œuf mesure 120 μ sur 80 μ.

Ce Sarcopte a été trouvé sur le Dromadaire et le Lama par Gerv sur la Girafe par Mégnin, sur l'Antilope bubale par Mégnin et Raill Le Dromadaire, amené récemment au Jardin des Plantes, transm la gale aux gardiens de la ménagerie et dut être abattu pour arrête la contagion : la maladie s'accompagnait, outre l'éruption caracté ristique, d'un prurit d'une violence extrême. Nous avons noté déjà que, suivant Palgrave, on observerait souvent en Arabie le passag de la gale du Chameau à l'Homme.

Bérenger-Féraud a observé au Sénégal une affection psorique appel *larbisch* par les Ouolofs et les Toucouleurs et caractérisée par la p sence, aux doigts et en d'autres points du corps, de sillons analogu à ceux de la gale. Cette maladie est fréquente au Oualo à l'époqu des pluies et s'observe surtout chez les cultivateurs et ceux qui versent les marais. Les nègres s'en débarrassent au moyen de lotion faites avec une décoction de tabac ou de plantes astringentes. parasite n'a pas encore été vu, mais Carpot pense qu'il n'est au que le Sarcopte de la gale du Dromadaire.

Bérenger-Féraud, *Traité clinique des maladies des Européens au Sénég* Paris, 2 vol. in-8°, 1875-1878. Voir I, p. 239.

Sarcoptes scabiei var. **capræ** Mégnin, 1877.

SYNONYMIE : *Sarcoptes capræ* Fürstenberg, 1861.

Le mâle est ovoïde, long de 243 μ, large de 190 μ. La femelle arrondie, longue de 345 μ, large de 342 μ. La larve hexapode longue de 180 μ et large de 160 μ.

En Angleterre, on a vu ce Sarcopte passer d'une Chèvre d'origin persane sur quinze Chevaux avec lesquels elle habitait, ainsi que sur l Hommes qui les soignaient : ceux-ci présentèrent une éruption d boutons rouges, accompagnée d'un prurit excessif. En Suisse, dans la vallée de Prättigau, Grisons, Walbraff vit également la gale passer des Chèvres à l'Homme et à quelques animaux domestiques.

Sarcoptes scabiei var. **lupi** Mégnin, 1877.

SYNONYMIE : *Acarus elephantiacus* Dubini, 1850.
Sarcoptes scabiei crustosæ Fürstenberg, 1861.

Le corps est ovoïde ; le thorax est plus large que l'abdomen, qu ressemble à un triangle à sommet arrondi. Le mâle est de coule roussâtre ; ses plastrons sont très apparents. La femelle est gris-perle rosé, ainsi que les jeunes. Les dimensions de l'animal à ses différents états sont les suivantes :

	Longueur.	Largeur.
Œuf	150 μ	90 μ
Larve hexapode	180-220	110-150
Nymphe	240	160
Mâle	250-275	160
Jeune femelle pubère	300	210
Femelle ovigère	370-410	280

Les quatre anneaux thoraciques sont bien accusés, surtout sur les côtés du corps qui sont profondément festonnés. Les soies de la face supérieure et des côtés sont très longs. L'épimérite de l'organe mâle est étroitement uni aux épimères des pattes postérieures.

Ce Sarcopte vit sur le Loup, le Lion, la Hyène et passe parfois sur l'Homme ; il est capable aussi de s'acclimater chez le Cheval, ainsi que Mégnin l'a constaté par voie expérimentale. Chez ce Solipède, la gale devient rapidement très grave et présente d'abord les caractères de celle du Loup, puis se rapproche de la gale ordinaire du Cheval : le Sarcopte se modifie au bout de quelques générations ; il augmente de taille et s'allonge, au point de ressembler à celui du Cheval.

Delafond et Bourguignon citent un cas où la gale avait été transmise à trois personnes par les Lions d'une ménagerie ; elle ne céda qu'à un traitement approprié ; Mégnin a montré qu'il s'agissait là de *Sarcoptes scabiei* var. *lupi*.

En l'absence de tout traitement, cet Acarien se multiplie dans la peau de l'Homme avec une incroyable fécondité et cause une remarquable dermatose connue sous le nom de *gale norvégienne*. Sur divers points de la peau, mais surtout aux mains, au carpe, au pli du coude, aux pieds, au creux poplité, voire même au visage, se développent des croûtes épidermiques qui ont ordinairement de 1 à 6 millimètres d'épaisseur, mais atteignent parfois 12 millimètres (cas de Rigler) et même 50 millimètres (cas de Danielssen) : leur couleur est blanc de craie (Gumpert), gris verdâtre (Rigler, Bœck) ou jaune brun sale (Féréol). En raison de son singulier aspect, cette gale est généralement connue sous le nom de *scabies crustosa*. Quand elle envahit le cuir chevelu, les cheveux peuvent tomber en même temps que les croûtes (Bœck, Gumpert) ; d'autres fois ils restent intacts (Bergh). Au microscope, on reconnaît dans ces croûtes la présence d'une incroyable quantité de Sarcoptes à tous les états de développement ; on trouve aussi leurs fèces et les résidus de leurs mues ; ils occasionnent un prurit abominable.

Les ongles des mains et des pieds peuvent être eux-mêmes le siège d'une hypertrophie caractéristique : dans le second cas de Bergh, c'est par eux qu'avait débuté la maladie. Ils s'épaississent, se détachent plus ou moins de la gouttière unguéale et prennent l'aspect d'énormes griffes, dont la hauteur peut atteindre jusqu'à 40 millimètres et l'épaisseur jusqu'à 20 millimètres. Leur surface est excoriée, sèche, cassante; leur croissance est si rapide, que l'un des malades de Bergh les raccourcissait de près de 7 millimètres tous les quinze jours. Eux aussi sont envahis par des myriades de Sarcoptes.

Sans parler des cas probables, mais peu authentiques de Büchner, de Gudden, de Wendt, de von Düben, de Petters et de Finsen, on connaît actuellement quinze cas certains de gale croûteuse chez l'Homme. L'énumération suivante les résume suffisamment :

1.	Cas de	Danielssen à Bergen, 1851	Homme.
2.	—	Bœck à Christiania, 1851	Fille, 15 ans.
3.	—	Fuchs à Göttingen, 1853	Homme, 42 ans.
4.	—	Fuchs à Göttingen, 1853	Femme, 28 ans.
5.	—	Rigler à Constantinople, 1853	Garçon, 9 ans.
6.	—	Bœck à Christiania, 1853	Fille, 16 ans.
7.	—	Hebra à Vienne, 1853	Homme, 19 ans.
8.	—	Bœck à Christiania, 1855	Homme, 35 ans.
9.	—	Gumpert à Würzburg, 1856	Femme, 33 ans.
10.	—	Féréol à Paris, 1856	Homme, 50 ans, de Lannion (Côtes-du-Nord).
11.	—	Bœck à Christiania, 1859	
12.	—	Bergh à Copenhague, 1860	Homme, 66 ans.
13.	—	Bamberger à Würzburg, 1860	Femme, 37 ans, de Hassfurt.
14.	—	Vogel à Dorpat, 1870	
15.	—	Bergh à Copenhague, 1874	Homme, 24 ans, de Scanie (Suède).

La gale croûteuse a été observée tout d'abord dans un cas de spedalskhed, c'est-à-dire de lèpre ; aussi Danielssen la considéra-t-il comme une variété de cette maladie. Bœck, en retrouvant cette forme de gale chez une jeune fille non lépreuse, ne tarda pas à démontrer l'inexactitude de cette opinion.

Cette gale est transmise aisément par le malade à d'autres personnes, comme Bœck l'a encore noté. Elle n'a aucune tendance à guérir spontanément et ne cède qu'à un traitement énergique et prolongé ; elle durait depuis seize ans dans le second cas de Bergh et depuis plus longtemps encore chez l'un des malades de Fuchs. Les croûtes se forment parfois d'emblée (Hebra, Bamberger, Bergh) : plus souvent elles ne se montrent qu'au bout d'un temps assez long : trois ans dans le cas de Rigler, à peu près huit ans dans celui de Gumpert et neuf ans dans celui de Vogel. On observe parfois aussi les ymptômes de la gale ordinaire, notamment les galeries épi-ermiques (Bœck, Fuchs, Hebra, Bergh); dans le cas de Féréol, e malade présentait en outre de l'ecthyma et des abcès sous-cutanés.

D.-C. Danielssen et W. Bœck, *Traité de la spedalskhed ou éléphantiasis es Grecs*. Paris, 1848. Voir p. 232 et atlas, pl. IV, XXI et XXIV.
W. Bœck, *Une nouvelle forme de gale*. Annales des maladies de la peau et e la syphilis, IV, p. 122, 1852. — Id., Norsk Magazin for Lægevidenskaberne, 2), XIII, p. 207, 1859.
C.-H. Fuchs, *Ueber scabies crustosa s. norvegica Bœcki und deren Vorkommen in Deutschland*. Zeitschrift für rat. Med., (2), III, p. 261, 1853.
Hebra, *Skizzen einer Reise in Norwegen*. Zeitschr. der k. k. Ges. der Ærzte n Wien, 9. Jahrgang, I, p. 60, 1853. Voir p. 68. — Id., *Beitrag zur Geschichte der sogenannten norwegischen Krätze*. Ibidem, II, p. 33, 1853.
Rigler, *Beitrag zur Geschichte der norwegischen Krätze*. Ibidem, II, p. 29, 853.
Gudden, *Beiträge zur Lehre von den durch Parasiten bedingten Hautrankheiten*, 1855. Voir p. 68, note.
Bœck og Danielssen, *Samling af Jagttag. over Hundens Sygdomme*. Christiania, 1855. Voir fasc. I, p. 2 et pl. II.
L. Büchner, *Klinische Beobachtungen*. Deutsche Klinik, VII, p. 42, 1855. oir III, p. 44.
Gumpert, *Ueber scabies crustosa s. norvegica Bœcki*. Inaug. Diss. Würzburg, 1856.
Second-Féréol, *Observation de gale à forme insolite, avec formation de ûtes très épaisses, constituées par des millions d'Acarus*. Gazette méd., (3), I, p. 621, 1856.
Wendt. Bibliothek for Læger, XXVI, p. 448, 1857.
Von Düben, *Leistungen des Mikroskops*, 1858. Voir p. 19.
R. Bergh, *Om Skorpefnat*. Hospitals-Tidende, II, p. 197, 1859. — Id., *Ueber Borkenkrätze*. Virchow's Archiv, XIX, p. 1, 1860. — Id., *Tilfælde af Skorpfnat*. Hospitals-Tidende, (2), I, 1874. — Id., *Ueber Borkenkrätze*. Vierteljahrsschrift für Dermatol. und Syphilis, VI, p. 491, 1874.
H. Bamberger, *Ein Fall von scabies crustosa s. norvegica*. Würzburger med. Zeitschrift, I, p. 134, 1860.
C. Seggel, *Ueber die scabies norwegica s. crustosa Bœcki*. Inaug. Diss. Würzburg, 1860.
Petters, *Bericht über die Krätzekranken*. Prager Vierteljahrsschrift, p. 170, 868. Voir p. 195.
A. Vogel, *Ein Fall von scabies crustosa (norvegica)*. Dorpater med. Zeitschrift, I, p. 246, 1870.
Finsen, *Jagttag. ang. Sygdomsforsh. i Island*, 1874. Voir p. 138.

Sarcoptes scabiei var. **equi** Mégnin, 1877.

SYNONYMIE : *Sarcoptes equi* Gerlach, 1857.

Le corps, assez régulièrement ovale-allongé, est roussâtre chez le mâle, gris perle chez la femelle.

	Longueur.	Largeur.
Œuf	160 μ	100 μ
Larve hexapode	160-250	100-170
Nymphe	300	200
Mâle	260-280	180-200
Femelle pubère	350-400	250-300
Femelle ovigère	450-470	350

Le céphalothorax est très nettement divisé en quatre anneaux; l plastrons sont légèrement roussâtres et surtout apparents chez mâle. Les papilles dorsales sont disposées en quinconces et présen tent deux petites éclaircies ovalaires sur la ligne médiane. Le st nite de l'organe mâle est intiment uni aux épimères des pattes po térieures.

Hurtrel d'Arboval rapporte quelques cas de transmission de la g du Cheval à l'Homme. Le plus remarquable est emprunté à Fauré vétérinaire à Rome : un Cheval galeux, acheté au marché, commu niqua la gale aux trois personnes qui le ramenaient à la ferme, pu au garçon d'écurie, au berger, enfin à plus de trente personn ainsi qu'aux domestiques et à la vache d'un meunier auquel il fut vendu.

Les exemples les plus caractéristiques de contagion s'observ surtout dans les écoles vétérinaires, dans les écoles et les régimen de cavalerie. Sick raconte qu'une gale qui sévissait, en 1791, d un régiment de hussards anglais, se communiqua à deux cen Hommes. Lavergne vit plusieurs fois, à l'école de Toulouse, la se déclarer chez les élèves, à la suite du contact de Chevaux galeux elle cédait à l'usage de bains simples. Delafond vit de même, e 1856, plusieurs élèves de l'école d'Alfort prendre la gale sur un Ch val du cours d'opérations : elle ne résista pas à quelques friction antiseptiques. A l'école de Saumur, il est fréquent, d'après Gérard que des sections entières de cavaliers-élèves éprouvent tous les sym tômes de la gale, mais la guérison se fait spontanément au bout huit à dix jours.

A la suite de la guerre de 1870-1871, la plupart des chevaux d l'armée furent atteints de gale. Au 3e régiment de lanciers, Mégn eut, chaque jour pendant cinq mois, à l'infirmerie, une moyenne d quarante chevaux galeux : vingt cavaliers et six maréchaux étaien attachés à leur service. Néanmoins, on ne constata de transmission à l'Homme que vers la fin du quatrième mois, sur une quinzaine de soldats d'une même chambrée, parmi lesquels six étaient attach à l'infirmerie.

Ces observations démontrent donc que le Sarcopte du Cheval es capable de se transmettre à l'Homme et de s'y multiplier de mani à produire une gale véritable. Mais celle-ci va en s'atténuant et gué pontanément en quelques semaines, par suite de la mort des arasites.

Les expériences d'inoculation amènent à la même conclusion. erlach prend sur un Cheval quelques Sarcoptes bien vivants, puis ès transplante sur lui-même et sur plusieurs de ses élèves : il les arque dans un étroit espace, délimité par un verre de montre renersé sur la peau et maintenu par un bandage. La gale se développe, ais ses efflorescences s'affaiblissent bientôt, tout en se multipliant, t l'affection disparaît spontanément au bout de trois à huit semaines. ar exception, elle persistait encore le soixantième jour chez un es élèves, que l'on dut soumettre à un traitement approprié. Les ndividus à peau fine et velue semblent être plus aptes que les autres prendre la gale du Cheval.

Géraud, vétérinaire au 31e régiment d'artillerie, a renouvelé l'expéence de Gerlach avec un égal succès. Il isole sous un verre de mone fixé sur l'avant-bras des croûtes prises sur des Chevaux galeux laisse le tout en place pendant quinze heures; au bout de cinq urs, il voit se produire sur tout l'avant-bras l'éruption caractérisque; quelques vésicules apparaissent dans les sillons interdigitaux; e prurit est intense.

Hurtrel d'Arboval, *Gale*. Dictionnaire de méd. et de chir. vétérinaires. Paris, 4.

Lavergne, Journal des vétérinaires du Midi. Toulouse, 1838.

Bourguignon et Delafond, *Traité de la psore*. Paris, 1862.

Géraud, *Transmission du Sarcopte de la gale du Cheval à l'Homme*. Recueil e mém. de méd. militaire, 1881.

Sarcoptes scabiei var. **suis** Mégnin, 1877.

NONYMIE : *Sarcoptes suis* Gerlach, 1857.
S. canis Gerlach, 1857.
S. squamiferus Fürstenberg, 1861.

Celle variété est remarquable par sa grande taille. Le corps est ale, roussâtre chez le mâle, gris perle chez la femelle.

	Longueur.	Largeur.
Œuf	170 μ	120 μ
Mâle	320	290
Femelle ovigère	470-500	360

Cet animal vit sur le Porc et le Sanglier, et parfois aussi sur le hien. Delafond contracta la gale au contact d'un Porc du cours opérations, mais il s'en guérit facilement par quelques frictions. erlach cite quelques auteurs qui virent le parasite passer du Porc

et du Sanglier sur l'Homme; mais l'éruption disparaissait spon
nément au bout de quelques jours.

Sarcoptes notoedres Delafond et Bourguignon, 1857.

SYNONYMIE : *Sarcoptes cati* Hering, 1838.
S. cuniculi Gerlach, 1857.
S. minor Fürstenberg, 1861.

Ce Sarcopte présente deux variétés, caractérisées par leur habi et par leurs dimensions : *Sarcoptes notoedres* var. *muris* Mégnin, 1877 a la plus grande taille; il vit sur le Rat et le Coati. *Sarcoptes notoe* var. *cati* Mégnin, 1877, présente à tous ses états exactement la moi de la taille du précédent; il s'observe chez le Chat, le Lapin et l'Homme; c'est donc cette variété que nous étudierons spécial ment.

L'œuf est ovoïde, de couleur gris perle et diaphane; il mesure 80 sur 50 μ. La larve hexapode est longue de 90 μ, large de 70 μ; bord postérieur est échancré, l'anus est près de ce bord. La nymp pubère est longue de 120 μ, large de 100 μ; le bord postérieur et l'a nus sont comme chez la larve.

Le mâle mesure 120 μ sur 90 μ. Les épimères de la première paire de pattes se réunissent en un long sternum; ceux des deux dernie paires sont reliés entre eux à leur extrémité interne, de façon à for mer un groupe unique; ceux de la dernière paire s'articulent incom plètement avec le sternite. La troisième paire de pattes se termin par une soie, les autres pattes portant une ventouse. L'anus a l'aspect d'une fente longitudinale, percée à la partie postérieure de la fa dorsale.

La femelle mesure 160 μ sur 130 μ. En raison de sa grande taille, c'est sur elle qu'on reconnaît le plus nettement les caractères de l'es pèce. Le corps est arrondi, la séparation entre les anneaux céphalo thoraciques est inappréciable. La face dorsale est marquée de gros plis concentriques, écartés les uns des autres; à la face ventrale, ces plis n'occupent que le bord des régions latérales et postérieures. L'épistome porte deux longs poils; le bord postérieur ne présente que deux soies correspondant à la paire externe de *Sarcoptes scabiei* et égalant à peine le quart de la longueur du corps. Trois paires d'ai guillons à la face dorsale des deux segments céphalothoraciques moyens. L'anus est percé au milieu du notogastre et bordé de cha que côté par deux rangées de trois spinules.

Les épimères de la première paire de pattes se réunissent en V, sans former de sternum; ceux des deux dernières paires convergent vers la ligne médiane, mais sans se réunir. Le poil porté par le bord antérieur du fémoral est très raccourci. Les deux crochets du tarse sont presque égaux ; la face antérieure porte deux soies courtes et rigides, la face inférieure deux crochets. Les ventouses et les soies terminales sont réparties comme chez *Sarcoptes scabiei;* les ventouses sont très larges et portées par un pédicule moitié plus court que chez celui-ci.

Le rostre est à demi caché sous l'épistome ; il est plus étroit, plus allongé et plus petit d'un tiers que chez l'espèce précédente. Les joues sont plus larges et plus étalées.

Sarcoptes notoedres se creuse un véritable nid sous-épidermique, et non une galerie linéaire; il détermine une foule de petites éminences miliaires, ressemblant à de petites vésicules d'eczéma et dans lesquelles on reconnaît une femelle ovigère, entourée d'une agglomération d'œufs et protégée par une couche épidermique. Les larves, les nymphes et les mâles errent au milieu des croûtes qui remplissent les espaces séparant les nids et qui s'accumulent surtout dans les régions précédemment atteintes.

S. notoedres var. *cati* peut se communiquer au Cheval et au Bœuf, parfois même à l'Homme. Hertwig l'a vu chez une servante, qui faisait coucher un Chat galeux dans son lit. On a encore vu la gale se développer chez une jeune fille dans des conditions analogues. Redemacher a pu noter également la transmission du parasite à une Vache sur laquelle un Chat galeux avait coutume de se coucher, puis à une servante qui soignait la Vache, enfin à la famille entière du propriétaire de l'animal. Hering a observé aussi chez deux jeunes gens une gale caractérisée par des papules croûteuses, de fortes démangeaisons et la présence du Sarcopte du Chat.

Gerlach a encore inoculé ce Sarcopte à quelques-uns de ses élèves : l'éruption qui s'ensuivit disparut spontanément au bout de dix jours chez le premier, de quinze jours chez le second, de trois semaines chez un troisième ; elle durait encore après six semaines et ne céda qu'à un bain sulfureux chez un dernier, blond et très velu.

Le Sarcopte de la gale du Chat est donc incapable de s'acclimater chez l'Homme; il détermine une éruption fugace et sans gravité.

Chabert, Flandrin et Huzard, *Instructions et observations sur les maladies des animaux domestiques.* Paris, 3e édition, 1793. Voir V, p. 293.

A. A. Berthold, *Die Krätze der Katzen theilt sich durch Ansteckung dem Menschen mit.* Casper's Wochenschrift für die ges. Heilkunde, p. 318, 1834.

Hertwig. Magazin für Thierheilkunde. Berlin, n° 48, p. 325, 1834.

Redemacher. Ibidem, 1842.

P. Mégnin, *Gale du Chat, sa transmission au Cheval, à la Vache et à l'Homme; son origine.* Compte rendu de la Soc. de biologie, (7), II, p. 185, 1880.

Sarcoptes mutans, qui vit sur les Poules, a été considéré par Reynal et Lanquetin comme pouvant passer sur l'Homme ; ces auteurs, il est vrai, ne donnent pas la preuve de cette opinion ; ils disent simplement avoir vu des filles de basse-cour souffrir de vives démangeaisons aux bras et aux mains. Déposé sur l'avant-bras et parqué sous un verre de montre, le Sarcopte a provoqué le développement d'une éruption vésiculeuse rappelant celle de la gale. Sans nier la possibilité de la transmission admise par ces auteurs, il convient de remarquer que les symptômes dont ils parlent peuvent avec autant de raison être imputés à *Dermanyssus gallinæ*.

Psoroptes communis vit sur le Cheval, le Bœuf, le Mouton et le Lapin. Il se communique difficilement à l'Homme : il est alors incapable de se propager; la gale ne dure que quelques heures et reste localisée.

Chorioptes symbiotes var. *bovis* a été vu plus de vingt fois par Schérémétewsky à la surface de la peau, chez des galeux ; Bogdanow l'a décrit sous le nom de *Dermatophagoides Scheremetewskyi*. Zürn a vu ce même animal sur la peau de la tête dans un cas d'alopécie. Un autre Acarien a encore été trouvé par Schérémétewsky près de la narine gauche, chez un enfant de six ans atteint d'herpès ; cette affection guérit rapidement après l'extraction de l'animal. Il nous est impossible de voir là autre chose que de simples coïncidences, et nous ne saurions considérer comme de véritables parasites ces animaux qui manifestement ne peuvent s'acclimater sur l'Homme.

Reynal et Lanquetin, *Maladie parasitaire des Oiseaux de basse-cour, transmissible à l'Homme et au Cheval.* Gazette médicale, (3), XIV, p. 407, 1859.
A. Bogdanoff, *Deux Acariens trouvés par M. Schérémétewsky sur l'Homme.* Bull. de la Soc. imp. des naturalistes de Moscou, p. 341, 1864.
Zürn. Bericht der med. Gesellschaft in Leipzig, p. 38, 1877.

FAMILLE DES IXODIDÉS

Les Ixodidés ont un rostre dépourvu de lèvre mobile et composé : 1° de deux maxilles soudées dans toute leur longueur à une languette et à une lèvre, de manière à former un dard rigide, lancéolé ou spathuliforme, portant inférieurement, et quelquefois sur les bords, des rangées de dents à pointes rétrogrades, en nombre variable suivant les espèces ; 2° de deux palpes maxillaires quadri-articulés et creusés en gouttière à leur face interne, de manière à former par leur rapprochement une gaine en deux parties ou valves, enveloppant le dard à l'état de repos ; 3° de deux mandibules terminées en harpon à trois ou quatre crochets inégaux, articulé sur une longue tige glissant sur la face supérieure du dard barbelé ; ces mandibules sont enveloppées ou non d'une gaine membraneuse chagrinée. Le rostre est infère ou marginal : d'où la division de la famille en deux genres.

Les pattes sont à six articles : les hanches immobiles sont fixées directement sur le tégument; le tarse se termine par un ambulacre composé d'une paire de crochets et d'une caroncule plus ou moins développée, se plissant en éventail. L'appareil espiratoire est formé de trachées aboutissant à une paire de stigmates, situés en arrière de la dernière paire de pattes et protégés par un péritrème discoïdal percé en écumoire; les tigmates n'existent pas chez la larve. L'appareil digestif est sacciforme, lobé, à lobes symétriques rayonnants et digités. 'orifice sexuel mâle est représenté par une ouverture circulaire située entre les hanches des premières paires de pattes, un peu en arrière du rostre ; chez la femelle, la vulve occupe a même situation, mais se présente sous l'aspect d'un orifice lissé. La reproduction est ovipare.

Tous les Ixodidés sont des parasites temporaires : P.-J. van eneden les classe dans son groupe des « parasites libres dans le jeune âge. » Tous les Vertébrés terrestres sont exposés à leurs attaques, et l'Acarien montre la plus grande indifférence ans le choix de son hôte ; on rencontre du moins la larve, la ymphe et le mâle sur les animaux les plus divers, appartenant à des ordres et même à des classes différents. La femelle choisit au contraire un animal en rapport avec sa taille et d'espèce assez fixe.

La famille des Ixodidés ne comprend que les deux genres *xodes* Latreille et *Argas* Latreille. Koch a proposé de distraire du premier les genres *Hyalomma*, *Hæmalastor* et *Amblyomma*, ui n'ont pas été admis.

Les Ixodes sont aisément reconnaissables à leur rostre terminal, implanté dans une fossette creusée à la face antérieure 'un écusson céphalo-thoracique. Cet écusson, dont l'étendue, forme, la couleur et l'ornementation varient suivant les espèces, est petit chez la femelle; il est grand chez le mâle et ecouvre toute la face supérieure du corps. Il porte parfois, rès de son bord latéral, à la hauteur de la deuxième paire de pattes, une paire d'yeux simples. Les palpes maxillaires sont épais ou aplatis en lame de rasoir et généralement creusés à leur bord interne d'une gouttière valvaire. Les œufs sont pondus au nombre de plusieurs milliers.

Ixodes ricinus Latreille, 1806.

SYNONYMIE : *Acarus ricinus* Linné, 1790.
Cynorhœstes ricinus Hermann, 1808.

Cet Ixode, vulgairement connu sous le nom de *Tique* ou *Tiquet des Chiens*, est très répandu dans nos pays. Le mâle est long de $2^{mm},65$, large de $1^{mm},50$. Corps ovo-triangulaire, arrondi et non festonné postérieurement, anguleux en avant, plat en dessous, légèrement bombé en dessus. A la face supérieure et en avant, on voit un écusson brun mat, dépourvu d'yeux, qui s'échancre antérieurement pour s'articuler avec le rostre. Celui-ci est si dissemblable dans les deux sexes qu'on serait tenté de les rapporter à des espèces différentes, si on ne les trouvait point accouplés. Chez le mâle, cet organe est long de $0^{mm},7$, large de $0^{mm},4$. Le dard maxillo-labial est mousse et pourvu seulement de cinq dents de chaque côté. Les mandibules se terminent par un harpon à quatre dents. Les palpes sont plus courts que ceux de la femelle, et plus larges à l'extrémité. Le pore génital, en forme de fente oblongue et transversale, est situé à la hauteur des hanches de la troisième paire de pattes.

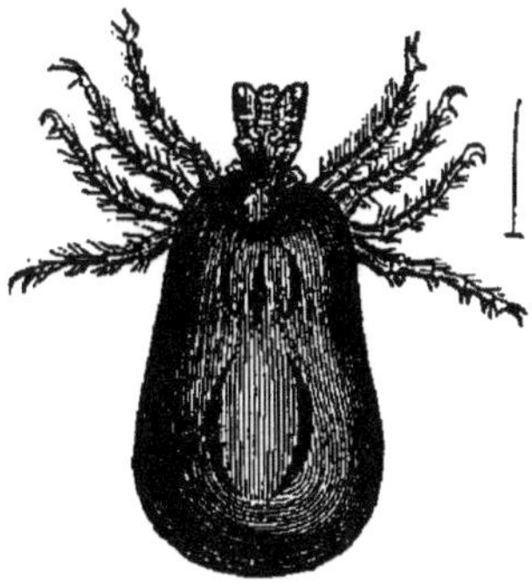

Fig. 592. — *Ixodes ricinus*. Femelle un peu grossie.

La femelle à jeun est longue de 4 millimètres, large de 3 millimètres, ovale, aplatie, rouge jaunâtre pâle; l'écusson est cordiforme, à extrémité arrondie, brun, lisse (fig. 592). Le rostre est court, carré, long de $0^{mm},9$, large de $0^{mm},7$; le dard est rectangulaire, long de $0^{mm},3$, muni inférieurement et de chaque côté de la ligne médiane, de deux rangs de huit dents. Les mandibules glissent sur la face supérieure du dard et sont terminées par un harpon à trois dents. Les pattes sont groupées sous le thorax, de chaque côté du rostre; les hanches sont contiguës. La vulve s'ouvre sur la ligne médiane, près de la base du rostre. L'anus est au milieu de la face ventrale, au centre d'une dépression qui se prolonge en arrière.

La femelle fécondée acquiert un appétit vorace ; elle arrive alors à décupler son volume primitif (fig. 593) et mesure communément de 10 à 11 millimètres de long sur 6 à 7 millimètres de large. Son corps, ovoïde comme une graine de Ricin, est de couleur plombée, lisse, uni, à stries transversales écartées et presque effacées supérieurement ; la dépression anale est également effacée. Les hanches sont écartées les unes des autres, surtout les postérieures.

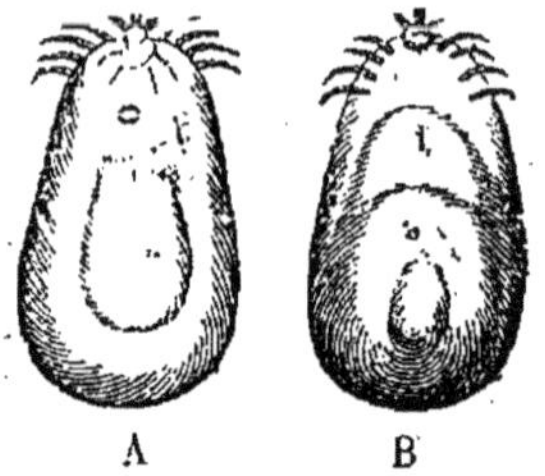

Fig. 593. — Femelle gorgée de sang, de grandeur naturelle. — A, de dos ; B, par la face ventrale.

Quand elle est repue, la femelle retire son rostre et tombe à terre. Elle pond alors des œufs dont Mégnin évalue le nombre à 12,000 environ pour une seule ponte : c'est un fait général, que les Ixodes pondent un nombre d'œufs considérable, tandis que les Argas, pourtant si voisins, en pondent un nombre restreint, à peine une centaine.

L'œuf est ovoïde, de couleur rousse, long de $0^{mm},4$, large de $0^{mm},3$. Il éclot au bout de huit à quinze jours et donne naissance à une larve petite, hexapode, de couleur claire, longue de $0^{mm},6$, large de $0^{mm},4$, dépourvue de stigmates (fig. 594). Immédiatement après leur naissance, les larves se répandent dans toutes les directions et cherchent à s'élever sur les herbes ou les buissons. Elles se tiennent alors suspendues verticalement sur deux de leurs pattes ; un animal vient-il à passer à leur portée, elles s'accrochent à lui par les pattes qui restent libres et abandonnent la branche ou la feuille à laquelle elles étaient suspendues. Elles se fixent ainsi sur des animaux très divers, Lièvres, Lapins, Campagnols, Fouines, Putois, Furets, Taupes, Hérissons, etc. ; elles sont errantes dans le pelage et empruntent peu de nourriture à leur hôte ; aussi conservent-elles leur teinte claire.

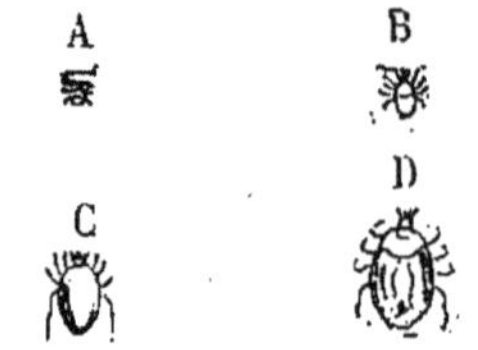

Fig. 594. — *Ixodes ricinus*, de grandeur naturelle. — A, au sortir de l'œuf ; B, à son second stade de développement ; C, mâle ; D, femelle.

La nymphe octopode est longue de 1 à 3 millimètres, large de $0^{mm},6$ à 2 millimètres ; elle possède des stigmates respiratoires, mais est dépourvue d'organes génitaux. Son rostre et ses pattes sont semblables à ceux des adultes, mais de moindre proportion ; l'anus et les stigmates sont également comme chez l'adulte. La nymphe commence à faire des blessures aux animaux sur lesquels elle vit; elle enfonce son rostre dans la peau et, par suite de l'ingestion du sang, prend une teinte plus foncée (1).

L'Ixode ricin s'attaque surtout au Chien, mais il n'est pas rare de le rencontrer sur l'Homme, particulièrement chez les chasseurs ou les individus qui vivent en compagnie des Chiens et parcourent les landes et les fourrés. Le plus souvent, l'animal est inoffensif ou ne détermine que de légers accidents, de nature d'ailleurs très variable (cas de Dubreuilh, Moquin-Tandon, Mauvezin, Desprès, Duplain, van Beneden, etc.); d'autres fois, sa piqûre est le point de départ d'accidents fort graves (cas de Raymondaud et de Johannessen) et peut même causer la mort (cas de Chillida). Ces accidents tiennent sans doute à ce que l'Ixode transporte et inocule dans la plaie divers agents infectieux tels, par exemple, que le Bacille du charbon.

Dubreuilh, *Pustule gangréneuse déterminée par la morsure d'un Insecte.* Gazette des hôpitaux, XII, p. 426, 1838.

Bazin, *Leçons théoriques et cliniques sur les affections cutanées artificielles.* Paris, 1862. Voir p. 147, une note de Mauvezin.

A. Desprès. Bull. de la Soc. de chirurgie, (2), VIII, p. 461, 1867.

P.-J. van Beneden, *Les commensaux et les parasites dans le règne animal.* Paris, 3e éd., 1883. Voir p. 130.

Ph. Bertkau, *Bruchstücke aus der Lebens-, namentlich Fortpflanzungsgeschichte unserer Zecke, Ixodes ricinus.* Verhandl. des naturhist. Vereins der preuss. Rheinlande und Westfalens. Sitzungsberichte, p. 145, 1881.

V. Chillida, *Un caso notable de enfermedad infecciosa ocasionada por la absorción de un virus ó ponzoña no descrito aun por los autores y terminada por la muerte.* Revista medico-farmacéutica, V, p. 314 y 337, 1883.

D.-J. Chillida Melia, *La ponzoña de la garrapata.* Gaceta de los hospitales, III, p. 172, 1884.

E. Raymondaud, *Un chapitre à ajouter à l'histoire pathologique des affections parasitaires; esquisse monographique du genre Ixode, considéré dans ses rapports avec la pathologie.* Journ. de la Soc. de méd. et de pharm. de la Haute-Vienne, VIII, p. 129 et 161, 1884.

Duplain, *Observation sur un cas de parasite du genre Ixode.* Loire médicale, IV, p. 57, 1885.

A. Johannessen, *Acute Polyurie bei einem Kinde nach dem Stiche eines Ixodes ricinus.* Archiv für Kinderheilkunde, VI, p. 337, 1885.

Quelques autres espèces d'Ixodes peuvent encore s'attaquer à l'Homme; nous ne possédons que des renseignements incomplets sur certaines d'entre elles.

(1) Mégnin affirme que la nymphe de certains Ixodes, tels qu'*Ixodes reduvius*, pénètre même sous la peau des grands animaux et donne lieu à une affection furonculeuse.

Ixodes reduvius de Geer. — Cette espèce (fig. 595) n'est pas rare en Europe, sur le Bœuf et le Mouton ; on la rencontre parfois sur d'autres animaux, tels que le Chien et le Hérisson. Aucun auteur n'a encore signalé son parasitisme chez l'Homme ; mais, lors de notre passage à Kremnitz, en août 1885, le docteur Zechenter nous assura qu'elle attaquait fréquemment les bergers, dans le nord de la Hongrie.

Raymondaud rapporte à la Tique du Chien une observation dans laquelle il s'agit, pensons-nous, de l'Ixode du Mouton, autant qu'on en peut juger par une figure imparfaite. Un vagabond, qui avait coutume de coucher dans une bergerie, est trouvé mort, un matin. L'autopsie ne fut pas faite, en sorte que la cause véritable de la mort est inconnue, mais on doit vraisemblablement attribuer cette dernière à des piqûres réitérées d'Ixodes. La peau était rouge et luisante par places et parsemée d'ecchymoses, d'excoriations, de pustules livides, d'ulcères gangréneux. On trouva un Ixode solidement implanté dans la peau, à la partie supérieure et interne du bras gauche.

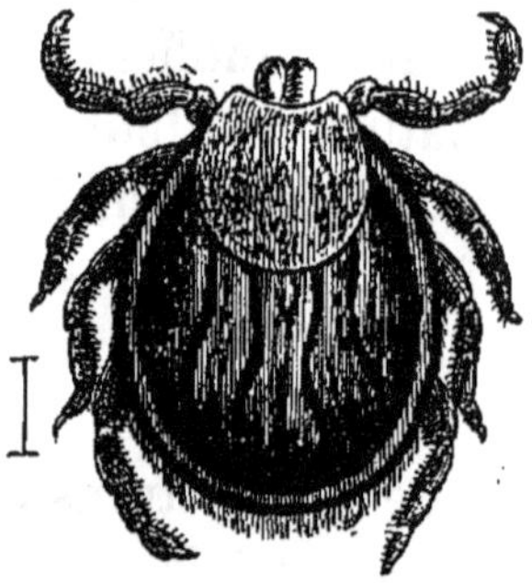

Fig. 595. — *Ixodes reduvius* grossi.

Ixodes ægyptius Audouin, 1812 ; I. Dugesi P. Gervais, 1844 ; I. algeriensis Mégnin, 1880. — Ces trois espèces sont originaires du nord de l'Afrique. La première vit sur le Bœuf et s'est acclimatée dans le midi de la France, depuis que le bétail d'Algérie est importé dans la métropole ; c'est son mâle qu'il est si fréquent de trouver sur les pattes ou le cou de la Tortue mauresque. La seconde est également fort répandue dans le midi de la France et semble ne pas être rare en Italie ; elle vit sur le Bœuf et le Mouton. La dernière a les mêmes mœurs et le même habitat.

C'est sans doute à l'une de ces trois espèces que se rapporte l'observation suivante, citée par Moquin-Tandon.

En 1856, E. Cosson voyageait dans l'oasis d'Asla, province d'Oran. Il dressa sa tente près d'un village, sur un emplacement qui sert de marché aux Moutons. Le lendemain, son domestique portait sur le mamelon droit trois Tiques de la grosseur d'un pois, qui lui causaient une vive douleur.

Carpot dit qu'au Cayor (Sénégal) la Tique est fréquente chez le Chien et le Mouton et qu'elle passe assez souvent sur l'Homme ; il l'a vue se fixer de préférence au scrotum et aux grandes lèvres.

Ixodes reticulatus. — Cette Tique, longue de 13 millimètres à l'état de réplétion, est très commune à Natal sur le bétail et passe aussi sur l'Homme. A la suite d'une piqûre, Allen éprouva d'assez graves symptômes qui durèrent une semaine.

IXODES MARGINATUS Leach. — Il est parfois si abondant sur les pelouses ou dans les prairies qu'il torture les ouvriers pendant le fauchage ou la fenaison.

IXODES NIGUA Guérin-Méneville. — Espèce mexicaine encore peu connue.

J. Packard a connu, dans le New-Jersey, plusieurs enfants qui étaient couverts, surtout aux jambes et au scrotum, d'une petite espèce d'Ixode qui vit dans les bois et s'insinue sous la peau : la démangeaison était intolérable, surtout la nuit, et rendait tout sommeil impossible. En 1881, ce même observateur a vu un individu qui, depuis plusieurs années, portait ensevelie dans son thorax la tête d'un gros Ixode, ce qui le gênait beaucoup.

Nous mentionnons ici pour mémoire le cas de Hagen, sur lequel nous n'avons aucun renseignement.

Les voyageurs qui ont parcouru l'Amérique centrale sont unanimes à dépeindre les souffrances atroces qui résultent de la piqûre de myriades d'Acariens, dont les espèces sont encore inconnues, mais qu'on désigne sous le nom collectif de *Garrapatas* : les uns sont des Ixodes, d'autres sont des Argas ou même apppartiennent à d'autres familles encore, notamment à celle des Trombididés.

A. Reclus, qui a exploré les isthmes de Panama et de Darien, de 1876 à 1878, a dû interrompre momentanément son voyage, à cause des douleurs intolérables que lui causaient ces animaux dont il parle en ces termes : « Plus redoutés que les Alligators, les Tigres, les Serpents, plus terribles même que les Moustiques sont les Garapates, le fléau des explorateurs. L'irritation causée par les piqûres de ces Arachnides et par l'héroïque remède (1) employé pour les éloigner et, si possible, les tuer, devient bientôt intolérable ; au bout de quelques jours le corps se couvre de plaies. »

Reclus a eu surtout à souffrir de leurs attaques dans le bassin du rio Chico, affluent du Chucunaque. Il en a observé quatre espèces. « Les *Panchas* ou *Barberos* (saigneurs), grands comme l'ongle du petit doigt, sont les plus mauvais, mais leur taille les rend victimes de la recherche la moins attentive. Les *Joaleros* bruns sont les plus communs ; les *Curcus* sont presque microscopiques ; lorsque leur dard envenimé a fait surgir des boutons, on aperçoit sur ceux-ci un atome noir, ledit Arachnide. Les *Coloradillos*, également minuscules, sont de

(1) « Le seul moyen d'obtenir un peu de calme, c'est de se badigeonner le soir avec de l'alcool dans lequel on a fait macérer du tabac. Nos hommes ont un moyen plus simple : chiquant toute la journée, ils crachent dans leurs mains et s'enduisent de cette liqueur énergique. »

teinte rouge vif ; s'ils restent immobiles, on ne saurait les distinguer, à moins que ce ne soit sur un endroit où la peau est tout à fait blanche ; mais, par malheur pour elle, c'est une gent fort remuante, et ce point incarnat venant à se déplacer, on le remarque tout de suite. »

E. Raymondaud, *De la Tique considérée comme parasite de l'espèce humaine.* Bull. de la Soc. de méd. et de pharm. de la Haute-Vienne, p. 331, 1868.
A. Reclus, *Explorations aux isthmes de Panama et de Darien.* Le Tour du monde, XXXIX, 1880. Voir p. 398.
R.-R. Allen, *Septicæmia from a tick wound.* The Lancet, II, p. 403, 1881.
J. Packard, *Des plaies empoisonnées.* Encyclop. internat. de chirurgie, I, p. 763, 1883. Voir p. 773.
H.-A. Hagen, *A living Ixodes said to have been four months in the ear of a man.* Entomol. American, III, p. 124, 1887.

Les Acariens du genre *Argas* sont nettement caractérisés par leur rostre infère, situé à la face ventrale, plus ou moins loin du bord antérieur du corps. Les palpes maxillaires sont cylindriques, formés de quatre articles sensiblement égaux et très mobiles les uns sur les autres. L'écusson fait défaut, mais les yeux existent quelquefois. L'ambulacre possède une caroncule rudimentaire. Les œufs sont pondus en moins grand nombre que chez les Ixodes.

Argas marginatus A. Railliet, 1886.

SYNONYMIE : *Acarus marginatus* Fabricius, 1794.
Argas reflexus Latreille, 1796 (nec Fabricius, 1794).
Rhynchoprion columbæ Hermann, 1808.
Argas Hermanni Audouin, 1812.
A. miniatus Koch, 1846.

Le mâle est long de 4 millimètres, large de 3 millimètres, de couleur brune uniforme et plus régulièrement ovoïde que la femelle. L'orifice génital s'ouvre sur la ligne médio-ventrale, à la hauteur de la troisième paire de pattes.

La femelle fécondée (fig. 596) est longue de 5 millimètres, large de 3 millimètres ; ces dimensions augmentent d'un quart, lorsqu'elle est repue et peuvent devenir encore plus considérables. La face supérieure est d'un jaune rougeâtre ; le bord, la face inférieure et les pattes sont d'un blanc jaunâtre. Quand les cæcums gastriques sont distendus au maximum, le corps prend une teinte uniforme noir violacé, mais la zone marginale conserve encore sa couleur jaunâtre. L'anus s'ouvre au milieu de la face ventrale, la vulve tout près de la base du rostre.

L'Argas bordé est jusqu'à présent la seule espèce européenne du genre *Argas* (1). Il vit surtout dans les colombiers et se cache dans les crevasses des murs : la nuit venue, il sort de sa retraite et s'attaque aux Pigeons endormis, notamment aux jeunes, qu'il n'est pas rare de voir mourir d'épuisement, suivant Latreille et Bianconi, à la suite de ses piqûres réitérées.

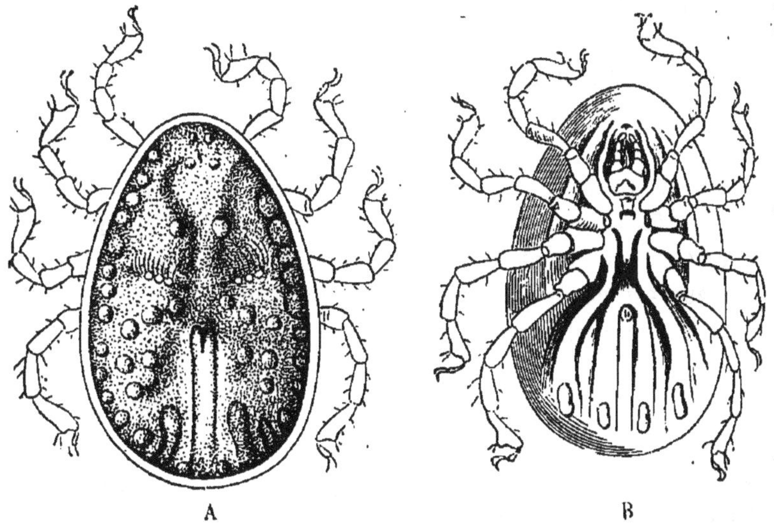

Fig. 596. — *Argas marginatus*, femelle. — A, vue de dos ; B, vue par la face ventrale.

Quand il s'est gorgé de sang, il peut rester fort longtemps sans manger : Hermann en a conservé un dans cet état pendant plus de huit mois dans un verre.

Latreille avait déjà trouvé cet Acarien errant dans les habitations ; Mégnin a reçu de Strasbourg quelques exemplaires qui avaient été recueillis sur les vêtements d'une personne. On ne sera donc pas surpris d'apprendre que cet Argas peut, dans certains cas, devenir parasite de l'Homme : on en connaît, à l'heure actuelle, quatre observations.

1° *Cas de Raspail*, 1839. — Chez un jeune garçon de onze ans, on voit, au sortir d'un colombier, un violent érythème se développer sur

(1) On le trouve jusqu'à Odessa. Le professeur Kowalewsky nous en a remis quelques exemplaires de grande taille qui avaient été trouvés sur des Pigeons.

le cou et le visage ; il se forme des sortes de vésicules confluentes, dont chacune est causée par un Acarien.

2° *Cas de Boschulte*, 1859. — Boschulte fut consulté par un vieillard qui avait été piqué à la jambe par un Acarien, dans lequel Gerstäcker reconnut l'Argas bordé : à l'endroit de la piqûre s'était formée une plaie suppurante, profonde, arrondie, dans laquelle une tête d'épingle pouvait aisément se loger. A l'entour et sur une étendue considérable, la peau était d'un rouge luisant ; le pied était œdématié. Quelques jours de repos suffirent pour rétablir le malade, mais la cicatrice était encore apparente au bout de plusieurs mois.

Le malade habitait une maison assez propre, mais dans laquelle les murs des chambres et des corridors étaient couverts d'Argas. La nuit, ces animaux venaient piquer les dormeurs, et leur piqûre déterminait une tuméfaction et de la rougeur, plus vives en été qu'en hiver.

Boschulte voulut constater sur lui-même l'effet de la piqûre. Le 8 février 1860, il place un Argas sur la paume de sa main gauche, au voisinage du pouce, et le laisse sucer pendant vingt-sept minutes : la douleur est comparable à celle que produit la piqûre d'un Moustique. L'animal lâche prise de lui-même, après avoir acquis la taille d'un petit pois. Pas de rougeur ni de tuméfaction notables par la suite ; au bout de trois jours, la petite plaie est cicatrisée et semble entièrement guérie. Au dixième jour, le 18 février, Boschulte sent des démangeaisons à l'endroit piqué ; la peau rougit et se soulève en un nodule, au centre duquel on voit encore nettement la petite cicatrice provenant de la piqûre. La rougeur finit par s'assombrir et l'élévation acquiert le volume d'un bouton de vaccine, mais sans laisser suinter aucun liquide ; le prurit devient insupportable. A partir du 24, les symptômes vont en s'atténuant, la peau reprend à peu près son aspect normal, la cicatrice se désquame, et il reste finalement une sorte de papule arrondie, à contour net, aplatie, déprimée en son centre et large de 3 millimètres. Dans le cours des années suivantes, il se forma successivement, autour de cette papule, huit autres papules semblables, mais plus petites ; la plus éloignée était distante de 8 centimètres. En 1879, c'est-à-dire dix-neuf ans après l'expérience, les choses étaient encore en cet état.

3° et 4° *Cas de Chatelin*, 1882. — Cette observation, due à Chatelin, de Charleville, a été communiquée en 1882 par Laboulbène à la Société entomologique de France.

« Un jeune enfant, mordu au pénis, présentait quelques heures plus tard un œdème séreux de la verge, du bas-ventre, des bourses, de la partie inférieure des cuisses. Cet œdème, dur et douloureux, persista pendant plusieurs jours. Le père de l'enfant, homme vigoureux, vient d'être mordu au coude; en ce moment, tout l'avant-b est le siège d'un gonflement notable avec tension douloureuse engorgement ganglionnaire dans l'aisselle. » Les Argas provenaie d'un colombier placé au-dessus de l'habitation. Ce colombier, qu avaient jadis infesté, était inoccupé depuis six mois; malgré mesures de désinfection, quelques Acariens avaient survécu envahi l'appartement voisin.

F.-V. Raspail, *Recherches d'histoire naturelle sur les Insectes morbipa* Gazette des hôpitaux, (2), I, p. 9, 1839.

Boschulte, *Argas reflexus als Parasit an Menschen.* Virchow's XVIII, p. 554, 1860. — Id., *Ueber den Argas reflexus.* Ibidem, LXXV, p. 1879.

A. Gerstäcker, *Argas reflexus Latr., ein neuer Parasit des Menschen.* Ibidem, XIX, p. 457, 1860.

A. Laboulbène. Bull. de la Soc. entomol. de France, (6), II, p. x 24 mai 1882.

Argas persicus Fischer de Waldheim, 1824.

Le mâle est long de 4 à 5 millimètres, large de 3 millimèt à $3^{mm},5$; son orifice sexuel s'ouvre au sommet d'une sai circulaire, située entre les hanches de la deuxième paire d pattes. La femelle ovigère longue de 7 à 10 millimètr large de 5 à 6 millimètres; vulve est une fente transversa à lèvres épaisses et plissées, tuée tout près de la base d rostre.

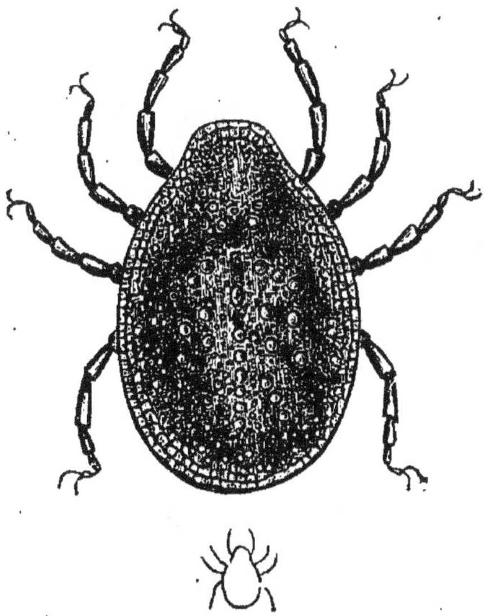

Fig. 597. — *Argas persicus*, de grandeur naturelle et grossi.

Le corps est ovoïde (fig. 597), plus étroit en avant, plat dans l'état de jeûne et de couleur jaunâtre terreuse, plus ou moins épais, surtout au centre, et de couleur violacée à l'état de réplétion. tégument est résistant, chagrin à demi coriace; le bord est caréné plus clair. A jeun, la surface du corps présente des dépressions symétriques, séparées par des saillies correspondantes; dans l'état de réplétion, ces diverses dépressions s'effacent en grande partie.

Les pattes s'attachent sur des saillies dépendant du tégument. La emière paire est la plus courte (3 millimètres) ; viennent ensuite la uxième, puis la troisième et la quatrième, cette dernière ayant millimètres de long. Le tarse des trois dernières paires de pattes ésente près de sa base une fausse articulation, qui ne se voit pas r la première paire ; celle-ci, en revanche, porte en arrière de la bérosité terminale un organe auditif, constitué par une fossette fond de laquelle se dressent quelques soies. L'ambulacre est omposé de deux petits articles, dont le terminal est armé de deux ochets. En dehors des hanches des deux dernières paires de pattes voit, de chaque côté, un très petit stigmate, constitué par un rifice circulaire protégé par des cils.

L'Argas de Perse, ordinairement connu sous le nom de *unaise de Miânè*, est appelé par les Persans *Guérib-guez*, *'orib-guez*, *Malleh* et *Bhebguez ;* cette dernière dénomination erait, d'après Schlimmer, usitée dans le Khoraçan et signifie-ait « mordant la nuit. » Il est doué d'une grande vitalité : uatre ans après avoir été recueillis en Perse et sans avoir pris a moindre nourriture, plusieurs Argas (*Argas persicus* et . *Tholozani*) étaient encore vivants.

L'Argas de Perse a des mœurs assez semblables à celles de la unaise des lits. Il se rencontre dans les habitations, mais non ans les maisons nouvellement construites. Pendant le jour, il e tient caché dans un endroit obscur, sous les tapis ou les ten-ures, dans les fissures des murailles ou des meubles : la nuit enue, il sort de sa retraite et attaque l'Homme endormi. Il edoute l'éclat de la lumière ; cependant, au dire de Kotzebue, à clarté des lampes et des bougies ne le met pas toujours en uite. Ce même auteur rapporte qu'il ne se montre point pen-ant l'hiver et que son « venin » est le plus actif pendant les randes chaleurs de l'été.

Cet Acarien a la réputation de ne pas s'attaquer aux indi-ènes, ou du moins les piqûres qu'il leur fait n'ont pas de suites lus graves que celles des Punaises d'Europe. En revanche, il ait une guerre cruelle aux étrangers qui passent la nuit à iânè : il déterminerait des accidents divers, et parfois même mènerait la mort en moins de vingt-quatre heures (1).

(1) « L'Homme qui en est piqué, dit Dupré, tombe dans une consomption qui le fait dépérir à vue d'œil, surtout s'il ne se soumet pas sans restriction au régime dicté par l'expérience : c'est de s'abstenir de viandes et de boissons

Deux cas de mort ont été publiés par Kotzebue (1) : ces observations semblent se rapporter à des accidents tétaniques qui nous autorisent à penser que la nocivité de l'animal tient à ce qu'il introduit dans la plaie un microbe pathogène, tel que le Bacille du tétanos (2). La piqûre de l'Argas ne semble pas être dangereuse par elle-même : Heller n'a pu trouver de glandes à venin.

Pendant longtemps, Fumouze a nourri une femelle, arrivée vivante en France avec des laines de Perse, en lui faisant piquer de temps en temps un Lapin qui ne s'en portait pas plus mal. Cette même expérience a été répétée par Mégnin sur le Lapin avec *A. persicus* et *A. Tholozani*, et sur lui-même avec cette dernière espèce.

Ces expériences semblaient démontrer l'innocuité de l'Argas de Perse et tendaient à faire croire que sa piqûre est exactement comparable à celle de nos Ixodes indigènes. Depuis lors, Tholozan a publié une série d'observations qui, à la vérité, ne prouvent pas définitivement le pouvoir toxique de l'animal, mais du moins le rendent vraisemblable.

La distribution géographique de l'Argas de Perse est encore mal établie ; on peut du moins admettre qu'il se rencontre dans tout le nord de la Perse, peut-être même dans le sud de la Géorgie. De Thielmann dit qu'il est fréquent à Ardebil, dans la partie nord du

acides ou fermentées. Le sucre est regardé comme un spécifique contre la piqûre de cet Insecte. »

Le traitement usité par les habitants de Miânè consiste, d'après Kotzebue, à écorcher un Bœuf et à envelopper le pied du malade dans la peau encore chaude. Le malade doit rester pendant quarante jours sans prendre autre chose que de l'eau sucrée et du miel.

(1) « Les Anglais de Tauris, dit Kotzebue, m'ont unanimement déclaré qu'ils ont perdu à Miana un de leurs domestiques qui fut atteint par ces terribles Insectes ; il éprouva bientôt dans tout son corps une chaleur violente, tomba dans une espèce de délire et expira enfin au milieu d'épouvantables convulsions. J'ai reçu d'autres informations non moins dignes de foi du colonel baron Wrède,..... qui, il y a quelques années, a été envoyé en Perse comme ambassadeur. Lorsqu'il passait à Miana, la saison était fort avancée; ne croyant rien avoir à craindre des Punaises, il y resta la nuit, mais avec la précaution de tenir une bougie allumée. Il n'éprouva aucun mal. Un cosaque de son escorte eut le lendemain matin une tache noire au pied, tint des propos délirants et tomba enfin dans un accès de fureur..... Le pauvre cosaque mourut dans une douloureuse agonie. »

(2) Il est intéressant de remarquer que les deux individus dont Kotzebue a noté le décès vivaient habituellement avec les Chevaux, condition que Verneuil considère comme favorable au développement du tétanos.

hilan; Orsolle le signale comme très abondant à Pa-Chinar, entre echt et Kazbin, au pied de l'Elbourz. Il infeste Miânè depuis un emps immémorial et se rencontre aussi dans les localités environnantes, comme Turkomanchei, où il a la réputation d'être un peu oins dangereux. L'expédition allemande envoyée à Ispahan, en 875, pour observer le passage de Vénus sur le disque du soleil, 'alla pas à Miânè, mais passa dans le voisinage et put se procurer es exemplaires encore frais, qui furent étudiés par Fritsch.

L'animal est donc répandu dans tout le nord-ouest de la Perse; ritsch dit qu'il se rencontrerait également dans tout le sud-ouest, ais aucune observation précise ne permet de considérer le fait omme démontré. On sait au contraire que l'Acarien habite le nord-st de la Perse : Schlimmer le signale à Chahroud-Bastam, à 0 lieues du sud-est de la mer Caspienne, dans le Khoraçan, et olozan l'a reçu lui-même de cette localité.

Dupré, *Voyage en Perse fait dans les années* 1807, 1808 *et* 1809. Paris, 809. Voir II, p. 324.

M. Kotzebue, *Voyage en Perse à la suite de l'ambassade russe en* 1817. aris, 1819. Voir VIII, p. 180.

G. Fischer de Waldheim, *Notice sur l'Argas de Perse* (*Mallèh de Mianèh*), *écrit par les voyageurs sous le nom de Punaise venimeuse de Miana.* oscou, 1823.

C. Heller, *Zur Anatomie von Argas persicus.* Sitzungsber. der math.-nat. asse der Akad. der Wiss. zu Wien, XXX, p. 297, 1858.

A. Laboulbène, *Argas.* Dictionn. encyclop. des sc. méd., VI, p. 53, 1867.
Id. Bull. de la Soc. entomol. de France, (6), I, p. LXXXVIII, 1881.

J.-L. Schlimmer, *Terminologie médico-pharmaceutique et anthropologique ançaise-persane sur les maladies endémiques et particulières les plus intéssantes des habitants de la Perse.* Téhéran, 1874.

G. Fritsch, *Ueber die giftige Wirkung des Argas persicus* Sitzungsber. er Gesellschaft naturforschender Freunde zu Berlin, p. 61, 1875.

Baron Ernouf, *Le Caucase, la Perse et la Turquie d'Asie, d'après la relaion de M. le baron de Thielmann.* Paris, 2e éd., 1880. Voir, p. 256.

A. Bordier, *L'Argas persicus.* Journal de thérapeutique, IX, p. 131, 1882.

A. Laboulbène et P. Mégnin, *Note sur les Argas de Perse.* Compte rendu e la Soc. de biologie, p. 59, 1882. — Id., *Sur les Argas de Perse.* Ibidem, 577, 1882. — Id., *Mémoire sur les Argas de Perse.* Journal de l'anatomie, VIII, p. 317, 1882.

P. Mégnin, *Expérience sur l'action nocive des Argas de Perse.* Compte endu de la Soc. de biologie, p. 305, 1882.

J.-D. Tholozan, *Des phénomènes morbides produits par la piqûre de paraites voisins des Ixodes ou Tiques, les Argas de Perse.* Mémoires de la Soc. e biologie, p. 15, 1882.

E. Orsolle, *Le Caucase et la Perse.* Paris, 1885. Voir p. 176.

Argas Tholozani Laboulbène et Mégnin, 1882.

Cet Argas est très voisin du précédent, avec lequel il a longtemps confondu; il est encore originaire de Perse. mâle est long de 4 à 5 millimètres, large de 2 à 3 millimètres. La femelle ovigère est longue de 8 à 10 millimètres, large de à 5 millimètres.

Le corps est rectangulo-polygonal, arrondi en arrière, angul en avant, à bords latéraux parallèles. Le tégument est résistant, chagriné, et présente un élégant gaufrage disposé en un réticulum aux entre-croisements duquel s'insèrent de fins poils.

Les pattes sont encore inégales : les deuxième et troisième paire sont les plus courtes (3 millimètres); viennent ensuite la premièr (4 millimètres), puis la quatrième (5 millimètres). Le tarse est cons titué de la même façon que chez *A. persicus;* le stigmate occupe même situation. L'anus est logé dans une dépression, un peu arrière du milieu de la face ventrale. La vulve s'ouvre à la haute des hanches de la deuxième paire de pattes.

Cette espèce s'attaque aux Moutons, plus rarement à l'Homme : Persans l'appellent *Kéné* ou *Punaise des Moutons*. C'est à elle, croyons nous, qu'il faut attribuer quelques-unes des observations publiées p Tholozan ; c'est à elle encore que se rapportent les accidents d parle Chénier, ex-médecin de la légation de France en Perse, da une note inédite qu'il nous a communiquée :

« En 1865, dit-il, j'accompagnais M. le comte de Massignac, minist de France pour la Perse, qui se rendait à son poste à Téhéran. couché à Miânè : sur le conseil de M. Querry, notre dogman-chancelier, qui était aussi du voyage, tous les deux nous avons dor sous une tente dressée sur une terrasse. Des sept Européens de caravane, un seul, le comte de Massignac, a été mordu par Argas (1), à la partie dorsale de la main ; il n'est point mort. De domestiques persans, venus de Téhéran à notre rencontre, ont é eux, mordus par tout le corps ; ils avaient dormi dans une étable Moutons. Ces deux Hommes ont été fort malades pendant plus cinq mois ; mais de mort, point, et c'est, j'en suis persuadé, un erreur en tous cas. »

Nous avons dit déjà que Mégnin s'est laissé piquer par l'Argas Tholozan. Il dépose une femelle sur le dos de sa main et la recouv d'un verre de montre. L'animal ne tarde pas à implanter son rost

(1) Il s'agit probablement ici d'*Argas persicus*.

dans la peau, en provoquant une douleur semblable à celle d'une angsue ou même un peu plus faible. Au bout d'une demi-heure, il est assouvi et retire son bec de la blessure qu'il a faite : il est devenu très replet, ses rides et ses plis se sont presque effacés. Pendant l'heure qui suivit la chute de l'Argas, l'expérimentateur éprouva encore des picotements, comme quand le parasite était en fonction ; uis cette sensation disparut tout à fait. Au point piqué, une gouttelette de sang coagulé et, tout autour, sur un diamètre de 6 millimètres, on vit se dessiner une ecchymose violette, qui persista pendant trois jours, mais en s'effaçant graduellement. Pendant les uinze jours suivants, une certaine démangeaison se produisit de emps en temps au point piqué ; elle était parfois assez vive pour qu'il ût difficile de résister à l'envie de se gratter. De la sorte il se forma ne petite papule rosée qui, trois semaines après la piqûre, ne semlait pas encore en voie de disparition ; six semaines après, elle était out à fait guérie.

Ces faits sont en contradiction avec les observations de Tholozan, apportées déjà plus haut. La contradiction tient sans doute à ce que 'animal avec lequel Mégnin a fait ses expériences était conservé jeun, dans un peu de coton, depuis plusieurs années : bon nombre 'organes, entre autres l'appareil à venin, avaient interrompu leur onctionnement.

Argas Tholozani a été reconnu comme une espèce distincte par ritsch, en 1875 ; Laboulbène et Mégnin, en 1882, sans connaître le avail de l'auteur allemand, en donnèrent une description détaillée, 'après de nombreux exemplaires envoyés par Tholozan et provenant e deux localités : de Chahroud-Bastam et de Djemalabad, à 5 lieues u sud de Miânè et de l'autre côté de la chaîne du Kaflankouh. A es localités il faut ajouter encore Patchenar, sur le Sefid Rud, 'après Fritsch (1).

Nous signalerons encore quelques autres Argas, de grande taille our la plupart.

ARGAS TURICATA A. Dugès, 1876. — La femelle est longue de 4 6 millimètres, large de 4 millimètres. Le mâle est plus petit d'un inquième. Cet Argas est originaire du Mexique : il vit sur le Porc et attaque aussi très fréquemment à l'Homme ; on le rencontre en

(1) « Une autre espèce, dit cet auteur, considérée comme beaucoup moins angereuse (qu'*Argas persicus*), fit souffrir les membres de l'expédition à atchenar, sur le Sefid Rud. Elle détermine chez le patient de petites bosses ouloureuses : chez l'un des voyageurs, ces bosses furent le point de départ 'une violente inflammation du tissu cellulaire de la main et du bras. Cette utre espèce ressemble beaucoup à *Argas persicus* : on l'appelle Acare du outon ; elle semble être très répandue en Perse et s'attaque surtout au outon. »

différents points du corps, jusque dans l'oreille. Sa piqûre est douloureuse et détermine parfois des accidents fort graves, qui ont été étudiés par Jesus Aleman, de Moro-Leon (État de Guanajuato), puis par Ramon Estrada et Alfred Dugès. Les collections de la Faculté de médecine de Paris renferment quelques exemplaires de cette espèce, dont nous sommes redevable à Dugès.

Alfr. Dugès. El Repertorio (Journal politique de Guanajuato), 25 avril 18[illegible]
— Id., *Turicata y Garrapata de Guanajuato.* La Naturaleza, VI, p. 195, 18[illegible]
— Id., *Piqûre de Turicata* (*Argas turicata Alf. Dugès*). *Observation prise par mon élève Ramon Estrada à l'hôpital de Guanajuato* (*Mexique*). Compte rendu de la Soc. de biologie, (8), II, p. 216, 1885.
P. Mégnin, *Les Argas du Mexique.* Journal de l'anatomie, XXI, p. 460, 1885.

Argas Megnini A. Dugès, 1883. — Le mâle est d'un tiers environ plus petit que la femelle. Celle-ci mesure 5 à 6 millimètres sur 3 à 4 millimètres; la vulve s'ouvre entre les tubercules qui donnent insertion aux pattes de la première paire. Le stigmate se voit entre les hanches des deux dernières paires de pattes et en dehors.

Cette espèce est encore originaire du Mexique, où on la connaît sous le nom de *Garrapata* (1). « Cet épizoaire, dit Dugès, très abondant dans l'État de Guanajuato, se rencontre sur le Cheval, l'Ane et le Bœuf, principalement dans les oreilles; il se fixe fréquemment sur d'autres animaux, en particulier sur l'Homme : je l'ai extrait bien des fois du conduit auditif d'enfants et même d'adultes. On ne saurait confondre les Turicates avec les Garrapates. Ces dernières semblent être moins nuisibles : du moins, il est plus facile de leur faire lâcher prise et d'empêcher que leur rostre ne reste dans la plaie; le vinaigre suffit bien souvent pour les obliger à se détacher. »

Lors de l'expédition du Mexique, les Hommes et les Chevaux furent très fréquemment envahis par les Garrapates : les médecins et les vétérinaires du corps expéditionnaire n'ont pas remarqué que leurs attaques fussent plus redoutables que celles de nos Ixodes indigènes; aussi ne doit-on pas les considérer comme des parasites dangereux.

C'est sans doute à cette espèce qu'appartenait l'Acarien dont il s'agit dans l'observation suivante, rapportée par Guérin :

Un militaire âgé de trente-quatre ans entre à l'hôpital de Vannes le 2 avril 1867, pour une affection rhumatismale contractée au Mexique; il se plaint en outre d'une névralgie faciale très douloureuse du côté droit. Le 3 ou 4 juillet, le malade voit sortir de son oreille droite un Acarien : la névralgie cesse après la sortie de l'animal. Le malade raconte alors qu'au Mexique il avait dû souvent coucher sur

(1) Le nom de *Garrapate* n'est pas particulier à cette espèce, mais s'applique d'une façon générale aux Argas et aux Ixodes, au Mexique et dans le nord de l'Amérique méridionale.

ur la terre nue, soit dans des masures abandonnées; c'est dans les remiers jours de décembre que le parasite lui serait entré dans l'oreille. Tout d'abord, il en souffrit peu, mais les douleurs augmenèrent et, revenu à Brest, il dit à un médecin qu'il croyait « avoir une ête dans l'oreille; » le médecin consulté ne remarqua rien d'anoral dans le conduit auditif. L'Argas est donc resté environ sept ois dans l'oreille du malade. A la date du 27 novembre 1867, c'est-dire près de cinq mois après sa sortie spontanée, il était encore ivant.

Les collections de la Faculté de médecine de Paris renferment uelques *Argas Megnini* dont nous sommes redevable au Dr Alf. Dugès.

Guérin, *Corps étranger de l'oreille datant du 1er décembre 1866 (Mexique). orti le 4 juillet* 1867; *ayant vécu, après sa sortie, deux mois environ.* Bull. e la Soc. de chirurgie, (2), VIII, p. 444, 1867.

ARGAS TALAJE Guérin-Méneville, 1849. — La femelle est longue de à 7 millimètres, large de 3 millimètres à $3^{mm},5$; le mâle est d'un cinquième plus petit. Le rostre est tout entier rétractile. L'animal se encontre au Mexique et dans l'Amérique centrale. Il se tient dans es crevasses des vielles cases; il quitte sa retraite pendant la nuit, ique l'Homme ou un animal endormi et retourne dans son trou vant le jour. Sa piqûre est irritante : Sallé eut à en souffrir au Guatémala et n'en fut entièrement guéri qu'au bout de quinze jours.

Guérin-Méneville, *Description de l'Argas Talaje.* Revue et magasin de ologie, (2), I, p. 342, 1849.

ARGAS CHINCHE P. Gervais, 1850. — Cette espèce a été observée ans les régions tempérées de la Colombie par Justin Goudot; ses œurs la rapprochent beaucoup de l'Argas de Perse, dont elle a à eu près la taille.

ARGAS MOUBATA Murray, 1884. — Oblong, coriace, de teinte ardoisée et marqué sur toute sa surface de taches blanches, cet Argas se rouve à la côte d'Angola; il est évidemment allié à *Argas Savignyi*, 'Égypte. Welwitsch dit qu'il s'attaque aux animaux et à l'Homme, et qu'il vient surprendre celui-ci dans son lit, comme fait la Punaise.

FAMILLE DES GAMASIDÉS

Cette famille comprend des Acariens aveugles, à tégument coriace en totalité ou en partie. Le rostre, plus complet que hez les autres Acariens, est accompagné d'un menton mobile et se compose : 1° de deux maxilles à pointe libre, soudées dans leur moitié postérieure et unies supérieurement à un labre festonné, de manière à former un tube complet; ces maxilles portent une paire de galéas articulées, mobiles, à côté d'une paire de palpes maxillaires antenniformes à cinq articles simples; 2° d'une languette triangulaire, allongée, à pointe simple ou fourchue, à bords velus, reposant sur le plancher formé par les maxilles soudées; 3° d'une paire de mandibules en pinces didactyles, généralement dissemblables dans les deux sexes, quelquefois profondément modifiées et réduites à l'état de long stylet; ces mandibules sont invaginées, très exsertiles et portées par un long stype articulé dans la moitié de sa longueur.

Les pattes, à six articles et à tarse subarticulé près de sa base, se terminent par une paire de crochets accompagnés d'une caroncule membraneuse trilobée. Le système respiratoire trachéen, très visible, aboutit à une paire de stigmates situés entre et derrière les pattes postérieures et protégés par un long péritrème tubulaire, couché le long et au-dessus des hanches et dirigé en avant. L'appareil digestif est constitué par deux intestins latéraux, symétriques et souvent anastomosés. L'orifice sexuel mâle est circulaire, taillé dans le plaston sternal près du bord antérieur. La vulve, percée aussi dans le plastron sternal, est située plus en arrière que l'orifice mâle : c'est, suivant les espèces, une grande ouverture triangulaire, fermée par un clapet, ou une ouverture trapézoïde fermée par une membrane plissée. La plupart de ces Acariens sont ovo-vivipares et donnent naissance à des larves hexapodes ou même octopodes.

La famille des Gamasidés comprend les genres *Uropoda*, *Trachynotus*, *Gamasus*, *Dermanyssus*, *Pteroptus*, etc. C'est seulement dans ce dernier qu'on observe les larves octopodes : les Ptéroptes sont des parasites permanents ; on les rencontre sur les Chauves-Souris.

Les Uropodes vivent dans les détritus de matières végétales en décomposition, ou, à l'état de nymphe, s'attachent à certains Insectes. *Uropoda nummularia* Mégnin, 1888, contribue à la momification des cadavres exposés à l'air, en s'introduisant sous la peau et en absorbant les parties humides et molles; il joue ainsi un rôle analogue à celui que nous avons assigné déjà aux Tyroglyphes.

Trachynotus cadaverinus Mégnin, 1888, se comporte de la même façon et a la même importance que le précédent, au point de vue médico-légal.

P. Yovanovitch, *Entomologie appliquée à la médecine légale.* Thèse de Paris, 1888. Voir p. 59.

Tous les Dermanysses sont parasites des Oiseaux, mais leur parasitisme est intermittent : deux espèces au moins peuvent passer sur l'Homme.

Dermanyssus gallinæ Dugès, 1834.

Synonymie : *Acarus gallinæ* Degeer, 1778.

Le Dermanysse des poulaillers est un animal noctambule : pendant le jour, il reste tapi dans les fissures ou les anfractuosités des parois ou des perchoirs des poulaillers ou des colombiers; la nuit venue, il sort de sa retraite et se répand sur les Oiseaux ou sur d'autres animaux, pour se repaître de leur sang.

Son corps est ovo-pyriforme, à grosse extrémité tournée en arrière, un peu aplati, de couleur blanc jaunâtre à jeun, rouge de sang après que l'animal s'est gorgé. On voit à la face dorsale un dessin noir en forme de lyre, qui n'est autre chose que le tube intestinal observé par transparence. Les dimensions sont les suivantes :

	Longueur en millimètres.	Largeur en millimètres.
Œuf	0,25	0,15
Nymphe	0,40	0,18
Mâle	0,60	0,32
Femelle	0,70	0,40

Cet Acarien passe quelquefois chez le Cheval, où il détermine un prurigo spécial ; on l'a même vu, à Alfort, passer du Cheval à l'Homme. Il attaque aussi directement l'espèce humaine : ce sont surtout les filles de basse-cour, chargées du soin des volailles, qui y sont exposées. La démangeaison causée par ce parasite est assez vive, mais passe spontanément, celui-ci ne s'acclimatant pas et ne se reproduisant pas sur l'Homme.

Dermanyssus avium Dugès, 1834.

Cette espèce (fig. 598), fort semblable à la précédente, est néanmoins reconnaissable à sa plus grande taille et à son péritrème plus court; sa couleur est grisâtre, avec une tache lyriforme dorsale. Les dimensions sont les suivantes :

	Longueur en millimètres.	Largeur en millimètres.
OEuf....................	0,35	0,20
Mâle....................	0,80	0,45
Femelle.................	1,00	0,65

Ce Dermanysse a les mêmes mœurs que le précédent. Il habite les cannes creuses qui servent de perchoir dans les cages des petits Oiseaux et se répand sur eux pendant la nuit.

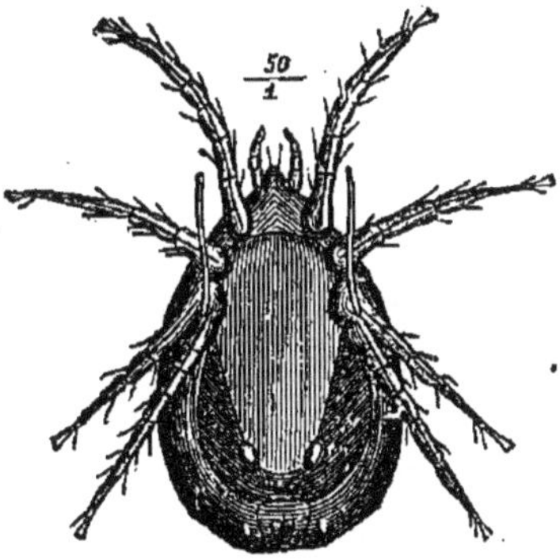

Fig. 598. – *Dermanyssus avium.*

D. gallinæ et *D. avium* ont été vus plusieurs fois sur l'Homme, mais il est difficile d'établir la part qui revient à chacune de ces deux espèces, la plupart des auteurs les ayant confondues l'une avec l'autre.

1° *Cas d'Alt*, 1824. — Il s'agit d'une femme de soixante-quatre ans. « Retulit ægrota, si jam per aliquod tempus in collo et brachiis animalcula parva, magnitudine granulorum arenæ referentia, quæ postquam ex cute prodiissent et super eam per aliquod spatium cucurrissent, velocissime rursus in eam penetrarent pruritumque ibi excitarent. Cum illam pluries inviserem, egomet ipse hæc animalcula iterum conspexi. Candida erant atque velocissima; ex cute pullulavere et in illa rursus delituere. In locis memoratis magnam copiam parvarum excavationum videre licuit, quarum singulæ spatium digiti quadrati et dimidii continebant. Illorum plurima crusta fusca erant expleta, aspectumque præ se ferebant, quasi tubercula essent acnes punctatæ. Hæ excavationes ægrota ædem loca esse contendit, unde animalcula prodiere... Curabatur ægrota per aliquod tempus in clinico nostro, absque medicina, solis nutrimentis et quiete illique parabatur mundities. »

2° *Cas de Bory de Saint-Vincent*, 1828. — Une dame d'une quarantaine d'années éprouve sur toutes les parties du corps de légères démangeaisons, qui deviennent de plus en plus vives et finalement insupportables : elle n'a qu'à se gratter pour voir apparaître de petits Acariens qui sortent de sa peau, mais ne se propagent pas aux personnes qui entourent la malade. Ces Acariens sont des Dermanysses, auxquels P. Gervais crut devoir donner le nom de *D. Boryi*, 1844; ils appartiennent certainement à l'une ou à l'autre des deux espèces ci-dessus.

3° *Cas d'Erdl*, 1842. — Erdl a trouvé quatre fois, de 1840 à 1842, *D. avium* dans des comédons ou dans des tumeurs de la peau ressemblant à celles du molluscum contagiosum. Ce parasite a été figuré dans l'*Atlas* de Vogel.

4° *Cas de Raspail*, 1843. — *D. gallinæ* était devenu très commun au Petit-Montrouge, en juin 1839, au moins dans toutes les maisons dont les jardins longeaient alors la rue Neuve-d'Orléans. Il s'attachait aux jambes, aux bras des enfants et des adultes, sur le trajet des veines superficielles, et les couvrait de boutons oblongs, légèrement enflammés. La plupart des habitants élevaient des Pigeons et fumaient leurs jardinets avec la fiente recueillie dans les pigeonniers. Raspail lui-même a été assez sérieusement atteint; il cite encore l'observation de quelques autres personnes.

5° *Cas de Simon*, 1851. — Malgré tous les soins de propreté, une femme était constamment couverte de *D. avium* : on reconnut qu'elle acquérait ces parasites en allant plusieurs fois par jour à une cave, au-dessus de l'escalier de laquelle se trouvait un poulailler. Il suffit de déplacer celui-ci pour voir disparaître la maladie.

6° *Cas de Itzigsohn*, 1858. — Une femme de soixante-dix ans voit apparaître à la partie supérieure de son corps, au cou, à la nuque, à la poitrine, un très grand nombre de pustules rouges, serrées, qui donnent une insupportable sensation de prurit et de brûlure et empêchent le sommeil. Deux domestiques, l'une de vingt-trois ans, l'autre de ving-six, sont bientôt atteintes de la même affection. Ces femmes croient avoir la gale et voient sortir de leurs pustules des animalcules punctiformes. On reconnaît en ceux-ci des *D. avium*, qui se promènent librement sur le cou et sur les bras, surtout le soir. Ces Acariens proviennent d'une basse-cour située sous l'appartement : ils grimpent le long des murs et arrivent ainsi jusqu'à la lunette des cabinets, au moyen de laquelle se fait l'infestation.

7° *Cas de Judée*, 1867. — A Collo, province de Constantine, Judée eut à soigner beaucoup de Kabyles pour une affection parasitaire que ceux-ci, et les médecins eux-mêmes, prenaient pour la gale. Mais le parasite ne creuse pas de sillons.

Plus tard, Judée fut consulté par une dame de Bizot pour des animalcules qui littéralement la dévoraient et qui, en la forçant à se gratter continuellement, faisaient ressembler son corps à une vaste plaie. C'étaient des Dermanysses; la peau en était couverte : ils apparaissaient comme de petits points noirs cheminant sur l'épiderme avec une assez grande vivacité et se répandaient même sur les vêtements.

8° *Cas de Krämer*, 1872. — Un enfant était atteint d'un exanthème déterminant de vives démangeaisons et causé par des Dermanysses.

9° *Cas de Goldsmith*, 1881. — Une femme se plaignait de démangeaisons intenses causées par des animalcules qui couraient à la surface de son corps et qui se montraient surtout au moment de la sudation : on les voit alors sourdre de différents points, soit isolément, soit par deux ou trois. La sudation finie, ils pénètrent de nouveau dans la peau et se cachent dans les glandes cutanées. C'étaient des *D. avium*, transmis par des Pigeons.

10° *Cas de Geber*, 1884. — *D. gallinæ* avait déterminé chez une malade un eczéma diffus qui dura quatre semaines et guérit spontanément, sans traitement.

H. Ch. Alt, *De phthiriasi. Commentatio inauguralis pathologica*. Bonnæ, in-4°, 1824.

Erdl. Casper's Wochenschrift für die ges. Heilkunde, p. 55, 1842.

J. Vogel, *Icones histologiæ pathologicæ*. Leipzig, 1843. Voir pl. XII, fig. 1.

Bory de Saint-Vincent, *Sur un nouveau genre d'Acaridiens sorti du corps d'une femme*. Annales des sc. nat., XV, p. 125, 1828.

F.-V. Raspail, *Histoire naturelle de la santé et de la maladie*. Paris, 1843. Voir I, p. 375.

G. Simon, *Die Hautkrankheiten durch anatomische Untersuchungen erläutert*. Berlin, 2te Auflage, 1851. Voir p. 320, en note.

H. Itzigsohn, *Pathologische Bagatellen. — I. Psora dermanyssica*. Virchow's Archiv, XV, p. 166, 1858.

Judée, *Sur un nouveau parasite de la peau chez l'Homme*. Compte rendu de la Soc. de biologie, (4), IV, p. 73, 1867.

Ch. Bouchard, *Sur des nouveaux parasites de la peau humaine*. Gazette hebdom. de méd. et de chir., p. 385, 1867.

M. Goldsmith, *Pigeon-lice infesting the skin of a woman*. New-York med. record, XX, p. 501, 1881.

E. Geber, *Die parasitären Hautkrankheiten. — II. Die durch thierische Parasiten verursachten Hautkrankheiten des Menschen*. H. von Ziemssen's Handbuch der spec. Pathol. und Therapie, XIV, 2. Hälfte, p. 346, 1884. Voir p. 394.

Dermanyssus hirundinis Dugès, 1834.

Synonymie : *Acarus hirundinis* Hermann, 1808.

Cette espèce est encore plus grande que *D. avium*, dont elle diffère par son péritrème tubulaire très court et par sa couleur brun violacé.

	Longueur en millimètres.	Largeur en millimètres.
Œuf	0,50	0,30
Mâle	1,20	0,64
Femelle	1,40	0,95

Elle habite les nids d'Hirondelle et semble ne passer que très rarement sur les animaux domestiques ou sur les Oiseaux de basse-cour ou de volière ; pourtant elle s'attaque parfois à l'Homme.

Un marchand de Donauwörth, revenant d'un long voyage, est en proie pendant son sommeil à d'insupportables démangeaisons avec sensation de brûlure. Il voit alors son lit, ses vêtements et tout son corps couverts de milliers d'Acariens qui avaient pénétré dans la chambre, et jusque dans le lit, par le trou percé à travers le mur pour livrer passage au cordon de la sonnette : on put suivre leur procession au delà de ce trou, jusqu'à un nid d'Hirondelle attaché au mur, auprès du cordon de la sonnette.

Die Gartenlaube, p. 23, 1863.

Tableau des familles d'Acariens parasites de l'Homme.

Corps	non vermiforme. Squelette	ayant pour base un sternum rigide ou membraneux. Pattes à 6 articles. Stigmate	à long péritrème tubulaire	GAMASIDÉS.
			à péritrème discoïde, en écumoire	IXODIDÉS.
		ayant pour base des épimères. Pattes...	à 5 articles. Mandibules chéliformes. Antennes cylindriques ou coniques, en partie adhérentes à la lèvre.............	SARCOPTIDÉS.
			à 6 articles. Mandibules gladiiformes ou styliformes ; palpes libres, ravisseurs...	TROMBIDIDÉS.
	vermiforme. Pattes à 3 articles..................			DÉMODICIDÉS.

ORDRE DES PHALANGIDES

Ces animaux se distinguent des Aranéides par leurs chélicères à trois articles, dont les deux derniers forment une pince didactyle, par leur respiration exclusivement trachéenne, par leur abdomen non pédiculé et divisé en six anneaux, par l'absence de filières, etc.

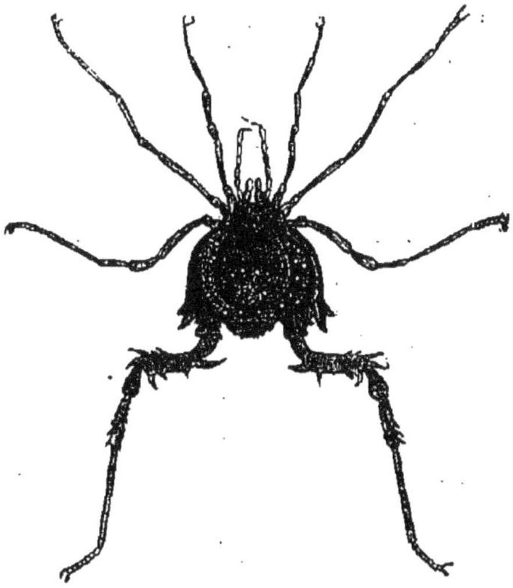

Fig. 599. — *Gonoleptes curvipes.*

Les palpes maxillaires, à cinq articles, ont l'aspect de pattes et se terminent par une seule griffe. Les pattes sont remarquables par leur longueur et leur gracilité. Deux yeux simples reposent sur un tubercule médian du céphalothorax. Les trachées s'ouvrent au dehors par une seule paire de stigmates, percée au-dessous des hanches de la dernière paire de pattes. L'orifice génital, mâle ou femelle, se trouve entre les pattes postérieures.

Les Phalangides sont représentés dans nos pays par les Faucheurs ou Opilions (*Phalangium*); leurs espèces sont surtout abondantes et variées dans l'Amérique du Sud (*Cosmetus*, *Gonoleptes*, fig. 599).

ORDRE DES CHERNÈTES

Les Chernètes ou Pseudo-scorpions sont de petits animaux à respiration trachéenne. L'abdomen est divisé en dix ou onze anneaux; à la face ventrale du deuxième anneau viennent s'ouvrir l'appareil génital et des filières ou glandes à soie. Les trachées aboutissent à deux paires de stigmates percés sur les parties latérales des deux premiers anneaux de l'abdomen. Le céphalothorax est dépourvu d'yeux (*Chernes*), ou porte au contraire deux (*Chelifer cancroïdes*) ou quatre ocelles (*Obisium, Chthonius*); les chélicères et les palpes sont conformés comme chez les Scorpions.

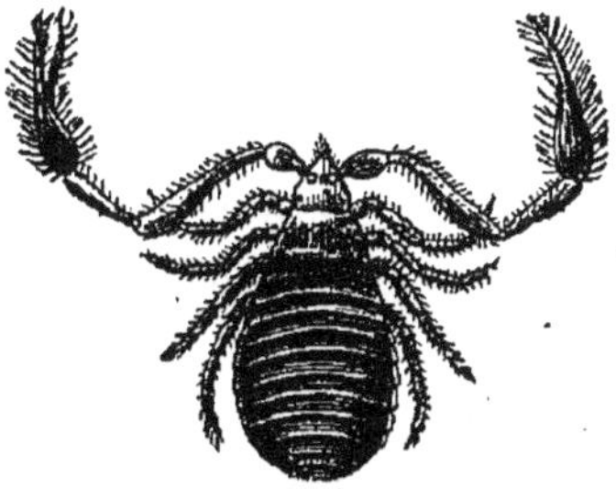

Fig. 600. — *Chelifer cancroides.*

Cet ordre comprend un petit nombre de formes. *Chelifer cancroïdes* (fig. 600) se trouve dans les vieux livres, les herbiers, les ruches abandonnées; *Chthonius ischnosceles* vit dans la mousse; *Chernes cimicoïdes* se cache sous l'écorce des arbres.

ORDRE DES ARANÉIDES

Les Aranéides ou Araignées (fig. 601) ont le corps divisé en deux portions, céphalothorax et abdomen, inarticulées à l'âge

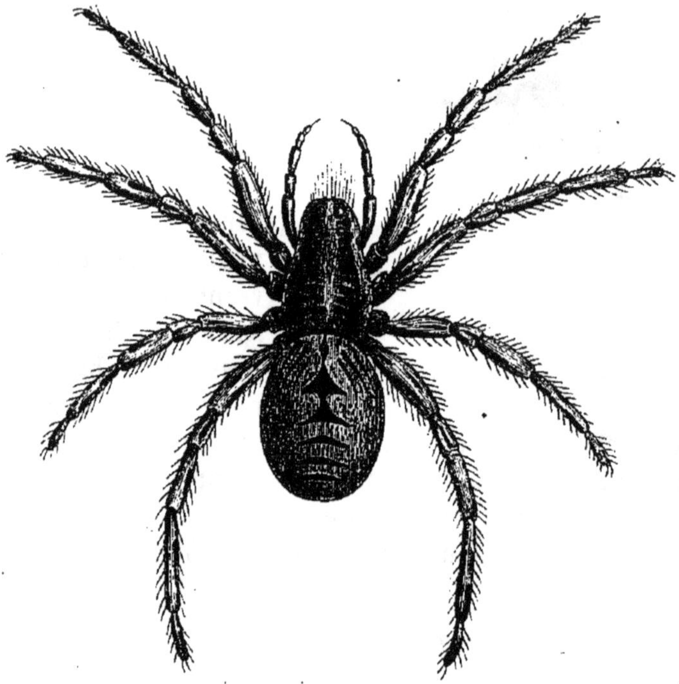

Fig. 601. — *Lycosa tarentula*, femelle, vue par le face dorsale.

adulte et réunies l'une à l'autre par un pédicule grêle. Le céphalothorax est ovalaire ou cordiforme, souvent velu : sa face supérieure porte les yeux et sa face ventrale six paires d'appendices, dont les deux antérieures entourent la bouche (fig. 602).

Les chélicères sont formées de deux articles : le basilaire (fig. 603, *a*; fig. 604) est de grande taille et terminé en avant par un bord oblique, denté et creusé d'une rainure. L'article terminal s'insère à l'angle externe du précédent, dans la rainure duquel il se tient ordinairement replié : c'est une griffe acérée (fig. 603, *b*; fig. 604, *c*), dont la pointe est percée supérieurement d'un petit orifice (fig. 604, *d*) auquel vient aboutir le canal excréteur d'une glande à venin. La chélicère constitue donc un appareil venimeux : l'Araignée s'en sert pour attaquer les petits animaux dont elle veut faire sa proie ; elle les transperce de ses crochets et leur inocule une gouttelette d'un venin qui ne tarde pas à les paralyser et à les réduire à l'impuissance. Quand l'Araignée est pourchassée par quelque animal ou saisie par l'Homme, elle cherche à se défendre au moyen de ses cro-

Fig. 602. — *Lycosa tarentula* femelle, vue par la face ventrale.

chets ; le venin de certaines espèces est assez subtil ou sécrété en assez grande quantité pour causer de graves accidents.

A chaque chélicère correspond une glande pyriforme, renfermée en totalité dans l'article basilaire (*Theraphosa*), partiellement située dans le céphalothorax (*Clubiona*) ou même entièrement comprise dans ce dernier (*Agelena*, *Tegenaria*, *Epeira*, *Lycosa*, fig. 604) : elle est alors située immédiatement au-dessous du tégument dorsal et se continue par un long canal excréteur. La glande, bien étudiée par Mac Leod, a la forme d'un sac dont la cavité sert de réservoir au liquide sécrété par les parois. Celles-ci sont formées extérieurement

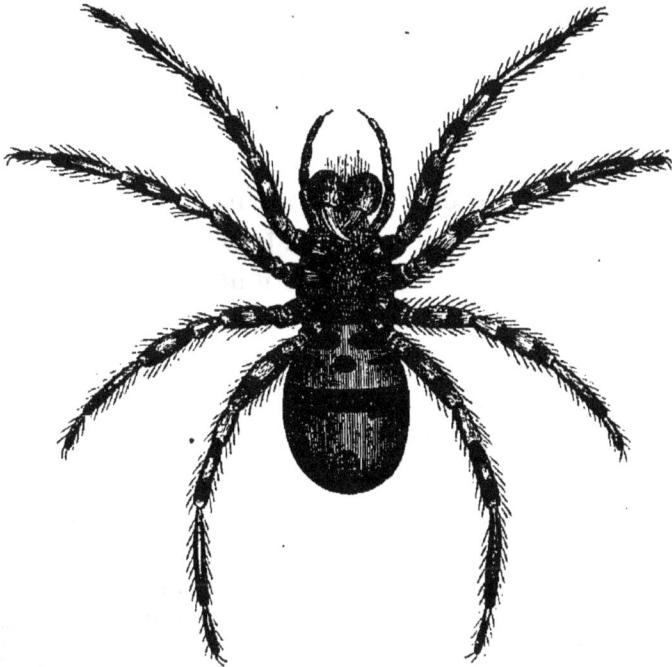

d'une couche musculaire spirale, constituée par une seule assise de fibres striées et recouvrant la surface entière de la glande, à l'exception de l'extrémité antérieure ; ces fibres compriment la glande, quand l'animal effectue sa piqûre, et déterminent ainsi l'introduction du venin dans la plaie. La couche musculaire est recouverte à chacune de ses deux faces par une délicate membrane conjonctive, qui se rattache à sa congénère par des septa interposés aux fibres musculaires ; la membrane interne est la plus épaisse, elle sert de soutien à l'épithélium glandulaire.

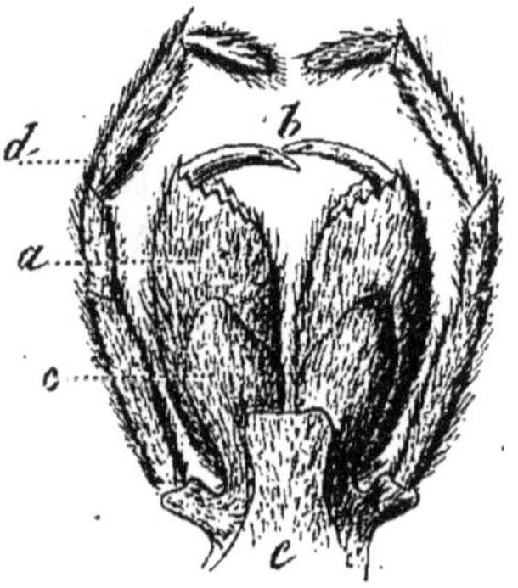

Fig. 603. — Appareil buccal de *Lycosa tarentula.* — *a*, chélicères ; *b*, leurs griffes ; *c*, mâchoires ; *d*, palpes maxillaires ; *e*, mentonnière.

Celui-ci est formé d'une seule couche de cellules cylindriques, de largeur très variable et à noyau basilaire : leur longueur est ordinairement uniforme, en sorte que la section de la cavité de la glande est circulaire ; d'autres fois (*Tegenaria*), les cellules sont de longueur très inégale et la cavité glandulaire a une section transversale irrégulière ; parfois encore (*Pachygnata Degeeri*, *Epeira diademata*), ce même aspect résulte de ce que la membrane conjonctive interne envoie de place en place des prolongements qui soulèvent et refoulent l'épithélium, dont les cellules restent partout égales.

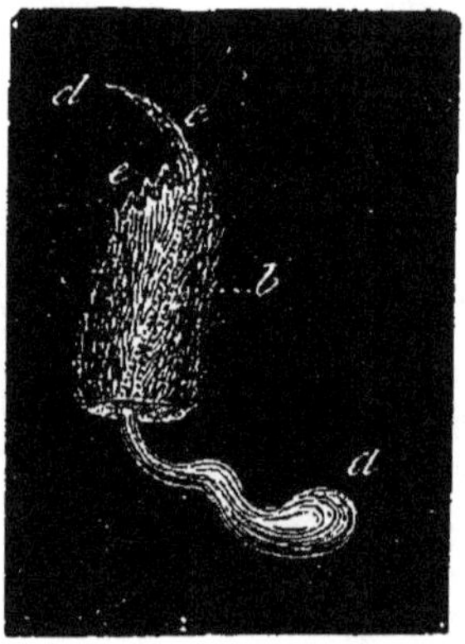

Fig. 604. — Appareil à venin de *Lycosa tarentula.* — *a*, glande à venin ; *b*, canal excréteur aboutissant à un orifice, *d*, percé près de l'extrémité de la griffe, *c* ; *e*, gouttière à bords dentelés, dans laquelle se replie la griffe pendant le repos.

Le canal excréteur a la même structure que la glande ; toutefois, la couche musculaire fait défaut chez les petites espèces. L'épithélium est formé de cellules cylindroïdes (*Epeira*) ou petites et pavimenteuses (*Tegenaria*).

Le venin des Araignées est acide. Un bon nombre d'observateurs ont recherché son action sur l'économie, soit chez l'Homme, soit chez l'animal et, suivant l'espèce mise en cause, sont arrivés à des conclusions très différentes. Si le venin de beaucoup d'Araignées est à peu près inoffensif, comme le prouvent les expériences de Dugès, de Walckenaer, de Blackwall, de Moggridge, etc., celui d'autres espèces est très actif et capable d'occasionner de graves accidents. Il agit sur le système nerveux cérébro-spinal et provoque des troubles de la respiration et de la circulation, ainsi que des convulsions tétaniques et des vomissements ; la mort s'ensuit quelquefois.

A la bouche est annexée une seule paire de mâchoires (fig. 603, c), larges, lamelleuses et capables de déplacements latéraux. Chacune d'elles porte un palpe pluriarticulé, *d*, qui, chez le mâle, joue le rôle d'organe copulateur (fig. 610) ; chez la femelle, il ressemble simplement à une patte ambulatoire de petite taille, mais n'offre que six articles, dont le dernier est presque toujours pourvu d'une griffe. Plateau n'a pu lui attribuer aucune fonction spéciale et le range dans la catégorie des organes devenus inutiles.

Les quatre paires de pattes s'insèrent suivant une ligne courbe à convexité externe et circonscrivent une sorte d'écusson elliptique qui se surélève dans certains cas. Elles sont formées de sept articles (hanche, trochanter, fémur ou cuisse, patelle ou rotule, tibia ou jambe, métatarse et tarse) et se terminent par deux griffes pectinées ou non, auxquelles s'ajoute souvent soit une troisième griffe impaire plus petite, soit une brosse de soies ou *scopula*, soit même une ou deux paires auxiliaires de griffes pectinées (*Epeira*, fig. 605). Chez la femelle des Dictynides, Erésides, etc. (*Amaurobius*, *Dictyna*, *Eresus*), le métatarse de la dernière patte porte, à sa face externe, deux séries parallèles de soies courtes et raides constituant le *calamistrum*, organe dont nous reparlerons plus loin.

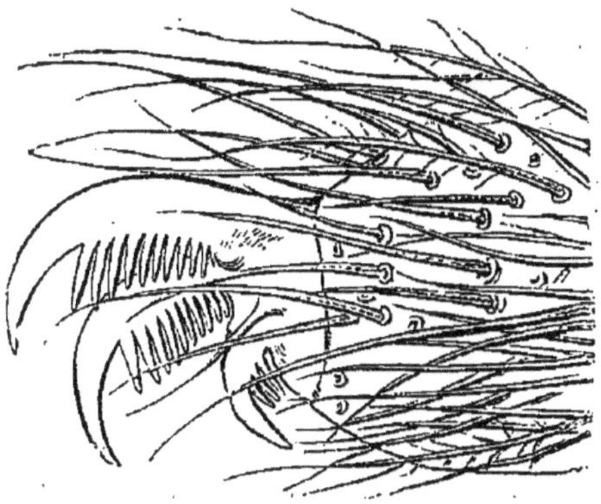

Fig. 605. — Extrémité d'une patte d'*Epeira diademata* avec ses trois crochets en forme de peignes.

L'abdomen est mou et renflé, souvent orné de riches couleurs ; il est plus volumineux chez la femelle que chez le mâle. Sa face inférieure présente, en avant et sur la ligne médiane, l'orifice sexuel et, de chaque côté, une ou plus rarement deux paires d'orifices respiratoires : la paire antérieure conduit dans un sac pulmonaire ; la postérieure s'ouvre soit dans un sac pulmonaire semblable au premier (Tétrapneumones), soit dans un système de trachées (Dipneumones : *Argyroneta, Dysdera, Segestria*); plus souvent (*Epeira*), les Dipneumones ne possèdent point cette seconde paire d'orifices, mais présentent sur la ligne médiane un stigmate trachéen impair, qui s'ouvre dans la région postérieure, au voisinage même des filières.

Celles-ci sont constituées par deux (*Theraphosa, Cteniza*) ou trois (*Atypus*, Dipneumones) paires de mamelons bi ou triarticulés, disposés autour de l'anus. A leur sommet viennent s'ouvrir des glandes pyriformes, cylindriques ou arborescentes, dont le nombre est très variable; il est peu élevé chez certaines espèces (fig. 609, *g*, *g'*, *g''*, *d*), mais atteint chez d'autres un chiffre considérable : 100 à peine chez *Segestria senoculata*, 300 au plus chez *Pardosa amentata*, 400 chez *Tegenaria*, 1000 au plus chez *Epeira diademata*. Ces glandes produisent un liquide visqueux, qui se solidifie rapidement à l'air et s'étire en fils, à l'aide desquels l'Araignée tisse sa toile; elle peut, à son gré, faire fonctionner ses filières soit isolément, soit toutes ensemble, d'où résultent, sans doute, des différences dans la qualité du fil.

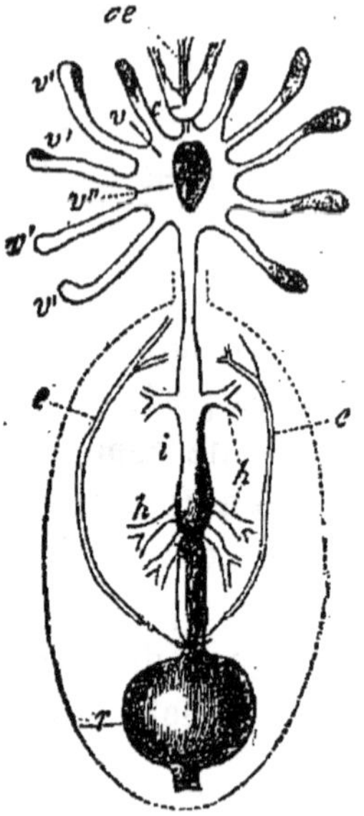

Fig. 606. — Appareil digestif d'une Aranéide. — *c*, collier œsophagien; *e*, tubes de Malpighi; *h*, canaux hépatiques, le foie étant enlevé; *i*, intestin; *œ*, œsophage; *r*, rectum; *v*, estomac; *v'*, ses digitations; *v''*, insertion des muscles suspenseurs.

Les Araignées varient à l'infini la forme et la contexture de leurs toiles, autant que les Oiseaux varient leurs nids; l'intelligence qu'elles déploient dans leur construction est vraiment admirable et les met sans contredit au même rang que les Insectes les plus industrieux. Quand elle commence un fil, l'Araignée applique ses filières contre quelque objet et dépose ainsi, à la surface de celui-ci, une gouttelette de liquide; elle se met alors en marche ou descend verticalement, suspendue au fil qui s'allonge de plus en plus et continue de sortir des filières. Celles-ci sont-elles rapprochées les unes des autres, les gouttelettes qui en sortent se confondent en un fil unique; l'animal écarte-t-il ses filières, chacune d'elles produit un fil distinct.

Les pattes postérieures servent ordinairement à guider le fil. Quand elles sont pourvues d'un calamistrum, elles jouent encore un autre rôle : l'animal, porté par les deux premières paires de pattes, place une de ses pattes postérieures au-dessous et au contact des filières, de façon à ce que la goutte de liquide vienne tomber sur le calamis-

trum : le dernier article de cette patte est soutenu par la patte o
posée. Les deux pattes postérieures sont alors vivement agitées d'
vant en arrière, et le fil est cardé et comme tressé par le cribell
plaque hérissée de poils courts et raides, qui se trouve au voisin
des filières. Les fils préparés de la sorte servent à renforcer la t
et lui permettent de retenir plus sûrement les Insectes.

La toile d'Araignée servait autrefois à préparer des catapl
mes contre l'hystérie; on en faisait encore des pilules fébrifu
et on en retirait par distillation les *gouttes de Montpellier*, s
veraines contre l'apoplexie. On la croyait carminative: « Si l'o
en fricasse à la grosseur d'un œuf, dit Lemery, avec un peu
vinaigre, et qu'on l'applique chaudement sur le nombril, e
provoque la sortie des vents. » Mais son principal usage, p
lequel on l'utilise encore parfois de nos jours, reposait sur
propriétés hémostatiques, qui en font un succédané de l'
madou.

Récemment, Fr. Oliva l'a employée avec succès dans le
traitement des fièvres intermittentes. La toile est secouée lé
gèrement, pour faire tomber les poussières qui y adhèrent
celles-ci sont de couleur cendrée, inodores, insipides, insolubl
dans l'eau et légèrement solubles dans l'alcool. La solution
alcoolique est administrée à la dose de 2 grammes chez l'
dulte, de 1 gramme chez l'enfant ; en général, deux doses su
raient pour arrêter les accès. Oliva a traité de la sorte, a
succès, 26 malades ; 119 autres cas analogues lui sont conn
Cette préparation serait très efficace dans les cas de fièv
paludéennes du type quotidien ou tierce, mais ne donnerai
aucun résultat dans les cas de fièvre quarte.

La soie des Araignées est d'aussi belle qualité que celle des
Bombycides et, comme elle, peut être utilisée pour le tissage
des étoffes ; des essais de ce genre ont été tentés avec succès
à plusieurs reprises, notamment par Bon de Saint-Hilaire
en 1709, par R.-M. de Termeyer de 1762 à 1776 et, plus
récemment, par diverses personnes. Toutefois, les résultats obtenus ne constituent qu'une simple curiosité et l'industrie ne saurait songer à en tirer parti, en raison de l'imposs-
bilité d'élever les Araignées en captivité.

N. M. Hentz, *A notice concerning the spider whose web is used in medicine.*

ournal of the Philad. acad. of nat. sc., II, p. 53, 1821. Ocasional papers of e Boston Soc. of nat. hist., II, p. 162, 1875. Voir aussi p. 99.
Emploi de la toile d'Araignée dans les fièvres intermittentes. Lyon médical, LI, p. 474, 1882.

La bouche est une fente longitudinale et médiane, percée à l'extré- ité antérieure de la face ventrale; elle est bordée en avant par une orte de lèvre antérieure et en arrière par une plaque impaire ou *entonnière* (fig. 603, *e*). Le pharynx est musculeux et monte presque erticalement vers le collier nerveux, au-delà duquel il se continue ar un œsophage étroit et horizontal. Celui-ci (fig. 606, *œ*) aboutit à n estomac annulaire, large et aplati, *v*, rattaché à la paroi dorsale ar un muscle puissant, *v''*, et pourvu latéralement de cinq paires de æcums, *v'*; ces derniers s'étendent jusqu'à la base des pattes, puis infléchissent vers la ligne médio-ventrale et s'anastomosent d'un ôté à l'autre. Le muscle a pour fonction de dilater l'estomac en se ontractant et d'aider, par conséquent, à la succion.

L'intestin, *i*, est plus ou moins rectiligne et parcourt l'abdomen ans toute sa longueur; il reçoit quatre paires de conduits hépatiques, qui proviennent de deux foies volumineux, dont la sécrétion est cide et a une action analogue à celle du suc pancréatique des Ver- brés. L'intestin reçoit ensuite deux tubes excréteurs ramifiés (1), renfermant de la guanine, se renfle en une ampoule rectale, *r*, is aboutit à un anus bilabié.

Le cœur ou vaisseau dorsal n'est pas divisé en chambres, mais est rcé de trois paires d'ouvertures latérales. Il est entouré d'un sinus éricardique et émet cinq paires d'artères latérales; il émet encore, n arrière, une aorte postérieure, et en avant, une aorte antérieure. elle-ci gagne la face supérieure de l'estomac, où elle donne naissance deux branches qui se distribuent à chacun de ses cæcums, puis averse l'anneau gastrique et émet tout à la fois des branches qui e portent aux yeux, aux chélicères, aux mâchoires et aux pattes. Des ernières ramifications de ces vaisseaux, le sang tombe dans les la- unes interorganiques, puis s'amasse dans deux sinus abdominaux, ans lesquels plongent les poumons, et d'où il est ramené au péri- arde par deux vaisseaux pneumo-cardiaques.

Nous avons vu déjà que l'appareil respiratoire comprend au moins ne paire de poumons. On appelle ainsi des cavités formées par une

(1) J.-C.-C. Loman (*Ueber die morphologische Bedeutung der sogenannten alpighi'schen Gefässe der echten Spinne.* Tijdschr. der nederl. dierk. Ve- eeniging, (2), I, p. 109, 1887) croit que ces tubes ne sont pas homologues ux tubes de Malpighi des Insectes : ils dépendent de l'intestin moyen, et, par nséquent, de l'endoderme, tandis que les tubes des Insectes sont des dépen- ances de l'intestin terminal, qui dérive lui-même de l'ectoderme.

invagination des téguments et s'ouvrant au dehors par une fente transversale, dont les lèvres sont renforcées par un bourrelet chitineux; la cuticule chitineuse des téguments tapisse toute la surface de la chambre pulmonaire. Dans celle-ci se trouvent tendues des lamelles parallèles entre elles, comme les pages d'un livre; leur nombre peut atteindre et même dépasser 130. Chaque lamelle pulmonaire résulte de l'adossement de deux lames chitineuses, entre lesquelles sont creusées des lacunes que parcourt le sang.

Le système nerveux présente un haut degré de coalescence : il est condensé en une masse ganglionnaire située au milieu du céphalothorax, immédiatement en arrière du collier œsophagien ; cette masse envoie des nerfs aux palpes et aux pattes, puis se continue en arrière par un tronc nerveux qui, dès qu'il atteint l'abdomen, se termine par un ganglion et se divise en deux branches. Le ganglion sus-œsophagien émet les nerfs ophthalmiques et, par son bord postérieur, des nerfs viscéraux qui passent sur la face dorsale du tube digestif.

Les yeux sont simples et ordinairement au nombre de 4 paires, plus rarement de 3 ; leur taille relative, leur couleur et leur disposition sont sujettes à de notables variations, qui fournissent de bons

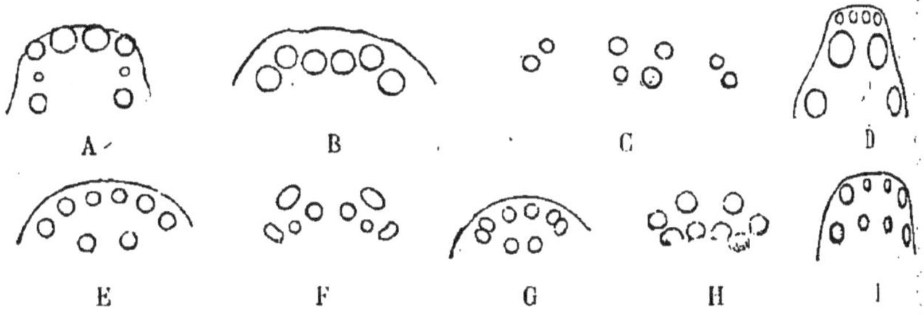

Fig. 607. — Disposition des yeux chez les Aranéides. — A, *Argyroneta*; B, *Ctenisa Sauvagei*; C, *Theridium*; D, *Tegenaria*; E, *Thomisus*; F, *Pardosa*; G, *Epeira*; H, *Segestria*; I, *Calliethera scenica*.

caractères de classification (fig. 607). Quelques espèces n'ont que 2 yeux; d'autres, qui vivent dans les casernes, en sont complètement dépourvues (*Antrobia mammuthia*, *Hadites tegenarioïdes*, *Stalita taenaria*). La figure 608 représente la structure ordinaire des yeux; dans certains, comme Grenacher l'a vu pour les yeux médians postérieurs d'*Epeira* (fig. 607, G), la structure est différente, les bâtonnets étant situés vers le milieu de la cellule optique, derrière les noyaux. Certaines Araignées (*Eresus*, *Myrmecium*, *Calliethera*, fig. 607, I) sont remarquables par le polymorphisme de leurs yeux, dont quelques-uns possèdent un tapis à éclat métallique; Simon pense que les yeux médians fonctionnent pendant le jour et les latéraux pendant le crépuscule.

D'après Dahl, l'appareil auditif serait constitué par des poils articulés à la base, qui se voient aux faces supérieure et inférieure de la plupart des articles des pattes, ainsi que sur les palpes. Ces poils s'insèrent chacun dans une cupule creusée dans l'épaisseur de la cuticule chitineuse ; ils sont sans doute en connexion avec des filets nerveux. La disposition de cet appareil est variable d'un groupe à l'autre et eut être invoquée comme caractère de classification. Chez les Epeirides, les héridiides, les Pholcides et les Pachynathides, le tarse porte toujours une cupule sans poil, le métatarse un seul oil et le tibia deux rangées de poils. ans d'autres familles, le tarse n'a pas de cupule rudimentaire, mais présente une (Dictynides, Agélénides, Thomisides, Attides) ou deux rangées de poils (Drassides, Lycosides).

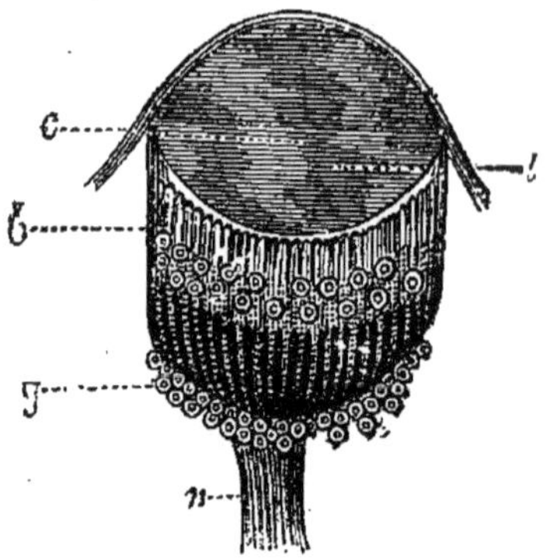

Fig. 608. — Œil d'Araignée, d'après Leydig. — *b*, bâtonnets rétiniens ; *c*, cornée ; *g*, cellules ganglionnaires ; *l*, cristallin ; *n*, nerf optique.

On doit encore à Dahl la découverte d'un organe sensoriel qui siège sur la face antérieure des mâchoires et sert peut-être à l'olfaction. Cet organe est reconnaissable à ce que, à son niveau, la cuticule est lisse, mince et percée d'une infinité de petits canalicules. Au-dessous de celle-ci se voit une couche de longues cellules finement granuleuses, à noyau basilaire et prolongées inférieurement ar un fin filament, sans doute de nature nerveuse.

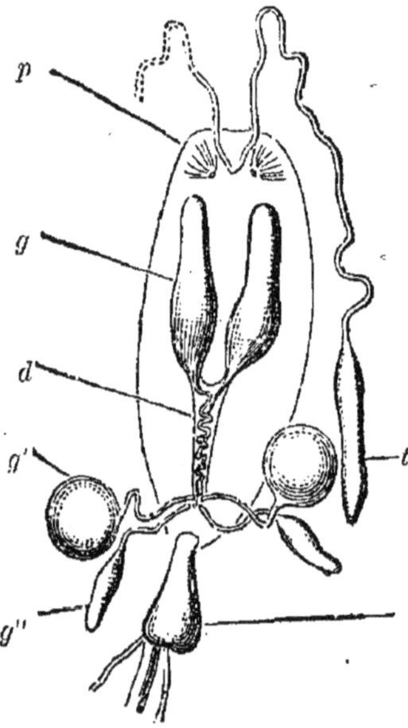

Fig. 609. — Glandes séricipares et organes génitaux mâles de *Pholcus phalangista*. — *d*, canal excréteur des glandes séricipares ; *g*, *g'*, *g''*, 1re, 2e et 3e paires de glandes ; *p*, poches pulmonaires ; *r*, rectum coupé et rabattu en arrière ; *t*, testicule.

L'appareil génital mâle consiste en deux sacs testiculaires (fig. 609, *t*), continués chacun par un long canal déférent ; les deux canaux déférents s'unissent pour former un canal commun qui, après un très court trajet, s'ouvre sur la ligne médio-ventrale, entre les deux stigmates pulmonaires (fig. 602).

Le mâle est reconnaissable à son abdomen plus étroit et surtout à l'organe copulateur qui se trouve appendu à la face interne du dernier article du palpe maxillaire. Cet organe présente, suivant les genres, une forme et une complication variables (fig. 610) : il consiste essentiellement en une vésicule, lisse ou armée de crochets et d'épines, à l'intérieur de laquelle se trouve replié en spirale un canal qui s'ouvre à son sommet et se prolonge plus ou moins au dehors, sous forme d'un tube contourné. Au moment de l'éjaculation, le mâle recueille le sperme dans cet appareil et l'y emmagasine ; lors de l'accouplement, il introduit son organe copulateur, qui fonctionne comme un pénis, dans le réceptacle séminal de la femelle.

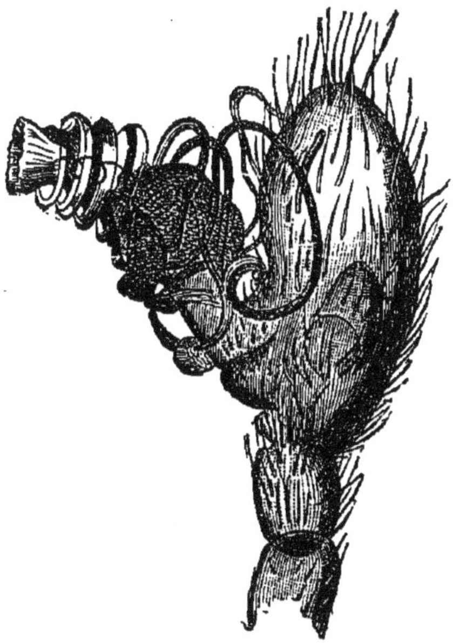

Fig. 610. — Palpe maxillaire d'Aranéide mâle, transformé en organe copulateur.

Les ovaires sont deux glandes en grappe qu'entourent les lobes du foie et qui, au moment de la maturité sexuelle, remplissent l'abdomen ; ils se soudent souvent l'un à l'autre par leur fond (*Atypus*, *Segestria*). Les deux oviductes s'unissent en un vagin qui s'ouvre entre les deux stigmates pulmonaires. Ces canaux sont toujours

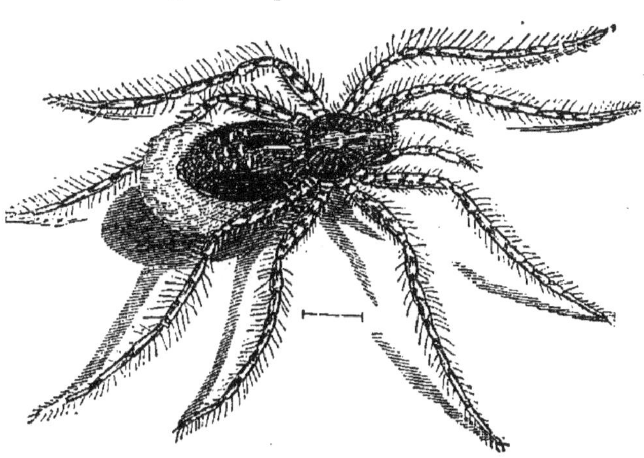

Fig. 611. — *Pardosa amentata* portant sa coque ovigère.

dépourvus de glandes accessoires ; le sperme est déversé par l'organe copulateur du mâle dans un (*Segestria*) ou deux réceptacles séminaux situés en avant de la vulve et constituant l'*épigynum*, *serrure* ou *claustrum* : chaque réceptacle s'ouvre à la surface ventrale par un large tube plus ou moins contourné et communique d'autre part, à l'aide d'un tube plus étroit, avec l'oviducte.

La femelle, plus grosse et plus forte que le mâle, se laisse difficilement saisir par celui-ci et le met ordinairement à mort, pour s'en repaître comme elle ferait d'un Insecte, aussitôt que la copulation est achevée, parfois même avant qu'elle n'ait pris fin. La reproduction est toujours ovipare : les œufs renferment une vésicule embryogène bien nette (tome I, p. 139, fig. 77) ; ils sont pondus dans un sac tissé spécialement à leur intention et dont la soie peut être différente de celle qui forme la toile (*Epeira*). La femelle traîne souvent à sa suite son oothèque (*Lycosa*, *Pardosa*, fig. 611). Les jeunes ne subissent pas de métamorphoses ; ils ne quittent l'oothèque qu'après la première mue : ils sont alors capables de tisser des toiles et de chasser les petits Insectes, mais il leur faudra subir encore au moins trois mues avant de devenir adultes.

L.-G. Mills, *Poison-glands of spiders.* Science gossip, p. 229, 1866.

E. Simon, *Les Arachnides de France.* Paris, 1874-1889. Huit volumes in-8°.

F. Plateau, *Sur la structure de l'appareil digestif et sur les phénomènes de la digestion chez les Aranéides dipneumones.* Bull. de l'Acad. roy. de Belgique, (2), XLIV, p. 129, 323 et 477, 1877. — Id., *Expériences sur le rôle des palpes chez les Arthropodes maxillés. — II. Palpes des Myriopodes et des Aranéides.* Bull. de la Soc. zool. de France, XI, p. 512, 1886.

J.-H. Emerton, *The structure and habits of spiders.* Salem, in-12 de 118 p., 1878.

J. Mac Leod, *Notice sur l'appareil venimeux des Aranéides.* Archives de biologie, I, p. 573, 1880. — Id., *Recherches sur la structure et la signification de l'appareil respiratoire des Arachnides.* Bull. de l'Acad. de Belgique, (3), III, n° 6, 1882.

Fr. Dahl, *Ueber die Hörhaare bei den Arachnoïden.* Zoolog. Anzeiger, VI, p. 267, 1883. — Id., *Das Gehör- und Geruchsorgan der Spinnen.* Archiv für mikr. Anatomie, XXIV, p. 1, 1884.

W. Schimkewitsch, *Sur un organe des sens des Araignées.* Zoolog. Anzeiger, VIII, p. 464, 1885.

Ph. Bertkau, *Bemerkungen zu Schimkewitsch's Notiz « Sur un organe des sens des Araignées. »* Ibidem, p. 537.

V. Wagner, *La régénération des organes perdus chez les Araignées.* Bull. de la Soc. imp. des naturalistes de Moscou, p. 871, 1887.

Les Tétrapneumones sont des Araignées de grande taille, velues et pourvues de quatre poumons et de quatre, rarement de six filières ; les griffes des chélicères sont recourbées en dessous. Elles habitent surtout les pays chauds. Elles ne construisent point de toiles, mais se tiennent cachées sous les pierres, dans les fentes des écorces ou des rochers et tapissent leur retraite d'un revêtement soyeux (*Avicularia*); d'autres habitent des tubes qu'elles creusent dans le sol, qu'elles tapissent également de soie et qu'elles recouvrent d'une trappe fort difficile à découvrir (*Cteniza, Nemesia, Atypus*). Essentiellement nocturnes, elles ne quittent leur demeure qu'après le coucher du soleil et se mettent à la recherche de petits animaux.

Avicularia (*Mygale*) *vestiaria* Degeer (fig. 612) vit à la Martinique; elle fait sa toile dans les buissons. Elle est longue de 6 à 8 centimètres et est très redoutée. On la croit capable de tuer de petits Oiseaux, des Batraciens et d'autres animaux de petite taille, mais son venin ne semble pas être funeste à l'Homme : suivant d'Azara, sa piqûre cause une fièvre de vingt-quatre heures et parfois un peu de délire, surtout par les grandes chaleurs, mais n'occasionne pas d'accidents sérieux.

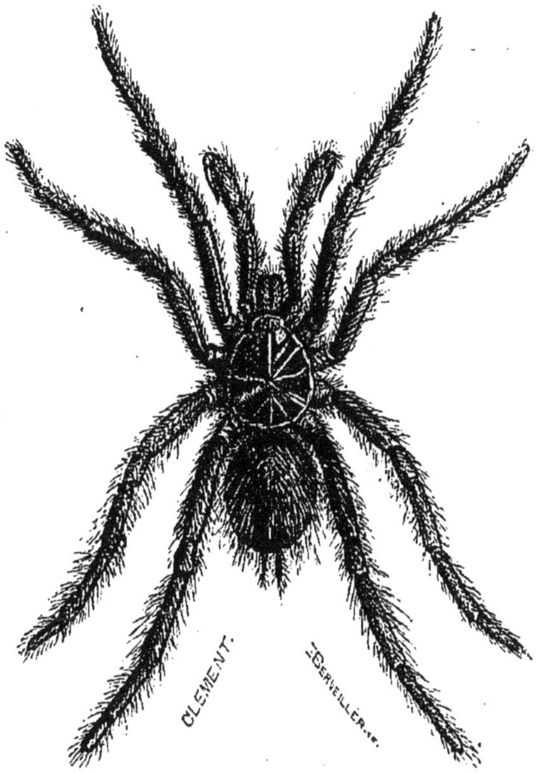

Fig. 612. — *Avicularia vestiaria*, mâle de grandeur naturelle.

Dans l'Amérique centrale vit une espèce fouisseuse, répandue depuis le littoral jusqu'à une grande altitude ; elle se tient de préférence dans les endroits privés d'arbres, dans le gazon et les pâturages et pique fréquemment les Chevaux, les Mulets et les Bœufs, aux pieds, aux lèvres ou à la langue ; on l'appelle *araña pica-caballo*. On la voit surtout pendant la saison des pluies, en avril, mai et août; elle pique jusqu'à 25 p. 100 du bétail. L'Homme est rarement atteint; il l'est d'ordinaire aux pieds, plus rarement au pénis, comme A. von Frantzius en cite un cas. La piqûre est très douloureuse et détermine une vive sensation de brûlure, qui décroît progressivement ; l'épiderme se soulève aussitôt en une large phlyctène; la plaie exsude un liquide séro-muqueux et a une grande tendance à s'élargir. Les accidents ne sont jamais très graves, si le traitement ne se fait pas attendre, mais le bétail succomberait assez fréquemment.

C'est, pensons-nous, à une Avicularide qu'il convient de rapporter l'observation suivante, publiée par Hulse. Un Homme fut mordu au pénis par une grosse Araignée velue, alors qu'il était assis sur le siège des latrines; la douleur ne fut pas très vive tout d'abord, mais alla en augmentant; le malade vomit et éprouva une douleur profonde qui, localisée d'abord à l'abdomen, s'étendit bientôt à tout le thorax, en s'accompagnant de sensations de suffocation, de congestion du cou et de la face. Le lendemain, la guérison était complète.

On peut rattacher encore au genre *Mygale* Latreille, 1802 (nec Cuvier, 1800), bien qu'il soit démembré en un grand nombre de genres nouveaux, quelques autres espèces considérées comme venimeuses. *M. Blondi*, de plus grande taille que les précédentes, habite les Antilles; *M. bicolor* est de Bahia, *M. Hentzi* du Texas, *M. cafreriana* du cap de Bonne-Espérance, *M. fasciata* des Indes, *M. javanica* de Java et de Sumatra. En Égypte, suivant Pruner, on redoute beaucoup *M. icterica* Koch, que les Arabes appellent *abou-chabat*.

M. javanica est de très grande taille. Un individu récemment capturé est capable de tuer un petit Oiseau dans l'espace de 6 à 8 secondes, en le mordant au dos : la victime meurt dans de violentes convulsions tétaniques. Après dix jours de captivité et de jeûne, le venin produit encore une irritation locale, ainsi que de la dyspnée et de l'exophthalmie, mais ne cause plus la mort.

Is. Hulse, *Bite of a Spider on the glans penis, followed by violent symptoms; recovery*. Amer. journal of med. sc., XXIV, p. 69, 1839.
E.-W.-A. Ludeking, *Over Mygale sumatrense en hare beet*. Natuurk. Tijdschrift voor nederl. Indië, XX, p. 191, 1859.
A. von Frantzius, *Vergiftete Wunden bei Thieren und Menschen durch den Biss der in Costarica vorkommenden Minirspinne (Mygale)*. Virchow's Archiv, XLVII, p. 235, 1869.

Les Dipneumones ont deux poumons, six filières et des trachées; les griffes des chélicères sont recourbées en dedans. On les divise en sept tribus comprenant chacune plusieurs familles.

Les *Saltigrades* sont des Araignées sauteuses, qui ne construisent pas de toile, mais poursuivent leur proie; elles déposent leurs œufs dans des sacs fixés aux pierres ou aux plantes. Les huit yeux sont grands et inégaux, ceux du milieu de la rangée antérieure étant les plus gros.

Les Attides (fig. 607, I) sont représentés en Europe par les genres *Attus*, *Calliethera* (fig. 613), *Salticus*, *Marpissa*, *Dendryphantes*, etc.

En Bolivie, on connaît sous le nom de *mico*, nom emprunté à la langue des Indiens Quichas, des Araignées de petite taille, longues de 4 à 5 millimètres, dont la morsure, d'après Sacc, « produit l'effet du fer rouge et est suivie d'une violente inflammation; aussitôt le sang passe dans les urines et la mort arrive au bout de quelques heures, si on ne peut arrêter les effets de ce venin, qui paraît analogue à celui du Serpent à sonnettes. » Simon a reconnu que ces Araignées étaient des *Dendryphantes*, qu'il a décrits sous les noms de *D. noxiosus* et *D. Sacci*. Nous avons reçu nous-même, des environs de Chuquisaca, de jeunes *Latrodectus mactans* Fabr., étiquetés *micomico* : on confond donc sous ce nom plusieurs espèces fort différentes.

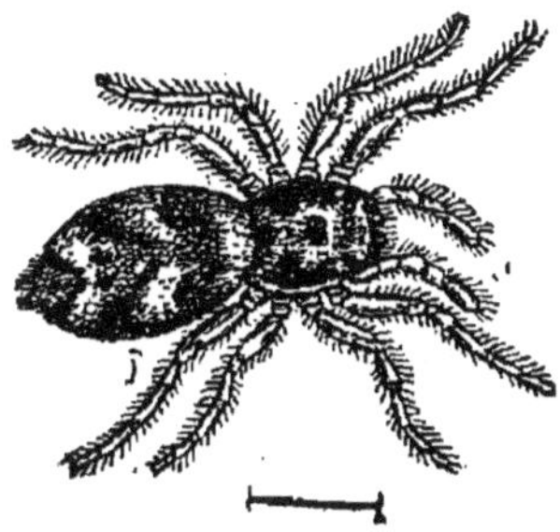

Fig. 613. — *Calliethera scenica*, femelle.

E. Simon, *Note sur le Mico, Araignée venimeuse de Bolivie*. Comptes rendus de la Soc. entomol. de Belgique, XXX, p. CLXVIII, 1886.

Les *Citigrades* sont des Araignées coureuses, dont les yeux sont disposés sur trois rangées transversales : ceux de la rangée antérieure restent petits. Elles se cachent pendant le jour sous les pierres, dans des excavations qu'elles tapissent de soie. Les femelles défendent leur cocon ovigère, sur lequel elles se tiennent, ou bien elles le fixent à leur abdomen et le traînent après elles (fig. 611). A cette tribu appartiennent les deux familles des Oxyopides (*Oxyopes*) et des Lycosides (*Aulonia*, *Dolomedes*, *Lycosa*, *Ocyale*, *Pardosa*, *Pirata*, *Trabea*).

Les Lycosides sont armés de chélicères robustes et verticales, qui leur permettent de percer la peau et les rendent réellement redoutables. *Dolomedes fimbriatus* Walck., commun en

France et en Allemagne, est capable, suivant Grube, de mordre jusqu'au sang, mais sa morsure n'a point de suites fâcheuses. Bon nombre d'autres espèces ont la réputation d'être venimeuses : elles appartiennent pour la plupart au genre *Lycosa* Latreille, 1804, et sont connues sous le nom impropre de *Tarentules* (1). Les espèces principales sont les suivantes :

LYCOSA TARENTULA Rossi (*Tarentula Apuliæ* Walck.). — Cette

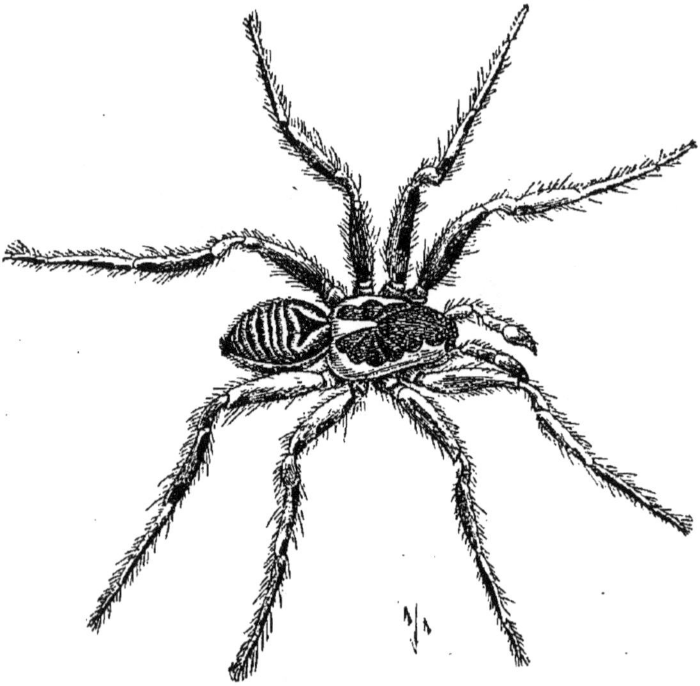

Fig. 614. — *Lycosa tarentula*, mâle.

Araignée (fig. 614) habite le midi de l'Italie et creuse un large terrier cylindrique. La femelle est longue de 25 millimètres.

L. NARBONENSIS Walckenaer, 1825 (*T. narbonensis* E. Simon, 1870). — Elle est propre au midi de la France ; la femelle a une longueur maximum de 26 millimètres. Elle creuse un terrier profond de 8 à 12 centimètres, dans lequel elle passe l'hiver, après l'avoir recouvert de brindilles et de feuilles sèches.

L. RADIATA Latreille, 1817 (*T. liguriensis* Walck.). — Elle est commune dans le midi de la France, en Corse, en Italie ; elle

(1) Ce nom ne saurait leur convenir, le genre *Tarentula* ayant été créé en 1793 par Fabricius pour des Pédipalpes, improprement connus maintenant sous le nom de *Phrynus* Olivier, 1802.

ne construit pas de terrier. La femelle est longue de 22mm,5 au maximum.

Citons encore *L. hispanica* Walck. (*L. tarentula* L. Dufour) et *L. Dufouri* E. Simon, qui vivent en Espagne.

Toutes ces Lycoses ont été longtemps confondues. Le danger de leur morsure n'est pas douteux, mais il a été singulièrement exagéré et, à cause des accidents nerveux qu'elle occasionne, on l'a considérée comme la cause d'une chorée épidémique qui a sévi en plusieurs pays pendant les seizième et dix-septième siècles, notamment dans la Pouille. Cette névrose s'observait surtout aux environs de Tarente, d'où le nom de *tarentisme* qui lui a été donné et d'où le nom de *Tarentule* attribué à l'Araignée que l'on supposait en être cause. Les *tarentati* restaient plongés dans une profonde torpeur. Seuls, les accords de la flûte ou de la guitare leur procuraient du soulagement : ils dansaient alors lentement et en cadence, puis de plus en plus vivement, jusqu'à ce que la danse devînt effrénée et se communiquât aux assistants. Elle durait tant que la musique se faisait entendre, pendant plusieurs heures consécutives; le corps ruisselait d'une sueur abondante et on pensait que celle-ci entraînait avec elle le venin.

En Abyssinie, dans la province du Tigré, il existait au commencement de ce siècle une névrose épidémique analogue au tarentisme ; c'est le *tigretier*.

W. Senguerd, *Tractatus physicus de Tarantula.* Lugd. Batav., in-12 de 70 p., 1668.

G. Baglivi, *Dissertatio de anatome, morsu et effectibus Tarantulæ.* Romæ, in-8° de 60 p., 1696.

Fr. Serao di San Cipriano, *Lezione sulla Tarantola.* Napoli, in-8°, 1738. — Id., *Saggio sulla Tarantola, osia Falangio di Puglia, lezioni accademiche.* Napoli, in-4° de 260 p., 1742 et 1747.

N. Caputus, *De Tarantulæ anatome et morsu.* Lycii, in-4° de 252 p., 1741.

A. Fr. Büsching, *Eigene Gedanken und gesammlete Nachrichten von der Tarantel, welche zur gänzlichen Vertilgung des Vorurtheils von der Schädlichkeit ihres Bisses und der Heilung desselben durch Musik, dienlich und hinlänglich sind.* Berlin, in-8°, 1772.

B. Piñera y Silva, *Descripcion historica de una nueva especie de coreo, ó baile de San Vito, originado de la picadura de un Insecto que se ha creido ser la Tarántula.* Madrid, in-4°, 1787.

Ant. Pitaro, *Considérations et expériences sur la Tarentule de la Pouille et sur les accidents causés par la piqûre de cet Insecte.* Paris, 1809.

J. Fr. K. Hecker, *Die Tanzwuth, eine Volkskrankheit im Mittelalter.* Berlin, in-8°, 1832. — Id., *Mémoire sur la chorée épidémique du moyen âge.* Annales d'hyg. publique, (1), XII, p. 312, 1834. Voir p. 336 et 363.

Andral et Virey, *Rapport sur le tarentisme et le mémoire du Dr Salvatore de Renzi, concernant cette affection.* Paris, in-8° de 10 p., 1833.

Walckenaer, *Histoire naturelle des Insectes. Aptères.* Paris, 1836-1837. Voir I, p. 292 et II, p. 449. Donne une bonne bibliographie du tarentisme.

Ozanam, *Étude sur le venin des Arachnides et son emploi en thérapeutique.* L'art médical, III, p. 43, 98 et 191, 1856. — Id., *Dissertation sur le tarentisme.* Ibidem, p. 450.

J. Longo, *Morsure de la Tarentule.* Bull. de l'Acad. de méd. de Belgique, (3), XIX, p. 17, 1885.

C. Barbier, *Contribution pour servir à l'histoire du tarentisme.* Journal de méd. d'Alger, 1885.

Lycosa singoriensis Laxmann, 1769. — Elle vit dans les steppes de la Russie méridionale, où on lui donne également le nom de Tarentule. Elle est peu venimeuse et les enfants jouent impunément avec elle, au dire de Kobert, sauf pendant les mois de juillet et d'août. Wagner a fait une étude détaillée de ses mœurs et des phénomènes de sa mue.

L. infernalis Motschulsky se rencontre aussi dans le sud de la Russie, ainsi qu'en Hongrie et en Turquie.

V. de Motschulsky, *Note sur deux Araignées venimeuses de la Russie méridionale.* Bull. de la Soc. imp. des naturalistes de Moscou, XXII, p. 289, 1849.

M. M. Wirsky, *Le Scorpion, le Galéode, la Tarentule et le Karakourt du Turkestan.* Isviesta imp. obtchestva lioubitéléi estestvosnania..... Moscou, L, n° 1, 1886. Procès-verbaux de la section de zoologie, I, n° 1, p. 80 (en russe).

W. A. Wagner, *La Tarentule, Trochosa singoriensis (Laxm.). Observations biologiques.* Ibidem, p. 100 (en russe).

Kobert, *Ueber die giftigen Spinnen Russlands.* Biolog. Centralblatt, VIII, p. 287, 1888.

Les *Tubitèles* filent des toiles horizontales, prolongées à l'une de leurs extrémités en un tube ou sac dans lequel elles se tiennent. Les yeux sont au nombre de huit (*Drassus, Clubiona, Tegenaria, Agelena, Argyroneta*, fig. 607, A), parfois au nombre de six seulement (*Dysdera, Segestria*, fig. 607, H).

La famille des Dysdérides comprend les genres *Dysdera* et *Segestria* (fig. 615). Au cours de ses expériences, Dugès a reconnu que la morsure de *D. erythrina* produit une cuisson vive, mais très passagère.

La grande Ségestrie (*S. perfida* Walck.) est déjà plus redoutable : ses crochets font dans la peau deux petites plaies rouges à peine saignantes, un peu ecchymosées au pourtour et comparables à celles que produirait une forte épingle ; la douleur consécutive à la morsure ne dure pas plus de 5 à 6 minutes.

Une élévation blanchâtre entoure presque aussitôt les piqûres sur une largeur de près de 3 centimètres, puis se colore d'une teinte rouge érysipélateuse. Au bout d'une heure et demie, tout s'efface, sauf la trace des morsures, qui persiste quelques

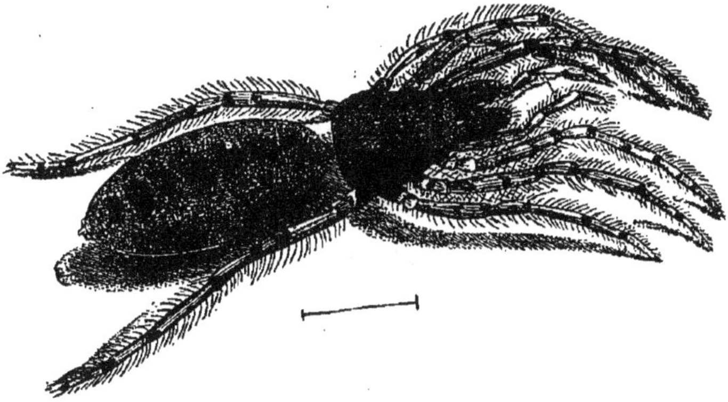

Fig. 615. — *Segestria senoculata*, femelle grossie.

jours. Toutefois, cette Araignée cause assez souvent par sa morsure une inflammation locale très douloureuse et de la fièvre. Ajoutons que Weyenbergh a vu une espèce voisine, de l'Amérique du sud, causer la mort.

H. Weyenbergh, *Caso letal por la mordedura de una araña de la especie llamada Segestria perfida Walck.* Boletin de la Acad. nacional de ciencias exactas de Córdoba, II, p. 289, 1876.

Les Dysdérides ne sauraient donc être considérés comme des animaux inoffensifs. Il en est de même pour les Drassides (*Drassus, Gnaphosa, Clubiona, Micaria, Prosthesima*), qui renferment quelques espèces très venimeuses, telles que la suivante :

Chiracanthium punctorium Villers (*Clubiona nutrix* Walckenaer, 1805). — Cette espèce est répandue dans toute la France, en Suisse, en Allemagne, etc. ; la femelle a une longueur maximum de 19^{mm},5. Son venin, d'après Dugès, ne produit chez l'Homme qu'un petit gonflement et une rougeur qui durent à peine une demi-heure. Simon le considère, au contraire, comme plus actif que celui des autres Araignées : il tue instantanément les plus gros Insectes et produit chez l'Homme des accidents très sensibles. Forel et Grube ont éprouvé de sérieux accidents à la suite de sa piqûre.

Mordu au pouce par une femelle de grande taille, Grube

ressentit une douleur aussi vive qu'à la suite d'une piqûre de Guêpe : il ne sortit pas de sang et il n'était même pas possible de reconnaître à la loupe l'endroit piqué. Néanmoins, il se développa aussitôt une vive inflammation et une tuméfaction qui s'étendit rapidement à toute la dernière phalange : cet état dura trois jours et c'est alors seulement que la résolution commença à se faire lentement. Après plus d'une semaine, l'endroit mordu présentait encore une petite tache jaunâtre et de l'insensibilité; celle-ci ne disparut totalement que vers le quatorzième jour après l'accident.

A. Forel. Bull. de la Soc. vaudoise des sc. nat., XIV, p. 31.
Ed. Grube, *Ueber den Biss einer giftigen Spinne*. Jahresber. der schles. Gesellschaft für vaterl. Cultur, LVI, p. 117, 1878.

Les Argyronètes (*Argyroneta*) ont des mœurs singulières : elles filent dans l'eau une toile imperméable, en forme de dé à coudre et remplie d'air. Leur morsure provoque une légère douleur, selon Grube.

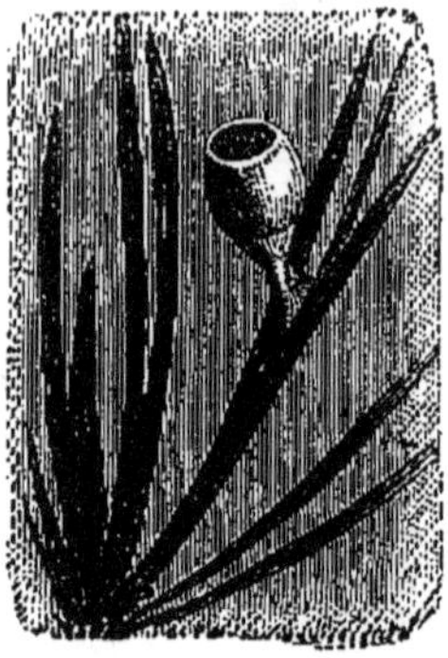

Fig. 616. — Coque ovigère d'*Agelena labyrinthica*, non encore entourée de grains de sable.

Les Agélénides comprennent les genres *Agelena* (fig. 616) et *Tegenaria* (fig. 607, D). L'Araignée domestique (*T. domestica*) n'est pas redoutable et ne se sert de ses chélicères que si on vient à la saisir. Schaller a expérimenté autrefois, d'une façon très insuffisante, l'action de son venin : il prend quatre Tégénaires, les broie et les réduit en une pâte qu'il applique sur une partie dénudée de la face interne de la cuisse d'un Lapin : l'animal meurt au bout de quatre jours ; l'expérience fut répétée sans résultat sur un autre Lapin. Du venin introduit dans des piqûres que Schaller s'était faites à lui-même ne causa pas le moindre accident.

E.-J. Schaller, *Recherches sur le venin de l'Araignée domestique*. Thèse de Strasbourg, 1833. — A consulter pour la bibliographie ancienne.

Les *Rétitèles* ont huit yeux, mais n'ont ni calamistrum, ni cribellum; les pattes sont longues et grêles. Elles filent des toiles irrégulières, à filaments entre-croisés dans tous les sens. A ce groupe appartiennent les genres *Pholcus*, *Theridium* (fig. 607, C), *Erigone*, *Linyphia* et *Latrodectus*. Ce dernier renferme un grand nombre d'espèces, répandues sur une grande partie de la surface du globe et partout redoutées à cause de leur morsure venimeuse.

Latrodectus tredecimguttatus Rossi (*L. malmignatus* Walck., 1837; *L. lugubris* Motschulsky, 1849). — Cette espèce (fig. 617), noire ou d'un brun rougeâtre foncé et couverte de poils rudes, est reconnaissable à ce que son abdomen est orné, à sa face supérieure, d'un demi-cercle rouge et de trois séries de grandes taches d'un beau rouge; la rangée médiane comprend six taches, chacune des rangées latérales en renferme trois. La femelle est longue de 15 millimètres au maximum. Cette Araignée vit en Égypte, en Syrie, en Asie Mineure, dans la Russie méridionale, en Italie, en Espagne, en Corse et dans le midi de la France (Vaucluse, Gard, Hérault); elle remonte même le long du littoral jusqu'en Vendée et dans le Morbihan, où elle perd ses taches rouges et acquiert une teinte noire uniforme. Elle file, principalement sous les touffes de *Medicago sativa*, de *Diplotaxis tenuifolia* et de *Rubia tinctoria*, une toile très forte qui arrête jusqu'aux gros Insectes. Son cocon est sphéroïde, mais pointu à l'un des pôles.

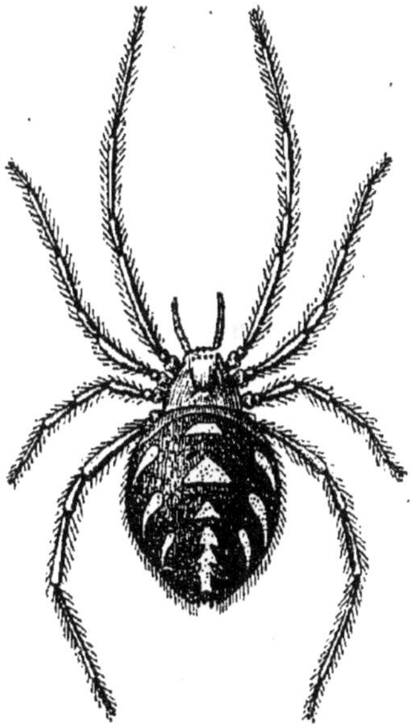

Fig. 617. — *Latrodectus tredecimguttatus.*

La Malmignatte est partout très redoutée : en Espagne, Simon a vu les paysans très effrayés à son aspect, tandis qu'une espèce voisine, *Latrodectus erebus* Savigny, ne leur causait aucune crainte. Rotti, Boccone et Rossi en Italie, Kessler en Russie, assurent que sa morsure cause de la fièvre, de vives douleurs et un état léthargique. Graells en Espagne et Cauro en France citent des faits tendant à démontrer que sa morsure est capable de rendre malade l'Homme ou l'animal. Walckenaer ne doute pas non plus que cet animal ne soit venimeux.

Aux environs d'Avignon, suivant le frère Télesphore, il aurait produit plusieurs fois de graves accidents, sans pourtant causer jamais la mort. A la piqûre succède une douleur locale très aiguë, qui envahit bientôt tout le corps : le malade est incapable de se tenir debout et perd connaissance; puis il est pris de violentes convulsions, pendant lesquelles il pousse des cris. Cet état dure environ vingt-quatre heures; les deux jours suivants, le malade est un peu plus calme, bien que resque incapable de remuer les membres; par moments, il st encore agité de tremblements convulsifs. La convalescence est plus ou moins longue : on peut ressentir les effets de la iqûre pendant deux ou trois mois, parfois même pendant un ou deux ans.

Dax (de Sommières) a observé six individus piqués par le atrodecte : tous furent indisposés, l'un d'eux même assez ravement; mais les stimulants amenèrent toujours la guérison ans les vingt-quatre heures.

La Malmignatte du sud de la Russie porte le nom de *Karaourt;* Motschulsky et Kobert assurent qu'elle est extrêmement enimeuse. En 1839, elle aurait tué, dans le bassin inférieur du olga, 7,000 Bœufs, dont la mort s'explique bien plutôt par ne épizootie; sa morsure serait plus dangereuse encore pour e Cheval et le Chameau et, en maintes contrées, elle tuerait usqu'à 33 p. 100 des Chameaux. Ce sont là d'évidentes exagérations; il n'en faudrait pourtant pas conclure à l'innocuité de animal.

Kobert a prouvé, en effet, que le venin du Latrodecte, mort u vivant, est également redoutable pour le Rat, le Chien, le at, l'Oiseau et la Grenouille : le Hérisson lui-même, qui a la éputation de résister au venin de Vipère, succombe à son ction. Même dilué au millionième, le venin agit sur le système erveux central et paralyse le cœur, mais à la condition d'être ntroduit par voie hypodermique : à l'exemple du venin de a Vipère et du curare, il est inoffensif par la voie intestinale; ce erait une substance albuminoïde, que la chaleur détruit rapiement. Kobert assure encore que le venin est répandu dans ut le corps de l'Araignée, même dans les pattes et dans l'œuf on développé, ce qui paraîtra peu vraisemblable.

A Berdiansk, sur la mer d'Azov, il se montre parfois, au mps de la moisson, une Araignée noire venimeuse qui cause ne grande panique parmi les travailleurs; en 1865, elle aurait ordu plus de 300 personnes, dont 3 auraient succombé.

Un bon nombre de faits plus ou moins bien observés tenaient donc à démontrer le danger de la morsure du Latrodecte; mais cette morsure n'est pas dans tous les cas dangereuse. C'est ainsi que L. Dufour ne croit pas la Malmignatte redoutable pour l'Homme; H. Lucas a été mordu plusieurs fois en Algérie, sans en éprouver aucun inconvénient. Simon regarde même le Latrodecte comme incapable de produire aucune piqûre: ses crochets sont très petits et l'animal ne cherche pas à s'en servir, quand on le saisit.

Carus et Engelmann, *Bibliotheca zoologica*, I, p. 477.
O. Taschenberg, *Bibliotheca zoologica*, II, p. 1305.
L. Totti, *Memoria sopra il Falangio o Ragno venefico dell' agro Volterrano*. Atti dell' Accad. dei fisiocritici, Siena, VII, p. 244, 1794.
Marmocchi, *Memoria sopra il Ragno rosso dell' agro Volterrano*. Ibidem, VIII, p. 218, 1800.
A. Cauro, *Exposition du moyen curatif des accidents produits par la morsure de l'Araignée 13-guttata ou Théridion malmignatte du département de la Corse; suivie de quelques réflexions sur le mode d'agir de son venin et de celui de la Vipère*. Thèse de Paris, nº 128, 1833.
E.-W. Brayley, *Poisonous Spider at Berdiansk*. Transact. entomol. Soc. of London, (3), V, 1865-1867. Proceedings for 1866, p. XIV.
G. Dax, *Accidents causés par la morsure de l'Araignée noire*. Courrier médical, XXXI, p. 47, 1881.

L'Amérique possède également un certain nombre de Latrodectes redoutables : tel est *Latrodectus mactans* dans l'Amérique du sud, suivant Fabricius; tels sont aussi *L. perfidus*, *L. formidabilis* et *L. variolus* aux États-Unis, suivant Abbot.

Latrodectus curacaviensis Müller (*L. malmignattus* var. *tropica* van Hasselt; *Theridium malignum* Anslyn). L'Araignée orange de Curaçao a été étudiée par van Hasselt, puis par Steenbergen. Elle est à Curaçao, à Bonaire, à Aruba et aussi sur la côte du Venezuela. Elle a à peu près la taille d'*Epeira diademata* et présente une teinte noire avec des taches et des raies d'un rouge vif; la face ventrale est marquée de plusieurs taches rouges.

Van Hasselt ne croit guère que cette Araignée soit redoutable, mais le fait est affirmé par d'autres observateurs.

Steenbergen maintient pendant quelque temps une Araignée sur la langue d'un Chien à la mamelle, puis contraint celui-ci à l'avaler. Au bout de deux heures, l'animal pousse des hurlements plaintifs et refuse tout aliment ou boisson ; sa gueule se remplit de bave spumeuse; sa langue est enflée; il vomit, puis se rétablit au bout de quelques heures.

Dans une autre expérience, on incise la peau d'un Chien, à la partie interne de la cuisse, puis on écrase dans la plaie le céphalothorax d'une Araignée. Deux heures après, refus des aliments, hurlements, agitation; inflammation et tuméfaction de la plaie. Trois heures plus tard, l'animal est très agité : il a les conjonctives enflammées, la pupille rétrécie, la langue sèche, la respiration irrégulière et précipitée. Puis le calme revient et des vomissements se produisent ; la plaie se ferme lentement après de longues suppurations.

L'expérience, répétée avec trois Araignées sur un jeune Bouc, donna des résultats analogues, si ce n'est que, à la suite de l'opération, l'animal demeura apathique, alla en dépérissant, puis mourut au bout d'un mois et demi. Divers essais tentés sur la Poule n'eurent aucun succès.

Coustan confirme le récit de Steenbergen : à Curaçao, 100 à 200 cas de morsure s'observeraient annuellement chez l'Homme et, sans être jamais mortels, les accidents seraient encore plus graves que ne le laissent supposer les expériences précédentes. Un usage local veut qu'on administre aux malades, comme antidote, de l'urine humaine mélangée à une infusion de tabac et dans laquelle on fait macérer des sapotilles pilées.

Faut-il croire, là encore, à des exagérations et doit-on considérer cette espèce comme vraiment inoffensive? D'après Simon, elle est très commune à Valencia (Venezuela), où personne ne la redoute ni ne la connaît.

A.-W.-M. van Hasselt, *Studien over de z. g. Curaçaosche Oranje-spin, eene nog weinig bekende Latrodectus-soort*. Tijdschrift voor Entomologie, III, p. 16 en 46, 1860.

H. C. Steenbergen, *Étude sur l'Araignée orange. Son histoire naturelle et sa propriété venimeuse*. Archives de méd. navale, II, p. 566, 1864.

Coustan, *Quelques mots sur l'Araignée orange de Curaçao*. Ibidem, X, p. 155, 1868.

Van Leent et Coustan, *L'île de Curaçao*. Ibidem, XXIV, p. 317, 1875. Voir p. 324.

Latrodectus menavodi Vinson, 1863. — La femelle est longue de 12 millimètres. « Cette Aranéide est surtout abondante dans la forêt d'Alanamasoatrao, à Madagascar : elle se trouve dans toute l'étendue de cette île, où on la désigne sous le nom de *Vancoho* dans la partie sud, et *Ménavodi*, qui veut dire cul-rouge, dans l'est et à l'intérieur chez les Hovas. La morsure de ce Latrodecte produit, dit-on, la mort chez l'Homme et même chez les animaux. Sa toile est établie dans les herbes, et les indigènes évitent de toucher à cette Aranéide, car ils la regardent comme *fady*, c'est-à-dire chose *sacrée, défendue, interdite, à laquelle on ne peut pas toucher*... Je n'ai pas eu occasion d'observer les effets redoutables qu'on attribue à la morsure de ce Latrodecte ; dans toutes mes investigations à ce sujet auprès même des Européens les plus éclairés, j'ai trouvé un accord unanime sur un danger réel. »

On trouve aux environs de Tananarive une autre espèce qui se rapproche beaucoup de la précédente, dont elle dépasse même la taille, mais les Hovas ne la redoutent pas.

A. Vinson, *Aranéides des îles de la Réunion, Maurice et Madagascar*. Paris, in-8°, 1863. Voir p. 122 et 124, pl. VIII, fig. 5 et 5 *a*.

Latrodectus katipo Powell, 1870. — La femelle est longue de 8mm,5. Cette Araignée est abondante dans les deux îles de la Nouvelle-Zélande, où elle est très redoutée et où elle est le seul animal venimeux. Les naturels assurent qu'elle tue souvent les enfants; mais, en général, les accidents se dissipent d'eux-mêmes au bout de quelques jours. La partie mordue est douloureuse, puis se tuméfie et s'enflamme; le malade sue ensuite abondamment et éprouve une vive sensation de langueur; son intelligence s'obscurcit et des contractions convulsives des membres peuvent survenir.

Le Rév. Chapman, missionnaire chez les Maoris, rapporte les trois observations suivantes, qu'il attribue, sans preuve suffisante, à la morsure du Katipo. Une fillette, mordue à l'abdomen, serait morte après avoir langui six semaines. Une dame anglaise, mordue à la cuisse, ne fut guérie qu'au bout de trois mois. Un chef indigène, mordu à la cuisse, n'éprouva rien de grave.

Butler rapporte également le cas d'une femme de cinquante ans qui, mordue à la hanche gauche, éprouvait une vive douleur quelques minutes après. Le lendemain, la hanche était fortement tuméfiée et sensible à la pression, les deux cuisses étaient douloureuses, mais surtout la gauche. Le troisième jour, ces symptômes commencèrent à s'atténuer et ne tardèrent pas à disparaître.

L'observation la plus probante est celle de Wright, encore que l'identité de l'animal mordeur ne soit pas indiscutable. Un individu est mordu à l'épaule, entre 11 heures et midi. A midi, il rentre à son habitation : il ne peut plus ouvrir la bouche ou est à peine capable d'articuler quelques mots, par suite du trismus. L'endroit de la piqûre est très douloureux : la peau y est soulevée sur une surface aussi large qu'une tasse à thé; elle est blanche et entourée d'un cercle rouge. Le malade perd connaissance, le pouls devient presque absent, le visage pâlit, puis se cyanose; les extrémités sont froides, la respiration presque suspendue : la mort semble prochaine. L'alcool à haute dose et l'ammoniaque dans l'eau raniment le patient : le pouls réapparaît, la circulation et la respiration deviennent plus naturelles. La convalescence dure encore plusieurs jours.

O. Taschenberg, *Bibliotheca zoologica*, II, p. 1305.
Th.-Sh. Ralph, *On the Katepo, a supposed poisonous spider of New Zealand*. Journal of the Linn. Soc., I, p. 1, 1857.

Les *Orbitèles* tissent des toiles verticales, constituées par deux sortes de fils, les uns rayonnants, les autres concentriques. L'Araignée se tient au centre ou dans une cachette peu distante ; l'abdomen est globuleux, les huit yeux sont sur deux rangs (fig. 607, G), les deux paires de pattes antérieures sont souvent plus longues que les autres. A ce groupe se rattachent les deux familles des Épeirides (*Argiope*, *Gasteracantha*, *Epeira*, fig. 618) et des Tétragnathides (*Tetragnatha*, fig. 619).

Epeira diademata est très abondante dans les jardins ; c'est une espèce absolument inoffensive, bien que ses chélicères soient assez

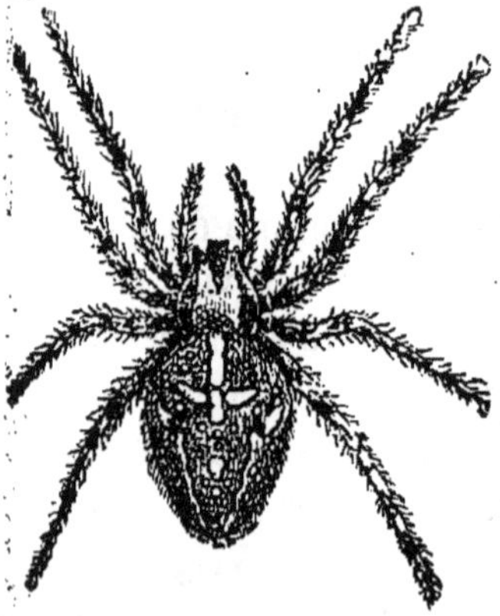

Fig. 618. — *Epeira diademata*.

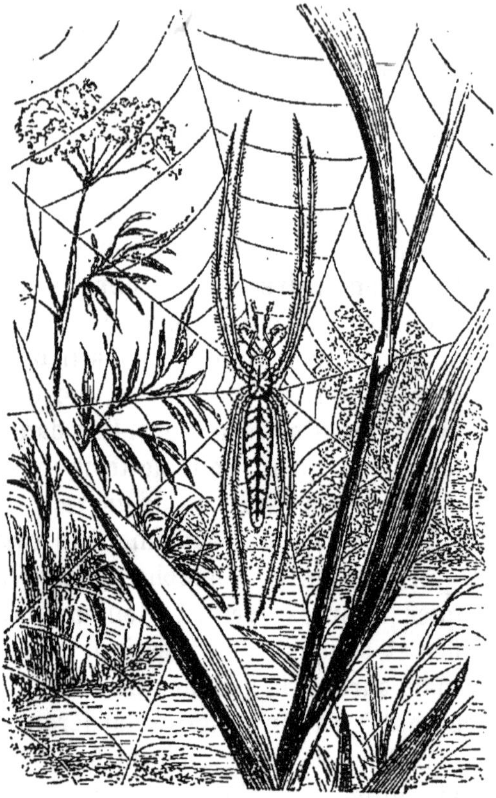

Fig. 619. — *Tetragnatha extensa*.

uissantes. Aussi Blackwall a-t-il été mal inspiré en la choisissant pour expérimenter l'action du venin des Araignées sur l'Homme. Il s'est ait mordre par trois Épeires, au doigt et à l'avant-bras, sans en éprouver le moindre inconvénient : d'où il conclut à l'innocuité de la morsure des Araignées en général et des espèces anglaises en particuer. Mais cette conclusion est évidemment inexacte, comme cela ressort des nombreuses observations que nous avons relatées plus haut.

J. Blackwall, *Experiments and observations on the poison of the animals f the order Araneidea.* Transact. of the Linnean Society of London, XXI, p. 31, 1848-1852.

On trouvera encore dans les travaux ci-dessous d'intéressantes observations qui se rapportent à des Araignées d'espèce indéterminée.

D. Clos, *Les piqûres d'Araignées sont-elles venimeuses pour l'Homme?* Mém. de l'Acad. des sciences de Toulouse, (6), III, p. 512, 1865.
M. Bartels, *Ueber eine giftige Spinne des Haussalandes (Nord-Afrika).* Sitzungsber. der Gesellschaft naturforschender Freunde in Berlin, p. 183, 1884.

L'Araignée a joui d'une certaine réputation en médecine. Lemery dit qu'elle était estimée « pour les fièvres intermitentes et particulièrement pour la fièvre quarte, étant écrasée et apliquée au poignet, ou étant enfermée vivante dans une coquille de noix et attachée au cou à l'entrée de l'accès. »

ORDRE DES PÉDIPALPES

Ces animaux, peu nombreux, habitent les régions tropicales des deux continents; ils établissent la transition entre les Aranéides et les Scorpions. L'abdomen est séparé du céphalothorax par un étranglement et se divise en un certain nombre d'anneaux; chez *Thelyphonus*, les trois derniers sont rétrécis en un tube auquel fait suite un appendice très grêle, également annelé.

Les chélicères sont sans doute en rapport avec une glande à venin, comme chez les Araignées, car la piqûre de ces animaux est très redoutée. Les palpes maxillaires se terminent par des griffes puissantes et armées de piquants (*Tarentula* Fabricus, 1793; nec Sundevall, 1832) ou par des pinces didactyles (*Thelyphonus*), comme chez les Scorpions. Le céphalothorax porte en avant deux grands yeux médians et, un peu plus en arrière, deux groupes latéraux de trois yeux chacun.

Les pattes de la première paire sont très longues et très grêles et se terminent par une portion flagelliforme annelée. La respiration s'effectue dans quatre sacs pulmonaires, dont l'orifice est latéral et se trouve sur le bord antérieur des deuxième et troisième anneaux de l'abdomen. L'organisation de l'appareil digestif rapproche les Pédipalpes des Scorpions, celle du système nerveux les rapproche des Araignées. Les Phrynes (fig. 620) se rencontrent dans l'Amérique du sud, dans l'Afrique équatoriale et en Malaisie, les Thélyphones au Mexique, dans l'Asie méridionale et la Malaisie.

Ces derniers sont partout considérés comme venimeux : on va même jusqu'à comparer l'action de leur venin à celle du venin de Crotale! Mais on n'a pas encore démontré l'existence d'une glande à venin, et divers auteurs, comme Altamiro et Korotneff, assurent que ces animaux sont inoffensifs. Altamiro dit qu'ils ne se servent point de leurs chélicères pour attaquer et qu'ils émettent par l'anus ou par

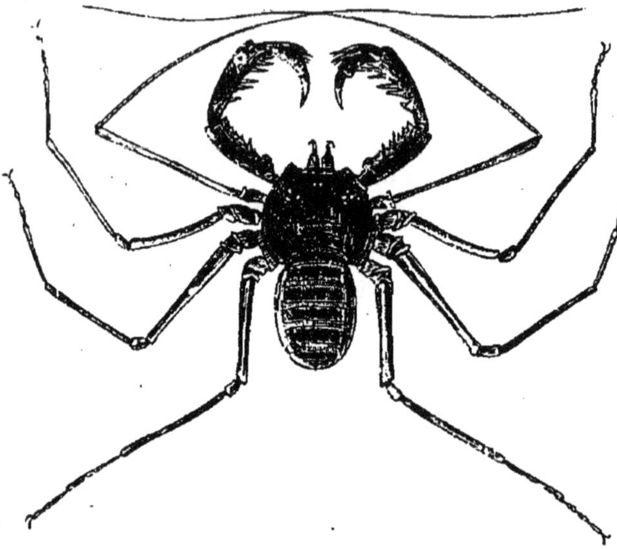

Fig. 620. — *Tarentula* (*Phrynus*) *reniformis.*

l'appendice caudiforme un liquide volatil, de réaction acide, insipide et non venimeux, qui agit comme moyen de défense uniquement par son odeur.

F. Altamiro, *Observaciones sobre la secrecion venenosa del vinagrillo* (*Thelyphonus giganteus*). La Naturaleza, III, p. 331, 1876.
H.-C. Yarrow, *Thelyphonus giganteus poisonous.* Amer. Naturalist, XI, p. 367, 1877. — Id., *Le Thelyphonus giganteus regardé comme étant venimeux.* Journal de zoologie, VI, p. 238, 1877.

ORDRE DES SCORPIONS

Les Scorpions (fig. 621) ont le corps divisé en deux portions distinctes : l'antérieure est subcylindrique et comprend le céphalothorax et la première moitié de l'abdomen ; la postérieure, ou seconde portion de l'abdomen, est une sorte de queue très mobile, pluriarticulée et terminée par un appareil à venin.

Le céphalothorax est presque quadrangulaire : il est aussi large ou même un peu plus large que long ; il s'élargit progressivement d'avant en arrière et s'unit à l'abdomen par une large surface. Son tégument est coriace et fortement chitinisé ; sa surface est, suivant les cas, lisse et ponctuée ou entièrement granuleuse. La face supérieure est d'une seule pièce, non segmentée et porte simplement les yeux ; l'inférieure porte six paires d'appendices et est presque entièrement recouverte par les hanches des quatre paires de pattes.

Les chélicères ou *antennes-pinces* sont à trois articles : le basilaire est court, annulaire et caché sous le céphalothorax; le moyen est allongé et se prolonge par son angle interne en une forte apophyse acuminée ou *doigt fixe ;* l'article terminal ou *doigt mobile* s'insère à la face externe et à la base de l'apophyse du précédent, de manière à former avec celle-ci une pince didactyle, dont le doigt mobile se meu dans un plan horizo tal; chez les autres Arach nides (Aranéides, Cher nètes, Solifuges), ce mêm mouvement se fait da un plan vertical.

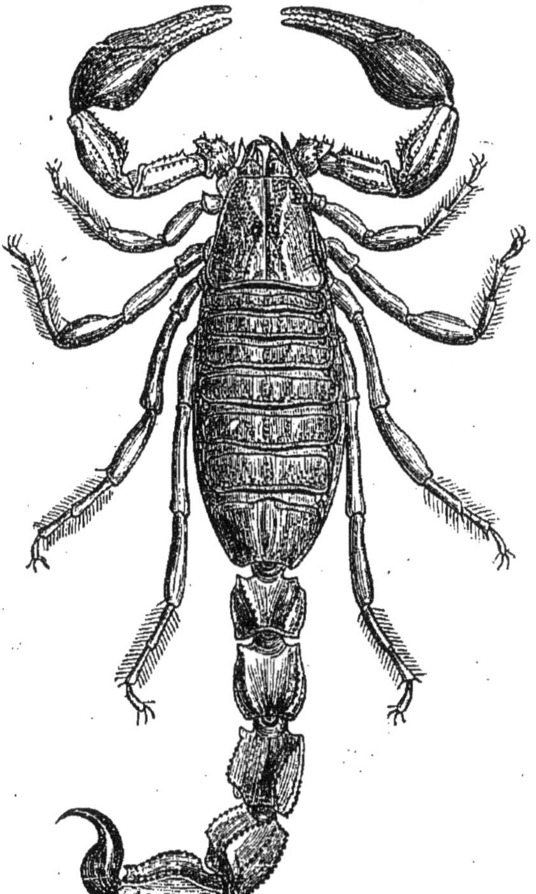

Fig. 621. — *Buthus australis.*

Les deux pattes-mâ choires sont très grandes et formées de six arti cles : la hanche ou ar ticle basilaire est massif et sert à la masticatio des aliments ; on lu donne parfois le nom mâchoire et on consid alors comme un pal maxillaire les cinq ar cles suivants.

Ceux-ci ont reçu l noms de *scapula, hume* et *brachium*, que l'homo logie avec les pattes vé tables nous contraint à rejeter, pour adopter ceux de *trochanter*, *fémur* et *tibia*. A la suite d ce dernier vient le tarse, qui est formé de deux articles et constitu encore une puissante pince didactyle, dont le doigt externe est mo bile (1). Aux pattes-mâchoires comme aux chélicères, le bord intern

(1) A cause de leurs pinces, les Scorpions ont été rangés autrefois parmi l Thoracostracés; mais la pince de l'Écrevisse, par exemple, n'est mobile que par sa branche interne, ce qui constitue une différence essentielle.

des doigts est orné de denticulations qui donnent de bons caractères génériques.

Les pattes ambulatoires sont au nombre de quatre paires et vont en augmentant de taille de la première à la dernière. Chacune d'elles comprend sept articles, le tarse étant triarticulé. Les hanches sont très grandes et recouvrent presque entièrement la face inférieure du céphalothorax; elles se touchent sur toute leur longueur, et celles des deux dernières paires sont même soudées entre elles. Celles de la seconde paire sont plus longues que les autres et se réunissent sur la ligne médiane : leur bord antérieur s'épanouit en avant, de chaque côté de celle-ci, en une large apophyse qui se rétrécit progressivement et s'avance jusqu'au voisinage de la patte-mâchoire; ainsi se forment les deux *lobes maxillaires*, qui s'affrontent sur la ligne médio-ventrale et contribuent à la mastication. Les hanches de la première paire de pattes portent de la même façon deux lobes maxillaires, qui se comportent à l'exemple de ceux de la seconde paire et s'appliquent le long de leur bord externe; ils sont courts et effilés en avant (*Buthus*) ou se terminent au contraire par un élargissement (*Broteas*). Le tarse se termine par deux griffes simples et divergentes; au-dessous d'elles se voit souvent un éperon ou griffe impaire, au-dessus une *apophyse unguéale*.

Les hanches des deux dernières paires de pattes laissent entre elles un espace qui est occupé par une petite pièce chitineuse sternale. Ce *sternum* a une grande importance taxonomique : c'est un mince bourrelet transversal, un peu arqué (*Telegonus, Bothriurus*); ou bien il est rétréci en avant et obtusément triangulaire (*Buthus*) ; il est enfin plus ou moins pentagonal (*Scorpio, Vejovis, Broteas, Euscorpius*); dans ces deux derniers cas, il est creusé d'une fossette médiane.

L'abdomen n'est pas pédiculé, mais est nettement segmenté; il comprend deux régions distinctes : le *gaster* ou *préabdomen* et le *postabdomen*. Le préabdomen est plus long et un peu plus large que le céphalothorax : il est formé de sept segments, divisés chacun en deux arceaux, dorsal et ventral; ces arceaux sont des pièces chitineuses, réunies l'une à l'autre, le long de la ligne latérale, par une membrane molle qui peut se distendre considérablement, surtout chez la femelle en gestation.

A la face dorsale, les arceaux se recouvrent en imbrication; les six premiers sont à peu près semblables, si ce n'est que leur longueur augmente progressivement; le septième est plus long que les précédents et trapézoïde, sa partie rétrécie étant tournée en arrière et s'articulant avec le postabdomen.

A la face ventrale, le préabdomen ne présente que six arceaux, les deux premiers s'étant fusionnés en un seul. Celui-ci est plus court et plus étroit que les suivants; il est enclavé entre les hanches de la dernière paire de pattes et s'appuie en avant sur le sternum. Dans sa portion antérieure, il présente l'orifice génital, que protège un *opercule* mobile autour de son bord antérieur. Dans sa moitié postérieure, ce même arceau est recouvert d'une petite pièce transversale, dont les deux extrémités latérales sont creusées d'une petite dépression, dans laquelle s'insèrent les *peignes*.

On appelle ainsi deux appendices denticulés (fig. 622, *p*), qui sont caractéristiques des Scorpions. Ce sont des lames allongées, graduellement rétrécies de la base à l'extrémité et ornées sur leur bord postérieur d'une série régulière de dents contiguës et articulées, dont le nombre est variable d'une espèce à l'autre et même d'un sexe à l'autre. La partie pleine du peigne comprend un nombre variable de lamelles étroitement juxtaposées et disposées en deux ou trois rangées transversales. La rangée antérieure n'est ordinairement formée que de trois lamelles, très allongées; entre elle et les dents se trouvent une (Buthides, Hétérométrides, Bothriurides) ou deux (Véjovides) rangées de lamelles intermédiaires, dont le nombre est variable et donne de bons caractères de classification. Les peignes servent au toucher : ils reçoivent un gros nerf qui se termine dans les dents par un grand nombre de papilles tactiles.

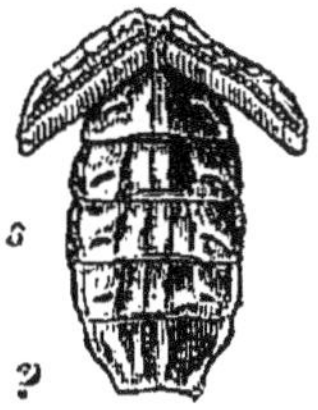

Fig. 622. — Préabdomen d'un Scorpion vu par la face ventrale. — *p*, peigne; *s*, stigmates.

Les cinq derniers segments de la face ventrale du préabdomen sont lisses, imbriqués, parallèles entre eux. Les segments 2, 3, 4 et 5 portent de chaque côté un stigmate, qui a l'aspect d'une fente oblique, *s*. Le dernier segment est conformé comme à la face dorsale.

Le postabdomen est formé de six segments; il est beaucoup plus étroit que le reste du corps, mais est presque toujours un peu plus long : il est parfois de même longueur, rarement plus court (*Ischnurus*). Les cinq premiers segments sont semblables entre eux et augmentent progressivement de taille : ils sont creusés en dessus d'une dépression longitudinale, bordée latéralement de crêtes dentées et plus ou moins abruptes; l'anus s'ouvre en arrière du cinquième, à la face ventrale. Les anneaux sont incapables de s'infléchir en dessous et n'ont que d'obscurs mouvements de latéralité; en revanche, chacun d'eux peut se relever verticalement sur celui qui le précède et le postabdomen s'enroule ainsi sur lui-même plus ou moins complètement en spirale.

Le sixième et dernier segment du postabdomen diffère considérablement des autres. C'est une vésicule subglobuleuse, pyriforme ou subcylindrique, qui se continue en arrière par un aiguillon très acéré, arqué et à convexité supérieure. Cet aiguillon est une arme redoutable, au moyen de laquelle le Scorpion inocule le venin sécrété par deux glandes renfermées à l'intérieur de la vésicule.

Ces deux glandes sont pyriformes, de même volume, légèrement aplaties sur la ligne médiane et symétriques; la partie renflée est comprise dans la dilatation de la vésicule, les canaux excréteurs s'enfoncent dans l'aiguillon. Elles remplissent presque entièrement la vésicule et ne laissent entre elles, à la région supérieure, qu'un petit espace comblé par du tissu conjonctif dans lequel passent les nerfs qui se rendent aux glandes; en bas, elles laissent un plus grand espace, que vient combler encore une masse conjonctive traversée par des vaisseaux sanguins.

Chaque glande est appliquée en dehors et en haut directement contre la paroi chitineuse de la vésicule; en bas et en dedans, elle est entourée d'une couche musculaire qui s'étend sur toute la longueur de la glande. Cette couche musculaire est formée de fibres striées à disposition transversale, qui s'attachent à la face interne du tégument, d'une part près de la ligne médio-dorsale et d'autre part sur la face latérale. Cette sangle musculaire vient-elle à se contracter, elle comprime le sac glandulaire contre le tégument qui joue le rôle de plan résistant, et le venin se trouve ainsi éjaculé.

En dedans du muscle, une mince couche conjonctive entoure complètement la glande, puis sert de base à l'épithélium sécrétoire, qu'elle refoule çà et là, de manière à sillonner la cavité de la glande de larges replis longitudinaux ayant pour but d'augmenter la surface de sécrétion. L'épithélium est formé de hautes cellules prismatiques à noyau basilaire et bourrées de fines granulations.

La glande s'effile progressivement en arrière, puis pénètre dans l'aiguillon : la couche musculaire disparaît alors, la cavité centrale se trouve remplie d'une masse conjonctive dans laquelle passent les deux canaux excréteurs, réduits à un épithélium surbaissé. Plus près de son extrémité, l'aiguillon est plein, si ce n'est qu'il est encore creusé latéralement de deux canaux excréteurs. Ceux-ci marchent parallèlement, s jamais se réunir, puis débouchent au dehors, sur les côt un peu au-dessous de la pointe de l'aiguillon, par deux orifi ovalaires que Maupertuis a décrits dès 1731.

Le venin est un liquide acide, limpide et légèrement o lescent. A un fort grossissement, on y découvre une gran quantité de fines granulations, semblables à celles qui s'ob vent à l'état frais dans les cellules épithéliales. Ces granulatio sont animées du mouvement brownien : l'acide acétique et la tasse très étendus les dissolvent, mais l'éther les laisse intac ce ne sont donc pas des graisses. Elles proviennent direc ment des granulations intra-cellulaires, les cellules se romp et leur protaplasma se liquéfiant pour former le venin.

Le Scorpion pique toujours en avant de lui : il lance coups d'aiguillon de deux manières distinctes. Veut-il se d fendre quand on l'attaque ou l'excite, il se contente, po ainsi dire, de chercher à effrayer : son abdomen relevé en au-dessus de lui, il décoche brusquement un coup d'aiguil et revient aussitôt à sa position première ; le venin appa alors rarement à l'extrémité de l'aiguillon. Lui présente-t-o au contraire, un animal dont il fasse habituellement sa no riture, une Araignée par exemple, il se précipite sur sa pro la saisit fortement entre les pinces de ses pattes-mâchoi puis relève son abdomen et la tâte avec la pointe de son guillon, comme pour chercher le point vulnérable ; sour alors on voit sourdre une gouttelette de venin. Dès qu'il trouvé l'endroit propice à la piqûre, le Scorpion imprime à appareil à venin un mouvement de bascule, grâce auquel pointe perce le tégument et s'enfonce dans le corps de la time. Elle y séjourne un certain temps, pendant lequel glandes à venin se vident par une série de contractions s mises à la volonté de l'animal ; quand l'aiguillon ressort, victime est déjà inerte et paralysée.

Jousset (de Bellême, Orne) évalue à 0gr,008 la quantité venin contenue dans la vésicule d'un *Buthus europæus* moyenne taille, mais Joyeux-Laffuie fait remarquer que chiffre est beaucoup trop faible et ne saurait être accepté q comme un minimum.

L'action physiologique du venin a été élucidée par Paul B

t Joyeux-Laffuie, dont les résultats concordants sont basés sur es expériences rigoureusement conduites. Ces résultats contre-isent en tous points une théorie émise par Jousset, d'après la-uelle le venin serait un poison du sang, déformerait les hé-aties et causerait la mort par arrêt de la circulation, théorie ui, comme le dit fort judicieusement Joyeux-Laffuie, « n'est rouvée par aucune expérience sérieusement observée. »

Le venin est sans action sur les Protozoaires; il n'est pas ab-rbé davantage par la peau de Poulpes et de Têtards vivants ns une eau à laquelle on a mélangé une forte proportion de nin. L'absorption ne se fait pas non plus par la voie intesti-le, ou du moins elle se produit lentement, tandis que l'éli-ination du poison par l'urine se fait activement, en sorte que sang n'en renferme jamais en quantité suffisante pour pro-oquer des accidents. Il est intéressant de noter cette première nalogie avec le curare.

Introduit sous la peau, le venin est rapidement absorbé par s vaisseaux sanguins, puis porté par tout le corps jusque ans l'intimité des tissus; s'il est inoculé à une dose suffisante, cause alors une envenimation redoutable, à laquelle sont nsibles les Vertébrés, les Arthropodes (les Scorpions eux-êmes) et les Mollusques. On constate toutefois, suivant les pèces animales, de grandes variations dans la sensibilité au enin : parmi les Mollusques, par exemple, la Limace rouge *rion rufus*) succombe rapidement, mais le Poulpe résiste; armi les Sauriens, le Lézard résiste; parmi les Mammifères, Chat ne présente qu'une faible réceptivité. Mantegazza a vu Écrevisse résister; mais Joyeux-Laffuie assure que les Déca-des marins (*Platycarcinus pagurus, Portunus puber*) sont xtrêmement sensibles et meurent promptement. Les Pois-ns sont tués par une forte dose, mais résistent à une dose us faible, qui suffit pourtant à tuer un Batracien ou un Oi-eau; le Crapaud est plus résistant que la Grenouille ou le riton. Les Diptères, les Hyménoptères et surtout les Araignées, ont le Scorpion se nourrit d'ordinaire, sont les plus sensibles e tous les animaux.

L'inoculation du venin est toujours douloureuse et arrache uvent des cris au patient; cette douleur, qui dure un certain mps, doit être attribuée à une action directe du venin sur les nerfs voisins et non au fait même de la pénétration de l'ai-guillon : une épingle est plus grosse et cause pourtant u douleur insignifiante.

Il s'écoule toujours quelques instants entre le moment l'inoculation du venin et celui de l'apparition des premie symptômes de l'envenimation; pendant cette première période qui est d'autant plus courte que l'animal est plus sensible a venin, celui-ci passe dans le sang, puis se répand dans l'orga nisme. Quand il se trouve dans le sang en quantité suffisant la période d'excitation éclate brusquement. Elle est marqu de convulsions violentes, qui ressemblent beaucoup à cel que produit la strychnine : comme celles-ci, un choc frap sur la table suffit à les réveiller; elles s'accompagnent de viv douleurs, qui arrachent souvent des cris; la sensibilité est i tacte (1)

La durée de la période d'excitation dépend de la quantité venin inoculée. La dose est-elle faible, les convulsions appa raissent tardivement, mais sont bien caractérisées et dure longtemps; la dose est-elle forte, elles ne se font guère attend sont très violentes et cèdent bientôt la place à la paralysi Ces convulsions proviennent de l'excitation exercée directem sur les centres nerveux, et spécialement sur l'encéphale, pa le venin.

La période de paralysie fait toujours suite à la précéden Elle débute par un engourdissement des membres, que l' mal a de la peine à ramener dans leur position première l'engourdissement s'accentue de plus en plus et l'animal pe la faculté d'exécuter le moindre mouvement. Le cœur continu à battre, mais les mouvements respiratoires sont suspendus la mort arrive par asphyxie, par impuissance du diaphrag et des autres muscles inspirateurs. Chose remarquable! la mo est due à un mécanisme identique à celui qui s'observe da les cas d'empoisonnement par le curare, ainsi que Paul B l'a reconnu. Le muscle est toujours contractile, le nerf a con

(1) Pendant la période d'excitation, l'Homme ou l'animal piqués émette souvent leur urine. Au Gabon, Touchard (*Rivière du Gabon et ses maladi* Thèse de Montpellier, 1864) a vu pratiquer une sorte de jugement de Dieu q consiste à faire piquer un accusé par un Scorpion : si le patient émet sa urine pendant la première période de l'envenimation, c'est un signe certa d'innocence.

ervé sa conductibilité, comme le prouve la conservation de la ensibilité, et cependant l'excitation électrique des nerfs moeurs ne provoque pas la contraction des muscles : c'est que, n effet, le venin s'est fixé sur les plaques terminales des nerfs oteurs et les a comme supprimées.

Mais cette suppression n'est que momentanée : le venin ne 'accumule pas dans l'organisme, mais s'élimine progressivement par le rein ; aussi voit-on, par exemple, les animaux qui euvent respirer par la peau, comme les Grenouilles, recouvrer eu à peu l'usage de leurs membres et revenir à la santé. Chez n Mammifère ou chez l'Homme, on peut donc affirmer que la espiration artificielle, suffisamment prolongée, entretiendrait à vie tant que durerait la paralysie, c'est-à-dire tant que l'élimination du venin par l'urine ne serait pas à peu près complète ; cette élimination pourrait être aidée puissamment par 'administration de diurétiques actifs.

Le venin de Scorpion est donc essentiellement un poison du ystème nerveux : il n'agit ni sur les muscles, ni sur le cœur, i sur le sang. La période de paralysie est seule mortelle : elle 'apparaît jamais d'emblée, sans avoir été précédée par une ériode d'excitation. Tant que celle-ci ne s'est pas manifestée, en n'indique si l'envenimation doit ou non éclater.

Les auteurs apprécient d'une façon très inégale le danger de a piqûre du Scorpion. Ehrenberg, piqué cinq fois par *Buthus uinquestriatus*, n'éprouva aucun accident sérieux ; mais les ouleurs qu'il ressentit furent assez vives pour lui faire admettre ue les femmes et les enfants pourraient y succomber. Lucas, iqué maintes fois en Algérie, assure que la douleur est moins ve et moins irritante que celle qui résulte d'une piqûre 'Abeille. Guyon a vu la piqûre de deux espèces algériennes, *europæus* et *B. australis*, donner promptement la mort à de etits animaux (Oiseaux et Rongeurs) ; il cite encore deux cas e mort chez de jeunes Arabes, âgés de trois et neuf ans ; ais il ne connaît aucun cas mortel chez les adultes, bien que eux-ci soient fréquemment piqués. Verdalle, qui a fait un éjour prolongé dans la région de Biskra, rapporte que les inigènes parlent souvent de piqûres mortelles, mais il n'en a servé lui-même aucun cas ; sans douter de la possibilité du ait, il croit donc à sa grande rareté.

Nous sommes arrivé nous-même à une conclusion identiqu à la suite de renseignements puisés auprès des médecins mil taires et des indigènes à Biskra, à Tougourt, à Temacin, Kairouan, comme aussi dans des régions plus septentrional de l'Algérie et de la Tunisie. Il en est encore de même dans l Haut-Sénégal, d'après Bellamy : « Les Scorpions sont fréquen nous écrit-il. Je n'ai pas entendu dire qu'ils aient causé la mor mais leur piqûre détermine de très vives douleurs, de l'œdèm et de la lymphangite : ces symptômes disparaissent spontan ment au bout d'une demi-journée. » Falkenstein assure é lement que les espèces de la côte de Loango ne donnent la mort; mais Bartels rapporte, d'après le récit d'indigènes i terrogés par lui, que le pays des Haoussas, sur le cours moy du Niger, renfermerait, entre autres espèces, un Scorpion no dont la piqûre, extrêmement douloureuse, serait toujou mortelle.

Aucun des Scorpions d'Europe n'est capable de tuer l'Homm du moins, aucun cas mortel authentique ne nous est conn Pline et Redi considéraient même les Scorpions d'Italie comm inoffensifs. Mais Ninni, piqué par l'un d'eux, sans doute p *Euscorpius italicus*, au petit doigt gauche, vit se former l'endroit piqué une large papule d'un rouge livide, puis un phlyctène remplie d'une sérosité légèrement sanguinolente, e même temps qu'il ressentait un prurit et une brûlure dou loureuse; une traînée de lymphangite s'étendit jusqu'au coud et un léger mouvement fébrile s'ensuivit. Le lendemain, to ces symptômes commencèrent à s'amender et, le troisièm jour, tout avait disparu.

A Costa-Rica, d'après A. von Frantzius, les Scorpions mettent jamais la vie en danger. En Colombie, d'après Posad Arango, *Centrurus* (*Atreus*) *Degeeri* et *C. Edwardsi* ne causen jamais mort d'Homme : leur piqûre ne donne même pas fièvre, et d'ordinaire les accidents disparaissent en moins d vingt-quatre heures. Au nombre des symptômes, on remarq toujours un engourdissement de la langue, qui rend la parol embarrassée, en même temps que les facultés tactile et gu tative sont émoussées.

A Durango (Mexique), Cavaroz a rencontré en grande abo dance un Scorpion long de 55 millimètres, que nous croyon ouvoir identifier à *C. gracilis* Latreille. Cet animal est extrê-ement commun dans la ville même (1) : sur une population e 15 à 16,000 habitants, il tue en moyenne 200 à 250 per-onnes par an, mais tous ces décès s'observent chez des enfants; venin n'est pas mortel pour les adolescents et les adultes, ien qu'il cause d'ordinaire chez eux de graves accidents.

Les Scorpions, partout très redoutés, le sont donc à juste tre. Mais leur piqûre n'est pour ainsi dire jamais mortelle our l'Homme adulte et sain; elle l'est au contraire assez fré-uemment pour les enfants, en raison de leur taille plus petite i fait que la quantité de venin inoculé est proportionnellement lus considérable que chez l'adulte. A cause de leur taille us petite et de leur sensibilité plus grande, les femmes sont galement plus éprouvées par le venin que les hommes et suc-mbent plus aisément.

On ne connaît encore aucun antidote rationnel du venin de corpion. Posada-Arango aurait retiré des infusions de Guaco *ikania parviflora*) de réels bénéfices. Aux Indes, on applique r la blessure la racine d'*Achyrantes aspera*, préalablement acérée dans l'eau; on fait aussi boire au malade une certaine iantité de l'infusion; la douleur cesserait au bout d'une heure nviron.

Si on écarte les hanches des pattes-mâchoires et des deux premières res de pattes, on découvre une fente longitudinale qui est la bouche. celle-ci est annexée une petite pièce médiane et antérieure, sorte appendice cordiforme, velu à l'extrémité, qui permet à l'animal de iger ses aliments vers la bouche et qui, d'autre part, semble être le ège du goût.

L'appareil digestif est plus simple que celui des Aranéides. Sur le ajet de l'œsophage se voit un jabot qui se dilate sous l'action de fais-aux musculaires rattachés à la paroi ventrale. L'estomac est arrondi ne présente qu'une seule paire de cœcums dont le fond, dirigé en

(1) Lors de l'expédition du Mexique, la municipalité de Durango accordait e prime à la destruction des Scorpions et payait 30 centimes par douzaine : enfants leur faisaient la chasse pendant la nuit, à la lumière; ils en dé-isaient ainsi 80 à 100,000 par an, pendant les trois mois de fortes chaleurs. airouan (Tunisie), nous avons observé une habitude analogue : des mendiants une caste spéciale parcourent pendant la nuit la ville et ses environs; ils sont nis d'une lanterne et armés d'une longue broche sur laquelle ils enfilent s les Scorpions qu'ils rencontrent. Le lendemain, ils vont de porte en rte présenter leur capture et ils reçoivent quelque menue monnaie.

avant, est occupé par des glandes volumineuses (*glandes saliva*
L'intestin est rectiligne : dans le préabdomen, il est entouré par u
grosse glande hépatique, qui lui déverse son produit par un
nombre de canaux excréteurs. Les deux tubes de Malpighi sont
mifiés et se jettent dans l'intestin terminal; nous avons indiqué
la situation de l'anus.

Les trachées font défaut; la respiration se fait exclusivement
quatre paires de poumons (fig. 623), dont la position nous est conn

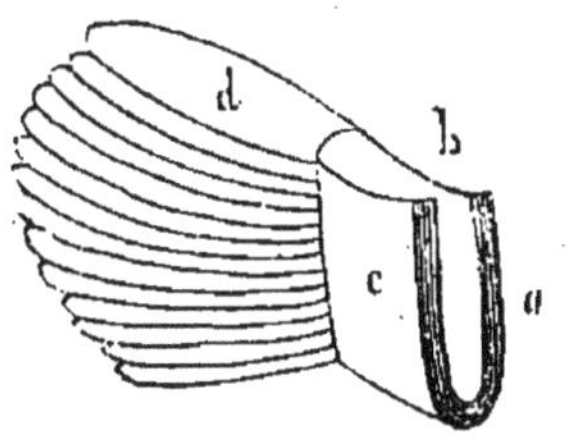

Fig. 623. — Poumon de Scorpion, d'après Müller.

Les stigmates sont ordinairement en for
de fente (*Buthus*, *Broteas*); ils sont ovales
Euscorpius et ronds dans deux genres
l'Amérique intertropicale (*Chactas* P. Ge
et *Teuthraustes* E. Simon).

L'appareil circulatoire n'est pas sans
logie avec celui des Crustacés décapodes.
cœur est situé en entier dans le préa
men; il est enveloppé d'un sinus et formé
huit ventriculites, dans chacun desquels
sang pénètre par une paire d'orifices mu
de valvules. Chaque chambre cardiaque envoie une paire d'artério
aux parties latérales du corps; de plus, une grosse artère naît de c
que extrémité du cœur.

L'aorte antérieure émet d'abord une paire d'artères gastriques,
va sans se ramifier jusqu'aux ganglions cérébroïdes, au niveau d
quels elle se termine en se divisant en quatre branches : deux v
aux yeux médians, deux autres aux chélicères, mais non sans envoj
des rameaux aux yeux latéraux et aux muscles. L'aorte postéri
parcourt le postabdomen et distribue régulièrement des branches d
chaque segment. Ces diverses artères se ramifient richement;
déversent finalement leur sang dans les espaces interorganiques, d
il s'accumule dans deux sinus situés le long de la face ventrale
dans lesquels baignent les poumons. Une lacune sanguine, de laqu
partent de chaque côté cinq troncs destinés aux pattes, existe en
entre la masse nerveuse du céphalothorax et sa gaine; cette lacune
poursuit tout le long de la chaîne ventrale; elle n'a pas de
propre et porte comme annexe une sorte de glande vasculaire qui
peut-être un organe excréteur. Cette lacune périnerveuse est réu
en avant à la terminaison de l'aorte antérieure par un vaisseau
chaque côté, et en arrière, dans le premier segment du post-abdom
par un seul vaisseau qui contourne l'intestin à droite.

Le sang oxygéné est ramené dans le sinus péricardiaque par se
paires de veines pulmonaires, qui remontent le long des flancs :
paires prennent naissance au niveau des poumons de la premiè

aire, une paire au niveau de chacune des deux paires suivantes de poumons et deux paires au niveau des poumons de la dernière paire.

Le système nerveux est moins concentré que chez les Araignées. La masse ganglionnaire sus-œsophagienne est petite et bilobée; la masse sous-œsophagienne est ovale et donne quatre paires de nerfs qui se rendent dans les quatre premiers segments du préabdomen. Puis vient une chaîne de 7 à 8 ganglions, dont les 4 derniers sont enfermés dans le post-abdomen.

Les yeux sont simples, en nombre variable et divisés en deux groupes. Deux gros yeux médians sont portés par un mamelon situé d'ordinaire au milieu de la face supérieure du céphalothorax (*Buthus*, *Pandinus*), mais parfois reporté en avant (*Broteas*) ou en arrière (*Opisthophthalmus*). En outre des yeux médians, on observe encore de 2 à 5 paires d'yeux latéraux, disposés en une ou deux rangées à la partie antéro-latérale du céphalothorax; ces yeux, d'après Parker, ont tous la même structure, mais diffèrent à cet égard de ceux de la paire médiane, qui sont plus compliqués. En raison de leur différence de taille, on distingue les yeux latéraux en principaux et accessoires, d'où de bons caractères pour la classification : par exemple, le genre *Buthus* a de chaque côté 3 yeux principaux et 2 accessoires; *Centrurus* 3 yeux principaux et 1 accessoire; *Euscorpius* a 2 yeux principaux, mais ne présente pas d'yeux accessoires. Le genre *Belisarius* est remarquable par l'absence totale des yeux.

Les sexes sont ordinairement peu distincts : chez *Buthus* et *Heterometrus*, le mâle est plus grêle que la femelle; son post-abdomen est plus long relativement au tronc, les dents des peignes sont plus nombreuses. Chez le mâle des Ischnurides, souvent aussi chez celui des Buthides, le bord interne du doigt mobile des pattes-mâchoires porte à sa base une saillie correspondant à une échancrure du doigt fixe. Chez quelques *Euscorpius*, tel qu'*Eu. carpathicus*, la vésicule à venin n'est pas semblable dans les deux sexes; chez le mâle de *Bothriurus*, elle présente en dessus une grande fossette membraneuse.

Les glandes génitales sont renfermées dans le préabdomen et enfouies dans le foie. Les testicules sont représentés par deux paires de tubes réunis par des branches transversales; les deux tubes de chaque côté se fusionnent en un canal déférent, qui s'unit finalement à son congénère pour former un canal éjaculateur impair. Celui-ci est pourvu de chaque côté d'un long cæcum filiforme et d'une petite vésicule séminale remplie de sperme; il se termine par deux pénis rétractiles, entourés d'une gaine tubulaire et normalement retirés dans le corps. L'orifice génital, impair et médian, nous est déjà connu.

Les ovaires sont constitués par trois tubes réunis entre eux par

4 paires de branches transversales, la dernière paire résultant d'une bifurcation du tube médian. A la surface de tous ces canaux sont appendues un grand nombre de petites vésicules, dont chacune produit un seul œuf. Les deux tubes latéraux se continuent chacun en un oviducte qui se dilate vers le milieu de son trajet, puis s'unit à son congénère pour former un court vagin.

La femelle est vivipare. A la fin du printemps ou au commencement de l'été, époque où elle est gravide, son abdomen est fortement renflé. La segmentation est partielle : elle commence déjà quand l'œuf est

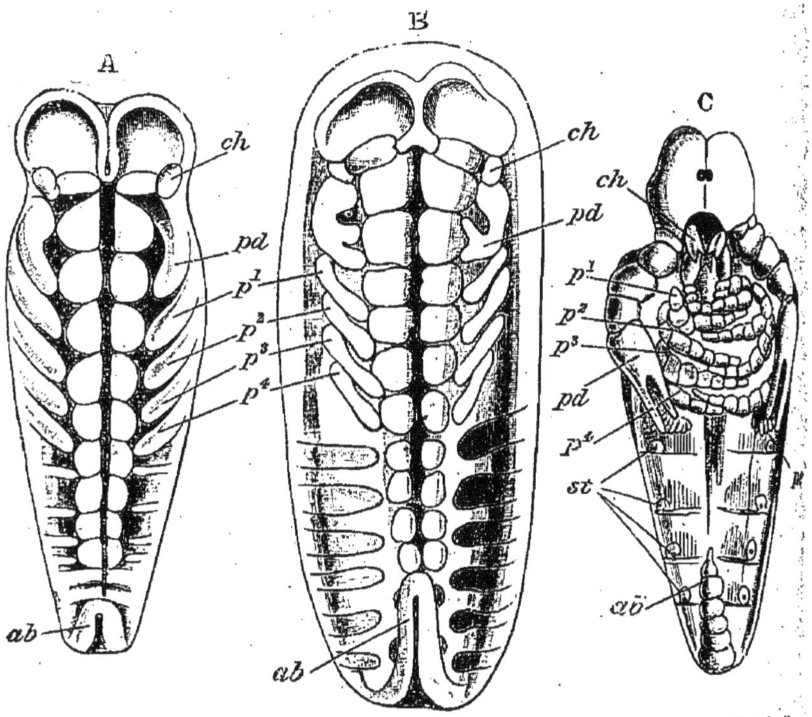

Fig. 624. — Trois stades du développement du Scorpion, d'après Metchnik. Les embryons sont représentés redressés. — *ab*, post-abdomen ; *ch*, chélicères ; *pd*, pédipalpes ; *pe*, peigne ; p^1, p^2, p^3, p^4, pattes ; *st*, stigmates.

encore contenu dans les petits diverticules ovariens. Le blastoderme se forme au pôle de l'œuf dirigé vers l'ovaire ; puis il s'étend de plus en plus à la surface du vitellus, à mesure que le développement se poursuit. L'embryon (fig. 624) acquiert progressivement les caractères de l'adulte ; il ne subit aucune métamorphose. Pendant les premières semaines qui suivent leur naissance, les petits se groupent autour de la mère et, en cas de danger, grimpent sur toutes les parties de son corps. On assure que la mère va alors en maigrissant de plus en plus et meurt dès qu'elle est abandonnée de ses petits devenus assez grands pour se nourrir seuls.

Carus et Engelmann, *Bibliotheca zoologica*, I, p. 466 et 476.
O. Taschenberg, *Bibliotheca zoologica*, II, p. 1313-1316.
Ar. Verdalle, *Quelques notes sur le climat des Zibans, désert de la province de Constantine*. Thèse de Montpellier, nº 37, 1851. Voir p. 46.
Vinson, *Venin du Scorpion*. Gazette méd., p. 190, 1852; p. 149, 1863.
Cavaroz, *Du Scorpion de Durango et du Cerro de los remedios qui touche à la ville*. Recueil de mém. de méd. militaire, (3), XIII, p. 327, 1865.
P. Bert, *Contributions à l'étude des venins*. Compte rendu de la Soc. de biologie, (4), II, p. 136, 1865.
Guyon, *Sur un phénomène produit par la piqûre du Scorpion*. Gazette méd., p. 344, 1867.
A. Posada-Arango, *La piqûre du Scorpion*. Abeille médicale, XXVII, p. 317, 1870. — Gazette des hôpitaux, XLIV, p. 481, 1871. Archives de méd. navale, XVI, p. 213, 1871.
A.-P. Ninni, *Sulla puntura dello Scorpione*. Resoconti della Soc. entomol. italiana, p. 18, 1881.
Ray Lakester and A. G. Bourne, *The minute structure of the eye of Scorpions and of Limulus*. Quarterly journal of micr. science, (2), XXIII, p. 177, 1883.
J. Joyeux-Laffuie, *Appareil venimeux et venin du Scorpion*. Thèse de Paris, 1883. Archives de zool. expérim., (2), I, 1883.
M. Bartels, *Ueber einige giftige Thiere des Haussa-Landes*. Sitzungsber. der Gesellsch. naturf. Freunde in Berlin, p. 134, 1885.
Edw. H. Thompson, *On the effect of Scorpion stings*. Proceed. Acad. nat. sc. of Philadelphia, p. 299, 1886.
Antidote to the scorpion's sting. American Naturalist, XX, p. 172, 1886.
G. Saint-Rémy, *Recherches sur la structure du cerveau du Scorpion*. Comptes rendus de l'Acad. des sc., CII, p. 1492, 1886.
F. Houssay, *Note sur le système artériel des Scorpions*. Ibidem, CIII, p. 354, 1886. — Id., *Sur la lacune sanguine périnerveuse, dite artère spinale, chez les Scorpions, et sur l'organe glandulaire annexe*. Ibidem, CIV, p. 520, 1887.
J. Fayrer, *Scorpion virus*. Nature, XXXV, p. 488, 1887.
C. Lloyd Morgan, *Scorpion virus*. Ibidem, p. 535.
A.-G. Bourne, *Scorpion virus*. Ibidem, XXXII, p. 53, 1887.
F. Karsch, *Scorpione mit kreisförmigen Stigmen*. Zoolog. Anzeiger, XI, p. 15, 1888.
G.-H. Parker, *The eyes in Scorpions*. Bull. of the Museum of comp. zoölogy at Harvard College, XIII, p. 173, 1888.
G. Marx, *On the morphology of the Scorpionidæ*. Proceed. of the entomol. soc. of Washington, I, p. 108, 1888.

Les Scorpions habitent les régions chaudes du globe; ils sont représentés en Europe, et jusque dans le midi de la France, par un petit nombre de formes. On en connaît à peu près 200 espèces, qu'on peut, avec Peters, rapporter à quatre familles principales, caractérisées par la forme du sternum et la structure des peignes.

Les Buthides ont le sternum triangulaire, à base postérieure; le peigne a de nombreuses dents et un seul rang de lamelles intermédiaires. Le genre *Buthus* Leach, 1815, comprend plus de 50 espèces limitées à l'ancien monde : les deux doigts de la chélicère portent chacun deux dents.

Buthus europæus Linné, 1754.

SYNONYMIE : *Scorpio europæus* Linné, 1754 (nec Latreille, 1804 ; nec Risso, 1826).
Sc. occitanus Amoreux, 1789.
Sc. tunetanus Herbst, 1800.
Androctonus tunetanus Hempricht et Ehrenberg, 1829.
A. Dufoureius Brullé, 1832.
A. Paris C. Koch, 1839

Ce Scorpion présente à chaque peigne 8 pièces intermédiaires et de 25 à 30 dents, ordinairement 27. Il est commun en Egypte, en Algérie, à Chypre, en Grèce, en Espagne ; il se trouve probablement aussi dans le midi de l'Italie et en Sicile, bien que Fanzago ne l'y mentionne pas ; il manque en Corse. En France, on le rencontre tout le long du littoral méditerranéen, depuis les Pyrénées jusqu'à Cannes ; mais il devient rare à l'est du Rhône et ne semble pas s'avancer jusqu'à la frontière italienne. Il s'écarte peu de la zone littorale ; il est rare aux environs de Montpellier et de Béziers. Dans nos pays, il n'atteint jamais qu'une taille fort réduite, 58 millimètres en moyenne, et n'est point redoutable : Sabatier a fait piquer des Pigeons, des Chats, des Souris et des Lapins par des individus vigoureux, sans voir en résulter aucun accident.

Une quinzaine d'autres espèces de *Buthus* vivent dans la région méditerranéenne : *B. australis* (*Androctonus funestus*) (fig. 621) et *B. Æneas* se trouvent en Algérie ; *B. citrinus*, d'Egypte, s'y rencontre parfois aussi, dans l'extrême sud. Leur piqûre est très redoutable, bien qu'elle soit rarement mortelle pour l'Homme.

Les genres *Isometrus* Hempricht et Ehrenberg, 1829, et *Centrurus* H. et Ehr. sont très répandus en Amérique. Le doigt mobile de la chélicère est mutique ou n'offre rarement qu'une seule dent.

Dubrueil, *Étude sur le Scorpio occitanus d'Amoreux*. Revue des sc. nat., V, p. 217, 1876.

Les HÉTÉROMÉTRIDES ont le sternum pentagonal ; le peigne a des dents peu nombreuses et un seul rang de lamelles intermédiaires ; la main est large, souvent déprimée et permet à beaucoup d'espèces de creuser des terriers.

Le genre *Scorpio* Linné est répandu dans l'Afrique et l'Asie intertropicales ; il comprend les plus grands Scorpions connus, qui tous sont fouisseurs : les mains sont cordiformes et tranchantes au bord interne. *Sc. afer* L. vit dans l'Afrique occidentale, *Sc. Rœseli* E. Simon au Congo, *Sc. Swammerdami* E. Simon aux Indes.

Le genre *Opisthophthalmus* Koch, 1837, ne diffère guère du précédent que par la position reculée des yeux médians ; il habite l'Afrique du sud.

Le genre *Palamnæus* Thorell, 1876, renferme encore des espèces de grande taille, mais qui ne fouissent point le sol : le bord interne de la main est épais. *P. (Sc.) indus* Linné, *P. cyaneus* C. Koch, *P. longimanus* Herbst sont de l'Inde et de Malaisie.

Iurus gibbosus Bull. vit en Morée, *Nebo hierochunticus* E. Simon en Syrie, *Heterometrus maurus* Linné dans le nord de l'Afrique et en Syrie. Les Hétéromètres sont fouisseurs et se reconnaissent à ce que le tibia de la patte-mâchoire est cylindrique; ils sont moins redoutés que les Buthides.

On doit ranger encore ici un certain nombre de Scorpions, pour lesquels on établit souvent une famille spéciale. Le sternum est encore pentagonal, la queue est relativement faible et courte, la main est large, mais ne sert pas à fouir le sol. Le genre *Ischnurus* est répandu en Malaisie, en Australie et dans l'Afrique australe; d'autres formes voisines sont asiatiques, africaines et américaines. Les genres *Euscorpius* Thorell, 1876, et *Belisarius* E. Simon, 1879, sont européens : le premier a deux yeux médians et deux paires d'yeux latéraux; le second est aveugle.

Euscorpius flavicaudis de Geer, 1778.

SYNONYMIE : *Scorpio europæus* Latreille, 1804 (nec Linné, 1754; nec Risso, 1826).
Sc. massiliensis C. Koch, 1836.
Sc. monspessulanus C. Koch, 1836.
Sc. algericus C. Koch, 1839.

Ce Scorpion (fig. 625) est long de 36 millimètres, dont 17 pour le post-abdomen ; le mâle a 9 à 10 dents aux peignes, ordinairement 10; la femelle en a 8 à 10, ordinairement 8. Il est assez répandu en France, où il se tient de préférence à de faibles altitudes : on le trouve tout le long de la côte méditerranéenne, depuis la frontière espagnole jusqu'à Nice. Il remonte dans les départements de Vaucluse, de l'Ardèche et de la Drôme et atteint sa limite nord à Valence ; il s'avance toutefois dans la vallée de l'Isère jusqu'à Grenoble, par petites stations isolées. A l'ouest, il ne semble pas atteindre le Gers, le Tarn-et-Garonne et la Haute-Garonne : aussi son incontestable présence à Bordeaux constitue-t-elle une intéressante exception. Il est commun en Corse, Fanzago le signale en Italie et Simon pense qu'il se retrouve en Algérie.

D'après Simon, on le trouve sous les pierres et sous les écorces, dans la région méditerranéenne ; il recherche aussi les ruines et les décombres et entre parfois dans les habitations. [Dans les régions plus septentrionales, il se rencontre exclusivement dans les maisons, et se tient de préférence dans les parties élevées, sous les combles et même sous les tuiles, comme c'est le cas à Bordeaux. Il peut alors être incommode, mais sans être véritablement dangereux.

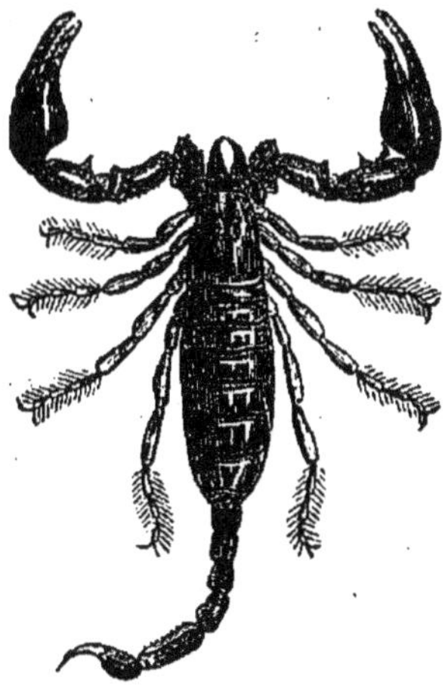

Fig. 625. — *Euscorpius flavicaudis.*

Euscorpius italicus Herbst, 1800.

SYNONYMIE : *Scorpius provincialis* C. Koch, 1836.

Il est long de 42^{mm}, d'un brun presque noir en dessus, fauve rouge testacé en dessous. Le mâle a 10 dents aux peignes; la femelle en a de 8 à 10. On le trouve dans les Alpes-Maritimes (Nice, Monaco), dans le nord de l'Italie, dans le Tyrol et en Turquie.

Euscorpius carpathicus Linné, 1767.

SYNONYMIE : *Scorpio europæus* Risso, 1826 (nec Linné, 1754; nec Latreille, 1804).
Scorpius aquilejensis C. Koch, 1836.
Sc. sicanus C. Koch, 1836.
Sc. tergestinus C. Koch, 1836.
Sc. Canestrinii Fanzago, 1874.
Sc. provincialis Fanzago, 1874 (nec C. Koch, 1836).

L'animal est long de 27 millimètres, dont 11^{mm},2 pour le post-abdomen; le dessus du corps est brun de poix rougeâtre ou olivâtre, généralement foncé et presque noir; le dessous est fauve testacé. mâle a de 8 à 10 dents aux peignes, ordinairement 9; la femelle en a de 6 à 8, ordinairement 7.

Ce Scorpion appartient à la faune des Alpes méridionales; on le trouve jusqu'à 1,800 mètres d'altitude. En France, il habite la Corse, les Alpes-Maritimes, le Var, les Basses-Alpes et les Hautes-Alpes; il remonte jusqu'à Embrun et même jusqu'à Guillestre, mais est i connu à Briançon; on ne le connaît pas à l'ouest du Rhône. Suisse, on le trouve sur les versants méridionaux des Alpes et mê jusqu'à Sion, dans le Valais, d'après Fatio. Il habite encore l'Esp jusque dans la Sierra Nevada, l'Italie, la Sardaigne, la Sicile, le et la Turquie. Il s'avance au nord jusque dans la Basse-Autriche Ferrari l'a capturé à Krems ; c'est sans doute encore lui qu

Tömösvary a trouvé en Hongrie, aux environs de Klausenburg.

Euscorpius Fanzagoi E. Simon, 1879. — Cette espèce habite l'Espagne et les Pyrénées Orientales. Le mâle est inconnu; la femelle est longue de 27mm,5, dont 11mm,3 pour le post-abdomen, et porte 6 ou 7 dents aux peignes.

Belisarius Xambeui E. Simon, 1879. — Il n'a encore été trouvé que dans les Pyrénées Orientales, sur le territoire de Conat et dans la vallée de Queillan; on le trouve sous les pierres. Le mâle seul est connu; il rappelle l'aspect d'*Eu. carpathicus*, mais diffère de tous les Scorpions connus par l'absence complète des yeux. Il est long de 26mm,5, dont 12 millimètres pour le post-abdomen; il n'a que 4 dents aux peignes.

Le genre *Broteas* C. Koch, 1839, pour lequel on établit souvent une famille distincte, peut encore être rattaché aux Hétérométrides, dont il a le sternum pentagonal; il comprend des espèces de taille moyenne, qui habitent les régions les plus chaudes de l'Amérique du Sud. La main est globuleuse, non anguleuse et non amincie au bord interne; les lobes maxillaires de la seconde paire de pattes sont larges et carrés, plus larges que le sternum; le post-abdomen est fort, la vésicule est large.

Les Véjovides ont encore le sternum pentagonal, mais plus large que long. Les peignes ont des dents nombreuses et deux rangs de petites lamelles intermédiaires; les yeux latéraux sont au nombre de 3 ou 4 paires, dont 2 paires principales. Ces Scorpions sont particuliers à l'Amérique: ils comprennent les genres *Vœjovis* C. Koch, 836, et *Hadrurus* Thorell, 1876; le premier est très abondant au Mexique.

Les Bothriurides sont de petite taille: ils vivent pour la plupart dans l'Amérique du Sud, quelques-uns en Australie. Le sternum est très étroit, en forme de lame transverse et incurvée, à concavité postérieure; les hanches des pattes postérieures semblent toucher à la pièce génitale; les peignes n'ont qu'un petit nombre de dents et de lamelles intermédiaires. *Bothriurus* Peters et *Telegonus* Koch sont les genres principaux.

Les Scorpions ont joué longtemps un rôle important en thérapeutique. On les tuait et on séparait par une incision leur vésicule à venin, puis on les faisait sécher et on les réduisait en poudre. Celle-ci avait la réputation d'être diurétique, lithontriptique et sudorifique; par la voie externe, elle était fortifiante et résolutive.

En tuant 35 Scorpions dans deux litres d'huile d'amandes

amères, puis en exposant le tout au soleil pendant quarante jours, on obtenait l'*huile de Scorpion;* Mattioli avait inventé une formule beaucoup plus compliquée, où entraient le santal blanc, la rhubarbe, la thériaque, le mithridate, le benjoin, le vin, le storax en larmes, ainsi que les feuilles, les racines et graines d'un grand nombre de plantes aromatiques et stimulantes. Cette huile, appliquée sur la plaie, devait guérir de la piqûre ; en cas d'insuccès, on devait recourir à la thériaque, au mithridate et au sel volatil de Vipère.

Un remède non moins infaillible consistait en « l'application du Scorpion écrasé sur la piqueure dès qu'elle a été faite, car, dit Lemery, si l'on retarde ce remede quelque temps, il sera inutile de le faire, à cause que le venin ayant eu le temps de penetrer dans les chairs et de s'insinuer dans les vaisseaux, il ne pourra plus être en état de retourner dans le Scorpion comme il fait quand la piqueure est toute recente. »

E. Simon, *Les Arachnides de France.* Paris, 1879. Voir VII, p. 79.

ORDRE DES SOLIFUGES

Les Solifuges ou Galéodes (fig. 626) sont particuliers aux régions chaudes du globe ; ils habitent de préférence les déserts et les contrées sablonneuses. Ceux d'Asie sont crépusculaires ou nocturnes, mais les grandes espèces algériennes semblent, au contraire, sortir de leurs retraites et chasser par l'éclat du soleil.

Ces animaux établissent la transition entre les Arachnides et les Insectes. Ils appartiennent aux premiers par leurs chélicères terminées en puissantes pinces verticales ; par leurs palpes maxillaires très développés, sans griffes et fonctionnant comme des pattes ambulatoires ; par leurs 4 paires de pattes, dont les 3 dernières sont seules terminées par deux griffes; par leur orifice sexuel qui se voit sur le premier anneau de l'abdomen ; par les détails de leur organisation interne, notamment par leur tube digestif, pourvu de 3 paires de cæcums gastriques. Ils se rapprochent des Insectes parce que le céphalothorax est nettement divisé en une tête, qui porte les chélicères, les palpes maxillaires, la première paire de pattes et, à son bord antéro-supérieur, deux gros yeux simples; par son thorax à trois articles; par son abdomen divisé en 9 anneaux apodes.

Le corps est velu. Le doigt supérieur de la chélicère est fixe et est orné, chez le mâle, d'un cirre réfléchi. La dernière paire de pattes porte des appendices triangulaires et lamelleux, rattachés par un pédoncule à la face inféro-interne des trois premiers articles : ces appendices, qu'on peut comparer au peigne des Scorpions, sont au nombre de 5 sur chaque patte, 2 sur le premier segment, 2 sur le deuxième, un seul sur le troisième. La respiration est trachéenne : une paire de stigmates s'ouvre entre les hanches de la seconde et de la troisième paires de pattes, deux autres paires se voient sur le second et le troisième anneaux de l'abdomen. Les trachées sont tubuleuses et partent de deux troncs longitudinaux.

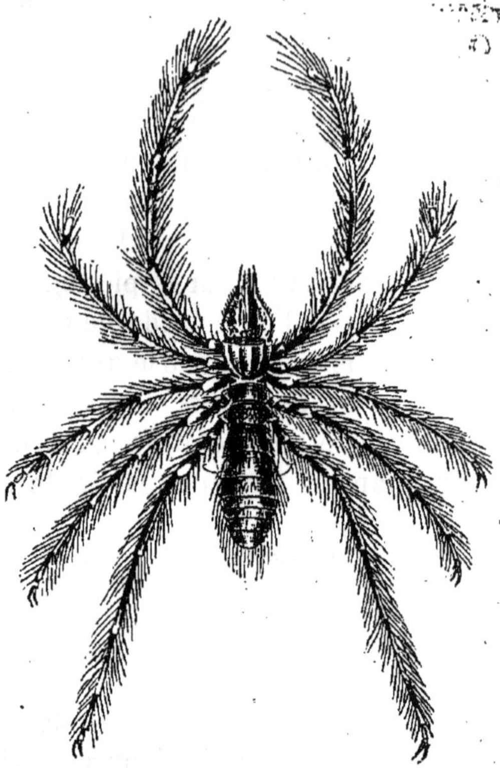

Fig. 626. — *Galeodes araneoides.*

Le développement est direct. Au moment de l'éclosion, les jeunes peuvent avoir jusqu'à 8 millimètres de longueur : ils sont glabres ; le thorax est déjà segmenté, mais l'abdomen ne présente que de vagues indices d'annulation : les appendices n'en présentent pas trace. Une paire d'appendices plats et aliformes, dont il n'existe aucune trace chez l'adulte, se voit sur les parties latérales de la face dorsale, entre les deux premières paires de pattes. La suite du développement est inconnue : il est vraisemblable qu'une simple mue conduit à la forme définitive, qui se présente déjà chez des individus n'ayant que 5 millimètres de longueur.

Dans tous les pays où vivent les Solifuges, on les craint à l'égal du Scorpion ou de la Vipère : la croyance populaire leur attribue un venin redoutable, qui, introduit dans la plaie causée par la morsure, occasionnerait les plus graves accidents ; la morsure provoquerait une tuméfaction considérable, puis la gangrène et la mort. Olivier, il est vrai, ne considérait pas comme dangereuses les espèces d'Arabie et de Mésopotamie

(*Galeodes araneoides*, fig. 626), mais Pallas a observé des fai tendant à faire attribuer à ce même animal un venin des plu actifs, qui pourrait même être mortel pour l'Homme.

Zablozky-Dessiatowsky a étudié les Galéodes dans le sud-es de la Russie. Leur venin ne serait nuisible qu'aux mois de jui juillet et août; ils sont plus venimeux dans le pays des K mouks et des Kirghis qu'aux environs d'Astrakan. La blessu serait reconnaissable à ce qu'elle est constituée par qua points rouges très rapprochés, correspondant aux quatre mo acérés des chélicères. L'auteur russe a observé des Cosaqu qui, de deux à quinze minutes après la morsure, ressentire une douleur pungitive, suivie d'une tuméfaction. Puis survin-rent divers accidents : vertige, faiblesse et irrégularité du pou vomissements, refroidissement général, cardialgie, dyspn syncopes, sueurs profuses. Cet état peut durer de deux à hui heures, puis des convulsions tétaniques se déclarent; la rémis-sion survient et le malade guérit; ou bien la gangrène app-raît à l'endroit de la morsure, le cœur bat à peine, des conv sions plus violentes se manifestent et le malade meurt. En As Mineure, la morsure du Galéode tuerait le Chameau en moi de dix-huit heures.

Une observation plus récente, mais très analogue, a été p bliée par L. Dufour, qui la tenait de Dours. « Bricet, colon Pontéba, fut mordu le 6 août au tiers supérieur et interne la jambe par un vigoureux *G. barbarus*. Il s'empressa d'écra l'animal, pour ainsi dire sur la plaie, et se borna à endui celle-ci d'un peu de salive. Une heure après, le Dr Dours f appelé en toute hâte. Bricet était pâle et vomissait des flots d bile. Il accusait une douleur très vive à la partie interne de jambe mordue et de la cuisse du même côté. Tout le memb était affecté de soubresauts et commençait à s'enfler, surto au-dessus du genou. Dours administra de suite un verre d'ea avec 12 gouttes d'ammoniaque. La piqûre fut agrandie et reçu quelques gouttes d'alcali. La potion fut continuée par cuill rées à bouche d'heure en heure. Le soir, les accidents généra avaient cessé, mais le membre blessé était devenu énorme dur. On sentait à la partie interne un cordon de lymphatiqu et Bricet ne recouvra l'usage de sa jambe que 17 jours ap l'accident. Les frictions mercurielles à haute dose avaient é ratiquées pendant tout ce temps. Dours a pensé que cette intoxication avait produit une phlébite. »

Plus récemment encore, Virsky affirmait que les Kirghis sont souvent mordus par les Galéodes : il en résulte une inflammation locale et de vives douleurs, qui se propagent dans tout le corps et jusque dans les os ; la température s'élève, le pouls s'accélère, la tête se congestionne, mais les accidents ne sont jamais mortels ; du moins Virsky n'en connaît-il aucun exemple. Les individus atteints par l'Arachnide font aussitôt sucer la plaie par un Chien ou un Mouton, qu'ils croient capables d'absorber le venin.

Ces récits et ces observations tendent donc à faire considérer les Solifuges comme venimeux. Et pourtant bon nombre d'auteurs se refusent à leur attribuer cette propriété, se basant sur ce qu'on n'a point encore découvert d'appareil à venin.

Croneberg croit reconnaître celui-ci dans deux glandes situées dans le thorax, sur les côtés de l'estomac : L. Dufour les faisait déboucher dans l'œsophage, Kittary et Em. Blanchard dans l'estomac, mais aucune de ces dispositions ne serait exacte et les glandes s'ouvriraient au dehors. Chacune d'elles présente un nombre considérable de petits diverticules appliqués contre l'estomac, puis se réunit à sa congénère pour former un long canal excréteur décrivant de nombreuses circonvolutions. Ce canal, clair et tapissé d'un épithélium surbaissé, décrit de nombreuses sinuosités à la surface de l'estomac ; plus en avant, son épithélium cylindrique mesure jusqu'à 30 μ de hauteur, sa lumière est large, son diamètre total va jusqu'à $0^{mm},3$. Il remonte finalement le long de l'estomac et de l'œsophage, se revêt intérieurement de chitine, puis vient s'ouvrir à la base d'un prolongement conique, en forme de lancette, situé entre l'article basilaire et le palpe de la maxille ; il se continue même par une gouttière le long de ce prolongement. Le venin élaboré par les glandes s'écoulerait ainsi dans la plaie produite par les chélicères.

Le genre *Galeodes* Olivier, 1791 (*Solpuga* Herbst, 1797), est le plus anciennement connu. *G. araneoides* Pallas (fig. 626) se trouve dans la région du Volga et de la mer Caspienne, où on l'appelle *Phalang*, au Caucase, en Perse, en Égypte, en Nubie et dans l'extrême sud de l'Algérie ; *G. Olivieri* E. Simon habite le sud de l'Algérie et le pays des Touaregs ; *G. barbarus* Lucas se trouve au Maroc, en Algérie et Tunisie ; *G. venator* E. Simon est du Maroc ; *G. scalaris* Koch d'Arabie et d'Abyssinie.

Le genre *Caerellia* Simon, 1879, est exclusivement africain et trouve surtout dans le sud (Cap, Cafrerie, Zanzibar) ; *G. flavescens* *G. aciculata* sont d'Algérie, *G. brunnipes* d'Algérie et d'Abyssinie. genre *Aellopus* Koch est d'Afrique australe.

Zeria persephone a été rencontré à Mers-el-Kébir, près Oran ; *R. ochropus* à Tlemcen. *Gluvia furcillata* vit à Chypre, *Gl. dorsalis* en Espagne et en Portugal, *Gl. kabyliana* en Algérie.

Le genre *Gylippus* Simon vit en Syrie, le genre *Dinorhax* Simon Cochinchine, en Annam et aux Moluques.

Le genre *Datames* Simon, 1879 (nec Stål, 1875), se rencontre dans le sud des États-Unis, au Mexique, dans l'Amérique centrale et Colombie. Le genre *Cleobis* Simon, 1879 (nec Dana, 1847), est du Mexique, de l'Amérique centrale et de Cuba. Le genre *Mummucia* Simon vit au Chili et au Pérou.

Carus et Engelmann, *Bibliotheca zoologica*, I, p. 470.

O. Taschenberg, *Bibliotheca zoologica*, II, p. 1317.

G.-A. Olivier, *Voyage dans l'Empire ottoman, l'Égypte et la Perse*. Pa 3 vol. in-4°, 1807. Voir III, p. 441.

P. Zablozky-Dessiatowsky, *Dissertatio de Solpuga arachnoide circa caspium vivente*. Mosquæ, 1838.

E. Simon, *Études arachnologiques 10. Mém. XVI. — Essai d'une classification des Galéodes, remarques synonymiques et description d'espèces velles ou mal connues*. Ann. de la Soc. entomol. de France, (5), IX, p. 93, 18

A. Laboulbène, *Galéodes*. Dictionn. encyclop. des sc. méd., (4), VI, p. 1880.

J. Mac Leod, *Sur la présence d'une glande coxale chez les Galéodes*. B de l'Acad. de Belgique, (3), VIII, p. 654, 1884.

A. Croneberg, *Ueber ein Entwicklungsstadium von Galeodes*. Zool Anzeiger, X, p. 163, 1887.

La classe des Arachnides comprend 10 ordres d'importance inégale, dont quelques-uns sont fort aberrants : tels sont les Pan podes, en raison de leur habitat et de l'absence à peu près totale l'abdomen ; les Tardigrades, à cause de leur organisation rudim taire; les Linguatules, à cause de leur vie exclusivement parasitai qui a modifié profondément leur organisation.

Parmi les autres ordres, les uns ont l'abdomen segmenté (Phal gides, Chernètes, Pédipalpes, Scorpions, Solifuges), tandis que ce caractère fait défaut chez les autres (Acariens, Aranéides). Mais les Aranéides du carbonifère (*Protolycosa*, *Anthracomartus*, *Architarb* avaient l'abdomen segmenté à l'état adulte et les espèces actuelles présentent encore une métamérisation très nette de l'abdomen pen ant le cours de leur développement. On est donc conduit à séparer ès Aranéides des Acariens, qui n'offrent rien de semblable, et à les approcher des Scorpions : la constitution fort différente de leur ap-areil buccal et leurs métamorphoses à peu près constantes tendent 'ailleurs à reporter les Acariens assez loin des Aranéides.

Le céphalothorax des Arachnides porte, en général, 6 paires d'ap-ices : une paire de chélicères, une paire de mâchoires et 4 paires e pattes ambulatoires. L'abdomen n'est jamais pourvu d'appendices l'âge adulte ; mais, pendant le cours du développement, il porte des ppendices transitoires, au nombre de 4 paires chez les Aranéides, e 6 paires chez les Scorpions (fig. 624). Ceux-ci présentent alors une marquable analogie avec les Mérostomes (*Pterygotus*), bien que eur taille soit beaucoup moindre : d'où il résulte que le post-abdo-en n'est qu'une différenciation secondaire, déjà indiquée chez les érostomes, des cinq derniers anneaux de l'abdomen et que la vési-ule à venin est une transformation du telson.

Les anneaux primitifs de l'abdomen se sont fidèlement conservés u nombre de 12 chez les Scorpions, dont le type, constitué de très onne heure, n'a que fort peu varié depuis l'époque silurienne (*Pro-orpius*, *Palaeophonus*) ou carbonifère (*Cyclophthalmus*). Leur nombre est réduit, au contraire, chez les autres Arachnides : il était de 9 *rotolycosa*), de 8 (*Architarbus*) ou de 7 (*Anthracomartus*) chez les aignées anciennes ; il est encore actuellement de 9 chez l'embryon e nos Aranéides et chez les Solifuges.

Il semble donc que les Arachnides et les Mérostomes proviennent une souche commune. En s'adaptant à la vie aérienne, les Arach-des primitifs ont perdu leurs pattes abdominales, qui portaient les anchies, mais la disparition n'a pas été si complète qu'on n'en re-ouve encore les rudiments chez l'embryon ; des organes respiratoires ouveaux (trachées, poumons) sont donc apparus. Ce type primor-ial s'est conservé presque pur chez les Scorpions ; par la disparition telson, par la fusion et la réduction du nombre des anneaux de abdomen, il est allé, au contraire, en se modifiant de plus en plus, ez les Aranéides et d'autres groupes, dont les affinités ne sauraient e précisées, si le développement embryonnaire ne portait encore des aces évidentes des états antérieurs.

T. Thorell, *On Proscorpius Osbornei Whitfield*. American Naturalist, XX, 269, 1886.

B. Weissenhorn, *Beiträge zur Phylogenie der Arachniden*. Jenaische Zeits-ift, XX, p. 33, 1887.

CLASSE DES ONYCHOPHORES

Cette classe renferme le seul genre *Peripatus*, Guilding, 1826, qui établit la transition entre les Annélides et les Arthropodes trachéens, spécialement les Myriapodes. Les Péripates sont peu nombreux en espèces ; *P. Edwardsi* vit à la Guyane et au Vénézuéla, *P. juliformis*

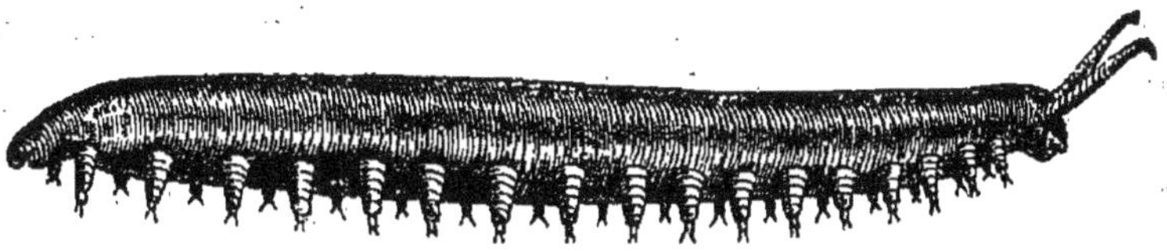

Fig. 627. — *Peripatus capensis*, d'après Moseley.

aux Indes, *P. Blainvillei* au Chili, *P. Leuckarti* en Australie, *P. capensis* (fig. 627) au Cap. Ils se cachent sous les pierres, sous les feuilles, dans les endroits humides.

Le corps est formé d'un petit nombre de segments (30 chez *P. Edwardsi*), pourvus chacun d'une paire de pattes molles, inarticulées et terminées par deux griffes.

La tête porte deux antennes pluriarticulées et deux yeux simples. La bouche est renforcée par deux paires d'appendices, correspondant aux mandibules et aux mâchoires des Myriapodes et des Insectes : les premiers sont armés de griffes ; près des seconds viennent s'ouvrir de grosses glandes sécrétant un liquide visqueux, capable de s'étirer en fil et de se durcir à l'air, comme le fil de l'Araignée ou du Ver à soie. Au tube digestif ne sont annexés ni glandes salivaires ni tubes de Malpighi. L'anus est situé à l'extrémité postérieure. Les muscles ne sont pas striés, contrairement à ce qui a lieu chez tous les Arthropodes.

Chaque somite renferme une paire d'organes segmentaires semblables à ceux des Annélides et venant s'ouvrir à la base des pattes ; la présence de ces organes assigne aux Péripates une place à part dans l'embranchement des Arthropodes et rend évidentes leurs relations phylogéniques avec les Annélides primitives.

L'appareil circulatoire est représenté par un long vaisseau dorsal. La respiration se fait au moyen de trachées, courtes et sans fil spiral, qui débouchent au dehors par des stigmates épars à la surface du corps, mais dont quelques-uns s'ouvrent sur la ligne médio-ventrale. Le système nerveux comprend deux ganglions cérébroïdes d'où partent deux troncs nerveux : ceux-ci se portent en arrière, se rapprochent sous l'œsophage, sans pourtant constituer un collier, puis écartent sur tout le reste de leur trajet, pour ne se rejoindre qu'à extrémité postérieure ; ils sont réunis de place en place par de min-es commissures, mais sont dépourvus de ganglions, les cellules erveuses étant disséminées uniformément.

Les sexes sont séparés. Les testicules ne sont autre chose que des rganes segmentaires modifiés : ils s'ouvrent à la base de la première aire de pattes par deux canaux déférents. Les ovaires débouchent ar un pore commun dans l'avant-dernier anneau. La femelle est vovivipare ; l'œuf est souvent incubé dans l'utérus.

CLASSE DES MYRIAPODES

ORDRE DES CHILOGNATHES

Les Chilognathes ou *Diplopodes* sont en général très allongés, de orme cylindrique (*Iulus*, fig. 628) ou subcylindrique (*Polyzonium*,

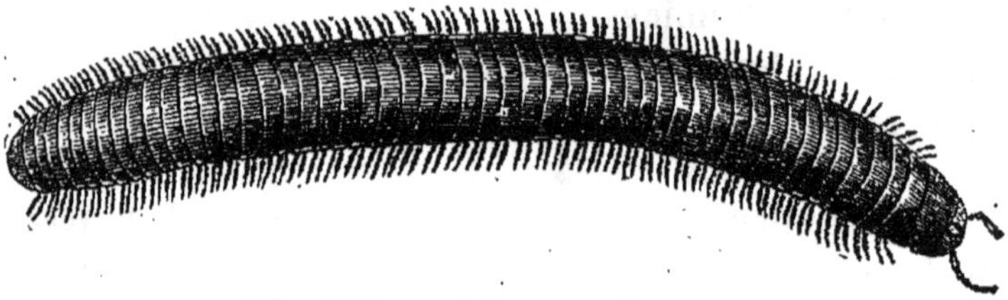

Fig. 628. — *Iulus maximus.*

lomeris, fig. 629) ; ils sont parfois aplatis (*Polydesmus*). Le nombre des nneaux est très variable : 9 chez *Polyxenus*, 12 chez *Glomeris*,

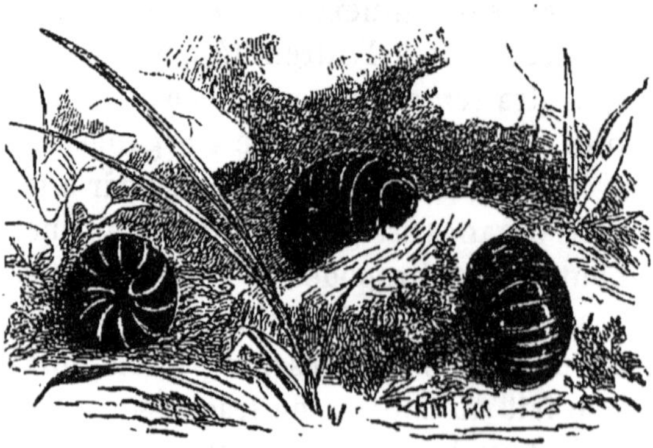

Fig. 629. — *Glomeris marginata.*

3 chez *Sphærotherium*, environ 20 chez *Polydesmus*, environ 50 chez olyzonium ; le nombre est indéfini chez *Iulus*. Ce nombre n'est, d'ail-

leurs, pas fixe chez une même espèce, mais augmente avec l'âge. Certaines espèces s'enroulent en spirale ou en ressort de montre (*Iulus, Polyzonium, Polydesmus*); d'autres se ramassent en boule, à la façon des Cloportes (*Glomeris*).

La tête porte deux antennes à 7 articles, plus rarement à 6 (*Sphæropeus*). Au-dessus de celles-ci, on remarque des yeux simples, sauf chez quelques formes aveugles (*Blaniulus, Polydesmus, Siphonophora*). Les yeux sont au nombre de 2 chez *Siphonotus; Polyzonium* en a 6 de chaque côté, *Glomeris* 8, *Iulus* 28, etc. Chacune des deux mandibules est munie d'une grande plaque masticatrice, destinée à triturer les aliments de nature végétale, et d'une sorte de dent mobile, pointue et tournée en dedans. Les deux paires de mâchoires se fusionnent en une languette ou lèvre postérieure, caractère dont l'ordre a tiré son

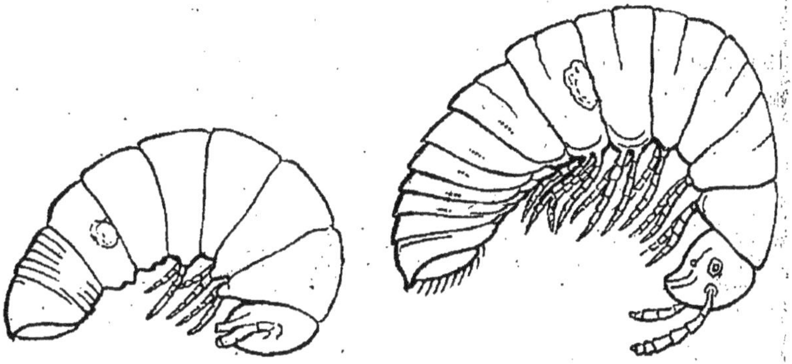

Fig. 630. — Jeune *Iulus terrestris*, d'après Newport. — A, au 17e jour après la naissance; B, au 26e jour.

nom; chez *Polyzonium*, les deux mâchoires se transforment en suçoir. L'anus s'ouvre à l'extrémité du corps.

Les pattes de la première paire se dirigent en avant de la bouche, mais ne se terminent jamais par une griffe venimeuse. Les trois anneaux thoraciques n'ont chacun qu'une seule paire de pattes; il en est de même pour les deux ou trois anneaux suivants et, chez le mâle, pour le septième. Tous les autres segments portent deux paires de pattes, ce qui indique qu'ils résultent de la fusion de deux somites primitifs. En dedans de la hanche de chaque patte, on voit un stigmate qui aboutit à une touffe de trachées; celles-ci se distribuent dans les organes voisins, sans s'anastomoser avec leurs congénères.

Des glandes particulières, produisant un liquide acide et d'odeur désagréable, que l'animal rejette comme moyen de défense, s'ouvrent par paires à la face dorsale de certains anneaux. Chez *Fontaria gracilis*, le liquide que rejettent ces *foramina repugnatoria* est de l'acide cyanhydrique, curieux exemple de l'identité des fonctions chez les animaux et chez les plantes.

Les sexes sont séparés. Les deux orifices sexuels se voient sur les hanches de la deuxième paire de pattes ou entre celle-ci et la troisième. Le mâle porte, sur le septième anneau, un double organe copulateur, sauf chez *Glomeris*, où il est remplacé par deux paires de membres accessoires situées en avant de l'anus.

La ponte a lieu au printemps ; les œufs sont déposés dans la terre. Il en sort une larve apode qui acquiert trois paires de pattes après la première mue (fig. 630, A) ; pendant les mues suivantes, de nouvelles pattes se développent sur les anneaux déjà existants, tandis que le dernier anneau se subdivise en un certain nombre de nouveaux anneaux (fig. 630, B) ; souvent aussi, les yeux augmentent de nombre à chaque mue. Il est d'autres types chez lesquels l'animal possède déjà trois (*Strongylosoma*), six ou huit paires de pattes au moment de son éclosion.

Hapkea si gnalé des Iules phosphorescents, mais ce fait demande confirmation.

O. von Linstow a émis l'opinion, contraire à la réalité, que *Blaniulus guttulatus* était l'hôte intermédiaire de l'Ascaride lombricoïde (tome I, page 664). Ce même Chilognathe ou d'autres espèces voisines pourraient vivre dans le tube digestif ou dans le vagin, comme cela semble ressortir de nombreuses observations; mais il s'agit, dans tous ces cas, soit d'une simulation hystérique, soit d'une erreur d'observation. Laboulbène a cité le cas d'une femme qui croyait avoir rendu des Blaniules par le vagin, parce qu'elle en avait trouvé au fond du vase, après une injection vaginale; ces animaux avaient tout simplement été amenés avec l'injection; ils ne reparurent pas, quand celle-ci fut faite avec de l'eau préalablement passée à travers un linge.

M. Weber, *Ueber eine Cyanwasserstoffsäure bereitende Drüse*. Archiv f. mikr. Anatomie, XXI, 1882.

Al. Laboulbène, *Faux parasitisme d'une espèce de Myriapode, le Blaniulus guttulatus*. Comptes rendus de la Soc. de biologie, p. 603, 1882.

ORDRE DES CHILOPODES

Scolopendra morsitans P. Gervais, 1847.

Cette Scolopendre (fig. 631) est commune en Provence et sur tout le littoral de la Méditerranée ; elle se tient cachée sous les pierres. Son corps est formé de trois parties distinctes, d'inégale importance.

La tête (fig. 632 et 633) est globuleuse et porte deux antennes fili-formes, insérées dans une fossette du bord antérieur et formées chacune de 20 articles (fig. 632, *a*). A la face supérieure et sur les côtés on observe 4 paires d'yeux simples ou ocell La face ventrale présente enfin une paire mandibules et les deux premières mâcho Chez l'embryon, ces divers appendices étaient portés par des somites distincts, en sorte qu la tête résulte de la fusion de trois somit ou même de quatre, si, avec Newport, on croi devoir considérer les yeux comme des appendices.

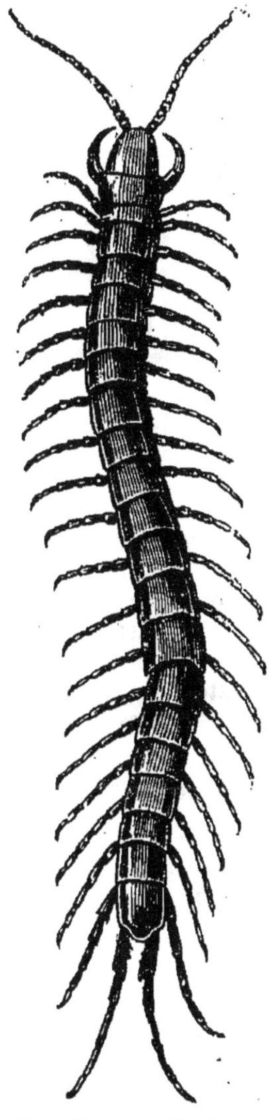

Fig. 631. — *Scolopendra morsitans*, de grandeur naturelle.

A la suite de la tête vient le *segment cervi* ou *basilaire*, fort réduit, mais résultant aussi de la coalescence de quatre somites; le premier porte la deuxième paire de mâchoires; le second, la paire de pattes-mâchoires (fig. 632, p_1 m_1 ; fig. 633, 1); le quatrième, la première paire de pattes ambulatoires (fig. 632, p_3; fig. 633, 3); le troisième somite ne serait pas apode, au moins dans le jeune âge, d'après Metchnikoff.

Le corps est formé de 21 somites déprim semblables entre eux et encroûtés de chitine à leurs faces dorsale et ventrale; il se form ainsi, pour chaque anneau, un arceau supérieur composé de deux tergites, ordinairemen soudés en un *scutum*, et de deux épimères, et un arceau inférieur formé de deux sternites distincts, de deux épisternites et de deux pièces accessoires.

La coalescence des somites deux à deux, que nous avons constatée chez les Chilognathes, s'observe chez les Chilopodes à un de plus élevé : des deux somites qui se fusionnent, l'antérieur s'atrophie et demeure apode; il n'est plus représenté que par quelques petits nodules ventraux. Chaque anneau ne porte donc qu'une seule paire de pattes. Celles-ci s'insèrent sur le bord de la face ventrale; elles sont formées de 7 articles, le tarse étant biarticulé, ainsi que chez *Heterostoma* et *Scutigera*, et terminées par un crochet; la dernière, plus allongée que les autres, s'attache au bord postérieur du dernier anneau,

La bouche est une fente longitudinale percée à la face inférieure de la tête. Limitée en avant par un *labre* cintré, elle est bordée tout 'abord par une paire de mandibules analogues à celles des Insectes, en ce qu'elles ont un bord tranchant et denté ; puis vient la première paire e mâchoires, formées d'une large pièce iturante, que surmonte une dent. Les âchoires de la deuxième paire (fig. 632, p_1m_1; fig. 633, 1) sont plus grêles et surontées d'un palpe triarticulé ; elles reésentent en réalité la première paire de attes; elles se fusionnent par leur article asilaire, de manière à constituer une èvre inférieure qui limite la bouche en rière. Ces mâchoires sont recouvertes ar la seconde paire de pattes, transforées en pattes-mâchoires (fig. 632, p_2m_2; g. 33, 2) ; celles-ci sont formées d'une rande plaque médiane ou *mentonnière*, ur laquelle s'insèrent latéralement deux *orcipules* biarticulées, capables de mouéments de latéralité et constituant pour animal une arme redoutable. Les forciules sont, en effet, en rapport avec un pareil à venin, dont Lespès a fait l'étude ez une Scolopendre des Indes et que Mac Leod a décrit avec soin ez Sc. *horrida*.

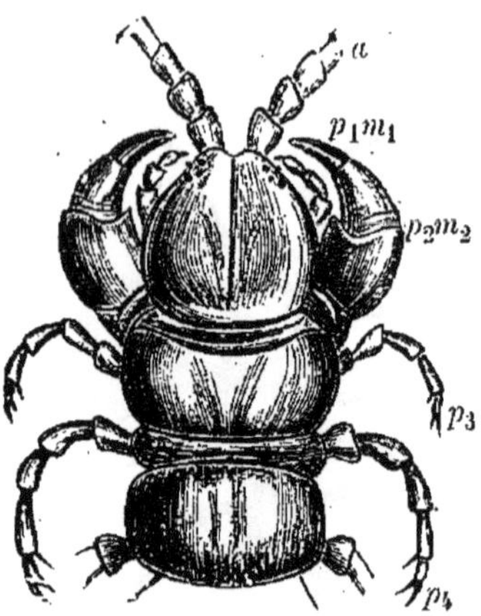

Fig. 632. — Extrémité antérieure de *Scolopendra insignis*. — *a*, antenne avec les yeux à la base ; p_1m_1, première paire de pattes constituant une patte-mâchoire : p_2m_2, seconde paire de pattes ou forcipules ; p_3, troisième paire de pattes ; p_4, quatrième paire de pattes.

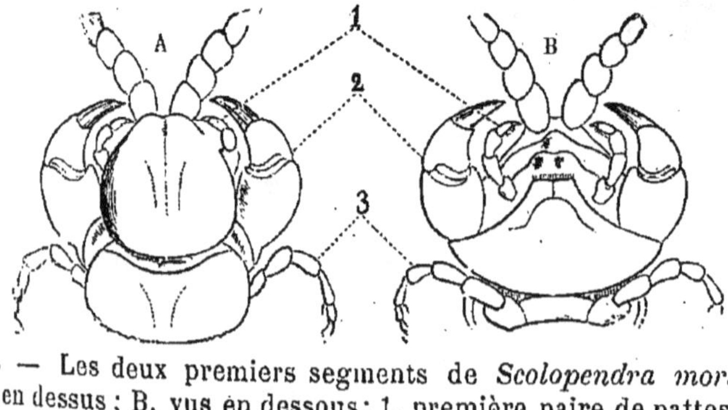

g. 633. — Les deux premiers segments de *Scolopendra morsitans*. — A, vus en dessus ; B, vus en dessous ; 1, première paire de pattes ou pattes-âchoires ; 2, deuxième paire de pattes ou crochets à venin ; 3, première paire de pattes ambulatoires.

Cet appareil se compose d'une glande étroite et allongée, ui occupe la moitié distale de l'article basilaire de la forcipule et toute la longueur de l'article terminal; elle remonte ainsi le long du bord externe, puis vient déboucher au fond d'un étroit sillon dont la forcipule est marquée à l'extrémité de sa face supérieure; ce sillon favorise l'introduction du venin dans la plaie produite par la forcipule. La glande n'occupe qu'une faible partie de cette dernière; elle est dépourvue de paroi musculaire propre, mais est complètement entourée de masses musculaires, qui, lorsque l'animal cherche à mordre, la compriment assez pour expulser son produit.

La glande à venin est un simple tube, limité par une tunique propre, homogène, en dedans de laquelle se voit une couche unique de très longues cellules rayonnant autour du canal excréteur. Celui-ci occupe l'axe de l'organe; il est cylindrique, chitineux et offre des épaississements spiraloïdes analogues à ceux de la paroi des trachées. Sa surface entière est criblée de petits orifices circulaires donnant accès dans de petits tubes claviformes ou coniques, à paroi chitineuse, dans chacun desquels vient s'engager le canal effilé qui résulte de l'allongement de la cellule sécrétoire.

L'étude physiologique du venin des Chilopodes est encore à faire, mais l'action nocive de ce venin est incontestable. B. d'Hers, Sébastiany, Soulié et Bachelier ont rapporté des observations remarquables d'envenimation par piqûre de *Sc. morsitans*, accident qu'il n'est point rare d'observer dans le Midi de la France et dans le Nord de l'Afrique.

Le cas de Worbe, cité par Gervais et van Beneden, se rapporte vraisemblablement à une Scolopendre du Sénégal, car, suivant Carrade, ces animaux sont communs en ce pays et sont très redoutés : leur piqûre est douloureuse et détermine un état fébrile avec quelques accidents nerveux. Le marquis de Compiègne a vu également au Gabon des *Heterostoma* dont la piqûre donnait une fièvre ardente.

D'autres espèces, dont quelques-unes ont jusqu'à 25 centimètres de longueur (*Scolopendra gigantea*), vivent encore dans les régions chaudes de l'Asie et de l'Amérique, notamment aux Antilles : leur piqûre est redoutée à l'égal de celle des Scorpions. Curtis a décrit les accidents occasionnés par *Scutigera (Cermatia) forceps*, grand Myriapode qui se rencontre jusque dans le Nord des États-Unis; le groupe auquel il appartient est représenté chez nous par *Scut. coleoptrata* (fig. 634), dont la piqûre, suivant B. d'Hers, tue une Mouche instantanément. Mougeot rapporte le cas d'un officier, en garnison à Cayenne, qui avala une Scolopendre en buvant dans une cruche : l'animal s'attacha fortement à son pharynx et ne put être extrait que par morceaux ; une énorme tuméfaction se produisit et il se déclara des accidents nerveux qui causèrent la mort du malade au bout de peu de temps.

Le tube digestif parcourt en ligne droite toute la longueur du corps. L'œsophage est cylindrique et est accompagné de deux paires de glandes salivaires qui viennent s'ouvrir dans la bouche. L'estomac est long et large, d'aspect ovoïde : il est couvert extérieurement de courts tubes glandulaires qui déversent leur produit dans sa cavité. L'intestin est bosselé à sa surface; à son extrémité débouchent deux *tubes de Malpighi*, longues glandes tubulaires et grêles, jouant le rôle d'organe d'excrétion. Le rectum, court et large, débouche à l'extrémité postérieure du corps.

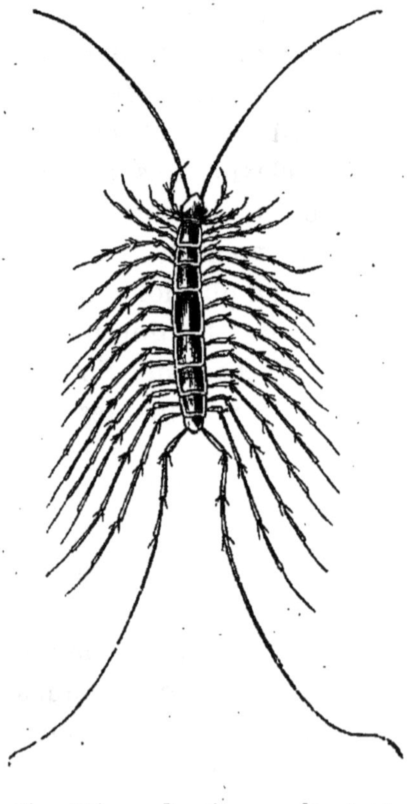

Fig. 634. — *Scutigera coleoptrata*, de grandeur naturelle.

Le cœur ou vaisseau dorsal s'étend tout le long du corps : il est divisé en chambres ou *ventriculites* en nombre égal à celui des somites; il est animé de pulsations rythmiques et rattaché à la paroi dorsale par des muscles aliformes. Chaque ventriculite est percé de deux boutonnières supérieures et latérales, par lesquelles le sang passe de la cavité générale à son intérieur ; il émet d'autre part deux artères latérales, qui vont se distribuer aux organes de l'anneau correspondant. Le ventriculite antérieur se prolonge en une aorte qui se rend à la tête, après avoir donné naissance, dès son origine, à deux branches qui se rejoignent au-dessous de l'œsophage, constituant ainsi un collier vasculaire périœsophagien. De cette réunion résulte une artère sternale récurrente, qui se porte en arrière, le long de la face ventrale, et fournit à chaque anneau deux artères pédieuses. Le sang qui vient de baigner les organes s'accumule dans la cavité générale et se rassemble surtout dans un sinus qui, comme chez les Hirudinées, entoure complètement la chaîne ganglionnaire ventrale.

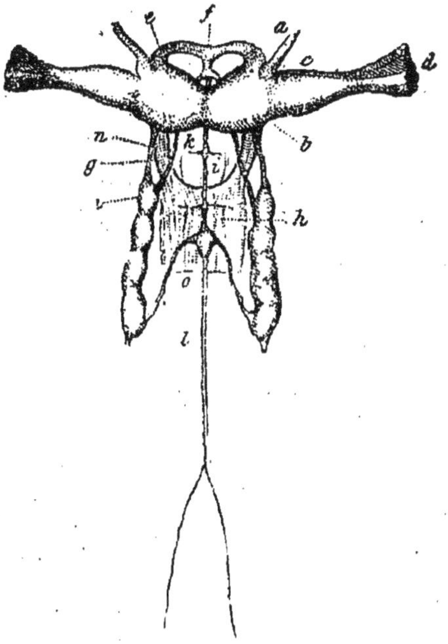

Fig. 635. — Système nerveux stomato-gastrique d'un Myriapode, d'après Newport. — *a*, nerf antennaire; *b*, ganglions cérébroïdes; *c*, nerf optique; *d*, épanouissement du nerf optique; *e*, nerf reliant le cerveau au ganglion frontal, *f*; *g*, collier œsophagien; *h*, ganglion sous-œsophagien; *i*, premier ganglion du nerf récurrent; *k*, nerf récurrent ou viscéral; *l*, nerf vague; *m*, ganglions viscéraux reliés au cerveau par le connectif, *n*; *o*, deuxième ganglion du nerf viscéral.

Les stigmates sont percés de deux en deux segments, dans la membrane qui unit les arceaux dorsal et ventral; ils ont la forme de boutonnières et conduisent l'air dans un canal longitudinal, qui le distribue à son tour dans tous les organes.

Le système nerveux est très analogue à celui des Annélides: la chaîne ventrale, dont les deux moitiés sont étroitement soudées, parcourt toute la longueur du corps et se renfle, au niveau de chaque somite, en un ganglion d'où partent quatre paires nerveuses; deux paires se rendent aux muscles, une autre aux pieds, la dernière aux stigmates.

Les deux ganglions cérébroïdes (fig. 635, *b*) représentent un cerveau bilobé, d'où partent les deux nerfs antennaires, *a*, et les deux nerfs optiques, *c*, qui aboutissent à l'œil, *d*. Le cerveau émet d'autre part deux commissures, *g*, qui contournent l'œsophage et aboutissent au ganglion sous-œsophagien, *h*, point de départ de la chaîne ventrale. Il donne encore naissance, par son bord antérieur, à un système viscéral ou stomato-gastrique analogue à celui des Insectes et comparable au système nerveux grand sympathique des Vertébrés. Les deux racines, *e*, se rejoignent sur la ligne médiane et forment un ganglion frontal, *f*, qui donne naissance à tout le système. Celui-ci comprend un *nerf récurrent* ou *viscéral* impair, *k*, pourvu de deux ganglions, *i*, *o*, et se prolongeant sur l'œsophage par le *nerf vague*, *l*. Il comprend en outre deux groupes de *ganglions latéraux*, *m*, réunis

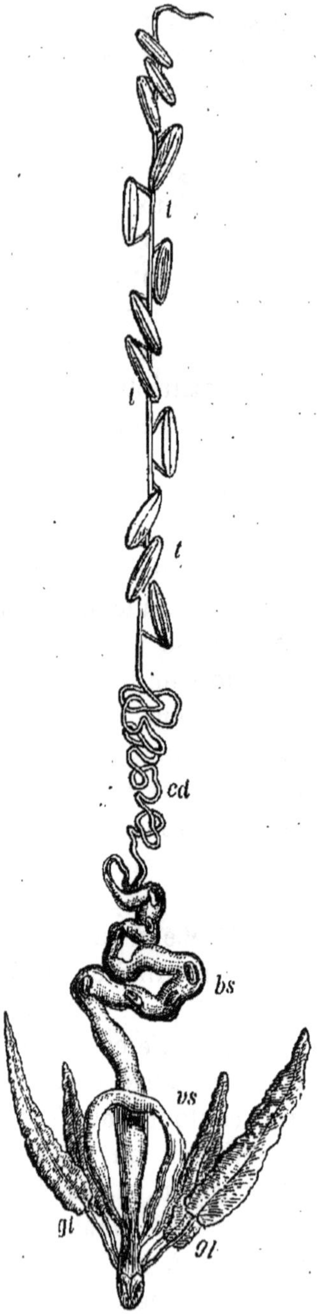

Fig. 636. — Organes mâles de *Scolopendra complanata*, d'après Fabre. — *bs*, bourse des spermatophores; *cd*, canal déférent; *gl*, glandes accessoires; *t*, utricules testiculaires; *vs*, vésicule séminale.

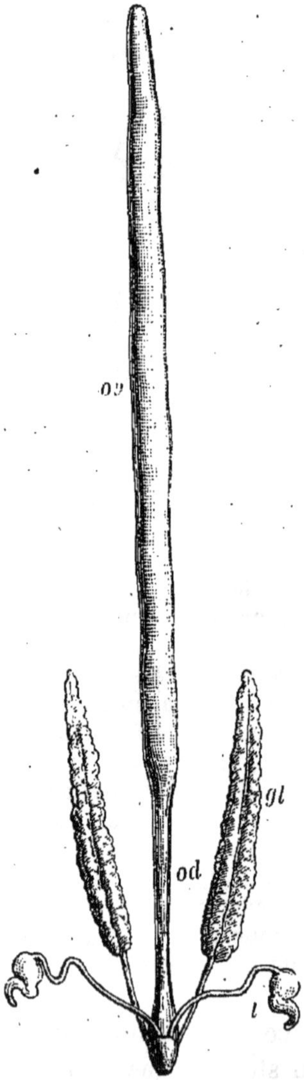

Fig. 637. — Organes femelles de *Scolopendra complanata*, d'après Fabre. — *gl*, glandes accessoires; *l*, réservoir séminal; *od*, oviducte; *ov*, ovaire.

au cerveau par deux connectifs, *n*, et au *ganglion médian*, *o*, par un autre connectif.

L'appareil génital mâle (fig. 636) consiste en un canal déférent, *cd*, long et sinueux, auquel sont appendues 12 paires d'utricules testiculaires, *t*. Il est suivi d'un tube élargi, *bs*, dans lequel se forment les spermatophores, puis d'un canal éjaculateur rectiligne, qui s'ou à l'extrémité postérieure du corps. Dans ce canal se jettent de paires de glandes accessoires, *gl*; une vésicule séminale, *vs*, disposée en anse, s'y ouvre également par ses deux bouts. Il n'y a pas d'organe copulateur; on ignore comment les spermatophores sont introduits dans l'organe femelle.

Ce dernier (fig. 637) se compose d'un long ovaire, *ov*, suivi d'un oviducte, *od*, qui aboutit également à l'extrémité postérieure et dans lequel se jettent encore deux glandes accessoires, *gl*, et deux réservoirs séminaux, *l*.

Le développement est mal connu : les Scolopendres sont vivipares et donnent naissance à des petits ayant déjà tous leurs membres.

B. d'Hers, *Thèse zoologico-médicale. Venins.* Thèse de Montpellier, 1841.
Sébastiany, *Piqûre de la Scolopendre mordante.* Gazette des hôpitaux, p. 763, 1870.
J. Curtis, *The Myriapod Cermatia poisonous.* American Naturalist, VIII, p. 368, 1874.
Mis de Compiègne, *L'Afrique équatoriale.* Paris, 1875. Voir p. 51.
J. Mac Leod, *Recherches sur l'appareil venimeux des Myriapodes chilopodes.* Bull. de l'Acad. de Belgique, (2), XLIV, 1878.
Fr. Meinert, *Caput Scolopendræ : the head of the Scolopendra and its muscular system.* Copenhague, 1883.
H. Soulié, *Appareil venimeux et venin de la Scolopendre. Esquisse anatomique, physiologique et pathologique.* Thèse de Montpellier, 1885.
L.-R.-E. Carrade, *Contribution à la géographie médicale. Le poste de Podor (Sénégal).* Thèse de Bordeaux, n° 55, 1885-6.
L. Bachelier, *La Scolopendre et sa piqûre. Des accidents qu'elle détermine chez l'Homme.* Thèse de Paris, 1887.

Les Chilopodes sont tous carnassiers ; ils se nourrissent d'Insectes et d'autres petits animaux. En outre de la famille des Scolopendrides (*Scolopendra, Cryptops, Heterostoma,* etc.), il convient de mentionner la famille des Géophilides (*Geophilus, Orya, Scolioplanes, Himantarium*), qui comprend des formes aveugles ; les anneaux sont tous égaux et portent chacun une paire de stigmates ; les antennes sont formées de 14 articles, le tarse est uniarticulé.

Les Géophilides sont les seuls Myriapodes chez lesquels on ait observé la phosphorescence : on ne la connaît d'une façon certaine que chez quelques espèces d'Europe (*Geophilus simplex, G. longicornis, Scolioplanes crassipes*). Nous l'avons observée aussi chez *Orya barbarica*, du Nord de l'Afrique, et Gazagnaire a reconnu sur cette même espèce que la luminosité est due à une substance jaunâtre, visqueuse, 'une odeur spéciale et émettant des vapeurs qui irritent la conjonctive. Cette substance est répandue à la face ventrale du corps par des pores aisément reconnaissables à la loupe sur la lame sternale et sur es lames antérieure et postérieure des épisternites de chaque somite. Les glandes qui la sécrètent ne sont pas sans analogie avec les *foraina repugnatoria* des Chilognathes. La luminosité s'observe dans les deux sexes.

Les Lithobiides (fig. 638), se rapprochent des Chilognathes en ce ue, chez eux, la coalescence des anneaux deux à deux ne s'est faite que très incomplètement : ils présentent 9 grands arceaux dorsaux t 6 plus petits. Ces derniers correspondent au somite antérieur, estiné à disparaître ; ils sont néanmoins pourvus d'une paire de

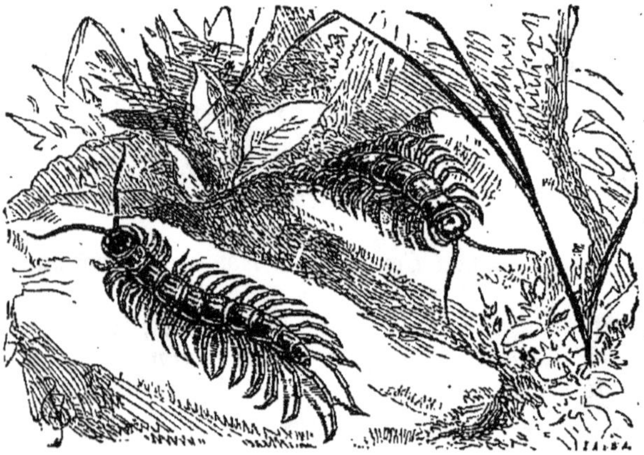

Fig. 638. — *Lithobius forficatus.*

atles, moins développées que celles des grands arceaux. *Henicops* 'a qu'un seul ocelle de chaque côté, *Lithobius* en a un grand nombre. omme chez les Chilognates, le jeune animal sort de l'œuf avec paires de pattes.

Les Scutigérides ou *Schizotarses* (fig. 634) ont les antennes plus lonues que le corps ; les pattes, à tarse biarticulé, augmentent de lonueur d'avant en arrière. Les ocelles se groupent en si grand nomre, que leur réunion constitue de véritables yeux composés.

On connaît un assez grand nombre de cas de pseudo-paraitisme des Myriapodes chez l'Homme ; presque tous se raportent à des Géophiles. Si parfois ce pseudo-parasitisme n'est as douteux, il est d'autres circonstances dans lesquelles il est qu'apparent et où il faut l'attribuer soit à des supereries de la part d'hystériques, soit à de simples erreurs d'observation. Nous ne citerons ici que quelques cas typiqu , renvoyant pour plus de détails au mémoire de Tiedemann et la note de Giard.

Cas de Littre, 1708. — Une femme de trente-six ans éprouve violent mal de tête, qui persiste pendant 4 années : elle rejette alo en se mouchant un Myriapode, qui semble s'être logé dans le sin frontal droit.

Cas de Kerckring, 1717. — Une femme éprouve des maux de tê de la toux et de l'oppression. En se mouchant, elle expulse un G phile.

Cas de Sandifort, 1789. — Une jeune fille est depuis longtem tourmentée par des maux de tête; elle en est débarrassée après av évacué un Myriapode en se mouchant.

Cas de Blumenbach, 1807. — Une jeune femme souffre depuis an d'une céphalalgie intolérable; elle en est guérie après av rendu, en se mouchant, une grande quantité de mucus avec un G *philus longicornis* (*Scolopendra electrica* L.) vivant.

Cas de Scoutetten, 1827. — Une femme de vingt-huit ans, ferm aux environs de Metz, ressent dans les narines un fourmillement incommode, accompagné d'une abondante sécrétion muqueuse. A bout de quelques mois, de fréquents maux de tête viennent s'ajout à ces symptômes; les maux de tête se renouvellent par accès, avoir rien de régulier dans leur retour ni dans leur durée; les nar laissent écouler des mucosités sanguinolentes, à odeur fétide. douleurs sont parfois tellement atroces, que la malade croit é frappée d'un coup de marteau et qu'on lui perfore le crâne. Ap une année de souffrances, elle expulse un *G. longicornis* et se définitivement guérie.

Cas de Lefèvre, 1833. — La femme d'un peintre en bâtiments, d meurant à Paris, ressent depuis plusieurs années de violents ma de tête, principalement dans la région des sinus frontaux, où assure sentir un être vivant se mouvoir. Elle sent bientôt que corps étranger se fixe vers un œil; « après des douleurs atroces, dernier cessa bientôt ses fonctions. L'autre œil fut ensuite attaq enfin, au bout de plusieurs années de souffrances continues, privaient la malade de tout sommeil, ce corps étranger mouvant parut se fixer entre les deux yeux; de vives démangeaisons, ac pagnées de fréquentes envies d'éternuer, se manifestèrent et matin, après avoir éternué à plusieurs reprises et rendu quel gouttelettes de sang, elle sentit couler avec ce dernier, comme petit Ver qu'elle recueillit dans son mouchoir; c'était une Scolopen de la longueur de deux pouces environ et de la grosseur d'un gros fil. Dès cet instant, les douleurs cessèrent, la malade recouvra le sommeil, et éprouva un bien-être général dont elle n'avait pas joui depuis tant d'années. » Il s'agit, ici encore, d'un Géophile.

Cas de Laboulbène, 1867. — Une jeune fille assure avoir vomi un *longicornis*. Laboulbène pense que cet animal était tombé par hasard dans le vase contenant les déjections.

Cas de J.-J. Le Roy, 1878. — Le Dr W. F. Büchner, de Deventer (Hollande), apporte à Le Roy deux *G. similis*, longs de 55 et 60 millimètres et pourvus de 55 paires de pattes; un jeune Homme de dix-sept ans les avait rendus par la bouche. Depuis plus d'un an, le malade éprouvait des vertiges; pendant les 3 ou 4 derniers mois, il se plaignait surtout de maux de tête. Un jour, pendant le déjeuner, il fut pris d'un accès de toux et rejeta un premier Myriapode; le lendemain, il expulsa le second dans les mêmes circonstances. Le Roy ajoute que *G. similis* n'est pas rare à Deventer; on l'a rencontré plusieurs fois pendant l'hiver dans la literie et les couvertures, ce qui permet de supposer comment il a pu pénétrer dans l'organisme humain.

Cas de Giard, 1880. — Giard signale deux cas bien authentiques de la présence de Géophiles dans les fosses nasales de l'Homme.

Littre, *Histoire de l'Académie des sciences*, p. 42, 1708.

Th. A. Kerckring, *Opera omnia*. Lugduni Batavorum, 1717. Voir p. 97.

Ed. Sandifort, *Observationes anatomo-pathologicæ*. Lugduni Batavorum, 1789. Voir lib. III, p. 123.

F. Blumenbach, *Geschichte und Beschreibung der Knochen*. Göttingen, 1807. Voir p. 113.

Scoutetten, *Hémicrânie due à la présence d'une Scolopendre dans les sinus frontaux*. Comptes rendus des travaux de l'Acad. des sc. méd. de Metz, 1827.

Al. Lefèvre. Annales de la Soc. entomol. de France, II, 1833. Bulletin, p. LXVI.

Fr. Tiedemann, *Von lebenden Würmern und Insecten in den Geruchsorganen des Menschen*. Gesellschaft für Natur- und Heilkunde, 24 mai 1844.

Al. Laboulbène, *Sur un Geophilus electricus trouvé dans le corps humain*. Ann. de la Soc. entomol. de France, (4), VII, 1867. Bulletin, p. LXXXIX.

Du Moulin, *Accidents morbides produits par la présence d'un Lithobie dans la cavité rétropharyngienne*. Bull. de la Soc. méd. de Gand, p. 454, 1870.

J.-J. Le Roy, *Mededeeling over Arthronomalus similis Newp*. Tijdschrift der Nederl. dierkundige Vereeniging, III, p. 119, 1878.

A. Giard, *Note sur l'existence temporaire de Myriapodes dans les fosses nasales de l'Homme, suivie de quelques réflexions sur le parasitisme inchoatif*. Bull. scientif. du département du Nord, (2), III, p. 1, 1880 (n'a pas été achevé).

G. Castelli, *Note intorno un caso di presenza di Geofili nelle cavità nasali dell' uomo*. Giornale della r. Accad. di med. di Torino, XXXII, p. 349, 1884.

Rooms, *Observation d'accidents morbides produits par la présence de Myriapodes chez un jeune garçon*. Arch. méd. belges, (3), XXVIII, p. 381, 1885.

Gazagnaire, *La phosphorescence chez les Myriopodes*. Bull. de la Soc. zool. de France, XIII, p. 182, 1888.

R. Blanchard, *Pseudo-parasites*. Dictionn. encyclop. des sc. méd., 1889.

ORDRE DES SYMPHYLES

Cet ordre a été constitué par Ryder pour le seul genre *Scol drella* P. Gervais, dont les caractères sont nettement intermédia entre ceux des Myriapodes et ceux des Insectes. *Sc. notacantha* vais vit en France, *Sc. immaculata* Newport en Angleterre et en magun, *Sc. microcolpa* Muhr en Bohême; *Sc. americana* Packard trouve dans le Massachusetts.

La tête est construite sur le même plan que celle de certains Th sanoures (*Campodea*); elle possède des mandibules, des maxilles, labre, un labium et des antennes formées de 14 à 28 articles. corps comprend 13 segments, sans compter la tête : il y a 12 p de pattes à 5 articles, terminées par deux griffes. Chaque patte, celles de la première paire, a son article basilaire muni de d éperons coxaux et d'une glande coxale.

L'intestin est rectiligne et pourvu de deux longs tubes de Malpig L'appareil respiratoire est formé d'une série de tubes trach arqués, dépourvus de filament spiral et naissant de stigmates pe à la face ventrale, en dedans des pattes. L'orifice génital se voit, d les deux sexes, sur le troisième ou le quatrième anneau du corps.

J.-A. Ryder, *Scolopendrella as the type of a new order of Articulates (S phyla)*. American Naturalist, XIV, p. 375, 1880. — Id., *The structure, ties and species of Scolopendrella*. Proceed. Acad. nat. sc. of Philadel p. 79, 1881.

A.-S. Packard jr, *Scolopendrella and its position in nature*. Amer. N ralist, XV, p. 698, 1881.

J. Wood-Mason, *Notes on the structure, postembryonic development systematic position of Scolopendrella*. Annals and magasin of nat. history, XII, p. 53, 1883.

B. Grassi, *I progenitori degli Insetti e dei Miriapodi. Morfologia delle lopendrelle*. Atti dell' Accad. delle scienze di Torino, XXI, p. 48, 1886.

Les rapports des Myriapodes avec les Onychophores sont éviden par l'intermédiaire de ceux-ci, ils se rattachent non moins sûrem aux Chétopodes. Il est donc vraisemblable que les Chétopodes et Myriapodes dérivent d'une souche commune; la séparation de derniers s'est faite de très bonne heure, car on les trouve déjà ne ment différenciés dans le carbonifère (*Xylobius sigillariae* Dawsc *Julus constans* Fritsch). Mais avant de se constituer définitivement, phylum des Myriapodes s'est lui-même bifurqué, dès les prem âges de la période carbonifère, pour donner naissance aux Insec. La transition s'est faite sans doute par des formes telles que *pendrella*, qui en est le dernier survivant.

r. Haase, *Ueber Verwandtschaftsbeziehungen der Myriapoden*. Tageblatt 59. Versammlung deutscher Naturforscher und Ærzte, p. 303, 1886. Biolog. ntralblatt, VI, p. 759, 1887.

CLASSE DES INSECTES

Les Insectes ou *Hexapodes* sont des Arthropodes à respiraon aérienne, dont le corps est nettement divisé en trois pares : la tête porte deux antennes et les pièces de la bouche ; thorax, formé de trois segments, porte trois paires de pattes; bdomen comprend jusqu'à dix anneaux.

Suivant qu'ils sont aptères et se développent directement ou u'ils possèdent des ailes et subissent des métamorphoses, les sectes doivent être divisés en deux sous-classes, d'importance ès inégale : les Aptères et les Ailés. Les Aptères (*sensu stricto*) nferment un seul ordre; les Ailés en comprennent neuf.

Sous-classe des Aptères.

Le groupe des Aptères, tel que nous l'exposons ici, n'a pas grande extension que lui ont donnée certains naturalistes, otamment Linné : bien loin de comprendre des Arthropodes non hexapodes, comme le voulait l'illustre Suédois, il ne renrme même pas tous les Insectes dépourvus d'ailes, bon ombre de ceux-ci appartenant sans conteste à des types ormalement ailés et n'ayant perdu leurs ailes que par adapation à la vie parasitaire ou sédentaire. Il correspond exacteent à l'ordre des Thysanoures, tel que Latreille l'avait étali : ces animaux sont ceux chez lesquels les caractères primiifs du type Insecte se sont le moins modifiés.

ORDRE DES THYSANOURES

Les Thysanoures sont de très petits Insectes rangés ordinairement armi les Orthoptères, avec lesquels ils n'ont pourtant que de loinains rapports. Le corps est couvert de poils ou d'écailles délicates, employées parfois comme test-objet pour le microscope; toutefois, un certain nombre de formes sont glabres. Les yeux sont toujours simples; l'abdomen porte de longs appendices à son extrémité; les organes génitaux débouchent dans l'intestin.

Les Campodides ont le corps allongé, sans écailles; l'abdomen formé de dix anneaux et terminé par deux filaments ; la bouche conformée pour la mastication. Les anneaux de l'abdomen port des membres rudimentaires (*Japyx*, *Campodea*), ce qui rapproche animaux des Myriapodes, avec lesquels ils ont de grandes affini Ils se tiennent à terre, dans des endroits secs.

Les Podurides ou *Collembola* (fig. 639) ont le corps sphérique et court, à segments soudés (*Smynthurus*) ou allongé et à segmen distincts (*Orchesella*, *Seira*, *Beckia*, *Podura*, *Achorutes*, *Anura*). L'ab- domen, réduit à quelques anneaux, se termine par un appendi bifide replié sous la face ventrale; en tendant à se redresser,

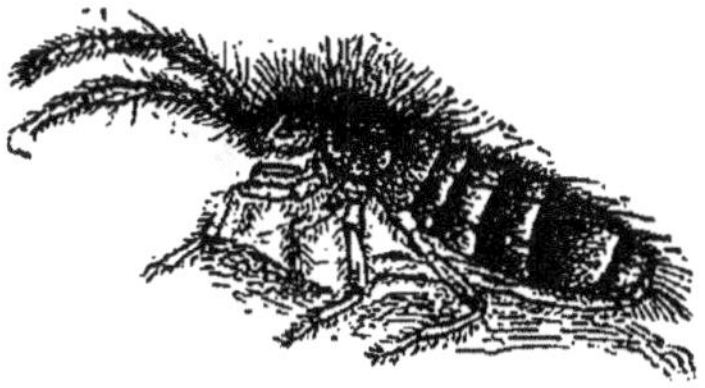

Fig. 639. — *Podura villosa*.

Fig. 640. — *Desoria glacialis*.

appendice fait ressort et projette l'animal en avant, sauf chez *Lipura*. Ces Insectes vivent dans les endroits humides : *Podura aquatica* se déplace à la surface des eaux stagnantes, *Lipura maritima* se trouve au bord de la mer et se laisse même submerger à marée haute, *De- geeria nivalis* et *Desoria glacialis* (fig. 640) vivent sur les glaciers.

Mégnin a décrit sous le nom de *Podurhippus pityriasicus* un espèce particulière, voisine d'*Achorutes* et de *Lipura*, longu de $0^{mm},70$ à $0^{mm},85$. Elle habite sans doute la poussière d écuries et la litière, d'où elle se répand sur les Chevaux, ch lesquels elle serait capable de produire une sorte de prurigo pityriasique.

Les Lépismides ont le corps allongé, bombé et couvert d'écailles à éclat métallique ; l'abdomen, formé de 6 articles, se termine par 3 soies divergentes, dont la médiane plus longue. *Lepisma saccharina* (fig. 641) est l'espèce la plus commune; il est fréquent dans les armoires et at- taque le sucre, le linge, les livres.

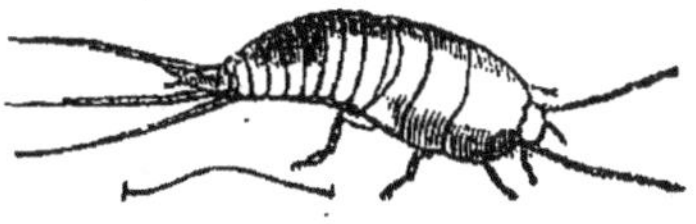

Fig. 641. — *Lepisma saccharina*.

P. Mégnin. Annales de la Soc. entomol. de France, (4), VIII, 1878. Bulletin, p. CXIII.

B. Grassi, *I progenitori dei Miriapodi e degli Insetti.* — *L'Iapyx e la Cam-dea.* Atti accad. gioenia, Catania, (3), XIX, 1886. — Id., *Contributo allo dio dell' anatomia del gen. Machilis.* Ibidem. — Id., *Cenni anatomici sul ere Nicoletia.* Bull. Soc. entomol. di Firenze, 1886. — Id., *Altre ricerche Tisanuri.* Ibidem, 1887. — Id., *Anatomia comparata dei Tisanuri e con-erazioni generali sull' organisazione degli Insetti.* Memorie dell' Accad. i Lincei, (4), IV, 1887.

Sous-classe des Ailés.

Les Insectes en nombre immense dont se compose cette s-classe sont tous pourvus de deux paires d'ailes, sauf le cas les ailes, primitivement existantes, se sont atrophiées en to-lité ou en partie, par suite du para-tisme ou pour d'autres raisons. Le orax, divisé en trois somites, porte les pendices locomoteurs (fig. 642) : le *othorax, th'*, porte la première paire e pattes ; le *mésothorax*, *th''*, porte la conde paire de pattes et la première aire d'ailes ; le *métathorax*, *th'''*, porte troisième paire de pattes et la se-de paire d'ailes. Les ailes présen-nt des variations de forme et de struc-re qui ont été prises comme carac-ristique des différents ordres.

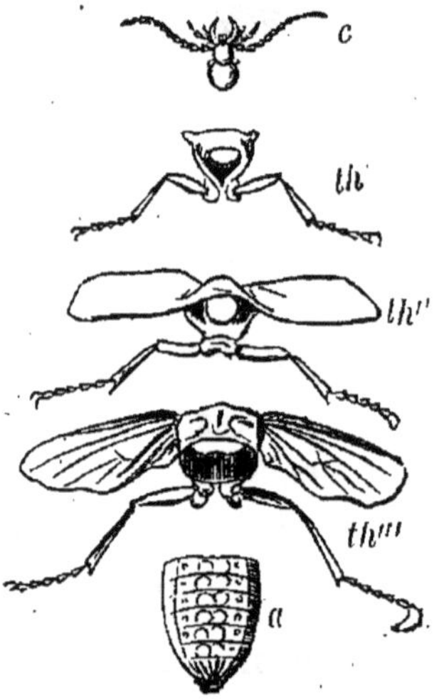

Fig. 642. — Parties dont se compose le corps d'un Insecte (Coléoptère). — *a*, abdomen ; *c*, tête ; *th'*, prothorax ou premier segment thoracique ; *th''*, mésothorax ; *th'''*, métathorax.

L'appareil buccal présente également s plus grandes variations et est con-rmé de façons fort diverses, suivant ue l'Insecte est broyeur, lécheur, pi-eur ou suceur. Malgré ces notables issemblances, l'appareil est toujours nstitué fondamentalement par les êmes pièces, qui se modifient suivant les besoins, ainsi que avigny a eu la gloire de le démontrer. Ce sont, dans un type u ou point modifié, comme le sont les Coléoptères (fig. 643) : e lèvre supérieure ou *labre*, *ls*, limitant la bouche en avant ; eux *mandibules*, *md*, se mouvant latéralement et triturant les liments ; en arrière, deux *mâchoires* ou *maxilles*, *mx*, fonction-ant de la même manière et portant chacune deux appendices ont l'externe est le *palpe maxillaire* et l'interne la *galéa* ; en fin, une lèvre inférieure ou *labium*, *li*, représentant deux mâ-choires fusionnées, comme le prouve la comparaison avec les Crustacés et les Myriapodes, et portant deux *palpes labiaux* pluriarticulés.

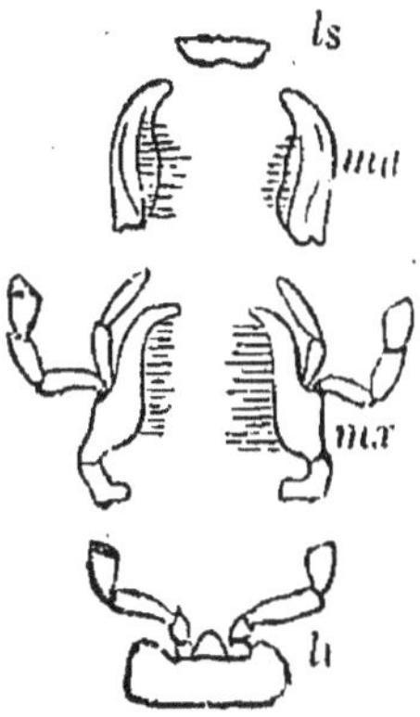

Fig. 643. — Appareil masticateur d'un Coléoptère. — *li*, lèvre inférieure portant les palpes labiaux ; *ls*, lèvre supérieure ou labre ; *md*, mandibules ; *mx*, mâchoires avec les palpes maxillaires.

Le développement est rarement direct (Insectes sans métamorphoses, *Ametabola*) ; parfois la larve ne diffère que fort peu de l'adulte, par exemple par l'absence d'ailes (*Hemimetabola*) ; le plus souvent, de l'œuf sort une larve (fig. 644, A, B) qui, par des mues successives, grandit et arrive à un état de repos ou de *nymphose*, pendant lequel elle porte, suivant les cas, les noms de *pupe*, *nymphe* (fig. 644, C, D) ou *chrysalide* (*Metabola*). Il est même des Insectes, tels que les Coléoptères vésicants, chez lesquels l'évolution est encore plus compliquée et constitue une *hypermétamorphose*, suivant l'expression de Fabre.

Pendant la nymphose, les organes internes de la larve subissent une destruction partielle (*histolyse*) ou totale : d'après Kowalewsky, des cellules analogues aux leucocytes des Vertébrés mangent littéralement les tissus larvaires et ne laissent que

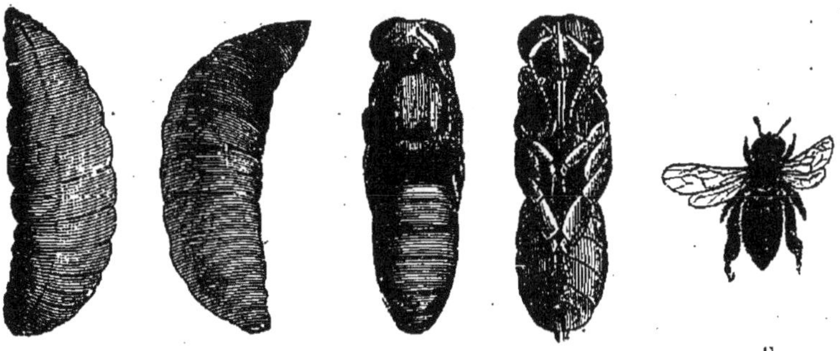

Fig. 644. — Métamorphose de l'Abeille. — A, B, larve grossie, en dessus et en dessous ; C, D, nymphe grossie, en dessus et en dessous ; E, adulte de grandeur naturelle.

les noyaux cellulaires : ceux-ci sont chargés de former à nouveau les organes de l'adulte. Les téguments de l'abdomen ne ubissent aucune modification, mais ceux de la tête et du thoax, ainsi que les membres, sont détruits, puis régénérés par es *histoblastes* ou *disques imaginaux*, amas cellulaires au ombre de 7 paires chez la Mouche. La paire céphalique donne es antennes; les six paires thoraciques, trois dorsales et trois entrales, forment les trois somites du thorax avec leurs apendices. Quand ces modifications sont achevées, l'Insecte parait ou *imago* (fig. 644, E) éclôt : il a acquis sa taille définitive t n'a souvent à mener qu'une existence fort courte.

ORDRE DES ORTHOPTÈRES

Les Orthoptères (fig. 645) ont 2 paires d'ailes : les antérieures, a_1,

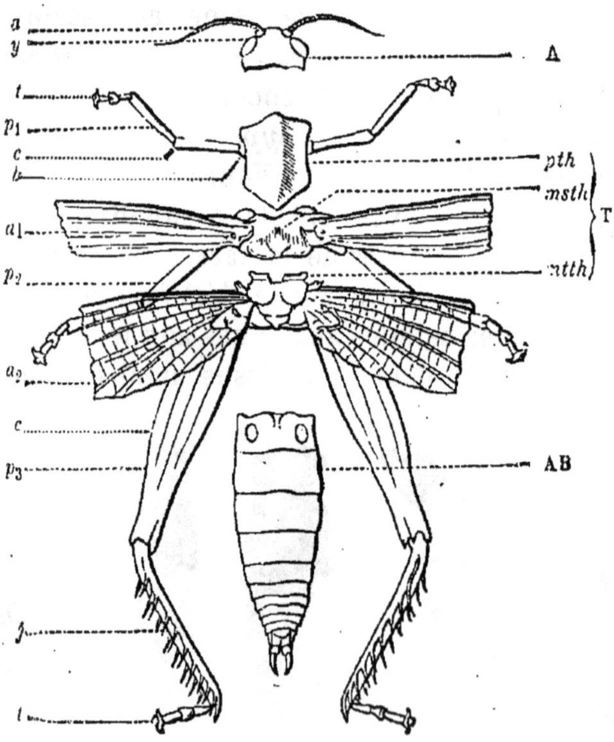

Fig. 645. — Parties dont se compose le corps d'un Orthoptère. — A, tête; AB, abdomen; T, thorax; *a*, antennes; a_1, première paire d'ailes; a_2, deuxième paire d'ailes; *c*, cuisse; *h*, hanche; *j*, jambe; *msth*, mésothorax; *mtth*, métathorax; p_1, p_2, p_3, première, deuxième et troisième paires de pattes; *pth*, prothorax; *t*, tarse; *y*, yeux.

sont semi-coriaces et se croisent pendant le repos; les postérieures, a_2, membraneuses et parcourues par des nervures rectilignes, se plient dans le sens de la longueur, à la manière d'un éventail, caractère auquel le groupe doit son nom.

La tête, A, est grosse et très développée : elle porte deux longues antennes sétiformes, *a*, et deux gros yeux composés, *y*. La bouche disposée pour broyer et pour mordre, diffère peu de celle des Coléoptères (fig. 643).

Le prothorax, *pth*, est grand et libre. Les pattes (fig. 646), toujours

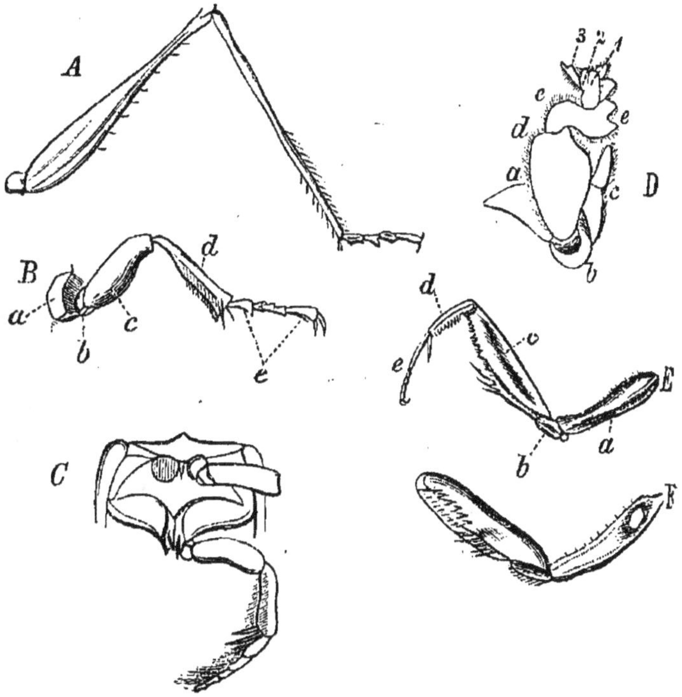

Fig. 646. — Diverses formes de pattes chez les Insectes. — A, patte sauteuse de *Locusta viridissima*. — B, patte ambulatoire de *Carabus* : *a*, hanche ou coxa ; *b*, trochanter ; *c*, cuisse ou fémur ; *d*, jambe ou tibia ; *e*, tarse. — C, anneau thoracique de *Dytiscus* portant une patte natatoire ciliée. — D, patte fouisseuse de *Gryllotalpa* : *a*, hanche ; *b*, trochanter portant un prolongement *c* en forme de dent ; *d*, fémur ; *e*, tibia ; 1, 2, 3, articles du tarse. — E, patte ravisseuse de *Mantis religiosa* (les lettres comme pour B). — F, la même avec la jambe repliée contre la cuisse.

formées de 5 articles, dont le dernier est lui-même pluriarticulé et terminé par deux griffes, peuvent se modifier d'une façon remarquable, pour s'adapter au genre de vie de l'animal, d'où de bons caractères pour la classification. Celles de la troisième paire, longues et très puissantes, servent au saut chez la Sauterelle (fig. 645, pi ; fig. 646, A). Celles de la première paire se transforment en un organe fouisseur chez la Courtilière (fig. 646, D) et en un organe ravisseur chez la Mante (fig. 646, E,F).

L'abdomen (fig. 645, AB), énéralement segmenté et onstitué par des anneaux, e termine par des appendi-es en forme de tenailles et e stylets, qui se transfor-ent souvent chez la fe-elle en une tarière ou un oviscapte au moyen duquel les œufs sont pondus. Ils constituent de la sorte une armure génitale qui se trouve représentée encore chez d'au-tres types et qui, malgré la grande diversité de sa struc-ture, résulte toujours d'une modification des pièces fon-damentales et des appendi-ces soit du huitième anneau abdominal, soit des huitième et neuvième anneaux. Les métamorphoses sont incom-plètes : la larve ne diffère de l'adulte que par sa plus pe-tite taille et l'absence d'ailes.

L'appareil digestif est très compliqué (fig. 647). Des glandes salivaires volumi-neuses, *gs*, accompagnées d'un réservoir particulier, *rs*, viennent se déverser dans la bouche. La moitié posté-rieure de l'œsophage, *œ*, se renfle en un *jabot*, *j*, auquel fait suite un *gésier*, *g*. L'es-tomac ou *ventricule chylifi-que*, *e*, reçoit, dès son début, le liquide digestif élaboré par les *cæcums gastriques*, *cg*; au moment où il va se con-tinuer avec l'intestin, *i*, il reçoit également les tubes de Malpighi, *tm*, exception-

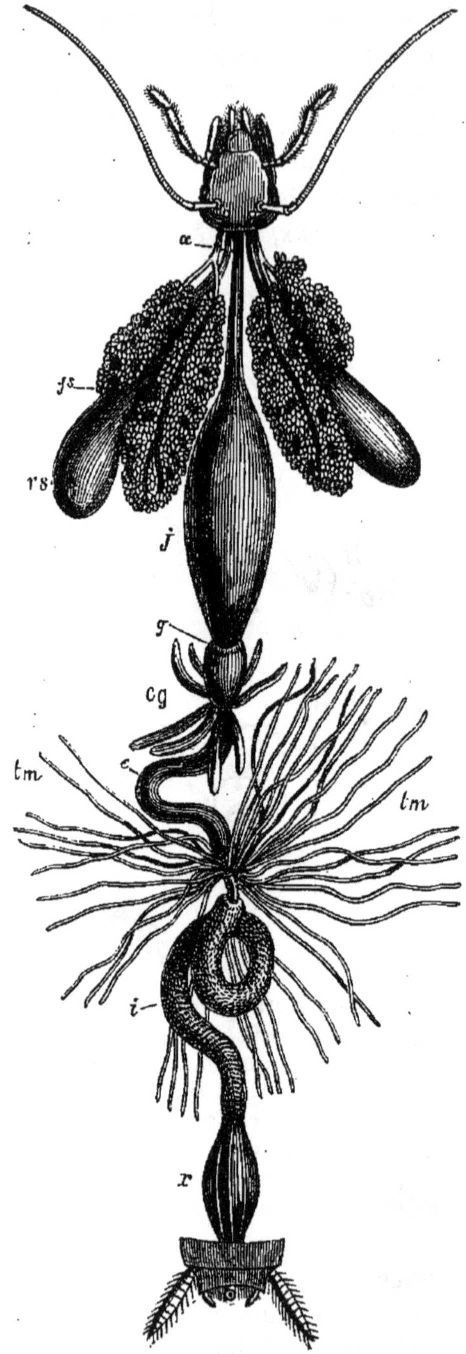

Fig. 647. — Appareil digestif de *Periplaneta orientalis*, d'après L. Dufour. — *cg*, cæcums ou glandes gastriques; *e*, estomac; *g*, gésier; *gs*, glandes salivaires; *i*, intestin; *j*, jabot; *oe*, œsophage; *r*, rectum; *rs*, réservoir des glandes salivaires; *tm*, tubes de Malpighi.

nellement nombreux. Le rectum, *r*, débouche à la face ventrale, entre les huitième et neuvième anneaux de l'abdomen. C'est également en ce point que se trouve l'orifice génital.

Les Mallophages forment un groupe aberrant de petits Orthoptères aptères, à développement direct. Leur place dans la classification est encore discutée : on les rattache généralement aux Pédiculides, soit pour les incorporer à l'ordre des Hémiptères, soit pour en faire un ordre distinct, celui des *Épizoïques* ou *Anoploures*. La place que nous leur assignons ici nous semble être la plus naturelle.

Ces animaux vivent dans le pelage des Mammifères ou dans le plumage des Oiseaux; aucune espèce ne se rencontre chez l'Homme. D'après la nomenclature de P.-J. van Beneden, ce sont des mutualistes, plutôt que des parasites véritables : ils se nourrissent des détritus épidermiques qui, sans eux, tendraient à encombrer les poils (*pilivores*) ou les plumes (*pennivores*).

On les divise en deux familles : les Philoptérines ont des antennes à 3 ou 5 articles et les palpes maxillaires invisibles; les Liothéines ont des antennes à 4 articles et des palpes maxillaires visibles. La première de ces familles se subdivise comme l'indique le tableau suivant, emprunté à Railliet :

Antennes	à 3 articles. Tarses à une seule griffe (*Pilivores*).				Trichodectes.
	à 5 articles. Tarses à 2 griffes (*Pennivores*). Antennes	semblables dans les deux sexes. Corps		large......	Docophorus.
				étroit......	Nirmus.
		différentes dans les 2 sexes. Corps..	large. Antennes	à 3e article appendiculé.....	Goniodes.
				sans appendices....	Goniocotes.
			étroit. Antennes	à 3e article appendiculé.....	Lipeurus.
				sans appendices.....	Ornithobius.

Parmi les Trichodectes ou *Ricins*, celui du Chien (*T. canis*) mérite une attention spéciale, en ce que, suivant Melnikow, il hébergerait le Cysticercoïde de *Tænia canina* (tome I, page 476). La critique que nous avons faite de cette opinion a déterminé

Grassi à reprendre la question des migrations de ce Ténia, et le naturaliste de Catane a reconnu que la Puce du Chien (*Pulex canis*) était son véritable hôte intermédiaire.

Des Trichodectes se rencontrent encore chez le Mouton (fig. 648), le Cheval, l'Ane, la Chèvre, le Bœuf, le Chat, etc.

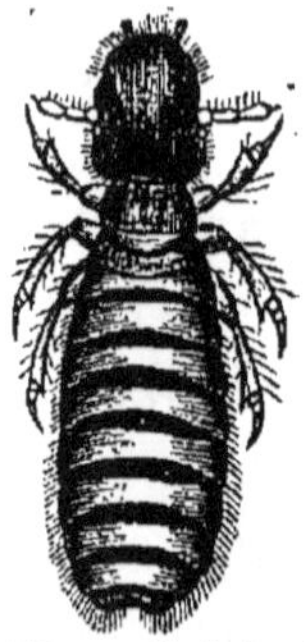

Fig. 648. — *Trichodectes sphærocephalus.*

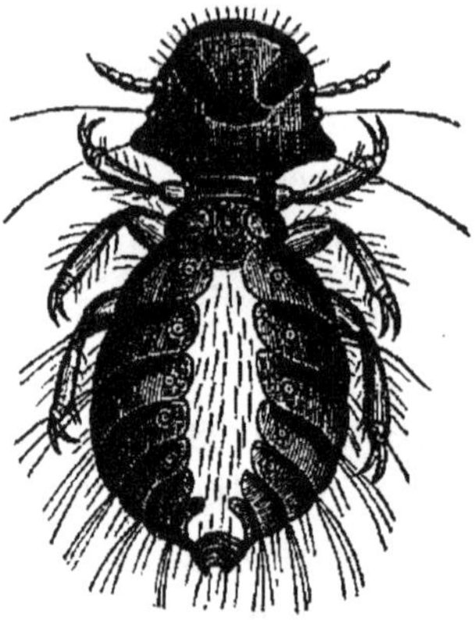

Fig. 649. — *Goniodes dispar.*

Tous les autres Philoptérines vivent sur les Oiseaux ; nous figurons le Goniode de la Perdrix (fig. 649).

Les Liothéines comprennent également plusieurs genres. Le tableau suivant indique, d'après Railliet, les caractères de ceux qui sont représentés chez les animaux domestiques :

Tarses	à une seule griffe (*Pilivores*)...................			Gyropus.
	à 2 griffes (*Pennivores*). Tête	large. Sinus orbitaire...	profond. Antennes dépassant le bord de la tête.........	Colpocephalum.
			nul. Antennes cachées............	Menopon.
		triangulaire. Sinus orbitaire faible. Antennes cachées..............		Trinoton.

Les Gyropes vivent sur les Rongeurs, notamment dans le pelage du Cobaye (fig. 650). Les autres Liothéines s'observent chez les Oiseaux; nous représentons le Ménopon du Coq (fig. 651).

O. Taschenberg, *Die Mallophagen*. Nova Acta Acad. Caes. Leop. Carol., XLIV, 1882.

F. Grosse, *Beiträge zur Kenntniss der Mallophagen*. Z. f. w. Z., XLII, p. 530, 1885.

A.-S. Packard, *On the systematic position of the Mallophaga.* Proceed. of the Amer. philos. Soc., XXIV, p. 264, 1887.

Les COUREURS comprennent les Forficules ou Perce-oreilles (fig. 652), remarquables à cause de la pince absolument inoffensive, mais pourtant si redoutée qui termine leur abdomen. On prétend qu'ils pénètrent dans l'oreille des personnes endormies et que, à l'aide de leur tenaille, ils peuvent perforer la membrane du

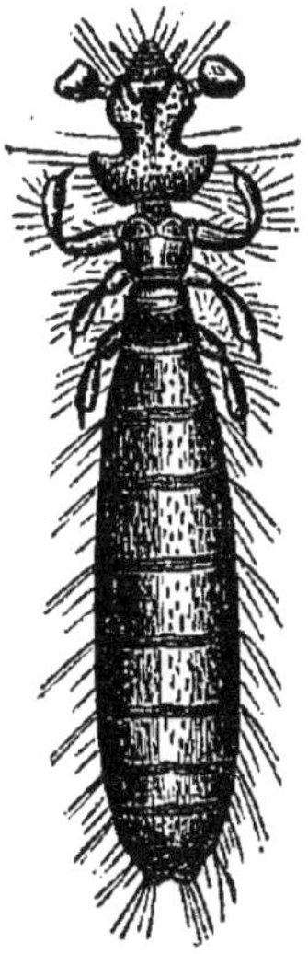

Fig. 650. — *Gyropus gracilis.*

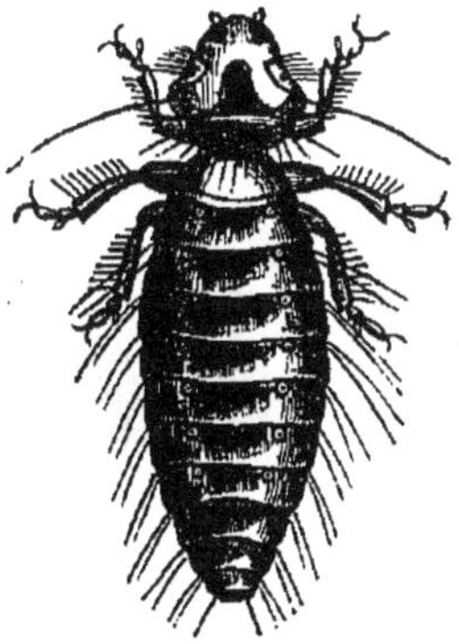

Fig. 651. — *Menopon pallidum.*

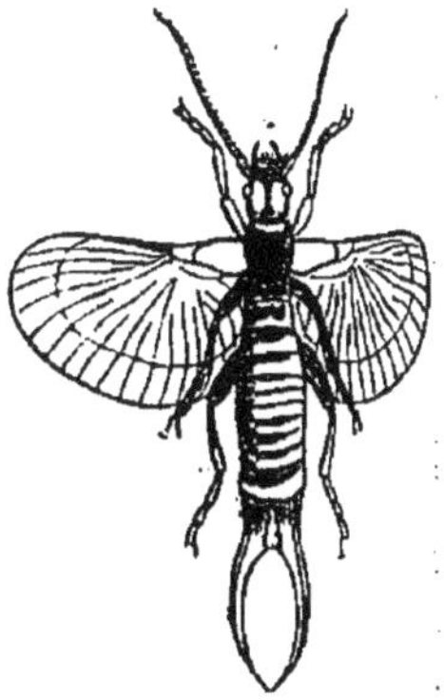

Fig. 652. — *Forficula auricularia.*

tympan et causer des accidents redoutables. Nous ne connaissons aucune observation qui légitime cette croyance. Ils peuvent néanmoins s'introduire dans les cavités naturelles, comme le font tant d'autres Insectes.

Les Blattes ou Cancrelats vivent par troupes nombreuses dans les boulangeries, les magasins, les cabines des navires, voire même dans les habitations ordinaires. Ce sont des Insectes nocturnes, puants et incommodes, mais nullement redoutables. *Blatta germanica* et *B. lapponica* se trouvent dans les bois et dans les maisons; *Periplaneta orientalis* (fig. 653) vit dans les cuisines. Les œufs sont pondus dans des sacs ou *oothèques*, *c-f*, à l'intérieur desquels ils sont disposés sur deux rangs. L'ancienne médecine employait les Blattes infusées dans l'huile ; récemment on les a préconisées comme diurétiques.

Parmi les MARCHEURS, citons les Mantes, Insectes carnassiers des pays chauds, représentés dans le sud de la France par le *Prega-Diou* (fig. 654); les pattes antérieures sont transformées en organes ravisseurs (fig. 646, E, F). Grâce à leur coloration verte ou brune, les Mantes peuvent se dissimuler aisément dans le feuillage ou sur les branches et échapper ainsi aux regards des Mouches ou des autres animaux dont elles se nourrissent.

Les Phyllies, des îles Seychelles, les Phasmes, du Brésil, les Kéraocrânes, de la Nouvelle-Guinée, les Bacilles (fig. 655), du sud de l'Europe, présentent des exemples de mimétisme encore plus curieux. Tous ces Insectes vivent sur des arbres, au milieu desquels l'œil le plus exercé a peine à les découvrir, tant ils ont pris l'aspect et la coloration soit des feuilles, soit des branches.

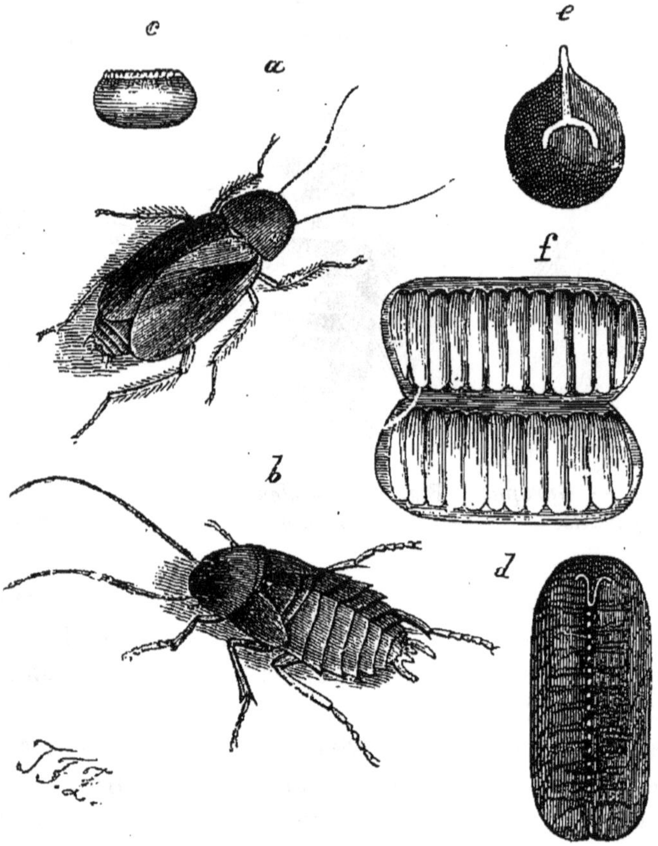

Fig. 653. — *Periplaneta orientalis.* — *a*, mâle; *b*, femelle; *c*, oothèque; *d*, la même, vue d'en haut; *e*, la même, vue par un bout; *f*, la même, ouverte.

Les SAUTEURS ont les deux pattes postérieures longues et puissantes, conformées pour le saut (fig. 646, A); ils comprennent trois types principaux.

Les Acridiens ou Criquets ont le tarse formé de trois articles et pourvu d'une pelote entre les deux griffes terminales. La femelle n'a pas d'oviscapte, mais porte à la place deux paires de stylets cornés. Le mâle produit un bruit grêle et strident en frottant contre les nervures saillantes de son aile antérieure coriace le bord interne dentelé de la cuisse de sa patte postérieure.

Les Criquets constituent une nombreuse famille : ils ne sont guère représentés chez nous que par ces Insectes qui montrent en s'envolant des ailes rouges ou bleues (*Œdipoda fasciata*). Dans les pays chauds, leurs espèces sont plus nombreuses et de plus grande

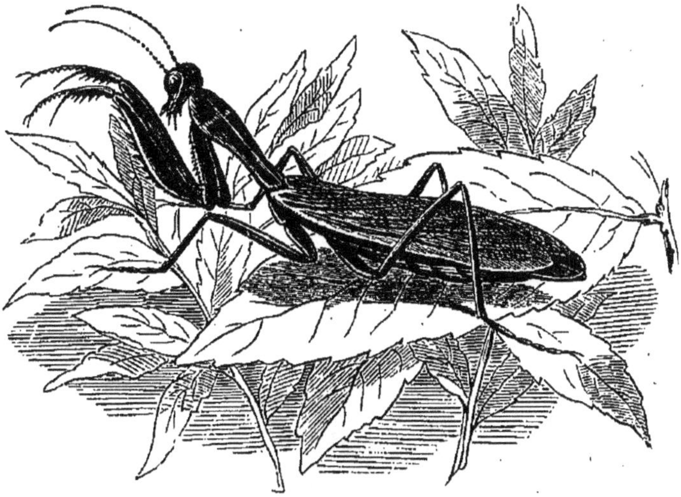

Fig. 654. — *Mantis religiosa.*

taille. Elles s'abattent parfois en quantités vraiment prodigieuses sur certaines régions : le nord de l'Afrique, Chypre, le sud de la Russie, le sud des États-Unis d'Amérique, sont surtout exposés à leurs invasions; ce sont les Criquets qui ont causé la huitième plaie d'Égypte,

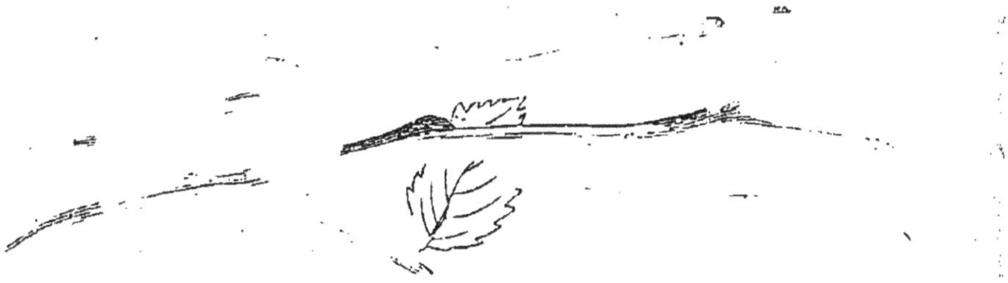

Fig. 655. — *Bacillus Rossii.*

dont il est question dans la Bible. Véritable fléau en effet, car ces animaux détruisent toute la végétation d'une contrée, ruinent les récoltes et les plantations et causent des dégâts inimaginables : on se rappelle encore les désastres que *Stauronotus maroccanus* a causés en Algérie au printemps de 1888. *Pachytylus migratorius* (fig. 656) est l'espèce qui envahit le sud de l'Europe.

Les habitants des contrées ravagées par ces Insectes trouvent du moins en ceux-ci une nourriture abondante, sinon délicate.

L'usage de manger des Criquets est fort ancien, et déjà Moïse le recommandait aux Hébreux. Les Grecs, en temps de disette, les Parthes, les Éthiopiens, se nourrissaient également de ces Insectes, comme Aristophane, Strabon, Pline et Diodore de Sicile en font foi. Cette coutume s'est maintenue jusqu'à notre époque : vers le milieu du siècle dernier, Hasselqvist voyait fabriquer à la Mecque une sorte de pain de Criquets. Jackson assure que les Marocains préfèrent les Criquets au Pigeon. D'après Lucas, les Arabes et les Kabyles coupent la tête, les ailes et les grandes pattes de ces Insectes, puis salent le corps et le mangent au bout de quelque temps ; on les vend par

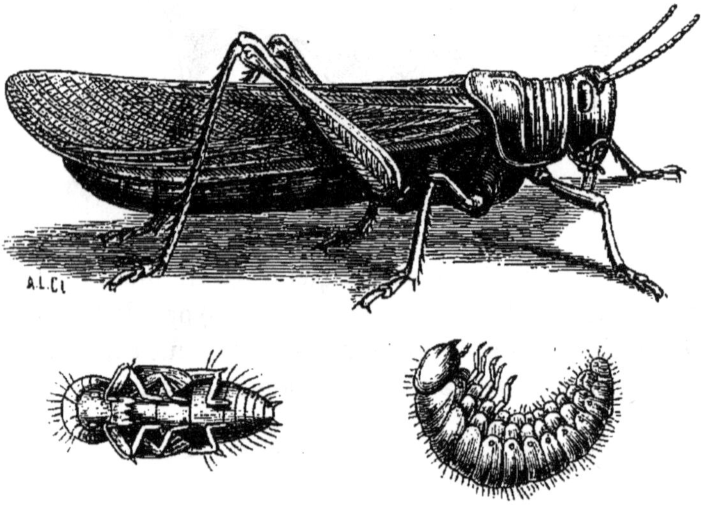

Fig. 656. — *Pachytylus migratorius* et sa larve.

charretées aux marchés de Fez et de Maroc. La même coutume s'observe à Bagdad, où Olivier a vu vendre des plats tout préparés d'*Acridium peregrinum*. Les Malgaches, d'après le P. Camboué, recherchent également les Criquets, notamment *A. æruginosum* et *Pachytylus migratorioides* (1).

Aux États-Unis, après s'être assuré que *Caloptenus spretus*, l'espèce la plus répandue, ne contenait aucun principe toxique, on a songé sérieusement à le faire entrer dans l'alimentation de l'Homme et à en préparer des conserves ; on a proposé encore de l'utiliser en industrie pour l'extraction de l'acide for-

(1) Ils mangent encore d'autres Orthoptères, tels que *Paracinema tricolor*, *Catantops debilitatus*, *Rubellia nigrosignata*, et diverses espèces d'*Oxya*, d'*Epacromia* et d'*Œdaleus*.

mique et d'une huile particulière. Ces deux tentatives ne semblent pas avoir abouti.

Si des peuples plus ou moins civilisés sont encore acridophages, il sera moins surprenant de constater de semblables coutumes chez des peuplades inférieures. Sparrmann et Anderson rapportent que les Hottentots se nourrissent des Criquets; ils utilisent même les œufs pour préparer une sorte de potage. Sur le passage des nuées, les Boschimans allument de grands feux : ils ramassent les Insectes qui s'y sont brûlé les ailes, les dessèchent et les conservent. Les Batékés, qui habitent les rives de l'Ogooué, font la chasse à ces animaux et les prennent au piège, au dire de Guiral. Enfin, les Indiens qui vivent sur les bords du rio Uruguay mangent aussi ceux de leur contrée ou les font cuire comme des Crevettes, d'après le comte d'Ursel.

Les Locustiens ou Sauterelles ont des tarses à quatre articles, dépourvus de pelote terminale. Les ailes antérieures sont de véritables *élytres*, c'est-à-dire des ailes dures et coriaces, encroûtées de

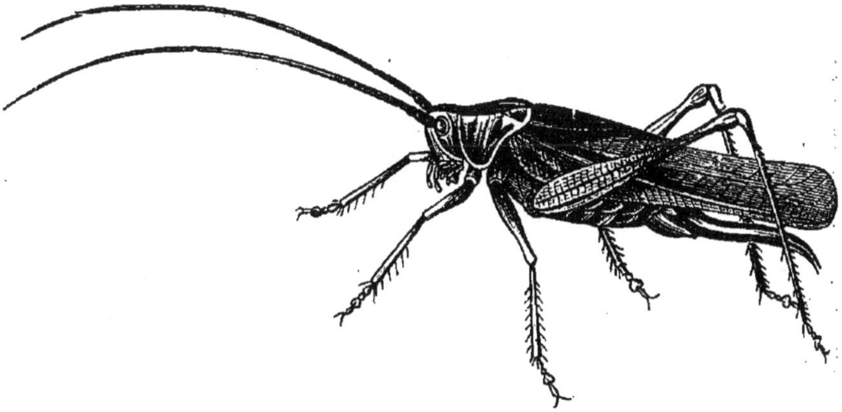

Fig. 657. — *Locusta viridissima.*

chitine. Chez le mâle, parfois aussi chez la femelle (*Ephippigera*), elles se transforment en un instrument de musique : à la base de l'élytre droit, les nervures laissent entre elles un espace plus ou moins grand, qu'occupe le *miroir*, mince membrane transparente et bien tendue; l'élytre gauche recouvre l'autre et présente à sa base une forte nervure transversale saillante; quand l'animal vient à frotter l'un contre l'autre les deux élytres, il se produit un son que le miroir amplifie notablement. L'appareil auditif est situé sur le tibia de la patte antérieure. La femelle possède une tarière ou oviscapte contournée en forme de yatagan et qui lui sert à creuser en terre des trous dans lesquels elle dépose ses œufs.

Locusta viridissima (fig. 657) est une espèce commune. *Decticus*

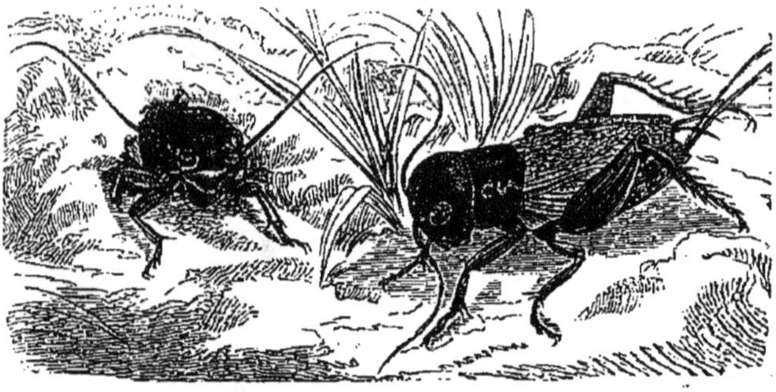

Fig. 658. — *Gryllus campestris.*

verrucivorus, du nord et du centre de l'Europe, a la réputation d'extirper les verrues qu'on lui donne à mordre ; de sa bouche sort un liquide brun qui en hâterait encore la résolution.

Les Gryllides ont les plus grands rapports avec les Sauterelles, bien que les tarses soient à trois articles. Le mâle produit des sons

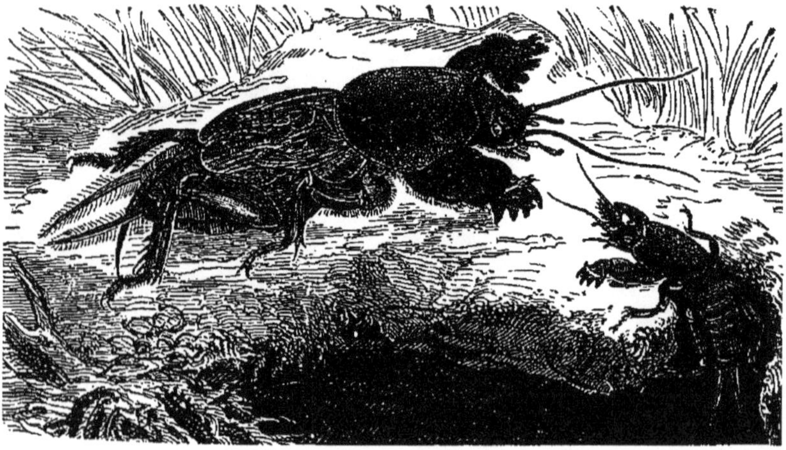

Fig. 659. — *Gryllotalpa vulgaris* et sa larve.

aigus par le frottement de ses deux élytres, bien que ceux-ci soient de structure identique ; ils sont plus courts que les ailes de la seconde paire. La femelle a une tarière longue mais frêle.

Le Grillon des champs (fig. 658) est connu de tous ; une autre espèce (*Gr. domesticus*) habite nos maisons. La Courtilière ou Taupe-Grillon (fig. 659) cause de grands dégâts dans les jardins : ses pattes antérieures, considérablement élargies et épaissies, sont transformées en appareils fouisseurs (fig. 646, D).

Chez cette dernière espèce, Jobert a étudié la structure de l'organe du toucher (fig. 660). Cet organe consiste en poils tactiles répandus à la surface du palpe maxillaire : chaque poil, *p*, s'insère sur le té-

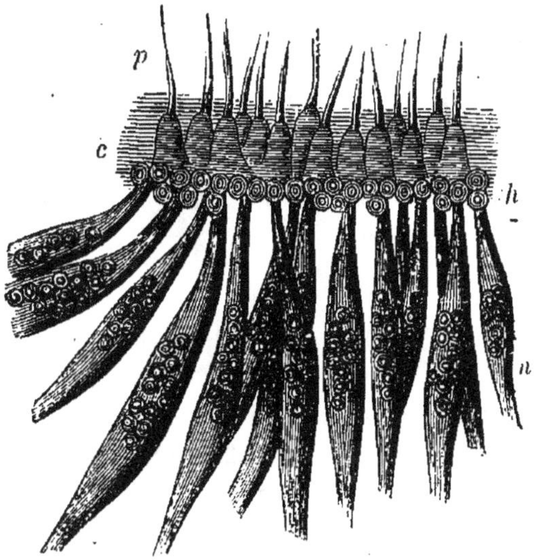

Fig. 660. — Poils tactiles du palpe maxillaire de *Gryllotalpa vulgaris*, d'après Cl. Jobert. — *c*, couche de chitine avec base d'implantation des poils; *h*, cellules de l'hypoderme; *n*, renflements nerveux fusiformes, au centre desquels se trouve la cellule sensorielle ; *p*, poils tactiles.

gument, *c*, par une partie membraneuse ; l'âme du poil est continue avec un filament émané d'une cellule nerveuse qu'entourent des cellules de névrilème, *n*, et à laquelle aboutit un filet nerveux.

Exode, X, v. 15.
Moïse, cap. XI, v. 20-22.
Aristophane, *Les Acharniens*, v. 1115.
Pline, *Historia naturalis*, lib. XI, xxxv, 29.
Strabon, *Géographie*, I, xvi.
Diodore de Sicile, *Bibliothèque*. Traduction Hœfer, III, p. 28, t. I.
F. Hasselqvist, *Voyages dans le Levant pendant les années* 1749-1752. Deuxième partie, 1769.
Jackson, *Travels in Marocco*, p. 53.
H. Lucas. Annales de la Soc. entomol. de France, 1845. Bulletin, p. xxxii.
A. Vinson, *Du venin du Scorpion et de l'humeur vésicante de la Blatte, observations faites à l'île de la Réunion*. Compte rendu de la Soc. de biologie, (3), IV, p. 183, 1862.
Are Locusts poisonous? Amer. journal of pharmacy, p. 453, 1868.
E. Guiral, *Les Batékés*. Le Progrès, nos 64 et 65.
Ch. V. Riley, *Locusts as food for man*. Proceed. amer. Assoc. for the advancement of science, XXIV, pt II, p. 208, 1875. — Id., *Caloptenus spretus* pré-

paré comme *conserve alimentaire*. Ann. Soc. entomol. de France, (5), V, 1875. Bulletin, p. CXLIV.

Locusts as sources of chemicals. Psyche advertiser, p. 8, march 1878.

Cte Ch. d'Ursel, *Sud-Amérique*. Paris, 1879. Voir p. 151.

De la Blatte (*Blatta orientalis*) *comme moyen diurétique*. Journal de thérap., VI, p. 475, 1879.

Stan. Martin, *Emploi de la Blatte dans la thérapeutique médicale*. Bull. gén. de thérap., 30 août 1880.

Rohrer, *Blatta orientalis*. Correspondenzblatt für Schweizer Ærzte, XI, p. 724, 1881.

L.-C. Miall and A. Denny, *The structure and life-history of the Cockroach* (*Periplaneta orientalis*). *An introduction to the study of Insects*. London, in-8° de 224 p., 1886.

Le R. P. Camboué, *Les Sauterelles à Madagascar*. Bull. de la Soc. d'acclimatation, (4), V, p. 793, 1888.

ORDRE DES PSEUDO-NÉVROPTÈRES

Ces Insectes sont ordinairement réunis soit aux Orthoptères, soit aux Névroptères; ils tiennent en effet des premiers par leurs métamorphoses incomplètes et des seconds par leurs ailes membraneuses et réticulées, semblables entre elles et incapables de se plier. Les organes buccaux sont disposés pour broyer; les deux moitiés de la lèvre inférieure sont distinctes. Le prothorax est libre. La larve et la nymphe ne diffèrent que très peu de l'animal parfait.

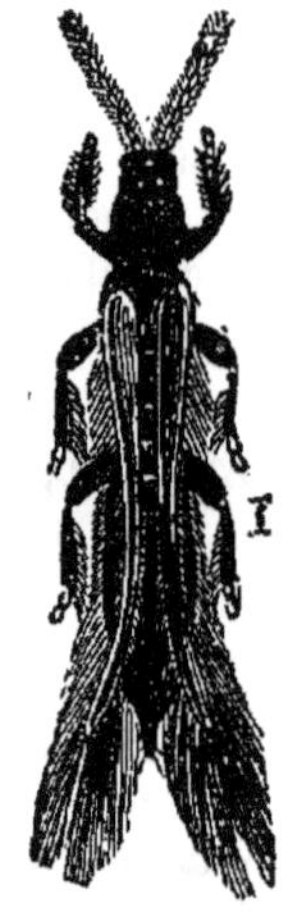

Fig. 661.— *Thrips cerealium*, très grossi.

Les Physopodes, encore appelés *Thysanoptères* ou *Cystipèdes*, ont le corps très allongé, grêle et plat; la bouche est conformée pour la succion; les ailes sont frangées de longs cils; au lieu de griffes, les tarses biarticulés portent des pelotes semblables à des ventouses. Les Thrips (fig. 661) se rencontrent communément sur les fleurs.

Les Corrodants ont pour type les Termites ou Fourmis blanches (fig. 662), ainsi nommées abusivement à cause de leur genre de vie qui rappelle à beaucoup d'égards celui des Fourmis. Ces Insectes forment des sociétés nombreuses, composées, outre les larves et les nymphes, de trois sortes d'individus adultes : des mâles et des femelles, sexués et munis d'ailes, et un nombre immense de neutres aptères, c'est-à-dire d'individus chez lesquels les glandes génitales ne se sont point développées. Parmi les neutres, on distingue des *soldats*, *m*, ou individus chargés de la défense de la colonie, et des *ouvriers*, *n*, ou individus auxquels incombent les soins domestiques; les soldats sont reconnaissables à leur plus grande taille et à leur tête volumineuse, armée de très puissantes mandibules. De même que chez les Abeilles, il existe dans chaque société une *reine* ou femelle pondeuse, *f'*, à laquelle une galerie spéciale peut être réservée.

Termes lucifugus, la seule espèce européenne, est commun dans le sud-ouest de la France : il mine les souches des vieux pins ; il a envahi certaines villes, comme la Rochelle, Rochefort, Saintes, Bordeaux, où il creuse les poutres des maisons. D'autres espèces creusent le sol ; à Ceylan, le tiers du pays plat est miné par ces Insectes. D'autres encore, dans l'Afrique et l'Amérique tropicales, construisent des édifices hauts de 3 à 4 mètres et d'une extrême solidité.

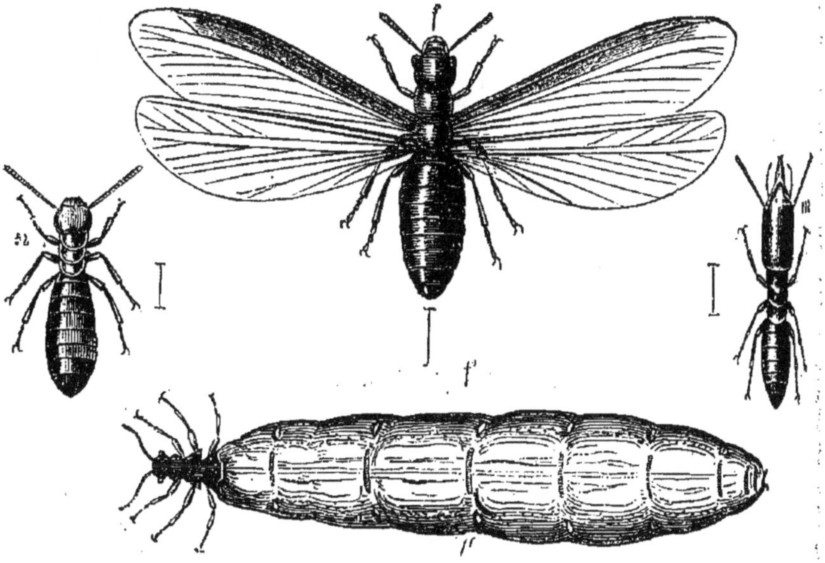

Fig. 662. — *Termes lucifugus.* — *f*, femelle ; *f'*, femelle fécondée d'une espèce de Ceylan ; *m*, soldat ; *n*, ouvrier.

König rapporte que les Hindous prennent au piège de grandes quantités de Termites et en font des gâteaux, en les mélangeant à de la farine. Les Hottentots s'en nourrissent également, après les avoir torréfiés.

Les Psoques ou Poux de bois vivent dans les boiseries et dans les troncs d'arbres. Le Frappeur (*Troctes pulsatorius*) habite nos maisons et se tient dans les vieux papiers ou dans les collections d'histoire naturelle. *Clothilla inquilina* a le même genre de vie.

Virchow a rapporté un cas dans lequel cette dernière espèce avait envahi la maison d'un instituteur, toujours tenue proprement, à la suite de réparations faites dans une maison voiine. Une nuée d'Insectes se répandit partout, dans toutes les chambres, sur tous les objets, dans les habits, dans les lits ; ils étaient devenus pour les habitants de la maison eux-mêmes un upplice permanent, qui eut pour conséquence une grave altération de leur santé. Il fut très difficile d'exterminer ces incommodes visiteurs.

Les Amphibiotiques sont aériens à l'état adulte, mais leurs larves ont aquatiques et carnassières.

c a b

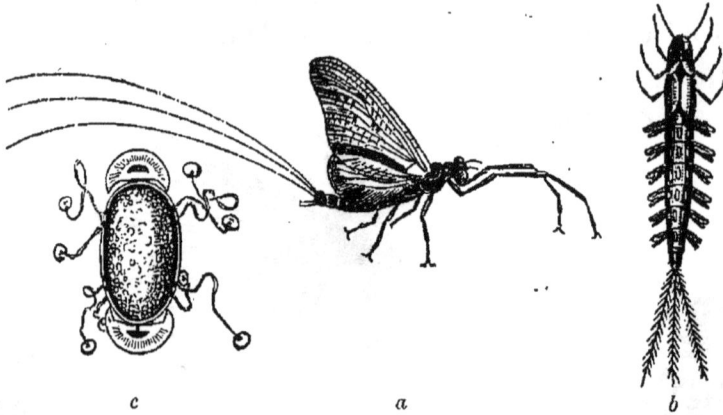

Fig. 663. — *Ephemera vulgata.* — *a*, Insecte parfait ; *b*, larve ; *c*, œuf.

Les Ephémères (fig. 663) sont reconnaissables à leurs ailes inégales et aux deux ou trois filets qui sont appendus à leur extrémité posté-

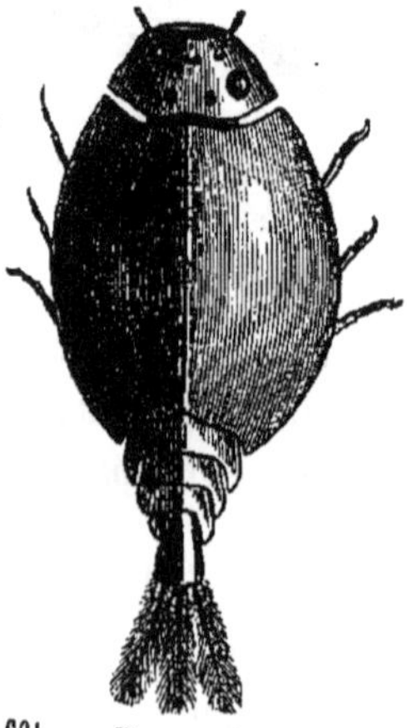

Fig. 664. — *Prosopistoma punctifrons* vu de dos, d'après Em. Joly.

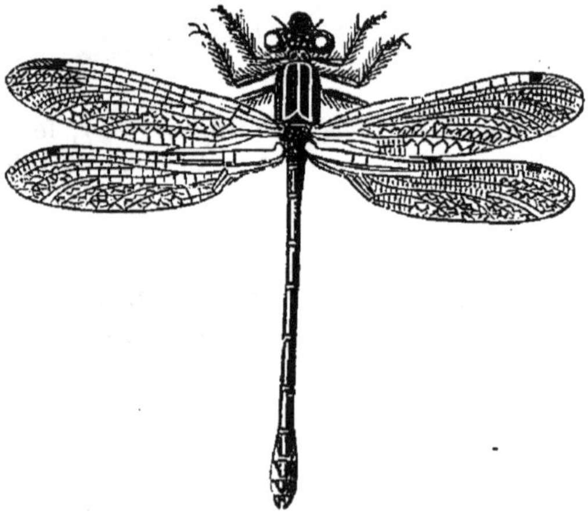

Fig. 665. — *Lestes sponsa.*

rieure. La larve porte sur les côtés de l'abdomen 6 ou 7 paires de houppes trachéennes extérieures, jouant le même rôle que des branchies. L'animal ailé qui sort de l'enveloppe de nymphe n'est encore qu'une *subimago;* fait unique dans l'histoire des Insectes il lui faut subir encore une mue avant d'arriver à l'état parfait.

On connaît sous le nom de *Prosopistoma punctifrons* (fig. 664) un singulière larve d'Éphémère qui a tout l'aspect d'un *Apus* et que Latreille considérait comme un Crustacé. On ignore encore la forme adulte qui correspond à cette larve, d'ailleurs fort rare.

Les Libellules, Odonates ou Demoiselles, sont d'élégants Insec de forme élancée (fig. 665), d'allure vive, de couleurs fraîches, a voraces à l'état adulte qu'à l'état larvaire. Chez les petites espèces, larve porte à l'extrémité de son abdomen des lames trachéennes simulant des branchies; chez les grandes espèces, des organes analogues se sont développés dans le gros intestin et l'eau qui vient les baigner entre et sort alternativement par l'anus muni de valvules.

R. Virchow, *Eine Invasion von Holzläusen.* Virchow's Archiv, LIV, p. 2, 1872.

ORDRE DES NÉVROPTÈRES

Ces animaux sont des Insectes broyeurs, quelquefois suce pourvus de quatre ailes membraneuses et réticulées. La bouche présente à peu près la même conformation que chez les Coléoptères; le prothorax est l' Les métamorphoses sont complètes : la larve est carnassi et armée de pinces en ten les provenant d'une modification des mandibules et mâchoires; elle se transfo en une pupe immobile.

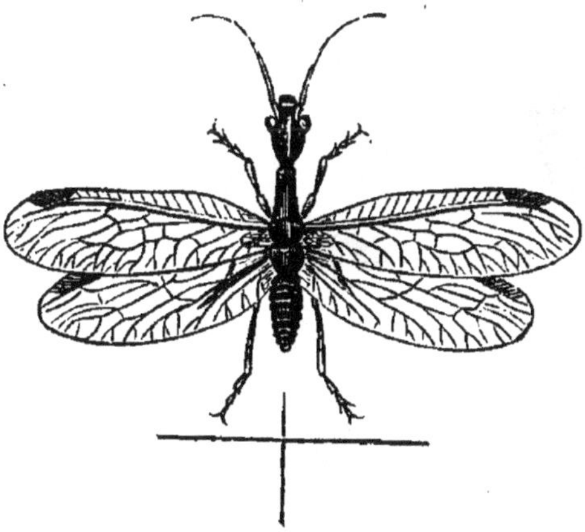

Fig. 666. — *Rhaphidia crassicornis.*

Les Planipennes ou *Gymnoptères* ont les deux paires d' les semblables, non écaille et ne se repliant jamais; l larves sont ordinairement terrestres. A côté des *Sialis*, *Rhaphidia* (fig. 666), *Boreus*, *Pano Mantispa*, *Hemerobius*, etc., qui sont moins importants, ce grou renferme le Fourmilion (fig. 667). L'adulte, *a*, ressemble à u Libellule; la larve, *b*, *c*, creuse dans le sable une sorte d'ento noir, *e*, au fond duquel elle se tient enfouie, ne laissant passer ses deux longues mandibules : une Fourmi passe-t-elle sur le bo de l'entonnoir, la larve lui lance, avec sa tête large et plate, des

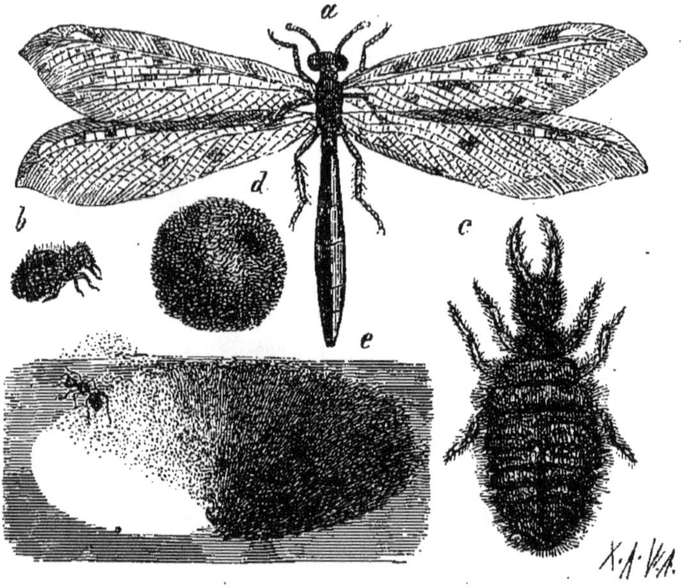

Fig. 667. — *Myrmeleo formicarius*. — *a*, Insecte parfait ; *b*, larve ; *c*, larve grossie ; *d*, cocon ; *e*, piège en entonnoir.

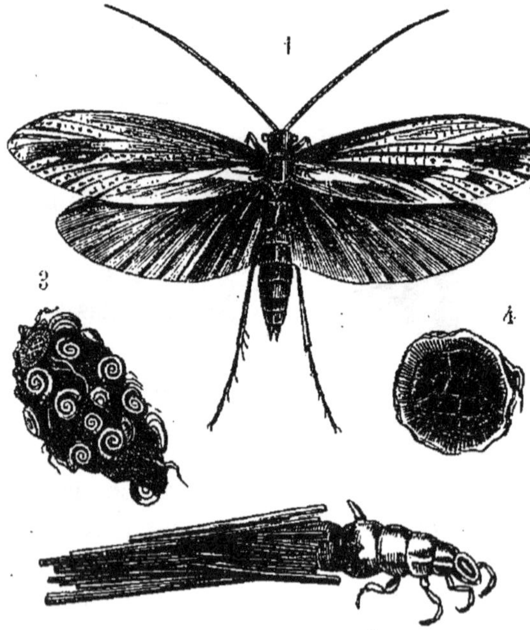

ig. 668. — *Phryganea grandis*. — 1, Insecte parfait ; 2, larve avec son fourreau ; 3, fourreau d'une autre espèce et renfermant la nymphe ; 4, son couvercle treillissé, grossi.

elletées de sable qui la font rouler jusqu'au fond ; elle s'en repaît alors avec voracité. Au moment de se transformer en nymphe, la larv file un cocon sphérique, *d*, dans lequel elle se renferme.

Les Plicipennes ou *Trichoptères* ont les ailes écailleuses ou poilues, peu ou point réticulées; les postérieures se replient. La bouche est disposée pour sucer : par suite de l'atrophie de la mâchoire supé- rieure, la mâchoire inférieure et la lèvre inférieure se sont soudées en une sorte de trompe. Les larves vivent dans l'eau.

Les Phryganes (fig. 668) ont quelque ressemblance avec les Papil- lons : leur larve, comme celle des Teignes, se tient renfermée dans un étui composé par l'agglomération de pailles, d'herbes, de graviers, d' petites coquilles qu'elle porte partout avec elle.

ORDRE DES STREPSIPTÈRES

Les Strepsiptères, Rhipiptères ou Stylopides, ne comprennent qu'un petit nombre de formes parasites des Hyménoptères et présentant u dimorphisme sexuel très accentué. Le mâle (fig. 669) a de peti élytres enroulés, *a*, et de grandes ailes postérieures se repliant en

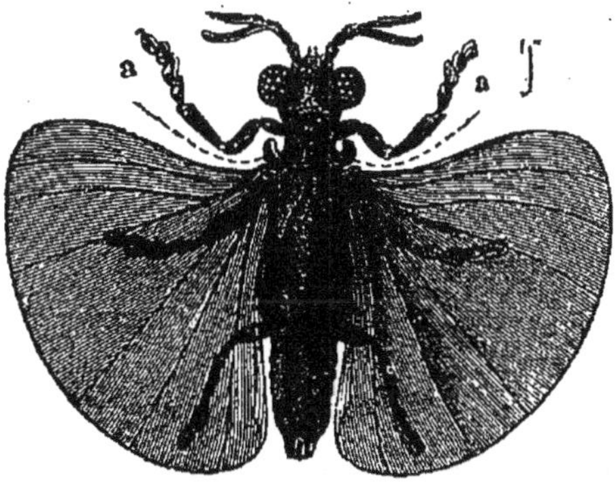

Fig. 669. — *Xenos Pecki*, mâle grossi.

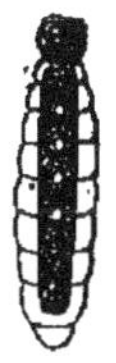

Fig. 670. — *Xenos Rossii*, femelle grossie.

éventail ; les stemmates sont gros et proéminents. La femelle (fig. 67 est vermiforme, aveugle, sans ailes ni pattes ; elle est parasite d l'abdomen des Bourdons et des Guêpes et ne laisse sortir au deho que la partie antérieure du corps. Après avoir été fécondée par le mâle qui se porte à sa rencontre, elle donne naissance à des larves agiles, qui s'attaquent aux larves d'Hyménoptères, s'enfoncent dan leur abdomen et y subissent une mue, après laquelle elles se mo trent apodes; elles arrivent à l'état de pupe en même temps que leu hôte. Le mâle devient libre quand ce dernier devient adulte, mais la femelle continue sa vie parasitaire. *Xenos Rossii* s'observe chez *Polist gallica*.

ORDRE DES HÉMIPTÈRES

L'ordre des Hémiptères ou Rhynchotes est des plus hétérogènes : les ailes sont conformées de façon très variable et le seul caractère vraiment fixe tient à ce que les pièces buccales sont transformées en un rostre disposé pour piquer (fig. 671). Ce rostre est une modification de la lèvre inférieure, *li;* il représente un tube uni ou pluriarticulé, dans lequel peuvent glisser les mandibules, *md*, et les mâchoires, *ma*, transformées en quatre soies rigides et perforantes.

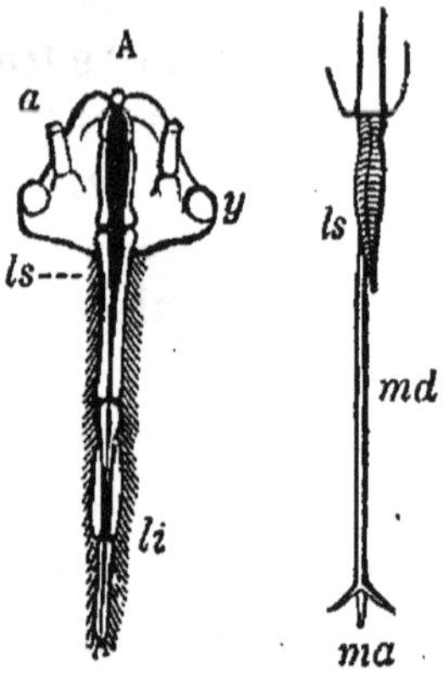

Fig. 671. — A, tête et rostre de *Carpocoris nigricornis* vus en dessous. — B, organisation du rostre. — *a*, antennes; *li*, lèvre inférieure à quatre articles ; *ls*, lèvre supérieure ou labre ; pièces perforantes correspondant aux mâchoires, *ma*, et aux mandibules, *md; y*, yeux.

A l'état de repos, le rostre est replié sous la tête et le thorax, de façon à ne gêner en rien les mouvements de l'animal. Grâce à cet appareil, celui-ci perce l'écorce des plantes pour en sucer le suc ou la peau des animaux pour en sucer le sang ; sa piqûre s'accompagne de l'émission d'un liquide irritant qui, chez l'Homme et les animaux, détermine une douleur plus ou moins vive.

Les Pédiculides ou *Zoophthires*, qu'on rattache souvent aux Mallophages, sont en réalité de petits Rhynchotes aptères et amétaboliens, qui vivent en parasites sur la peau des Mammifères. Ils sucent le sang de ces derniers à l'aide de leur rostre rétractile, qu'entoure une gaine molle, formée par la réunion des deux lèvres

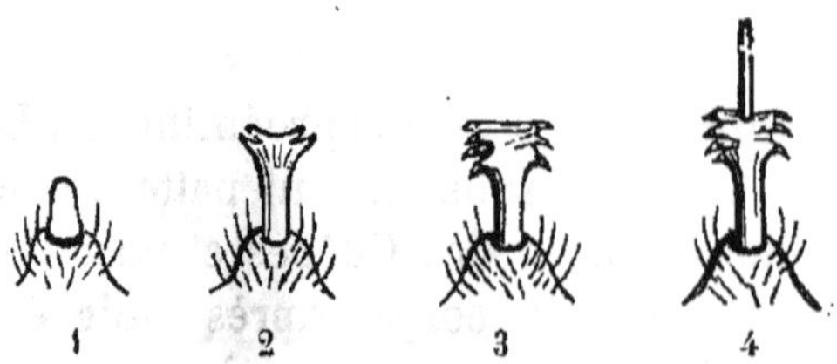

Fig. 672. — Rostre de *Pediculus capitis* à divers états d'évagination. — 1, gaine presque entièrement cachée ; 2, gaine commençant à montrer des crochets ; 3, les crochets épanouis ; 4, le roste faisant saillie au-dessus des crochets.

supérieure et inférieure et armée à son extrémité de crochets incurvés en arrière (fig. 672).

Les antennes ont de 3 à 5 articles ; les yeux sont ordinai-
ment absents. Le thorax est fort réduit, peu distinctement a
nelé. L'abdomen comprend 6 à 9 segments : chez le mâle, le der
nier est arrondi et présente à sa face dorsale le cloaque par o

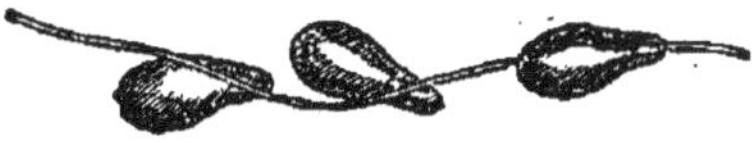

Fig. 673. — Lentes.

sort le pénis (fig. 678) ; chez la f
melle, ce même anneau est éch
cré (fig. 679) et porte la vulve
sa face ventrale, en sorte que, lo
de la copulation, la femelle doit grimper sur le dos du mâl

Les tarses ont 2 articles, le terminal est transformé en un
forte griffe, capable de se replier et de former pince avec u

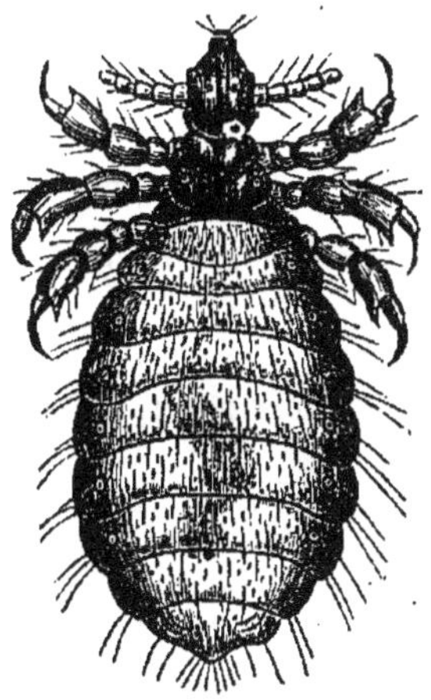

Fig. 674. — *Hæmatopinus piliferus.*

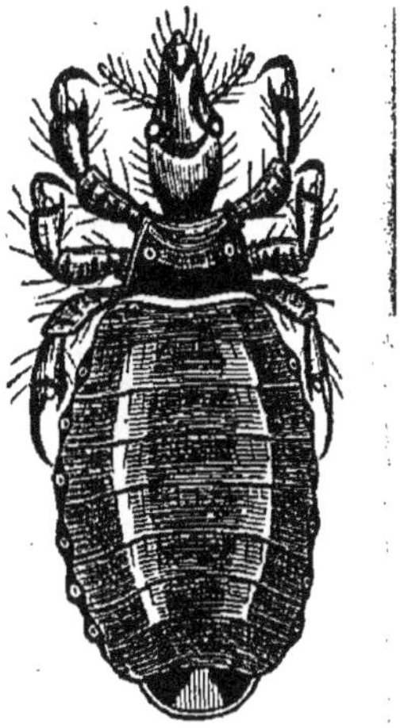

Fig. 675. — *Hæmatopinus suis.*

saillie que l'extrémité inférieure de la jambe présente à s
angle interne (fig. 680). Les œufs ou *lentes* sont piriform
(fig. 673) ; ils adhèrent aux poils par leur petite extrémité ;
jeune, tout semblable aux parents, en sort en soulevant u
clapet qui ferme l'autre pôle.

On connaît actuellement six genres de Pédiculides :

Antennes	à 3 articles			Pedicinus.
	à 4 articles			Echinophthiri
	à 5 articles. Pattes	à deux griffes inégales		Hæmatomyzus.
		à une seule griffe. Abdomen	à 6 segments	Phthirius.
			à 7-9 segments. Tête : rétrécie en avant du thorax	Pediculus.
			à 7-9 segments. Tête : rétrécie jusque dans le thorax	Hæmatopinus.

Le genre *Hæmatopinus* comprend le Pou du Chien (fig. 674), le ou du Porc (fig. 675) et le Pou du Bœuf (fig. 676). Le genre

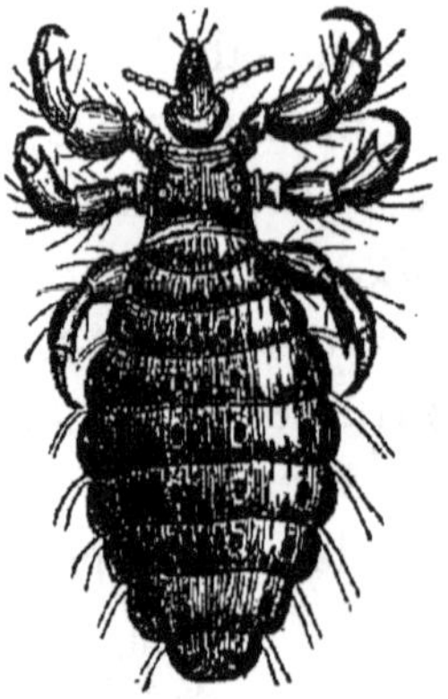

g. 676. — *Hæmatopinus eurysternus.*

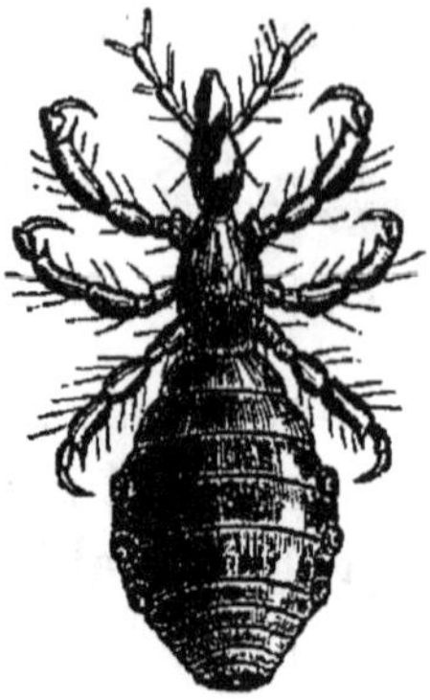

Fig. 677. — *Pedicinus eurygaster.*

æmatomyzus s'observe chez l'Éléphant, et le genre *Pedicinus* hez le Singe (fig. 677). Des *Pediculus* et des *Phthirius* sont pasites de l'Homme.

C. G. Giebel, *Insecta epizoa. Die auf Säugethieren und Vögeln schmarotnden Insecten.* Leipzig, 1874.

E. Piaget, *Les Pédiculines. Description de toutes les espèces observées, enrie d'espèces nouvelles.* Leide, in-4°, 1880. — Id., *Les Pédiculines. Essai onographique. Supplément.* Leide, 1885. — Id., *Quelques Pédiculines nouelles ou peu connues.* Tijdschrift voor entomologie, XXVI, p. 152, 1887.

Pediculus capitis Degeer.

ONYMIE : *Pediculus humanus var.* 1 Linné.
P. cervicalis Leach.

Le mâle (fig. 678) est long de 1 à 2 millimètres et large de m,6 à 1 millimètre; la femelle (fig. 679) est un peu plus ande. La tête est triangulaire. Les trois paires de pattes sont rimpeuses et conformées comme nous l'avons indiqué déjà fig. 680).

Ce Pou se reproduit avec une extrême activité. La femelle ond de 50 à 60 œufs, qu'elle fixe çà et là le long des cheveux t qui éclosent vers le sixième jour; au bout de dix-sept à ngt jours, le jeune est déjà capable de se reproduire.

Murray a pu étudier les Poux d'un grand nombre de races umaines et a constaté entre eux de notables différences de cooration, en rapport manifeste avec celle de leurs hôtes. Le Pou de l'Européen est grisâtre ; chacun des anneaux du thorax et l'abdomen présente sur son bord externe une tache noire, a centre de laquelle s'ouvre un stigmate. Celui des Australiens

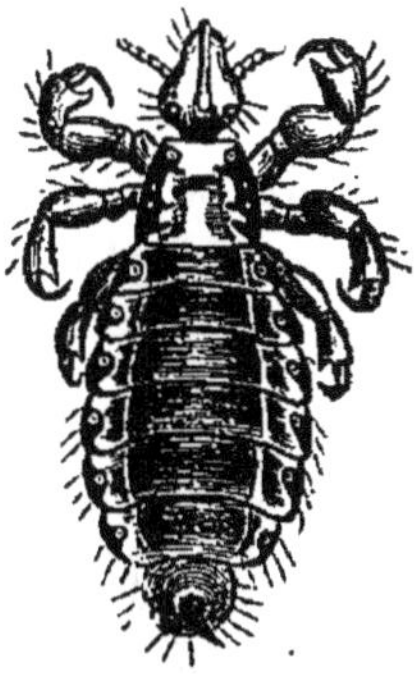

Fig. 678. — *Pediculus capitis* mâle.

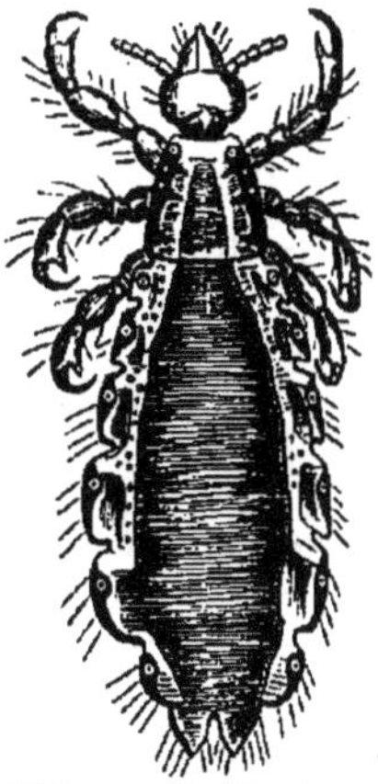

Fig. 679. — *Pediculus capitis* femelle.

des nègres de la côte occidentale d'Afrique est presque noir celui des Hindous est de teinte sombre et enfumée, celui Hottentots est orangé, celui des Chinois et des Japonais brun jaunâtre, celui des Indiens des Andes est brun foncé, lui des Indiens de Californie est ol sombre ; celui des Indiens qui ha tent les régions septentrionales l'Amérique, au voisinage des Esq maux, est presque aussi pâle q celui des Européens.

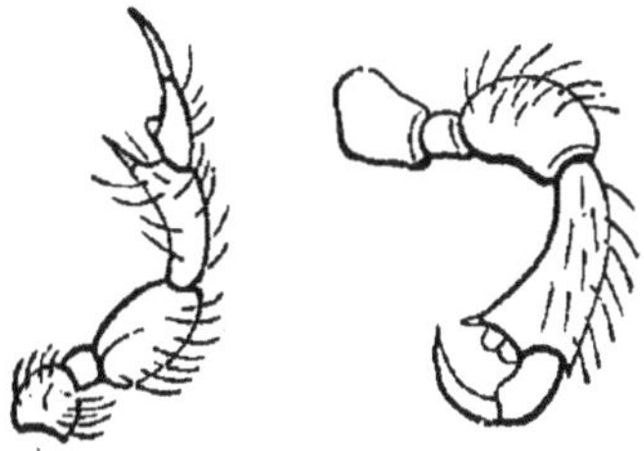

A B

Fig. 680. — Pattes du Pou. — A, patte antérieure ; B, patte postérieure.

A ces variétés dans la coul sont jointes des différences considé rables dans la taille et dans la p portion des parties dures, telles q les griffes. Celles-ci, par exem portent des dents à peine visibles, chez les Poux d'Europ de Cafre et de Japonais ; les dents sont représentées simple ment par quelques ondulations chez ceux du nègre et d l'Australien ; elles sont grandes et nombreuses chez ceux l'Hindou et de l'Indien des Andes.

Doit-on conclure de là à une grande diversité spécifique Poux qui infestent les différentes races humaines et même à luralité spécifique de ces dernières, si l'on admet que chaque spèce animale ait des parasites qui lui sont propres? Cette onclusion, adoptée jadis par F.-A. Pouchet, après un examen comparatif du Pou du blanc et du Pou du nègre, est formellement repoussée par Murray, dont nous adoptons la manière de voir. Les différences de taille des animaux et de leurs diverses parties nous semblent bonnes tout au plus à justifier 'établissement de diverses variétés; les différences de coloraion et la remarquable concordance de la teinte du Pou avec celle de la peau du patient constituent un simple fait de mimétisme.

Ce n'est pas à dire, pourtant, que les différentes races de oux soient capables de vivre indifféremment sur une race humaine quelconque. Darwin rapporte, d'après le chirurgien d'un aleinier, que les Poux dont étaient infestés quelques habiants des îles Sandwich qui se trouvaient à bord, périssaient au out de trois à quatre jours, quand ils venaient à passer sur le orps des matelots anglais.

Le Pou existait en Amérique avant l'arrivée des Européens; l semble même n'y avoir pas été rare. Certains auteurs, tels ue Bingley, racontent gravement que ce parasite était si bondant chez les Aztèques, que les rois n'avaient rien trouvé e mieux, pour en débarrasser leurs sujets, que de leur imposer un tribut de Poux : Fernand Cortès aurait trouvé dans le alais de Montézuma des sacs qui en étaient remplis!

A l'exemple du Chien et du Singe, les races humaines inférieures mangent aussi leurs Poux. Les habitants des îles Aléouennes, les Hottentots, d'après Sparrmann, les Australiens, 'après Labillardière, ont cette dégoûtante coutume.

Le Pou de tête ne s'observe, dans les pays civilisés, plus uère que dans les classes inférieures de la population. Au iècle dernier, il était encore très répandu et, à Lisbonne, des ens faisaient métier de louer des Babouins pour débarrasser eurs clients de la vermine : le Singe montait sur les épaules du patient et cherchait dans sa chevelure les Poux qu'il croquait à belles dents.

Ce parasite s'observe à tous les âges, mais surtout pendant enfance. Il passe directement d'un individu à l'autre et, pour ette raison, il est surtout fréquent dans les écoles, les casernes, les camps et partout où il y a une agglomération humaine permanente.

La pénétration de son rostre dans la peau détermine une démangeaison qui sollicite le patient à se gratter, d'où résulte une inflammation suivie bientôt de l'apparition de nodules et de pustules. Quand les parasites vivent en grand nombre dans une chevelure luxuriante, le liquide qui suinte à la surface des excoriations produites par le grattage colle les cheveux les uns aux autres ; si, par absence de soins de propreté, les choses restent quelque temps en cet état, les cheveux constituent alors un substratum sur lequel pourront tomber et germer des spores de Champignons, et c'est ainsi que prend naissance l'affection connue sous le nom de *plique polonaise* et dont l'étiologie est longtemps demeurée obscure.

On a prétendu que les Poux étaient capables de vivre et de se multiplier dans des cavités et des abcès de la peau et du tissu sous-cutané. Rust, cité par Bremser, vit à Zaslaw, en Volhynie, en 1808, un garçon juif de 13 ans : il portait une grosse tumeur mollasse, sans la moindre fluctuation, qui occupait la plus grande partie du crâne ; il était profondément cachectique et se plaignait d'une démangeaison insupportable à l'intérieur de la tumeur : une incision fit sortir de celle-ci une énorme quantité de petits Poux blancs. J. Cloquet a vu, lui aussi, des milliers de Poux blancs rassemblés dans une poche sous-cutanée ; Gaulke et Landois ont soutenu plus récemment encore la réalité de ces faits. Toutefois, ceux-ci devraient être considérés comme douteux, d'après les observations de Hebra.

Parmi les accidents consécutifs au grattage, dans les cas où les Poux persistent et pullulent, il convient de citer l'engorgement, voire même la suppuration des ganglions de la mâchoire inférieure, de la nuque et du cou ; parfois aussi, la face, la nuque et le dos se couvrent de vésicules et de pustules. Le Pou de la tête paraît donc être, dans certaines circonstances et chez des individus particulièrement malpropres, le point de départ d'accidents sérieux. Une simple lotion au pétrole, soit seul, soit mélangé à partie égale de baume du Pérou, suffit à en débarrasser le malade.

O. Taschenberg, *Bibliotheca zoologica*, II, p. 1537.
Rev. W. Bingley, *Animal biography, or popular zoology*. London, 1st edition, III, p. 437. London, 4th ed., III, p. 346, 1813.

F. A. Pouchet, *Traité élémentaire de zoologie.* Paris, 1841. Voir II, p. 205.
Houzeau, *Etudes sur les facultés mentales des animaux.* Mons, 1872. Voir , p. 256.
Luton, *Accident causé par les Poux.* Bull. de la Soc. méd. de Reims, XII, p. 52, 1873.
W. Frazer, *Pediculi; their treatment by parasiticides; with observations.* Med. press and circular, (2), XL, p. 550, 1885.

Pediculus vestimenti Nitzsch, 1864.

ynonymie : *Pediculus humanus var.* 2 Linné.
P. humanus corporis Degeer.
P. tabescentium Alt, 1824.

Ce Pou, un peu plus grand que le précédent, est long de 2 à 3 millimètres et large de 1 millimètre à 1^{mm},5; la femelle fig. 681) est plus grande que le mâle. La tête est moins arrondie et porte des antennes plus longues. La teinte spéciale st d'un gris sale ou légèrement jaunâtre. Le thorax est bien distinct de l'abdoen; celui-ci est formé de huit segments : il porte de rares poils et est oloré en jaunâtre sur les bords. L'extrémité distale de chaque tibia est ornée sa face interne d'une pointe chitineuse ui repose sur un tubercule entouré de andes soies : chez la femelle, ce tuberule est partout d'égale taille ; chez le mâle, il est plus gros aux deux pattes anrieures. La femelle pond de 70 à 0 œufs, d'où sortent, au bout de trois à huit jours, des petits ui sont déjà capables de se reproduire quinze à dix-huit jours près leur naissance.

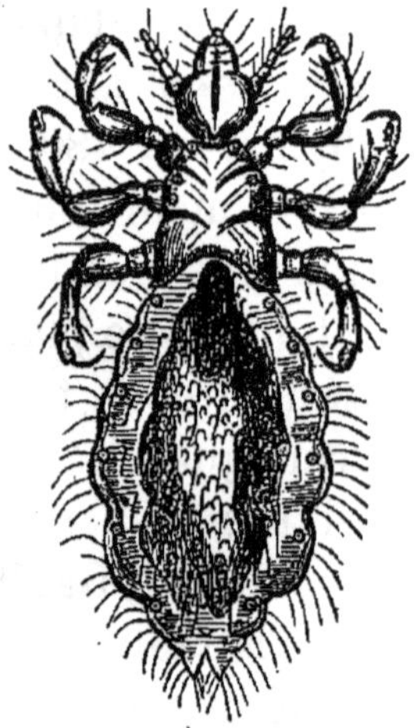

Fig. 681. — *Pediculus vestimenti* femelle.

Le Pou du corps se tient caché dans les plis des vêtements ; c'est là que la femelle pond ses œufs, notamment le long des outures. L'animal ne passe sur le corps que pour chercher a nourriture. L'usage des bains, même fréquemment renouelé, est insuffisant pour débarrasser de ce parasite, si on n'a as soin de changer en même temps de linge ; aussi observe-on ce Pou de préférence chez les mendiants ou les gens malpropres qui ne changent de flanelle ou de chemise qu'à de longs intervalles.

On l'acquiert bien moins par le contact des pouilleux qu'en se couchant sur la paille ou dans le lit qui leur a servi, ou en faisant usage de leurs couvertures ou de leurs vêtements. On ne peut songer à en débarrasser les objets de literie ou d'habillement qu'en les laissant pendant plusieurs heures dans l'étuve à une température élevée. Il est plus commun dans les pays méridionaux et dans l'est de l'Europe : pendant la guerre de Crimée, les camps français et anglais en étaient infestés.

Au moment où le Pou enfonce son rostre dans la peau, on perçoit une légère piqûre, de courte durée ; il se gorge alors de sang et finit par prendre une coloration d'un rouge intense ; quand il est repu, il lâche prise spontanément. L'endroit piqué se montre alors comme un point hémorrhagique, situé au centre d'une petite élévation pâle ; il est le siège d'un prurit assez vif, qui ne se calme qu'après que le patient, en se grattant, a déchiré avec ses ongles les capillaires des papilles dermiques. Ainsi se forment des excoriations, à la surface desquelles le sang coagulé revêt l'aspect de croûtes ; elles peuvent être le point de départ de pustules, de furoncles et d'abcès cutanés, dans les cas de pédiculose invétérée.

Dans les régions recouvertes de croûtes prurigineuses, la peau présente fréquemment une teinte brune uniforme ; sur ce fond d'un brun bistre, on aperçoit même des macules plus foncées, sépia, bien délimitées et dont les dimensions oscillent entre le diamètre d'une pièce de 50 centimes et celui d'une pièce d'un franc. Fabre (de Commentry) a démontré que cette mélanodermie était due à la présence des parasites, ainsi que Geo. Pouchet l'avait déjà entrevu.

Jusqu'à ces dernières années, on a décrit sous le nom de *phthiriase* (1) une prétendue maladie ou diathèse pédiculaire, dans laquelle les chairs et les humeurs engendreraient des Poux : le poète Alcmène, le tragédien Phérékyde, Hérode, Antiochus, le dictateur Sylla, Honorius, Agrippa, Valère Maxime, le cardinal Duprat, Philippe II d'Espagne, Foucquau, évêque

(1) Ce mot est souvent employé comme synonyme de *pédiculose*, par suite d'un regrettable abus.

de Noyon, d'autres encore dont l'histoire conserve les noms, auraient été victimes de cette terrible maladie. Moufet parle d'elle en termes terrifiants ; Amatus Lusitanus raconte que les Poux sortaient en telle abondance du corps d'un riche seigneur portugais, que deux de ses domestiques n'avaient d'autre occupation que de porter à la mer les corbeilles qu'ils en remplissaient.

A notre époque, des médecins célèbres, comme Alibert, Gibert, Cazenave, Giraudeau de Saint-Gervais, Devergie, croyaient encore à la diathèse pédiculaire. Semblable opinion était adoptée par Fuchs, Gaulke et, plus récemment, par Blyckaerts. C'est à Rayer, puis à Bazin et à Hardy que revient le mérite d'avoir détruit cette erreur grossière et d'avoir démontré que, dans tous les cas, les parasites, même très nombreux, étaient enfermés dans les vêtements avant de se montrer à la surface du corps.

O. Taschenberg, *Bibliotheca zoologica*, II, p. 1537.
H. Ch. Alt, *De phthiriasi. Commentatio inauguralis pathologica*. Bonnæ, in-4°, 1824.
J. Sichel, *Essai monographique sur la phthiriase*. Paris, 1825.
Geo. Pouchet, *Des colorations de l'épiderme*. Thèse de Paris, 1864.
S. P. Fabre, *Des mélanodermies et en particulier d'une mélanodermie parasitaire*. Thèse de Paris, 1872, — Id., *Du rôle des parasites animaux dans la pigmentation cutanée, à propos d'une observation de mélanodermie phthiriasique*. Paris, in-8° de 12 p., 1879.
L. Weber, *Contribution à l'étude des mélanodermies*. Thèse de Paris, 1878.
Blyckaerts, *Observations curieuses de fièvre pédiculaire*. Presse méd. belge, n° 15, 1884.
A. Pignot, *Phthiriase*. Dict. encyclop. des sc. méd., (2), XXIV, p. 448, 1887.

Phthirius inguinalis Denny, 1842.

SYNONYMIE : *Pediculus inguinalis* Redi, 1668.
P. pubis Linné.
Phthirius pubis Leach.

Le Pou du pubis ou Morpion (fig. 682) est l'unique espèce du genre *Phthirius;* il est particulier à l'Homme et s'observe de préférence dans la race blanche. Le mâle est long de $0^{mm},8$ à 1 millimètre, large de $0^{mm},5$ à $0^{mm},7$. La femelle est un peu plus grande et mesure de 1 millimètre à $1^{mm},5$.

La tête est large, pourvue de deux longues antennes et de deux petits yeux et unie au thorax par un étranglement en forme de cou. Le thorax est plus large que l'abdomen, dont il n'est pas séparé. Ce dernier est cordiforme, formé de huit segments : les trois premiers sont rudimentaires et indiqués seulement par leurs stigmates ; chacun des autres segments de l'abdomen est orné sur son bord externe d'un mamelon conique et rétractile, surmonté d'un bouquet de poils. Les pattes de la première paire, à la base desquelles on voit un large stigmate, sont relativement grêles et se terminent par une petite griffe. Celles des deux autres paires sont grimpeuses et s'épaississent à leur extrémité.

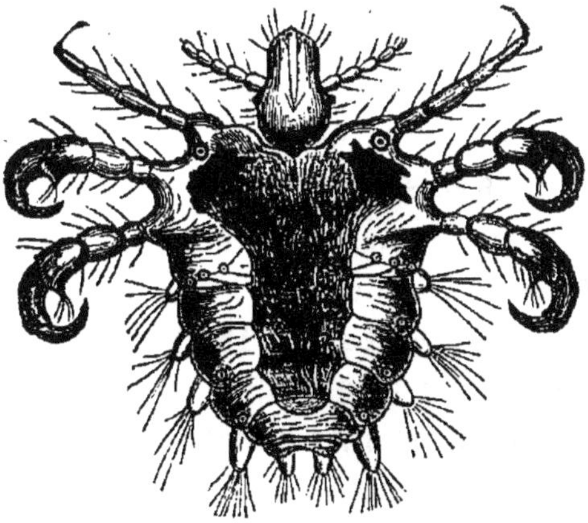

Fig. 682. — *Phthirius inguinalis* très grossi.

La femelle pond de 10 à 15 œufs piriformes, qu'elle fixe aux poils, le plus près possible de la base. Les œufs se distinguent déjà de ceux des Poux à ce caractère, mais la distinction ne peut se faire avec certitude que si l'on examine l'embryon qui s'y trouve renfermé : les pattes sont de bonne heure conformées comme chez l'adulte. Le jeune éclôt au bout de six à sept jours ; il est apte à se reproduire environ quinze jours après sa naissance.

Comme son nom l'indique, ce Pou se tient ordinairement dans les poils du pubis ; il est plus fréquent chez l'adulte et se transmet surtout pendant le coït ; toutefois, on peut l'acquérir, en dehors de la copulation, par les vêtements, la literie, le siège des cabinets d'aisances, etc. Sa piqûre détermine une violente démangeaison, le patient se gratte avec fureur et souvent provoque une éruption prurigineuse caractérisée par l'apparition de papules, de vésicules et de pustules.

Du pubis et de la région scrotale et périnéale, ce Pou passe ordinairement sur les parties voisines, pourvu qu'elles soient recouvertes de poils, même très fins : c'est ainsi qu'on le voit descendre sur la cuisse et la jambe et jusque sur les orteils, ou remonter sur le ventre et la poitrine, pour gagner le creux axillaire et même la barbe. On peut le trouver encore parmi es cils, où Celse l'avait déjà rencontré, et au sourcil : cette ocalisation particulière est, pour ainsi dire, spéciale à la preière enfance et résulte de ce que, pendant l'allaitement, le arasite est passé du sein de la nourrice à la paupière de l'enant; il peut occasionner une légère blépharo-conjonctivite.

Le Pou du pubis se voit très rarement dans les cheveux : ertarelli et Carabelli, de Milan, cités par Grassi, l'y ont renontré, mais sans pouvoir y découvrir ses œufs. Grassi luiême l'a vu en abondance, et à l'état d'œuf aussi bien qu'à 'état adulte, dans la chevelure de trois sœurs, dont les deux înées avaient 9 et 7 ans; les parasites étaient nombreux à la ériphérie du cuir chevelu, mais faisaient défaut vers le sinciut. White, de Boston, les a vus également dans les cheveux.

La pédiculose semble être plus fréquente à Boston que dans es autres villes des États-Unis. De 1878 à 1886, on a soigné ans les hôpitaux 15,551 malades atteints de maladies de la eau : 914, soit 5,5 p. 100, étaient atteints de pédiculose; dans 'autres grandes villes de l'Union et au Canada, la proportion t notablement inférieure et oscille entre 1,5 et 3,33 p. 100. ans 50 cas, d'après Greenough, la nature du parasite n'a pas té déterminée; les 864 cas restants se décomposaient comme uit :

Pediculus capitis a été vu chez	81 hommes et	419 femmes, soit	500 fois.
Pediculus vestimenti —	196 —	141 —	337 —
Phthirius inguinalis —	26 —	1 —	27 —
Totaux.........	303	561	864

Moursou a démontré que les *taches bleues*, *taches ombrées* ou *aculæ cœruleæ*, bien loin d'être un symptôme certain de la èvre typhoïde, de la fièvre synoque et d'autres graves malaes, comme les cliniciens les plus éminents l'avaient si longemps professé, coïncidaient simplement avec la présence du orpion ou de son œuf : il cite, à l'appui de son opinion, 50 observations concluantes, faites sur des individus bien portnts ou sur des malades atteints d'affections diverses. Ces taches, d'un gris d'acier, ont jusqu'à 7 et 8 milimètres de lareur; elles sont indolores, ne pâlissent que faiblement à la ression et disparaissent au bout de quelques jours. Elles sont ues à la piqûre du parasite et à l'introduction de sa salive sous la peau, sans que celle-ci ait subi la moindre lésion (Da maschino). Duguet a pu les reproduire expérimentalement e inoculant sous la peau le corps broyé d'un certain nomb d'Insectes.

O. Taschenberg, *Bibliotheca zoologica*, II, p. 1539.

L. Landois, *Untersuchungen u. s. w. — 1. Anatomie des Phthirius inguinal Leach.* Z. f. w. Z., XIV, p. 1, 1864.

J. Moursou, *Nouvelles recherches sur l'origine des taches ombrées.* Ann de dermatol. et de syphiligraphie, IX, p. 198, 1877.

Duguet, *Sur les taches bleues ; leur production artificielle et leur va séméiologique.* Ibidem, (2), I, p. 545, 1880. — Id., *Les taches bleues et le Po du pubis.* Compte rendu de la Soc. de biologie, 17 avril 1880. — Id., *Pat génie des taches bleues.* Ibidem, 5 février 1881. — Id., *Expériences et recher nouvelles sur les taches bleues.* Ibidem, p. 617, 1882.

O. Simon, *Ueber maculæ cœruleæ (taches ombrées, taches bleues) mit K kenvorstellung.* Breslauer ärztliche Zeitschrift, nº 14, 1881.

P. Gibier, *Nouvelle étude sur la corrélation qui existe entre les tac ombrées et la phthiriase du pubis. Recherches cliniques.* Gazette méd. Paris, nº 10, 1881.

B. Grassi, *Note intorno ad alcuni parassiti dell' uomo. — I. Di una anomala del Phthirius inguinalis.* Gazz. degli ospitali, II, p. 433, 1881.

Ch. Mallet, *Étude sur les taches bleues. Historique et recherches nouvel* Thèse de Paris, 1882.

Portalier, *Mélanodermie phthiriasique chez une femme cachectique.* Ann. dermatol. et de syphiligraphie, p. 484, 1882.

H. F. Hansell, *Pediculus pubis in the eyelashes.* Polyclinic, Philadelphia, p. 119, 1883-4.

Fr. W. Ring, *A case of phthiriasis palpebrorum.* N.-Y. med. Record, XX p. 647, 1885.

L. Rosenmeyer, *Ueber pediculosis palpebralis.* Münchener med. W XXXIII, p. 145, 1886.

P. W. P. Mathews, *Notes on phthiriasis.* Canada med. and surg. jou XV, p. 45, 1886.

L. Herz, *Zur Ætiologie des Herpes ciliaris (conjunctivitis lymphati* Klin. Monatsblätter für Augenheilkunde, p. 418, 1886.

J. Santos Fernandez, *Clinica de enfermedades de los ojos.* Habana, 1 Voir p. 268.

H. Goldenberg, *Ueber Pediculosis. Ein Beitrag zum Zusammenhang zw chen Haut- und Augenkrankheiten.* Berliner klin. Woch., XXIV, p. 806, 18

F. B. Greenough, *Clinical notes on pediculosis.* Boston med. and s journal, CXVII, 1888. Journal of the amer. med. Association, IX, nº 11, 1

Les Phytophthires ou *Poux des plantes* sont parasites des végétaux ils comprennent deux familles principales, les Coccides ou Coch nilles et les Aphides ou Pucerons.

Chez les Coccides ou Gallinsectes, l'œuf donne naissance à u larve libre, qui court à la surface de la plante; au bout d'un cert temps, elle enfonce son rostre dans l'écorce, devient immobile et tarde pas à passer à l'état parfait.

La larve qui doit devenir un mâle subit une métamorphose comète, contrairement à ce qui s'observe chez tous les autres Hémipères : après sa dernière mue, elle perd son rostre, puis se confeconne une sorte de cocon, dans lequel elle se transforme bientôt en ne pupe immobile. L'adulte est rarement aptère (*Ritsemia pupifera*, *canthococcus aceris*); le plus souvent, il n'a qu'une paires d'ailes, la ostérieure étant, comme chez les Diptères, transformée en deux banciers. L'abdomen est formé de sept anneaux; sur le dernier s'ouent des filières d'où sortent deux ou quatre filaments cireux resmblant à des soies. Le mâle voltige à la recherche de la femelle, la éconde, puis meurt; pendant son existence éphémère, il ne prend ucune nourriture : il n'a point de bouche.

La femelle provient, par métamorphose incomplète ou régressive, une larve semblable à celle qui produit le mâle, mais un peu plus osse; cette larve sécrète encore des matières cireuses ou farineuses, l'abri desquelles elle accomplit ses métamorphoses. La femelle dulte est toujours beaucoup plus grosse que le mâle. Son corps est urt et trapu; la métamérisation s'observe encore au début, mais disraît graduellement, au moins chez quelques espèces, si bien que la emelle ressemble finalement à une masse inerte, dans laquelle on a eine à reconnaître un animal : la tête, le thorax et l'abdomen se foonnent alors en un seul bloc.

Suivant les cas, les Cochenilles sont ovipares ou ovovivipares; lles peuvent également se reproduire par parthénogenèse. Signoret s divise en quatre tribus : Lécanines, Coccines, Diaspines et Braycélines; seules, les deux premières nous intéresseront. Aux Lécanines se rattachent les genres *Ericerus* et *Tachardia* (1); aux Coccines, genres *Kermes*, *Gossyparia*, *Coccus*, *Llaveia* et *Porphyrophora*.

Ericerus cerifer Guérin-Méneville, 1858.

ynonymie : *Ericerus pe-la* Signoret, 1874.

Le mâle (fig. 683), de grande taille, est d'un rouge fauve; il prénte six ocelles et quatre yeux à facettes, des antennes et des pattes ès longues et pubescentes, des ailes transparentes et très allongées, es balanciers pourvus de deux soies à l'extrémité. L'abdomen, aussi ng que le thorax, est moins large que lui; son dernier segment orte de chaque côté deux longs poils qu'agglutine une substance crétée par les filières.

(1) Nous proposons de substituer ce nom, nouveau dans la nomenclature, nom de *Carteria* Signoret, 1874, adopté déjà par Diesing en 1865 et par ray en 1867.

La femelle (fig. 684) est sphérique, globuleuse et présente à sa face inférieure une large échancrure au moyen de laquelle son corps moule sur la branche.

Cette Cochenille produit la cire de Chine. Les femelles restent li-

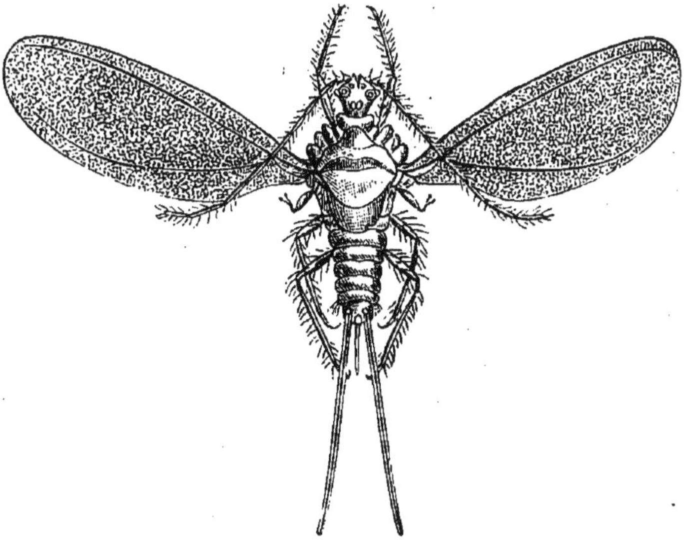

Fig. 683. — *Ericerus cerifer* mâle, d'après Signoret.

bres, tandis que le soin de fabriquer la cire est dévolu aux mâl Ceux-ci forment le long et autour des branches de certains arb des agglomérations considérables. L'Insecte semble vivre indifférem-ment sur différentes sortes d'arbres, *Rhus succedanus*, *Ligustrum glabrum*, *L. lucidum*, *Hibiscus syriacus*, *Celastrus ceriferus*, *Fraxinus sinensis* et quelques autres arbres dont la détermination n'est pas suffisam-ment établie.

Fig. 684. — *Ericerus cerifer* femelle, d'après Signoret.

C'est surtout dans la province de Sse-tchou qu'est prospère la culture du Pe-la; elle a en-gendré de curieuses coutumes. L'Insecte se dé-veloppe sur les feuilles de *Ligustrum lucidum*, dans le pays de Kien-tchang, près de Nin-gyuen. A la fin d'avril, on recueille les œufs de la Cochenille et on les porte à Kia-tinq-fou, à quatorze journées de marche, de l'autre côté d'une chaîne de montagnes; le voyage ne se fait que la nuit, pour sous-traire les œufs à l'action de la trop grande chaleur. Le trajet achevé, on détache les œufs de la branche sur laquelle on les a portés et on les place sur les rameaux de *Fraxinus sinensis*, où les Insectes nais-sent et sécrètent la cire blanche.

La valeur totale de la récolte annuelle dans le Sse-tchouen est évaluée par Richthofen à 14 millions de francs. La cire, produit de sécrétion de l'Insecte même, est blanche, translucide, brillante, inodore, insipide, non onctueuse au toucher. Elle est plus dure que la cire d'Abeille et est douée d'une structure assez analogue à celle du feldspath fibreux. Elle est insoluble dans l'eau, mais se dissout dans les huiles essentielles; elle est à peine attaquée par l'alcool bouillant, les acides ou les alcalis; son point de fusion n'a pas été suffisamment défini.

Pour se procurer la cire, on chauffe les branches sur lesquelles elle s'est déposée : la cire entre en fusion et on la filtre à travers une étoffe. L'analyse chimique a montré que cette substance était un éther cérotique ou éther de l'alcool cérylique, connue en chimie sous le nom de cérotate de céryle, $C^{54}H^{108}O^2$. On la purifie en la faisant cristalliser dans un mélange d'alcool et de naphte ; le produit doit être épuisé par l'éther, puis lavé à l'eau bouillante et finalement cristallisé dans l'alcool absolu.

La cire de l'Éricère est employée en Chine à la fabrication de bougies de luxe. Elle sert en outre à des usages médicaux ; comme chez nous la cire d'Abeille, elle est utilisée pour la préparation du cérat et de certains composés emplastiques ; elle sert encore à la confection d'appareils de contention pour les fractures.

A. Hosie, *Chinese insect white wax*. British Assoc. for the advancement of science, 1885. Nature, XXXII, p. 562, 1885. Amer. Naturalist, XIX, p. 1106, 1885.

Tachardia lacca R. Bld, 1886.

Synonymie : *Carteria lacca* Signoret, 1874.

La Cochenille de la laque, connue déjà du P. Tachard, en 1710, a été bien étudiée par Carter, à Bombay, en 1861.

Sur les branches de certains arbres se voient des incrustations elliptiques, imperforées, qui abritent le mâle. Celui-ci sort de sa logette au commencement de septembre : c'est un Insecte aptère, long de 1mm,4, pourvu de deux longues antennes à 9 articles, de quatre yeux et de deux longs filaments laineux émanant des filières. En courant sur les branches, il rencontre l'une des incrustations sous lesquelles se cachent les femelles, féconde celles-ci, puis meurt.

A côté des incrustations des mâles, mais en plus grand nombre, on en voit d'autres dont la base est sensiblement circulaire et présente douze saillies symétriques (fig. 685) ; leur surface présente trois orifices disposés en triangle, deux petits et un grand, par chacun desquels passe un faisceau de filaments frisés. Si on traite par l'alcool une de ces incrustations, elle se dissout et met à nu la femelle (fig. 686), fixée perpendiculairement à l'axe de la branche (fig. 687).

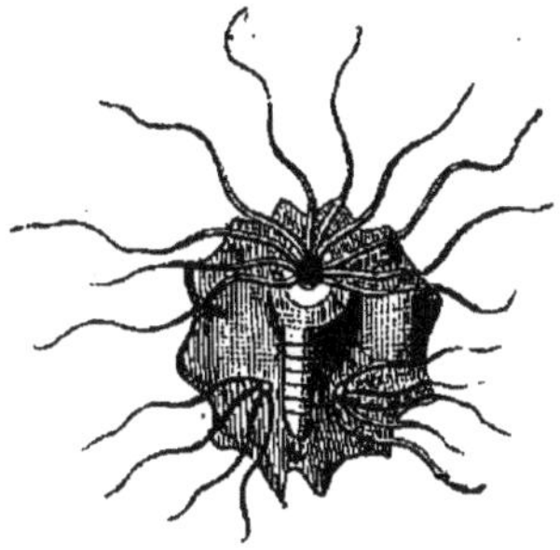

Fig. 685. — Incrustation de la femelle, d'après Carter.

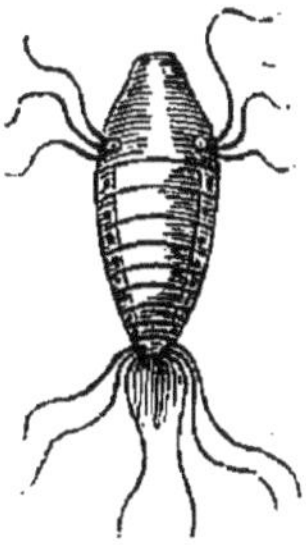

Fig. 686. — *Tachardia lacca* femelle, d'après Carter.

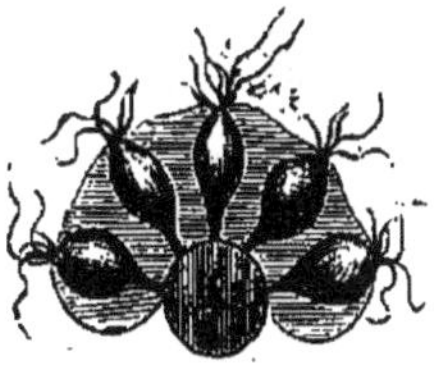

Fig. 687. — Section d'une branche chargée de laque.

La femelle est réduite à l'état de sac pyriforme, de couleur rouge sombre, lisse et luisant. Celle de ses extrémités qui est enfoncée dans l'écorce porte le rostre ; l'autre est munie de trois papilles représentant les filières et correspondant aux trois orifices de l'incrustation. La matière colorante, formée de granulations rouges, est renfermée dans l'ovaire et dans les œufs.

La Tachardie est ovovivipare. Au commencement de juillet, les larves sortent par l'orifice anal de l'incrustation et ne tardent pas à se fixer elles-mêmes, en enfonçant leur rostre dans l'écorce. Elles sont alors d'une teinte rouge minium, longues de $0^{mm},6$ environ, elliptiques, obtuses en avant, sans ligne de démarcation entre la tête et le thorax. Le corps est régulièrement segmenté ; une houppe de filaments laineux émerge de chaque côté du thorax, à la place des ailes, et une touffe toute semblable, bifurquée et divergente, se voit au niveau de l'anus.

La larve fixée grandit rapidement, en même temps qu'elle exsude la laque par la surface entière de son corps. On peut dès lors reconnaître à quel sexe elle appartiendra par la suite : est-elle destinée à devenir un mâle, la laque l'entoure et l'emprisonne de toutes parts; doit-elle devenir une femelle, l'incrustation présente les trois ouvertures caractéristiques, par où passeront bientôt les touffes filamenteuses. Après la métamorphose, le mâle devient libre, mais la femelle reste dans l'incrustation; dès qu'elle est fécondée, elle sécrète la substance cotonneuse avec exubérance.

Les larves naissent au commencement de décembre, puis se fixent et s'encroûtent de laque. A la fin de février, les mâles commencent à sortir de leurs cocons et, dans les premiers jours de mars, environ cinq jours après leur éclosion, ils se livrent à l'acte de la fécondation. Les mâles d'été étaient aptères; ceux d'hiver sont au contraire tous munis de deux ailes membraneuses, blanchâtres, transparentes, parcourues par deux nervures et un peu plus longues que le corps de l'Insecte.

La Cochenille de la laque produit donc par an deux générations, caractérisées surtout par le dimorphisme des mâles. La sécrétion résineuse est plus active dans la première évolution que dans la seconde, probablement à cause de la plus grande quantité de sucs renfermés dans la plante en été qu'en hiver; mais la plus grande quantité de laque semble être produite par la couvée de décembre.

Comme la matière colorante est contenue dans les jeunes, la gomme laque doit être recueillie immédiatement avant leur sortie, c'est-à-dire vers la fin de mai ou le commencement de juin : on doit faire aussi une seconde récolte vers le mois de novembre.

Les arbres sur lesquels *Tachardia lacca* se rencontre le plus habituellement sont : *Anona squamosa*, *Ficus religiosa*, *F. indica*, *Butea frondosa*, *Zizyphus jujuba* et trois espèces de *Mimosa*, entre autres *M. cinerea*; on l'observerait encore sur *Schleichera trijuga* et *Croton lacciferum*.

La laque est connue en Europe depuis de longs siècles; peut-être même était-elle connue des anciens, car il y a quelques raisons de croire que c'est à elle que Dioscoride donnait le nom de *cancamum*. C'est un produit complexe, dans lequel on doit distinguer deux substances : la *laque* (1), sécrétion qui exsude de la surface du corps de l'Insecte, et la *teinture de laque* (2), matière colorante plus spécialement localisée dans l'ovaire de la femelle.

La gomme laque se présente dans le commerce sous différents états : nous nous bornerons à les énumérer rapidement, renvoyant pour plus de détails aux livres qui traitent de la matière médicale. « Tantôt, dit Planchon (3), on se contente

(1) *Lac* des Anglais; *Gummilack*, *Schellack* des Allemands.

(2) *Lac-dye* des Anglais; *Lackfarbe* des Allemands.

(3) G. Planchon, *Traité pratique de la détermination des drogues simples d'origine végétale*. Paris, 1875. Voir II, p. 209.

de recueillir le rameau entier, bois et résine ensemble ; c'est la *Laque en bâtons* (fig. 688). D'autres fois, on détache les cylindres de leur axe ligneux et on les apporte en gros morceaux, c'est ce qu'on a quelquefois appelé *Laque en grappes;* ou bien, on concasse les morceaux et on en fait de la *Laque en grains*. Dans ces diverses opérations, on laisse à la laque ses caractères naturels. On pousse quelquefois plus loin la préparation : on fait fondre la laque dans l'eau bouillante pure ou alcalinisée; on la passe à travers une toile, on l'étend sur une surface plane, et on presse de manière à en faire des plaques. C'est la *Laque en plaques* ou *écailles*. »

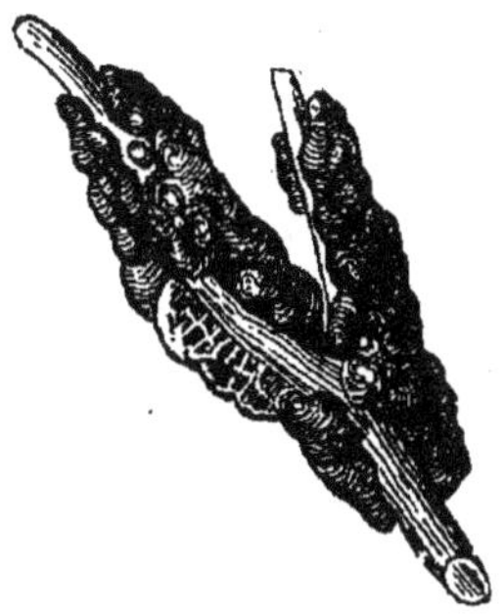

Fig. 688. — Laque en bâtons.

Un grand nombre de chimistes se sont occupés de rechercher la composition de la laque. Voici les analyses de Hatchett:

	Laque plate.	Laque en grains.	Laque en bâtons.
Résine	90,9	88,5	68,0
Matière colorante	0,5	2,5	10,0
Cire	4,0	4,5	6,0
Gluten	2,8	2,0	5,5
Corps étrangers	0,0	0,0	6,5
Perte	1,8	2,5	4,0
	100,0	100,0	100,0

On peut préparer la teinture de laque ou lac-dye par différents procédés. Le plus répandu aujourd'hui consiste à traiter la laque pulvérisée par des lessives de soude très faibles. De la sorte, on dissout la matière colorante avant la résine et on la précipite de sa solution alcaline par une solution d'alun. Ce précipité se trouve dans le commerce sous le nom de *laque-laque*, produit ordinaire, et de *laque-dye*, produit supérieur. La matière colorante ainsi isolée est très analogue à l'acide carminique ou rouge de carmin; peut-être même lui est-elle identique, comme le pense Schützenberger. Elle donne des couleurs extrêmement tenaces et résistantes.

Les usages de la laque sont très nombreux : aussi cette substance est-elle l'objet d'un commerce important. On la tire du Bengale, du Pégu, de Madras, de Siam, etc. Elle sert à la fabrication des vernis fins et de la cire à cacheter. Sa valeur thérapeutique doit être à peu près nulle; pourtant, elle a joui, pendant une certaine période, d'une véritable faveur; on la croyait tonique et astringente; ses teintures alcoolique, aqueuse et alcaline passaient pour vulnéraires et antiscorbutiques, mais devaient bien plutôt leur action aux substances auxquelles on les mélangeait. La laque entrait encore dans un grand nombre de préparations officinales telles que les trochisques de karabé, les trochisques de laque, divers opiats, les *species dialaccæ*, le *lacca tota*.

Tachardia larreæ R. Bld, 1886.

Synonymie : *Carteria larreæ* Comstock, 1880.

Cet Insecte se rencontre dans l'Arizona, sur le tronc et les branches de *Larrea mexicana;* la laque se trouve sur cette plante en quantité suffisante pour faire l'objet d'une exploitation. L'incrustation n'est pas aussi épaisse que celle de *Tachardia lacca;* elle dépasse rarement $3^{mm},5$. De plus, les masses de laque excrétées par les divers individus ne se fusionnent pas d'une manière aussi intime que chez l'espèce indienne : elles gardent au contraire une forme plus ou moins globuleuse.

T. larreæ est une Cochenille de petite taille. La femelle adulte n'a que 2 millimètres de diamètre. Son corps est à peu près circulaire et l'on voit faire saillie à sa surface les tubes de la laque et le tubercule anal. Le mâle est encore mal connu; sa longueur est d'environ 1 millimètre, y compris un long style qui, à lui seul, représente les deux septièmes de la longueur totale.

V. Signoret, *Sur des Cochenilles du Larrea mexicana*. Annales de la Soc. entomol. de France, (6), VI, 1887. Bulletin, p. LXII.

Tachardia mexicana R. Bld, 1886.

Synonymie : *Carteria mexicana* Comstock, 1880.

Cette Cochenille, encore peu connue, a été rencontrée à Tampico (Mexique), où elle vit sur des branches de *Mimosa*, à l'intérieur d'incrustations de laque, globuleuses ou plus ou moins étoilées, isolées ou réunies en petit nombre. Chaque incrustation présente à sa base six lobes, plus accentués chez les individus jeunes que chez les adultes; cet aspect est occasionné par une forme semblable de l'animal qui la produit.

De même que chez *T. lacca*, la femelle ne se tient pas à plat sur la branche, mais bien perpendiculairement à celle-ci. En considérant de face la branche sur laquelle s'est fixé l'Insecte, ce n'est donc pas de face que celui-ci se montrera, mais bien par son extrémité caudale. Le mâle est inconnu.

J. Alzate y Ramirez, *Memoria acerca del ambar amarillo* (*Karabe o succino*), *y de la goma lacca* (*resina*). Gaceta de literatura. Mexico, 20 de febrero de 1790. Réimprimé dans La Naturaleza, VI, entregas 21 y 22, *Appendice*, p. 172, 1884. Voir p. 179.

Kermes vermilio Planchon, 1864.

Cette Cochenille vit sur le Chêne garrouille (*Quercus coccifera* Linné), qui pousse dans toute la région méditerranéenne. Depuis l'antiquité, elle est employée comme teinture et a joué en médecine un rôle considérable.

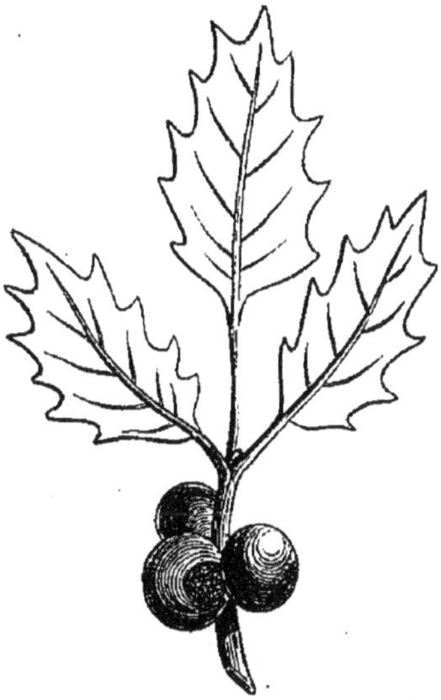

Fig. 689. — *Kermes vermilio* sur un rameau de Garrouille.

Le mâle est inconnu. La femelle, dépourvue de pattes et d'antennes, a l'aspect d'une baie rouge, lisse et globuleuse, attachée aux petits rameaux. Au commencement de mars, elle est plus petite qu'un grain de Millet; en avril, elle atteint déjà un diamètre de 5 à 8 millimètres et est de la grosseur d'une groseille (fig. 689); elle est entièrement développée en mai. Elle pond alors de 1,800 à 2,500 œufs, puis meurt; son cadavre reste au-dessus des œufs et les protège.

Vers la fin de mai, les larves éclosent et se répandent sur les branches. Après deux ou trois jours d'une vie très active, elles se fixent sur une partie un peu tendre de la tige ou des rameaux; elles demeurent alors immobiles et restent jusqu'au mois de mars sans se modifier notablement.

C'est cette Cochenille qui, recueillie avant l'éclosion des jeunes, puis desséchée, est connue sous les noms de *Kermès animal*, *Kermès végétal*, *graine de Kermès*, *graine d'écarlate*, *grana chermes*, *baies de Karmésine*, *baies de Kermès*, etc. Les plus anciens auteurs la signalent déjà et prônent ses vertus, mais sa nature animale n'a été démontrée qu'en 1551 par Quiqueran de Beaujeu, évêque de Senez.

Jusqu'à la découverte de l'Amérique, le Kermès a servi

presque exclusivement à teindre la laine et la soie en pourpre et en écarlate; depuis, il a été en grande partie supplanté par la Cochenille à carmin. Il semble avoir été employé dès l'époque la plus reculée, car la Bible en fait mention; toutefois, il est bien difficile, lorsqu'il s'agit de l'Asie Mineure, de savoir si la teinture rouge était obtenue avec lui ou avec le Porphyrophore d'Arménie, dont il sera question plus loin.

Au point de vue chimique, Lassaigne lui a reconnu la plus grande analogie avec la Cochenille du Nopal : la matière colorante est très analogue, sinon identique, à la *carmine*, qui se trouve dans cette dernière espèce; à côté d'elle, on trouve encore la *coccine* ou *zoococcine*, matière albuminoïde identique encore à celle que Pelletier et Caventou ont signalée comme formant la base et constituant la chair de *Coccus cacti*.

Déchu de sa splendeur au point de vue industriel, le Kermès ne l'est pas moins au point de vue médical. Et pourtant, on peut affirmer qu'aucun médicament ne fut jamais aussi fameux. Son histoire se divise en deux périodes, la première étant antérieure à Mesué.

Pendant la première période, on l'emploie pour l'usage externe et ne met à profit que ses propriétés astringentes ou légèrement amères. Dioscoride l'apprécie en ces termes : « Vis huic astringere cujus ratione vulneribus nervisque sauciatis tritum ex aceto convenienter imponitur. » A l'époque de Pline, on l'appliquait sur les plaies récentes ou bien on l'instillait dans l'œil injecté de sang : « Coccum ilicis vulneribus recentibus ex aceto imponitur. Epiphoris ex aqua, et oculis suffusis sanguine, instillatur. »

Au neuvième siècle, le Kermès prit tout d'un coup une importance exceptionnelle : Mesué composa son fameux électuaire, dans lequel il faisait entrer les substances les plus disparates, telles que la soie teinte avec la graine d'écarlate, le suc de pommes, l'eau de roses, l'ambre, le bois d'Aloès, le lapis-lazuli, le musc et l'or. Cette *Confectio alkermes* eut un immense succès : il n'y avait point de maladie dans laquelle elle ne dût être héroïque. Elle régna en souveraine absolue pendant plusieurs siècles, puis l'École de Montpellier, qui avait si puissamment contribué à son succès, s'avisa, vers 1580, d'en modifier la formule.

La *Confectio alkermes monspeliensium* eut son tour de gloire jusqu'en 1748, époque où Lemery proposa une *Confectio alkermes reformata*, de laquelle il excluait la soie, l'eau de roses, le suc de pommes, l'or, les perles et le lapis-lazuli. Il n'y avait plus qu'un pas à faire pour en arriver à l'usage pur et simple du sirop de Kermès; peu à peu, ce pas fut franchi et la *Confectio alkermes* tomba de plus en plus dans l'oubli.

Que reste-t-il aujourd'hui de toute cette gloire? Plus rien, qu'un élixir qui se fabrique en Italie, et qui se sert encore sur les tables, à Florence et à Naples.

Gossyparia mannifera R. Bld, 1886.

Synonymie : *Gossyparia manniparus* Signoret, 1875.

Cette Cochenille se rencontre dans l'Asie Mineure, en Arménie et en Perse, sur les branches de *Tamarix gallica*, var. *mannifera* Ehrb.

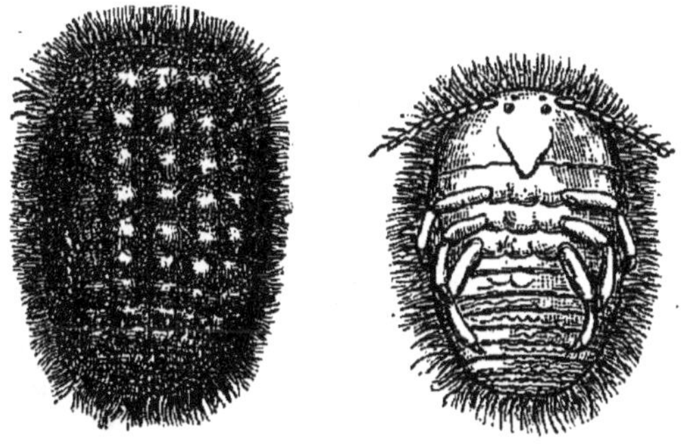

Fig. 690. — *Gossyparia mannifera*, jeune femelle vue par la face dorsale et par la face ventrale, d'après Ehrenberg.

Le mâle est encore inconnu. La femelle (fig. 690) est aptère, longue de 0mm,5, molle, blanche, elliptique; sa face inférieure est plane et glabre, sa face supérieure convexe, villeuse et divisée en douze segments, dont le premier est le plus grand. Antennes à neuf articles ; pattes à quatre articles ; deux yeux à la base des antennes et à la face inférieure. Rostre court, obtus, comprimé, à pointe dirigée entre la première paire de pattes.

Les fines branches du Tamarix sont ordinairement recouvertes d'un nombre considérable d'Insectes; le long de ces branches coule un liquide semblable à du miel, formant çà et là des gouttelettes qui tombent jusqu'à terre (fig. 691). Cette sorte de miel est connue des Arabes sous le nom de *man*. Angelus, en 1618, la signale sous le nom de *guezengebin*, c'est-à-dire, en persan, miel de Tamarix; il la fait provenir des environs de Bassora, en Arabie. Il y a lieu de penser que cette manne est précisément celle dont se nourrissaient les Hébreux, conduits par Moïse au travers du désert.

Schlimmer l'indique sous le nom de *guèze Khounçar ;* le Tamarix sur lequel on la recueille est répandu à peu près par toute la Perse, mais il ne donnerait de la manne que dans la petite province de Khounçar. Si le fait est exact, il prouve sans doute que la Cochenille a moins d'extension géographique que l'arbre qui la nourrit.

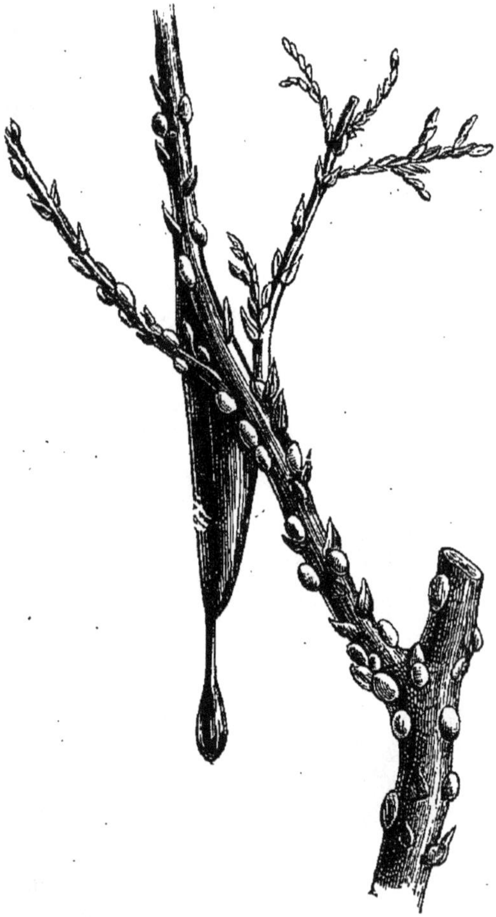

Fig. 691. — Branche de *Tamarix* chargée de Cochenilles et portant un amas de manne, d'après Ehrenberg.

On admet généralement que la manne est un suc limpide excrété par la plante, sous l'influence de la piqûre des Cochenilles ; mais il est presque certain que des observations nouvelles viendront prouver qu'elle n'est autre chose qu'un miellat sécrété en abondance par l'innombrable colonie d'Insectes qui a élu domicile sur l'arbuste.

Berthelot a fait l'analyse d'un échantillon de manne arrivé fraîchement du Sinaï. Elle avait l'aspect d'un sirop jaunâtre, épais ; sa composition centésimale, abstraction faite des débris végétaux et de l'eau, était la suivante :

Saccharose..	55
Sucre interverti (lévulose et glycose)..............	25
Dextrine et produits analogues........................	20

Ce savant publiait en même temps l'analyse d'une autre sorte de manne provenant du Kurdistan, et recueillie dans les montagnes au nord-est de Mossoul. Les Kurdes s'en servent sans la purifier et la mélangent à de la pâte et même à de la viande. L'arbre qui la porte est fort différent du Tamarix, mais ne semble pas avoir été déterminé avec une précision suffisante. La composition de cette manne du Kurdistan était la suivante :

Saccharose	61
Sucre interverti (lévulose et glycose)	16,5
Dextrine et produits analogues	22,5

La composition des deux mannes est donc presque identique, bien qu'elles aient été recueillies sur des végétaux d'espèces fort différentes. C'est là un argument de valeur en faveur de l'opinion qui considère la manne comme une sécrétion de l'animal, comme une production exubérante de miellat.

En raison de la nature des substances qui entrent dans sa composition, on conçoit très bien que la manne puisse être prise comme aliment. On la récolte en petite quantité, pendant les mois de juin et de juillet, mais son emploi en médecine est des plus restreints. Les Arabes et les moines grecs la recueillent et la mangent avec le pain, comme on fait du miel; Angelus lui attribue les mêmes usages. Son prix, d'après Schlimmer, est moins élevé que celui de la manne du Chêne; aussi les confiseurs persans la recherchent-ils pour en faire des tablettes.

Coccus cacti Linné, 1740.

Cette Cochenille vit sur le Cactus nopal (*Opuntia coccinellifera*) et sur quelques autres Cactées (*O. vulgaris, O. tuna*); on l'y trouve à l'état de larve et de femelle adulte.

Le mâle (fig. 692, *a*) n'a guère qu'un millimètre de longueur. Il est d'un rouge intense, ses pattes et ses antennes sont brunes, ses deux ailes d'un gris blanchâtre. Les antennes ont 10 articles; les ailes, pourvues d'une seule nervure bifurquée, sont beaucoup plus longues que l'abdomen; les balanciers font défaut. L'extrémité postérieure porte deux longs filaments qui sortent des filières.

La femelle adulte (fig. 692, *b*) est d'un brun rouge foncé; elle est longue de 6 à 7, parfois même à 10 millimètres, large de 4 et épaisse de 2 à 3. Son corps est annelé et est parcouru par une sorte de carène dorsale. Les antennes sont courtes, coniques, à 7 articles. Elle sécrète par toute sa surface une matière cireuse blanche qui l'enduit comme d'une poussière cotonneuse, et qui, lorsqu'elle devient trop abondante, se dépose çà et là sous forme de petits amas sur les raquettes du Nopal (fig. 693).

Le mâle meurt aussitôt après l'accouplement. La femelle dépose ses œufs dans les amas cotonneux, suivant les uns, fait des petits vivants, suivant les autres, puis meurt à son tour : son rostre abandonne la plante et son cadavre tombe à terre.

Les larves ne sortent de leur nid cotonneux qu'au bout d'une huitaine de jours : elles sont alors assez semblables à la mère, mais plus petites. Dans l'espace de deux semaines, elles ont subi toutes leurs mues et achevé leur croissance. Celle qui doit devenir une femelle s'est simplement fixée au Nopal et accomplit sur place ses métamorphoses. Celle qui doit devenir un mâle se construit au contraire, à l'aide de sa matière cireuse, une sorte de cocon ouvert en arrière : c'est là qu'elle accomplit ses dernières mues ; l'Insecte parfait en sort à reculons au bout d'une huitaine de jours.

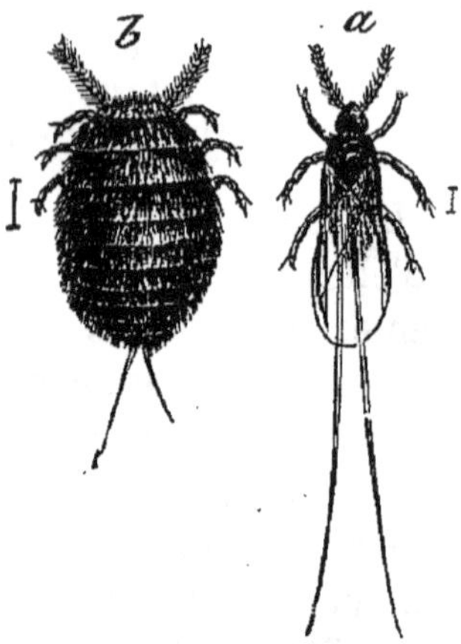

Fig. 692. — *Coccus cacti.* — *a*, mâle ; *b*, femelle.

Avant la découverte de l'Amérique, les Aztèques connaissaient déjà les propriétés tinctoriales de la Cochenille du Nopal. A l'exemple de Lopez de Gomara, qui en fit le premier mention, en 1525, on la considéra comme une graine, jusqu'au jour où le P. Plumier, en 1666, vint prétendre que c'était un Insecte voisin des Punaises. Le

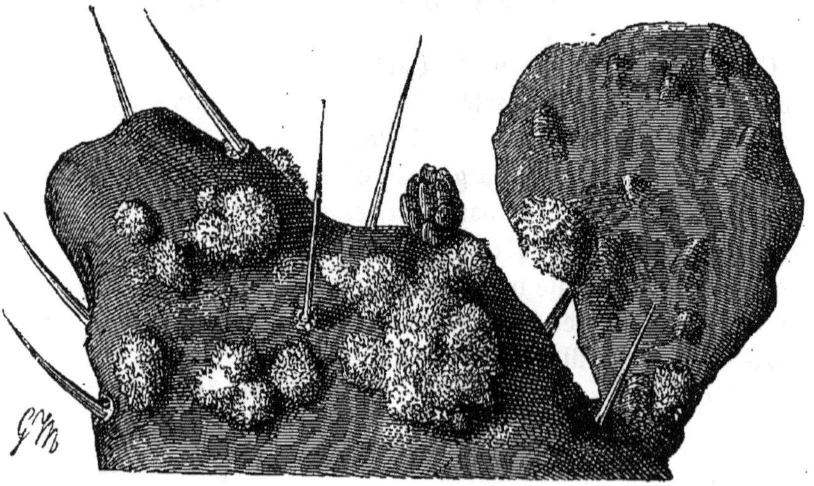

Fig. 693. — Raquettes de Nopal portant des Cochenilles.

fait fut mis hors de doute, quand de Ruusscher eut publié, en 1729, les curieux documents qu'il avait recueillis.

Au Mexique et dans les pays où elle a été introduite, par exemple aux Canaries, la Cochenille à carmin est l'objet d'une culture analogue à celle du Ver à soie. Cette culture a perdu beaucoup de son importance, depuis la découverte des couleurs d'aniline.

Quand la Cochenille est mûre, c'est-à-dire bien adulte, on procède à la moisson. On brise les branches des Cactus, puis on les brosse avec un petit balai, de manière à détacher les Insectes qui y sont fixés. Ceux-ci sont alors disposés sur des claies par couches d'une faible épaisseur, puis desséchés ou torréfiés à une température d'environ 40°. Dès que la Cochenille est convenablement desséchée, on procède à son nettoyage : on se sert pour cela d'un tamis, qui la sépare des épines de Nopal et du feutrage blanc qui la recouvre. La Cochenille qui n'a pas servi à la reproduction, c'est-à-dire la plus grande partie, garde une teinte argentée et constitue une sorte commerciale connue sous le nom de *plateada*. Celle, au contraire, qui a servi à la reproduction perd dans les diverses manipulations son feutrage blanc ; elle est facilement reconnaissable à ce que son corps, vide des larves qui le remplissaient tout d'abord, s'est creusé après la ponte : on l'appelle *Cochenille noire* ou *madres*.

En les considérant d'après leur provenance, et non plus d'après leur mode de préparation, on a distingué parmi les Cochenilles trois sortes commerciales : 1° la *Cochenille mestèque* ou *fine* (*Grana fina* ou *Grana mestica*), cultivée à Mestèque dans la République de Honduras ; 2° la *Cochenille noire ;* 3° la *Cochenille sylvestre* (*Grana silvestra*), qui n'est point le résultat de la culture, mais qui s'est librement développée sur des Cactus sauvages.

La Cochenille est recherchée pour la belle couleur rouge qu'elle produit et dont les applications sont sans nombre dans les arts, dans la peinture, dans l'industrie. Cette couleur, le *carmin*, intéresse aussi au plus haut point l'histologiste, qui trouve en elle un auxiliaire précieux, depuis que Gerlach, en 1858, a découvert la sélection dont ses dissolutions ammoniacales sont douées vis-à-vis des éléments anatomiques.

Pour extraire le carmin de la Cochenille, on réduit celle-ci en poudre, on l'additionne d'un sel minéral, tel que le salpêtre, on fait bouillir avec de l'eau et on filtre ; si la liqueur est suffisamment concentrée, le carmin se dépose au bout de quelque temps : c'est l'*acide carminique* brut, qu'ont découvert Pelletier et Caventou.

Cet acide cristallise en aiguilles agglomérées, d'une saveur nettement acidulée ; c'est une sorte de glucoside qui se dédouble facilement par hydratation en un corps $C^8H^8O^4$ ou $C^6H^2(OH)^2(CH^3)CO^2H$, le *rouge de carmin*, et une matière sucrée dépourvue de pouvoir rotatoire.

A l'époque où le Kermès obtenait en médecine l'immense faveur que l'on sait, la Cochenille du Nopal était elle-même communément employée; toutefois, elle fut toujours bien loin d'avoir la vogue de la graine d'écarlate. A présent, on a bien oublié les propriétés thérapeutiques qui lui avaient été empiriquement attribuées : on ne se souvient plus que Hernandez la recommandait comme cordial, que Delius la conseillait dans les maladies exanthématiques, que Lister, Struve et d'autres la préconisaient comme lithontriptique, comme diaphorétique et diurétique. Dès 1813, Chaumeton fait observer que la Cochenille était déjà chassée à peu près complètement de la matière médicale et qu'elle n'était plus employée que pour ses propriétés tinctoriales, pour donner un aspect agréable aux préparations pharmaceutiques. Toutefois, cette exclusion serait trop absolue; Laboulbène dit qu'elle rend quelques services contre les quintes spasmodiques de la toux nerveuse et O. Larcher la prescrit avec succès dans le spasme convulsif de l'appareil respiratoire, dans les accès d'asthme nerveux, contre les quintes convulsives de la coqueluche.

Llaveia axin Signoret, 1875.

Synonymie : *Coccus adipofera* J. Dondé Ibarra, 1883.

L'Axin vit, au Mexique, sur des arbres appartenant à des familles très diverses : aux Légumineuses (*Erythrina*), aux Euphorbiacées (*Jatropha curcas*), aux Rutacées (*Zanthoxylum clava-Herculis*); il affectionne tout spécialement les Térébinthacées et s'observe sur certains *Schinus* et sur un assez grand nombre de *Spondias* (*Sp. myrobalanus*, *Sp. mombin*, *Sp. rubra*).

Le mâle est une petite Mouche rouge, longue de 15 millimètres, et pourvue de deux ailes à trois nervures. Il présente deux yeux noirs et deux antennes filiformes à 18 articles. L'abdomen est terminé par 6 à 8 longues soies.

La femelle est le géant des Coccides. Elle est longue de 19 à 25 et même à 30 millimètres, large de 12 à 15 et épaisse de 7. Elle est recouverte d'une sorte d'épaisse bourre blanche, ressemblant à de la farine, et qui, si on l'enlève, se régénère rapidement. Cette couche de cire étant enlevée, on voit que l'animal est d'une couleur rose uniforme ; dans l'alcool, il prend une teinte rouge vermillon. Les pattes à 5 articles, les antennes à 10 articles et le rostre sont d'un gris noirâtre ; les ailes font défaut. L'abdomen est formé de neuf anneaux; l'anus s'ouvre à la face supérieure, immédiatement en arrière du huitième anneau.

La femelle n'atteint son complet développement qu'en novembre ou décembre. Elle s'enveloppe alors d'un cocon blanc, soyeux, mou et friable, à l'intérieur duquel elle pond environ 1,500 œufs; ceux-ci donneront naissance aux larves au mois d'avril suivant.

La larve, étudiée par Alfred Dugès, est d'un rouge obscur, avec les extrémités noirâtres. Elle est velue et porte en arrière cinq poils plus grands et plus forts. Les antennes ont 7 articles; les pattes en ont quatre, dont le dernier porte une seule griffe. Elle ne mue qu'une seule fois, en juillet ou août, et cette mue coïncide avec le passage à l'état parfait.

Quand elles sont arrivées à leur complet développement, mais avant le moment de la ponte, on recueille les femelles et on procède à l'extraction de la graisse qui s'est accumulée dans leurs tissus. On lave d'abord les Insectes à l'eau froide, puis on les jette dans l'eau bouillante et on maintient l'ébullition jusqu'à ce qu'ils tombent en bouillie. On les exprime alors, on abandonne le liquide pendant vingt-quatre heures, puis on décante la graisse qui surnage : celle-ci est lavée de nouveau, chauffée jusqu'à ce que l'humidité disparaisse, puis finalement tamisée.

On extrait ainsi des Cochenilles de 26 à 28 p. 100 de leur poids d'une graisse connue sous le nom d'*axine*. Récemment préparée, elle a la consistance du beurre; elle a une odeur *sui generis*, analogue à celle de l'axonge rance; sa couleur est d'un beau jaune ou d'un jaune plus ou moins obscur. L'axine joue un rôle important dans la médecine populaire mexicaine. Les Aztèques l'utilisaient déjà et l'usage s'en est perpétué jusqu'à nos jours; elle se vend communément dans les drogueries et les pharmacies du Yucatan.

L'axine fond vers 36°. Insoluble dans l'eau et dans l'alcool froid, à peine soluble dans l'alcool bouillant, elle se dissout dans le bisulfure de carbone, l'éther, l'essence de térébenthine, la benzine, le chloroforme. Elle devient insoluble dans tous ces réactifs, quand elle a été exposée à l'air : dans ces conditions, elle se recouvre immédiatement, par oxydation, d'une pellicule fortement ridée, qui protège les parties sous-jacentes contre l'accès de l'air et par conséquent contre toute nouvelle oxydation ; mais si on a soin d'enfoncer cette pellicule dans la masse, au fur et à mesure qu'elle se forme, l'axine se transforme tout entière en une substance résineuse insoluble et infusible. Cette transformation est le fait de l'acide axinique, $C^{18}H^{28}O^{4}$, dont il va être question.

L'axine développe, par la distillation sèche, une forte odeur d'acroléine, preuve évidente de la présence de la glycérine. Elle se saponifie aisément et donne de l'acide laurique ou laurostéarique, associé à une petite quantité d'acide stéarique ou d'acide palmitique. En décomposant par l'acide chlorhydrique, dans un courant d'air, la partie du savon de potasse qui est restée en dissolution dans l'alcool, on obtient l'acide axinique, qui est de consistance huileuse. Même à 0°, il absorbe l'oxygène avec une très grande avidité et se recouvre rapidement de la pellicule blanche dont nous avons déjà parlé ; il est insoluble dans l'eau, mais soluble dans l'alcool et l'éther. Les produits de son oxydation à l'air seraient l'acide hypogéique et une substance mal définie, l'*agénine*, dont la formule n'a pas été déterminée.

L'axine est la substance huileuse la plus siccative que l'on connaisse. Elle constitue un excellent vernis pour le bois, les métaux, la porcelaine, etc. Sa solution dans la térébenthine peut être d'un grand avantage dans les arts, si on lui incorpore des couleurs fines. Cette substance a encore la propriété de rendre les objets absolument imperméables, sans rien leur enlever de leur souplesse. A l'instigation du gouvernement, la culture de l'Axin est en train de se développer au Mexique et on peut prévoir que ce sera avant peu une source de richesses pour ce pays.

R. Blanchard, *L'Axin ou Cochenille à graisse*. Revue scientifique, XXXVII, p. 207, 1886.

Porphyrophora polonica Burmeister, 1832.

« La femelle est semi-globuleuse, d'une grandeur de 7 millimètres sur 4 de largeur, d'un brun noirâtre qui devient d'un beau rouge pourpre dans la potasse ; elle est recouverte d'une rare, très fine et longue pubescence. Les pattes, déformées, sont très courtes, épaisses, propres à fouir, et présentent un crochet excessivement développé, creusé en dedans et dentelé. » (Signoret). La femelle est aptère, mais le mâle, de très petite taille, porte deux ailes délicates.

L'œuf donne naissance à une larve qui se fixe aux racines de certaines plantes, telles que *Polygonum cocciferum*, *Scleranthus perennis*, *Herniaria glabra*. Devenue immobile, cette larve accomplit ses mues et le vieux tégument, au lieu de tomber, reste autour d'elle et l'englobe. Au bout d'un certain temps, lorsque la larve a achevé son évolution, la coque se fend et l'on en voit sortir l'animal parfait. La femelle est d'abord mobile, puis se contracte, se recouvre sur toute son étendue d'un duvet blanc, pond ses œufs et meurt.

Cette Cochenille se rencontre dans toute la Pologne, dans une grande partie de la Russie (Ukraine, Podolie, Volhynie, Lithuanie), dans l'Allemagne du Nord-Est, en Hongrie, en Suède. Elle a joué à une certaine époque, en tant que matière tinctoriale, un rôle presque aussi considérable que celui du Kermès. Au point de vue médical, elle a été un succédané de ce dernier, dont on lui attribuait les vertus merveilleuses et, dans les pays du Nord, dont le Kermès n'est point originaire, on la faisait entrer dans la confection alkermès.

Porphyrophora Hameli Targioni-Tozzetti.

Cette espèce vit en Arménie, dans la province d'Erivan et dans la vallée de l'Araxes, sur les racines de *Poa pungens*. Elle est très voisine de la précédente, mais notablement plus grosse, et est, à poi égal, plus riche en matière colorante. Elle a joué un rôle important dans le commerce de l'Orient, jusqu'au jour où l'introduction en Europe de la Cochenille américaine vint la plonger dans l'oubli, en tuant l'industrie dont elle était l'objet.

R. Blanchard, *Les Coccidés utiles*. Thèse d'agrégation, 1883. Bulletin de la Soc. Zool. de France, VIII, p. 217, 1883.

E. Witlaczil, *Zur Morphologie und Anatomie der Cocciden*. Z. f. w. Z., XLIII, p. 149, 1886. — Id., *Der Saugapparat der Phytophthires*. Zoolog. Anzeiger, IX, p. 10, 1886.

Les Aphides ou Pucerons ont de longues antennes à 5 ou 7 articles, un rostre triarticulé et deux paires d'ailes transparentes; ces dernières manquent parfois chez la femelle, plus rarement chez le mâle. Beaucoup d'entre eux portent à la face supérieure de l'abdomen deux tubes par lesquels vient sourdre un liquide sucré dont les Fourmis se montrent très friandes.

La reproduction de ces Insectes présente des particularités très remarquables. En automne, on trouve des Pucerons des deux sexes: les mâles sont ailés, les femelles généralement aptères. Ces dernières pondent sur les tiges des œufs fécondés qui éclosent au printemps: les animaux qui en sortent sont tous des femelles, généralement ailées. Au bout de 10 à 12 jours, celles-ci ont pris tout leur accroissement; elles commencent alors à mettre au monde par *parthénogenèse*, c'est-à-dire sans fécondation préalable, des petits vivants; chacune donne naissance en moyenne à 90 jeunes, à raison de 3, 4

5, 6 ou 7 par jour. Tous ces jeunes sont encore des femelles, qui deviennent aptes à la reproduction aussi rapidement que leur mère. On voit ainsi 9 à 11 générations de femelles se succéder pendant le cours de la belle saison. La dernière génération, qui se montre au commencement de la mauvaise saison, donne naissance tout à la fois à des mâles et à des femelles ovipares.

La fécondité de ces animaux est extrême : à supposer qu'il y ait 10 générations successives, dont tous les individus viennent à bien et que chaque femelle vivipare produise 90 jeunes, une femelle pro-

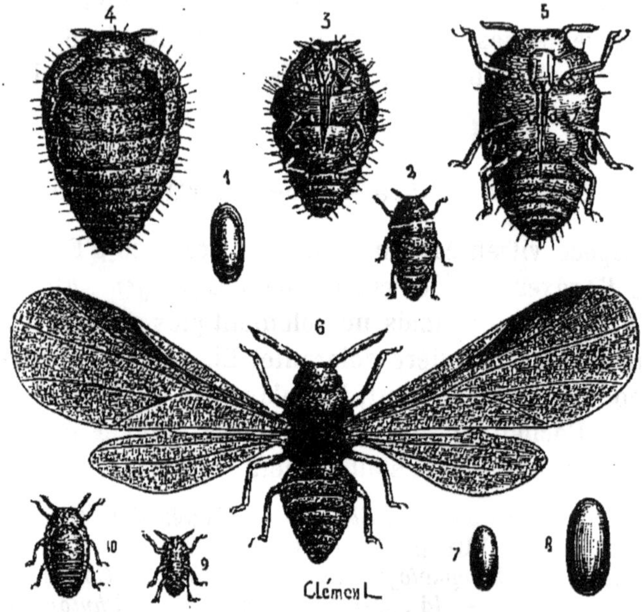

Fig. 694. — *Phylloxera vastatrix*. — 1, œuf de femelle agame ; 2, larve ; 3, femelle agame, aptère, vue en dessous ; 4, la même, vue en dessus ; 5, nymphe avec des rudiments d'ailes ; 6, femelle ailée ; 7, œuf mâle ; 8, œuf femelle ; 9, individu sexué mâle ; 10, individu sexué femelle.

venant de l'œuf d'hiver est annuellement la souche de plus de 7 quintillions de descendants !

Les Pucerons vivent en groupes nombreux sur les racines, les tiges ou les feuilles des végétaux dont ils amènent le dépérissement par leur succion : ce sont, malgré leur taille minime, des animaux extrêmement nuisibles ; on ne connaît que trop les ravages incalculables causés par le Phylloxéra de la Vigne (fig. 694).

La piqûre de quelques espèces produit, sur diverses parties des plantes, une irritation qui a pour conséquence une hypertrophie et un soulèvement des tissus autour de l'Insecte. Les bords de ce bourrelet se rejoignent, puis se fusionnent et ainsi se forme une *coque* ou *fausse galle*, production vésiculeuse d'aspect et de dimensions très variables. Cependant, le Puceron qui y est renfermé s'est multiplié par voie agame et a été le point de départ de générations successives qu'on retrouve à l'intérieur de la coque. Celle-ci va sans cesse en augmentant de taille, par suite de l'irritation produite par la piqûre de ses habitants et tant que les sucs circulent dans la plante; sa croissance prend fin quand, la période de végétation touchant à son

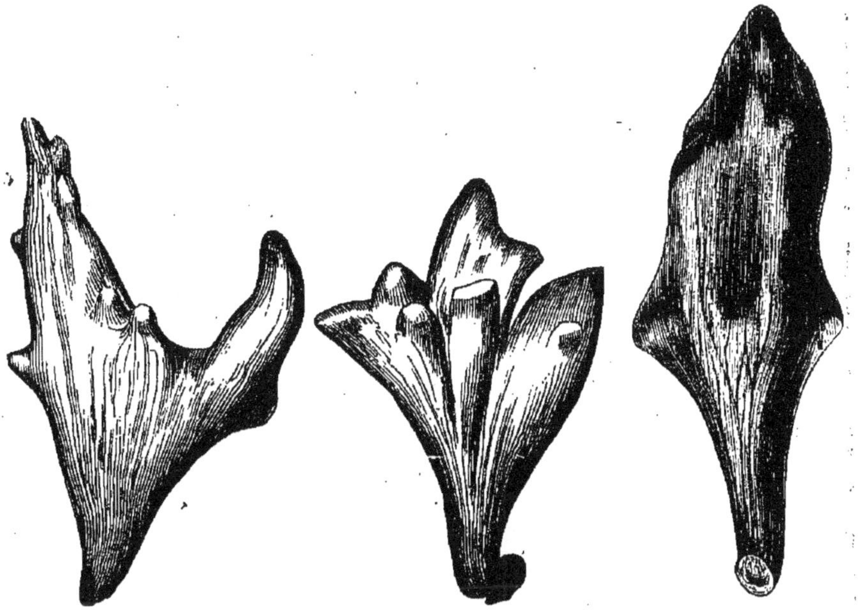

Fig. 695. — Formes diverses des galles de Chine.

terme, il naît des Pucerons sexués qui percent sa paroi pour s'accoupler au dehors.

On utilise en médecine et dans l'industrie un certain nombre de coques, à cause du tannin qu'elles contiennent; en général, les Pucerons qui les produisent ne sont qu'imparfaitement connus.

Aphis chinensis Bell, 1848, produit sur les feuilles d'un Sumac (*Rhus semialata* Murray, var. *Osbecki* DC.) de la Chine, du Japon et du nord de l'Inde, des coques irrégulières mesurant de 3 à 6 centimètres sur 1 à 3 (fig. 695). Ces coques, connues sous le nom de *galles de Chine* ou *du Japon* ou encore sous le nom chinois *Ou-poey-tse*, fournissent de 65 à 95 p. 100 d'un tannin qui, suivant Stenhouse, serait identique à celui de la galle d'Alep. Elles sont utilisées en Europe pour la fabrication des acides tannique et gallique ; les Chinois les emploient pour la teinture ou, en médecine, comme astringent.

A un *Tetraneura* sont dues les galles du Lenstique, développées sur les feuilles et les jeunes branches (fig. 696). Ce sont, au contraire, des *Pemphigus*, suivant Passerini et Derbès, qui produisent les galles du Térébinthe. Ces galles des Pistachiers

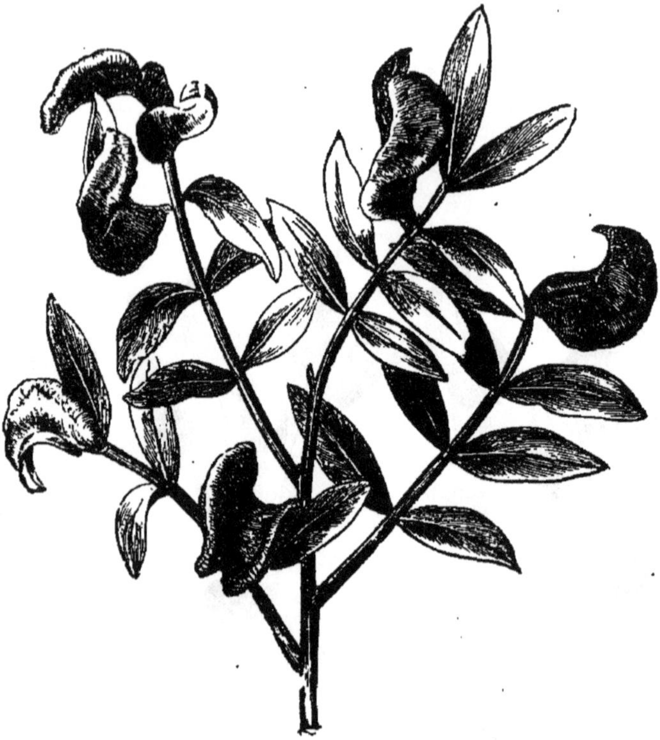

Fig. 696. — Rameau de *Pistacia lentiscus* portant des galles.

sont encore mal connues; on en distingue plusieurs sortes commerciales.

Le *caroube de Judée* ou *pomme de Sodome* (fig. 697) est long de 16 à 18 centimètres et large de 30 à 35 millimètres ; c'est une galle siliquiforme, rouge, à odeur térébinthacée, à saveur astringente.

Les *galles de Bokhara* (fig. 698) sont plus ou moins globuleuses, simples ou lobées, de couleur rougeâtre ou brunâtre et du volume d'une petite cerise ; on les importe dans l'Inde, où on leur donne le nom de *gool i pistah* ou de *baisonges*, de l'hindoustani *bazghanj*. C'est elles, pensons-nous, que signale Schlimmer comme poussant sur le Pistachier du Khoraçan et

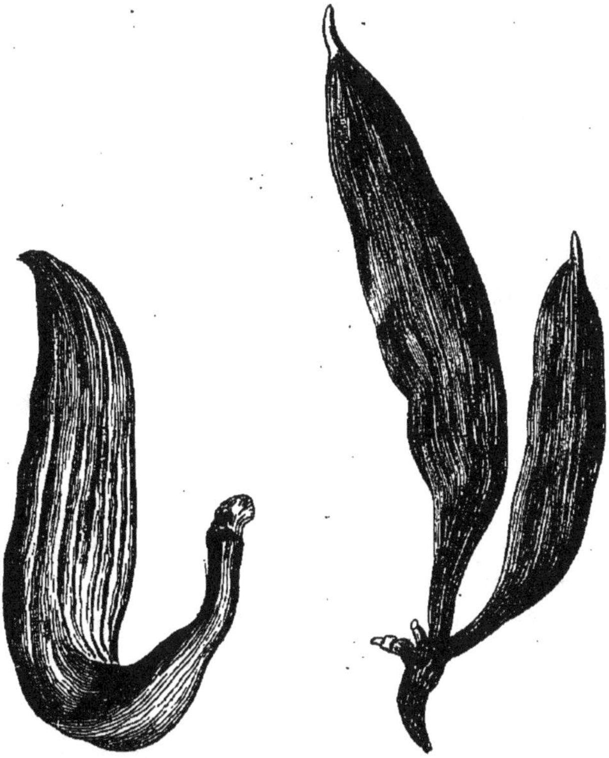

Fig. 697. — Galles de *Pistacia terebinthus* ou caroubes de Judée.

comme étant « très abondantes dans les bazars de Téhéran et de Yèzde ; elles constituent l'objet d'un commerce important et sont employées par les tanneurs et les teinturiers du pays. »

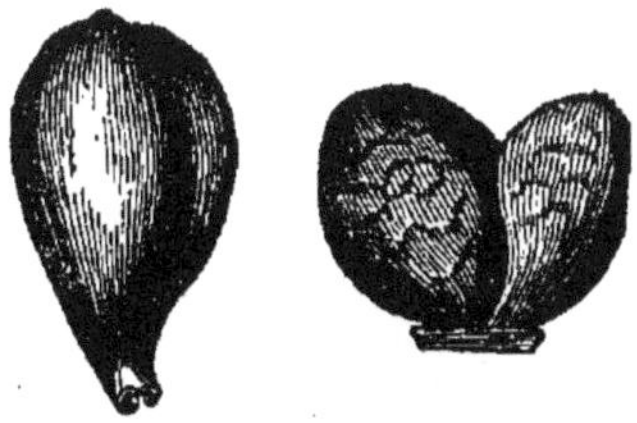

Fig. 698. — Galles de Bokhara.

C'est encore à un Puceron qu'on doit attribuer la formation, sur les feuilles de *Terminalia chebula* Gærtner, de galles d'un jaune verdâtre, longues de 25 à 30 millimètres et décrites par Dale et par Geoffroy, sous le nom de *fèves du Bengale* (fig. 699). Roxburg assure qu'elles sont très astringentes et aussi bonnes que la noix de galle pour la teinture en noir.

L. Marchand, *Des Térébinthacées et de ceux de leurs produits qui sont employés en pharmacie*. Thèse d'agrégation de pharmacie. Paris, 1869.

G. E. Ch. Beauvisage, *Les galles utiles*. Thèse d'agrégation. Paris, 1883.
N. B. Nabias, *Les galles et leurs habitants*. Thèse d'agrégation. Paris, 1886.

Les Homoptères ou *Cicadaires* sont de plus grande taille que les Insectes précédents. Ils ont toujours deux paires d'ailes, généralement membraneuses ; les antérieures sont parfois coriaces, non transpa-

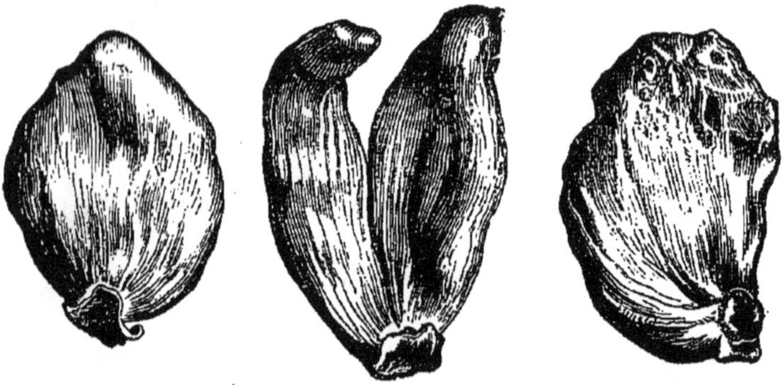

Fig. 699. — Galles des Myrobalans.

rentes et colorées. Le rostre a 3 articles, les antennes de 2 à 7, le tarse 3. La femelle possède un oviscapte, au moyen duquel elle pond ses œufs sous l'écorce des plantes.

Les Fulgorides habitent les régions chaudes de l'Amérique et de l'Asie. Le front se prolonge en une sorte de vessie qui, chez les

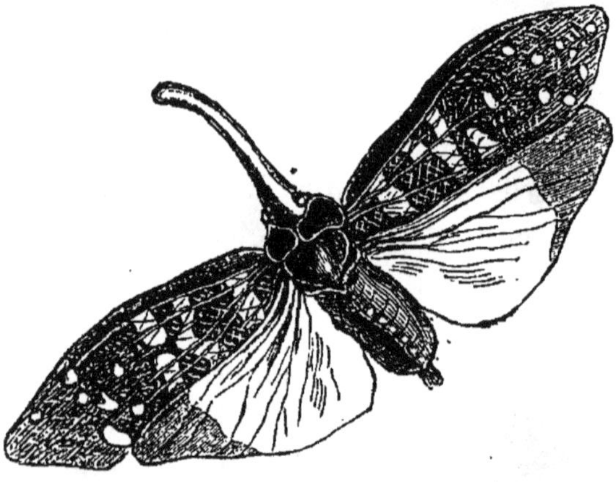

Fig. 700. — *Fulgora candelaria*.

Fulgores (fig. 700), est aussi large que la tête et à peu près aussi longue que le corps ; on a cru longtemps, d'après les assertions de Meriam, que cette « lanterne » était lumineuse pendant la nuit. Chez beaucoup de ces Insectes, il se trouve, dans l'interstice des anneaux de l'abdomen, des glandes qui produisent une matière cireuse blanche ; celle-ci est assez abondante chez une espèce chinoise, *Flata limbata*, pour qu'on la trouve dans le commerce.

Les Cigales ont le corps épais, la tête large et courte, les ailes antérieures plus longues et plus étroites que les postérieures (fig. 701). Le mâle porte à la face ventrale, entre le thorax et l'abdomen, un double appareil musical, bien étudié par Carlet ; on doit le considérer comme destiné à attirer les femelles. Ces Insectes habitent encore les régions chaudes du globe ; quelques-uns se rencontrent dans

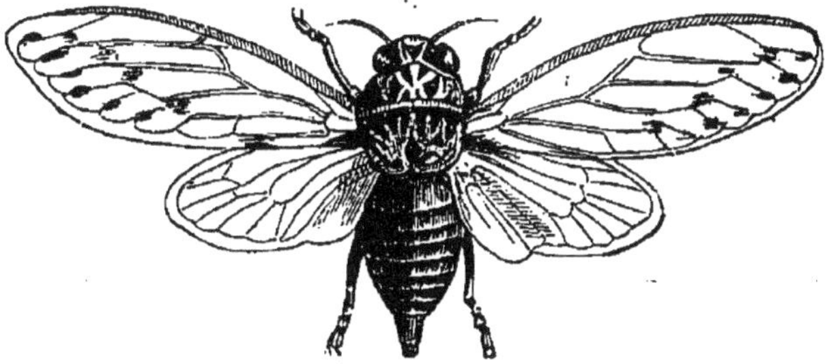

Fig. 701. — *Cicada orni.*

l'Europe méridionale. *Cicada plebeja* et *C. orni* (fig. 701) vivent sur les Frênes : la piqûre que cette dernière produit sur les branches de *Fraxinus ornus* a pour conséquence l'écoulement d'un liquide sucré qui, en se durcissant, forme la *manne*. Cette substance s'obtient encore artificiellement, en pratiquant des incisions sur l'écorce.

Les Grecs, au dire d'Aristote et de Pline, considéraient les Cigales comme une délicate friandise. L'emploi de ces Insectes comme aliment a disparu de nos mœurs, mais il s'observe encore actuellement chez diverses peuplades sauvages. Les indigènes de l'Australie mangent crues certaines Cigales qu'ils appellent *galang galang ;* dans les années de disette, les Indiens du Texas recherchent la Cigale de 17 ans (*Cicada septemdecim*) ; dans l'Afrique centrale, Giraud a vu les femmes et les enfants « passer leur journée à chasser sur les arbres des Cigales qu'ils faisaient ensuite rôtir sans même leur couper les ailes. »

On a récemment attiré l'attention sur *Huechys sanguinea*, en lui attribuant des propriétés vésicantes ; Fumouze a reconnu l'inexactitude de cette opinion.

V. Giraud, *Deux ans aux lacs de l'Afrique centrale.* Revue scientifique, XXXV, p. 456, 1885.

Arnaud et Ch. Brongniart, *Sur une Cigale vésicante de la Chine et du Tonkin.* Comptes rendus de l'Acad. des sciences, CVI, p. 607, 1888.

A. Fumouze, *Sur l'Huechys sanguinea* (*Cicada sanguinolenta d'Olivier*). Ibidem, p. 759.

Les Hétéroptères ou Hémiptères proprement dits sont des Rhynchotes pourvus de deux paires d'ailes : les antérieures on *hémi-élytres* sont dures, coriaces et encroûtées de chitine dans leur moitié basilaire, membraneuses dans le reste de leur étendue : elles sont couchées horizontalement sur le dos; les postérieures sont membraneuses. Un certain nombre d'espèces sont aptères, soit dans les deux sexes, soit seulement chez le mâle.

Les Hydrocorises, Cryptocères ou Punaises d'eau sont représentées

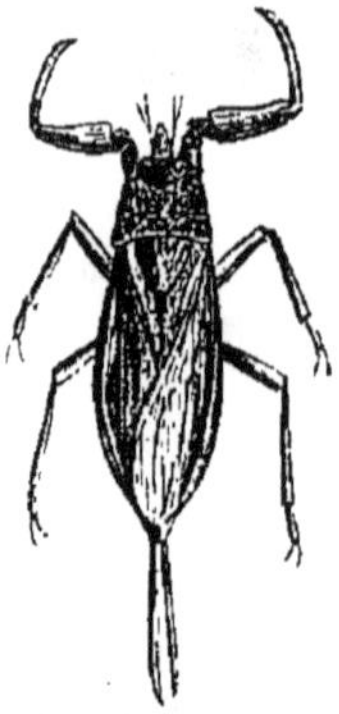

Fig. 702. — *Nepa cinerea.*

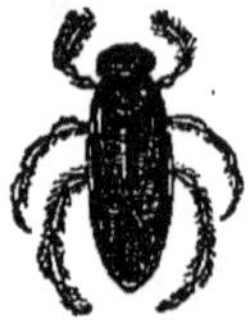

Fig. 703. — *Notonecta glauca.*

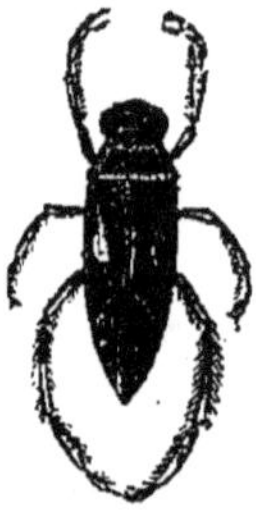

Fig. 704. — *Corisa Geoffroyi.*

par les Nèpes (fig. 702), les Notonectes (fig. 703) et les Corises (fig. 704), dont plusieurs espèces sont communes dans nos ruisseaux et nos étangs.

Corisa mercenaria Say et *C. femorata* Guérin-Méneville sont en telle abondance dans les lacs de Chalco et de Texcoco, au Mexique, que les Aztèques avaient eu l'idée de recueillir leurs œufs pour s'en nourrir ; cette coutume existe encore et a même été adoptée par les Espagnols. Pour se procurer ces œufs, on place verticalement dans le lac, à quelque distance du rivage, des fascines formées de Joncs pliés en deux ; au bout de douze à quinze jours, ces fascines sont entièrement recouvertes par la ponte des Corises : on les retire alors, on les laisse sécher au soleil sur un drap, et les œufs se détachent facilement. Ces œufs sont ensuite tamisés et utilisés, sous le nom d'*hautle* ou *ahuautle*, pour la préparation de gâteaux ou de galettes dont les Indiens sont très friands.

P. de la Llave, *El ahuautle*. Registro trimestre. México, 7 mayo 1832. Réimprimé dans La Naturaleza, VII, 1885. *Apéndice*, p. 74.
Vallot. Comptes rendus de l'Acad. des sciences, XXIII, p. 774, 1846.

Virlet d'Aoust, *Sur des œufs d'Insectes servant à l'alimentation de l'Homme et donnant lieu à la formation d'oolithes dans des calcaires lacustres, au Mexique.* Ibidem, XLV, p. 865, 1857.

Guérin-Méneville, *Extrait d'un mémoire sur trois espèces d'Insectes hémiptères du groupe des Punaises aquatiques.* Annales de la Soc. entomol. de France, V, 1857. Bulletin, p. CXLVIII. Bull. de la Soc. d'acclimatation, IV, p. 578, 1857. Journal de pharmacie, XXXIII, p. 357, 1858.

Guérin-Méneville et Virlet d'Aoust, *Observations sur des œufs d'Insectes qui servent à l'alimentation de l'Homme au Mexique.* Annales des sc. nat., Zoologie, (4), VII, p. 366, 1857.

Les Géocorises, Gymnocères ou Punaises terrestres comprennent un grand nombre de formes. Les Hydromètres (fig. 705) appartiennent à ce groupe, bien qu'ils courent à la surface des ruisseaux et des eaux stagnantes.

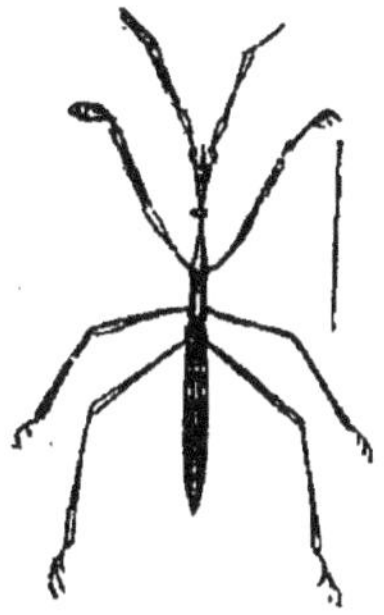

Fig. 705. — *Limnobates stagnorum.*

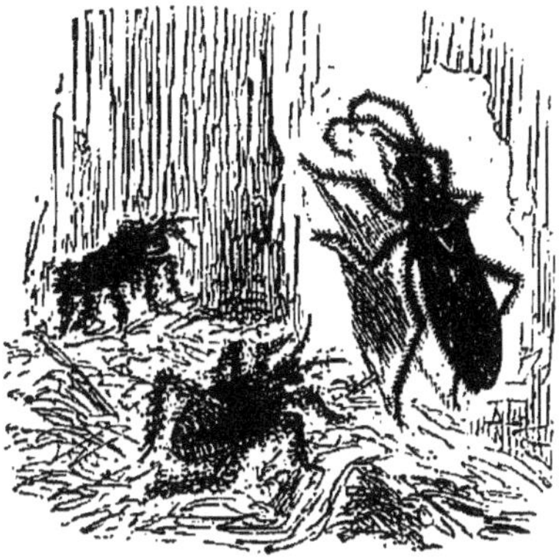

Fig. 706. — *Reduvius personatus* et sa larve.

Le Réduve masqué (fig. 706) vole dans les bois, où il chasse les Insectes; il vient pondre dans les habitations. Sa larve se dissimule en se couvrant de poussière et de détritus : grâce à ce déguisement, elle peut attaquer d'autres Insectes, notamment la Punaise des lits, dont elle fait grand carnage.

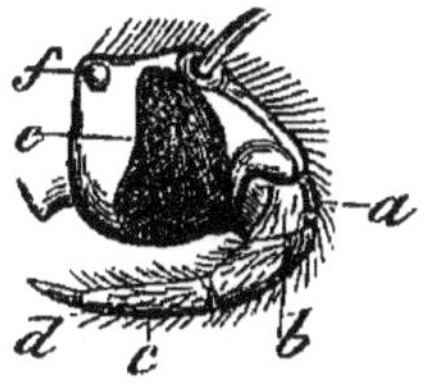

Fig. 707. — Tête de Réduve. — *a*, labre; *b*, premier article du rostre; *c*, second article; *d*, troisième article ; *e*, stemmate; *f*, ocelle.

A l'aide de son rostre puissant (fig. 707), l'adulte est capable de piquer l'Homme et de provoquer des accidents qui ne manquent pas de gravité.

Latreille fut atteint une fois à l'épaule et eut le bras engourdi pendant plusieurs heures. Mégnin a rapporté l'observation d'un peintre connu qui, en traversant un taillis, fut victime d'un Réduve qui lui était tombé dans le cou : en quelques minutes, il eut tout le torse couvert de piqûres tellement douloureuses qu'il en frissonnait; la sensation de démangeaison et de brûlure était insupportable.

Dans l'Amérique du sud, on connaît sous le nom de *Bichuque* ou de *Benchuca* une espèce (*Conorhinus nigrovarius*) dont la piqûre est très redoutée et fait enfler d'une manière inquiétante le membre attaqué. Des accidents du même genre sont causés par *Reduvius amœnus*, à Bornéo, et par *R. serratus* et *R. cruentus*, aux Indes.

Darwin, *Voyage d'un naturaliste*. Paris. Voir p. 354.
Laboulbène. Annales de la Soc. entomol. de France, 1876. Bulletin, p. XXI.
P. Mégnin, *Accident causé par le Réduve masqué*. Comptes rendus de la Soc. de biologie, (8), IV, p. 563, 1887.

Les Punaises membraneuses ou Acanthiades ont le corps aplati, les tarses biarticulés, le rostre triarticulé et appliqué dans une gouttière longitudinale creusée sous le thorax; le prothorax, nettement distinct, présente des expansions membraneuses et parfois aussi l'abdomen. A ce groupe appartient la Punaise des lits.

Acanthia lectularia Fabricius, 1794.

Synonymie : *Cimex lectularius* Merrett, 1667.

Cet Insecte (fig. 708 et 709) est de forme ovale, long de 5 millimètres, large de 3 millimètres, un peu rétréci en avant, très déprimé, à bords minces; il est d'un rouge brun clair ou de teinte ferrugineuse et porte des poils jaunâtres, courts et serrés.

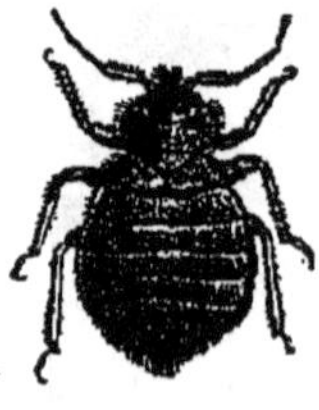

Fig. 708. — *Acanthia lectularia* de grandeur naturelle.

La tête est losangique, munie de deux stemmates noirs arrondis, mais dépourvue d'ocelles, et porte deux antennes sétiformes quadriarticulées. Les ailes font défaut; toutefois, on voit sur le mésothorax deux lobes arrondis, qui sont des élytres rudimentaires. L'abdomen est frangé sur les bords; il a peu de consistance et s'écrase facilement sous les doigts. Les pattes se terminent par deux forts crochets non accompagnés d'ambulacres.

La femelle pond en mars, mai, juillet et septembre; elle émet chaque fois environ 50 œufs blanchâtres et cylindriques, longs de $1^{mm},12$, qu'elle dépose dans les fentes les plus étroites et les plus obscures des boiseries, des parquets, des bois de lit, des tentures. Les jeunes qui proviennent de la dernière ponte meurent généralement; ils sont encore trop faibles quand surviennent les froids, et des individus plus âgés sont seuls capables de les supporter.

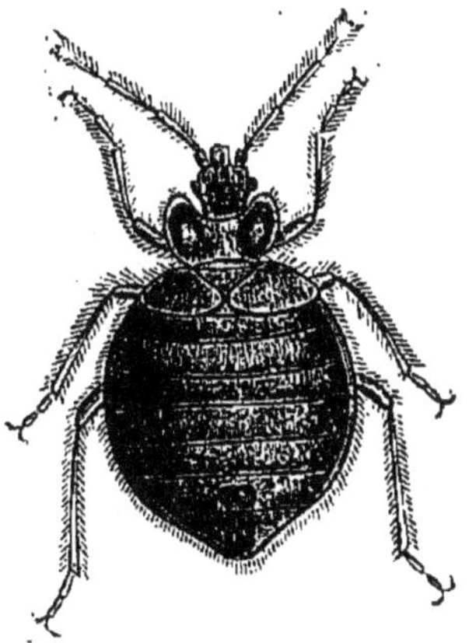
Fig. 709. — *Acanthia lectularia* grossie.

Le développement complet dure à peu près onze mois. Depuis le moment de sa naissance jusqu'à sa dernière mue, c'est-à-dire pendant toute la période larvaire, la jeune Punaise porte trois glandes cutanées odoriférantes, émettant une odeur infecte, qui occupent la partie médiane des trois premiers segments de l'abdomen et débouchent sur le bord postérieur du segment par deux orifices transversaux, situés de part et d'autre de la ligne médiane. A la dernière mue, cet appareil glandulaire s'atrophie et est alors remplacé par deux glandes qui viennent s'ouvrir, chacune par un orifice distinct, à la face inférieure du métathorax, en dedans de l'insertion des pattes postérieures et de part et d'autre d'un prolongement du mésosternum qui s'étend entre celles-ci.

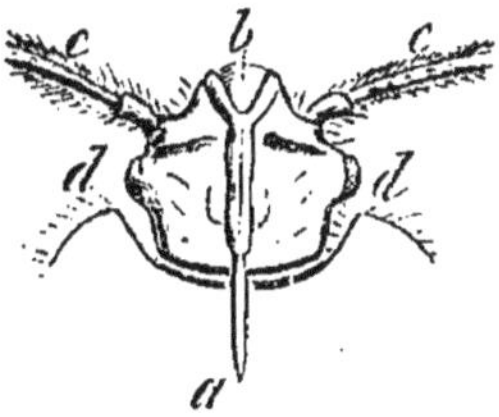

Fig. 710. — Tête d'*Acanthia lectularia* vue par la face inférieure. — *a*, rostre ; *b*, labre ; *c*, antennes ; *d*, yeux.

La Punaise des lits est essentiellement nocturne. La nuit venue, elle quitte sa retraite et commence sa chasse : quelque précaution qu'on prenne, l'abject animal, guidé sans doute par un odorat des plus subtils, finit toujours par atteindre sa victime, au besoin en se laissant tomber du plafond. Il enfonce son rostre dans la peau (fig. 710) ; sa piqûre détermine une vive douleur, et l'évacuation de sa salive irritante dans la plaie provoque un afflux de sang plus considérable, grâce auquel l'Insecte se gorge en peu d'instants. Quand il a lâché prise, l'endroit piqué est encore le siège d'une vive démangeaison ; il est d'ailleurs reconnaissable à une zone rouge, large de 6 à 8 millimètres et au centre de laquelle se voit le point d'implantation du rostre. A cela se bornent d'ordinaire les accidents, si ce n'est qu'on a vu plus d'une fois l'animal pénétrer dans l'oreille et, s'empêtrant dans le cérumen, occasionner les mêmes inconvénients que tout autre corps étranger.

Ém. Blanchard et d'autres auteurs sont d'avis que la Punaise des lits nous est venue d'Amérique, mais cette opinion est erronée, et il est indiscutable que l'Insecte était connu des anciens. Dans ses *Nuées*, Aristophane le signale sous le nom de κόρις; Aristote admet qu'il prend naissance dans la sueur de l'Homme. Pline en parle sous le nom de *cimex*, et Dioscoride, qui l'appelle κόρις ἀπὸ κλίνης, lui attribue les vertus curatives les plus inattendues (1).

On ne le mentionne à Strasbourg qu'à partir du onzième siècle. Southall prétend qu'il était à peine connu à Londres avant 1670, et qu'il y aurait été introduit par les huguenots exilés; mais Moufet en donne, en 1634, une description complète et parle de deux dames de Londres qui, en 1503, auraient pris des piqûres de Punaises pour les premières atteintes de la peste.

Aujourd'hui, la Punaise est cosmopolite; les Européens l'ont transportée partout avec eux. Certains auteurs ont prétendu qu'aux Indes elle acquérait des ailes; le fait n'est pas impossible, mais ne saurait être admis sans vérification, en raison de ses habitudes sédentaires et quasi parasitaires.

Pline, *Historia naturalis*, lib. XXIX, cap. 4.
Th. Moufet, *Insectorum sive minimorum animalium theatrum*. Londoni, 1634. Voir lib. II, cap. 35, p. 269, *De cimice*.
Aldrovande, *De animalibus insectis libri VII*. Bononiæ, 1638. Voir lib. V, cap. 2, p. 534, *De cimice*.
C. W. Hahn und Herrich-Schäffer, *Die wanzenartigen Insecten getreu nach der Natur abgebildet und beschrieben*. Nürnberg, 9 vol., 1831-1853.

(1) « Cimices qui in cubilibus enascuntur, numero septeni cum fabis in cibos additi, et ante accessiones devorati, quartana laborantibus auxilio sunt. Quin et citra fabas devorati, de morsis ab aspide prosunt. Vulvæ strangulatione effectas olfactu revocant. Ceterum sanguisugas cum vino aut aceto poti pellunt. Triti vero et urinariæ fistulæ impositi, urinæ difficultati medentur. » (Dioscorides, *De materia medica*, lib. II, cap. XXXVI, édition de Sarracenius, p. 97.)

Curtis, *British entomology*. London, 1835. Voir XII, n° 569.

L. Landois, *Anatomie von Cimex lectularius mit Berücksichtigung verwandter Hemipterengeschlechter*. Z. f. w. Z., XVIII, p. 206, 1868; XIX, p. 206, 1869.

Hénocque, *Observation de corps étranger de l'oreille externe*. Comptes rendus de la Soc. de biologie, (6), I, p. 282, 1874.

Noquet, *Punaise fixée sur la membrane du tympan*. Bulletin méd. du Nord, p. 536, 1881. Courrier médical, 4 fév. 1882.

J. Künckel d'Herculais, *La Punaise de lit et ses appareils odoriférants. Des glandes abdominales dorsales de la larve et de la nymphe; des glandes thoraciques sternales de l'adulte*. Comptes rendus de l'Acad. des sc., CIII, p. 81, 1886. — Id., *La Punaise de lit et ses appareils odoriférants. Changement de situation et de forme de ces appareils aux différents âges de l'Insecte*. Comptes rendus de la Soc. de biologie, (8), III, p. 375, 1886. — Id., *Recherches sur les glandes odorifiques des Insectes hémiptères et particulièrement sur celles de la Punaise de lit. Mécanisme de la sécrétion. Valeur dans la classification*. Assoc. franç. pour l'avancement des sciences, XV, p. 528, 1886.

Nous mentionnons ci-après deux Punaises qui ont été considérées comme des espèces distinctes, mais qui, plus vraisemblablement, ne sont que des variétés de la précédente.

Acanthia ciliata Eversmann, 1841.

Punaise pubescente d'un gris roux, trouvée à Kasan. Eversmann en donne la description suivante :

« Multo minor quam Acanthia lectularia. Corpus longe ovalum (longitudo 1 1/2 latitudinis) depressum planum rugulosum griseo-rufum opacum, undique pilis griseis vel lutescentibus hirsutiusculum, pilisque lateralibus longioribus ciliatum.

« Acanthia haec, quæ ex nonnullis annis in pluribus urbis Casanensis domibus adparuit, non tantum formâ, sed etiam naturâ suâ ab Acanthia lectularia diversa : non haeret socialis rimis et commissuris ut Acanthia lectularia, sed singulæ ambulant in muris et cubiculi tegmentis ; pigra est et tardis pedibus ingreditur ; semper se habet in statu stupido, vel tanquam ut Insectum frigore torpidum. Illius punctura in corpore humano tumores magnos et longe perdurantes producit, et magis dolorosa est quam punctura Acanthiæ lectulariæ, quod proboscide illius longiore facile intellectu. »

E. Eversmann, *Quædam Insectorum species novæ, in Rossia orientali observatæ*. Bull. de la Soc. imp. des naturalistes de Moscou, XIV, p. 351, 1841.

Acanthia rotundata Signoret, 1852.

Cette Punaise (fig. 711 habite l'île de la Réunion ; elle est un peu moins grande que celle des lits.

« Forme en général moins orbiculaire, couleur beaucoup plus

foncée, et surtout prothorax présentant des bords arrondis et non marginés, comme dans l'espèce commune, ce qui lui donne une forme plus convexe, plus arrondie. »

« La couleur générale de l'Insecte est d'un brun rougeâtre, avec les élytres plus clairs, ainsi que le bord antérieur du prothorax. Pattes jaunes. »

V. Signoret, *Notice sur quelques Hémiptères nouveaux ou peu connus.* Ann. de la Soc. entomol. de France, (2), X, p. 539, 1852. Voir aussi pl. XVI, fig. 2 et 2 *a*.

Au groupe des Géocorises appartiennent encore les Capsides (*Capsus*, *Miris*), les Lygéides (*Lygaeus*, fig. 712; *Geocoris*), les Coréides

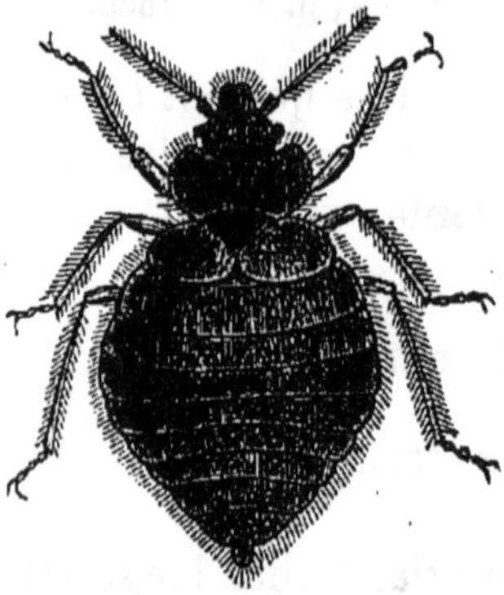

Fig. 711. — *Acanthia rotundata* grossie.

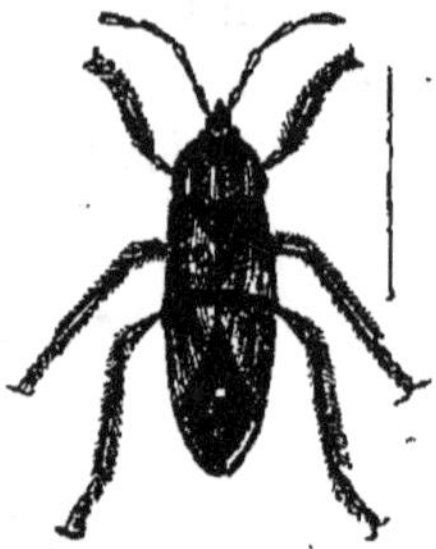

Fig. 712. — *Lygæus equestris.*

(*Coreus*, *Alydus*), et les Pentatomides (*Pentatoma*, *Cydnus*, *Scutellera*). Cette dernière famille comprend les Punaises grise et verte, si communes dans les jardins.

H. Wedde, *Beiträge zur Kenntniss des Rhynchotenrüssels.* Inaug. Diss. Leipzig, 1885.

ORDRE DES DIPTÈRES

Ces animaux tirent leur nom de ce qu'ils ne possèdent qu'une seule paire d'ailes membraneuses, parcourues par des nervures dont la disposition est caractéristique des principaux groupes (fig. 727 et 747).

Les ailes postérieures sont transformées en deux petits boutons pédonculés, les *balanciers* ou *haltères* (fig. 703); ces organes, insérés sur les côtés du thorax, un peu en arrière du stigmate postérieur, ont pour rôle de maintenir l'Insecte en équilibre pendant le vol (Robineau-Desvoidy); à leur base se trouve un ganglion avec des terminaisons nerveuses, que Leydig considère comme un organe auditif.

Si l'on coupe un seul balancier, l'animal peut encore prendre son essor, mais il ne vole plus que du côté sain, tandis qu'il tend à tomber du côté opéré ; sa chute ne se fait guère attendre. Après la section des deux balanciers, le Diptère ne peut plus voler ; le lance-t-on en l'air, il ne peut plus s'y soutenir et il retombe aussitôt, presque toujours en tournant plusieurs fois sur lui-même ; il n'est plus capable que d'opérer des sauts analogues à ceux qu'il fait après l'ablation totale des ailes.

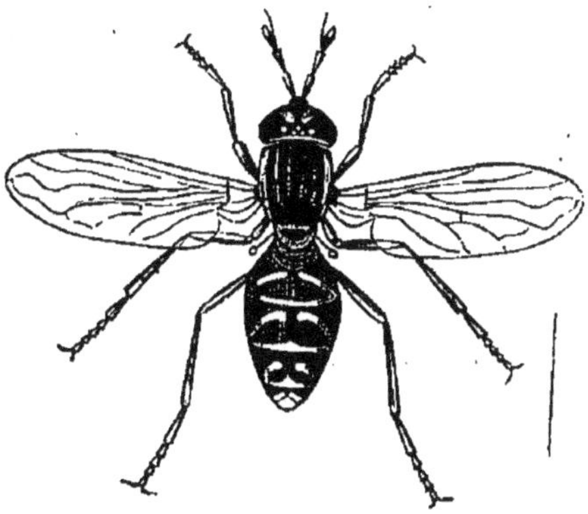

Fig 713. — *Ceria conopsoides.*

La tête des Diptères est articulée avec le thorax par un mince filament et est mobile latéralement. Elle porte deux gros yeux à facettes et, d'ordinaire trois ocelles ; les stemmates sont nus ou velus ; chez le mâle, ils se touchent souvent sur le vertex, mais ils restent séparés chez la femelle, ne fût-ce que par une étroite bande frontale. En raison de ce grand développement des yeux, la tête se trouve divisée en deux régions, l'une inférieure ou *épistome*, l'autre supérieure ou *épicrâne*. Les antennes sont conformées de façon variable et servent ainsi à caractériser les différents groupes.

Les pièces de la bouche sont disposées pour sucer ou piquer. Comme chez les Hémiptères, la lèvre inférieure est transformée en une trompe, appelée encore *proboscis* ou *haustellum ;* elle se termine par les deux *paraglosses* (fig. 714, *b*), parties charnues qui, vues de profil et au repos, simulent un petit marteau et, vues de face et en action, représentent une ventouse. Les autres pièces sont transformées en soies perforantes et s'atrophient plus ou moins ; les mandibules n'existent plus chez les Syrphides ; les mâchoires elles-mêmes ont disparu chez les Muscides, mais leurs palpes, *i*, persistent. Le labre fait défaut ; il est remplacé par l'*épipharynx*, pièce qui n'est autre chose que le prolongement de la face dorsale du pharynx et à laquelle répond l'*hypopharynx*, prolongement de la face ventrale. Chez les Mouches, ces deux pièces se soudent en un canal, *ep*, par lequel s'écoule la salive. Künckel et Gazagnaire ont décrit, à la face interne de la trompe, de délicates

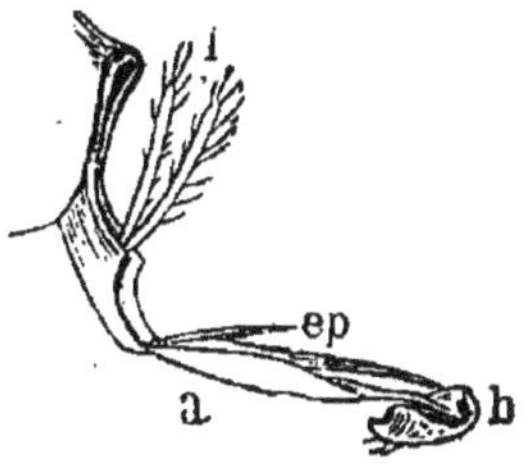

Fig. 714. — Trompe de *Tachina grossa.* — *a*, trompe ; *b*, paraglosses ; *ep*, épipharynx ; *i*, palpes maxillaires.

terminaisons nerveuses représentant l'organe de la gustation.

Les pattes, pourvues d'un trochanter et d'un tarse à cinq articles, se terminent par deux griffes : entre celles-ci se voit parfois une griffe accessoire, plus souvent encore deux ou trois pelotes ou *pulvilles* en forme de semelles (fig. 715), dont la face inférieure est couverte de

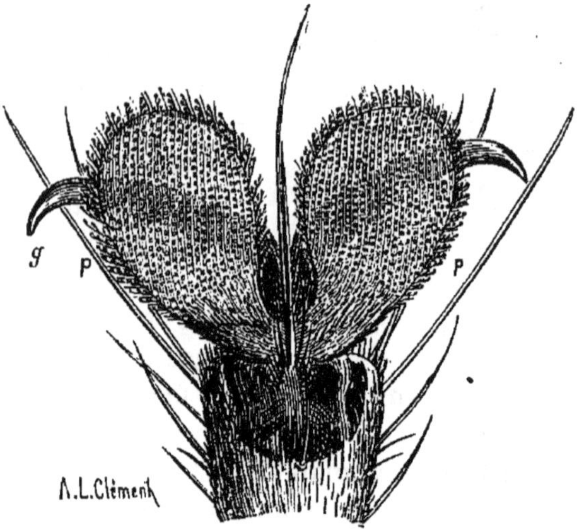

Fig. 715. — Dernier article du tarse de *Musca vomitaria*, vu par la face inférieure et grossi 200 fois. — *g*, griffes; *p*, pulvilles couverts de petites ventouses.

milliers de ventouses pédonculées, grâce auxquelles les Diptères peuvent marcher sur les surfaces les plus lisses et malgré les lois de la pesanteur.

Un étranglement notable s'observe entre le thorax et l'abdomen; celui-ci est sessile, rarement pédiculé, et se divise en 4 à 8 anneaux. Les organes sexuels font souvent saillie en arrière; l'oviducte est exsertile.

Les œufs sont pondus dans les milieux les plus divers, mais toujours dans des conditions telles que les larves trouvent de la nourriture à leur portée. Celles-ci, en effet, se rencontrent, suivant les cas, dans la terre, dans des substances organiques en décomposition ou même dans l'eau; elles peuvent encore se développer dans divers organes des plantes, chez d'autres Insectes ou chez des animaux à sang chaud ou à sang froid. Elles sont apodes et progressent au moyen de mouvements de reptation; on les connaît sous le nom impropre de *Vers*. Elles subissent d'ordinaire une mue avant de passer à l'état de nymphe; quelquefois pourtant, et c'est le cas des Mouches, elles ne muent point : la nymphe prend alors le nom de *pupe*. Suivant qu'elles ont ou non une teinte distincte et suivant la façon dont leur peau se déchire, les larves présentent d'importants caractères sur lesquels nous aurons à revenir.

Depuis Hope, on connaît sous le nom de *myiasis* ou de *myase* les accidents produits chez l'Homme par les larves de Diptères ou, plus simplement, le fait de la présence de ces larves dans l'organisme.

Les Diptères se divisent en quatre sous-ordres, les Aphaniptères, les Pupipares, les Brachycères et les Nématocères. Les cas de myase se rapportent tous au groupe des Brachycères.

Sous-ordre des Aphaniptères.

Les Aphaniptères, dont Degeer faisait l'ordre des *Suceurs* et Latreille celui des *Siphonaptères*, sont des Diptères sauteurs et parasites. Le corps est comprimé latéralement. La tête, petite et intimement unie au prothorax, ne porte que deux ocelles, derrière lesquels se voient, insérées dans une fossette, de courtes antennes à 3 articles. Les trois segments thoraciques sont distincts, contrairement à ce qui a lieu chez les autres Diptères : en guise d'ailes, les deux derniers portent des appendices en forme de plaques. Les pattes sont puissantes et bien disposées pour le saut. L'abdomen comprend 9 segments, dont les arceaux dorsal et ventral ne sont pas soudés ; aussi cette partie du corps est-elle capable de subir parfois une énorme distension. Les métamorphoses sont complètes; les pièces buccales sont disposées pour la mastication chez la larve, pour la succion chez l'adulte. Les nymphes se tissent un cocon soyeux.

Ces animaux sont parasites des Vertébrés à sang chaud ; la plupart vivent sur les Mammifères, quelques-uns sur les Oiseaux. On distingue deux familles, les Pulicides et les Sarcopsyllides.

Les Pulicides ont la tête petite, la fossette antennaire parfois recouverte d'une lamelle chitineuse, les palpes labiaux quadri-articulés. La femelle n'est un parasite stationnaire à aucune époque de son existence; son abdomen ne se dilate jamais au point de perdre sa forme primitive.

Hystrichopsylla obtusiceps est aveugle et vit sur la Taupe et le Campagnol des champs. Le genre *Typhlopsylla* comprend huit espèces, aveugles ou à yeux rudimentaires, chez lesquelles la face inférieure de la tête et du pronotum porte des épines chitineuses ; ces animaux sont parasites des Chéiroptères, des Insectivores et des Rongeurs.

Le genre *Pulex* a la tête arrondie supérieurement et pourvue d'yeux. Une quinzaine d'espèces s'attaquent aux Carnassiers, aux Rongeurs, aux Oiseaux, ainsi qu'à quelques Ruminants, Édentés et Monotrèmes. Une espèce s'attaque à l'Homme.

Pulex irritans Linné, 1758.

SYNONYMIE : *Pulex ater* Linné, 1746.
P. vulgaris Degeer, 1778.
P. hominis Dugès, 1832.

La Puce (fig. **716**) a le corps ovale, aplati transversalement, caréné aux faces dorsale et ventrale ; sa couleur varie du brun rougeâtre au noir intense ; les pattes sont un peu plus claires. Le mâle est long de 2 millimètres à $2^{mm},5$ et haut de $1^{mm},5$. La femelle ovigère est longue de 3 à 4 millimètres et haute de 2 millimètres. Ce ne sont là d'ailleurs que des dimensions moyennes, la taille pouvant subir de notables variations. Dugès a trouvé « sur la plage sablonneuse de la Méditerranée, au voisinage de Cette et de Montpellier, des Puces d'un brun presque noir et d'une énorme grosseur ; la Mouche commune n'est pas le double de leur taille. »

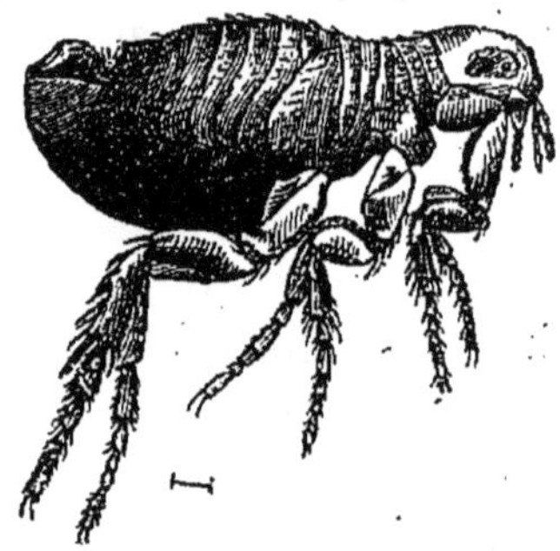

Fig. 716. — *Pulex irritans.*

La tête, lisse et brillante, porte deux soies en avant de l'œil et une soie en arrière de la fossette antennaire ; elle n'a pas d'épines en dents de peigne et le prothorax en est également dépourvu. Le dernier article des antennes est profondément incisé à sa face antérieure.

Les pièces buccales sont disposées pour sucer. La lèvre supérieure manque ; les mâchoires sont deux courtes lamelles, dont chacune porte à sa base un palpe quadriarticulé (fig. 717, *pm*). La lèvre inférieure est un organe impair à sa base, bifurqué à son extrémité et prolongé en deux palpes à 4 articles, *pl* ; chacune de ses moitiés est excavée, en sorte que leur réunion constitue une gaine renfermant les autres pièces de la bouche. Les mandibules, *md*, sont allongées en forme de scies, dentées sur leurs bords et excavées à leur face interne : elles forment aussi une sorte de gouttière qui renferme l'épipharynx ou langue, *ls*. Cette dernière pièce a la forme d'une gouttière ouverte inférieurement et dont le bord supérieur est constitué par une arête dentée; c'est elle qui représente le véritable appareil de succion.

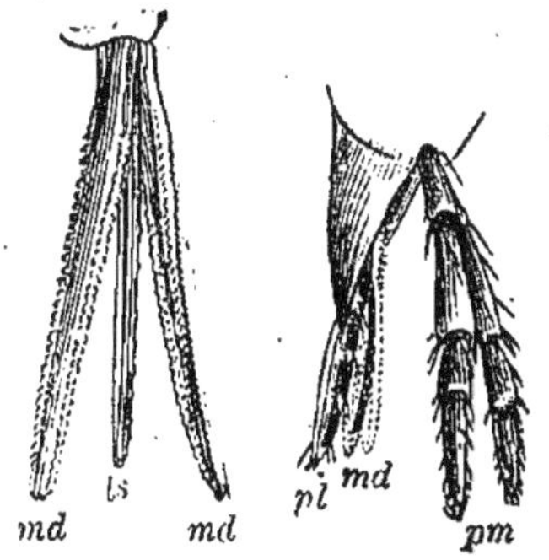

Fig. 717. — Pièces buccales de *Pulex irritans*. — *ls*, épipharynx ; *md*, mandibules; *pl*, palpes labiaux; les mâchoires sont courtes et invisibles; *pm*, leur palpe maxillaire.

Le bord postérieur de chaque anneau du thorax et de l'abdomen est orné de 4 à 5 poils de chaque côté, dans la moitié supérieure; les anneaux de l'abdomen en portent en outre 3 ou 4 à la face inférieure. Pour les pattes de la première paire, les 5 articles du tarse se rangent dans l'ordre suivant, en tenant compte de la taille et en commençant par le plus court, 4, 1, 3, 2 et 5. L'ordre serait 4, 3, 1, 2 et 5 pour les pattes de la seconde paire, et 4, 3, 2, 5 et 1 pour celles de la troisième paire; chez ces dernières, les articles 2 et 5 sont de même longueur.

On voit une paire de stigmates sur les côtés de chaque anneau du thorax et de l'abdomen, à l'exception des deux derniers. Le neuvième ou dernier porte le cloaque qui, chez le mâle, s'ouvre à la face dorsale, en sorte que, lors de l'accouplement, la femelle doit monter sur le dos du mâle. Celui-ci possède d'ailleurs un appareil de fixation, constitué par deux lames aliformes.

La femelle pond dans les fentes des parquets et des tentures, dans le linge sale, dans les coins sales et poussiéreux, une douzaine d'œufs ovoïdes, blancs, longs de $0^{mm},7$, larges de $0^{mm},4$. Au bout de 6 jours en été, de 10 à 12 jours en hiver, il en sort une larve vermiforme, blanche, dont la tête porte deux yeux et une corne frontale, qui lui a

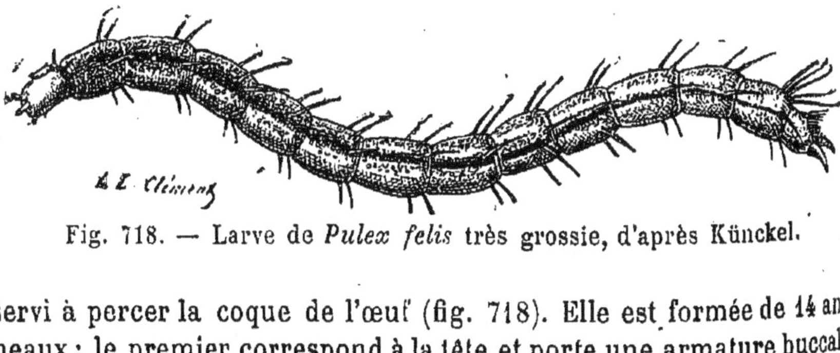

Fig. 718. — Larve de *Pulex felis* très grossie, d'après Künckel.

servi à percer la coque de l'œuf (fig. 718). Elle est formée de 14 anneaux : le premier correspond à la tête et porte une armature buccale complète, conformée pour broyer; les autres anneaux sont ornés sur les côtés de petites soies qui servent de point d'appui à l'animal et lui permettent de ramper assez vivement ; le dernier présente deux pseudopodes. On vante souvent la sollicitude de la Puce pour ses larves, qu'elle nourrirait en dégorgeant du sang dans leur bouche, mais ce n'est là qu'une fable : la larve cherche seule ses aliments et se nourrit de diverses matières organiques.

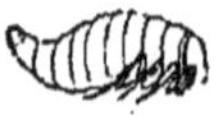

Fig.719.—Nymphe de Puce.

Vers le onzième jour après sa naissance, la larve a atteint toute sa croissance : elle se tisse un petit cocon blanc, auquel adhèrent toutes sortes de détritus et de poussières, puis mue et se transforme en nymphe (fig. 719). Au bout de 11 jours, l'animal parfait sort du cocon.

Celui-là seul est parasite de l'Homme, dont il suce le sang ; sa piqûre est connue de chacun, ainsi que la petite rougeur locale qui en résulte. Il s'observe jusque dans les maisons les mieux tenues et sur les personnes les plus soigneuses ; on le rencontre dans l'univers entier.

Chez les animaux vieux ou malades, incapables de se débarrasser de leurs Puces, celles-ci pondent parfois leurs œufs dans le pelage. De même, *Pulex irritans* peut pondre sur la peau d'individus très malpropres : Hebra et Küchenmeister ont trouvé ses œufs sous les ongles, où ils avaient été amenés par le grattage. Castenschjold, de Nestved, Danemark, a même vu les larves vivre dans les squames et à la surface des érosions produites par le grattage, chez une femme atteinte de psoriasis et vivant dans la plus grande saleté ; l'observation est rapportée par Bergh, qui a vu ces larves se métamorphoser et a pu ainsi déterminer leur nature.

O. Taschenberg, *Die Flöhe. Die Arten der Insectenordung Suctoria nach ihrem Chitinskelet monographisch dargestellt.* Halle, in-4° de 120 p., 1880. — A consulter pour la bibliographie des Aphaniptères.

R. Bergh, *To sjeldene tilfælde af pseudoparasiter hos Mennesket.* Hospitalstidende, 1885. — Id., *Die Flohlarve als Pseudoparasit des Menschen.* Monatshefte für prakt. Dermatologie, IV, p. 209, 1885.

Les Puces ne quittent pas volontiers l'espèce animale sur laquelle elles vivent habituellement ; pourtant, *Pulex irritans* peut se rencontrer accidentellement sur les animaux domestiques ; de même, la Puce du Chien ou d'un autre animal peut s'établir passagèrement sur l'Homme. Le tableau suivant permettra de déterminer les principales espèces, savoir : *Pulex irritans*, de l'Homme ; *P. globiceps* du Renard et du Blaireau ; *P. melis*, du Blaireau ; *P. sciurorum*, de l'Écureuil; *P. avium*, des Oiseaux; *P. serraticeps*, du Chien; *P. erinacei*, du Hérisson; *P. goniocephalus* du Lapin et du Lièvre.

Épines en dents de peigne au bord postérieur du prothorax
- manquent. 3e article des antennes
  - incisé............... Pulex irritans.
  - en cône de pin...... P. globiceps.
- existent. Peigne à la face inférieure de la tête
  - manque. Peigne du prothorax avec
    - 18 épines. Corps long de
      - 5mm...... P. melis.
      - 2mm,5 à 3mm,5.. P. sciurorum.
    - 24 à 26 épines....... P. avium.
  - existe. Tête
    - arrondie. Prothorax portant de chaque côté
      - 7 à 9 épines.... P. serraticeps.
      - 3 épines. P. erinacei.
    - anguleuse. Prothorax avec 6 épines de chaque côté....... P. goniocephalus.

Les Sarcopsyllides sont plus petits que les Pulicides; la tête est relativement grosse; les anneaux thoraciques sont très étroits. Le mâle est toujours libre. La femelle fécondée se creuse un abri dans la peau d'un Vertébré à sang chaud et y acquiert des dimensions considérables, par suite de l'augmentation de volume de son abdomen (*Sarcopsylla*); ou bien elle se fixe simplement à la peau, à la façon des Ixodes, et son abdomen reste vermiforme et distinctement articulé (*Rhynchopsylla*, *Helminthopsylla*). Toutes les espèces sont extra-européennes.

Rhynchopsylla pulex Haller a été trouvé sur la paupière et la membrane clignotante d'un Perroquet, ainsi qu'à la région auriculaire d'un Chéiroptère du Brésil.

Helminthopsylla (*Vermipsylla*) *Alakurt* Schimk. se trouve dans le Turkestan sur le Cheval, le Bœuf, le Mouton et le Chameau.

Wl. Schimkiewitsch, *Ueber eine neue Gattung der Sarcopsyllidæ Familie*. Zoolog. Anzeiger, VIII, p. 76, 1885.

Sarcopsylla penetrans Westwood, 1840.

Synonymie : *Pulex minimus cutem penetrans* Catesbay, 1743.
P. minutissimus nigricans Barrère, 1743.
Acorus fuscus sub cutem nidulans P. Brown, 1756.
Pulex penetrans Linné, 1758.
Rhynchoprion penetrans Oken, 1815.
Sarcopsylla canis Westwood, 1840.
Dermatophilus penetrans Guérin-Méneville, 1843.

La Chique (1) diffère de la Puce par sa taille plus petite, par sa tête relativement plus grosse, par ses pattes postérieures moins allongées ; sa couleur est roussâtre ou d'un brun rougeâtre.

Le mâle mesure à peine 1 millimètre de longueur. La fe-

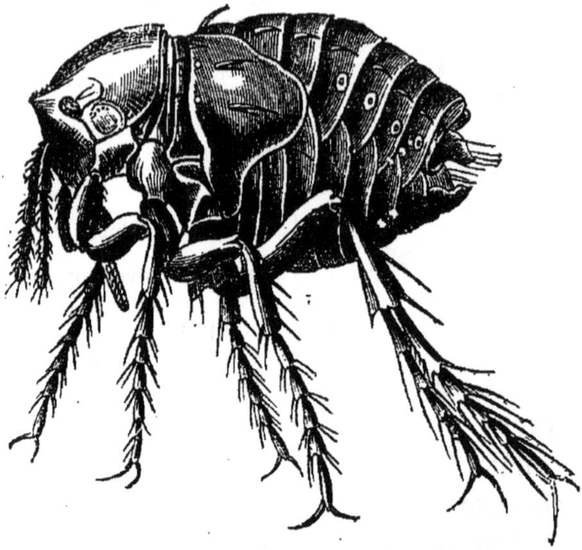

Fig. 720. — *Sarcopsylla penetrans*, femelle libre, très grossie, d'après Karsten.

melle à jeun et non fécondée (fig. 720) est à peu près de même taille, bien qu'un peu plus grande. La tête présente une face supérieure oblique en avant, couverte de poils courts, et une face inférieure oblique de haut en bas et d'avant en arrière et réunie à la précédente presque à angle aigu. L'œil est situé à la partie antérieure de la tête, au bord de la fossette renfermant l'antenne; le dernier article de celle-ci est oviforme et effilé en pédicule à sa base.

Les mâchoires (fig. 721) sont larges, quadrilatères et si petites qu'elles dépassent à peine la surface de la tête et peuvent passer aisément inaperçues. Leurs palpes, *mc*, sont longs, velus et quadriarticulés. Les mandibules, *mn*, sont plus longues que les palpes maxil-

(1) Les autres noms vulgaires de la Chique sont utiles à connaître. On l'appelle Puce pénétrante aux Antilles et à la Guyane ; nigua au Mexique ; pigue, pique, pico au Pérou ; bicho, bicho dos pés, bicho de cachorro, tunga, jatecuba, migor au Brésil ; sand-flea, chego, chegoe, chigger aux États-Unis. Les Indiens du Brésil l'appellent tunga, tom, ton, sico; les Abipons, aagrani. C'est le Sandfloh des Allemands.

laires, mais à peine plus longues que la tête; elles n'ont donc point la longueur de l'animal lui-même, contrairement aux assertions de Linné et de Westwood. Elles sont d'ailleurs conformées comme chez la Puce, ainsi que l'épipharynx, *lm*, et la lèvre inférieure; toutefois, les palpes labiaux, *li*, ne sont pas annelés.

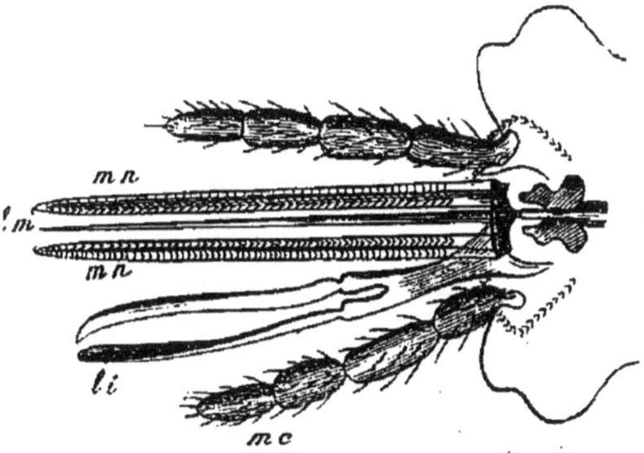

Fig. 721. — Pièces buccales de *Sarcopsylla penetrans*. — *li*, lèvre inférieure et ses palpes; *lm*, épipharynx; *mc*, palpes maxillaires; *mn*, mandibules.

Les trois anneaux du thorax sont très réduits. Le métathorax porte deux grandes écailles alaires, ornées chacune de deux soies. Les cinq articles du tarse se rangent dans l'ordre suivant, en commençant par le plus court : 2, 3, 4, 1 et 5, pour la première paire de pattes, les articles 2, 3 et 4 étant d'égale taille; 4, 3, 1, 2 et 5 pour la seconde paire et 4, 3, 2, 1 et 5 pour la troisième paire; ces articles portent tous de longues soies claires à leur extrémité distale; le tarse se termine par deux griffes minces et effilées.

L'abdomen est ovale et représente les deux tiers de la longueur totale. Chez le mâle, chacun des sept premiers anneaux présente, dans sa partie supérieure, un stigmate surmonté d'une courte soie; chez la femelle, ces orifices manquent sur le second et le troisième anneaux : ils sont très larges sur les quatre anneaux suivants. Les derniers anneaux n'offrent rien de particulier chez la femelle, mais sont modifiés chez le mâle, par suite de la présence de deux pinces, configurées comme celles du Crabe et destinées à favoriser la copulation et à saisir la femelle.

Bonnet a observé l'accouplement; il le décrit en ces termes : « Le mâle étant le plus fort a l'initiative; il se place d'abord sur le dos de la femelle (son rostre étant tourné vers l'anus de celle-ci) et se laisse glisser ensuite jusqu'à ce qu'il puisse saisir par ses pinces anales les deux valves qui, chez la femelle, débordent de chaque côté du cloaque. Une fois la pénétration du pénis opérée, on voit les ailerons péniens au dehors, les valves inférieures appliquées contre l'abdomen de la femelle et les supérieures coudées à angle droit. Les Chiques restent ainsi accolées anus contre anus pendant huit à dix minutes. Elles se maintiennent dans cette position en se cramponnant avec leurs pattes. On voit souvent le mâle, qui retient toujours la femelle au moyen de ses pinces, l'entraîner à sa suite. »

Le mâle et la femelle non fécondée sont des parasites libres : ils ne passent sur l'Homme que pour se gorger de sang, comme fait la Puce. La femelle fécondée se comporte tout autrement : elle se porte soit sur l'Homme soit sur un animal (Chien, Porc, Singe, Oiseau) et s'y fixe définitivement. Elle choisit un endroit où l'épiderme est tout à la fois épais, lâche et mou, par exemple comme dans la région qui circonscrit les ongles, les griffes ou les sabots. Comme elle vit à terre, elle se trouve tout naturellement à portée de ces régions de prédilection, et l'on conçoit ainsi qu'elle s'y fixe de préférence ; toutefois, elle ne dédaigne point les autres parties du corps et peut s'observer partout ailleurs qu'aux orteils ou qu'aux pieds.

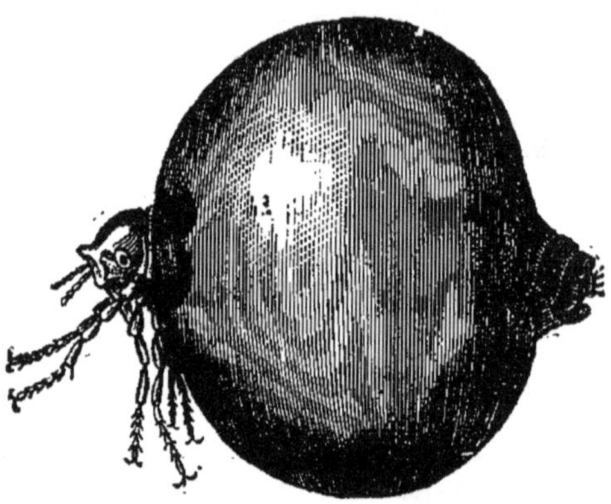

Fig. 722. — *Sarcopsylla penetrans*, femelle fixée, très grossie, d'après Karsten.

Grâce à son armature buccale, la femelle s'enfonce obliquement dans l'épiderme, puis dans le derme, où sa pénétration s'accompagne d'une démangeaison légère et intermittente et où elle se fixe désormais. Elle exerce une succion sur les capillaires des papilles dermiques et détourne à son profit une partie des sucs que ceux-ci apportaient aux tissus voisins ; il s'organiserait même tout autour du parasite, si l'on en croit Guyon, une membrane richement vascularisée, qui reste au fond de la plaie quand on vient à extirper l'Insecte.

Nourri abondamment, celui-ci ne tarde pas à grossir : la tête et le thorax ne subissent aucune modification, mais l'abdomen, par suite du développement progressif des œufs, se comporte comme chez *Pediculoïdes ventricosus :* il distend de plus en plus et décolle insensiblement l'épiderme, creusant ainsi entre ce dernier et le derme une logette qui puisse le contenir. La dilatation se fait uniquement aux dépens du second et du troisième anneaux de l'abdomen ; l'anneau qui précède et ceux qui suivent gardent leur taille primitive. Karsten assure que le tube digestif et les trachées subissent alors une régression ; ces dernières perdent leur structure spiralée et épaississent leurs parois ; ces modifications débutent par les plus fines branches, puis gagnent progressivement les plus gros troncs, qui prennent parfois un aspect poreux.

Les derniers anneaux s'enfoncent à la façon d'un coin dans l'orifice par lequel l'animal s'était introduit dans la peau, en sorte que l'anus et au moins la dernière paire de stigmates sont en contact avec l'air. La présence du parasite est alors indiquée par une tumeur arrondie, circonscrite par l'épiderme et percée d'un trou à son sommet ; la portion d'abdomen qui s'y montre passe insensiblement du blanc de lait au gris perle.

Par suite de sa distension, la peau devient douloureuse et s'enflamme ; les tissus qui entourent le parasite s'enflamment à leur tour, s'infiltrent et laissent suinter un liquide.

Parvenu au terme de sa gestation, l'Insecte a la taille et la couleur du fruit du Gui (fig. 722). Il est entouré d'une zone purulente, et le travail inflammatoire dont celle-ci résulte finit par détruire et par ulcérer la peau et tend à expulser le corps étranger. L'abdomen de la Chique se rompt alors et les œufs sont rejetés au dehors, tandis que le corps même de l'animal demeure dans la plaie. Cette dernière peut alors se convertir en ulcère ; plus souvent, la portion d'épiderme qui l'entoure se modifie et l'entraîne dans sa chute.

Rodschied a prétendu que la Chique était vivipare, mais les observations de Bonnet ne permettent pas de douter qu'elle ne soit ovipare. L'œuf est ellipsoïde, à surface finement granuleuse et de couleur blanche ; il est long de 1 millimètre et plus et est projeté parfois jusqu'à 2 centimètres de distance.

Cet œuf se développe à terre : il en sort une larve blanche et transparente, longue de 1mm,78, large de 0mm,17 ; au bout de 8 à 10 jours, elle a atteint toute sa croissance, est longue de 2mm,26 et de couleur grise. La larve est, comme celle de la Puce, formée de 13 anneaux velus, qui tous portent une paire de stigmates, à l'exception du premier et du dernier ; elle se nourrit de divers détritus, notamment des débris du cadavre maternel, mais refuse le sang et la viande. Le dernier anneau porte trois appendices, un médian et supérieur, et deux latéraux et inférieurs, plus longs et aidant à la marche.

Contrairement à ce que pensait Oken, la larve passe à l'état de nymphe : dans ce but, elle se tisse un cocon ovoïde, long de 1mm,30, large de $0^{mm},86$, d'une belle teinte jaune d'or; des grains de sable ou de poussière adhèrent à sa surface. La nymphe est semblable à celle de la Puce; au bout de 8 à 10 jours, l'animal parfait sort du cocon.

La Chique est originaire de l'Amérique tropicale et des Antilles, où G. F. de Oviedo fut le premier à l'observer, en 1526. Elle abonde au Brésil, où Pison l'a observée en 1648; dans le nord du Chili et notamment dans la province de Coquimbo (Molina, 1782); à la République Argentine, elle est fréquente dans la province de Tucuman. De là, elle remonte jusque dans l'Amérique centrale et dans tout le Mexique, mais sans atteindre les États-Unis. Elle s'étend donc approximativement du 30° degré de latitude sud au 30e degré de latitude nord; on la trouve dans l'intérieur du pays, aussi bien que sur la côte occidentale ou sur la côte orientale. Quant à l'altitude, de Humboldt l'a rencontrée en abondance par 1,000 à 2,000 mètres au-dessus du niveau de la mer : elle y serait même plus abondante que dans les plaines. Nous l'avons reçue nous-même de Chuquisaca, sur les hauts plateaux des Andes de Bolivie, où elle est très répandue.

Dans ces dernières années, la Chique a été transportée en Afrique, où elle s'est propagée avec une incroyable rapidité (1). Soyaux dit qu'elle a été introduite au Gabon, en 1872, par l'équipage du navire anglais *Thomas Mitchel* qui revenait du Brésil. D'après Lux, elle aurait été introduite à Saint-Paul de Loanda, en 1873, par un navire à voiles venant de Bahia : en moins de trois ans, elle se répandit jusqu'à Saint-Philippe de Benguela au sud, jusqu'au Congo au nord et jusqu'à 70 lieues dans l'intérieur des terres.

Actuellement, elle est très commune à Monrovia, d'où nous l'avons reçue, et jusqu'au Sénégal; il est à craindre qu'elle ne s'acclimate aussi dans le sud de nos possessions algériennes, où elle ne manquera pas d'être prochainement transportée par les caravanes. Le parasite est également répandu sur la côte orientale, où il a été apporté par les caravanes venant de la côte op-

(1) Skripitzin (Zeitschr. f. d. ges. Med., XIII, p. 76, 1840) prétend qu'elle existait déjà en Afrique, à Mozambique et au Congo, avant 1840, mais ce fait n'est confirmé par aucun auteur et tous s'accordent au contraire à fixer son introduction en Afrique aux années 1872 ou 1873.

posée : en 1875, Pechuel-Lösche le trouvait à Boma sur le Congo, à 60 lieues de la mer; un peu plus tard, Stanley le rencontrait aux cataractes du Congo, par 200 lieues marines de la côte; en 1880, Dutrieux l'observait depuis Zanzibar jusque dans l'Ounyamouési. On peut se demander enfin si ce n'est pas encore la Chique qui est connue au Soudan sous le nom de *moukardam*.

La Chique est donc un animal de la zone tropicale. Elle vit dans les champs, dans les bois, dans les plantations; elle est particulièrement abondante dans les terrains sablonneux et dans le sable de la mer. On la rencontre aussi dans les maisons mal tenues, où elle se cache au milieu de la poussière et de la cendre du foyer; bien que ses bonds aient autant d'amplitude que ceux de la Puce, elle ne s'élève pas d'elle-même aux étages supérieurs, à moins d'y être transportée par l'Homme ou par quelque animal. Aux Antilles, elle fourmille dans les cases des nègres, et il en était déjà de même dans celles des Caraïbes, dont la principale occupation, d'après le P. Dupuis, consistait à s'échiquer. Le parasite abonde également dans les écuries, les basses-cours, les bergeries, les étables, les porcheries, surtout dans celles où il y a agglomération d'animaux. Pendant l'expédition du Mexique, Vizy n'en a pas observé un seul cas chez les troupes logées dans les maisons d'Orizaba ou dans les cloîtres transformés en casernes, tandis que la maladie fut presque générale dans une division de zouaves cantonnée dans des hangars ayant autrefois servi d'étable à Porcs, ainsi que parmi les troupes logées dans les faubourgs ou dans les huttes des Indiens.

Le parasite s'attaque au Chien, au Chat, à la Chèvre, au Mouton, au Bœuf, au Cheval, au Mulet, à l'Ane et surtout au Porc tout aussi bien qu'à l'Homme; on l'a vu encore chez les Chéiroptères, les Singes et les Oiseaux; comme la Tique, il est donc peu difficile sur le choix de son hôte et se fixe indifféremment au premier animal à sang chaud qui passe à sa portée.

Le nombre des Chiques logées sur un même Homme ou sur un même animal est parfois très élevé : d'Azara vit « retirer plus de soixante de ces Insectes des fesses d'une femme ». Bonnet a observé un individu qui en portait plus de trois cents disséminés sur tout le corps. Elles peuvent être si serrées les unes contre les autres que la peau présente, après leur extirpation, l'aspect alvéolaire d'un gâteau de miel ; tel était le cas pour un pied de Porc que J. Jullien nous a rapporté de Monrovia. Elles siègent principalement sur les membres inférieurs, le plus souvent aux pieds et de préférence à la face plantaire, autour des ongles et au talon; elles sont assez communes aux doigts, autour de l'anus, sur la verge et au scrotum; on les voit rarement au-dessus du nombril, au visage, sur les bras ou les avant-bras.

La chaleur et la sécheresse favorisent la propagation du parasite : l'humidité lui est au contraire funeste : le P. Bouton avait remarqué que les Caraïbes qui arrosaient souvent leurs cases étaient épargnés. Toutefois, la Chique est relativement rare et semble estiver pendant les fortes chaleurs de l'été.

On se tiendra suffisamment à l'abri de la Chique, si on prend l'habitude de se laver les pieds ou mieux de prendre un bain chaque jour, de ne jamais marcher nu-pieds, même dans les appartements proprement tenus, de laver fréquemment ceux-ci à grande eau. Quand on a reconnu la présence du parasite, on pourra le tuer sur place, soit en le piquant avec une aiguille, soit en se badigeonnant avec de la teinture d'opium, de l'essence de térébenthine, du chloroforme, de l'onguent mercuriel, du biiodure de mercure ou de l'acide phénique; au temps du P. Raymond, les Caraïbes de la Dominique se frottaient de roucou délayé dans l'huile de Carapa. L'Insecte finit alors par être expulsé, comme il a déjà été dit plus haut.

Un individu est-il porteur d'un grand nombre de Chiques, accumulées en un petit espace, on peut avoir recours à des procédés qui, tout en les tuant sur place, ont pour conséquence une mortification de l'épiderme qui les recouvre; toutefois, ces procédés, fort en honneur parmi les indigènes ou les noirs, ne sauraient être conseillés à des Européens. Aux Antilles, on emploie sous forme de cataplasme la pulpe de racine de Manioc ou bien on plonge la partie malade dans une décoction de *Tournefortia hirsutissima* ou *herbe à Chiques*, puis on la recouvre de cataplasmes de la même plante. A la Martinique, on met le membre, voire même le malade tout entier dans un bain de Tabac; s'agit-il de jeunes enfants, on introduit et on laisse à demeure le pied tout entier dans un fruit de Corossolier (*Anona muricata*), dont la pulpe, douce et mucilagineuse, agit à la façon d'un cataplasme émollient. Au Mexique, on applique sur la partie malade un morceau de cassave ou galette de Manioc ramollie à l'eau. En Colombie, on asphyxie les Insectes au moyen d'applications de beurre salé.

Le meilleur traitement consiste à extirper le parasite, dès qu'on a reconnu sa présence et à quelque période que ce soit de sa fixation. Les femmes indiennes et les négresses sont fort habiles à pratiquer l'*échiquage* : ces *curanderas* introduisent une simple épingle par l'orifice de pénétration, puis énucléent le parasite; elles pansent ensuite la plaie avec du cérumen, du tabac mâché ou de la cendre de cigare. Le médecin peut aussi avoir recours au procédé de l'épingle, qui ne demande que de la patience et de la dextérité, mais il va sans dire que le pansement consécutif doit être moins barbare, d'autant plus que trop souvent le parasite ou le fait de son extirpation déterminent de graves accidents, que Pugliesi a bien étudiés : ce sont le tétanos, l'onyxis ulcéreux, l'ulcère, la lymphangite, l'érysipèle, le phlegmon.

F. d'Azara, *Voyages dans l'Amérique méridionale*, depuis 1781 jusqu'en 1801, publiés par C. A. Walkenær, I, p. 217, 1809.

Levacher, *Guide médical des Antilles et des régions intertropicales*. Paris, 1840. Voir p. 327.

J. Nieger, *De la Puce pénétrante des pays chauds et des accidents qu'elle peut occasionner*. Thèse de Strasbourg, 1858.

Mantegazza, *Lettere mediche sulla America meridionale*. Milano, 1860. Voir I, p. 284.

Vizy, *Note sur la Chique au Mexique et sur son action sur l'Homme*. Recueil de mém. de méd., de chir, et de pharm. militaires, (3), X, p. 306, 1863.

Guyon, *Note accompagnant la présentation d'un ouvrage intitulé : Histoire naturelle et médicale de la Chique, Rhynchopion penetrans* (Oken). Comptes rendus de l'Acad. des sc., LXX, p. 785, 1870.

Roulin, *Note à l'occasion d'un des faits mentionnés dans la communication précédente*. Ibidem, p. 792.

H. Karsten, *Beitrag zur Kenntniss des Rhynchoprion penetrans*. Bull. de la Soc. imp. des naturalistes de Moscou, p. 72, 1864. Virchow's Archiv, XXXII, p. 269, 1865.

Brassac, *De la Chique* (*Pulex penetrans*)*; accidents produits chez l'Homme par ce parasite*. Arch. de méd. nav., IV, p. 512, 1865.

Guyon, *Histoire naturelle et médicale de la Chique*. Revue et magasin de zoologie, (2), XVII, p. 295, 1865; XVIII, p. 64, 111, 326, 359 et 445, 1866; XIX, p. 7, 208, 276 et 324, 1867; XX, p. 25, 70, 101, 171, 245, 301 et 433, 1868; XXI, p. 70, 212, 284, 325, 384, 413 et 425, 1869.

Moulin, *Pathologie de la race nègre*. Paris, 1866. Voir p. 26.

Al. Laboulbène, *Pulex penetrans observé à Paris*. Annales de la Soc. entomol. de France, (4), VII, 1867. Bulletin, p. VI.

L. Gage-Lebas, *Des animaux nuisibles à l'Homme et en particulier du Pulex penetrans* (*Chique ou Nigua*). Thèse de Paris, 1867. — Bon résumé des travaux des auteurs anciens.

G. Bonnet, *Mémoire sur la Puce pénétrante ou Chique* (*Pulex penetrans* L.). Arch. de méd. nav., VIII, p. 19, 81 et 258, 1867. Paris, in-8° de 106 p., 1868.

Lucas, *La frégate « la Victoire » à Guaymas et à Mazatlan*. Thèse de Paris, 1868. Voir p. 41.

Guzman, *Essai de topographie physique et médicale de la République du Salvador*. Paris, 1869. Voir p. 125.

L. Fereira, *Pulga penetrante. Das lesões que este Inseto maligno produz quando penetra nos tecidos do corpo humano; e das que sobrevem deposo da sua extracçao do tratamento d'estas lesões e dos meios prophyláticos de as evitar.* Thèse de Lisbonne, 1878.

E. Canoville, *Des lésions produites par la Chique ou Puce pénétrante.* Thèse de Paris, 1880.

H. M. Bachelor, *Filaria loa and Pulex penetrans.* N. Y. med. Record, XIX, p. 470, 1881. Bull. of the N. Y. pathol. Soc., (2), I, p. 108, 1881.

J. F. da Silva Lima, *Nota sobre o tratamento do bicho do pé.* Gaz. med. da Bahia, (2), VII, p. 383, 1882-3. União med. da Rio de Janeiro, III, p. 264, 1883.

R. A. F. Brandão, *Nota sobre o tratamento do bicho do pé.* Gaz. med. da Bahia, (3), I, p. 75, 1883.

W. Schimkewitsch. *Zur Frage nach der Veränderung der Sarcopsylla penetrans unter dem Einflusse des Parasitismus.* Zoolog. Anzeiger, VII, p. 673, 1884.

D. Cano y Alcacio, *La Nigua (Rhynchoprion penetrans Oken).* La Naturaleza, VII, p. 233, 1885. Thèse de Mexico, in-8° de 27 p., 1885.

P. L. Keisser, *Souvenirs médicaux de quatre campagnes de transport à la côte occidentale d'Afrique (Sénégal et Gabon).* Thèse de Bordeaux, n° 31, 1885-86. Voir p. 27.

J. B. Pugliesi, *Des accidents causés par la Puce chique observés à la Guyane française.* Thèse de Paris, 1886.

Sous-ordre des Pupipares.

Les Pupipares forment un groupe de Diptères parasites qui présentent de remarquables particularités d'organisation. Les antennes

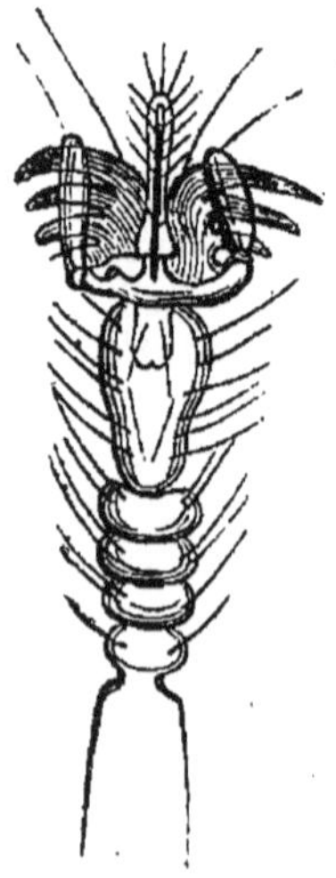

Fig. 723. — Patte de *Lipoptena cervi.*

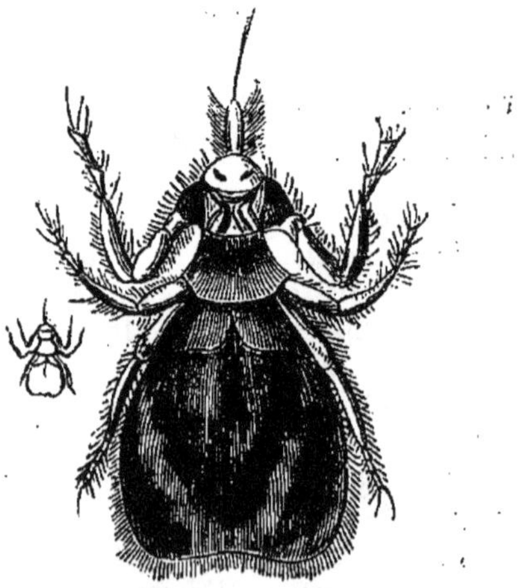

Fig. 724. — *Melophagus ovinus,* de grandeur naturelle et très grossi.

sont courtes et à 2 ou 3 articles. La trompe est formée par la lèvre supérieure; l'inférieure n'est pas articulée et ne porte pas de palpes.

Les pattes sont très écartées ; le tarse est terminé par des griffes pectinées (fig. 723). La femelle est vivipare et ne donne naissance qu'à un petit à la fois : celui-ci s'est développé dans une dilatation du vagin et sort à l'état de larve dépourvue d'armature pharyngienne et de crochets buccaux. Aussitôt après sa naissance, la larve se transforme en pupe, comme l'a démontré Leuckart : la dénomination de *pupipare*, consacrée par l'usage, n'est donc pas exacte.

Braula cæca, aveugle et aptère, vit sur les Abeilles. *Nycteribia Latreillei*, aveugle et aptère, mais pourvu de balanciers, vit dans le pelage des Chauves-souris.

Le Mélophage (fig. 724) vit sur la peau du Mouton, dont il suce le sang ; il est aptère et sans ocelles, mais possède deux petits stemmates. *Ornithomyia avicularia* se trouve sur des Oiseaux tels que le Busard ; il a trois ocelles et deux longues ailes à six nervures.

Une espèce remarquable par son dimorphisme est tout d'abord ailée et vit sur les Oiseaux : on la connaissait sous le nom d'*Ornithobia pallida* Meigen ; en automne, elle passe sur le Cerf, le Daim, le Chevreuil et le Sanglier, perd ses ailes et revêt ainsi la forme appelée *Lipoptena cervi*. Sous son premier état, on l'a rencontrée en grand nombre, d'après P. J. van Beneden, sur la peau d'un malade de l'hôpital de Louvain.

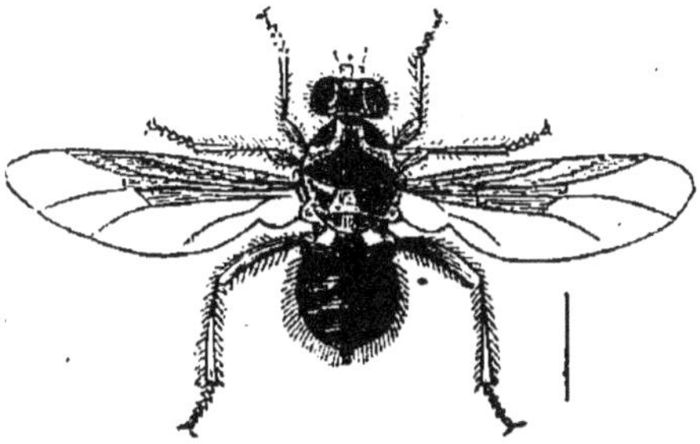

Fig. 725. — *Hippobosca equina*.

L'Hippobosque ou Mouche-araignée (fig. 725) vit sur le Cheval et l'Ane, parfois sur le Bœuf, le Chien et le Porc ; l'Homme lui-même n'est point à l'abri de ses attaques. Il est d'un jaune rouille luisant, possède deux ailes à cinq nervures, des griffes bidentées, mais est dépourvu d'ocelles.

Sous-ordre des Brachycères.

Les Brachycères ont des antennes triarticulées ; l'article terminal est le plus grand et porte fréquemment sur sa face dorsale une *soie antennaire* ou *arista* (fig. 726), qui, suivant les cas, est simple ou articulée, nue ou velue. Cette soie correspond toujours à l'extrémité de l'antenne et n'occupe sa position latérale que par suite du développement excessif du troisième article. Dans certaines formes, ce dernier se développe plus régulièrement et paraît annelé ou se prolonge en un style qui peut être annelé lui-même ; en tout cas, le nombre total des articles de l'antenne n'est jamais supérieur à 6.

Les ailes existent toujours et présentent des nervures réticulées (fig. 727); leur angle postéro-interne présente parfois une petite écaille, *a*, sous laquelle se cache le balancier.

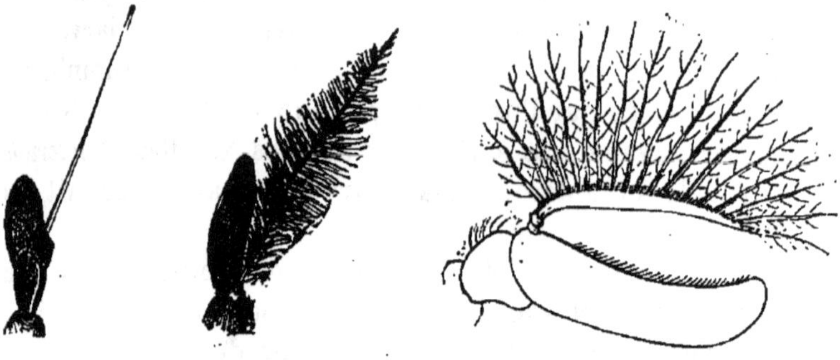

A B C

Fig. 726. — Antennes des Brachycères. — A, chez *Eristalis tenax;* B, chez *Volucella plumata;* C, chez *Glossina morsitans.*

La larve n'a généralement pas de tête distincte, l'une des extrémités est mousse et semble tronquée, l'autre se termine en pointe. Cette dernière correspond à la bouche; elle est rétractile et présente parfois deux ou quatre crochets unguiformes, de nature cornée, qui

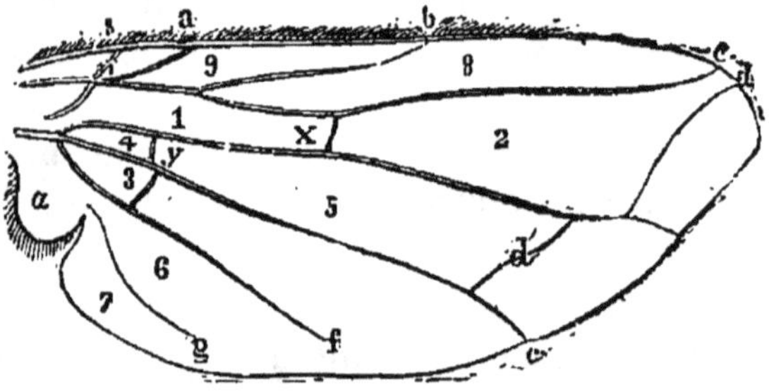

Fig. 727. — Aile de Muscide. — *α*, lobule alaire; *a*, 1re nervure longitudinale; *b*, 2e; *c*, 3e; *d*, 4e ou nervure transversale apicale ou nervule externo-médiane; *d'*, nervure transversale postérieure ou grande nervule; *e*, 5e nervure longitudinale; *f*, 6e; *g*, 7e; *x*, petite nervure transversale; *y*, grande nervure transversale; 1, cellule ou aréole basilaire antérieure: 2, première cellule marginale postérieure: 3, cellule anale; 4, cellule basilaire postérieure; 5, cellule médiane ou discoïdale; 6, cellule axillaire; 7, cellule postérieure ou lobée; 8, cellule sous-marginale ou cubitale; 9, 10, cellules marginales ou radiales; 11, cellule marginale antérieure.

servent soit à dilacérer les aliments, soit à fournir un point d'appui pendant la reptation (fig. 736). L'extrémité obtuse porte des mamelons au sommet desquels s'ouvrent les stigmates. La larve vit dans les matières organiques en décomposition; elle est parfois aquatique ou parasite. Elle subit plusieurs mues, au cours desquelles la peau se rompt d'ordinaire suivant une ligne courbe, comme chez les Pupipares : aussi Brauer a-t-il proposé de réunir en un groupe des *Cyclorhapha* tous les Diptères qui présentent ce caractère (Pupipares et Muscarides). Au moment de la nymphose, la larve ne se débarrasse pas de sa dernière peau, mais celle-ci se durcit et constitue une *pupe en barillet* ou *en tonnelet*, à l'intérieur de laquelle se trouve la nymphe.

Les MUSCARIDES constituent un premier groupe de Brachycères. La trompe se termine en général par des paraglosses, les mâchoires sont atrophiées. La larve respire par la grosse extrémité et possède des crochets buccaux; la nymphe a la forme d'un tonnelet. A ce groupe appartiennent un nombre considérable d'espèces qui intéressent la médecine à des titres divers.

Les Phorides ont le thorax fortement bombé, l'abdomen formé de 6 anneaux. Les larves vivent dans les matières organiques en décomposition, notamment dans les Champignons; celles de *Phora incrassata* sont parasites des larves d'Abeille.

Ph. aterrima est d'un noir velouté et long de 2 millimètres. Ses larves et ses nymphes se trouvent en très grand nombre sur les cadavres d'enfants à demi desséchés.

Kahl a observé à Varsovie un Homme de 24 ans, entré à l'hôpital pour des douleurs à l'épigastre et au rectum, des vertiges et de la diarrhée. Au bout de vingt-quatre heures, le malade vomit à deux reprises; le lendemain, il était guéri. Les matières vomies renfermaient « plusieurs milliers » de larves vivantes, que Kahl rapporte à *Ph. rufipes* et qui provenaient sans doute d'œufs ingérés avec des aliments avariés.

J. Kahl, *Czerwie muchy w zoladku czlowieka.* Medycyna. Warszawa, IX, p. 81, 1881.

TYREOPHORA ANTHROPOPHAGA Rob.-Desv. — Diptère linéaire, rougeâtre mêlé de brun, long de 2 millimètres; les deux premiers articles des antennes sont courts et peu distincts, le troisième est lenticulaire. La larve vit sur les cadavres et réduit les tissus en poudre impalpable.

LONCHÆA NIGRIMANA Meigen. — Insecte noir verdâtre brillant, long de 4 millimètres, à corps assez large; antennes courtes, à dernier article allongé; trompe non saillante. La larve et la nymphe se trouvent sur les cadavres desséchés.

FAMILLE DES ACALYPTÉRÉES

Les Acalyptérées ont les balanciers libres, par suite de l'absence de lobule alaire. Certains de ces Insectes (*Trypeta*, *Chlorops*, *Platyparea*, *Spilographa*) pondent leurs œufs dans différentes parties des végétaux; d'autres sur le fumier (*Scatophaga*) ou sur le fromage (*Piophila casei*).

Les larves de cette dernière espèce continuent de vivre dans l'estomac pendant plus de vingt-quatre heures et peuvent causer des accidents assez graves.

Linné et Rolander considéraient la piqûre de *Chlorops* (*Musca*) *lepræ* comme capable de causer la lèpre.

Fr. Meschede, *Ein Fall von Erkrankung hervorgerufen durch verschluckte und lebend im Magen verweilende Maden.* Virchow's Archiv, XXXVI, p. 300, 1866.

Teichomyza fusca Macq. (*Scatella urinaria* Rob.-Desv.). — C'est une Mouche noire, très commune dans les urinoirs des villes et dans les cabinets d'aisance des maisons mal tenues. Sa larve, dont Pruvot a donné une bonne description, vit dans l'urine, en laissant au moins ses deux derniers stigmates en contact avec l'air. Les médecins des villes sont assez souvent consultés par des personnes ayant trouvé dans leurs déjections une ou plusieurs larves vivantes, qu'elles assurent avoir évacuées soit par le vomissement, soit plus souvent par l'anus; dans ces conditions, Robineau-Desvoidy les a considérées comme appartenant à une espèce supposée nouvelle, *Mydæa vomiturationis*.

Après avoir admis que ces larves sont capables de vivre dans le tube digestif de l'Homme, Davaine a fini par se ranger à l'opinion contraire. « Les larves de *T. fusca*, dit-il, sont agiles, et s'il leur arrive, dans leurs pérégrinations, de tomber dans un vase émaillé ou poli, elles n'en sortent pas facilement. Les individus pressés par la dysurie, des coliques, de la diarrhée, se servent précipitamment de ces vases sans y prendre garde; lorsqu'ensuite ils examinent leurs déjections, ils aperçoivent les larves qui s'agitent et croient les avoir rendues. » L'avis de Davaine a été généralement admis; toutefois, Laboulbène continue à défendre la possibilité du pseudo-parasitisme; cette possibilité ne nous semble plus contestable à l'heure actuelle. Pruvot a prouvé que, sur 30 larves environ, introduites expérimentalement dans l'estomac, 6 sont encore vivantes chez le Cobaye au bout de vingt-huit heures et 2 chez le Rat au bout de trois jours; plongées dans un milieu irrespirable, elles résistent très longtemps à l'asphyxie. Il semble donc que la larve puisse vivre et se développer dans notre tube digestif, et il faut convenir que plusieurs observations publiées par les auteurs, ainsi que plusieurs inédites qui nous sont particulières, sont d'accord sur ce point.

Michel. Bull. de l'Acad. de médecine, XII, p. 214, 1846-47.

H. Roger, *Observation d'accidents divers paraissant produits par des Vers.* Comptes rendus de la Soc. de biologie, (1), III, p. 88, 1851.

C. Davaine, *Sur des larves rendues par les selles.* Ibidem, (1), III, p. 112, 1851. — Id., *Larves rendues avec les selles par un Homme de 30 ans.* Ibidem, (1), IV, p. 96, 1852.

Al. Laboulbène, *Histoire des métamorphoses de la Teichomyza fusca.* Annales de la Soc. entomol. de France, (4), VII, p. 33, 1867. — Id., Bull. de la Soc. entomol., (4), IX, p. XXXVIII, 1869.

G. Pruvot, *Contribution à l'étude des larves de Diptères trouvées dans le corps humain.* Thèse de Paris, 1882.

E. Bouchut, *D'un nouveau parasite de l'intestin chez l'Homme.* Paris médical, IX, p. 159, 1884.

J. Chatin, *Observations sur la myasis intestinale.* Comptes rendus de la Soc. de biologie, (8), V, p. 396, 1888.

Les Calyptérées ont le balancier recouvert par un lobule alaire ou *cuilleron* (fig. 727, α); elles comprennent les différentes sortes de Mouches. Beaucoup sont *créophiles* et vivent des humeurs ou des tissus des animaux; elles pondent leurs œufs sur la viande, sur des cadavres ou des matières organiques en décomposition. La larve ou *asticot* est aveugle, mais est pourtant sensible à la lumière (G. Pouchet); elle s'enfouit souvent en terre pour se transformer en une pupe en barillet.

Les Anthomyines ressemblent beaucoup aux Mouches, mais ont de très petits cuillerons. Les larves vivent dans les matières végétales en décomposition ou ravagent les plantes cultivées ; elles sont couvertes d'épines, parfois longues et barbelées. Les femelles d'*Aricia* Macquart, 1835 (nec Rob.-Desv., 1830), d'*Hydrophoria* et d'*Hydrotæa* importunent souvent le bétail, dont elles cherchent à sucer les humeurs.

ANTHOMYIA CANICULARIS Meigen. — A la suite de divers accidents gastriques, un vieillard de 70 ans, vu par le Rev. Jenyns, expulsa pendant plusieurs mois une grande quantité de larves vivantes. La durée exceptionnelle des accidents permet de penser que les œufs ont éclos dans l'estomac, puis que les larves ont passé dans l'intestin.

A cette espèce se rapportent encore des larves qu'une malade de J. Dubois évacua au nombre d'une cinquantaine par le vomissement et d'une vingtaine par les selles; Laboulbène a pu les élever jusqu'à l'état parfait.

Un paysan de 21 ans, vu par Wacker, avait l'abdomen distendu et souffrait de coliques; des purgatifs lui firent évacuer « deux litres » de larves d'*A. canicularis*, après quoi il fut guéri.

Dans l'espace de deux mois, un instituteur expulsa environ 00 larves de cette même espèce et de *Sarcophaga carnaria*. ockwood, auquel est due cette observation, mentionne encore n cas de larves d'*A. scalaris* chez un garçon de 14 ans. Cobbold dit aussi avoir reconnu la larve d'*A. canicularis* dans six as de ce genre.

Judd rapporte également à *A. scalaris* Meigen une cinquantaine de larves qu'il put élever et qui avaient été évacuées par n enfant, dans le Kentucky.

Biaudet, de Gex, vit encore une femme de 24 ans, qui souffrait depuis longtemps de pincements et de tiraillements à l'estomac, rendre par l'anus une masse grouillante de larves d'Anthomye.

Les larves et les pupes d'une espèce voisine d'*A. pluviatilis* furent trouvées par Danthon, de Moulins, dans le conduit auditif externe d'un malade; elles en avaient entamé le fond et causaient d'atroces douleurs.

Quelques Anthomyes enfin figurent parmi les hôtes des tombeaux : Mégnin a trouvé les nymphes de deux espèces; les unes avaient de longs poils rameux et étaient même accompagnées de cadavres d'adultes se rapprochant d'*A. vicina* Macquart; les autres, à gros poils simples, n'ont pu être déterminées.

L. Jenyns, *Notice of a case in which the larvæ of a dipterous Insect supposed to be the Anthomyia canicularis M., were expelled in large quantities from the human intestine, accompanied by a description of the same.* Trans. Entomol. Soc. of London, II, p. 152, 1839.

J. Dubois, *Sur des larves de Muscides rendues dans les matières des vomissements et dans les selles par une femme. Examen de ces larves par*

Laboulbène et Ch. Robin. Comptes rendus de la Soc. de biologie, (2), III, p. 8, 1856.

Laboulbène. Annales Soc. entomol. de France, (5), VI, 1876. Bull., p. XXII.

G. S. Judd, *Occurence of maggots in a boy*. American naturalist, X, p. 374, 1876.

Biaudet, *Note sur un cas de parasitisme dû à la présence de larves de Diptères dans le tube digestif*. Bull. de la Soc. méd. de la Suisse romande, XIV, p. 130, 1880.

S. Lockwood, *Abnormal entozoa in man*. Virginia med. Monthly, p. 851, 1881.

Wacker, *Ueber das Vorkommen der Larve von Anthomyia cuniculina im menschlichen Darmcanale*. Ærztliches Intelligenz-Blatt, XXX, p. 109, 1883.

FAMILLE DES MUSCIDES

Les Muscides ont l'arista plumeux sur toute sa longueur, l'abdomen court et non velu. Dans le genre *Musca*, l'épistome est peu saillant, la trompe est molle et disposée pour sucer, le dernier article des antennes est trois fois plus grand que le second.

Musca domestica Linné, 1758.

Cette Mouche importune est le type d'une série d'espèces généralement confondues, auxquelles on attribue la faculté d'inoculer les maladies virulentes, telles que le charbon : les expériences de Davaine ont fait justice de cette croyance, démontrant que des Mouches, maintenues pendant plusieurs heures sous une cloche avec du sang charbonneux, étaient incapables de transmettre la maladie, comme c'était d'ailleurs à prévoir, en raison de la faiblesse de leur trompe et de leurs griffes.

Si la Mouche ne transmet point directement les maladies infectieuses, elle peut du moins en propager et en disséminer les germes. Quand elle quitte une substance organique en décomposition, sa trompe et ses pattes restent barbouillées de Microbes, dont quelques-uns peuvent être pathogènes et dont elle pourra se débarrasser, l'instant d'après, en venant se poser sur nos aliments. Les chances d'infection seront beaucoup plus sérieuses, si elle dépose ses excréments sur ces derniers : Grassi a reconnu que les œufs de Trichocéphale, de Ténia, d'Oxyure, ainsi que les spores du Botrytis, qui cause la muscardine des Vers à soie, traversaient le tube intestinal de la Mouche sans être en rien altérés par les sucs digestifs. On a de même constaté que les Mouches qui ont sucé les crachats des tuberculeux expulsent dans leurs excréments des Bacilles intacts.

Les œufs de la Mouche sont pondus dans les ordures et parfois dans des matières alimentaires avariées; ils peuvent alors être introduits dans l'estomac, d'où les larves sont évacuées, ainsi que Hope l'a reconnu dans trois cas. C'est à un cas de ce genre que se rapporteraient, d'après Brera, les pseudo-helminthes décrits par Jördens sous le nom d'*Ascaris conosoma*, évacués par un jeune Homme et reconnus par Rudolphi pour des larves de Mouche.

B. Grassi, *Les méfaits des Mouches*. Arch. ital. de biologie, IV, p. 205, 1883.

CURTONEVRA (MUSCA) STABULANS. — Mouche longue de 8 à 9 millimètres, très semblable à la précédente; elle se rencontre fréquemment dans les étables, les pâturages et au voisinage des animaux domestiques. On peut trouver sa larve, sa nymphe ou même le cadavre de l'adulte sur des cadavres humains exposés dans la campagne.

Les Calliphores se distinguent des *Musca* par leur face bordée de poils, par leur épistome un peu saillant, par leur dernier article des antennes trois fois plus long que le précédent; l'abdomen est hémisphérique et de teinte bleu métallique sans éclat. La Mouche bleue de la viande (fig. 728) est longue de 7 à 13 millimètres; elle pond sur la viande, sur les cadavres, sur la charogne; trompée par la finesse de son odorat, elle pond aussi dans des fleurs (*Arum*, *Stapelia*) ou sur des Champignons (*Phallus impudicus*) émettant une odeur cadavéreuse. Elle pond environ 200 œufs, par amas de 20 à 100; au bout de vingt-quatre heures, il en sort des larves qui, après 12 à 15 jours, passent déjà à l'état de nymphe; la nymphe elle-même donne naissance à l'adulte au bout de 12 à 15 jours.

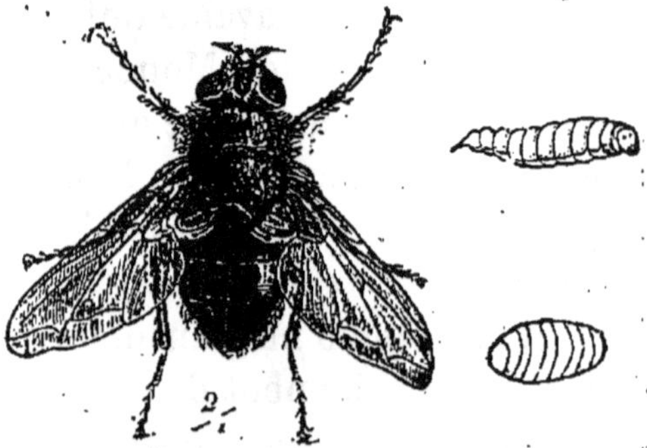

Fig. 728. — *Calliphora vomitoria* grossie, sa larve et sa pupe.

CALLIPHORA VOMITORIA Rob.-Desv. — Cette Calliphore peut se rencontrer à tous les états sur les cadavres humains. Sa larve, introduite avec les aliments, pourrait continuer à vivre dans le tube digestif et se retrouverait dans les déjections, comme Hope en cite un cas, d'après Thompson. Elle s'observe aussi parfois dans les fosses nasales, principalement chez des individus atteints d'ozène et de punaisie : Mankiewicz en rapporte un cas chez un garçon de 9 ans ; peut-être alors la Mouche est-elle trompée par l'odeur, comme dans le cas de l'Arum.

Les larves d'une espèce voisine, *C. limensis*, peuvent aussi se rencontrer dans les fosses nasales, où elles causent de terribles ravages.

Mankiewicz, *Ueber das Vorkommen von Fliegenlarven in der Nasenhöhle.* Virchow's Archiv, XLIV, p. 375, 1868.

F. Aguirre, *Larvas de la Calliphora limensis en las fosas nasales.* Santiago de Chile, in-8° de 18 p., 1885.

Les Lucilies ont la tête déprimée, l'épistome dépourvu de saillie; le dernier article des antennes est quadruple du précédent et porte un arista très plumeux; l'abdomen, court et arrondi, brille de beaux reflets métalliques.

LUCILIA CÆSAR Rob.-Desv. — Mouche d'un vert doré, longue de 7 à 9 millimètres; palpes ferrugineux; face et côtés du front blancs, à reflets noirâtres ; épistome d'un rougeâtre pâle; bande frontale noirâtre ; antennes brunes ; pieds noirs.

LUCILIA CADAVERINA Rob.-Desv. — Mouche d'un vert doré, longue de 4 à 5 millimètres ; palpes noirs ; face noire, argentée sur les côtés ; front noir, bordé de blanc ; pieds noirs ; cuillerons noirâtres.

Ces deux espèces viennent pondre sur les cadavres, où on trouvera leurs larves ou leurs pupes ; la détermination de celles-ci ne se fera sûrement que si on les élève jusqu'à l'état adulte. Hope rapporte à *L. Cæsar* des larves évacuées par un malade vu par Thompson.

Lucilia macellaria Robineau-Desvoidy, 1830.

SYNONYMIE : *Musca macellaria* Fabricius, 1794.
Lucilia hominivorax Coquerel, 1858.
Calliphora infesta Philippi, 1861.
C. macellaria Jorge, 1878.
Musca anthropophaga.
Compsomyia rubrifrons Macquart.
Somomyia montevidensis Bigot.
Calliphora anthropophaga Conil, 1878.

La Lucilie bouchère (fig. 729) est une Mouche d'Amérique ; elle présente d'assez notables variations de coloration, que l'on a considérées comme caractéristiques d'espèces distinctes. Elle est longue de 9 à 10 millimètres. Le thorax, dont la teinte varie du bleu au vert, a des reflets métalliques cuivreux ou pourprés ; la face supérieure du prothorax et du mésothorax présente toujours trois bandes longitudinales, noires ou fuligineuses, tandis que le métathorax est concolore. Les pattes sont noires ; les ailes sont transparentes et incolores, si ce n'est que la base est un peu enfumée, et ont des dimensions maximum de $7^{mm},09$ sur $2^{mm},70$.

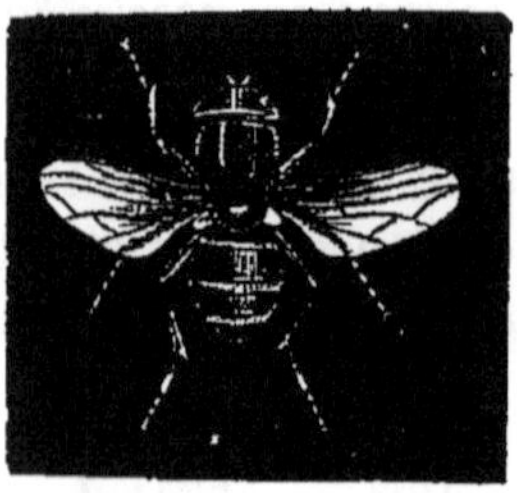

Fig. 729. — *Lucilia macellaria.*

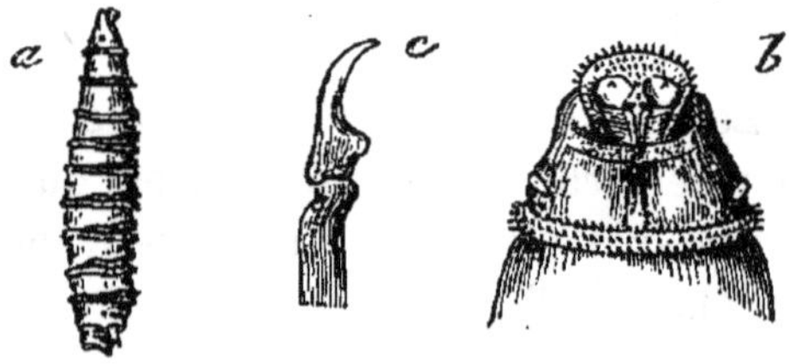

Fig. 730. — *a*, larve de *Lucilia macellaria*, de grandeur naturelle ; *b*, son extrémité antérieure vue en dessus et très grossie ; *c*, une mandibule vue de profil et très grossie.

Cette Lucilie est extrêmement redoutable : elle pond à la surface des plaies, dans les oreilles ou dans les fosses nasales d'individus endormis en plein air. La larve (fig. 730) est blanche et formée de 12 segments dont le bord supérieur porte des cercles de très petites spinules : ces cercles sont au nombre de 2 ou 3 pour le premier segment, de 3 pour les deuxième et troisième anneaux, de 4 pour les autres anneaux. Les 4 cercles de spinules occupent exactement le bord antérieur de l'anneau, sur la face dorsale, mais on voit les deux cercles antérieurs de chaque anneau se séparer des deux autres, sur les côtés, et empiéter sur le bord postérieur de l'anneau précédent, pour s'y maintenir sur toute la largeur de la face ventrale : de là le nom de *screw worm* donné à la larve par les Anglo-Américains. La bouche, protégée par une sorte de rebord denté, est reportée à la face ventrale ; elle livre passage à deux forts crochets maxillaires. La pupe en barillet a acquis une teinte brun foncé dès le second jour de la nymphose; elle porte encore les rudiments des spinules.

Les larves, dès qu'elles sont écloses, se mettent à ronger les tissus et causent ainsi d'horribles désordres : elles dévorent les muqueuses, les cartilages, les muscles, les os eux-mêmes et amènent fréquemment la mort. Sur 15 observations réunies par Laboulbène, il y eut 9 cas mortels; les malades avaient expulsé de 80 à 300 larves et davantage encore. Depuis que Coquerel a signalé les ravages exercés à la Guyane par la Lucilie, l'attention des médecins est vivement attirée par ce terrible Diptère, redoutable à l'égal de la fièvre jaune. On trouvera dans les traités de pathologie exotique et dans divers ouvrages spéciaux un grand nombre d'observations montrant de quelles déprédations sa larve est capable.

Prise à temps, la maladie est ordinairement guérissable: des injections de chloroforme, de benzine, de solution phéniquée détachent les larves fixées dans les fosses nasales ou le pharynx et aident à leur expulsion ; la trépanation sera souvent utile pour débarrasser les sinus frontaux ou maxillaires de celles qui s'y étaient logées. Dans la République Argentine et au Vénézuela, on obtient aussi de bons résultats en injectant dans les cavités envahies une forte décoction de Basilic (*Ocymum basilicum*).

Cette Lucilie se rencontre depuis la République Argentine jusqu'aux États-Unis. La myase qui lui est due s'observe fréquemment dans l'Amérique centrale, ainsi qu'au sud et à l'ouest des États-Unis; Humbert en cite quatre cas, dont deux mortels : trois cas avaient été observés au Texas, le quatrième en Géorgie. C'est encore à cet Insecte, plutôt qu'à *Calliphora vomitoria*, que se rapportent les larves que, suivant A. von Frantzius, il est fréquent de trouver dans les fosses nasales, dans les cas de coryza et d'ozène, à Costa-Rica et au Nicaragua.

Ch. Coquerel, *Des larves de Diptères développées dans les sinus frontaux et les fosses nasales de l'Homme à Cayenne*. Arch. gén. de méd., (5), XI, p. 513, 1858. — Id., *Note sur des larves appartenant à une espèce nouvelle de Diptère (Lucilia hominivorax) développées dans les sinus frontaux de l'Homme à Cayenne*. Ann. de la Soc. entomol. de France, (3), VI, p. 171, 1858. — Id., *Nouveau cas de mort produite par la larve de la Lucilia hominivorax et description de la larve de ce Diptère*. Ibidem, (3), VII, p. 234, 1859. — Id., Sur *un nouveau cas de mort produite par le développement de larves de la Lucilia hominivorax dans le pharynx; description de la larve de ce Diptère*. Arch. gén. de méd., (5), XIII, p. 685, 1859.

Philippi, *Beschreibung einer Fliege, deren Larven in der Nase und den Stirnhöhlen einer Frau gelebt haben*. Zeitschrift f. d. ges Naturwissenschaften, XVII, p. 513, 1861.

V. Audouit, *Des désordres produits chez l'Homme par les larves de la Lucilia hominivorax*. Thèse de Paris, 1864.

J. El. Gonzalez, *La Mosca hominivora*. Thèse de Monterey, 1865.

Jacob, *Affection parasitaire des fosses nasales, observée au Mexique; traitement par les injections chloroformées*. Recueil de mém. de méd. militaire, (3), XVII, p. 58, 1866.

Weber, *Recherches sur la Mouche anthropophage du Mexique (Lucilia hominivorax)*. Ibidem, XVIII, p. 158, 1867.

A. von Frantzius, *Ueber das Vorkommen von Fliegenlarven in der Nase von Tropenbewohnern, die an Ozæna leiden*. Virchow's Archiv, XLIII, p. 98, 1868.

E. Lucas, *Relation d'un cas de parasitisme observé à Acapulco*. Thèse de Paris, 1868.

F. Smith, *Observations on the economy of brasilian Insects*. Trans. of the entomol. Soc. of London, p. 135, 1868.

J. Ollet, *Des accidents produits par les larves de Lucilia hominivorax à la Guyane française*. Thèse de Montpellier, 1869.

A. E. Layet, *Sur un point de zoologie médicale*. Arch. de méd. navale, XI, p. 137, 1869.

O. Maillard, *De la Lucilia hominivorax*. Thèse de Montpellier, 1870.

L. de Mello de Souza Brandão e Menezes, *Contribuições para a historia do myasis ou bicheiro das fossas nazaes*. Thèse de Rio, 1875. — Id., *O myasis ou bicheiro das fossas nasaes*. Gaz. med. da Bahia, (2), I, p. 552, 1876.

C. Lesbini, H. Weyenberg et P. A. Conil, *Études sur la myiasis*. Actas de la Acad. nacional de ciencias exactas, III, n° 2, p. 39, 1878.

Jorge, *Sobre myiasis (Calliphora macellaria)*. An. circ. méd. argentino. Buenos Aires, 1878.

H. Lynch Arribalzaga, *Calliphora anthropophaga Conil. Nota critica*. Anales de la Soc. cientif. argentina, VII, p. 253, 1879. — Id., *Compsomyia macellaria Fabr*. Ibidem, X, p. 248, 1880.

A. R. Kilpatrik, *The screw-worm*. The amer. entomologist, (2), I, p. 275, 1880.

P. A. Conil, *Nouveaux cas de myiasis observés dans la province de Córdoba (République argentine) et dans la République de Venezuela*. Boletin de la Acad. nacional de ciencias en Córdoba. III, n° 4, p. 296, 1881.

Fr. Prima, *Considérations sur la Lucilia hominivorax*. Thèse de Paris, 1881.

C. V. Riley, *Prevalence of the screw-vorm in Central America*. Amer. Naturalist, XVII, p. 423, 1883.

F. H. Snow, *Hominivorous habits of Lucilia macellaria, the screw-worm*. Psyche, IV, p. 27, 1883.

S. W. Williston, *The screw-worm fly, Compsomyia macellaria*. Ibidem, IV, p. 112, 1883.

Fr. Humbert, *Lucilia macellaria infesting man*. Proceed. of the U. S. nat. Museum, VI, p. 103, 1883. Annals and mag. of nat. history, (5), XII, p. 353, 1883. Amer. naturalist, XVIII, p. 540, 1884.

J. Roura, *La Lucilia hóminivora y la afeccion nasal que produce*. Gaceta de sanidad milit. Madrid, IX, p. 550, 1883.

A. Posada-Arango, *Un cas de myiase*. Journal de méd. de l'Ouest, XVII, p. 272, 1883. Journal de méd. de Paris, VII, p. 260, 1884.

Stomoxys calcitrans Geoffroy, 1764. — Cet Insecte (fig. 731) ressemble à la Mouche domestique, mais se repose en ayant la tête en haut, tandis que celle-ci prend la position inverse; il est de couleur grise. Sa trompe est solide, allongée, piquante et dirigée horizontalement en avant de la tête; l'arista n'est empenné qu'à sa face supérieure. Sa larve vit dans le crottin frais de Cheval.

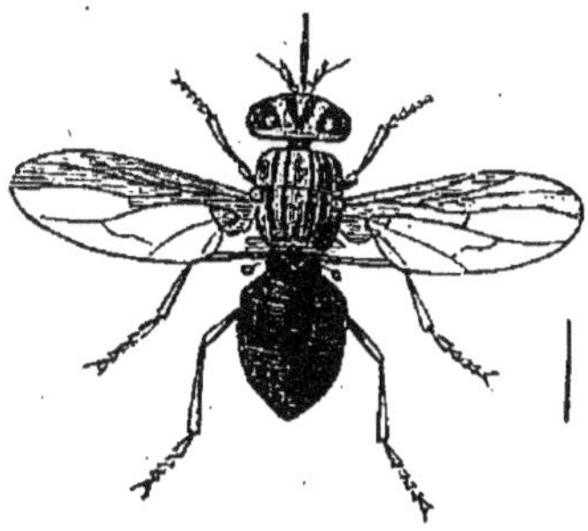

Fig. 731. — *Stomoxys calcitrans.*

Le Stomoxe mutin abonde dans nos régions vers la fin de l'été : il harcèle les Chevaux et le bétail, dont il suce le sang; il pénètre aussi dans les maisons au voisinage desquelles se trouvent des écuries ou des étables; il peut donc aussi piquer l'Homme. Sa piqûre est redoutable, car on doit le considérer comme l'un des agents propagateurs de la Bactérie charbonneuse et d'autres Microbes. En se posant sur des cadavres ou en aspirant le sang d'animaux malades, il souille sa trompe de Bactéries qu'il inocule ensuite à un animal sain; il sert simplement de véhicule aux virus et n'est point virulent par lui-même.

P. Mégnin, *La question du transport et de l'inoculation du virus par les Mouches*. Journal de l'anatomie, 1875.

Glossina morsitans Westwood.

Cette Mouche (fig. 732) est la terrible Tsétsé, célèbre depuis les voyages de Livingstone dans la zone torride de l'Afrique australe; elle est un peu plus grande que la Mouche ordinaire. La trompe, conformée comme celle du Stomoxe, est à peu près deux fois plus longue que la tête (fig. 733) : la lèvre inférieure forme une gouttière, *li*, dans laquelle glissent l'épipharynx, *ep*, et l'hypopharynx, *hy*, transformés en stylets acérés. L'antenne est aplatie; le dernier article est très allongé et porte une soie très velue (fig. 726, C). Le prothorax et le mésothorax, d'un brun marron saupoudré de gris, sont marqués de long de quatre bandes noires; le métathorax est d'un jaune sale, très velu et marqué de deux taches sombres. L'abdomen est d'un blanc jaunâtre et porte sur les quatre derniers anneaux des bandes d'un brun foncé, interrompues au milieu par l'interposition d'une tache triangulaire blanc jaunâtre. Les pattes ont cette même teinte, les ailes sont enfumées.

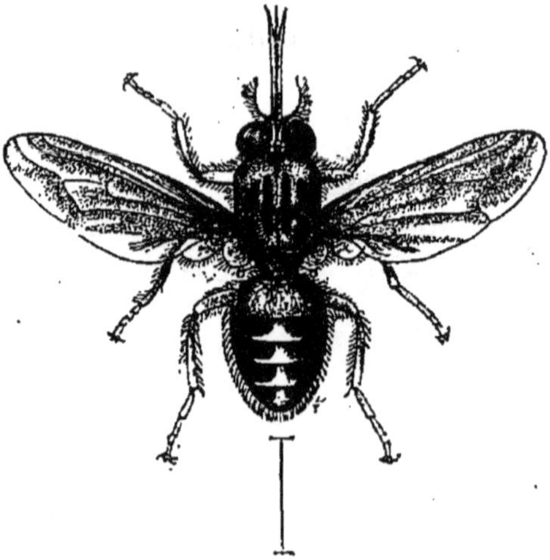

Fig. 732. — *Glossina morsitans* grossie

La Tsétsé est répandue dans presque toute l'Afrique centrale; Capello et Ivens l'ont trouvée en abondance au nord du Transvaal, dans le bassin et sur la rive droite du Zambèze; elle est commune aussi dans les terres basses situées entre l'Ougogo et la côte orientale, ainsi que dans les plaines du Mgounda Mkali. Elle s'éloigne des villages et des endroits cultivés, mais se tient de préférence au bord des marais et dans les bois. Livingstone dit que sa piqûre ne fait aucun mal à l'Homme, mais d'autres voyageurs assurent au contraire qu'elle fait cruellement souffrir : son dard pénètre même à travers les vêtements et produit une vive douleur, suivie d'atroces démangeaisons et d'un gonflement immédiat de la peau; la fièvre ne tarde pas à se déclarer; toutefois, les accidents se bornent à cela et ne sont jamais mortels.

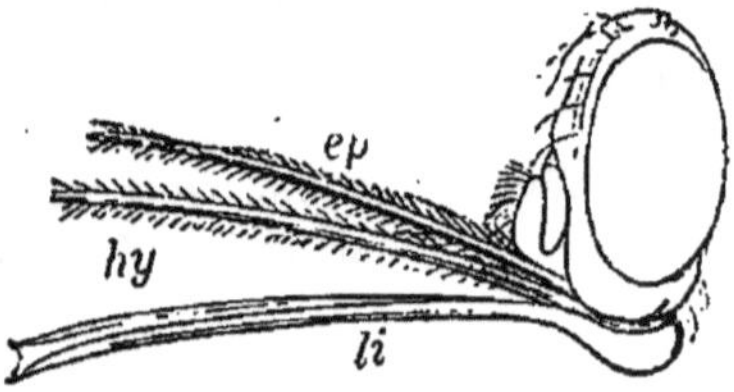

Fig. 733. — Tête et pièces buccales de *Glossina morsitans*, vues de profil et très grossies. — *ep*, épipharynx; *hy*, hypopharynx; *li*, lèvre inférieure ou gaine cachant ordinairement les stylets *ep* et *hy*.

La Chèvre, l'Antilope, le Buffle et le Zèbre résistent également à la piqûre de la Tsétsé, mais le Chien, le Bœuf, le Mouton, le Chameau, l'Ane et le Cheval seraient voués à une mort certaine : dans la région située au nord du lac Nyanza, Green perdit en peu de temps toutes ses bêtes de somme et de trait; Livingstone vit 43 Bœufs périr en quelques jours. La Tsétsé est donc à juste titre un fléau redouté; elle est le plus sérieux obstacle à la colonisation dans l'Afrique tropicale.

Les animaux qu'elle atteint meurent parfois très promptement; le plus souvent, ils vont en dépérissant et ne succombent qu'au bout de quelques semaines. Livingstone attribuait les graves accidents dont elle est cause à l'inoculation d'un venin produit par une glande annexée à la trompe, mais cette opinion est évidemment inexacte; il nous semble certain que la Tsétsé est inoffensive par elle-même et que, à l'exemple du Stomoxe, elle n'est à craindre que parce qu'elle propage et inocule le germe d'une maladie virulente. La nature de cette dernière est encore inconnue; elle est analogue mais non identique au charbon, comme le prouvent sa longue incubation et le fait que l'Homme y est réfractaire.

O. Taschenberg, *Bibliotheca zoologica*, II, p. 1710, 1888.

H. M. Stanley, *Comment j'ai retrouvé Livingstone*. Paris, in-12, 1876. Voir p. 72 et 80.

Marshall, *Ueber die Tsetse-Fliege*. Biolog. Centralblatt, V, p. 183, 1885.

F. M. van der Wulp, *Iets over de Tsetse-vlieg* (*Glossina*). Tijdschrift v. entomol. nederl. Vereeniging, XXVII, p. 143, 1887.

Les Sarcophagines ont le style des antennes velu à la base, mais nu à l'extrémité; l'abdomen est allongé, orné de soies au bord des anneaux. Dans le genre *Sarcophaga* Meigen, 1826, le dernier article de l'antenne est trois fois plus long que le précédent, l'arista est hérissé de poils également longs en dessus et en dessous; le thorax est allongé et parcouru par trois bandes noires longitudinales; l'abdomen est tacheté. La femelle est toujours vivipare (Réaumur).

Sarcophaga carnaria Meigen.

Mouche de teinte gris noir, à tête jaunâtre, à thorax rayé de noir; l'abdomen est brun et présente des reflets noirs et jaunes disposés en carreaux; les antennes sont épaisses et empennées. Le mâle est plus petit que la femelle. Celle-ci mesure au moins 15 millimètres de longueur; sa fécondité est remarquable, son oviducte renfermant 20,000 larves, qu'elle pond dans les matières animales et végétales en décomposition. La larve, d'un blanc sale, est armée de deux crochets à son extrémité antérieure; l'autre extrémité est obtuse, évidée et verruqueuse.

Elle s'enfonce à peu de profondeur sous terre, pour se changer en une pupe brun noirâtre qui éclôt en quinze jours environ. La Mouche qui en sort se reproduit au bout de peu de temps. Trois ou quatre générations successives peuvent prendre naissance dans une même saison.

Cette Mouche vit à l'air libre ; aussi, malgré son nom, n'a-t-elle guère l'occasion de déposer ses larves sur la viande ; l'odeur de celle-ci l'attire, ainsi que l'odeur des cadavres, dans la bouche ou les narines desquels elle vient pondre ; ses larves sont donc au nombre des hôtes les plus constants des tombeaux et parmi les travailleurs de la première heure. Elle peut même pondre dans les cavités naturelles ou à la surface des plaies et, à ce titre, elle est pour l'Homme un ennemi redoutable.

J. Cloquet a laissé l'observation d'un ivrogne qui, endormi dans un fossé, avait été assailli par la Sarcophage. Il rendit bientôt des larves par dizaines du nez, des oreilles, des yeux. « Il avait le cuir chevelu soulevé par des tumeurs arrondies avec des perforations irrégulières à travers lesquelles on voyait la chair devenue purulente et fétide. Une énorme quantité de larves remuaient, grouillaient dans ces tumeurs ; elles s'échappaient des paupières gonflées ; la cornée et la sclérotique étaient perforées. D'autres larves sortaient par le nez et les oreilles ; il y en avait autour du prépuce et de l'anus. Le malheureux était dévoré tout vivant par les larves de Mouches des cadavres qu'avaient attirées sur sa personne le fumet de sa malpropreté et l'odeur de son vin. »

Roulin rapporte une observation analogue, dont l'issue fut également fatale.

Hope a recueilli six cas de larves expulsées du tube digestif. Dans un cas, Jördens les décrivit sous le nom d'*Ascaris stephanostoma*.

Lallemand a extrait une vingtaine de larves du vagin d'une femme atteinte d'un ulcère du col de l'utérus.

Saltzmann vit à Strasbourg un jeune Homme dont la peau était labourée sur toute sa surface par des milliers de larves : des plaques entières de chair étaient détruites à l'aine et aux jambes ; le malade mourut.

Legrand du Saulle vit une fillette de 9 ans dont les sinus frontaux renfermaient des larves ayant déterminé une violente céphalalgie frontale, accompagnée de convulsions.

Chevreul et Daniel ont trouvé ces mêmes larves, au nombre de 10 et de 34, dans le conduit auditif externe.

Mignard les a vues, chez un individu âgé de 62 ans, convalescent d'une variole grave, se développer parmi les croûtes qui recouvraient la face.

Is. Geoffroy-Saint-Hilaire, *Rapport sur trois notices relatives à l'existence de l'Œstre de l'Homme*. Annales Soc. entomol. de France, II, p. 518, 1833.

Guyot, *Note sur la présence de larves de la Mouche carnassière dans les plaies des soldats qui ont éprouvé des brûlures à la prise de Constantine*. Comptes rendus de l'Acad. des sc., VII, p. 125, 1838.

E. Grube, *Ueber das Vorkommen von Sarcophagamaden in den Augen und der Nase von Menschen*. Wiegmann's Archiv, XIX, p. 282, 1853.

Legrand du Saulle, *Observation de larves vivantes dans les sinus frontaux d'une jeune fille de neuf ans*. Comptes rendus de l'Acad. des sc., XLV, p. 600, 1857.

Mignard, *Larves de Mouche carnassière dans l'épaisseur de croûtes varioliques*. Gazette méd. de Strasbourg, XXIX, p. 45, 1869.

J. Portchinsky, *Muscarum cadaverinarum stercorariarumque biologia comparata*. Horæ Soc. entomol. rossicæ, XIX, p. 210, 1885 (en russe).

Sarcophaga arvensis. — Mouche longue de 8 à 10 millimètres, à face d'un blanc sale, à arista tomenteux. Comme celles de *S. carnaria*, ses larves se trouvent sur les cadavres. Il en est encore de même pour celles de *S. lathyrus* et de *S. mortuorum*.

Sarcophaga (Sarcophila) latifrons Fallén, 1820. — Ruthe et Taschenberg ont vu plusieurs fois sa larve causer des abcès de l'oreille.

Sarcophaga magnifica Schiner, 1862.

Synonymie : *Sarcophaga Wohlfahrti* Portschinsky, 1875.

Mouche longue de 10 à 13 millimètres, d'un cendré grisâtre. Tête un peu plus large que le thorax; front et épistôme peu proéminents; vertex et front noirâtres, face et côtés d'un blanc d'argent satiné, antennes et palpes noirs. Thorax gris cendré avec trois lignes longitudinales noires; ailes hyalines, à base jaunâtre; pattes noires. Abdomen gris blanchâtre, avec trois taches noires sur chaque segment.

Cette Sarcophage vit en plein air; elle est répandue dans toute l'Europe, mais surtout en Russie. Elle dépose ses larves sur les plaies ou dans les cavités naturelles de l'Homme ou des animaux. Ces larves produisent des désordres considérables, dont la gravité rappelle les accidents terribles causés par *Lucilia macellaria*. On les recueille, à l'exclusion de toute autre, sur les plaies des animaux domestiques (Bœuf, Mouton, Cheval, Porc, Chien, Oie); il est fort difficile de les distinguer de celles de *S. carnaria*, à moins d'en faire l'éducation; aussi est-il vraisemblable que plus d'un cas de myase rapporté à cette dernière espèce appartient réellement à *S. magnifica*, qui est la Mouche des plaies par excellence. Cela est d'autant plus certain qu'elle passait pour absente en France et dans l'Europe occidentale, avant que Mégnin n'eût démontré qu'elle n'y était point rare, en se basant sur l'éducation de larves recueillies dans des plaies de Chevaux ou de Bœufs. Néanmoins, elle est plus commune encore dans l'Europe orientale, notamment en Russie, dans le gouvernement de Mohilew, où Portchinsky a observé un nombre considérable de cas de myase.

La première observation chez l'Homme est due à Wohlfahrt qui, en 1768, vit un individu âgé de 67 ans rendre une larve par la narine gauche et 18 larves par la narine droite. L'éclosion de l'Insecte parfait se fit vingt-six à trente jours après l'expulsion des larves.

En 1868, W. Thomas vit aux environs de Gotha une femme de 71 ans rendre par les narines 15 larves que Brauer reconnut pour être celles de *S. magnifica*. Gerstäcker, en 1875, rapporte un cas identique chez un Homme.

Dans le gouvernement de Mohilew, la myase s'observe souvent chez de jeunes enfants; de fortes hémorrhagies par le nez ou les oreilles les affaiblissent et les laissent dans un état de pâleur et d'hébétude qui persiste longtemps après l'expulsion des larves et la guérison des accidents locaux. Portchinsky a vu des familles entières dont la plupart des membres avaient été atteints. Les femmes sont plus fréquemment atteintes que les hommes : l'immunité relative dont jouissent ces derniers tiendrait à l'usage du tabac à fumer ou à priser.

Dans l'Hérault, Prunac vit sortir une quarantaine de larves des narines d'un cultivateur de 55 ans, depuis longtemps atteint d'un ozène. L'éducation de ces larves fut faite par Laboulbène et donna, au bout de deux à trois semaines, la Sarcophage magnifique.

J. A. Wohlfahrt, *Observatio de vermibus per nares excretis*. Halæ Magdeb., in-4° de 24 p., 1768. Nova Acta Acad. naturæ curiosorum, IV, p. 277, 1770.

A. Gerstäcker. Sitzungsber. der Gesellschaft naturf. Freunde in Berlin, p. 108, 1875. — Id. Deutsche med. Zeitung, p. 99, 1885.

J. Portchinsky, *Krankheiten welche im Mohilewschen Gouvernement von den Larven der Sarcophila Wohlfahrti P. entstehen und deren Biologie.* Horæ Societatis entomol. rossicæ, p. 123, 1875. — Id., *Sarcophilæ Wohlfahrti monographia*. Ibidem, XVIII, 1884 (en russe).

Al. Laboulbène, *Observations de myiasis dues à la Sarcophaga magnifica Schiner, avec réflexions*. Annales Soc. entomol. de France, (6), III, 1883. Bull. p. XCII.

FAMILLE DES ŒSTRIDES

Les Œstrides ont une trompe rudimentaire, incapable de pomper des aliments liquides; les antennes sont cylindriques, enfoncées dans une fossette et terminées par une soie. L'abdomen, formé de six anneaux, est arrondi chez le mâle, mais se termine souvent chez la femelle par un oviscapte résultant d'une transformation de l'oviducte. Certaines espèces sont vivipares : les œufs ou les larves sont pondus soit sur la peau, soit dans la peau, soit encore dans les cavités naturelles des Mammifères et de l'Homme.

Gastrophilus equi Leach, 1817 (*Gastrus equi* Meigen, 1824). — Ce Diptère (fig. 734) voltige autour des Chevaux pendant l'été. La femelle fixe aux poils du poitrail et des pattes antérieures des œufs qui, au bout de quelques jours, donnent naissance à une petite larve. Celle-ci rampe sur la peau et cause un léger prurit qui engage le Cheval à se lécher : elle passe ainsi sur la langue, puis est déglutie avec la salive. Arrivée dans l'estomac, la larve se fixe sur la muqueuse du sac gauche (fig. 735), à l'aide de ses deux puissants crochets mandibulaires (fig. 736) : ses anneaux sont au nombre de 11 ; du second au huitième, ils portent à leur bord antérieur une double rangée d'épines à pointe dirigée en arrière ; les stigmates du dernier anneau sont constitués par deux plaques réniformes, formées chacune de trois arcs concentriques, percés de petits orifices (fig. 737). La larve subit deux mues, avant d'atteindre tout son développement : elle est alors longue de 18 à 20 millimètres, large de 8 millimètres.

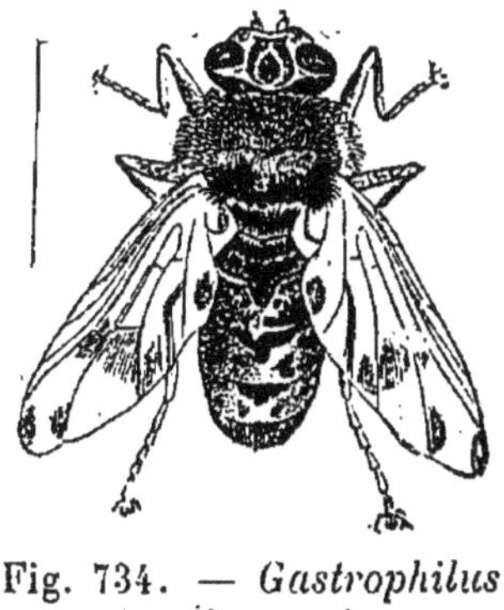

Fig. 734. — *Gastrophilus equi*, grossi.

Après un séjour d'une dizaine de mois dans l'estomac, elle se

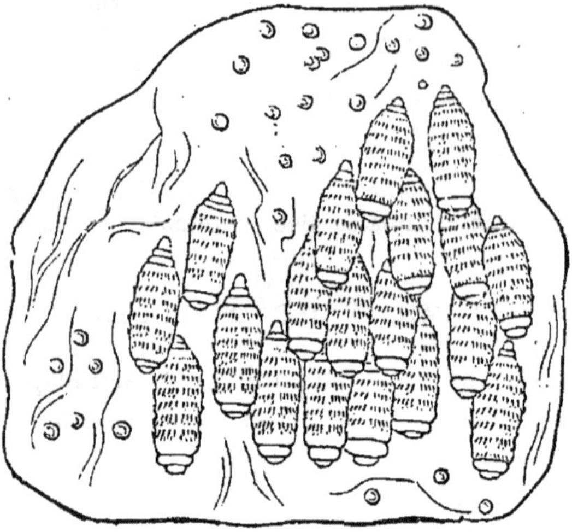

Fig. 735. — Larves fixées à la muqueuse stomacale d'un Cheval, réduites de moitié.

détache, est entraînée dans l'intestin, puis tombe sur le sol :

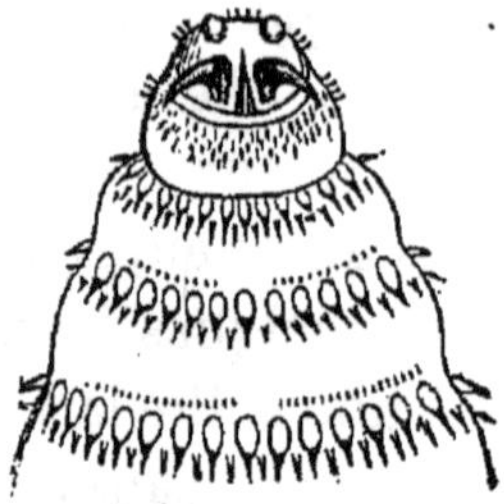

Fig. 736. — Tête et pièces buccales d'une larve venant d'éclore, très grossie.

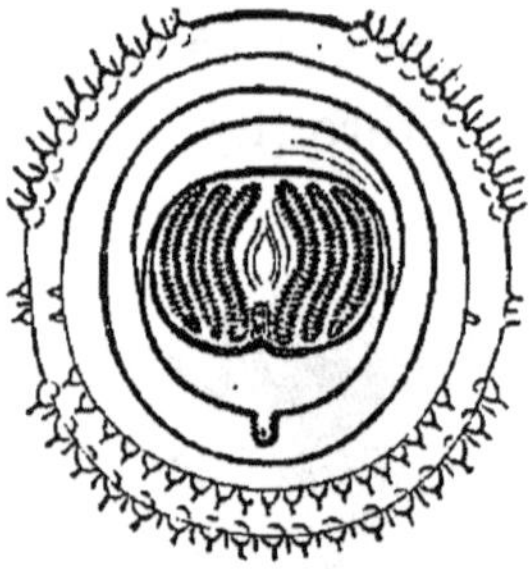

Fig. 737. — Stigmates postérieurs de la larve, très grossis.

là, elle se transforme en une pupe qui, au bout de trente à quarante jours, livre passage à l'adulte.

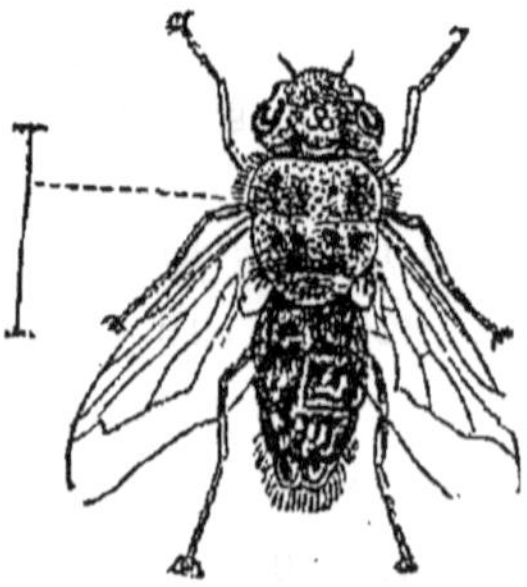

Fig. 738. — *Œstrus ovis.*

ŒSTRUS OVIS Linné (*Cephalomyia ovis* Macquart). — Cet Œstre (fig. 738) va pondre ses œufs à l'entrée des narines du Mouton; les larves remontent dans les fosses nasales et vont se fixer dans les sinus frontaux. Au bout de neuf à dix mois, elles se détachent et tombent sur le sol, pour y accomplir la nymphose. Ces larves ont été vues aussi chez la Chèvre par Railliet ; Kirschmann croit même les avoir rencontrées chez l'Homme, mais son observation se rapporte sans aucun doute à des larves de Muscides.

F. Kirschmann, *Œstruslarven beim Menschen.* Wiener med. Wochenschrift, XXXI, p. 1370, 1881.
F. Löw, *Bemerkungen zu Dr Kirschmann's Aufsatze : Œstridenlarven beim Menschen.* Ibidem, XXXII, p. 248, 1882.

Hypoderma bovis Latreille.

Insecte noir, long de 14 millimètres (fig. 739); jambes et tarses d'un jaune rougeâtre; corps couvert de poils serrés, noirs sur le second et le troisième anneaux de l'abdomen, jaunes vers l'extrémité de l'abdomen, blancs ou blanc grisâtre partout ailleurs ; la face supérieure du thorax est parcourue par des crêtes mousses.

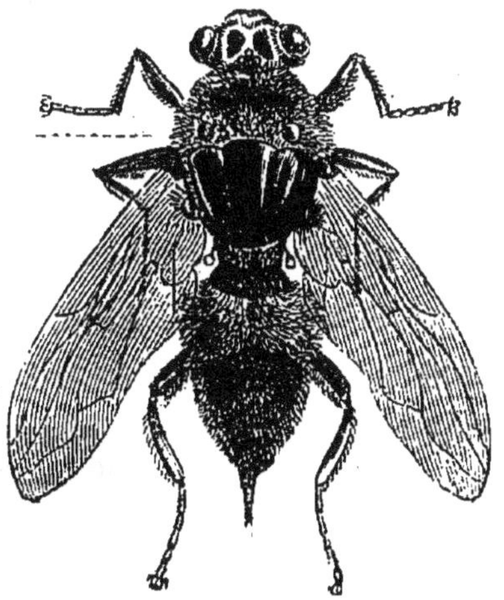

Fig. 739. — *Hypoderma bovis.*

La femelle est armée d'un long oviscapte, formé de quatre articles rentrant les uns dans les autres à la façon d'une lunette d'approche. Elle pond ses œufs dans le pelage du Bœuf : la larve qui en sort perce la peau et s'enfonce jusque dans le tissu conjonctif sous-cutané. Sa présence détermine bientôt la production d'une petite tumeur qui croît peu à peu, en même temps qu'elle, et finit par acquérir la taille d'un œuf de Pigeon. Le parasite se nourrit des matières purulentes qui s'amassent autour de lui : il a la tête enfoncée dans la profondeur et les plaques stigmatiques circumanales en rapport avec l'extérieur, grâce à l'orifice dont la tumeur est percée à son sommet. La larve est d'abord blanchâtre et armée de crochets buccaux : lors de la seconde mue, ceux-ci disparaissent; elle devient alors épaisse, pyriforme et prend insensiblement une teinte noire. Pendant l'été, elle sort à reculons de sa retraite, tombe à terre et se transforme en une pupe qui, au bout d'un mois environ, livre passage à l'Insecte parfait.

Dans bon nombre de cas, on a observé dans la peau de l'Homme, en Europe, des larves d'Œstride : on les attribue généralement à l'espèce hypothétique *Œstrus hominis* Gmelin, 1788, mais elles se rapportent en réalité soit à l'Hypoderme du Bœuf, soit à quelque autre Hypoderme répandu dans nos régions. De ce nombre sont *H. lineatum* Villers, qui s'attaque également au Bœuf; *H. Diana* Brauer et *H. Acteon* Brauer, qui attaquent le Cerf, le Daim, le Chevreuil; *H. silenus* Brauer, de l'Ane. A cette catégorie appartient encore *Œdemagena tarandi*, du Renne.

La plupart des auteurs considèrent les cas de ce genre comme une grande rareté; Joseph n'en admet que cinq, dont deux lui appartiennent, mais ce chiffre est beaucoup trop faible, comme le prouve la liste suivante, dans laquelle nous ne citons que quelques-unes des observations récentes, laissant de côté un nombre important d'observations anciennes ou insuffisantes.

1° *Cas d'Eschricht.* — Eschricht a observé trois fois des larves d'*H. bovis* dans la peau du front, chez la femme.

2° *Cas de Walker*, 1859. — Une larve d'*H. bovis* est extirpée d'une tumeur très douloureuse qu'une femme de 22 ans portait derrière l'épaule droite; la larve semblait être remontée de la gauche des lombes vers le milieu de l'omoplate! Cette affection serait fréquente aux Shetland, où l'observation a été faite.

3° *Cas de Spring*, 1861. — Une fillette de 3 ans, observée en Belgique, porte une tumeur furonculeuse au côté gauche de la tête, deux autres vers le sommet et une quatrième à la région temporale droite. On en extrait des larves que Lacordaire a reconnues appartenir à *H. bovis*.

4° *Cas de Hoegh*, 1869. — En 16 ans, Hoegh a observé 17 cas, à Sondmore et Nordfjord, sur la côte occidentale de Norvège, où l'affection n'est pas rare; 5 autres cas sont parvenus à sa connaissance. Parmi les 22 patients, on comptait 7 hommes et 15 femmes; sauf une exception, tous étaient des paysans; leur âge variait de 3 à 34 ans, mais la plupart avaient de 6 à 12 ans.

5° *Cas de Bœck*, 1872. — Un enfant présente à la surface du corps un cordon en zig-zag, allant de l'épaule gauche à la région ombilicale, puis remontant au sein gauche et indiquant le trajet qu'aurait suivi la larve dans l'espace de quatre semaines : en s'arrêtant au niveau du sein, elle produisit une tumeur d'où elle fut extraite vivante.

Bœck, qui admet avec Walker que la larve peut cheminer sous la peau, cite encore l'observation d'un autre enfant, chez lequel la larve se serait déplacée sous le cuir chevelu pendant deux semaines environ, avant de sortir spontanément derrière l'oreille gauche.

6° *Cas de Joseph*, 1875. — Un berger de Carniole s'endort un jour d'été sur une colline boisée. C'est seulement vers la fin de décembre qu'il éprouve, sur la partie gauche de la nuque, les premiers signes de 4 tumeurs qui grossissent constamment, laissent couler un liquide visqueux et sont, le soir, le siège de démangeaisons. Joseph voit le patient au mois d'avril suivant et extirpe de chacune des tumeurs une larve d'*H. bovis* non encore parvenue au moment de sa nymphose.

7° *Cas de Mac Calman*, 1879. — Une fillette de neuf ans souffre de l'avant-bras droit, qui se tuméfie; une fièvre légère se déclare. Au bout de 23 jours, il se forme une petite vésicule, vers le tiers inférieur de l'humérus; l'enfant l'écorche et il en sort une larve de Diptère.

8° *Cas de Beretta*, 1879. — En Sicile, Beretta enlève une larve du cou d'un petit garçon. Calandruccio décrit le cas avec détail et rapporte la larve à *H. bovis*.

Carus et Engelmann, *Bibliotheca zoologica*, I, p. 563.

O. Taschenberg, *Bibliotheca zoologica*, II, p. 1712 et 1717.

A. Spring, *Sur des larves d'Œstre développées dans la peau d'un enfant*. Bull. de l'Acad. de Belgique, (2), IV, p. 172, 1861.

R. Walker, *On a case of parasitic disease produced by the larva of Œstrus bovis*. British med. journal, I, p. 151, 1870. Annales de dermatol., III, p. 143, 1870.

E. Winge, *Œstruslarver udtagne fra Mennesker*. Norsk mag. f. lägevidenk. Selskabsförhandlingar, (3), II, p. 89, 1872.

W. Bœck, *Œstruslarver under Huden*. Ibidem, (3), II, p. 227, 1872.

Mac Calman, *Dipterous larvæ, from the arm of a girl aged nine years*. British med. journal, II, p. 92, 1879. Glasgow med. journal, XII, p. 222, 1879.

S. Calandruccio, *Insetti parassiti dell' uomo*. Gazzetta degli ospitali, p. 667 et 674, 1884-5.

J. G. Swayne, *Gad flies attacking man*. British med. journal, II, p. 1408, 1887.

Hypoderma Diana Brauer.

Trois cas peuvent être rapportés sûrement à cette espèce.

1° *Cas de Joseph*, 1864. — Une fille de 20 ans, des environs de Freyburg en Silésie, s'endort sur la lisière d'une forêt, par une chaude après-midi d'août. Quelques semaines plus tard, elle éprouve des démangeaisons du côté de la vulve ; vers la fin de décembre, le prurit augmente et un gonflement commence à se manifester. Celui-ci devient tellement douloureux, que la malade entre à la clinique de Breslau, en mars. Joseph constate l'existence de 9 tumeurs sur le mont de Vénus et sur les grandes lèvres : il extirpe de l'une d'elles une larve parvenue au moment de la nymphose. Cinq jours plus tard, les 8 autres larves sortent spontanément ; on les met dans un vase renfermant une couche de terre, où elles se transforment en pupes ; 6 de celles-ci meurent, les 2 autres donnent en mai des mâles d'*H. Diana*.

2° *Cas de Borthen*, 1878. — Chez un garçon de 5 ans, une larve sort avec du pus d'une tumeur située derrière l'oreille droite ; une autre larve était déjà sortie seule de la tumeur. Celle qu'a vue Borthen était blanche, vitreuse, longue de 12 millimètres, large de 2 millimètres en son milieu et effilée aux deux bouts ; cette description, pensons-nous, est bien celle de la larve d'*H. Diana*. Borthen assure encore que la maladie n'est point rare dans le nord de la Norvège.

3° *Cas de Völkel*, 1882. — Chez un garçon de Perleberg, en Westphalie, âgé de 13 ans, on voit, après quelques jours de souffrance et de raideur du cou, trois larves d'un blanc sale, lancéolées, longues de 15 millimètres environ et larges de 2 millimètres, sortir de la peau au-dessous de l'œil droit, au côté droit du cou et du vertex. Brauer reconnut des larves d'*H. Diana*.

Borthen, *Œstruslarve*. Norsk magazin for lägevidensk. Selskabsförhandlingar, (3), VIII, p. 139, 1878.

O. Völkel, *Fall von Œstrus hominis*. Berliner klin. Woch., XX, p. 209, 1883.

G. Joseph, *Ueber myiasis externa dermatosa*. Monatshefte f. prakt. Dermatologie, p. 49 et 158, 1887. Hambourg, in-8° de 40 p., 1880. — Id., *Ueber das Vorkommen und Entwickelung von Biesfliegenlarven im subcutanen Bindegewebe des Menschen*. Deutsche med. Zeitung, VIII, p. 51, 1887. — Id., *Erwiderung auf den Artikel des Gymnasial-Professor Mik : « Ueber Dr Joseph's Beobachtungen parasitisch lebender Hypodermen-Larven am Menschen. »* Ibidem, p. 1053, 1887.

J. Mik, *Ueber Herrn Dr Joseph's Beobachtungen*..... Ibidem, p. 785, 1887

Les Dermatobies sont des Œstrides américains ; le troisième article des antennes est très long, les tarses sont minces, l'abdomen aplati ; les larves, pyriformes et pourvues seulement de quelques rangées transversales d'épines, sont cuticoles et se trouvent chez le Bœuf, le Chien, la Chèvre et l'Homme.

Dermatobia noxialis Brauer, 1860.

SYNONYMIE : *Œstrus Guildingi* Hope, 1840.
Cuterebra noxialis J. Goudot, 1845.

Ce Diptère (fig. 740) est long de 14 à 16 millimètres ; de teinte cendrée, il a la face jaune, les poils des joues brillants et jaunâtres, la face supérieure du thorax cendré obscur, l'abdomen bleu brillant à base blanc sale. La femelle enfonce son oviscapte à travers la peau et dépose dans la blessure une larve qui grossit sur place, en produisant une tumeur cutanée analogue à celle que déterminent les larves d'Hypoderme. Cette larve pyriforme (fig. 741), connue sous le nom de *Ver macaque* à Cayenne et de *Ver mayacuil* ou *moyoquil* au Mexique (1), a la tête enfoncée dans les tissus et l'anus tourné vers l'extérieur,

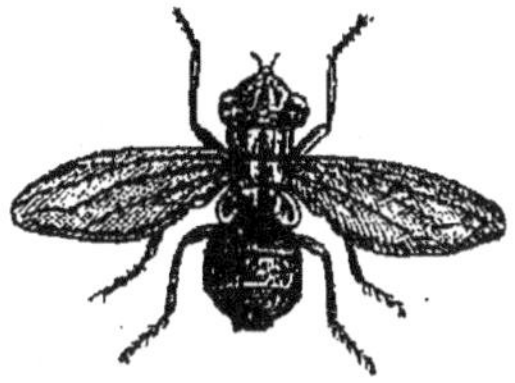

Fig. 740. — *Dermatobia noxialis*, d'après J. Goudot.

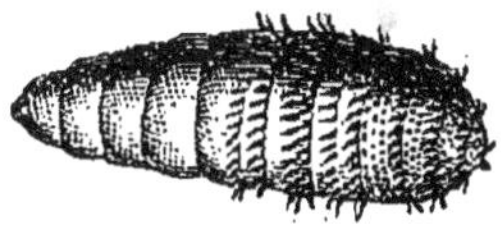

Fig. 741. — Larve de Dermatobie, d'après Goudot.

appliqué contre l'orifice de la tumeur. Elle sort spontanément au bout de quelques mois, quand le moment de la nymphose est arrivé.

La myase causée par la présence des larves de Dermatobie sous la peau de l'Homme s'observe assez fréquemment dans l'Amérique tropicale. A part Goudot, aucun observateur n'a fait l'éducation de ces larves, en sorte qu'on ne saurait affirmer que tous les cas attribués ici à *Dermatobia noxialis* appartiennent réellement à cette espèce : il est vraisemblable, au contraire, que plusieurs espèces encore méconnues sont capables de s'attaquer à l'Homme.

1° *Cas d'Arture*, 1753. — A la Guyane, des personnes malpropres ou peu vêtues sont souvent affectées de tumeurs considérables, causées par des Vers semblables à ceux qui vivent sous la peau des animaux avant de se transformer en Mouches. On les nomme *Macaques*; on s'en guérit en les tuant par l'application de feuilles de tabac.

2° *Cas de Say*, 1822. — Le Dr Brick retire d'une tumeur qu'il portait à la jambe une larve que Say décrit et figure soigneusement.

3° *Cas de Guyon*, 1823. — A la Guyane, un matelot porte au-dessus de l'os iliaque une tumeur d'où l'on retire une larve. A la Trinité, deux Européens présentent sur la jambe une tumeur qui donne issue à une larve semblable à la première.

(1) On l'appelle encore *ura* et *berne* au Brésil, *torcel* et *suglacuru* à Costa Rica, *gusano-peludo* et *nuche* en Colombie.

4° *Cas de Roulin*, 1827. — A Mariquita (Colombie), un Homme porte au scrotum une tumeur dont le sommet est percé d'un petit orifice; en élargissant celui-ci avec la pointe d'une lancette, on fait sortir une larve ressemblant entièrement à celles que, dans le même pays, on trouve en abondance dans la peau du bétail. Roulin parle encore d'un individu chez lequel une larve se montrait sous le cuir chevelu.

5° *Cas de Guyon*, 1832. — Plusieurs larves sont extraites de la peau d'un nègre, à la Martinique; Guérin-Méneville en a donné la description.

6° *Cas de Howship*, 1834. — Deux observations recueillies dans l'Amérique du Sud : chez un malade, le parasite siégeait au scrotum; chez l'autre, sous la peau du dos.

7° *Cas de Goudot*, 1845. — A la Nouvelle-Grenade, Goudot a eu plusieurs Vers macaques sur différentes parties du corps; matin et soir, ils produisent une succion qui détermine une douleur comparable à celle que produirait une aiguille en s'enfonçant vivement dans la peau. En élevant des larves recueillies sur des bestiaux, mais d'ailleurs identiques à celles de l'Homme, il a pu obtenir l'animal adulte, qu'il a décrit sous le nom de *Cuterebra noxialis*.

8° *Cas d'Abreu*, 1854. — Au Brésil, dans la province de Minas Geraes, le *berne* ou *bicho berne* est fréquent chez l'Homme; on croit qu'il est la larve d'*Œstrus Guildingi* Hope, espèce nominale créée pour un Ver macaque extrait du cuir chevelu d'un Homme, à la Trinité, et déposé dans les collections du Collège des chirurgiens, à Londres. Les parties le plus souvent atteintes sont la face, la région lombaire, le scrotum, les membres.

A ces observations, nous pourrions ajouter encore celles de Coquerel à la Guyane, au Mexique et à la Nouvelle-Orléans, celles de Leidy aux États-Unis, de Grube à Costa-Rica, de Posada-Arango en Colombie.

P. S. de Magalhães (1) nous communique quelques observations intéressantes : chez un malade, vu à la clinique de Moura Brazil, la larve était logée dans l'un des sacs lacrymaux et avait déterminé un abcès et une fistule; quelques mois auparavant, Hilario de Gouvice présentait à la Société de médecine de Rio de Janeiro un malade chez lequel le parasite siégeait sous la conjonctive palpébrale. Un autre patient portait quatre larves : deux à la face externe de la cuisse droite et deux autres, réunies dans un même foyer, au creux poplité du côté gauche.

(1) *In litteris*, 21 juillet 1888.

L'examen d'une de ces larves, comparée aux descriptions et aux dessins de Goudot, ainsi qu'à quatre Vers macaques reçus de Posada-Arango, nous permet de conclure à l'identité spécifique de toutes ces larves de provenance diverse et de les rapporter à *D. noxialis.*

Le Ver macaque se voit donc depuis le Brésil jusqu'au sud des États-Unis. Humboldt et Bonpland dans l'Amérique du Sud, Le Conte au Honduras, Percheron au Pérou ont observé chez l'Homme des larves d'Œstrides cuticoles, qui semblent toutes se rattacher au genre *Dermatobia*, sinon à l'espèce *D. noxialis.* Ajoutons que ce parasite a été vu deux fois en France, par Laboulbène, puis par Mégnin et Jousseaume, chez des individus revenant du Brésil et de Panama.

Arture, *Observations sur l'espèce de Ver nommée Macaque.* Histoire de l'Acad. des sciences, p. 72, 1753.

T. Say, *On a south-american species of Œstrus which infests the human body* Journal of the Acad. of nat. sc. of Philadelphia, II, part 2, p. 353, 1822.

Is. Geoffroy-Saint-Hilaire, *Rapport sur trois notices relatives à l'existence de l'Œstre de l'Homme.* Annales de la Soc. entomol. de France, II, p. 518, 1832. L'Institut, I, p. 25, 1833. Isis, IV, p. 309, 1837.

J. Howship, *Some account of two cases of inflammatory tumour, produced by the deposit of the larva of a large fly beneath the cutis in human subject, accompanied with drawings of the larva.* Med. quarterly review, p. 174, 1834.

Guyon, *Du Ver macaque des Antilles.* Bull. de la Soc. des sc. du département du Var, 1835. Toulon, in-8° de 15 p., 1835.

A. Percheron, *Bibliographie entomologique.* Paris, 1837. Voir I, p. 12 et 326; II, p. 376.

J. Goudot, *Observations sur un Diptère exotique.* Annales des sc. nat., Zool., (3), III, p. 221, 1845.

C. Coquerel, *Note sur une larve d'Œstride extraite du bras d'un Homme à Cayenne.* Revue et magasin de zoologie, (2), XI, p. 356, 1859. — Id., *Note sur les larves d'Œstrides développées chez l'Homme au Mexique et à la Nouvelle-Orléans.* Ibidem, p. 361.

J. Leidy, *Observations on three kinds of dipterous larvæ from man.* Proceed. of the biological department of the Acad. of nat. sc. of Philadelphia, p. 7, 1859.

A. E. Grube, *Beschreibung einer Œstridenlarve aus der Haut des Menschen.* Arbeiten der schles. Gesellsch. f. vaterl. Kultur, p. 25, 1859. Archiv f. Naturgeschichte, 26. Jahrgang, I, p. 9, 1860.

Fr. Brauer, *Ueber die Larven der Gattung Cuterebra.* Verhandl. der k. k. zool.-bot. Gesellschaft in Wien, X, p. 777, 1861.

Al. Laboulbène, *Rapport sur une larve d'Œstride extraite de la peau d'un Homme à Cayenne.* Mém. de la Soc. de biologie, (3), II, p. 161, 1860. — Id., *Examen de la larve vivante d'un Insecte diptère du Brésil* (*Dermatobia noxialis*), *parasite de la peau humaine.* Bull. de l'Acad. de méd., (2), XII, p. 729, 1883.

A. Posada-Arango, *La Cuterebra noxialis.* Abeille méd., XXVIII, p. 209, 1871.

Brandão, *O berne.* Gaz. med. da Bahia, (2), I, p. 554, 1876.

P. Mégnin, *Un deuxième cas de tumeur causée par une larve d'Œstride observé en France chez l'Homme.* Comptes rendus de la Soc. de biologie, (8), I, p. 143, 1884.

F. Jousseaume et P. Mégnin, *Note sur la présence d'une larve d'Œstride (Dermatobia noxialis J. Goudot) chez l'Homme, à Paris.* Bull. de la Soc. Zool. de France, IX, p. 114, 1884.

Des Œstrides cuticoles ont encore été signalés en Afrique. Au Sénégal, Mondière a fait connaître les premières observations : il les attribue à *Idia Bigoti*, du groupe des Muscides.

Un peu plus tard, Bérenger-Féraud attire l'attention sur le *Ver du Cayor*, larve de Diptère qui se rencontre sous la peau de l'Homme, mais seulement au sud de Saint-Louis, principalement dans le Cayor : la larve, pondue sur le sable, pénétrerait dans la peau de l'Homme ou des animaux qui viendraient se coucher sur ce sable. Mais il est plus vraisemblable que la femelle vient piquer les individus endormis en plein air et dépose en même temps un œuf ou une larve ; cela nous semble d'autant plus certain que l'un des malades vus par Mondière se plaignait d'avoir été piqué au coude, où il présentait précisément une tumeur renfermant une larve.

Le Ver du Cayor a été considéré par Ém. Blanchard comme la larve d'un Muscide du genre *Ochromyia*, qu'il proposait de dénommer *O. anthropophaga ;* Lenoir et Railliet ont même décrit ce Diptère comme une Mouche d'un gris jaunâtre, longue de 8 à 10 millimètres. Pour nous, les Insectes d'où dérivent les larves cuticoles observées au Sénégal par Mondière, par Bérenger-Féraud, par Carpot, etc., ne peuvent appartenir qu'à la famille des Œstrides et être voisins des Hypodermes et des Dermatobies.

Nous en dirons autant de la larve que Livingstone s'est extraite de la jambe et que Cobbold a placée dans la Hunterian Collection sous le nom d'*Œstrus Livingstonei*, ainsi que du *founza ia ngômbé* ou Ver du Bœuf. Dutrieux désigne ainsi une larve d'Insecte qui produit une éruption furonculeuse chez le Bœuf et chez l'Homme, dans l'Ounyamouési ; elle semble être inconnue entre le plateau central ou l'Ougogo et la côte orientale. Sa véritable nature est encore indéterminée.

Coquerel et Mondière, *Larves d'Œstrides développées dans des tumeurs d'apparence furonculeuse au Sénégal, sur l'Homme et sur le Chien.* Gazette hebdom. de méd. et de chir., IX, p. 100, 1862.

Bérenger-Féraud, *Larves de Mouches dans la peau de l'Homme.* Comptes rendus de l'Acad. des sc., LXXV, p. 1133, 1872. — Id., *Etude sur les larves de Mouches qui se développent dans la peau de l'Homme, au Sénégal.* Revue des soc. savantes, (2), VI, 1872. — Id., *Traité clinique des maladies des Européens au Sénégal.* Paris, 1875. Voir I, p. 225.

V. Lenoir et A. Railliet, *Mouche et Ver du Cayor.* Archives vétér., p. 207, 1884. Bull. de la Soc. centrale de méd. vétér., p. 77, 1884.

P. Dutrieux, *Aperçu de la pathologie des Européens dans l'Afrique intertropicale.* Thèse de Paris, 1885. Voir p. 60.

Sur la myase en général, on consultera les ouvrages suivants :

F. W. Hope, *On insects and their larvæ occasionally found in the human body.* Trans. of the entomol. Soc. of London, II, p. 256, 1840. Revue et mag. de zoologie, IV, p. 85, 1841.

F. Tiedemann, *Von lebenden Würmern und Insecten in den Geruchsorganen des Menschen.* Mannheim, 1844.

S. H. Scheiber, *Vergleichende Anatomie und Physiologie der Œstridenlarven.* Sitzungsber. der Wiener Akad. der Wiss., XLI, p. 409, 1860.

Fr. Brauer, *Monographie der Œstriden.* Wien, 1863. — Id., *Nachträge zur Monographie der Œstriden.* Wiener entomol. Zeitung, VI, p. 4 et 71, 1887.

G. Pruvot, *Contribution à l'étude des larves de Diptères trouvées dans le corps humain.* Thèse de Paris, 1882.

Ch. J. Jacobs, *De la présence des larves d'Œstrides et de Muscides dans le corps de l'Homme.* Bull. de la Soc. entomol. de Belgique, XXVI, p. CL, 1882. — Id., *On the presence of œstridean and muscidean larvæ in the human body.* The Veterinarian, LVI, p. 10, 81, 156, 234 et 307, 1883.

Fr. Löw, *Ueber Myiasis und ihre Erzeuger.* Wiener med. Woch., XXXII, p. 247, 1882 ; XXXIII, p. 972, 1883.

C. G. A. Brischke, *Meine erzogenen parasitisch lebenden Fliegen.* Schriften der naturf. Ges. in Danzig, (2), VI, p. 15, 1885.

G. Joseph, *Ueber Dipteren als Schädlinge und Parasiten des Menschen.* Entomol. Nachrichten, XI, p. 17, 1885. — Id., *Ueber Fliegen als Schädlinge und Parasiten des Menschen.* Deutsche med. Zeitung, I, p. 37, 1885; III, p. 713 et 725, 1887. — Id., *Ueber myiasis externa et interna.* Tageblatt der 59. Versammlung deutscher Naturforscher und Ærzte, p. 306, 1886. Deutsche med. Zeitung, p. 020, 1886. Deutsche med. Woch., p. 762, 1886. Münchner med. Woch., p. 753, 1886.

W. Curran, *Eaten of worms.* Med. press and circular, (2), XLII, p. 142, 163, 188 et 211, 1886.

J. Mik, *Einige Worte zu meinen Referate über Dr G. Joseph's Artikel : « Ueber Fliegen als Schädlinge und Parasiten des Menschen. »* Wiener entomol. Zeitung, VI, p. 87, 1887.

FAMILLE DES SYRPHIDES

Les Syrphides (fig. 712 et 743) sont des Diptères de grande taille, qui visitent assidûment les fleurs. La tête présente trois ocelles, une petite saillie antérieure en forme de nez et une petite dépression au-dessous des antennes triarticulées (fig. 726, A et B). La trompe peut se cacher presque en entier dans une cavité creusée à la face infé-

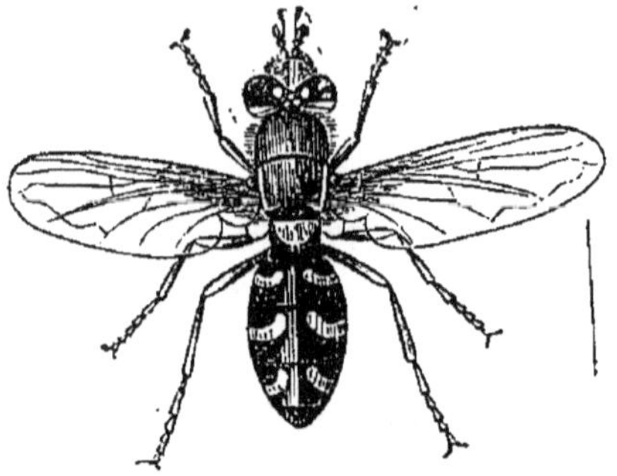

Fig. 742. — *Syrphus pyrastri.*

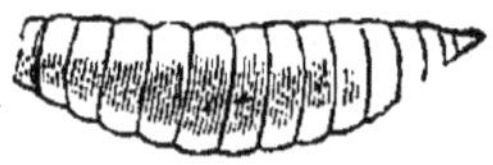

Fig. 743. — Larve de Syrphide.

rieure de la tête : elle se termine par de larges paraglosses canaliculés ; chaque mâchoire possède un palpe uniarticulé ; les mandibules ont disparu. L'abdomen à cinq articles est marqué de bandes ou taches jaunes ou blanches. Les larves (fig. 743) vivent sur les feuilles, où elles mangent les Pucerons (*Syrphus*), dans les bois pourris (*Ceria*) ou dans le nid des Guêpes et des Bourdons (*Volucella*).

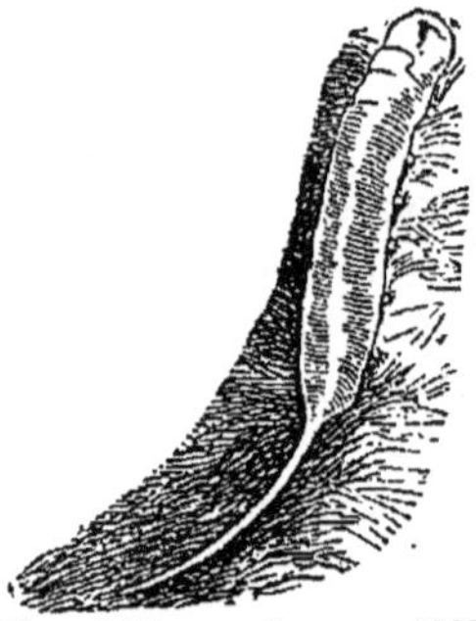

Fig. 744. — Larve d'*Eristalis tenax* sortant de la fange pour se métamorphoser.

Par exception, les larves d'*Eristalis* (fig. 744) et d'*Helophilus* vivent dans la vase, dans les latrines malpropres, dans les eaux croupies : on les connaît sous le nom de « *Vers à queue de Rat;* » la face ventrale porte deux rangées de piquants qui servent à la locomotion ; l'abdomen porte une longue queue extensible et rétractile, terminée par un orifice stigmatifère que l'animal porte à la surface pour respirer.

Hope a rassemblé cinq observations de myase due à la larve d'*Helophilus pendulus :* deux seulement, rapportées par Bonnet et Kirby, nous semblent acceptables ; il s'agit d'Hommes ayant évacué des larves par le vomissement.

Quant au cas de Canali, de Pérouse, cas dans lequel une larve serait sortie de la vessie d'une femme, il s'explique par l'existence préalable de la larve dans le vase de nuit ; cette larve, communiquée à Brera, fut considérée par lui comme un helminthe, type du genre nouveau *Cercosoma;* Ziegler et Bremser reconnurent sa véritable nature.

Nous pouvons ajouter trois observations nouvelles à celles de Bonnet et de Kirby. Leidy parle d'une malade qui aurait évacué une larve d'Eristale par le nez. Cobbold mentionne un cas communiqué par Noot, où des larves auraient été expulsées de l'estomac. Lortet cite enfin le cas d'un garçon de 13 ans qui, souffrant depuis quelques semaines de troubles gastriques, rendit par l'anus une trentaine de larves vivantes, longues de 5 à 6 centimètres; Lortet les rapporte à l'espèce nominale *Helophilus horridus;* elles avaient été sans doute avalées avec des aliments corrompus.

Ch. Bonnet, *Œuvres complètes.* Berne, 8 tomes en 10 vol. in-4°, 1779-83. Voir X, p. 144.

Brera, *Memorie fisico-mediche sopra i principali vermi del corpo umano vivente.* Crema, in-4°, 1803-1812. Voir p. 106.

Lortet, *Nouveau parasite de l'Homme* (*Helophilus horridus*). Gazette hebdom. de méd. et de chir., (2), III, p. 76, 1866. Journal de méd. de Lyon, V, p. 23, 1866.

J. Leidy, *On Distoma hepaticum.* Proceed. of the Acad. of nat. sc. of Philadelphia, p. 364, 1873.

Les Tanystomes constituent le second groupe des Brachycères. La trompe est longue et généralement munie de mâchoires styliformes. La larve possède une gaine maxillaire et des crochets buccaux.

Ce groupe comprend un grand nombre de formes; à part les Asiles, dont une espèce (fig. 745) a la réputation peut-être imméritée de s'attaquer à l'Homme et aux animaux, pour en sucer le sang, la famille des Tabanides mérite seule de nous arrêter.

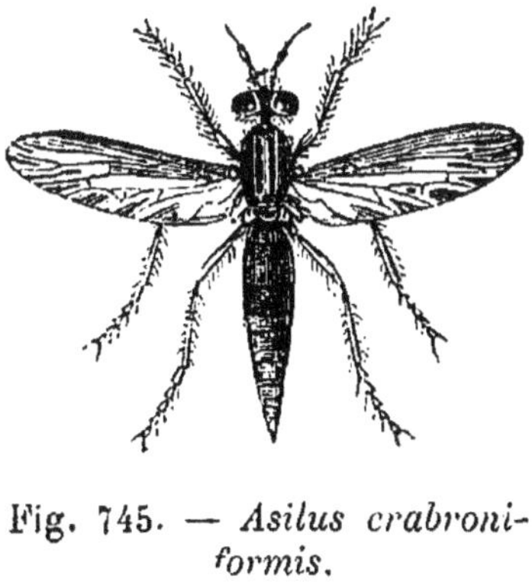

Fig. 745. — *Asilus crabroniformis.*

Les Tabanides sont de gros Diptères à corps un peu déprimé. La tête, grande et large, porte une trompe courte et horizontale, engainée par la lèvre inférieure et constituée par quatre pièces perforantes (mâchoires, épipharynx et hypopharynx) chez le mâle et par six pièces chez la femelle, par suite de la persistance des mandibules. Les antennes ont trois articles, dont le dernier est souvent annelé, mais toujours dépourvu d'arista. Les yeux sont contigus chez le mâle. Les ailes sont munies de cuillerons, mais les balanciers restent à découvert. Les pattes sont faibles et terminées par trois pelotes d'adhérence. L'abdomen est plat et comprend huit anneaux. Les larves sont cylindriques et terricoles.

Les mâles se nourrissent du nectar des fleurs, tandis que les femelles, mieux armées, sont très avides du sang des animaux et même de l'Homme : leurs puissants stylets buccaux sont capables de percer la peau la plus épaisse ; leur piqûre est douloureuse et inoculerait parfois des maladies infectieuses.

Les Pangonies ont la trompe longue et grêle ; le dernier article des antennes semble être formé de huit segments. A ce genre appartient, suivant L. Baker, le *seroot* ou *zimb* que Bruce a signalé comme très pénible pour les voyageurs qui parcourent l'Abyssinie. Mégnin donne le nom de *Pangonia neo-caledonica* à une espèce qui aurait été la cause d'une épidémie de charbon parmi les Bœufs et même parmi les déportés de l'île des Pins.

Les Taons ont la trompe courte et épaisse, verticale chez la femelle, inclinée chez le mâle ; le dernier article des antennes est échancré en croissant et paraît formé de 5 segments. Ils attaquent les Bœufs, les Chevaux et d'autres animaux de grande taille. *Tabanus bovinus* (fig. 746), *T. morio*, *T. autumnalis*, *T. bromius* et *T. rusticus* sont les espèces les plus communes.

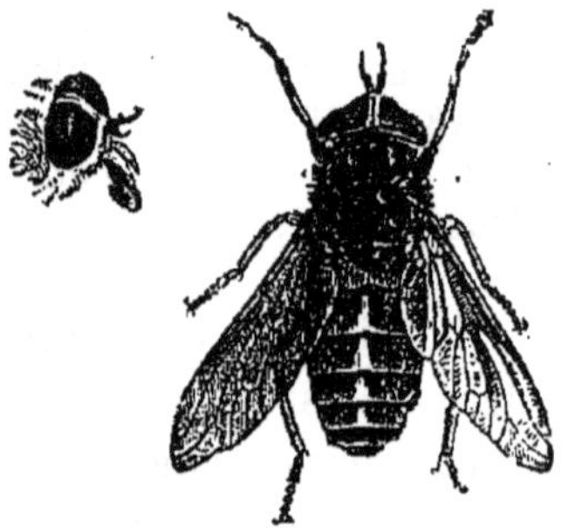

Fig. 746. — *Tabanus bovinus*, femelle de grandeur naturelle et tête vue de trois quarts.

Les Hématopotes ont la trompe disposée à peu près comme chez les Taons ; le dernier article des antennes n'est pas échancré et se subdivise en 4 segments ; les ailes sont tectiformes. *Hæmatopota pluvialis* Meigen, dont les yeux sont verdâtres et les ailes gris brunâtre tachetées de blanc, harcèle pendant les journées chaudes et orageuses les animaux et l'Homme.

Les Chrysops, dont l'œil d'un vert doré est marqué de taches et de lignes pourpres, possèdent trois ocelles ; les antennes sont longues, le dernier article a 5 segments ; les ailes sont écartées. *Chrysops cæcutiens* est encore particulièrement actif par les temps d'orage et pique l'Homme aussi bien que les animaux.

Sous-odre des Nématocères.

Les Nématocères ou *Macrocères* ont la tête petite, le corps frêle, les pattes grêles et filiformes. Les antennes s'insèrent sur la limite de l'épistome et du front : elles sont filiformes, hérissées ou moniliformes ou même pectinées chez le mâle; elles comprennent de 6 à 66 articles; les deux premiers sont plus épais et de forme un peu spéciale, mais tous les autres sont semblables et constituent le *fouet*. La trompe est courte, charnue, souvent armée de stylets sétiformes; les palpes sont très longs et comprennent 4 ou 5 articles. Les ailes

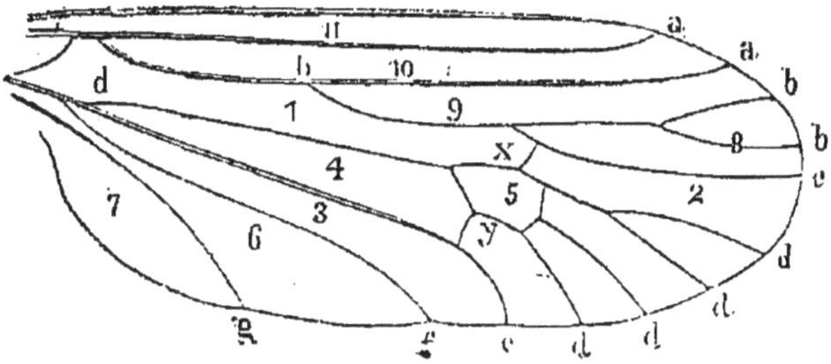

Fig. 747. — Nervures de l'aile d'une Tipulide. — *a*, première nervure longitudinale; *b*, 2e; *c*, 3e; *d*, 4e; *e*, 5e; *f*, 6e; *g*, 7e; *x*, petite nervure transversale; *y*, grande nervure transversale; 1, cellule ou aréole basilaire antérieure; 2, première cellule marginale postérieure, suivie de plusieurs autres; 3, cellule anale; 4, cellule basilaire postérieure; 5, cellule médiane ou discoïdale; 6, cellule axillaire; 7, cellule postérieure ou lobée; 8, cellule sous-marginale ou cubitale; 9, 10, cellules marginales ou radiales; 11, cellule marginale antérieure.

sont grandes, à nervures compliquées (fig. 747); les balanciers sont libres, par suite de l'absence de cuilleron. L'abdomen est formé de 7 à 9 articles.

La larve a généralement une tête, rarement une gaine maxillaire rétractile (*Tipula*, *Cecidomyia*) : elle a un tube respiratoire et vit dans la terre (*Bibio*, *Tipula*), dans les tissus végétaux (*Cecidomyia*), dans les Champignons (*Sciara*, *Mycetophila*, *Macrocera*) ou dans l'eau (*Chironomus*, *Culex*, *Anopheles*). Au moment de la mue, la peau se déchire suivant une ligne droite, caractère que les Nématocères partagent avec les Tanystomes : aussi Brauer les réunit-il à ces derniers en un groupe des *Orthorhapha*. La larve céphalée a des pièces buccales, ainsi que des yeux déjà bien reconnaissables; les pattes manquent encore, mais on trouve à leur place des épines ou des mamelons qui aident à la progression.

La nymphe est immobile, sauf celle des Culicides qui vit dans l'eau et s'y meut aussi activement que la larve.

Les Bibionides ont l'aspect des Mouches; les antennes ont de 6 à 11 articles, l'abdomen a 7 anneaux. Les plus intéressants de ces Insectes sont les Simulies, Moucherons de fort petite taille dont la femelle se jette parfois sur l'Homme et les animaux pour sucer avidement leur sang : c'est au genre *Simulium* qu'appartiennent la plupart des Diptères connus sous les noms de *Mosquitos*, *Moustiques*, *Maringouins*, etc. ; ils harcèlent parfois en nombre immense Hommes et bêtes. Leur piqûre est très douloureuse et produit une inflammation locale plus ou moins vive ; on pense qu'elle peut inoculer, dans certains cas, des maladies virulentes. La larve et la nymphe sont aquatiques.

Simulium columbatschense Fabricius. — Ce Moucheron (fig. 748) s'observe en extrême abondance, au point de former de véritables nuages obscurcissant le soleil, dans la basse Hongrie et dans le nord-est de la Serbie, où l'on croit qu'il prend naissance dans le vieux château de Golubatz, sur les bords du Danube. Il est long de $3^{mm},5$ à 4 millimètres ; il pique le bétail aux yeux, aux naseaux, à la bouche, à l'anus, partout où la peau est fine ; entraîné par l'air inspiré, il pénètre dans les fosses nasales, dans la bouche, dans la trachéeet, d'après Schönbauer, causerait trop fréquemment la mort des animaux, par suite de l'inflammation ou de l'oblitération des voies aériennes. Toutefois, Tömösváry repousse cette cause de mort et attribue cette dernière au nombre immense des piqûres dont chacune est atrocement douloureuse et produit une petite hémorrhagie ou un empoisonnement du sang. La femelle seule est capable de piquer : elle le fait avec tant d'ardeur, qu'elle enfonce dans la peau sa tête presque entière et que, après s'être gorgée, elle tombe à terre sans forces.

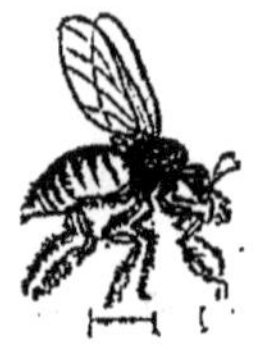
Fig. 748. — *Simulium columbatschense.*

S. cinereum, *S. maculatum* et *S. reptans* sont communs en France ; cette dernière espèce abonde en Suède, où elle est très redoutée. En Assam, *S. indicum* ou *Peepsa* est également redouté.

A. Schönbauer, *Geschichte der schädlichen Columbaczer Mücke.* Wien, 1795.
Fr. Brauer, *On the Peepsa, a small dipterous Insect, injurious to man in Assam.* Proceed. of the asiatic Soc. of Bengal, p. 161, 1884.
Edw. Becker, *Description of a new species of the dipterous genus Simulium from Assam.* Ibidem, p. 162.
Edm. Tömösváry, *Die Columbaczer Mücke.* Ung. Weisskirchen, 1885.

Les Culicides ont des antennes à 14 articles, ornées chez le mâle de poils en panache. La trompe renferme 6 stylets barbelés à leur extrémité ou conformés en lancette : elle est longue et grêle chez la femelle et capable de percer la peau de l'Homme; les palpes maxillaires à 5 articles sont très courts (fig. 749). Chez le mâle, la trompe est au contraire très raccourcie et les palpes velus et très allongés (fig. 750).

La larve (fig. 751) vit dans les eaux stagnantes : elle a l'abdomen allongé et terminé par un tube respiratoire. Après avoir subi quatre mues, elle se transforme en une nymphe également aquatique, mobile et munie de deux tubes trachéens qui font saillie derrière la tête (fig. 752). Quand arrive le moment du passage à l'état adulte, la nymphe vient flotter à la surface de l'eau : la peau du dos, exposée à l'air, se dessèche et se fend. L'Insecte parfait sort par la déchirure et, en attendant que ses ailes s'étendent et se déploient, reste perché sur sa coque de nymphe, frêle esquif que le moindre vent submerge.

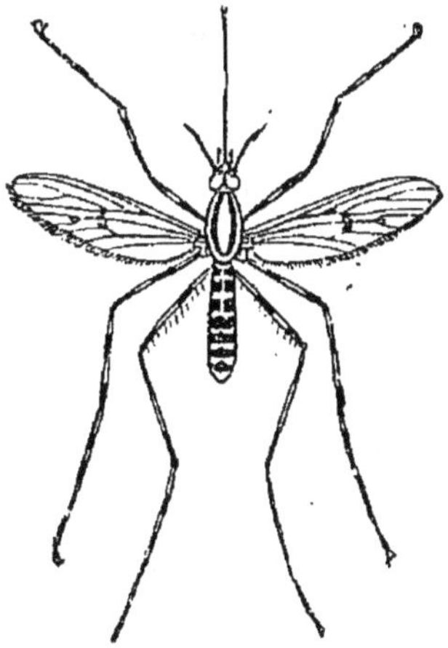

Fig. 749. — *Culex annulatus*, femelle grossie.

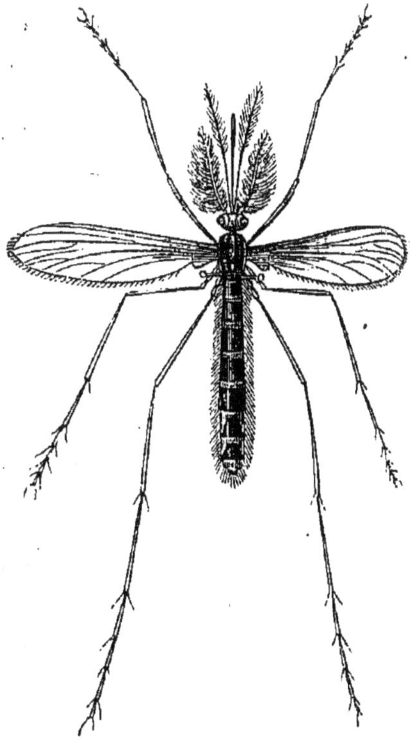

Fig. 750. — *Culex pipiens*, mâle grossi.

On connaît les Cousins et le piaulement aigu qui, le soir, annonce leur arrivée. Leur piqûre est douloureuse et détermine une inflammation locale qui s'accompagne d'assez vives démangeaisons. Les espèces les plus répandues en Europe sont

Culex pipiens (fig. 750) et *C. annulatus* (fig. 749); elles s'attaquent à l'Homme, mais non aux animaux. La larve de *C. pipiens* se rencontre parfois dans l'intestin, où elle a été amenée par des eaux de mauvaise qualité.

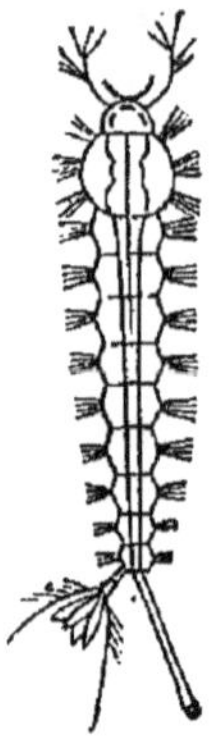

Fig. 751. — Larve de Cousin.

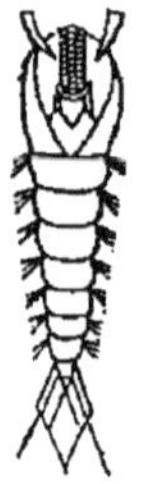

Fig. 752. — Nymphe de Cousin.

Les Moustiques ou Maringouins, qui abondent aussi bien dans les régions froides que dans les pays tropicaux et qui rendent fort pénible le séjour en plus d'une contrée, appartiennent également à ce groupe : leur histoire naturelle est encore très imparfaite; on se rappelle que certaines espèces servent d'hôte intermédiaire à *Filaria sanguinis hominis*.

G. Thin, *Mosquito bites*. The Lancet, II, p. 398, 1881.
E. Tosatto, *Larve di zanzara, Culex pipiens, nell' intestino umano*. Gazz. med. ital., prov. venete. Padova, XXVI, p. 273, 1883. — Id., *Un nuovo entozoo*. Rivista clinica di Bologna, p. 114, 1883.

Les larves d'*Ephydra californica* Packard vivent en extrême abondance dans les lacs salés de l'État de Nevada : la surface de l'eau en est littéralement couverte et les ondes les rejettent sur les rives, où elles s'accumulent en véritables monceaux. En juillet, époque où ces larves se développent, les Indiens Pah-Ute viennent de fort loin pour les récolter : ils les font sécher au soleil, les frottent entre les mains pour les débarrasser des grains de sable et de leur cuticule de chitine, puis les pulvérisent en une sorte de farine qu'ils incorporent à différents mets.

Livingstone a vu également, dans le sud de l'Afrique, les indigènes se nourrir d'une sorte de Moucheron.

W. Wollaston. Transactions of the Connecticut Academy, 1883.

ORDRE DES LÉPIDOPTÈRES

Les Lépidoptères ou Papillons ont un faciès qui ne permet de les confondre avec aucun autre Insecte. La tête, mobile et velue, est relativement petite (fig. 753); elle porte deux gros stemmates velus et ordinairement deux ocelles cachés parmi les poils du front. Les antennes sont droites, longues et multiarticulées : renflées en massue chez les Papillons diurnes ou Rhopalocères, elles sont filiformes, dentées ou pectinées dans les autres groupes.

Les pièces buccales sont disposées pour sucer. Le labre et les mandibules sont rudimentaires. Les mâchoires, au contraire, s'allongent démesurément et se rapprochent l'une de l'autre, mais sans se souder, de façon à constituer un canal qui est la trompe (fig. 753, *e* ; fig. 754) ; les palpes maxillaires restent rudimentaires, sauf chez les Teignes. La lèvre inférieure se réduit à une petite pièce triangulaire (fig. 755), située au-dessous de la trompe et portant deux palpes velus

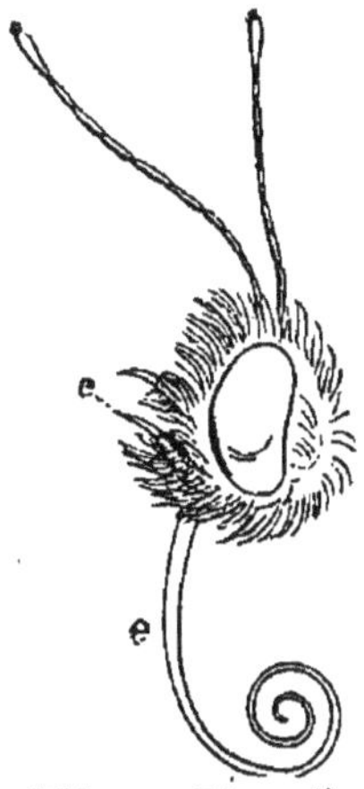

Fig. 753. — Tête d'un Papillon diurne. — *c*, palpes labiaux ; *e*, trompe.

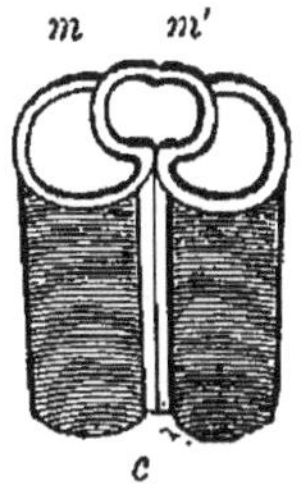

Fig. 754. — Coupe de la trompe de *Deilephila celerio*, vue en dessus, montrant l'accolement des deux mâchoires, *m*, *m'*, et le canal commun, *c*.

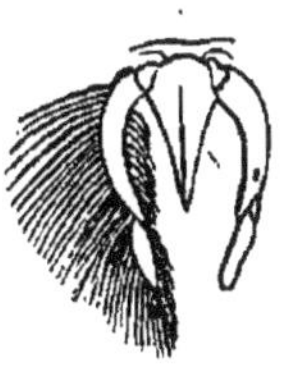

Fig. 755. — Lèvre inférieure, très grossie, chez le même Insecte ; l'un des palpes est dénudé.

et triarticulés. La trompe sert à l'Insecte à puiser dans les fleurs les sucs dont il se nourrit : elle est souvent aussi longue, parfois même beaucoup plus longue que le corps lui-même : tant que le Papillon ne prend aucune nourriture, elle reste roulée en spirale. Sa longueur est en rapport avec celle des fleurs que l'Insecte butine de préférence. Elle est courte et rudimentaire chez les espèces qui, à l'état adulte, n'ont qu'une existence éphémère et meurent sans avoir mangé, comme *Bombyx mori*.

Les anneaux du thorax sont indistincts. Les ailes, au nombre de deux paires, sont grandes, plus ou moins semblables, souvent déchiquetées et découpées ; elles sont rarement rudimentaires, comme chez la femelle des Géométrides ; leurs nervures varient suivant les espèces (fig. 756). L'aile antérieure est la plus grande : chez les Papillons nocturnes, que pour cette raison Em. Blanchard appelle *Chalinoptères*, elle présente à sa partie postérieure et à sa face inférieure un petit anneau qui dépend de la nervure costale et dans lequel s'engage un *crin*, *rétinacle* ou *frein*, ou même une touffe de poils qui dépend du bord antérieur de l'aile postérieure. Cette disposition a pour but de relier solidement les deux ailes l'une à l'autre pendant le vol : elle fait défaut chez les Papillons diurnes ou *Achalinoptères*.

Les ailes sont recouvertes d'écailles microscopiques, diversement conformées, s'implantant par un petit pédicule dans une logette

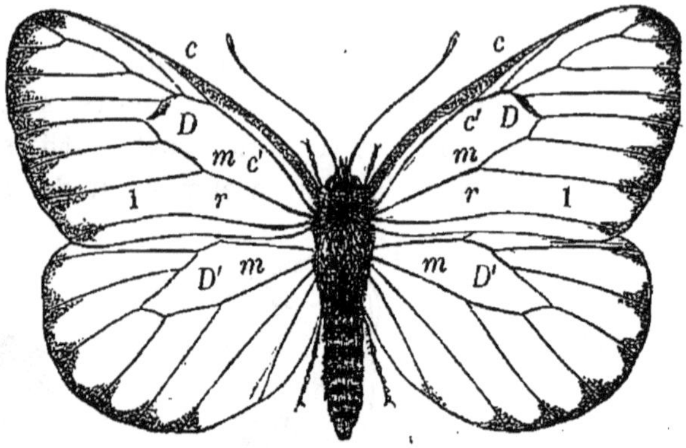

Fig. 756. — Nervulation des ailes d'un Lépidoptère.

creusée à la surface de la membrane alaire; ces écailles, à peine fixées, se détachent au moindre contact; chez *Sesia*, elles tombent dès le premier vol. Les écailles sont le siège de la coloration des ailes : celle-ci est due très fréquemment à des phénomènes d'interférence, toute matière pigmentaire faisant défaut. En général, les Papillons ornés de riches nuances sont diurnes, ceux de couleur terne sont nocturnes. Bon nombre d'espèces tropicales présentent de curieux exemples de mimétisme.

Les pattes sont grêles et d'égale longueur; chez *Danaïs*, les antérieures, dites *pattes palatines*, sont atrophiées et sans utilité. Les tarses ont 5 articles et sont armés d'éperons.

L'abdomen est velu et comprend de 7 à 9 anneaux. Il est de forme élégante et élancée chez les Diurnes, massive et lourde chez les Nocturnes.

L'appareil digestif (fig. 757) présente une grande complication.

Les deux sexes diffèrent fréquemment par la taille, la couleur ou la forme des ailes ; le mâle peut être orné de couleurs plus vives. On peut même constater un dimorphisme ou un polymorphisme véritable : *Papilio Memnon* a deux sortes de femelles, *P. Pamnon* en a trois sortes. La parthénogenèse s'observe parfois chez *Bombyx mori;* elle est la règle chez *Solenobia* et *Psyche*.

Les métamorphoses sont complètes. La larve ou *Chenille* est ver-

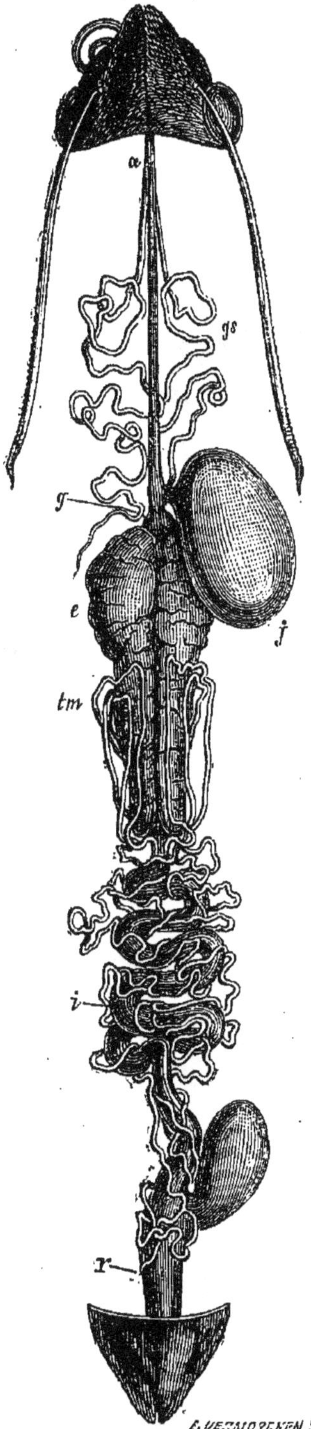

miforme et composée de 12 anneaux, non compris la tête. Elle vit sur les plantes dont elle mange les feuilles, causant parfois des dégâts considérables : sa bouche est disposée pour broyer. La tête présente en avant deux groupes de 5 à 6 ocelles et deux antennes à articles coniques et peu nombreux. Les trois premiers anneaux portent chacun une paire de petites pattes, les *vraies pattes*, qui persisteront chez l'Insecte parfait ; on les appelle encore *pattes thoraciques* ou *pattes écailleuses*. Les deux anneaux suivants sont toujours apodes ; le dernier porte généralement deux *pattes anales* et est toujours précédé de deux anneaux apodes. Quant aux anneaux 6 à 9, ils peuvent porter d'une (fig. 765) à quatre paires de *pattes membraneuses* ou *fausses pattes* (fig. 758), appendices transitoires constitués par de simples prolongements de la peau et garnis de crochets à leur extrémité. Une Chenille a donc ordinairement 5 ou 8 paires de pattes ; elle n'en a parfois que 7 ou 6, plus rarement 4. Elle présente toujours 9 paires de stigmates, les deux derniers segments du thorax et le dernier segment de l'abdomen en étant dépourvus.

La Chenille subit plusieurs mues. Arrivée au terme de sa croissance, elle cesse de prendre de la nourriture et passe à l'état de nymphe ou *Chrysalide*. Elle se comporte alors de différentes manières : elle se suspend simplement par la queue (fig. 759) ou bien, après s'être fixée par l'extrémité caudale, elle ceint son corps d'un fil enroulé qui lui permet de se disposer horizontalement (fig. 760) ; d'au-

Fig. 757. — Appareil digestif de *Sphinx ligustri*, d'après Newport. — *e*, estomac ; *g*, gésier ; *gs*, glandes salivaires ; *i*, intestin ; *j*, jabot ; *œ*, œsophage ; *r*, rectum ; *tm*, tubes de Malpighi.

tres fois, elle s'enveloppe dans des feuilles maintenues enroulées par quelques fils soyeux (fig. 765). Ces fils sont produits par deux glandes aboutissant à un fin orifice qui se voit au sommet d'un mamelon médian porté par la lèvre inférieure. Chez les Bombycines, ces

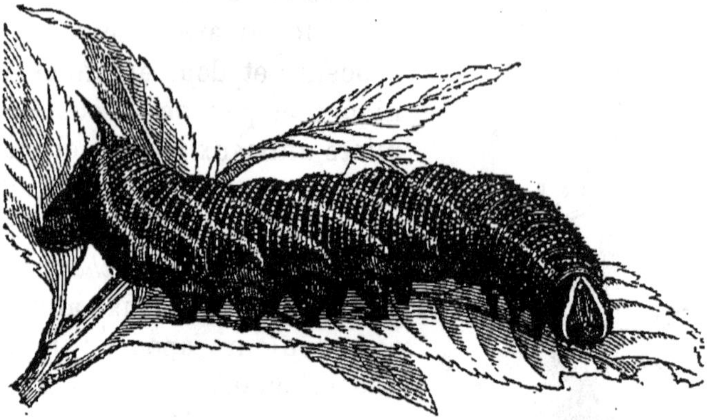

Fig. 758. — Chenille de *Smerinthus ocellatus.*

glandes sécrètent activement : aussi la larve se renferme-t-elle, pour y accomplir sa nymphose, dans un cocon qu'elle-même a tissé (fig. 769, 3).

L'Insecte parfait éclôt au bout d'un laps de temps variable : son

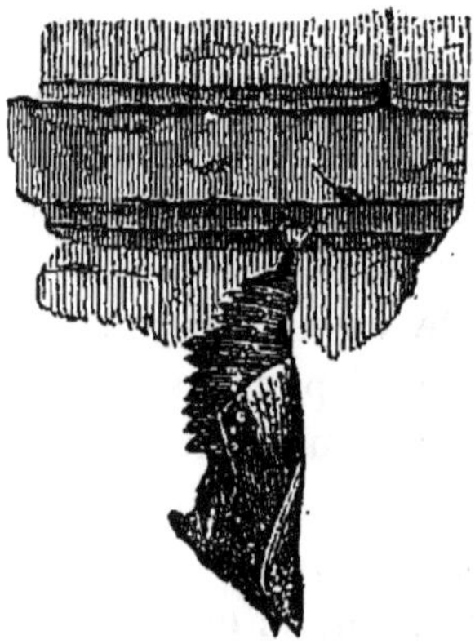

Fig. 759. — Chrysalide suspendue de *Vanessa polychloros.*

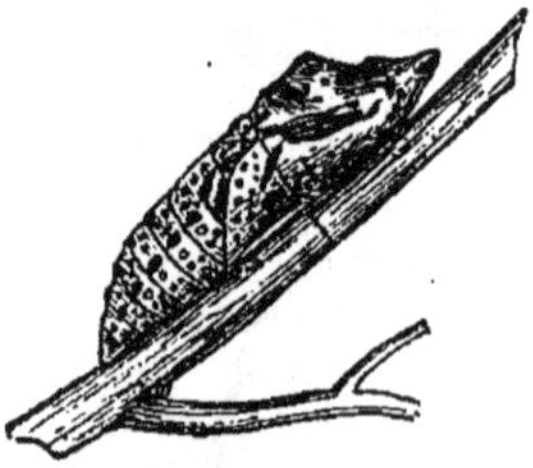

Fig. 760. — Chrysalide succincte de *Pieris brassicæ.*

existence est de courte durée ; il meurt après avoir assuré la reproduction de l'espèce.

Hope appelle *scoleciasis* les accidents produits chez l'Homme par les larves ou les nymphes de Lépidoptères ou, plus simplement, le fait de la présence de ces larves dans le tube digestif. On en connaît un petit nombre de cas ; le plus souvent, la nature exacte des Chenilles ou des Chrysalides n'a pas été déterminée.

Fulvius Angelinus a vu à Ravenne un jeune garçon rejeter des Chenilles par les narines; Church parle d'un individu qui en aurait vomi; Robineau-Desvoidy cite un cas analogue. Pool, de South Mills, Camden Co., N. C., présenta à l'Académie de médecine de Richmond une Chrysalide qu'un jeune Homme de 23 ans avait rendue vivante par l'anus.

A. J. B. Robineau-Desvoidy, *Sur des Chenilles qui ont vécu dans les intestins de l'Homme, qui y ont subi leur mue et qui en ont été expulsées vivantes par l'estomac.* Comptes rendus de l'Acad. des sciences, III, p. 753, 1836. Arch. gén. de méd., (2), XII, p. 501, 1836.

B. Lunel, *Des accidents toxiques dûs à la Chenille de l'Aglosse de la graisse.* Abeille médicale, XVIII, p. 250, 1861. Gazette hebdom. de méd. et de chir., VIII, p. 554, 1861.

P. H. Pool, *A peculiar intestinal entozoa.* Virginia med. monthly, VI, p. 985, 1879-1880.

Les Hétérocères forment un premier sous-ordre comprenant toutes les espèces dont les antennes ne sont pas claviformes et correspondant assez exactement aux Crépusculaires et aux Nocturnes de Linné, ainsi qu'aux Chalinoptères d'Em. Blanchard. On en distingue plusieurs groupes.

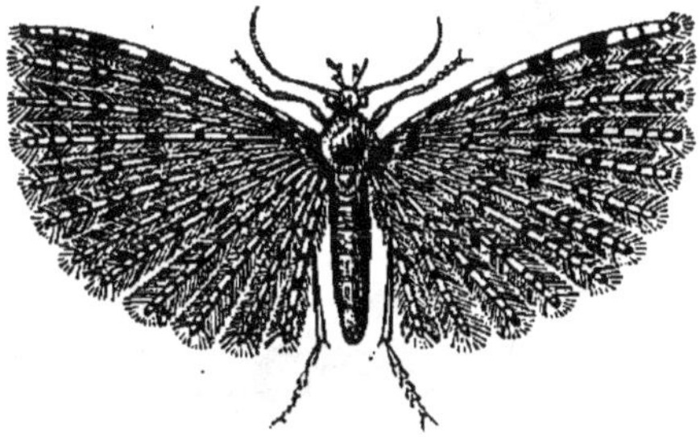

Fig. 761. — *Alucita polydactyla.*

Les Microlépidoptères sont de petits Papillons à longues antennes sétiformes ; les ailes sont réunies par un frein. Les Chenilles ont 16 pattes et sont nocturnes; elles rongent le parenchyme des feuilles, des tiges, des fruits et causent de grands dégâts.

Les Alucites (fig. 761) ont les ailes très profondément découpées. Les Teignes sont très répandues : les Chenilles ont 14 ou 16 pattes et vivent dans l'intérieur des tissus végétaux ou dans des tubes qu'elles ont fabriqué avec diverses substances ; la nymphose s'accomplit dans un cocon. La Chenille de *Tinea tapezella* ronge les fourrures, celle de *T. pellionella* détruit les étoffes de laine, celle de *T. granella* (fig. 762) ronge la surface des grains de Blé et de Seigle; celle de *Sitotroga cerealella* s'attaque encore au grain de Blé, mais s'enfonce à l'intérieur et commence par détruire l'embryon.

Fig. 762. — *Tinea granella.*

Tinea cadaverina a été trouvé par Mégnin à la surface des cadavres humains. C'est un Papillon long de 6 millimètres, d'une teinte argentée avec les poils de la tête roux. La Chenille, longue de 4 à 5 millimètres, est d'un blanc crème avec la tête rousse; elle ronge les tissus des cadavres. La nymphe est nue et se rencontre à la surface du cadavre, dans la poussière dont elle rassemble parfois les grains autour d'elle, à l'aide de rares fils soyeux.

Parmi les Tortricides, citons la Tordeuse de la Vigne (fig. 763), dont la larve éclôt en août, passe l'hiver dans une fissure du cep ou de l'échalas et sort au printemps pour dévorer les jeunes pousses. La Chenille de *Grapholita dorsana* vit dans les pois, celle de *Gr. funebrana* et de *Gr. pruniana* dans les prunes, celle de *Conchylis roserana* dans les raisins, celle de *Gr.* (*Carpocapsa*) *pomonella* dans les pommes.

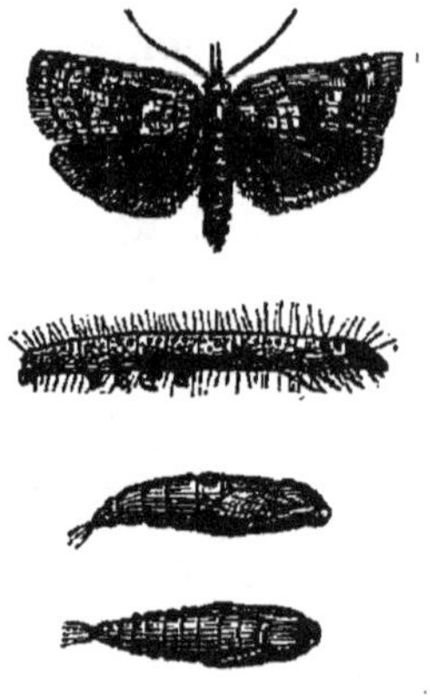

Fig 763. — *Tortrix vitana* à ses différents états.

Dounon a vu un malade qui avait avalé gloutonnement un grand nombre de pommes vaariées et chez lequel un certain nombre de larves de *Gr.* (*C.*) *pomonella* avaient échappé à l'action du suc gastrique : parvenues dans l'intestin grêle, elles s'étaient fixées à la muqueuse et avaient provoqué une diarrhée rebelle, dont l'examen des selles fit reconnaître la cause.

Aux Pyralides appartiennent *Galleria miellonella*, dont la larve vit dans les ruches et se nourrit de miel, et *Aglossa pinguinalis* (fig. 764). La larve de l'Aglosse vit de graisse, de beurre ou de lard ; avec ces substances alimentaires, elle s'introduit parfois dans l'estomac, comme Linné l'a signalé le premier.

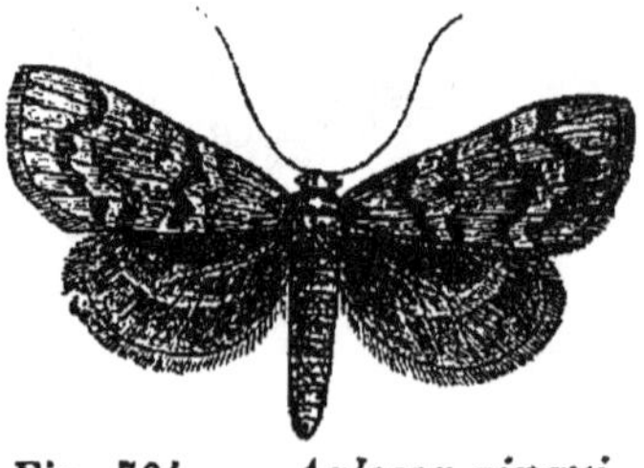

Fig. 764. — *Aglossa pinguinalis.*

Les Géométrides sont des Chalinoptères à ailes tectiformes, c'est-à-dire recouvrant le dos pendant le repos ; les antennes sont sétiformes. Les Chenilles, pourvues de 5 à 6 paires de pattes, sont dites *arpenteuses*, en raison de leur mode spécial de progression ; un grand nombre dévastent les arbres fruitiers. Telle est la Phalène des Groseilliers (fig. 765).

Les NOCTUINES sont des Chalinoptères nocturnes à ailes tectiformes,

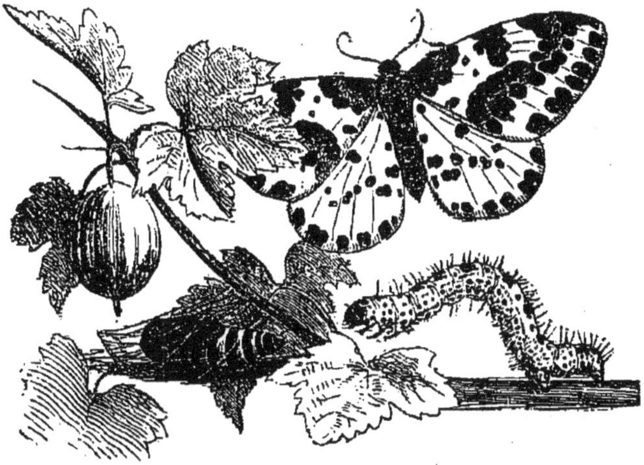

Fig. 765. — *Abraxas grossulariata.*

à longues antennes sétiformes, parfois pectinées chez le mâle. L'aile antérieure est souvent ornée, le long de son bord postérieur, d'une ligne ondulée interrompue en son milieu par une marque en W. La Chenille a 16 pattes, rarement 14 ou 12; elle subit ordinairement sa nymphose dans la terre. La larve de la Noctuelle des moissons (fig. 766) dévore les Choux, les Betteraves, les Pommes de terre, etc.

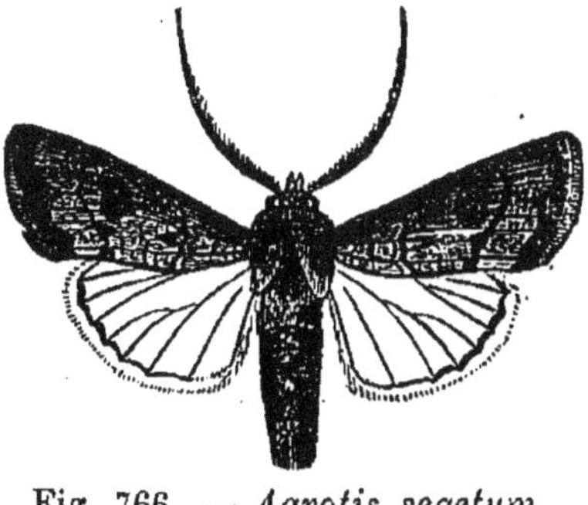

Fig. 766. — *Agrotis segetum.*

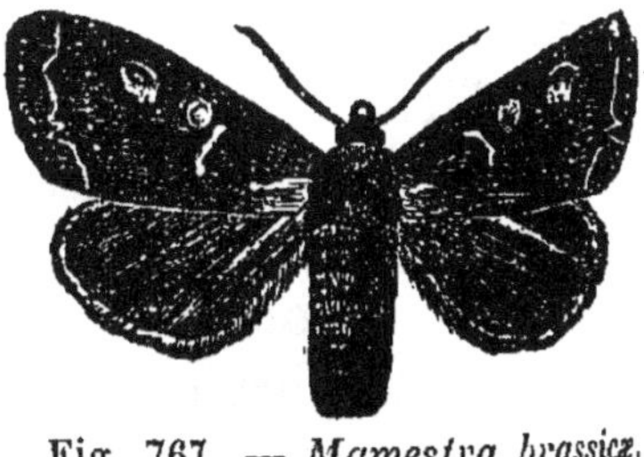

Fig. 767. — *Mamestra brassicæ.*

Celle de la Noctuelle du Chou (fig. 767) s'attaque aux plantations de Choux et de Choux-fleurs : elle peut s'introduire dans l'estomac avec ces végétaux, comme Calderwood en a observé un cas en Écosse. Martin Lister et Duméril ont également constaté l'existence de larves de Noctuelles dans l'estomac.

Dans certaines régions d'Australie, *Agrotis infusa* se rencontre en telle abondance que les indigènes, qui l'appellent *Bugong*, viennent le recueillir. Ils arrachent les ailes, puis épluchent et mangent le corps de cet Insecte, ou bien le pilent et le fument pour en faire des conserves. Les organes de ces Papillons renferment une huile irritante, qui a le goût de noix et produit d'abord des vomissements; mais, au bout de quelques jours, on n'est plus sensible à son action, et cette nourriture ne tarde pas à engraisser ceux qui en font usage.

Les Bombycides sont des Achalinoptères nocturnes, à corps lourd et velu, à antennes sétiformes, pectinées chez le mâle; la trompe est très réduite, les ocelles manquent presque toujours. Les ailes sont tectiformes : elles s'atrophient chez la femelle d'*Orgyia* et font complètement défaut chez celle de *Psyche*. La Chenille a 16 pattes; elle s'enferme dans un réseau ou un cocon pour accomplir sa nymphose.

La Chenille d'un certain nombre de Bombycides est velue et urticante : si on vient à la saisir, on sent une démangeaison des plus vives, en même temps qu'il se produit une éruption vésiculeuse, non seulement sur le point touché, mais aussi parfois en d'autres régions du corps. Les auteurs latins signalent déjà ce phénomène et désignent les Chenilles urticantes sous le nom d'*erucæ;* Dioscoride les appelle εὔτωμα et raconte qu'en Espagne on les employait comme révulsif, à l'instar des sinapismes. L'hypoderme de ces Chenilles renferme, en certaines régions, des glandes unicellulaires qui débouchent à la surface de la cuticule chitineuse et dont l'orifice est surmonté d'un poil creux et rigide; ces glandes sécréteraient de l'acide formique, que les poils seraient chargés d'instiller dans la peau.

Les observations de Goossens ont rectifié cette croyance. La Chenille du Cul-brun (*Liparis chrysorrhœa*) qui dévaste les vergers et les forêts, présente à la face dorsale des neuvième et dixième anneaux deux taches rondes d'un rouge cinabre, dont le centre est occupé par un grand nombre de glandules s'ouvrant chacune au sommet d'un fin tubercule. L'animal est-il inquiété, les tubercules s'érigent et chacun d'eux laisse perler une gouttelette de liquide. Ce liquide s'attache aux poils qui entourent chaque glande, puis se dessèche à l'air et devient pulvérulent : si on touche alors la Chenille ou si le vent transporte cette poussière sur la peau, l'urtication peut se produire. Des faits analogues s'observent encore chez le Cul-doré (*L. auriflua*), chez le Zigzag (*L. dispar*), chez d'autres Liparis encore, chez *Lithosia caniola* et chez les Processionnaires (*Cnethocampa*).

La Processionnaire du Chêne (fig. 768) file sur le tronc du Chêne une toile aux mailles lâches et irrégulières, dans laquelle plusieurs centaines d'individus vivent en commun. Le soir venu, une Chenille sort du nid par un petit orifice percé au sommet et commence à grimper sur le tronc : elle est suivie par un certain nombre d'individus qui la suivent en file indienne, en restant tous en contact les uns avec les autres ; puis viennent plusieurs rangs de deux individus, puis des rangs de 3, de 4, de 5, etc. Quand elle s'est repue, la colonne regagne le nid dans le même ordre. La Processionnaire du Pin (*Cn. pityocampa*) a des mœurs analogues.

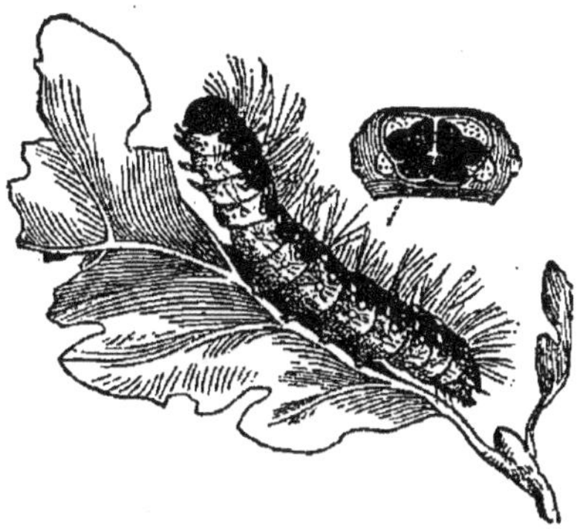

Fig. 768. — *Cnethocampa processionea* et sa Chenille ; région dorsale d'un anneau.

Chez ces Chenilles, les glandes sont moins apparentes et n'ont plus la même forme que chez les Liparis ; leur sécrétion se convertit en une matière brune pulvérulente, impalpable, qui adhère aux poils en quantité appréciable. Si on prend une parcelle de cette poussière au moyen d'une aiguille et qu'on l'applique sur la main préalablement mouillée, on ressent aussitôt une vive démangeaison. En opérant ainsi avec la Chenille de *Cn. pityocampa*, non seulement la main, mais encore les bras, les jambes et tout le reste du corps deviennent le siège d'urtications intolérables ; bientôt la figure se boursoufle et les yeux se gonflent. Chez *Cn. processionea*, le nid est encore plus urticant que les Chenilles elles-mêmes, en raison du grand nombre de peaux provenant des mues, qu'il retient dans ses mailles et auxquelles adhèrent encore les poils chargés de poussière irritante.

Certains *Gastropacha* sont encore urticants, entre autres celui de la Ronce (*G. rubi*); les Chenilles des *Arctia* et des *Bombyx* ne le sont pas.

Pourquier, *Urticaire du Cheval produite par les poils du Bombyx processionnaire du Pin.* Recueil vétér., p. 51, 1877.

Th. Goossens, *Des Chenilles urticantes.* Annales de la Soc. entomol. de France, (6), I, p. 231, 1881. — Id., *Des Chenilles vésicantes.* Ibidem, (6), VI, p. 461, 1886.

Stan. Klemensiewicz, *Zur näheren Kenntniss der Hautdrüsen bei den Raupen und bei Malachius.* Verhandl. der k. k. zool.-bot. Ges. in Wien, XXXII, p. 459, 1882.

G. Balding, *On the urticating properties of the hairs of Liparis chrysorrhœa.* The Entomologist, XVII, p. 256, 1884.

J. Anderson, *The urticating properties of the hairs of some Lepidoptera.* Ibidem, p. 275.

P. Rendall, *Urticating by Liparis chrysorrhœa.* Ibidem, p. 275.

G. Dimmock, *Closed poison-glands of caterpillars.* Amer. Naturalist, XVIII, p. 535, 1884. — Id., *Poison-glands in the skin of the Cecropia caterpillar.* Ibidem, p. 1046.

Pernot, *Erythème spécial déterminé par des Chenilles.* Lyon médical, XLV, p. 486, 1884.

R. South, *On the urticating hairs of some Lepidoptera.* The Entomologist, XVIII, p. 3, 1885.

J. R. S. Clifford, *The urticating properties of the hairs of Porthesia chrysorrhœa.* Ibidem, p. 22.

H. Sharp, *Urtication by larvæ of Bombyx rubi.* Ibidem, p. 324.

M. S. Jenkins, *Urtication by Bombyx rubi.* Ibidem, XIX, p. 42, 1886.

Frk. R. Jex Long, *Urtication by larvæ of Bombyx rubi.* Ibidem, p. 45.

E. B. Poulton, *The fluid ejected by Notodontian caterpillars.* Amer. Naturalist, XX, p. 811, 1886. — Id., *The secretion of pure aqueous formic acid by Lepidopterous larvæ for the purposes of defense.* Nature, XXXVI, p. 593, 1887.

N. Manders, *The urticating properties of certain larvæ.* Entomol. monthly magasine, XXIV, p. 118, 1887.

Bombyx (*Sericaria*) *mori* (fig. 769) est le plus important des Lépidoptères. Sa Chenille ou Ver à soie vit en Chine sur les feuilles de *Morus alba*; elle y a été domestiquée environ 2700 ans avant notre ère par Louï-See, femme de l'empereur Hoang-Ti. Au sixième siècle, sous le règne de Justinien, des voyageurs grecs rapportèrent de l'Inde à Constantinople les œufs des premiers Vers à soie cultivés en Europe; la graine en fut ensuite portée en Italie vers l'époque des croisades. On ne commença guère, en France, à cultiver cette précieuse Chenille que vers le seizième siècle : Sully encouragea vivement l'industrie naissante. Aujourd'hui, de nombreuses magnaneries existent dans la région méditerranéenne, où la sériciculture est florissante : elle l'était encore plus naguère, avant que les Vers ne fussent frappés de diverses maladies, dont les belles recherches de Pasteur ont heureusement permis d'arrêter l'extension.

Ces maladies sont au nombre de trois principales. La *muscardine* est due à l'invasion des organes par une Mucédinée découverte par Bassi en 1835 et appelée *Botrytis Bassiana* par Balsamo Crivelli. La *flacherie* tient à ce qu'un Microbe particulier, *Micrococcus bombycis* Cohn, produit une fermentation de la feuille de Mûrier et cause ainsi des troubles digestifs. La *gattine* ou *pébrine* a pour origine la pénétration et la pullulation dans tous les organes d'organismes

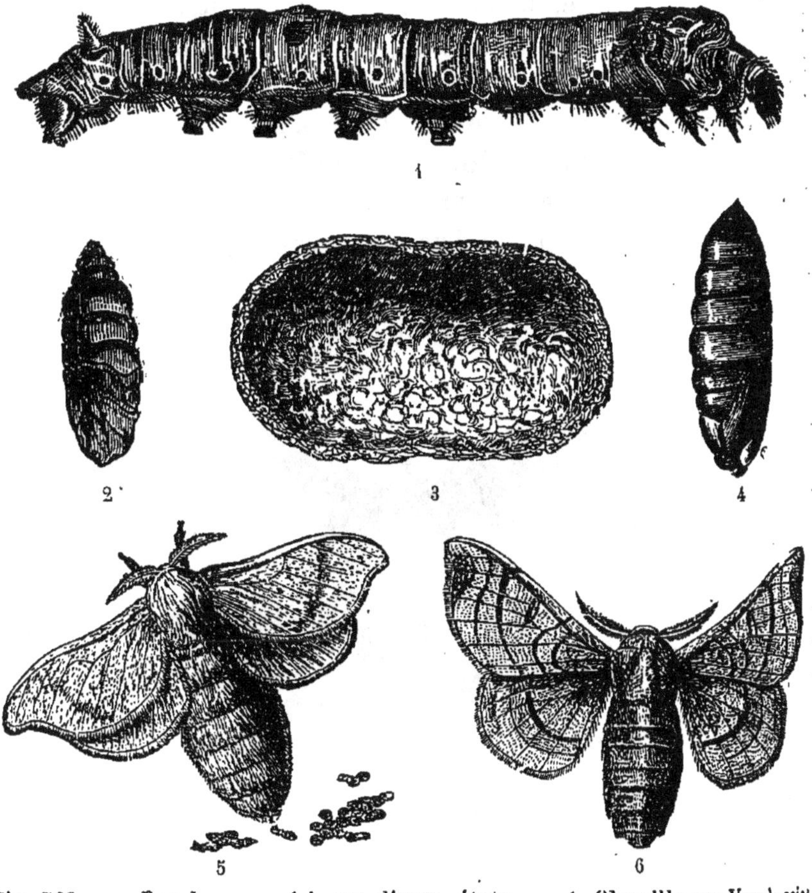

Fig. 769. — *Bombyx mori* à ses divers états. — 1, Chenille ou Ver à soie; 2, 4, Chrysalide ; 3, cocon ; 5, Papillon femelle ; 6, Papillon mâle.

parasitaires ou *corpuscules de Cornalia*, dont Balbiani a reconnu la véritable nature : ce sont des Sporozoaires de l'ordre des Microsporidies. De l'ovaire, ces organismes passent dans l'œuf et se propagent ainsi à la larve qui va en sortir; aussi n'est-on assuré de la pureté d'une ponte qu'après avoir constaté l'absence des Psorospermies dans les tissus de la femelle qui l'a produite : à cet effet, on broie dans l'eau le corps de celle-ci, puis on l'examine au microscope à un grossissement de 300 diamètres environ.

Le fil de soie que la Chenille file pour tisser le cocon dans lequel elle va accomplir sa nymphose a une longueur d'environ 500 mètres ; il se dévide aisément, sauf dans la partie la plus interne, qui est comme parcheminée. La soie ainsi obtenue sert à de nombreux usages, notamment à la fabrication des étoffes. On l'a aussi utilisée en médecine : elle entrait dans la confection d'Hyacinthe, dans l'électuaire Diamoschus, dans le sirop de pomme, le sirop d'écorce de citron, la *confectio alkermes*, les espèces cordiales, etc. L'ancienne pharmacopée employait les cocons et la bourre de soie sous les noms de *sericum* et de *folliculi bombycis* pour la préparation des gouttes anglaises céphaliques, dont Tournefort a fait connaître en France la formule en 1700, et que l'on jugeait souveraines dans l'hystérie, l'hypocondrie, la migraine, etc.

Bombyx mori n'est point le seul Lépidoptère dont la soie puisse être utilisée pour la confection des étoffes ; il est vrai que c'est lui qui

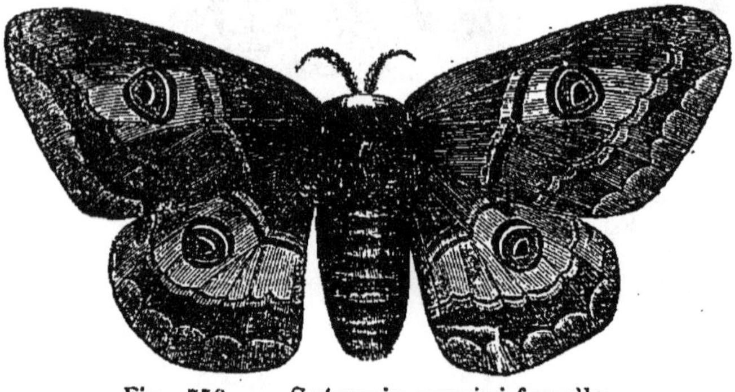

Fig. 770. — *Saturnia carpini* femelle.

donne la matière première de meilleure qualité. On a tenté avec succès d'acclimater en France certains autres Bombyciens séricigènes, appartenant au genre *Saturnia* Schrank (*Attacus* Hübner). Tels sont *S. cynthia*, qui vit en Chine sur l'Ailante ; *S. yama-maï*, du Japon, *S. Perny* et *S. Roylei*, de Chine, *S. mylitta*, du Bengale, *S. polyphemus*, de l'Amérique du Nord, qui tous se nourrissent des feuilles du Chêne ; *S. arrindia*, qui vit en Chine sur le Ricin ; *S. cecropia*, qui est originaire des États-Unis et mange la feuille du Prunier. En France vivent deux belles Saturnies dont la soie n'est pas utilisée, le Grand Paon de nuit (*S. pavonia major* ou *S. pyri*) et le Petit Paon (*S. pavonia minor* ou *S. carpini*, fig. 770).

En Chine, on mange la Chrysalide du Ver à soie et aussi,

paraît-il, la Chenille d'une espèce de *Sphinx;* du temps d'Aldrovande, les soldats allemands mangeaient en friture le Ver à soie. A Madagascar, on mange également, frite ou bouillie, la Chrysalide d'un Bombyx séricigène qui vit sur un Cytise. Sparrmann a vu les Boschimans se nourrir de Chenilles et les estimer comme une gourmandise. Dans le Haut-Ogooué, Guiral a vu les Batékés recueillir des larves de Saturnie. Sigaud indique sous le nom de *bicho da Taquará* une Chenille dont se régalent les Indiens du Brésil. Enfin, les indigènes de certaines contrées d'Australie recherchent les Chenilles d'*Hepialus grandis* et de quelques autres espèces.

Les SPHINGIDES ou *Crépusculaires* sont des Chalinoptères dont la trompe atteint une très grande longueur; ils l'introduisent en volant dans la corolle des fleurs. *Acherontia atropos*, dont la grosse Chenille verte vit sur les feuilles de Pomme de terre, est le plus gros Papillon de nos pays; la face supérieure de son thorax est marquée d'une tache jaune d'ocre qui ressemble à une tête de mort. *Sesia apiformis* (fig. 771) et d'autres espèces voisines sont remarquables en ce qu'elles ont acquis l'aspect extérieur de certains Hyménoptères.

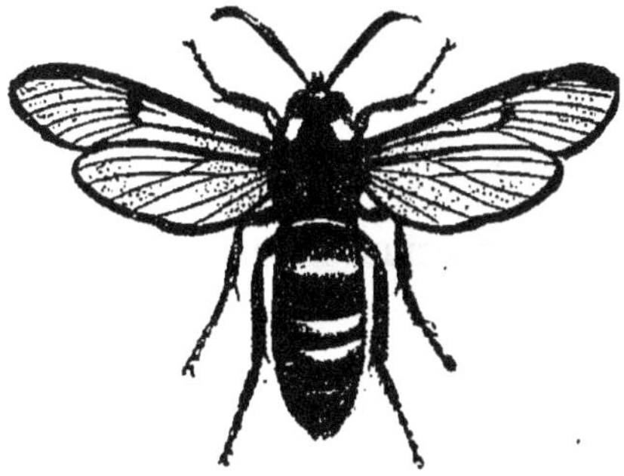

Fig. 771. — *Sesia apiformis.*

Les Rhopalocères forment un second sous-ordre qui comprend tous les Lépidoptères diurnes. Ce sont des Achalinoptères dépourvus d'ocelles et de palpes maxillaires, à antennes claviformes ou capitées; au repos, les ailes sont verticales. La Chenille a 16 pattes et ne se renferme pas dans un cocon : la Chrysalide se suspend simplement par quelques fils (fig. 759 et 760).

Ce groupe renferme un grand nombre de formes, sans intérêt pour nous. Les Hespérides (*Hesperia*), les Lycénides (*Polyommatus*, *Thecla*), les Satyrides (*Satyrus*, *Erebia*), les Nymphalides (*Vanessa*, *Melitaea*), les Piérides (*Pieris*, *Colias*), les Danaïdes (*Danaïs*), les Héliconides (*Heliconius*) et les Équitides (*Papilio*, *Doritis*) sont les principales familles. Les Piérides sont des Papillons blancs ou jaunes très communs dans les jardins : leurs Chenilles ravagent le Chou (fig. 772), le Navet, l'Aubépine, etc. Les Héliconides abondent au Brésil et dans d'autres régions de l'Amérique du sud : leurs vives couleurs les désignent aux Oiseaux comme une proie facile, mais ils émettent une odeur âcre et pénétrante qui fait que ceux-ci ne les pourchassent jamais. Par voie de sélection naturelle, les Leptalis, certains Erycinides

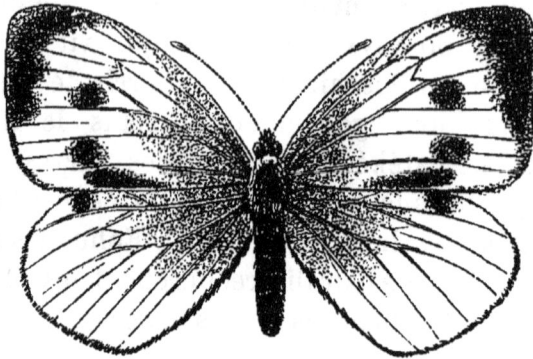

Fig. 772. — *Pieris brassicæ* femelle.

et quelques Papillons nocturnes ont acquis la plus grande ressemblance avec les Héliconides et, bien que n'émettant aucun liquide irritant, jouissent de la même immunité.

ORDRE DES COLÉOPTÈRES

Les Coléoptères (fig. 773) ont les ailes antérieures transformées en *élytres*, organes rigides et chitineux qui, à l'état de repos, s'étalent horizontalement sur le thorax et l'abdomen et recouvrent entièrement les ailes postérieures, membraneuses et repliées en travers. Au moment du vol, les élytres se soulèvent pour permettre de se mouvoir aux ailes de la seconde paire, mais ils ne prennent eux-mêmes aucune part au vol.

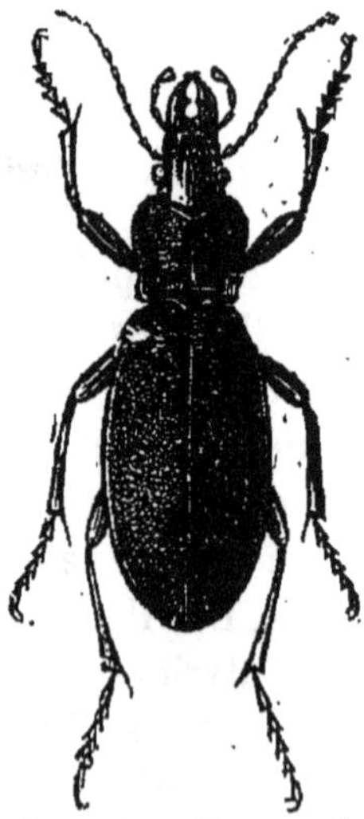

Fig. 773. — *Procrustes coriaceus.*

Les antennes ont en général 11 articles; de forme très variable, elles sont plus grandes chez le mâle. Les ocelles manquent le plus souvent; les stemmates ne disparaissent que chez quelques formes vivant dans les cavernes (*Aphaenops*, *Claviger*, *Adelops*, etc.). Les pièces de la bouche (fig. 774 et 775) sont disposées pour mâcher et pour broyer : les palpes labiaux, *c*, ont 3 articles, les palpes maxillaires, *i*, en ont 4; chez les espèces carnassières, le lobe externe des maxilles, *h'*, se segmente et a l'aspect d'un palpe.

Le prothorax est libre et de grandes dimensions; il constitue un *corselet* qui s'articule avec la tête et avec le mésothorax; celui-ci est très réduit. Le métathorax s'unit à l'abdomen par une large base. Les pattes sont diversement conformées ; le nombre des articles du tarse est variable et a été pris comme base de la classification de ces Insectes.

L'appareil digestif (fig. 776) est long et sinueux, chez les Coléoptères carnassiers, il présente un gésier, *g*, en avant de l'estomac, *e*; les tubes de Malpighi, *tm*, sont au nombre de 4 ou 6.

Les métamorphoses sont complètes. Les larves sont le plus souvent lucifuges et demeurent cachées soit dans la terre, soit dans des troncs d'arbre, etc. Leur bouche est disposée pour mordre, leur nourriture ne diffère pas de celle des adultes. Les stemmates font défaut; mais elles possèdent des ocelles. Elles sont vermiformes, apodes et céphalées (Curculionides) ou portent au contraire trois paires de pattes thoraciques et même des rudiments de pattes sur les derniers anneaux de l'abdomen. Chez la nymphe, les membres font librement saillie.

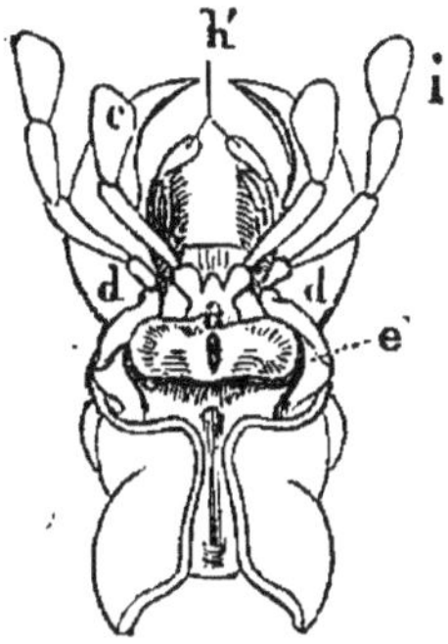

Fig. 774. — Bouche de *Procrustes coriaceus*, — *a*, menton; *c*, palpe labial; *d*, mandibule; *e*, maxille; *h'*, galea; *i*, palpe maxillaire.

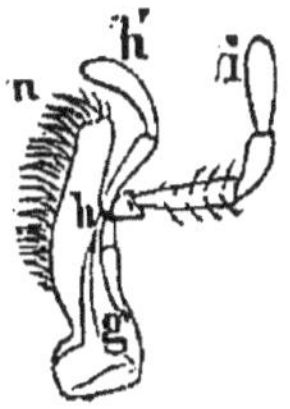

Fig. 775. — Maxille droite de *Cicindela campestris*. — *g*, tige; *h*, lobe interne; *h'*, lobe externe ou galea; *i*, palpe maxillaire; *n*, dent mobile interne ou onglet.

Les Trimères ou *Cryptotétramères* ont les tarses formés de 4 articles, dont un reste rudimentaire. A ce groupe appartiennent les Coccinellides (*Coccinella*, *Chilocorus*, *Scymnus*) et les Endomychides (*Endomychus*, *Lycoperdina*).

Les Tétramères ou *Cryptopentamères* ont les tarses formés de 5 articles, dont un reste rudimentaire. La plupart sont de petite taille, mais n'en causent pas moins de grands ravages dans les plantations de toute sorte.

Les Chrysomélides sont ordinairement ornés de couleurs brillantes; la larve et l'animal parfait vivent ensemble sur les feuilles; au moment de la nymphose, la larve se suspend par son extrémité postérieure. La Chrysomèle de la Pomme de terre (*Leptinotarsa decemlineata*) est tristement célèbre aux États-Unis sous le nom de Colorado

Beetle et même en France sous le nom impropre de Doryphore du Colorado ; elle s'attaque à la Pomme de terre, ainsi qu'à tous les autres *Solanum* et qu'à bon nombre d'autres Solanées. *Haltica oleracea* ronge les feuilles du Chou. *Crioceris merdigera* vit sur le Lis ; *C. asparagi* (fig. 777) se trouve sur l'Asperge.

Les Cérambycides ou Longicornes ont de très longues antennes; tous sont phytophages ; leurs larves se creusent des galeries dans les troncs d'arbre. Un grand nombre de ces Insectes sont de grande taille ; aussi leur larve charnue et volumineuse est-elle parfois recherchée comme aliment.

Les Romains faisaient grand cas d'une larve qu'ils appelaient *Cossus* et qui provenait du Chêne : c'est probablement la larve de *Cerambyx heros* (fig. 778), à moins que ce ne soit celle de *Prionus coriarius* (fig. 779) ou de *Lucanus cervus;* on ne saurait du moins la confondre avec la Chenille de *Cossus ligniperda*, Lépidoptère dont la larve vit dans le Saule et l'Orme. Dans l'Amérique du Sud, la larve de *Macrodontia cervicornis*, qui se loge dans le bois des *Bombax*, se mange rôtie; elle atteint environ 15 centimètres de longueur et est évidemment recueillie avec la larve de quelques espèces voisines. A la Jamaïque et à l'île Maurice, on estime les larves de certains Prionides

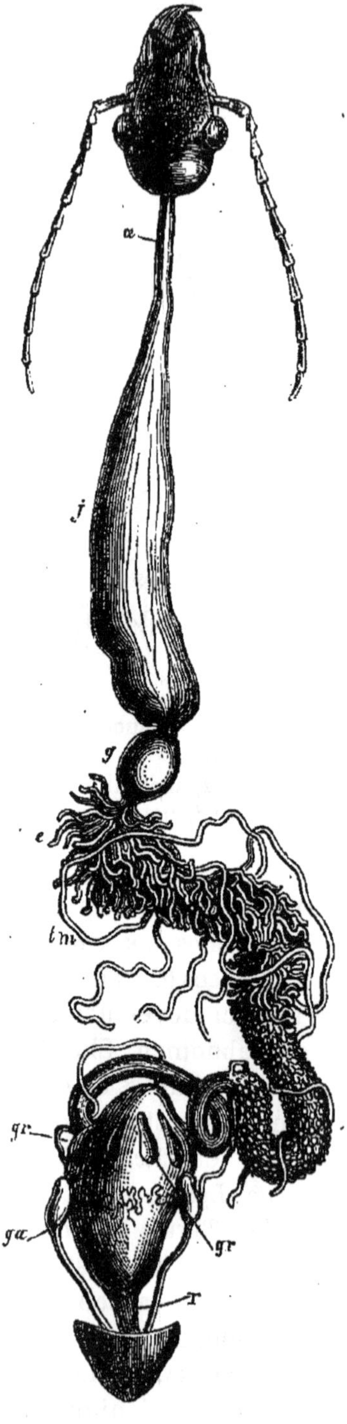

Fig. 776. — Appareil digestif de *Carabus monilis*, d'après Newport. — *e*, estomac; *g*, gésier ; *ga*, glandes anales ; *gr*, glandes rectales ; *j*, jabot ; *œ*, œsophage ; *r*, rectum ; *tm*, tubes de Malpighi.

appelés *Moutac* et *Macoco*. Dans l'Afrique occidentale, on recherche la larve d'*Ancylonotus tribulus*; à Ceylan, celle de quelques Batocères, entre autres *Batocera rubus*.

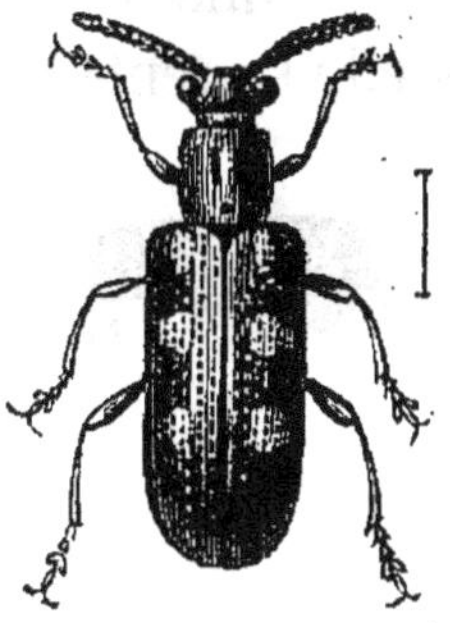

Fig. 777. — *Crioceris asparagi.*

Les Curculionides ou Charançons constituent la plus nombreuse famille de l'ordre des Coléoptères. Ces Insectes, ordinairement de très petite taille, ont la tête prolongée en avant en une sorte de museau ou de bec, à l'extrémité duquel se trouve la bouche; leurs téguments sont d'une extrême dureté. Il est peu de plantes qui n'en nourrissent au moins une espèce. Le Charançon du Blé (fig. 780) est long de 4 millimètres : il dépose ses œufs sur le

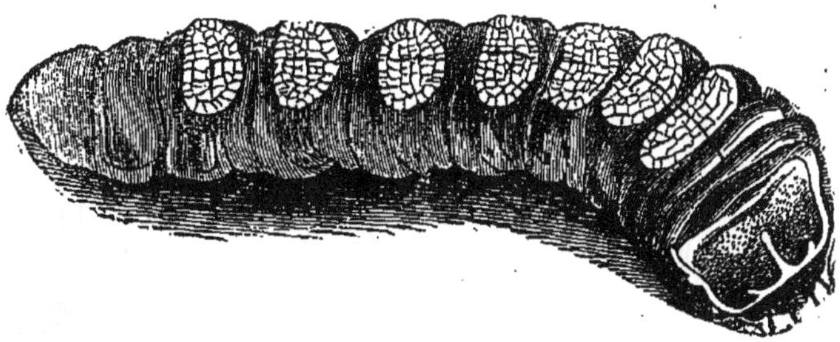

Fig. 778. — Larve de *Cerambyx heros.*

grain de Blé; la larve pénètre dans le grain et en ronge l'intérieur. *Calandra oryzae* détruit également les grains de Riz. *Ceutorhynchus sulcicollis* attaque le Chou. *Anthonomus pomorum* vit sur le Pommier, *A. pyri* sur le Poirier.

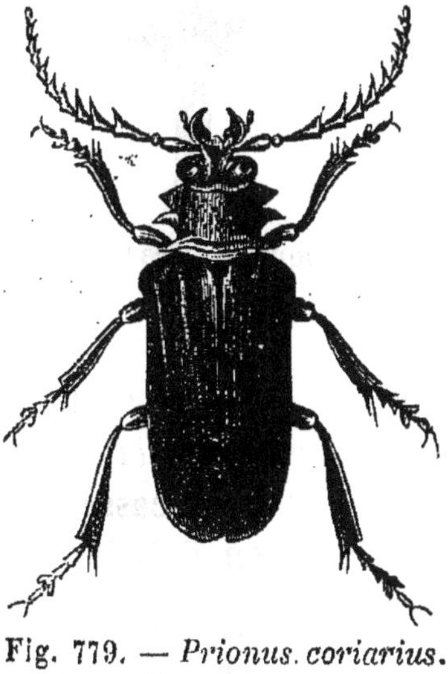

Fig. 779. — *Prionus coriarius.*

La larve de certaines Calandres vit dans la tige des Palmiers : elle atteint 7 à 8 centimètres de longueur et peut être comestible. Tel est le cas à la Guyane hollandaise pour *Calandra* (*Rynchophorus*) *palmarum*, aux Indes, en Indo-Chine et dans l'archipel malais pour *C. ferruginea*.

Les Larins se rencontrent sur les Carduacées et d'autres Composées : l'un d'eux, *Larinus nidifi-*

cans Guibourt (*L. subrugosus* Chevrolat), mérite de nous arrêter (fig. 781). Sa larve vit sur un *Onopordon* et détermine sur les tiges la formation de coques dans lesquelles elle se renferme pour se transformer en nymphe. Ces coques ont à peu près la taille d'une olive; elles sont ovoïdes, rugueuses et de couleur blanc grisâtre; quand on les détache de la tige, l'emplacement de celle-ci est indiqué par une fente laissant voir la cavité interne; souvent aussi elles sont percées à l'un des pôles d'un trou par lequel l'Insecte adulte s'est échappé.

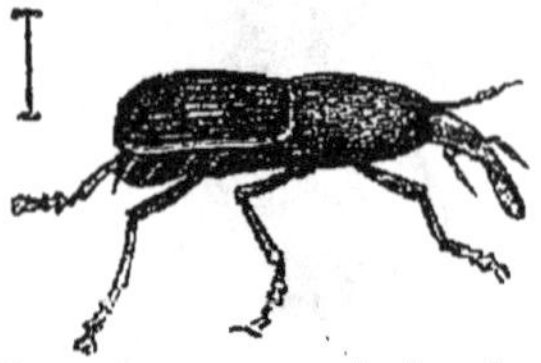

Fig. 780. — *Calandra granaria* très grossi.

Les coques du Larin se récoltent en Syrie, dans le désert

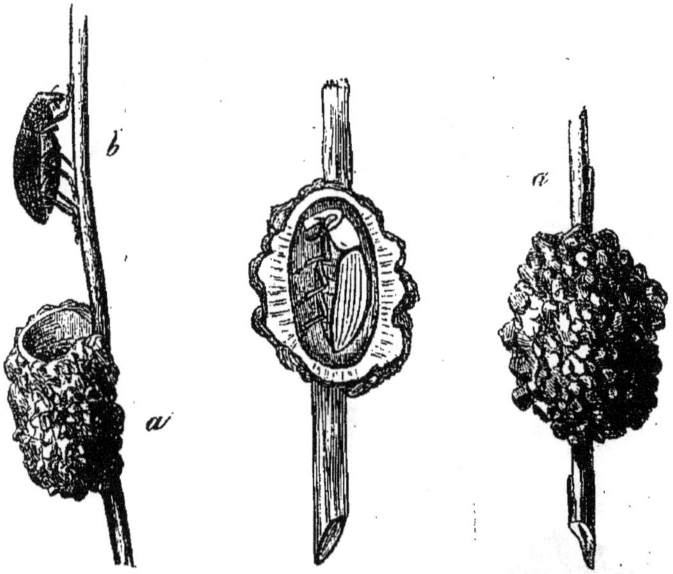

Fig. 781. — *Larinus nidificans* et sa coque. — A, coque entière; C, coque ouverte par le Larin; C, coque coupée en deux pour montrer l'Insecte desséché.

entre Alep et Bagdad; les Arabes les appellent *thrane*; à Constantinople, on leur donne le nom de *tréhala* ou *tricala* (1). En Turquie, en Asie Mineure et en Syrie, on les concasse avec l'Insecte qu'elles renferment et on les emploie en infusion à la

(1) Elles ne viennent pas de la ville de Tricala en Thessalie, malgré la similitude de nom. Le Dr Balian, de Constantinople, est d'avis que le mot *tréhala* est une corruption de *téhérani*, nom sous lequel on les connaîtrait à Damas, où elles auraient été jadis importées de Téhéran.

dose de 15 grammes par litre d'eau; elles se dissolvent incomplètement. L'infusion se prescrit dans le cas d'affection des voies respiratoires, notamment de bronchite catarrhale.

Berthelot a fait l'étude chimique de la coque. Pour 100 parties, il a reconnu : amidon, 66,54; gomme peu soluble, 4,66; sucre et principe amer, 28,80. L'incinération laisse 4,60 p. 100 de cendres, résidu formé presque entièrement de carbonate de chaux et d'une petite quantité de phosphate de fer. Le sucre est la *tréhalose*, $C^{12}H^{22}O^{11},2H^2O$, qui cristallise en octaèdres rectangulaires, durs et brillants; une température de 130° lui fait perdre son eau de constitution. Cette substance a la plus grande ressemblance avec la mycose, dont elle ne semble différer que par son pouvoir rotatoire plus élevé; Müntz l'a rencontrée aussi chez beaucoup de Champignons, à côté d'autres sucres : quelques espèces, telles qu'*Agaricus muscarius*, la renferment seule.

Un autre Larin, probablement *Larinus maculatus*, s'observe en Perse sur *Echinops candidus*. Sa coque a été signalée par Angelus sous le nom de *schakar el ma-ascher*, c'est-à-dire *sucre des nids;* c'est elle, sans doute, que le *Bengal dispensatorium* désigne sous le nom de *manne tighal* ou *sucre tighal* et considère comme fournie par *Calotropis procera*. Suivant Schlimmer, ce produit est très peu sucré et son goût rappelle celui de l'amidon; c'est un pectoral puissant, qui calme les toux les plus opiniâtres.

Angelus, *Pharmacopæa persica ex idiomate persico in latinum conversa*. Lutetiæ, 1618.

Guibourt, *Notice sur le tréhala*. Journal de pharmacie, (3), XXXIV, p. 81, 1858. — Id., *Notice sur une matière pharmaceutique nommée le tréhala, produite par un Insecte de la famille des Charançons*. Comptes rendus de l'Acad. des sc., XLVI, p. 1213, 1858.

M. Berthelot, *Nouvelles recherches sur les corps analogues au sucre de canne*. Annales de chimie et de physique, (3), LV, p. 269, 1859. Voir p. 272.

G. Apping, *Untersuchungen über die Trehalamanna*. Inaug. Diss., 1885.

Les Bruchides ont le corps trapu, le rostre court et large, les antennes non coudées. Leur larve vit dans la graine des Légumineuses : celle de *Bruchus pallidicornis* (fig. 782) se développe dans la lentille, celle de *Br. pisi* dans le pois, celle de *Br. rufimanus* dans la fève.

Les Hétéromères ont 5 articles aux tarses des deux paires de pattes antérieures et 4 articles seulement à ceux de la paire postérieure.

A ce groupe appartient l'importante famille des Méloïdes ou Vésicants, qui comprend plus de 800 espèces, surtout répandues dans les régions chaudes. Ces Insectes sont aussi remarquables par leurs propriétés vésicantes ou épispastiques que par leurs métamorphoses compliquées : ils passent par quatre formes successives, avant d'arriver à l'état de nymphe.

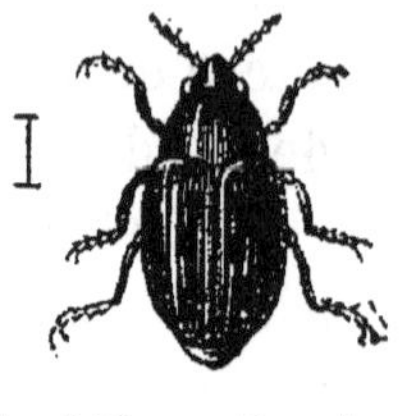

Fig. 782. — *Bruchus pallidicornis.*

Le genre *Meloe* Linné, 1735, comprend un grand nombre d'espèces qui se rencontrent pour la plupart dans l'ancien continent. Les antennes sont moniliformes, à 11 articles; les hanches de la deuxième paire de pattes recouvrent celles de la troisième paire. Les élytres ne sont point connivents et ne se réunissent point suivant une ligne droite, mais se croisent et se recouvrent à leur base, comme chez les Orthoptères; ils sont courts, s'écartent fortement l'un de l'autre en arrière et se réduisent à une paire de lamelles chitineuses qui laissent à nu la plus grande partie de l'abdomen (fig. 783). Ce dernier, informe et semblable à un sac chez la femelle, peut néanmoins être entièrement recouvert chez le mâle. Les ailes membraneuses font défaut, d'où un raccourcissement notable du métathorax.

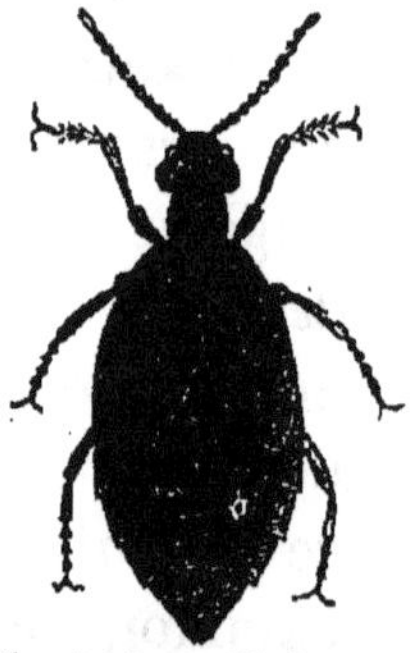

Fig. 783. — *Meloe autumnalis* femelle.

Les Méloés se montrent dès le début du printemps : abondants en mai, ils disparaissent ordinairement vers la fin de juin. Ils vivent dans l'herbe et se nourrissent de plantes basses, comme le Pissenlit, la Violette, la Renoncule.

Meloe cicatricosus Leach.

Cette espèce habite la France ; Newport, puis Favre en ont étudié les métamorphoses.

L'accouplement a lieu au premier printemps ; le mâle meurt aussitôt après. Le moment de la ponte venu, la femelle creuse dans le sol, à l'aide de ses pattes antérieures et en repoussant la terre avec ses autres pattes, un trou profond de 26 millimètres ; elle se cramponne alors sur le bord de ce trou, dans lequel son abdomen est engagé, et y pond une masse d'œufs jaunes et cylindriques; elle comble ensuite le trou et en fait disparaître la moindre trace. Après un copieux repas, elle recommence le même travail en deux ou trois autres endroits; elle dépose ainsi dans le sol plus d'un millier d'œufs.

Au bout de 28 à 43 jours, la larve éclôt; c'est un animal allongé (fig. 784, A), de couleur jaune, à tête triangulaire pourvue de deux ocelles et de deux antennes triarticulées, terminées par une soie; l'abdomen porte quatre longues soies à son extrémité. Les pattes sont très écartées et terminées chacune par trois griffes, d'où le nom de *Triongulinus* sous lequel L. Dufour avait décrit cette larve, la considérant comme un animal adulte, bien que Degeer eût indiqué

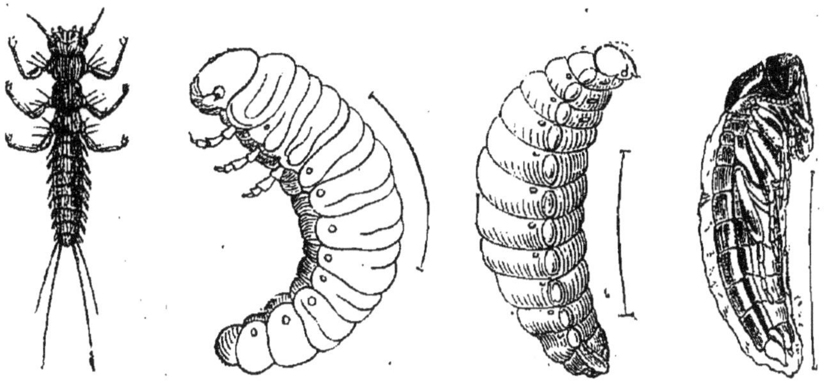

Fig. 784. — Métamorphoses de *Moloë cicatricosus*, d'après Newport. — A, première larve ou Triongulin; B, deuxième larve; C, pseudo-chrysalide; D, nymphe dans sa dernière peau de larve.

déjà sa véritable nature. Kirby est tombé dans la même erreur et l'a appelée *Pediculus melittae*.

Le Triongulin grimpe en effet sur les fleurs des Ombellifères, des Renonculacées, des Labiées, des Crucifères, etc., et se fixe à la première Abeille qui vient les visiter. Transporté dans la ruche, il quitte le corps de l'Abeille, se pose sur l'œuf pondu dans l'alvéole et se trouve bientôt emprisonné par un couvercle de cire à l'intérieur de ce dernier. Il commence alors par dévorer l'œuf, puis mue et se transforme en une larve molle, organisée pour se nourrir de miel.

La deuxième larve, B, est formée de 12 anneaux, dont les deux extrêmes sont dépourvus de stigmates : les yeux font défaut, les mandibules sont fortes et courtes, les antennes et les pattes sont triarticulées. Ces dernières se terminent par une griffe simple.

Quand elle a consommé sa provision de miel et atteint son complet développement, la deuxième larve mue et passe à l'état de fausse nymphe ou de pseudo-chrysalide, C. C'est un être inerte, de consistance cornée, long de 20 millimètres, incurvé en arc; sa tête porte quelques saillies immobiles, ses trois premiers anneaux ont de simples protubérances à la place des pattes. L'enveloppe cornée de la pseudo-chrysalide finit par s'isoler : elle enveloppe alors une troisième larve molle et vermiforme, assez semblable à la seconde, mais qui reste immobile et sans prendre de nourriture. Cette nouvelle larve ne se montre qu'après l'hiver : en très peu de temps, elle se transforme en une nymphe véritable, D, de laquelle l'adulte lui-même provient bientôt.

G. Newport, *On the natural history, anatomy and development of oil Beetle, Meloë, more especially of Meloë cicatricosus Leach. — I. The natural history of Meloë. — II. The history and general anatomy of Meloë, and its affinities, compared with those of Strepsiptera and Anoplura, with reference to the connexion which exists between structure, function and instinct.* Trans. Linn. Soc. London, XX, p. 297 et 321, 1847.

Meloe variegatus Donovan. — Cet Insecte (fig. 785) est d'un noir verdâtre bronzé ou d'un vert métallique bleuâtre ou à reflets purpurescents; sa longueur varie de 11 à 25 millimètres, suivant que la larve s'est nourrie d'une plus ou moins grande quantité de miel. La tête, le corselet et les élytres sont marqués de ponctuations rugueuses, les

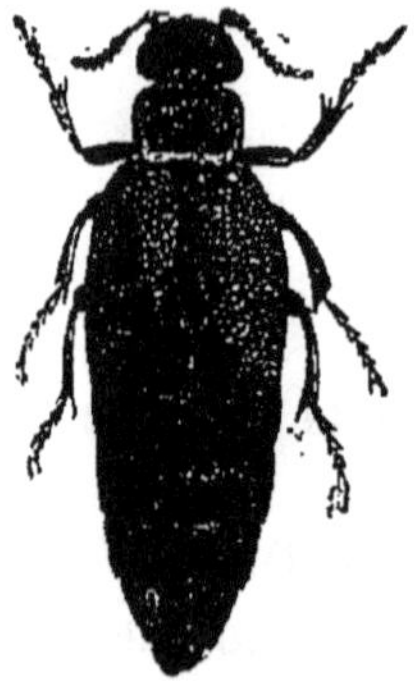

Fig. 785. — *Meloe variegatus* femelle.

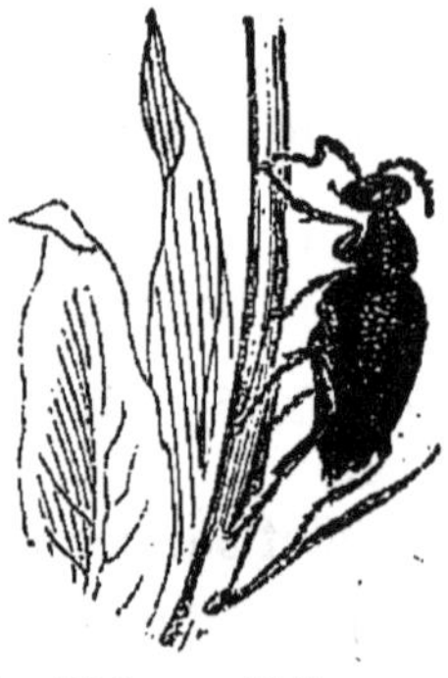

Fig. 786. — *Meloe proscarabaeus* mâle.

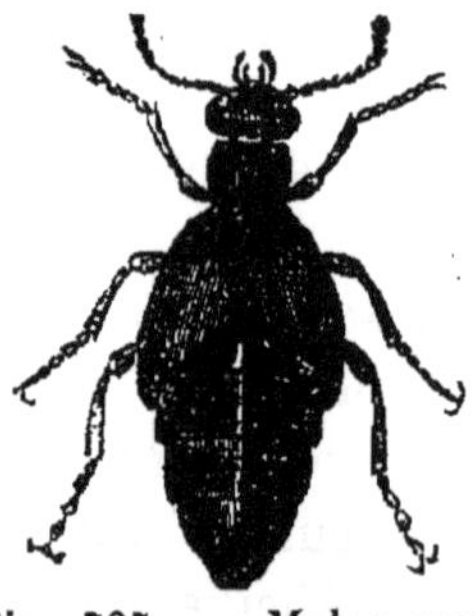

Fig. 787. — *Meloe proscarabaeus* femelle.

antennes sont courtes, filiformes, assez épaissies; les pattes sont bronzées et violacées.

Le Triongulin est long de 2 à 3 millimètres, d'un noir luisant et capable de percer le tégument des Abeilles : non seulement il se glisse parmi les poils qui hérissent l'abdomen de celles-ci, mais il est capable aussi de perforer la membrane qui en réunit les divers anneaux et détermine ainsi chez son hôte des convulsions mortelles. Le développement est encore inconnu.

Le Méloé bigarré se rencontre dans toute l'Europe, au Caucase et dans le nord-ouest de l'Asie; il est commun en France et en Allemagne.

Meloe proscarabaeus Linné. — Il a le même habitat que le précédent, mais est plus abondant. D'un noir bleu à reflets violacés, marqué de ponctuations sur la tête et le prothorax, il a jusqu'à 30 millimètres de longueur (fig. 786 et 787). Le corselet est presque carré, peu rétréci en arrière et arrondi aux angles ; les élytres semblent gaufrés, marqués qu'ils sont de stries transversales; ils peuvent atteindre et même dépasser l'extrémité de l'abdomen, chez les mâles de petite taille.

Le développement n'a pas encore été observé. On sait du moins que le Triongulin peut se rencontrer sur l'Abeille domestique, entre les poils du thorax, mais qu'il ne perce jamais la peau. Il est d'un jaune plus ou moins foncé et n'a pas 3 millimètres de longueur; sa tête est plus arrondie, moins triangulaire que dans l'espèce précédente.

D. Sharp, *On the larva of Meloe proscarabaeus*. Transact. of the entomol. Soc. of London, p. xxx, 1886.

Meloe maïalis Linné, 1758. — D'un noir mat, sans reflets métalliques, ce Méloé est long de 27 à 40 millimètres. Les antennes sont filiformes, à sommet échancré ; la tête, le corselet et les élytres sont très peu rugueux. Les anneaux de l'abdomen sont séparés les uns des autres par une bande transversale rouge. Cet Insecte est répandu en France, en Allemagne, en Espagne et en Algérie. Pendant plus de deux siècles, il a joui d'une grande réputation comme spécifique contre la rage.

Meloe tuccius Rossi. — Il est commun dans le midi de la France et en Italie; il est de couleur noire et long de 27 à 40 millimètres; les antennes sont courtes et filiformes ; la tête, le prothorax et les élytres sont profondément ponctués; le prothorax est échancré à son bord postérieur.

Meloe rugosus Marsh. — D'un noir mat, avec des antennes épaissies au sommet et des élytres très rugueux. On le trouve dans le midi de la France.

Parmi les espèces françaises, citons encore *Meloe autumnalis* (fig. 783), *M. cyaneus*, *M. violaceus*, *M. purpurascens* et *M. brevicollis*. En Amérique, on recueille *M. americanus*. Aux Indes, on fait usage de *M. trianthemae*, qui vit sur les fleurs des Cucurbitacées.

C'est sans doute aux Méloés que les anciens appliquaient le

nom de Buprestes, et non aux Insectes désignés actuellement sous cette dénomination. Cachés dans l'herbage, ils peuvent être avalés par le bétail, dont ils avaient la réputation de causer la mort. Fort appréciés autrefois, ainsi que les Cantharides, comme antirabiques et administrés à l'intérieur sous différentes formes, ils auraient aussi causé, en mainte circonstance, la mort des malades qu'ils eussent dû guérir (1). La médecine vétérinaire les a longtemps utilisés, notamment dans certaines maladies des Chevaux; aujourd'hui, pas plus que la médecine humaine, elle n'en fait un usage régulier. Leurs propriétés vésicantes sont égales à celles des Cantharides, mais ces dernières sont préférées, parce que leur habitude de se tenir par bandes rend leur récolte plus abondante et plus facile.

R. Blanchard, *Les Insectes antirabiques*. Revue scientifique, I, p. 467, 1886.

Les Mylabrides ont les antennes claviformes; le métathorax est normalement développé, par suite de la présence de deux ailes membraneuses. A ce groupe se rattachent les genres *Cerocoma*, *Mylabris*, *Lydus* et *Hycleus*.

Cerocoma Schaefferi Fabricius, 1801. — Les Cérocomes ont des antennes à 9 articles; le second présente chez le mâle une grande expansion foliacée. *C. Schaefferi* (fig. 788) se trouve dans le midi de la France et jusqu'aux environs de Paris : il vit sur les fleurs des Graminées, des Ombellifères et des Composées. C'est un bel Insecte dont la teinte varie du bleu au vert métallique ou doré, relevé de poils fins blanc cendré; il est long de 10 à 15 millimètres; la tête est petite et noire, le thorax noir, les antennes et les pattes jaunes.

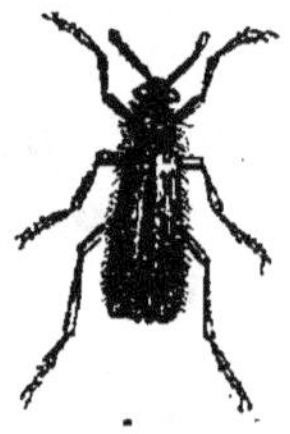

Fig. 788. — *Cerocoma Schæfferi.*

Cerocoma Schreberi Fabricius, 1801. — Cette espèce se rencontre en France et en Allemagne. Ses larves vivent en parasites dans les cellules de certains Hyménoptères. La pseudo-chrysalide se trouve en octobre dans les couloirs de *Colletes signata* Kirby; d'un jaune pâle, longue de 10 millimètres et large de $5^{mm},5$, elle a la forme d'une nacelle légèrement incurvée à ses deux extrémités; les appendices ne sont

(1) « Le Scarabé Méloé recommandé comme un remède efficace contre la morsure des Chiens enragés, pris en entier, par un garçon de six ans, l'a tué visiblement. » Romme, *Observation sur l'effet du Scarabé Méloé dans la rage*. Journal de physique, XIV, p. 228, 1779.

représentés que par de courts moignons de couleur brune ; les stigmates sont rougeâtres, un peu saillants. Elle reste en cet état pendant tout l'hiver ; au commencement de mai, elle mue et se transforme en une larve blanche, longue de 15 millimètres environ, à pattes courtes et incolores, à pièces buccales un peu jaunâtres, à antennes ayant la forme de gros moignons. Pendant 3 ou 4 jours, cette larve manifeste une assez grande activité; puis elle devient immobile. Vers le vingtième jour après son apparition, la larve mue et la nymphe apparaît.

Celle-ci est longue de 11 millimètres environ, blanc jaunâtre, à pattes et pièces buccales presque transparentes ; les antennes, teintées de jaune, sont énormes et irrégulières ; les jambes de la première paire sont renflées, presque globuleuses ; les anneaux sont couverts à la face dorsale de rangées de soies raides, peu serrées. La nymphe acquiert progressivement une teinte plus foncée et, au bout d'un mois, passe à l'état parfait.

J. Vinra y Carreras, *Sobre las propriedades vesicantes de los Cerocomos, de los Mylabres y de los Ænas*. Revista de clinicas med. Barcelona, VII, p. 351, 1881.

H. Beauregard, *Sur le développement des Cerocoma Schreberi et Stenoria apicalis*. Comptes rendus de l'Acad. des sc., XCIX, p. 148, 1884. Comptes rendus de la Soc. de biologie, (8), I, p. 507, 1884.

Les Mylabres ont les antennes renflées en bouton à l'extrémité, formées de 11 articles dont les 2 à 4 derniers sont parfois soudés. Les élytres sont élargis en arrière et recouvrent les ailes et l'abdomen : le fond est noir et marqué de bandes ou de taches rouges. Les cuisses et les jambes sont linéaires; ces dernières sont munies de longs éperons terminaux ; les tarses, longs et aplatis, sont armés de deux griffes.

Le genre *Mylabris* renferme plus de 200 espèces, confinées dans l'ancien continent et surtout abondantes dans la région méditerranéenne; l'uniformité de leur coloration les rend fort difficiles à distinguer les unes des autres. Ces Insectes se tiennent sur les Graminées et les plantes basses exposées au soleil; leurs métamorphoses, encore ignorées, sont sans doute analogues à celles des autres Vésicants. C'est eux que les anciens désignaient sous le nom de Cantharides et qu'ils employaient pour l'usage médical : « Les Cantharides, dit Dioscoride, qui ont le corps allongé, épais et les élytres parés de bandes transversales jaunes, sont très efficaces; celles au contraire qui sont de teinte uniforme n'ont point de vertu. » On ne les utilise guère en France, bien que certaines espèces soient très vésicantes et puissent même servir à l'extraction de la cantharidine.

MYLABRIS VARIABILIS Pallas. — Corps long de 18 à 20 millimètres; tête et thorax noirs et velus; élytres noirs avec trois larges bandes transversales jaunes inégales : la première occupe la base, la seconde est vers les deux cinquièmes de la longueur, la troisième est à une faible distance de l'extrémité. Ce Mylabre habite l'Europe méridionale; il remonte en France jusque dans la vallée de la Loire et, par exception, jusqu'aux environs de Paris; il vit sur les fleurs des Composées. On l'emploie en Italie, en Grèce, en Turquie et en Égypte.

MYLABRIS CYANESCENS Illiger. — La taille est à peu près celle du précédent. La tête et le corselet sont noirs et velus; les élytres sont jaune brunâtre, avec trois paires de taches noires ponctiformes. Cette espèce est répandue en Espagne et dans le midi de la France; Farines, de Perpignan, la recommande comme plus vésicante que *M. variabilis*.

La France méridionale possède encore quelques espèces : *M. Fuesslini* (fig. 789), *M. quadripunctata*, *M. duodecimpunctata*, *M. geminata*, *M. flexuosa;* cette dernière, d'après A. Richard, ne serait pas vésicante.

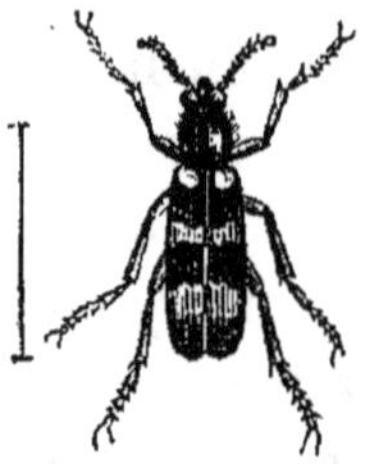

Fig. 789. — *Mylabris Fuesslini.*

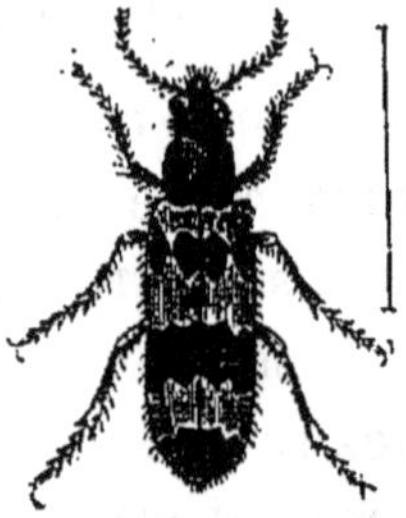

Fig. 790. — *Mylabris cichorii.*

En Grèce, les moines de Phaneromène, près Eleusis, emploient *M. bimaculata* contre la rage : ils le pilent avec les feuilles d'une Asclépiadée (*Cynanchum excelsum*) et l'administrent à l'intérieur.

M. oleae Castelnau est utilisé en Algérie et au Maroc; *M. indica* Füssl., l'est à Pondichéry; une autre espèce des Indes, *M. pustulata* Billberg, ne serait pas douée de propriétés épispastiques, d'après Richard.

M. sidae Fabricius est très usité en Chine, d'où on l'exporte en Allemagne; ses élytres sont d'un brun rougeâtre, marqués de bandes. *M. cichorii* (fig. 790) est également chinois : il ressemble beaucoup à *M. variabilis*, mais en diffère par sa taille un peu plus grande et par ses bandes noires plus étroites, dont l'antérieure est interrompue ou s'arrête avant d'atteindre le bord interne de l'élytre.

Prestat, *Note sur l'emploi du Mylabris interrupta, comme succédané de la Cantharide*. Recueil de mém. de méd. militaire, (3), XXXII, p. 94, 1876.

Ici se place le genre *Hycleus* Latreille : *H. Billbergi* habite le midi de l'Europe, *H. Argus* se trouve au Sénégal.

Le genre *Lydus* a des antennes à 11 articles, longues et légèrement renflées vers l'extrémité. *L. algiricus* et *L. flavipennis* sont européens.

Les Cantharidides ont les antennes grenues et non renflées à l'extrémité, les mâchoires sans appendices ; les ailes membraneuses existent. Ce groupe renferme un grand nombre de genres, dont les nombreuses espèces sont toutes plus ou moins vésicantes.

Sitaris muralis Latreille, 1806.

Synonymie : *Necydalis humuralis* Fabricius, 1781.

Les Sitaris sont reconnaissables à leurs élytres béants, qui ne recouvrent qu'imparfaitement les ailes membraneuses, vont en s'amincissant et se terminent en pointe obtuse ; les antennes sont filiformes, les hanches postérieures sont éloignées de celles de la seconde paire ; le crochet inférieur du tarse est simple ou pectiné.

S. muralis (fig. 791, A) habite l'Europe méridionale ; il est commun dans le midi de la France et remonte parfois jusqu'aux environs de Paris. Ses métamorphoses ont été observées par Fabre.

Un Hyménoptère collecteur de miel, *Anthophora pilipes*, se creuse dans la molasse ou sur les talus exposés au midi des trous profonds de 20 à 30 centimètres, au fond desquels il construit ses cellules. En mai, il est en pleine activité : il butine le miel sur les fleurs, en remplit les cellules, pond un œuf dans chacune d'elles, puis la recouvre d'un épais couvercle de terre ; il meurt ensuite, la reproduction de l'espèce étant assurée.

En août et septembre, les Sitaris viennent s'accoupler au voisinage des nids de l'Anthophore ; le mâle meurt après la copulation, mais la femelle s'enfonce à reculons dans l'orifice d'une galerie et y pond ses œufs en un monceau informe, qu'elle abandonne là sans plus en prendre soin. Il en sort, vers la fin de septembre ou le commencement d'octobre, des larves, B, d'un noir verdâtre ayant à peine un millimètre de longueur ; elles ont de longues antennes, deux paires d'ocelles, des mandibules puissantes, de longs palpes maxillaires biarticulés. Ces larves sont pourvues de pattes vigoureuses, terminées par un seul crochet; néanmoins, elles restent immobiles à l'entrée de la galerie et y passent tout l'hiver. Vers la fin d'avril, au moment où les Anthophores commencent à sortir, elles sortent de leur torpeur et se fixent sur les mâles de ces Hyménoptères; elles passent plus tard sur les femelles, sans doute au moment de l'accouplement.

Quand l'Anthophore femelle a achevé de construire ses cellules

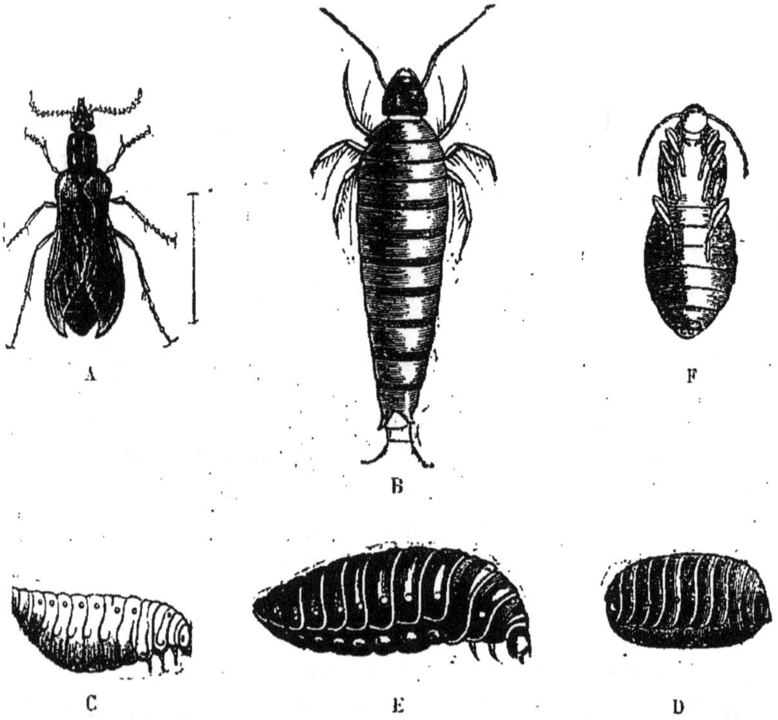

Fig. 791. — Hypermétamorphose de *Sitaris muralis*, d'après Fabre. — A, Insecte adulte; B, première larve; C, deuxième larve; D, pseudo-chrysalide; E, troisième larve; F, nymphe vue par la face ventrale.

et les a remplies de miel, elle pond un œuf dans chacune d'elles. La larve du Sitaris abandonne alors l'Abeille et grimpe sur l'œuf dont elle rompt l'enveloppe à l'aide de ses mandibules. Au bout de huit jours, l'œuf est dévoré et la larve a grossi notablement; elle mue alors et se transforme en une seconde larve ovalaire, aplatie, longue de 2 millimètres environ, qui flotte immobile sur le miel.

De 35 à 40 jours après la mue, c'est-à-dire vers la première quinzaine de juillet, la seconde larve a atteint tout son développement (fig. 791, C) : elle est molle, blanche, longue de 12 à 13 millimètres, large de 6 millimètres et formée de 12 anneaux, non compris la tête.

Celle-ci est dépourvue d'yeux ; les antennes biarticulées et les pattes triarticulées sont rudimentaires. La face ventrale est très convexe et plonge dans le miel ; les stigmates sont reportés le plus près possible de la face dorsale aplatie, de manière à ne pas être obstrués par le liquide.

Quand ses provisions sont épuisées, la larve se ramasse sur elle-même, mue et se transforme en une pseudo-chrysalide, D, qui reste toujours renfermée dans la peau de la seconde larve. Dans certains cas, l'état de pseudo-chrysalide ne dure pas plus d'un mois et l'insecte peut arriver à l'état parfait à la fin d'août ou au commencement de septembre. Le plus souvent, la pseudo-chrysalide passe l'hiver et ses dernières métamorphoses ne s'accomplissent pas avant le mois de juin de la seconde année : ses téguments se détachent tout d'une

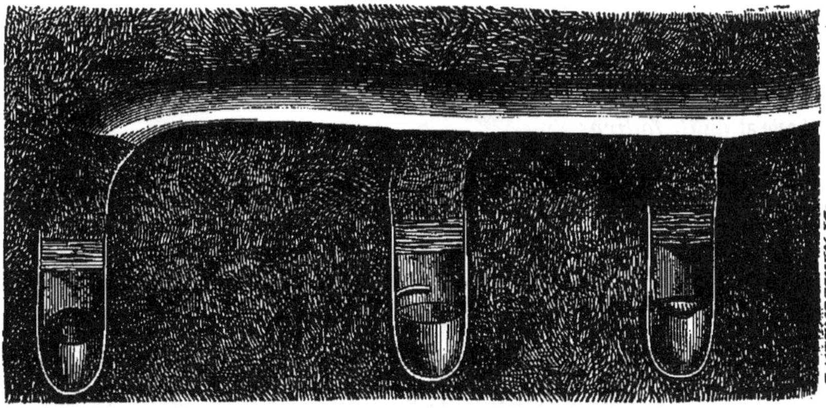

Fig. 792. — Nid de *Colletes succinctus*, d'après V. Mayet. — A, cellule contenant un œuf de *Colletes ;* B, cellule contenant une larve de *Colletes ;* C, cellule contenant une larve de *Sitaris* flottant sur le miel.

pièce, sans se rompre, et elle fait place à une troisième larve, E, assez semblable à la seconde.

La troisième larve ne reste pas plus de 4 à 5 semaines en cet état. Dans le courant de juillet, elle mue et passe à l'état de nymphe, F, toujours à l'intérieur de sa double enveloppe. Quelques semaines suffisent à la nymphe pour revêtir de plus en plus la livrée de l'adulte : au bout d'un mois, elle mue encore une fois et a acquis sa forme définitive. L'animal perce alors le double sac qui l'emprisonne et perfore le couvercle de la cellule d'Anthophore, puis il se montre au dehors et se met à la recherche de l'autre sexe.

J. H. Fabre, *Mémoire sur l'hypermétamorphose et les mœurs des Méloïdes*, Annales des sc. nat., Zool., (4), VII, p. 299, 1857. — Id., *Nouvelles observations sur l'hypermétamorphose.....* Ibidem, (4), IX, p. 265, 1858. — Id., *Nouveaux souvenirs entomologiques*. Paris, 1882. Voir p. 262 et 276.

Sitaris colletis. — Ce Sitaris habite le midi de la France ; ses métamorphoses, assez semblables à celles de *S. muralis*, ont été étudiées par V. Mayet. La larve vit dans les cellules de *Colletes succinctus*. Cet Hyménoptère creuse également des galeries dans les talus, mais, au lieu de déposer son œuf à la surface du miel, il le colle contre la paroi de la cellule (fig. 792, A) : aussi plusieurs larves peuvent-elles quitter le corps de l'Abeille au moment de la ponte et se trouver enfermées dans une même cellule; elles se livrent alors des combats acharnés, jusqu'à ce que l'une d'elles reste seule survivante.

V. Mayet, *Mémoire sur les mœurs et les métamorphoses d'une nouvelle espèce de la famille des Vésicants, le Sitaris colletis*. Annales de la Soc. entomol. de France, (5), V, p. 65, 1875.

STENORIA APICALIS Mulsant, 1857. — Cet Insecte habite encore le midi de la France; Lichtenstein et Beauregard l'ont étudié. De mœurs très analogues aux Sitaris, il se développe dans les cellules de *Colletes signata* et de *C. fodiens*.

Le genre *Cantharis* est caractérisé par des antennes filiformes, à 11 articles, aussi longues que la moitié du corps, et un peu épaissies à l'extrémité, sans pourtant être claviformes; l'épistome dépasse notablement l'insertion des antennes; les élytres recouvrent tout l'abdomen et sont un peu déhiscents à l'extrémité; l'avant-dernier article du tarse est allongé et cylindrique. On connaît un grand nombre d'espèces, appartenant toutes à l'ancien continent; l'Europe n'en a qu'un petit nombre; l'Australie, la Polynésie et l'archipel malais n'en possèdent aucune.

Cantharis vesicatoria Latreille, 1806.
Meloe vesicatorius Linné, 1758.

SYNONYMIE : *Lytta vesicatoria* Fabricius, 1801.

Cet Insecte peut se rencontrer par toute l'Europe, mais abonde surtout dans le midi; il vit principalement sur le Frêne, le Troène et le Lilas, et s'observe plus rarement sur le Jasmin, le Chèvrefeuille, le Rosier, le Sureau, le Saule, etc. Rare ou introuvable pendant de longues années, il se montre soudain en prodigieuse quantité : une forte odeur trahit au loin sa présence.

La Cantharide officinale (fig. 793) est un bel Insecte d'un vert métallique à reflets dorés, long de 15 à 22 millimètres, large de 4 à 6 millimètres; le mâle est plus petit que la femelle. Les antennes sont noires, filiformes, plus longues et atteignent la moitié de longueur du corps chez le mâle ; la tête est cordiforme, un peu inclinée en dessous. Le prothorax est obtusément pentagonal et présente, ainsi que la tête, une profonde dépression médiane. Les élytres sont flexibles, finement grenus et marqués vers leur bord interne de deux nervures longitudinales; les ailes postérieures sont membraneuses et transparentes. Les pattes sont grêles; le tarse filiforme se termine par deux crochets recourbés et est orné en dessous de poils serrés. L'abdomen est presque cylindrique.

On ignore encore les phases du développement normal de cet Insecte ; toutefois, Lichtenstein est parvenu à l'élever artificiellement en le nourrissant avec le miel d'*Osmia* et de *Ceratina chalcites*. Plus récemment, Beauregard est arrivé au même résultat, en donnant à la larve du miel de *Megachile;* elle s'accommodait moins bien de celui d'*Osmia tridentata* et, contrairement à ce que font les larves d'*Epicauta* et de *Macrobasis*, était incapable de se nourrir d'œufs d'Acridiens et de Sauterelles. La larve de la Cantharide (fig. 794) est donc mellivore, sans qu'on puisse dire encore à quel Hyménoptère elle s'attaque.

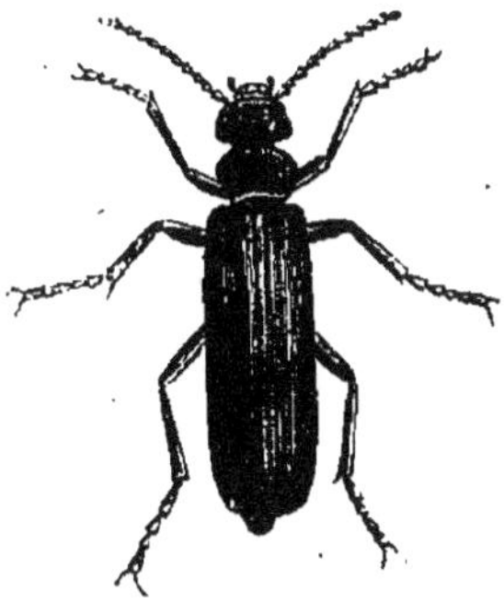

Fig. 793. — *Cantharis vesicatoria.*

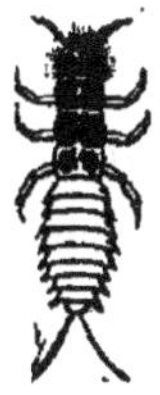

Fig. 794. — Larve.

Après l'accouplement, la femelle fouille la terre avec ses mandibules. Quand elle a creusé une galerie profonde d'environ 3 centimètres, elle fait volte-face avant d'y pondre ses œufs. Un peu plus de 2 heures après le début du fouissement, la ponte est achevée. L'Insecte sort alors, comble le conduit avec de la terre meuble et nivelle exactement le sol. Dans ses caisses à expérience, Beauregard a vu la ponte s'effectuer le 27 juin et l'animal devenir adulte le 31 mai suivant, c'est-à-dire au bout de 11 mois.

Cantharis vesicatoria est l'Insecte vésicant le plus généralement utilisé : à l'avantage d'être riche en principe actif, il joint celui de se rassembler par essaims considérables et d'être ainsi d'une récolte fructueuse. De grand matin, lorsque les Insectes sont encore engourdis par le froid et la rosée de la nuit, on secoue les branches auxquelles ils sont cramponnés et on les recueille sur des toiles étendues sur le sol. On les tue en les exposant à la chaleur ou aux vapeurs du vinaigre bouillant; puis on les dessèche en les exposant au soleil ou en les portant au four. La dessiccation leur fait perdre une grande partie de leur poids; il en faut 13 en moyenne pour arriver au poids d'un gramme.

Desséchées, les Cantharides doivent être renfermées dans des vases hermétiquement clos, pour les mettre à l'abri de l'humidité et des divers Coléoptères (*Ptinus*, *Anthrenus*, *Dermestes*) qui pourraient venir les ronger; on évite encore ainsi les émanations de leur principe actif, qui irriteraient la peau et la conjonctive.

Le principe actif ou *cantharidine* a été découvert par Robiquet; sa formule est $C^5H^6O^2$, d'après Regnault, et $C^6H^7AzO^6$, d'après Liebig. Elle cristallise en petites tables rhomboïdales blanches; elle est inodore, à peine soluble dans l'eau et le sulfure de carbone, plus soluble dans l'alcool chaud que froid, très soluble dans l'éther, le chloroforme, l'acide sulfurique, les huiles fixes et volatiles; elle fond à 210° et se sublime en aiguilles. Pour l'obtenir, on traite par le chloroforme les Cantharides grossièrement pulvérisées; après trois ou quatre jours de macération et après avoir renouvelé à plusieurs reprises le chloroforme, on distille la liqueur; il reste un résidu vert foncé renfermant des cristaux de cantharidine. En exprimant ce résidu entre des feuilles de papier joseph, les matières étrangères sont absorbées et le principe actif reste à l'état sec; on le purifie en le reprenant par l'alcool bouillant, puis en filtrant; par le refroidissement, les cristaux se déposent sous forme de paillettes. Au lieu d'avoir recours au papier, Mortreux traite l'extrait chloroformique par le sulfure de carbone; celui-ci enlève les matières grasses et abandonne la cantharidine à l'état insoluble et presque pure.

Galippe procède plus simplement. Il traite la poudre de Cantharide par une petite quantité d'éther acétique à la température de 30° environ. Après douze heures de macération, il décante le liquide, exprime le résidu, filtre la partie liquide, puis l'abandonne à l'évaporation. Il obtient ainsi une huile brunâtre et des cristaux aiguillés de cantharidine.

Cette substance est peu abondante dans le corps de l'Insecte : 40 grammes de Cantharides n'en donnent que de $0^{gr},18$ à $0^{gr},22$, ce qui fait en moyenne 5 grammes de principe actif par kilogramme d'Insecte. La cantharidine est un vésicant d'une extrême puissance; un demi-milligramme placé sur la langue suffit pour y produire une large phlyctène. C'est en même temps un poison redoutable; à l'intérieur, elle est toxique à la dose de $0^{gr},15$ et produit de l'engourdissement, du délire et une violente irritation des organes génito-urinaires; les propriétés aphrodisiaques qu'on lui attribue et en raison desquelles on faisait jadis usage de l'*aqua tofana*, ne sont pas justifiées.

Beauregard a déterminé le siège exact du principe actif : il réside exclusivement dans le sang et dans l'appareil génital. Chez le mâle, les testicules et les canaux déférents sont inactifs, mais les vésicules séminales sont vésicantes à un haut degré. Chez la femelle, toutes les parties de l'appareil sont épispastiques. Les œufs ont encore cette même propriété, qui se retrouve aussi dans toute la série des transformations.

Les Cantharides, telles qu'on les trouve dans le commerce, ont souvent subi des falsifications. On les rend plus lourdes en les immergeant dans l'huile ou dans l'eau, ou bien on en extrait la cantharidine par l'alcool ou l'essence de térébenthine; on les additionne enfin de divers autres Coléoptères à élytres d'un vert doré (*Chrysomela fastuosa*, *Callichroma moschata*, *Cetonia aurata*, fig. 801, et *Carabus auratus*, fig. 806).

P. Berthoud, *De la Cantharide officinale*. Thèse de Paris, 1856.

A. Fumouze, *De la Cantharide officinale*. Thèse de Paris, 1867.

Lichtenstein, *Métamorphoses de la Cantharide* (*Lytta vesicatoria*). Comptes rendus de l'Acad. des sciences, LXXXVIII, p. 1089, 1879.

L. Périer, *Note histologique sur la Cantharide*. Bull. des travaux de la Soc. de pharm. de Bordeaux, mai-juin 1880.

V. Cornil, *Recherches histologiques sur l'action toxique de la cantharidine et de la poudre de Cantharide*. Journal de l'anatomie, XVI, p. 566, 1880.

H. Beauregard, *Note sur le siège du principe actif chez les Vésicants*. Assoc. franç. pour l'avancement des sciences, XII, p. 529, 1883. — Id., *Quelques observations sur les mœurs et le développement de la Cantharide*. Comptes rendus de la Soc. de biologie, (8), I, p. 485, 1884. — Id., *Note sur le développement du principe vésicant chez la Cantharide*. Ibidem, p. 509. — Id., *Sur le mode de développement naturel de la Cantharide*. Comptes rendus de l'Acad. des sc., C, p. 1472, 1885. Comptes rendus de la Soc. de biologie, (8), II, p. 383, 1885. — Id., *Note sur quelques particularités du développement de la Cantharide*. Assoc. franç. pour l'avanc. des sc., XIV, p. 455, 1885. — Id., *Note sur la spermatogenèse chez la Cantharide*. Comptes rendus de la Soc. de biologie, (8), IV, p. 331, 1887.

Lahousse, *Recherches expérimentales sur les lésions histologiques du rein produites par la cantharidine*. Anvers, 1885.

Cornil et Toupet, *Sur la karyokinèse des cellules épithéliales et de l'endothélium vasculaire observée dans le rein à la suite de l'empoisonnement par la cantharidine*. Archives de physiologie, XIX, p. 71, 1887.

On peut employer encore quelques autres espèces de Cantharides : nous citons les principales.

Cantharis collaris. — Insecte long de 27 millimètres, originaire de Grèce. La tête, le corselet et les pattes sont jaunes ; l'abdomen et les élytres sont d'un bleu cuivreux ; la tête porte deux taches noires en dedans des yeux ; le corselet porte aussi deux taches.

Cantharis erythrocephala. — Insecte long de 11 à 18 millimètres, originaire du midi de la Russie. Tête rougeâtre, marquée d'une ligne noire à la base ; reste du corps noir ; élytres et corselet bordés de jaune sale, avec une bande de même couleur sur leur milieu.

Les Cantharides sont représentées en Amérique par le genre *Epicauta* Dejean (*Lytta* Fabr.), qui comprend un grand nombre d'espèces, parmi lesquelles une très petite quantité sont propres à l'ancien continent. Ces Insectes sont ordinairement très velus, noirs ou gris ou marqués de raies noires et grises alternantes ; les antennes sétacées sont plus courtes que chez *Cantharis* et à peine aussi longues que la moitié du corps ; le corselet est plus long que large ; les élytres sont rétrécis à la base. Les Épicautes subissent aussi une hypermétamorphose, mais leurs états successifs sont très différents des états correspondants des Méloés, des Sitaris et des Cantharides.

Epicauta vittata Dejean.

Synonymie : *Cantharis vittata* Latreille.

Cette Épicaute se rencontre aux États-Unis, notamment aux environs de Saint-Louis ; elle se montre parfois en innombrable quantité sur les plants de Pomme de terre, dont elle dévore les feuilles, anéantissant ainsi les récoltes. Riley a découvert les curieuses métamorphoses de cette espèce ; il y a été conduit par cette remarque, que les Épicautes étaient surtout abondantes pendant les années qui suivent celles où les Criquets avaient exercé leurs ravages ; il a reconnu que la larve de l'Épicaute vivait aux dépens des œufs des Criquets, notamment de *Caloptenus differentialis* et de *C. spretus*.

Les œufs du Criquet sont pondus dans la terre, en des endroits bien exposés au soleil ; ils sont contenus au nombre de 70 à 100 dans une coque coiffée d'un petit couvercle de matière muqueuse. De juillet à octobre, l'Épicaute vient pondre dans ces mêmes endroits : elle s'y prend à plusieurs reprises pour déposer ses 4 à 500 œufs dans des trous qu'elle creuse en terre, puis qu'elle dissimule avec art. Au bout de 8 à 10 jours, le Triongulin apparaît (fig. 795, B) : il arpente rapidement le sol, scrutant avec ses puissantes mandibules la moindre crevasse ; il est capable de se rouler en boule comme les Cloportes et de supporter un jeûne de 15 jours. Quand enfin il a ren-

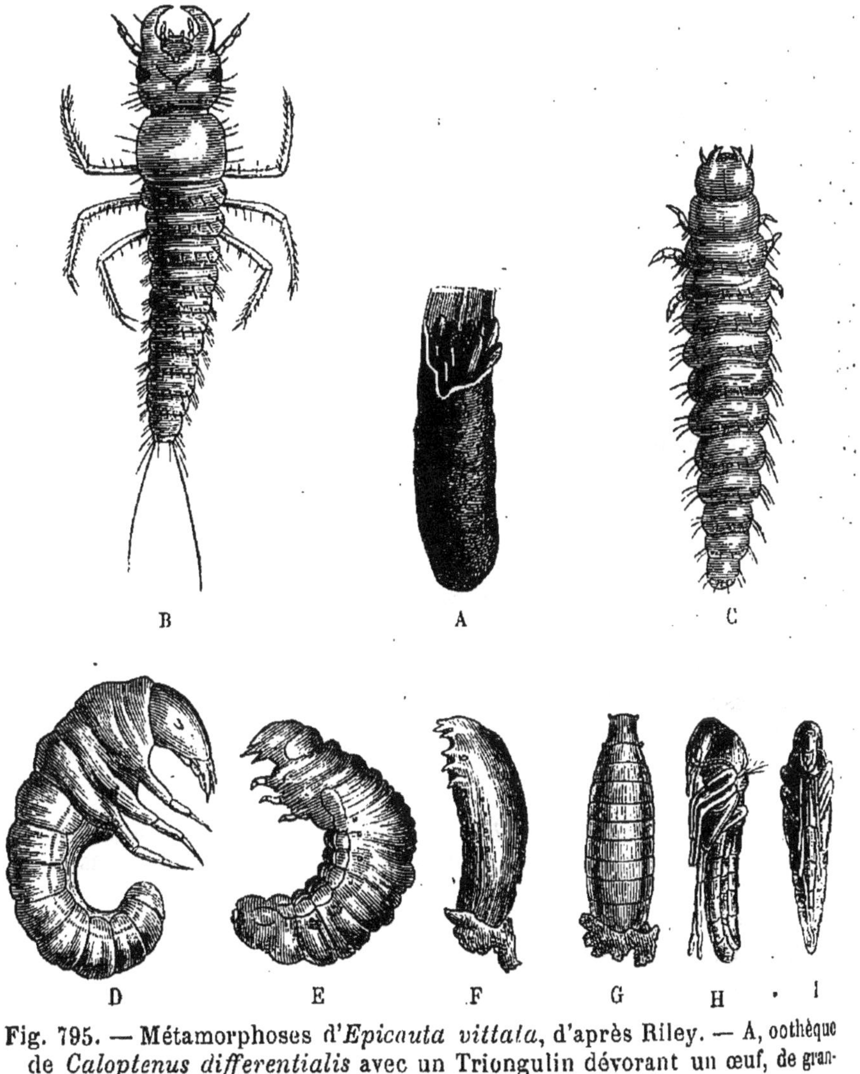

Fig. 795. — Métamorphoses d'*Epicauta vittata*, d'après Riley. — A, oothèque de *Caloptenus differentialis* avec un Triongulin dévorant un œuf, de grandeur naturelle ; B, Triongulin très grossi ; C, seconde larve sous la forme *carabidoïdes*, vue de dos ; D, la même, vue de profil ; E, la même, sous la forme *scarabæidoïdes ;* F, pseudo-chrysalide vue de profil ; G, la même vue de dos ; H, nymphe vue de profil ; I, la même vue par la face ventrale.

contré une oothèque de *Caloptenus*, il se fraie un chemin à travers le bouchon muqueux, puis atteint les œufs : d'un coup de mandibule, il en déchire un et en suce le vitellus, A ; cet œuf vidé, il passe à un autre.

Quand ce festin a duré 8 jours, le Triongulin est devenu grand et est incapable de se mouvoir : il change alors de peau. La seconde larve ressemble à celle d'un Carabide : elle est blanche, molle, pourvue de courtes pattes, C, D. Elle continue à se repaître des œufs, puis, au bout de 8 jours environ, subit une mue et se présente désormais sous un nouvel aspect, qui rappelle celui d'une larve de Lamellicorne, si ce n'est que les pièces buccales et les pattes sont rudimentaires, E.

Six à sept jours plus tard, l'animal mue derechef, mais sans se modifier sensiblement; il continue à grandir et à dévorer les œufs. Il ne tarde pourtant pas à façonner dans le sol une petite cavité dans laquelle il se couche, mue et se transforme en pseudo-chrysalide, F, G.

L'Insecte passe l'hiver en cet état; au printemps, il mue encore une fois et la troisième larve, qui se montre alors, est toute semblable à la dernière forme de la seconde larve. Elle fouille activement le sol, puis, au bout de quelques jours, se transforme en une nymphe, H, I, qui accomplit sa dernière métamorphose dans l'espace de 5 à 6 jours.

Epicauta adspersa. — Cette espèce vit au Brésil et dans l'Uruguay sur *Beta vulgaris*, var. *cicla;* on la trouve de décembre à mars. Longue de 13 à 16 millimètres, elle est d'un gris cendré, régulièrement criblé de petits points noirs; la couleur grise est due à un dépôt pulvérulent; les antennes sont noires et les pattes roussâtres. Courbon assure qu'elle produit la vésication plus rapidement que la Cantharide et qu'elle n'occasionne aucune irritation des organes génito-urinaires.

A. Courbon, *Observations sur les Coléoptères vésicants des environs de Montevideo*. Comptes rendus de l'Acad. des sciences, XLI, p. 1003, 1855.

E. cinerea se trouve aux États-Unis dans les mêmes conditions que *E. vittata.* On observe encore *E. atrata* et *E. marginata* dans l'Amérique du nord; *E. dimidiata*, *E. fucata*, *E. affinis*, *E. atomaria* (*E. punctata*) à la Guyane et au Brésil; *E. cavernosa* Reiche et *E. Courboni* Guérin-Méneville (*E. vidua* Courbon, nec Klug) dans l'Uruguay et la République Argentine.

Epicauta verticalis Illiger (*Cantharis dubia* Fabricius). — Cet Insecte est la seule Épicaute qui vive en France; on le trouve dans le midi, sur la Luzerne. Il a la taille de la Cantharide officinale; il est noir, avec la tête fauve, parcourue par une ligne longitudinale noire. Beauregard a tenté de l'élever et a pu s'assurer que ses mœurs sont très analogues à celles des espèces américaines.

Au commencement d'août, la femelle pond en terre, à 4 ou 5 centimètres de profondeur, un paquet d'une quarantaine d'œufs jaunâtres, longs de 2mm,5, larges de 1 millimètre. La larve éclot au bout de 35 jours : elle est longue de 3 millimètres à 3mm,8 et large de 1 millimètre; elle ressemble beaucoup à celle d'*E. vittata;* ses longues pattes rousses se terminent par trois ongles; elle porte de longs poils sur le dos et les flancs. Elle est assez agile, manifeste une grande tendance à fouir le sol et se roule en boule à la moindre alerte.

H. Beauregard, *La première larve de l'Epicauta verticalis.* Comptes rendus de l'Acad. des sc., XCIX, p. 611, 1884. Comptes rendus de la Soc. de biologie, (8) I, p. 560, 1884. — Id., *Sur le mode de développement de l'Epicauta verticalis.* Comptes rendus de l'Acad. des sc., CI, p. 754, 1885. Comptes rendus de la Soc. de biologie, (8), II, p. 624, 1885.

A la famille des Vésicants appartiennent encore le genre européen *Zonitis*, dont la larve vit en parasite dans les cellules des Hyménoptères; les genres circumméditerranéens *Aenas* et *Nemognatha*; le genre américain *Tetraonyx*, qui tous sont vésicants. Beauregard a encore reconnu expérimentalement la même propriété dans les genres *Coryna, Henous, Alosymus, Cabalia* et *Lagorina.* Quant aux genres *Horia* et *Tricrania*, récemment réunis aux Vésicants, leurs propriétés épispastiques sont incertaines.

Mulsant et Rey, *Sur les Cantharidiens.* Lyon, in-8° de 99 p., 1858.

L. Ferrer, *Sur les Insectes vésicants.* Thèse de Paris, 1859.

Béguin, *Histoire des Insectes qui peuvent être employés comme vésicants.* 1874.

E.-L. Bertherand, *Les Insectes vésicants de l'Algérie.* Journal de méd. et de pharm. de l'Algérie, 1881.

H. Beauregard, *Structure de l'appareil digestif des Insectes de la tribu des Vésicants.* Comptes rendus de l'Acad. des sc., XCIX, p. 1083, 1884. — Id., *Structure des élytres et des ailes des Vésicants.* Comptes rendus de la Soc. de biol., (8), II, p. 244, 1885.

F. Barlatier, *Étude sur les Méloïdes vésicants.* Thèse de Montpellier, 1883.

L. Aubert, *Sur les Insectes vésicants, particulièrement sur quelques espèces exotiques.* Thèse de Montpellier, 1887.

Parmi les Ténébrionides ou Mélasomes, qui présentent une teinte noire uniforme, nous devons citer le Ténébrion de la farine (fig. 796). Il vit dans les greniers, les moulins, les boulangeries. Sa larve ou *Ver de farine* est bien connue. Hope a recueilli un certain nombre de cas dans lesquels cet Insecte aurait été trouvé chez l'Homme, dans le nez, dans le tube digestif ou dans l'appareil urinaire, soit à l'état adulte, soit à l'état larvaire, mais leur authenticité est loin d'être indiscutable.

Blaps mortisaga (fig. 797) appartient à la famille des Pimélides. Il se tient dans les endroits sombres et humides de nos maisons; les élytres sont soudés entre eux et terminés en pointe obtuse; les ailes membraneuses font défaut. Une femme, vue par Pickells, Thomson et Bellingham, aurait évacué par

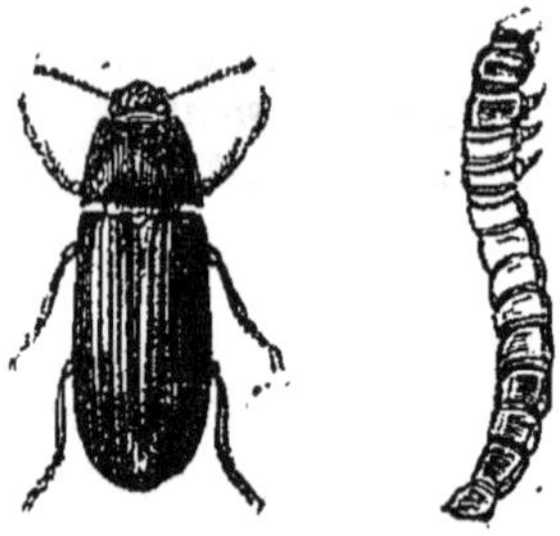

Fig. 796. — *Tenebrio molitor* et sa larve.

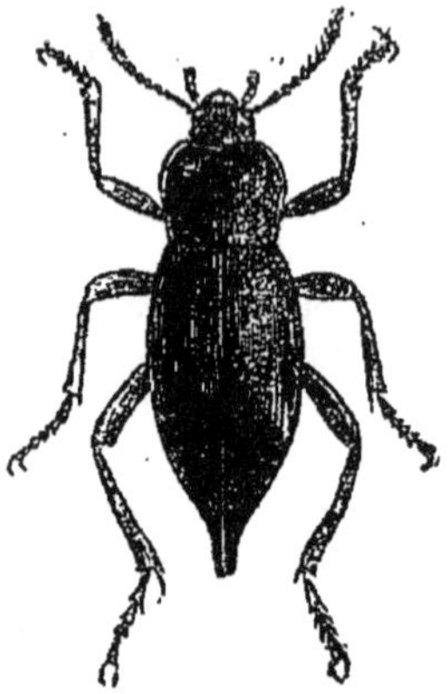

Fig. 797. — *Blaps mortisaga.*

l'anus plus de 1,200 larves de cet Insecte et plusieurs individus adultes. Paterson, Bateman et Rose Cormack ont observé chacun un cas analogue. Fletcher Horne, de Barnsley, a trouvé une larve vivante dans les selles d'un enfant de onze semaines, qui souffrait d'une gêne de la respiration et dont l'état s'améliora aussitôt après l'expulsion du pseudo-parasite.

Les Blaps font partie de la faune orientale et méditerranéenne. En Égypte, suivant Fabricius, les femmes mangent *Blaps sulcata* cuit au beurre, pour engraisser. Ces Insectes ont encore la réputation de guérir du mal d'oreilles et de la piqûre du Scorpion.

T. Sp. Cobbold, *On Blaps mortisaga as a human parasite.* British med. journal, I, p. 420, 1877.
Tisserant. Journal de méd. vétér. et de zootechnie, 1886.

Les Pentamères ont des tarses à cinq articles.

Les Clérides ont des larves carnassières. Celle de *Trichodes apiarius* vit en parasite dans les ruches. *Corynetes cœruleus* et *C. ruficollis* (fig. 798) se trouvent à l'état de larve ou à l'état adulte sur les cadavres humains desséchés; ce dernier est un élégant Insecte, auquel l'abbé Latreille, le célèbre entomologiste, a dû la vie pendant la Terreur.

Les Malacodermes renferment un certain nombre d'Insectes lumineux. Chez les Lampyres, le mâle est ailé, tandis que la femelle ou *Ver luisant* est aptère : elle a des rudiments d'élytres chez *Lampyris splendidula*, mais en est dépourvue chez *L. noctiluca;* ces deux espèces sont répandues en France. Chez les Lucioles, les deux sexes sont ailés : *Luciola lusitanica* se rencontre dans les départements du Var et des Alpes-Maritimes; *L. italica* vit en Italie. Les organes lumineux sont disposés par paires sur quelques-uns des segments de l'abdomen.

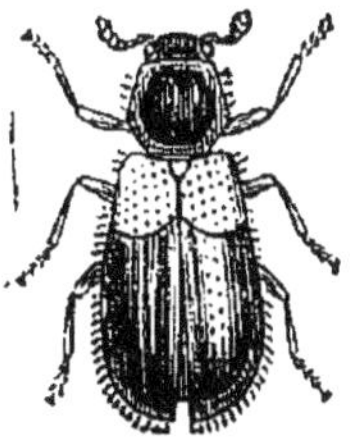

Fig. 798. — *Corynetes ruficollis.*

Les Élatérides ou *Taupins* ont les pattes courtes et seraient incapables de se remettre sur celles-ci, quand ils sont tombés à la renverse, s'ils n'étaient doués d'un mécanisme particulier : le prothorax est uni au reste du corps par une articulation très mobile, en sorte que, dans la posture susdite, l'animal voûte fortement sa face dorsale; une détente brusque survient, les deux extrémités du corps viennent frapper le sol et voilà l'animal lancé en l'air. La larve d'*Elater segetis* dévore les jeunes pousses des moissons. A Cuba se trouve le Cucujo (*Pyrophorus noctilucus*) qui présente un organe lumineux à la face ventrale, entre le thorax et l'abdomen, et deux autres organes à la face dorsale du prothorax; R. Dubois a fait sur cet Insecte de remarquables études.

Les Buprestides ou *Richards* ne méritent pas d'être signalés autrement que pour les somptueuses couleurs dont beaucoup d'entre eux sont parés ; leurs larves vivent dans le bois.

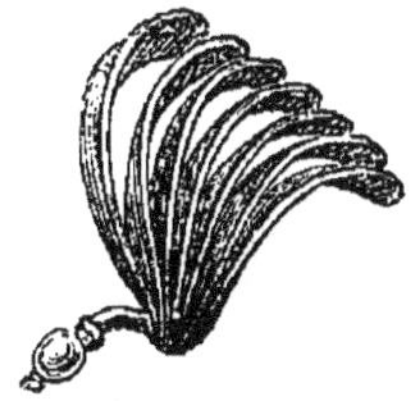

Fig. 799. — Antenne de *Polyphylla fullo.*

Les Lamellicornes ou *Scarabéides* constituent une très nombreuse famille de gros Coléoptères, présentant un dimorphisme sexuel très accusé et tous reconnaissables à leurs antennes, dont les 3 à 7 derniers articles sont autant de lamelles disposées en éventail (fig. 799). La larve est ordinairement enfouie en terre : elle est épaisse, blanche et recourbée en arc.

Le Cerf-volant (*Lucanus cervus*) est remarquable par ses mandibules démesurément développées chez le mâle, plus petites chez la femelle, et dont l'ancienne pharmacopée utilisait la poudre; la larve vit dans les vieux troncs de Chêne pourris.

Certains Lamellicornes sont coprophages, comme les Scarabées (*Ateuchus*), les Bousiers (*Copris*), les Aphodies, les Géotrupes. Les Scarabées enveloppent leurs œufs dans une masse fécale qu'ils façonnent en boule et roulent pendant quelque temps, avant de l'enfouir; *Ateuchus sacer* était adoré des Égyptiens.

D'autres sont phytophages : tel est le Hanneton (fig. 800), dont la

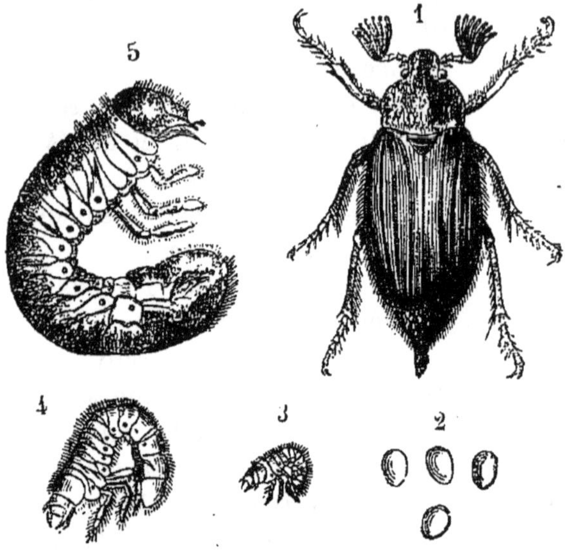

Fig. 800. — Métamorphoses de *Melolontha vulgaris*. — 1, Insecte parfait; 2, œufs; 3, larve de la première année; 4, larve de la deuxième année; 5, larve de la troisième année.

larve ou *Ver blanc* reste trois ans sous terre avant de passer à l'état de nymphe; on sait quels ravages cause cet Insecte.

Les Cétoines, en revanche, ne sont pas nuisibles et se bornent à sucer le nectar des fleurs les plus odorantes (fig. 801). *Cetonia aurata* jouit en Russie, dans les gouvernements de Tchernigov, de Saratov, de Voronège et de Koursk, de la réputation de guérir de la rage; Sauvan et Alquié ont proposé d'administrer sa poudre contre l'épilepsie.

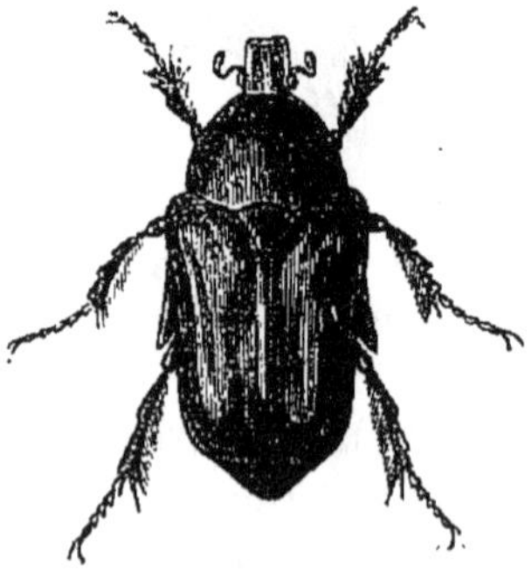

Fig. 801. — *Cetonia affinis*.

La larve de certains Lamellicornes est assez appétisssante pour être recherchée comme aliment : à Java, les indigènes mangent celle de certains *Oryctes* et *Xylotrupes* et de *Lepidiota hypoleuca*; en Australie, on estime celle d'*Anoplognathus viridiæneus*. Il est plus rare de voir consommer des Insectes adultes, comme le font les Batékés d'une sorte de Cétoine qu'ils dépouillent de ses parties dures et cuisent sous la cendre.

Fricker, *Ueber Tötung und Verwendung der Maikäfer nach dem Verfahren von F. A. Wolff und Söhne.* Jahreshefte des Vereins f. vaterl. Naturkunde in Württemberg, XLI, p. 46, 1885.
R. Blanchard, *La Cétoine et la rage.* Revue scientifique, I, p. 123, 1886.
R. Dubois, *Contribution à l'étude de la production de la lumière par les êtres vivants. Les Elatérides lumineux.* Bull. de la Soc. zoologique de France, XI, p. 1-275 avec 9 pl., 1886.

La petite famille des Parnides comprend le genre *Elmis*, dont une espèce, *E. condimentarius*, vit au Chili dans les eaux à courant rapide ; on la connaît sous le nom de *chiche* ou *chichi* et on s'en sert parfois pour la confection d'une sorte de soupe.

Les Dermestides ont des antennes claviformes et possèdent parfois un ocelle simple sur le milieu du front (*Attagenus, Anthrenus*). La larve est couverte de longs poils, ses antennes et ses pattes sont courtes : comme l'adulte, elle se nourrit de matières animales mortes et desséchées.

Dermestes lardarius Linné, 1758. — Cet Insecte se trouve dans les garde-manger, les colombiers, les musées et sur les cadavres. Il est long de 7 millimètres et de couleur noire avec quelques poils cendrés sur le prothorax ; la base des élytres est roussâtre clair et marquée de trois points noirs. Il n'apparaît qu'en avril : en mai, la femelle pond et la larve éclot. Celle-ci est longue de 10 millimètres, d'un brun rouge et armée de fortes mandibules ; elle se nourrit de corps gras ayant subi la fermentation acide. Elle mue quatre fois jusqu'en septembre ; finalement elle se transforme en une nymphe qui reste enveloppée de la dernière peau de la larve. Le tégument de la nymphe se fend bientôt suivant la ligne dorsale et l'adulte apparaît ; toutefois, il n'entre pas immédiatement en activité et n'abandonne qu'en avril la peau nymphale qui l'abrite.

Anthrenus museorum Fabricius, 1801. — Cet Insecte n'a que $2^{mm},25$ de longueur ; sa face supérieure est couverte d'écailles brunes, interrompues par trois bandes d'écailles gris jaunâtre. Sa larve est longue de 4 millimètres, cylindrique, blanchâtre, hérissée de faisceaux de poils érectiles. L'adulte vit sur les fleurs ; la larve se rencontre dans les mêmes conditions que celle du Dermeste et peut s'observer sur des cadavres humains.

La plupart des Silphides recherchent les charognes et les matières corrompues animales ou végétales : ils s'en repaissent aussi bien à l'état de larve qu'à l'état adulte et y pondent leurs œufs. *Silpha littoralis* (fig. 802) s'attaque aux carcasses de Chevaux et de Bœufs. Les cadavres humains étalés sur le sol et exposés au grand air sont envahis par *S. obscura*, Insecte long de 10 à 15 millimètres, dont la tête est recouverte par le corselet ; celui-ci est très ponctué, ainsi que les élytres, dans l'intervalle de trois nervures saillantes qui les parcourent ; sa larve est noire, aplatie, formée de 12 anneaux ; la nymphe, enfouie dans la terre, est incurvée en point d'interrogation et se transforme, au bout de 10 jours, en un Insecte parfait qui passe tout l'hiver à l'abri et n'apparaît qu'au printemps.

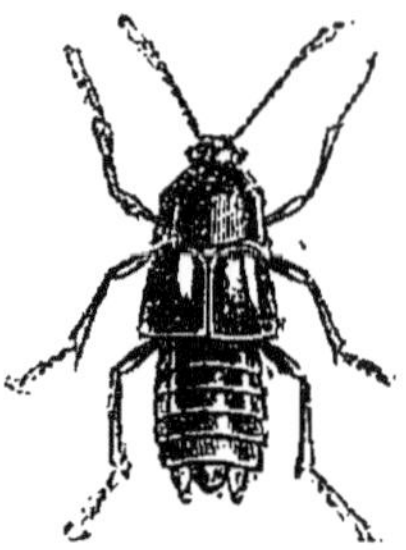

Fig. 802. — *Silpha littoralis.*

Hister cadaverinus, *Saprinus rotundatus* et *Rhizophagus parallelocollis* ont des mœurs analogues et intéressent également la médecine légale.

Les Staphylinides ou *Brachélytres* ont le corps très allongé et de très courts élytres ; ils se nourrissent de matières corrompues et, quand on les attaque, redressent leur abdomen de façon à le rendre plus ou moins vertical. Quelques-uns (*Myrmedonia*) vivent dans les fourmilières ; d'autres (*Corotoca melantho*) se trouvent dans les termitières et sont vivipares.

Les Platypsyllides présentent l'intéressante particularité d'être parasites pendant toute leur existence. *Platypsyllus castoris* Ritsema, 1869, découvert en 1803, par A. Bonhoure sur le Castor d'Europe, vit aussi sur celui du Canada : il est long de 4 millimètres ; les élytres sont plans, tronqués, à suture droite et ne couvrent que la base de l'abdomen ; les ailes membraneuses sont absentes.

D'autres Insectes, voisins des Staphylins et qu'il faut peut-être rattacher aux précédents, ont été trouvés par Jelsky au Pérou et à la Nouvelle-Grenade, sur la peau de petits Rongeurs : la peau était dénudée de ses poils et tuméfiée. Ces parasites ont été décrits par Solsky sous les noms d'*Amblyopinus Jelskyi* et *A. Mniszechi.*

Certains Coléoptères vivent dans l'eau, mais reviennent de temps à autre à la surface, pour y faire provision d'air. *Hydrophilus piceus* pond ses œufs dans une coque piriforme ; la larve est carnassière, mais l'adulte est phytophage. Les Dytiques (fig. 803) sont carnassiers à tous les âges ; ils sortent volontiers de l'eau et volent d'un ruisseau à l'autre ; chez le mâle, les trois premiers articles du tarse des deux pattes antérieures sont élargis en ventouses. Les Gyrins (fig. 804) sont également carnassiers à tous les âges.

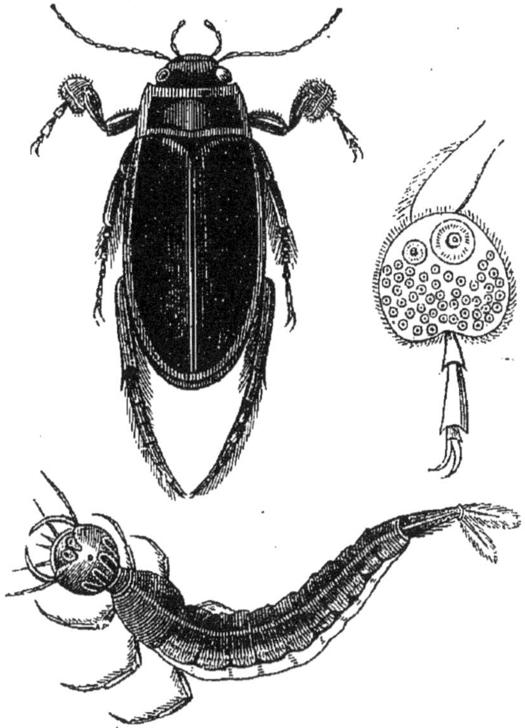

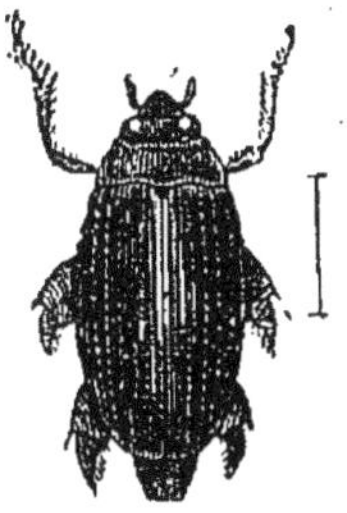

Fig. 804. — *Gyrinus natator.*

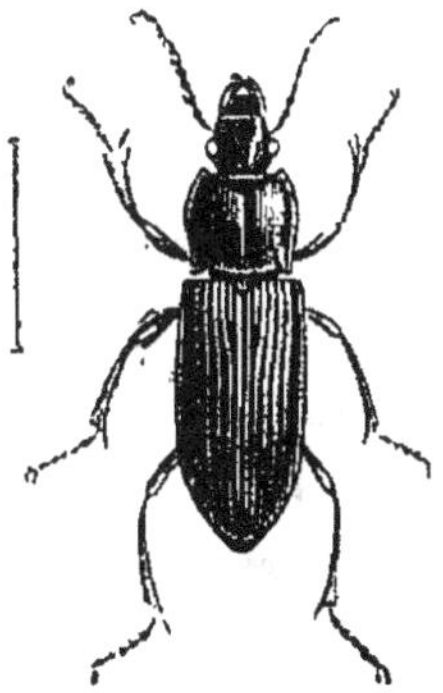

Fig. 803. — *Dytiscus marginalis* mâle, sa larve et extrémité d'une patte antérieure.

Fig. 805. — *Harpalus æneus.*

Les Carabides sont encore carnassiers, mais vivent à terre : agiles, rapides à la course, armés de mandibules tranchantes, ils se font

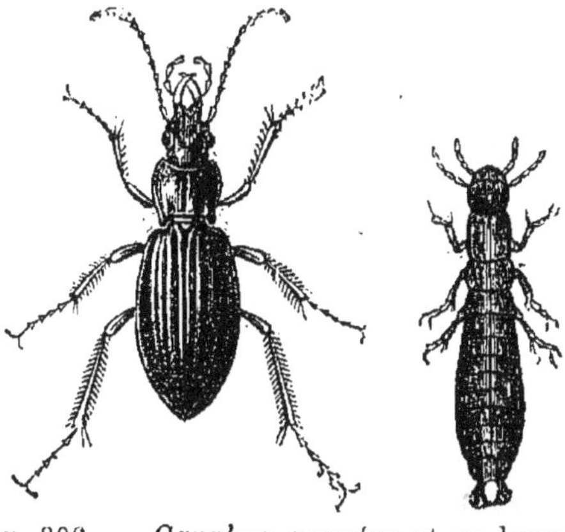

Fig. 806. — *Carabus auratus* et sa larve.

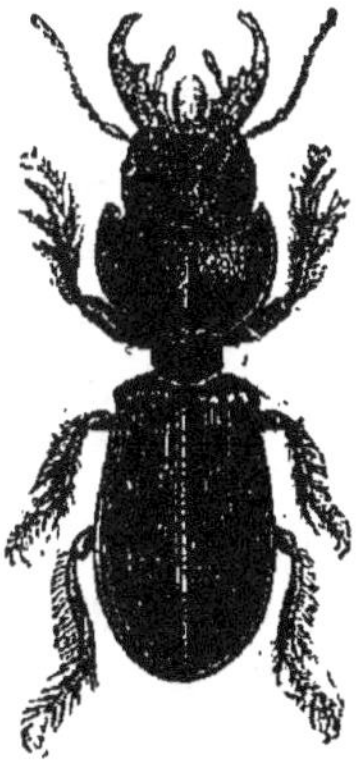

Fig. 807. — *Scarites gigas.*

remarquer par leur grande élégance et leur fière allure, autant que par les vives couleurs métalliques dont ils sont habituellement parés.

A ce groupe nombreux appartiennent les Harpales (fig. 805), les Féronies, les Brachines, les Carabes (fig. 806), les Calosomes, les Cicindèles, etc.

Furnari raconte que les Arabes rapprochent les bords avivés d'une plaie en les faisant mordre par les mandibules acérées d'un ou plusieurs Scarites géants (fig. 807) ; ils détachent alors le thorax de la tête, par une torsion rapide, et les mandibules se serrent si fortement qu'on ne peut plus les écarter qu'en les brisant. Vidal de Cassis, en inventant les serres-fines, se doutait-il qu'il avait été précédé par les Arabes?

Furnari, *Voyage médical dans l'Afrique septentrionale*. Paris, 1845. Voir p. 310.

Hope donne le nom de *canthariasis* au fait de la présence accidentelle de Coléoptères dans le corps humain, soit à l'état de larve, soit à l'état de nymphe, soit même à l'état adulte. La plupart des cas cités par Hope, sont anciens et tout au moins douteux; on conçoit néanmoins que certaines larves, comme celles de *Dermestes lardarius* ou que l'Insecte parfait lui-même pénètrent dans le tube digestif avec des matières alimentaires avariées.

ORDRE DES HYMÉNOPTÈRES

Les Hyménoptères (fig. 808), appelés *Piezata* par Fabricius, ont la tête grosse, mobile, munie de deux gros yeux à facettes et ordinairement de trois ocelles frontaux. Les antennes sont longues et diversement conformées : ou bien elles consistent en un gros article basilaire supportant 11 à 12 autres articles plus courts, ou bien elles sont coudées et formées d'un plus grand nombre d'articles. L'appareil buccal est disposé pour broyer et pour lécher, mais présente d'ailleurs des variations que nous étudierons plus tard : la lèvre antérieure et les mandibules sont conformées comme chez les Orthoptères et les Coléoptères, mais servent rarement à la mastication, car les Hyménoptères sont essentiellement des Insectes suceurs, qui ne peuvent se nourrir que de substances liquides ou molles; la succion s'opère au moyen d'une trompe formée aux

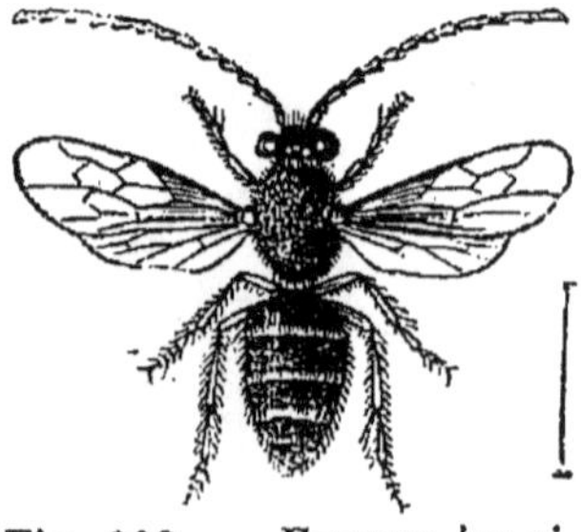

Fig. 808. — *Eucera longicornis*.

dépens des mâchoires et de la lèvre inférieure, qui s'allongent, mais ne s'enroulent pas au repos.

Le prothorax est intimement soudé au mésothorax. Les ailes, au nombre de 4, sont transparentes, membraneuses et parcourues par un petit nombre de nervures, d'ailleurs variables d'un groupe à l'autre. Les postérieures sont les plus petites : leur bord externe porte des petits crochets (*hamuli*), grâce auxquels elles se fixent aux ailes antérieures. Ces Insectes sont de bons voiliers : aussi leurs trachées prennent-elles un grand développement, de même que l'appareil respiratoire acquiert chez les Oiseaux une complication exceptionnelle. Le premier ou les deux premiers anneaux de l'abdomen se rétrécissent en une sorte de pédoncule. L'extrémité postérieure est occupée, chez la femelle, par une tarière ou par un aiguillon venimeux : cet organe, dont de Lacaze-Duthiers a fait l'étude morphologique, acquiert une taille et une configuration variables suivant les espèces, mais il provient toujours d'une transformation de l'arceau ventral des deux derniers anneaux.

Bon nombre d'Hyménoptères ont des industries d'une admirable variété et font preuve, à n'en pas douter, d'une haute intelligence ; leur cerveau est volumineux et couvert de circonvolutions.

Les métamorphoses sont complètes. La larve est apode, vermiforme et vit dans des galles, dans le corps d'autres Insectes ou dans des nids formés de substances organiques ; plus rarements elle a 3 paires de pattes écailleuses, auxquelles s'ajoutent parfois encore, comme chez les Chenilles, 6 ou 8 paires de pattes membraneuses. Elle n'a pas d'anus et son estomac se termine en cul-de-sac. Au moment d'accomplir sa nymphose, elle s'enveloppe dans un cocon soyeux.

Un premier sous-ordre d'Hyménoptères est constitué par les *Térébrants*, c'est-à-dire par ceux dont la femelle est munie d'un oviscapte ou tarière, sorte de prolongement de l'oviducte saillant ou rétractile, grâce auquel l'animal dépose ses œufs en lieu sûr. On les divise en trois groupes.

Les PHYTOPHAGES ou *Phytospheces* n'ont pas l'abdomen pédonculé. La bouche est conformée comme l'indique la figure 809, les palpes labiaux ont 2 articles, les palpes maxillaires de 4 à 7. Les ailes sont presque sans nervures ; quand elles sont un peu plus compliquées, les antérieures ont toujours une cellule lancéolée (fig. 810, *l*), au-dessous des deux cellules humérales, *s'*, *s''*. Les larves seules sont phytophages : elles ressemblent aux Chenilles et se tiennent comme elles sur les feuilles, plus rarement à l'intérieur des plantes. La larve d'*Athalia spinarum* ronge les feuilles de Rave. *Hylotoma rosæ* (fig. 811) dépose un à un dans l'écorce du Rosier des œufs d'où sortent bientôt des larves qui se nourrissent des feuilles de la plante.

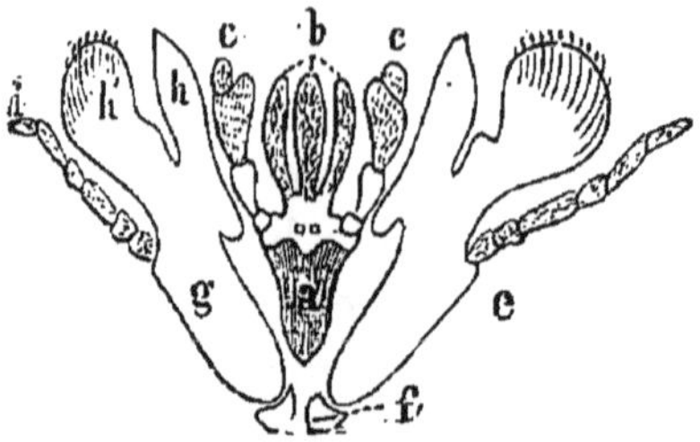

Fig. 809. — Bouche de *Cimbex variabilis*. — *a*, menton ; *b*, languette ; *c*, palpe labial ; *e*, mâchoire formée d'un gond ou cardo, *f*, d'une tige, *g*, d'un lobe interne, *h*, d'un lobe externe ou galéa, *h'*, et d'un palpe maxillaire, *i*.

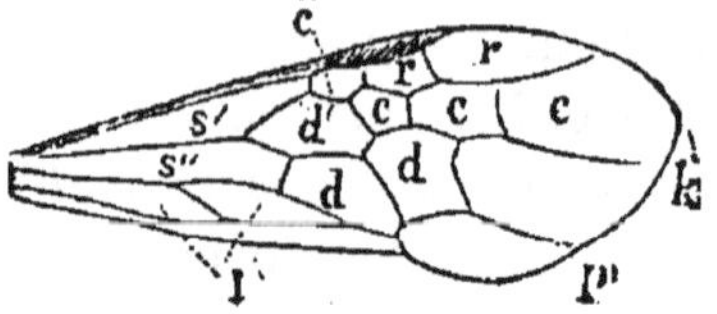

Fig. 810. — Aile d'*Athalia spinarum*. — *c*, cellules cubitales ; *d*, *d'*, cellules discoïdales ; *k*, nervure souscostale ; *l*, cellule lancéolée ; *p*, nervure parallèle ou discoïdale ; *r*, cellule radiale ; *s'*, *s''*, cellules humérales ou costales.

Sirex gigas dépose ses œufs dans le tronc de *Pinus picea*, jusqu'à une

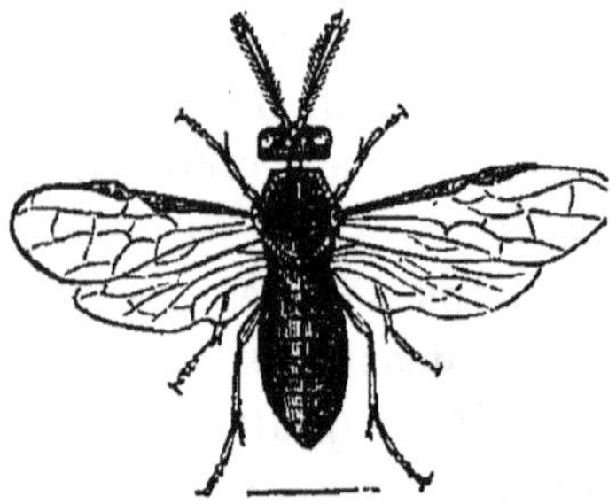

Fig. 811. — *Hylotoma rosæ*.

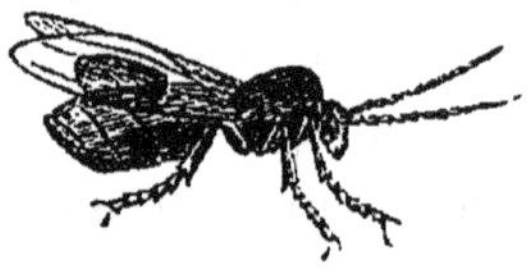

Fig. 812. — Cynips.

profondeur de près d'un centimètre ; la larve s'enfonce dans le bois le plus dur et est même capable de transpercer le plomb.

Les GALLICOLES ou *Cynipides* (fig. 812) sont de petits Hyménoptères de couleur sombre, dont la taille est rarement supérieure à $4^{mm},15$; les nervures des ailes sont peu nombreuses, le trochanter a deux articles. Le mâle est plus petit que la femelle. La tarière de celle-ci (fig. 813) est normalement renfermée à l'intérieur du corps : au moment de la ponte, elle fait saillie, pique la plante à laquelle l'Insecte doit confier le soin de sa progéniture et dépose un œuf dans la blessure. De cet œuf sort une larve qui détermine la production

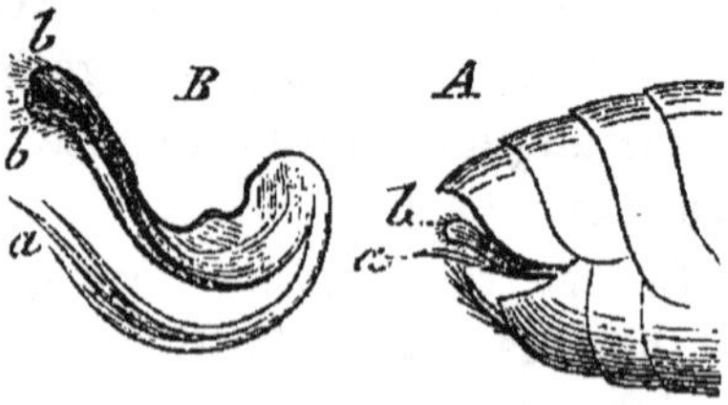

Fig. 813. — Tarière d'un Cynipide. — A, abdomen dont le segment anal est ouvert et laisse voir la tarière, *a*, et la papille anale, *b* ; B, tarière et pièces accessoires.

d'une galle : une même espèce produit toujours une galle de même nature.

On connaît des genres entiers (*Neuroterus, Aphilothrix, Dryophanta*) dans lesquels chaque espèce n'est jamais représentée que par des individus femelles; dans d'autres genres (*Spathegaster, Andricus*), toutes les espèces possèdent au contraire des individus mâles et femelles. Si ces dernières espèces se reproduisent par voie sexuée, les premières doivent normalement se propager par parthénogenèse. Adler, de Schleswig, a expliqué cette anomalie et a prouvé qu'elle résulte d'une sorte de génération alternante : l'œuf pondu par une espèce déterminée produit un Insecte si différent de son parent qu'on l'avait jusqu'à présent décrit comme appartenant non seulement à une autre espèce, mais même à un autre genre que celui-ci.

La génération parthénogénétique ou agame, qui ne comprend que des femelles, produit des galles d'où sort une génération fort différente, comprenant des femelles et des mâles; après avoir été fécondées, les femelles de cette seconde génération produisent à leur tour des galles particulières, d'où sort une génération agame semblable à première. C'est ainsi, par exemple, que *Biorhiza aptera* prend naissance dans des galles irrégulières et mutiloculaires, developpées sur les racines des vieux Chênes : aussitôt éclos, ce Cynips quitte les racines et va piquer les bourgeons situés au sommet des branches. Ces bourgeons se transforment en des galles multiloculaires et spongiformes, desquelles sort *Terus terminalis* : la femelle pique la racine et reproduit ainsi la première sorte de galles.

Ces curieux phénomènes d'hétérogonie sont exactement comparables à ceux que nous avons observés déjà chez *Rhabdonema intestinale*. Chez les Cynipides, ils sont très répandus, et Adler a pu reconnaître comme constituant deux formes d'une seule et même espèces tous les Insectes qui se trouvent accouplés dans la liste suivante :

GÉNÉRATION AGAME.	GÉNÉRATION SEXUÉE.
Neuroterus lenticularis Olivier.	*Spathegaster baccarum* Hartig.
N. læviusculus Schenck.	*Sp. albipes* Schenck.
N. numismatis Ol.	*Sp. vesicatrix* Schlechtendal.
N. fumipennis Hartig.	*Sp. tricolor* Hartig.
Aphilothrix radicis Först.	*Andricus noduli* Hartig.
A. Sieboldi Hartig.	*A. testaceipes* Hartig.
A. corticis L.	*A. gemmatus* Adler.
A. globuli Hartig.	*A. inflator* Hartig.
A. collaris Hartig.	*A. curvator* Hartig.
A. fecundatrix Hartig.	*A. pilosus* Adler.
A. callidoma Giraud.	*A. cirratus* Adler.
A. Malpighii Adler.	*A. nudus* Adler.

GÉNÉRATION AGAME.	GÉNÉRATION SEXUÉE.
A. autumnalis Hartig.	*A. ramuli* Hartig.
Dryophanta scutellaris Hartig.	*Sp. Taschenbergi* Schlecht.
Dr. longiventris Hartig.	*Sp. similis* Adler.
Dr. divisa Hartig.	*Sp. verrucosus* Schlecht.
Biorhiza aptera Westwood.	*Teras terminalis* Hartig.
B. renum Hartig.	*Trigonaspis crustalis* Hartig.
Neuroterus ostreus Hartig.	? *Sp. aprilinus* Giraud.

Quand une semblable détermination aura été faite pour un plus grand nombre d'espèces, il y aura lieu d'entreprendre la révision des Cynipides, et on devra réunir sous un même nom les formes agame et sexuée de chaque espèce. De ces deux formes, Adler pense que l'agame est primitive : il base cette opinion sur ce que, dans certaines espèces, telles qu'*Aphilothrix seminationis* Giraud, *A. marginalis* Schl., *A. quadrilineatus* Hartig et *A. albopunctata* Schl., la reproduction se fait exclusivement par parthénogenèse.

La galle ne se développe point aussitôt après la piqûre du Cynips, par exemple sous l'influence d'un liquide irritant, introduit en même temps que l'œuf dans les tissus de la plante, comme le pensait de Lacaze-Duthiers. Pour que la galle se forme, il est indispensable que l'œuf ait été déposé dans le cambium ou zone génératrice ; il ne se produit donc pas de galle si l'œuf est déposé dans un autre tissu ; il ne s'en produit pas davantage, s'il avorte ou tant que l'éclosion de la larve n'a pas eu lieu.

En effet, le développement de la galle est intimement lié à celui de l'Insecte : il ne commence, souvent plusieurs mois après la ponte, que lorsque la larve est éclose et attaque avec ses mandibules les cellules ambiantes. Celles-ci, violemment irritées, prolifèrent d'autant plus activement qu'elles appartiennent à un tissu plus apte à la multiplication : ainsi se produit tout autour de la larve un amas de tissu cellulaire qui n'a d'autre rôle que de l'isoler et de l'enkyster, pour mettre le reste de la plante à l'abri de ses atteintes. Grâce à la production de ce néoplasme, la plante s'isole en quelque sorte de son parasite, comme l'organisme humain s'isole de la larve de la Trichine en l'entourant d'un kyste d'origine conjonctive.

Tant que la larve s'accroît, la galle grossit elle-même ; la larve meurt-elle avant d'avoir atteint sa taille définitive, la galle meurt également et s'arrête dans sa croissance. En raison de ces faits, la définition des galles donnée par Beauvisage semblera exacte : « Une galle, dit-il, est un néoplasme végétal provoqué par la piqûre d'un animal, plus particulièrement d'un Insecte, et dont le développement ainsi que la vitalité sont intimement liés au développement et à la vitalité de l'animal ou des animaux qu'elle renferme. »

Les galles en voie de formation ou les galles déjà achevées, mais encore habitées par leur propriétaire, renferment souvent des *locataires*, c'est-à-dire des Insectes ou autres petits animaux qui sont étrangers à sa production : ce sont généralement des larves d'Ichneumonides. De même, une galle morte, abandonnée par son propriétaire, peut abriter divers Insectes à l'état de nymphe ou à l'état adulte, qui sont les *successeurs* du premier occupant.

Les Cynipides vivent, à peu d'exceptions près, sur les Chênes : ils y produisent des galles très variées quant à leur forme, à leur siège et à leurs dimensions. Nous devons passer en revue quelques espèces, en commençant par celles dont les deux formes agame et sexuée ont été reconnues.

APHILOTRIX FECUNDATRIX Hartig et ANDRICUS PILOSUS Adler. — *A. fecundatrix* ou *A. gemmæ* se montre et pond en avril : il pique les

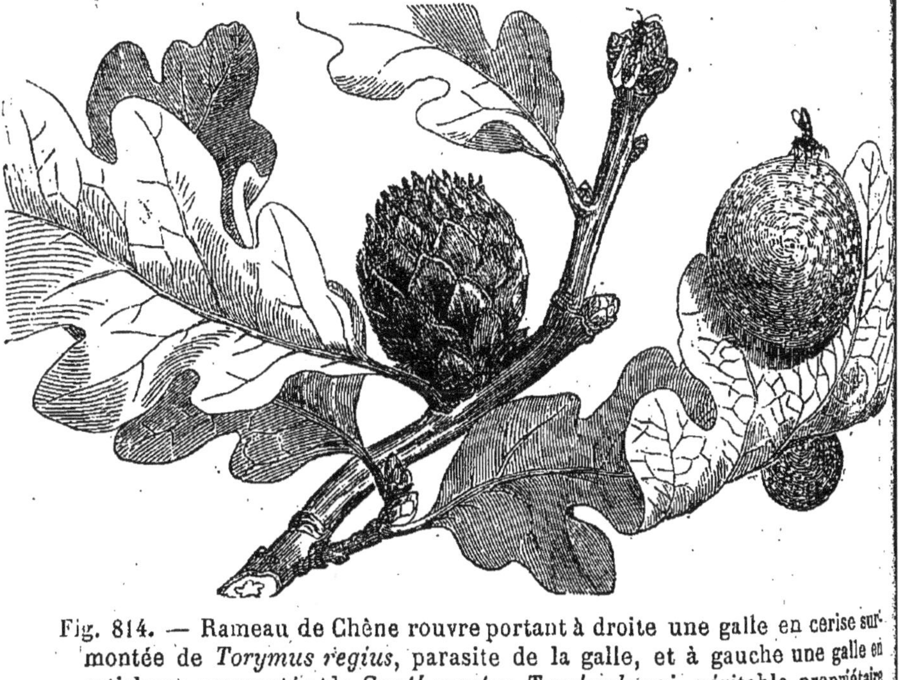

Fig. 814. — Rameau de Chêne rouvre portant à droite une galle en cerise surmontée de *Torymus regius*, parasite de la galle, et à gauche une galle en artichaut surmontée de *Spathegaster Taschenbergi*, véritable propriétaire de la galle en cerise.

bourgeons des fleurs mâles de *Quercus robur* var. *pedunculata*, et produit ainsi sur les chatons, entre les étamines, de jolies galles longues d'environ 2 millimètres, ovales, acuminées. De celles-ci sort, déjà vers la mi-juin, *A. pilosus*, qui pique les jeunes bourgeons du Chêne et produit la *galle en artichaut* ou *en cône de Houblon* (fig. 814). Un grand nombre d'écailles imbriquées, d'abord vertes et serrées, puis brunes et écartées, entourent une masse arrondie, acuminée, haute de 4 à 5 millimètres, large de 1 à 2 millimètres, qui est la galle véritable (fig. 815). Cette *galle interne* est presque uniquement composée de cellules gorgées d'amidon : elle se détache et tombe

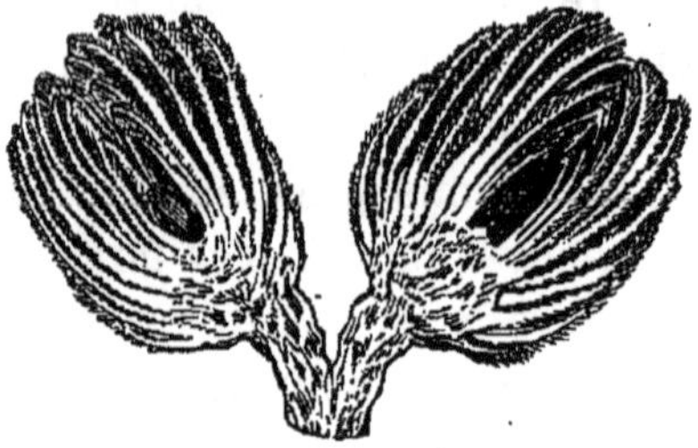

Fig. 815. — Coupe de la galle en artichaut ; à gauche, on voit la véritable galle.

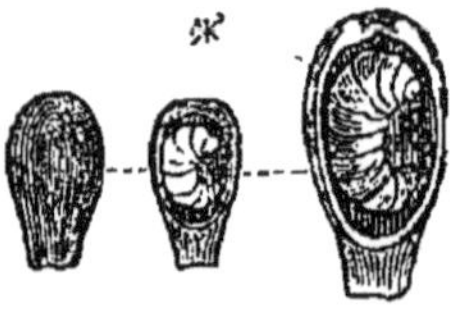

Fig. 816. — Galle interne, de grandeur naturelle et grossie, intacte et en coupe.

à terre, à l'époque de la maturité (fig. 816) ; la larve qu'elle renferme se développe très lentement et n'arrive à l'état adulte qu'au printemps suivant, parfois même au bout de deux ou trois ans.

DRYOPHANTA SCUTELLARIS Hartig et SPATHEGASTER TASCHENBERGI Schlechtendal. — *Dr. scutellaris*, forme agame, est long de 4 millimètres, noir, fortement velu, avec le vertex brun rouge, ainsi que les côtés du thorax et quelquefois l'écusson ; les antennes ont 13 articles. Il se montre de janvier à mars et pique les bourgeons adventifs qui poussent sur le tronc du Chêne (*Quercus sessilifolia* et *Q. pedunculata*). Trois mois environ après la piqûre, le bourgeon commence à se colorer à sa pointe en bleu foncé et à se transformer en une jolie galle veloutée, longue de 2 à 3 millimètres, de couleur violet foncé. *Sp. Taschenbergi* sort de cette galle à la fin de mai ou au commencement de juin : c'est un Insecte long de 2mm,5, de couleur noire, mais à jambes jaunâtres, à ailes longues et enfumées. Après l'accouplement, la femelle va pondre ses œufs sur les nervures et à la face inférieure des feuilles jeunes, encore tendres du Chêne. Il se développe alors une galle sphérique et vermeille, mesurant jusqu'à 2 centimètres de diamètre, la *galle en cerise* de Réaumur (fig. 814 et 817) : celle-ci apparaît en juillet et mûrit en octobre ; *Dr. scutellaris* n'en sort qu'à la fin de l'hiver.

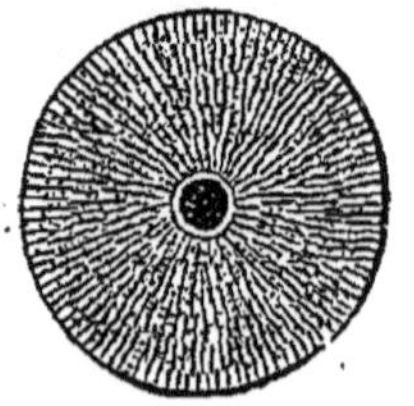

Fig. 817. — Galle en cerise coupée diamétralement.

DRYOPHANTA LONGIVENTRIS Hartig et SPATHEGASTER SIMILIS Adler. — *Dr. longiventris* se montre en novembre et décembre. Il ressemble beaucoup à *Dr. scutellaris* et, comme lui, pond ses œufs dans les petits bourgeons adventifs du tronc du Chêne, provoquant ainsi la formation d'une galle très semblable à la précédente, mais plus mince, plus pointue et d'un gris verdâtre. De cette galle sort en mai *Sp. similis*, facile à confondre avec *Sp. Taschenbergi* : cet Insecte pique encore les nervures de la face inférieure des feuilles et produit la *galle en grain de groseille* (fig. 818), colorée en rouge vif, cerclée de blanc, à surface unie ou légèrement gibbeuse et large au plus d'un centimètre.

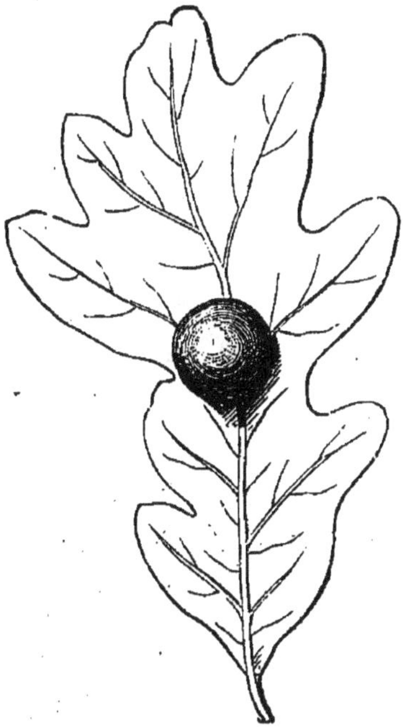

Fig. 818. — Galle en grain de groseille.

La galle en cerise et la galle en groseille sont ordinairement confondues sous la dénomination de *galles rondes des feuilles de Chêne*. A l'état frais, elles sont succulentes; la dessiccation les ride et les rend spongieuses et très légères ; elles sont sans usages.

Cynips gallæ tinctoriæ Olivier (*Diplolepis gallæ tinctoriæ* Latreille; *Cynips tinctoria* Künckel). — Cet Insecte sort de galles produites sur les jeunes bourgeons du Chêne des teinturiers (*Quercus infectoria* Olivier; *Q. lusitanica*, var. *infectoria*

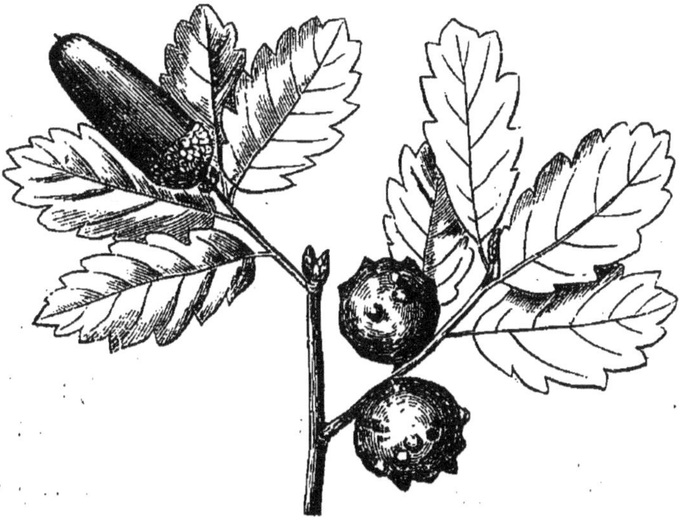

Fig. 819. — Rameau de *Quercus infectoria* portant deux galles.

Webb), arbrisseau répandu dans toute l'Asie Mineure, dans les forêts du Kurdistan turc et jusqu'en Perse. Ces galles ont la grosseur d'une cerise : à leur surface, l'extrémité des écailles du bourgeon modifié se montrent comme autant d'aspérités (fig. 819); on les connaît sous les noms de *galles d'Alep*, *galles turques*, *galles du Levant* ou *noix de Galles ;* elles viennent d'Alep, de Smyrne, de Mossoul, de la Perse; on en distingue 4 variétés. On les récolte avant l'éclosion de l'Insecte ; plus tard, elles seraient percées d'un trou, blanchâtres, légères et peu astringentes.

Les *galles de Smyrne* ou de l'*Asie mineure* (fig. 820) se recueillent sur le même Chêne que les précédentes: elles sont plus grosses, moins foncées, moins pesantes et sont dues probablement à un autre Insecte.

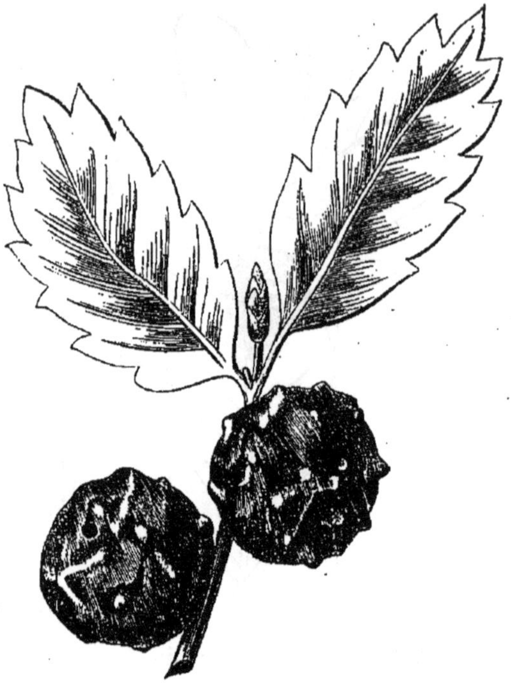

Fig. 820. — Galles de Smyrne.

CYNIPS POLYCERA Giraud. — Il sort de la *petite galle couronnée d'Alep* (fig. 821), qui résulte de la piqûre des jeunes bourgeons terminaux de *Quercus infectoria*. Cette galle, de la grosseur d'un pois, est attachée par un court pédicule et couronnée d'un cercle de pointes

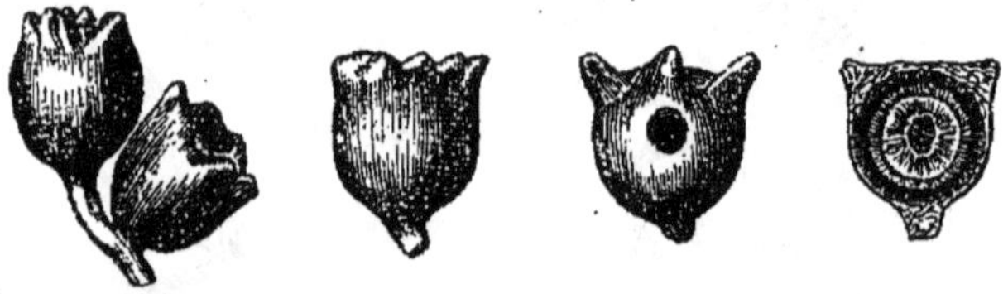

Fig. 821. — Petites galles couronnées d'Alep, entières et en coupe verticale.

ou tubercules analogues à ceux d'un fruit de Myrte (fig. 821). Elle est formée de quatre couches concentriques, dont la plus interne est seule amylacée ; elle arrive mélangée aux galles d'Alep.

CYNIPS CALICIS. — Il sort de la *galle* ou *gallon de Hongrie* ou *du Piémont* (fig. 822), qui résulte de la piqûre de la cupule du gland du Chêne rouvre (*Quercus robur* L.), après que l'ovaire a été fécondé. Cette excroissance est de forme très irrégulière ; suivant qu'elle se développe en dehors ou en dedans de la cupule, le gland se forme ou avorte. Elle sert au tannage et est plus estimée que la noix de galle.

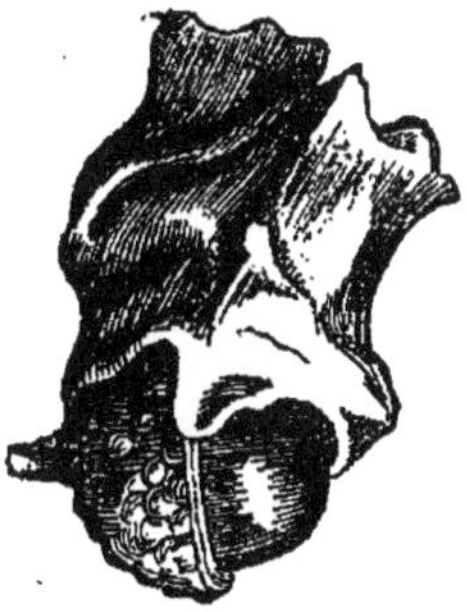

Fig. 822. — Galle de Hongrie.

Cynips argentea. — Cet Insecte sort de la *pomme de Chêne* (fig. 823). On désigne ainsi la plus volumineuse des galles de Chêne : elle est commune dans le sud-ouest de la France sur le Chêne tauzin (*Quercus pyrenaica*) ; elle se trouve aussi en Angleterre sur *Q. pedunculata*; peut-être faut-il encore lui rapporter une galle figurée par Olivier sur *Q. infectoria*. Cette galle est sphérique ou ovoïde, lisse, haute de 35 à 50 millimètres, large de 35 à 40 et entourée vers sa partie supérieure d'une couronne de 5 à 6 pointes qui semble indiquer qu'elle provient du développement monstrueux de la fleur femelle, piquée avant la fécondation. Elle est d'une structure spongieuse uniforme, très légère après la dessiccation et présente au centre une petite coque blanche ovalaire, renfermant l'Insecte.

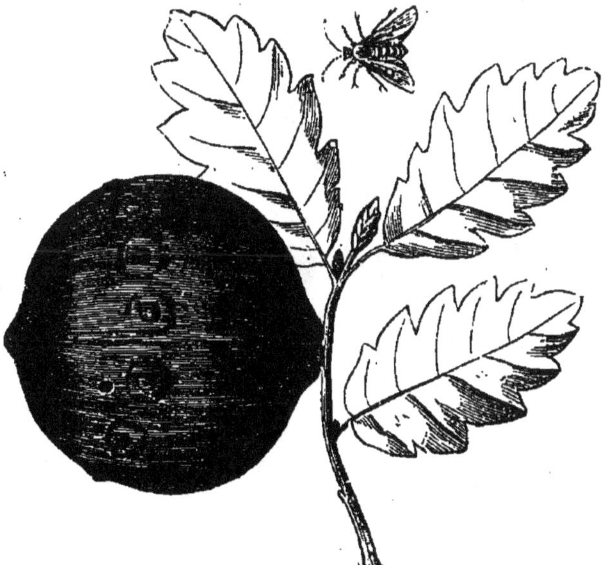

Fig. 823. — Pomme de Chêne.

Cynips hungarica. — Il naît de la *galle ronde de l'Yeuse* ou *galle de France* (fig. 824). Cette galle croît sur *Quercus ilex* dans le midi de la France et dans le nord de l'Italie : elle est sphérique, large de 19 à 22 millimètres, tantôt lisse et unie, tantôt inégale et ridée ; elle est très légère, d'un gris verdâtre ou un peu rougeâtre; sa cassure est rayonnée, spongieuse et d'une teinte brun foncé, sauf la couche interne, qui est plus dense et blanchâtre, mais non amylacée.

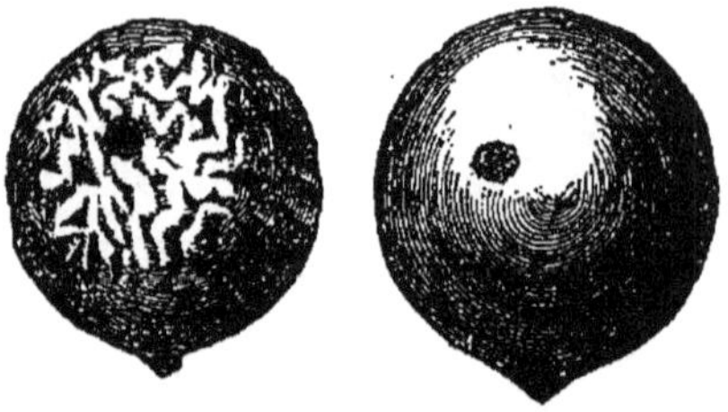

Fig. 824. — Galles rondes de l'Yeuse.

CYNIPS KOLLARI (*C. petioli*). — Il se développe dans la *galle ronde du Chêne rouvre, galle lisse* ou *galle du pétiole des feuilles de Chêne* (fig. 825). Cette galle est fixée aux jeunes rameaux de *Quercus robur* dans le nord de la France, de *Q. pyrenaica* dans le sud-ouest et aussi de *Q. sessiliflora*; on la trouve souvent par groupes de 3 à 5, à l'extrémité des rameaux. Elle est lisse, sphérique, large de 15 à 20 millimètres, rougeâtre, légère

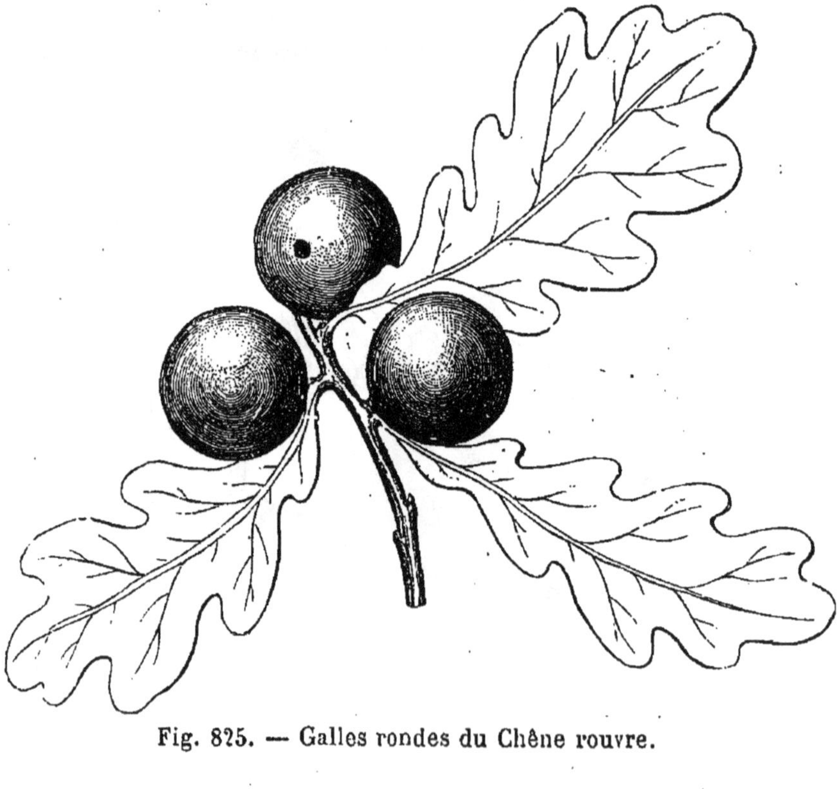

Fig. 825. — Galles rondes du Chêne rouvre.

et spongieuse. Elle est parfois divisée en trois ou quatre loges renfermant chacune un Insecte.

Quelques autres sortes de galles sont encore utilisées : telles sont la *galle marmorine*, qui vient du Levant, la *galle de Morée* et la *galle d'Istrie*.

Les galles doivent leurs propriétés au *tannin* ou *acide gallo-tanni-*

que, $C^{14}H^{12}O^{3}$, qu'elles renferment en grande quantité. Elles ont été employées pendant longtemps pour le tannage des peaux, la teinture et la fabrication de l'encre ; mais aujourd'hui, leur usage industriel est assez limité. En médecine, on met à profit leurs propriétés astringentes ; elles constituent en outre un contre-poison efficace, dans les cas d'empoisonnement par les alcaloïdes, le cuivre, le plomb, le tartre, les sels d'antimoine et la cantharidine.

Lacaze-Duthiers et Riche, *Mémoire sur l'alimentation de quelques Insectes gallicoles et sur la production de la graisse.* Annales des sc. nat., Zoologie, (4), II, p. 81, 1854.

H. Adler, *Ueber den Generationswechsel der Eichen-Gallwespen.* Z. f. w. Z., XXXV, p. 151, 1881.

J. Lichtenstein, *Les Cynipides.* Montpellier et Paris, in-8° de 137 p., 1881. — Comprend la traduction du mémoire précédent.

P. Cameron, *On the origin of the forms of galls.* Transact. of the nat. hist. Soc. of Glasgow, (2), I, p. 28, 1883.

La galle ronde du Chêne rouvre établit la transition entre les galles simples ou uniloculaires et les *galles pluriloculaires* ou *bédégars*. Celles-ci ont pour type la galle chevelue du Rosier, mais s'observent aussi sur le Chêne ; les galles produites par *Biorhiza aptera* et par *Teras terminalis*, dont il a été question plus haut, sont de cette catégorie.

Cynips coronata Giraud. — Cet Insecte sort des *galles corniculées* (fig. 826) qui se trouvent comme assises par le milieu de leur base

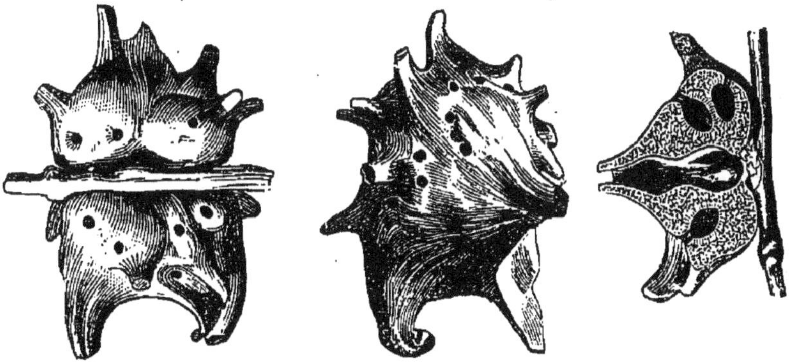

Fig. 826. — Galles corniculées, entières et en coupe.

sur les jeunes branches de *Quercus pubescens*. Elles sont jaunâtres, ligneuses, légères et hérissées de plusieurs cornes recourbées. Elles sont creusées d'un grand nombre de cellules dont chacune sert de demeure à une larve et s'ouvre au moment de l'éclosion.

Rhodites rosae Hartig. — Cet Insecte (fig. 827) n'a qu'une seule génération par an : les mâles sont très rares et seulement dans la proportion de 2 p. 100 ; aussi sont-ils le plus souvent inutiles et la reproduction se fait-elle par parthénogenèse. La femelle se pose, au printemps, sur les bourgeons feuillus de *Rosa canina* et de *R. centifolia*, pique chacun d'eux non loin du sommet, en trois points différents, et dépose plusieurs œufs en chaque piqûre. Les œufs sont pondus sur les trois feuilles qui forment un cycle foliaire du bourgeon, aussi bien à la face supérieure qu'à la face inférieure, mais le plus souvent sur les nervures primaires ou sur le pétiole. Ils sont bientôt enveloppés par une sorte de bourrelet qui se forme autour d'eux et pénètrent ainsi au sein même du parenchyme. La croissance des feuilles se trouve alors arrêtée ; elles s'épaississent, se recroquevillent, puis

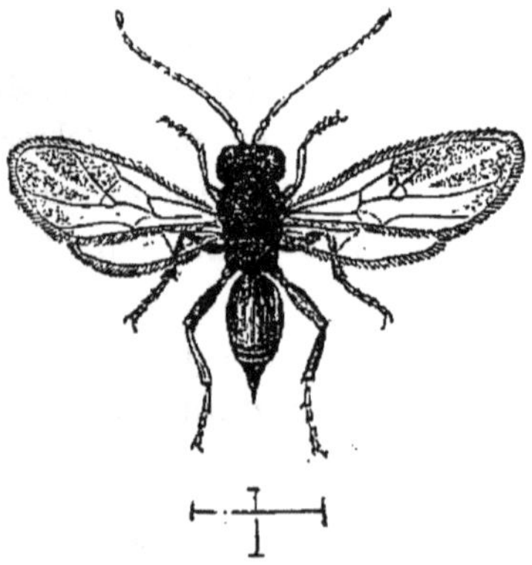

Fig. 827. — *Rhodites rosæ.*

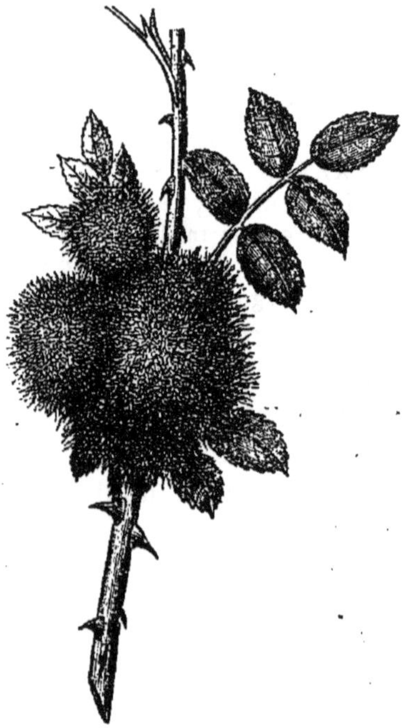

Fig. 828. — Bédégar.

finissent par se fusionner pour former une galle moussue et chevelue, de couleur verte ou rouge (fig. 828). La galle est mûre en automne, mais c'est seulement au printemps suivant que l'Insecte éclôt.

Le bédégar était autrefois employé en médecine. Réaumur le met « au nombre des remèdes qui peuvent être employés avec succès contre la diarrhée et les dyssenteries, qui peuvent exciter les urines, et estre utiles contre la pierre, le scorbut et les Vers. » On lui attribuait encore des propriétés calmantes et, à ce titre, on le plaçait sous l'oreiller des enfants qui dormaient mal.

J. Paszlavszky, *A rózsagubacs fejlödéséröl.* Természetrajzi füzetek, V, 1882 (en magyar).

Les Entomophages sont des Insectes élégants et agiles, munis de pattes longues et grêles et à abdomen pédonculé. Les femelles (fig. 829) sont armées d'une tarière saillante et acérée, grâce à laquelle elles déposent leurs œufs, non plus sur des plantes, mais bien dans le corps même d'autres Insectes. L'œuf se développe aisément et la larve se nourrit d'abord du sang et de la graisse de sa victime, sans toucher aux organes essentiels à la vie, car la mort de son hôte amènerait fatalement sa propre mort : c'est seulement quand approche l'époque de la nymphose qu'elle dévore les organes internes de l'Insecte aux dépens duquel elle a vécu. La peau seule est respectée, et cette dépouille sert souvent à la protection de la nymphe.

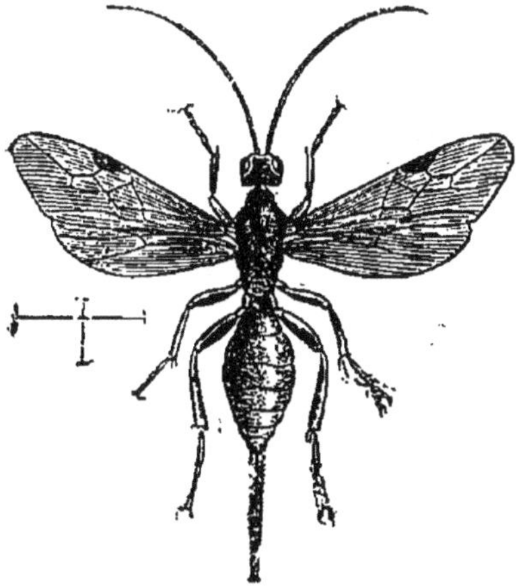

Fig. 829. — *Bracon palpebrator.*

La plupart des Insectes sont exposés aux attaques des Entomophages : chacun de ceux-ci s'adresse à une espèce particulière ou à une espèce voisine. Ces animaux rendent donc de grands services à l'agriculture, en détruisant une foule d'Insectes nuisibles. Les Ptéromalides (*Pteromalus*, *Platygaster*), les Ichneumonides (*Ichneumon*, *Cryptus*) et les Braconides (*Bracon*, *Microgaster*) sont les principales familles.

Chez une vieille femme, qui souffrait depuis six mois d'un exanthème en partie vésiculeux, en partie squameux, Fischer, de Breslau, a vu le grattage des vésicules mettre en liberté de petits Insectes ailés, qui étaient vivants et finissaient même par s'envoler. C'étaient des Braconides, longs de 6 millimètres et pourvus d'une tarière longue de 5 millimètres. Les Entomophages peuvent donc parfois pondre leurs œufs même dans la peau de l'Homme, mais le fait constitue une rare anomalie.

H. Fischer, *Hymenoptera als Schmarotzer in der Haut des Menschen.* Deutsche med. Woch., V, p. 555, 1879.

Le second sous-ordre des Hyménoptères est constitué par les *Porte-aiguillon*, c'est-à-dire par ceux dont la femelle possède un aiguillon canaliculé et rétractile, chargé d'inoculer un venin élaboré par des glandes spéciales. Les antennes ont ordinairement 13 articles chez le mâle et 12 seulement chez la femelle ; l'abdomen est pédonculé. La larve est apode et sans anus.

Les Formicides constituent l'un des groupes les plus intéressants du règne animal : il est peu d'animaux chez lesquels l'intelligence et les instincts d'association soient poussés à un aussi haut point. Les fourmilières renferment, comme les termitières, trois sortes d'individus : des *mâles*, des *femelles*, et des *ouvrières*. Les mâles (fig. 830, A) et les femelles, B, sont ailés : ils s'envolent dans les airs pour s'accoupler ; revenus à terre, les mâles meurent ; les femelles, au contraire, continuent à vivre, perdent leurs ailes et rentrent à la fourmilière pour y pondre et ne la plus quitter. Les ouvrières, C, D, ne sont que des femelles dont les ailes et l'appareil génital ne se sont pas développés. Elles proviennent de larves chez lesquelles existaient des disques imaginaux destinés à devenir des ailes, mais ces disques

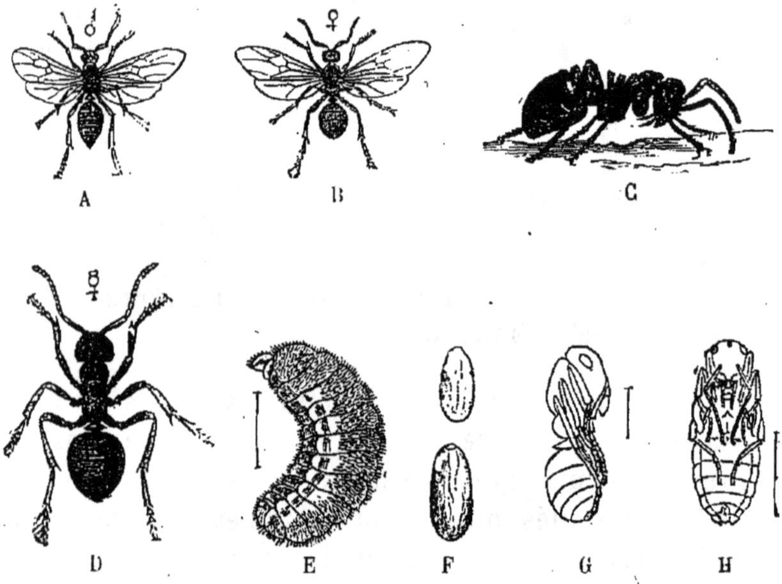

Fig. 830. — Métamorphoses de *Formica rufa*. — A, mâle ; B, femelle ; C, D, ouvrière grossie ; E, larve ; F, cocons ; G, H, nymphe sortie de son cocon.

s'atrophient chez la nymphe et, suivant Dewitz, ne sont plus représentés chez l'adulte que par deux points fortement chitinisés, situés au-dessous du stigmate mésothoracique. L'abdomen est formé de 6 anneaux chez les reines ou femelles pondeuses et chez les ouvrières, de 7 chez les mâles.

Les ouvrières (fig. 831, A) jouent dans la fourmilière le rôle de nourrices : elles sont chargées du soin des œufs et des larves, elles veillent sur eux avec la plus grande sollicitude ; ce sont elles encore qui vont au dehors chercher la nourriture des larves ou les matériaux de construction et qui défendent la cité quand elle vient à être attaquée. Dans certaines espèces, ce dernier soin est dévolu à des *soldats*, B, individus neutres que leur grosse tête, leurs puissantes mandibules et leur plus grande taille permettent de distinguer facilement.

L'œuf est allongé et d'un blanc opaque : au moment de la ponte et pendant la période larvaire, rien ne fait présager à quel sexe appartiendra l'animal. La larve (fig. 830, E) est aveugle et apode, formée de 12 anneaux, rétrécie et incurvée à son extrémité antérieure : les ouvrières lui donnent la becquée à la manière des Oiseaux. Au bout de 1 à 9 mois, suivant les espèces, la larve est parvenue au terme de sa croissance et se transforme en une nymphe en tout semblable à l'adulte, mais immobile, G, H. Une mue a lieu au bout de quelques

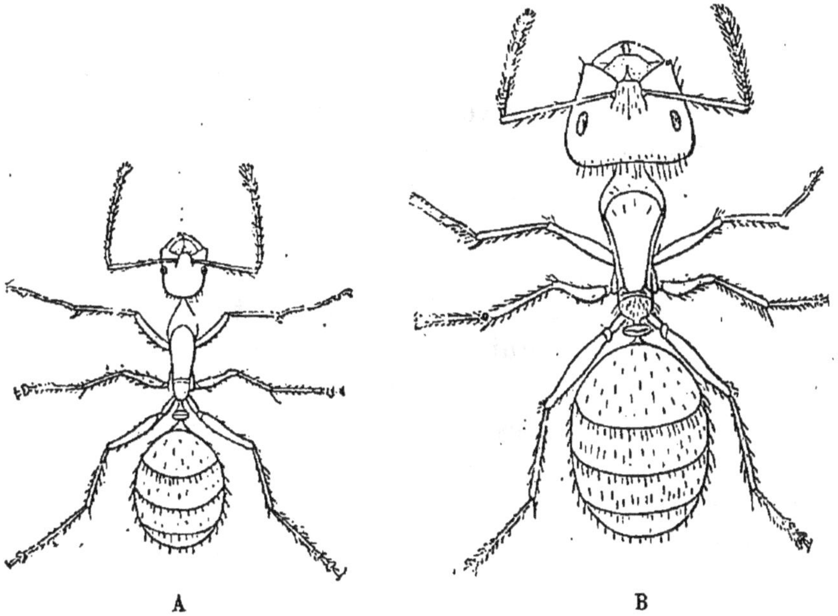

Fig. 831. — *Camponotus marginatus.* — A, petit neutre ou ouvrière ; B, grand neutre ou soldat.

jours et l'Insecte parfait apparaît. Chez beaucoup d'espèces, la larve se file une coque soyeuse, F, pour y accomplir sa nymphose : lors de l'éclosion, les ouvrières percent cette coque, dont les mandibules encore faibles de l'Insecte nouveau-né ne pourraient venir à bout.

Les femelles et les ouvrières présentent à la partie postérieure de l'abdomen un appareil à venin constitué par deux glandes en tube, qu'un unique canal excréteur, long et sinueux, met en communication avec un vaste réservoir ou vésicule à venin ; de ce réservoir part un canal qui se porte en arrière et aboutit à l'aiguillon, en même temps qu'il reçoit le produit élaboré par une glande accessoire impaire. Cet appareil à venin fabrique de l'acide formique presque pur chez *Formica rufa* et *F. pratensis*, mais il n'en est vraisemblablement pas de même chez toutes les espèces, le venin d'un grand nombre ayant une odeur et une saveur variables.

Chez les Formicines, le pédicule thoraco-abdominal est constitué par le premier anneau de l'abdomen ; l'aiguillon reste rudimentaire (*Camponotus*, *Polyergus*, *Formica*, *Lasius*). Ces Insectes sont donc incapables de nous piquer ; toutefois, certains d'entre eux pincent douloureusement la peau avec leurs mandibules, puis déversent leur venin dans la blessure ; ainsi font notamment *F. cinerea*, *F. rufibarbis*, *F. exsecta* et *F. sanguinea*. D'autres (*F. rufa*, *F. pratensis* et *F. truncicola*) éjaculent à distance leur venin, qui peut atteindre les yeux. D'autres encore sont simplement gênants, parce qu'ils s'insinuent sous les vêtements, grimpent sur le corps ou s'introduisent dans les oreilles (*Lasius niger*, *L. fuliginosus*); leur morsure est trop faible pour être perçue.

Sur les 66 espèces de Formicides qui vivent en Europe, il en est tout au plus 5 ou 6 qui soient réellement capables de traverser notre épiderme avec leur aiguillon. Elles appartiennent au groupe des Myrmicines, reconnaissable au grand développement de l'aiguillon et à ce que le pédicule comprend les deux premiers anneaux de l'abdomen. Ce sont :

1° MYRMICA RUBIDA. — Sa piqûre produit une douleur au moins aussi forte et surtout plus aiguë que celle d'une piqûre de Guêpe. Cette espèce est peu commune ; elle établit ses fourmilières sur des lieux découverts où elles sont très apparentes.

2° M. LAEVINODIS. — 3° M. RUGINODIS. — Les Fourmis rouges sont réellement les seules dont on ait à souffrir. Lorsqu'on s'assied sur l'herbe, elles grimpent dans les vêtements et l'on sent bientôt comme de cuisantes piqûres d'épingles. La douleur est bien moins forte que celle que produit *M. rubida;* elle s'atténue et disparaît au bout de quelques minutes.

4° M. SCABRINODIS. — 5° M. LOBICORNIS. — Ces Fourmis, d'humeur paisible, ne piquent presque jamais; leur aiguillon est plus faible que chez les précédentes.

6° TETRAMORIUM CAESPITUM. — La Fourmi des gazons mord avec fureur, mais son aiguillon est trop court pour traverser l'épiderme, sauf quand celui-ci est très fin, comme au visage ou chez les enfants : on ressent alors une légère douleur ou même une simple démangeaison.

D'autres Myrmicines, telles que *Pheidole pallidula* (fig. 832) et *Crematogaster scutellaris*, sont incapables de piquer et de mordre, mais passent volontiers sur la peau.

Les nymphes de certaines Fourmis sont recherchées pour l'alimentation des jeunes Faisans élevés en volière ; on les connaît sous le nom impropre d'*œufs de Fourmis*. Les individus qui en font la récolte d'une façon suivie présentent bientôt des lésions caractéristiques : en moins de 2 mois, la face palmaire de tous les doigts est entièrement dépouillée de son épiderme

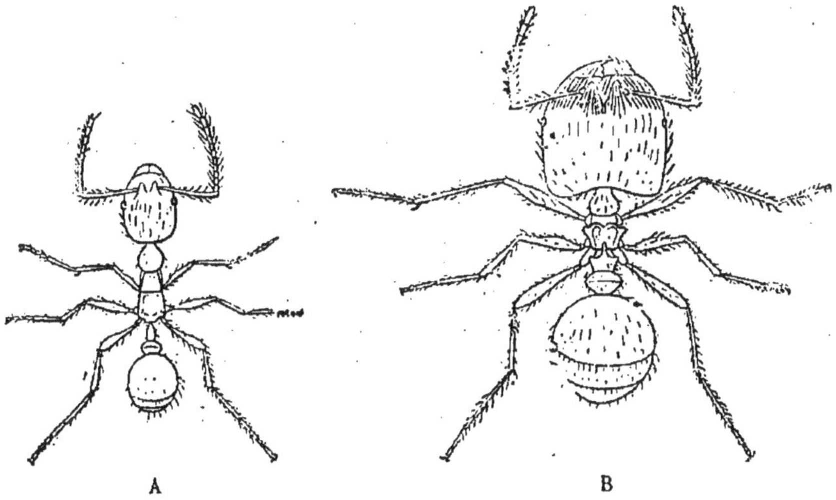

Fig. 832. — *Pheidole pallidula*. — A, ouvrière ; B, soldat.

Le derme est nu ; il offre une teinte écarlate et une grande sensibilité, sa surface est fortement ridée ; les ongles sont intacts. Aucune altération ne se montre ailleurs qu'aux mains, si ce n'est que quelques petits boutons vésiculeux qui se recouvrent de croûtes, peuvent apparaître au cou et sur la poitrine. Ces lésions tiennent moins aux piqûres qu'au contact incessant des doigts avec le liquide irritant que les Fourmis répandent quand on les excite.

A la Guyane française, les nègres et les créoles mangent l'abdomen d'une Fourmi appelée *Kaumaka* : il a la taille d'un pois chiche et est rempli d'une bouillie blanchâtre. Au Gabon, le marquis de Compiègne a vu les Pahouins recueillir au moyen d'une écuelle les Fourmis appelées *ntchougous* et les jeter par milliers dans de grandes calebasses remplies d'eau très chaude : bouillies, puis pilées avec une herbe dont le goût rappelle celui de la Chicorée, ces Fourmis constituent un mets dont les Pahouins sont très friands. Kirby a goûté quelques Fourmis d'Europe et leur a trouvé une saveur acide des plus agréables.

MYRMECOCYSTUS MELLIGER Wesmael, 1838. — Cette espèce mérite d'être placée au premier rang parmi les Hyménoptères comestibles. Elle vit au Mexique, au Nouveau-Mexique et au Colorado, par 3 000 mètres d'altitude. Elle comprend trois sortes d'ouvrières et se creuse dans le sol, sur la crête même des montagnes, une cité que recouvre un amas surbaissé de sable. On y accède par un tube vertical, qui part du sommet de l'amas sableux, puis conduit en une série de galeries rayonnantes, sur le trajet desquelles se trouvent des chambres. La chambre la plus spacieuse est occupée par la reine, qu'entoure toujours une garde de 12 à 20 ouvrières. Les autres chambres, voûtées et rugueuses, sont occupées chacune par une trentaine d'ouvrières curieusement transformées (fig. 833) : la tête et le thorax sont comme chez la maîtresse ouvrière, mais par suite de l'accumulation du miel dans le jabot, l'abdomen est globuleux, extrêmement distendu et atteint la taille d'une groseille. Ces neutres porteurs de miel sont immobiles et cramponnés par les pattes au plafond de la chambre, la tête et le thorax appliqués contre la paroi, l'abdomen pendant.

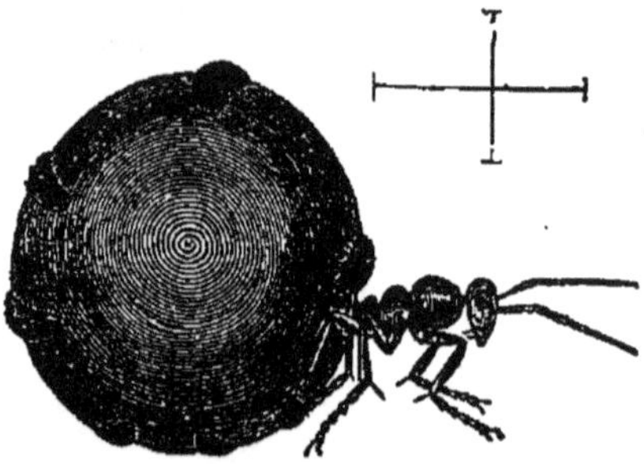
Fig. 833. — *Myrmecocystus melliger*, ouvrière à miel.

La fourmilière semble inoccupée pendant le jour ; la nuit venue, les ouvrières à abdomen normal sortent en colonnes serrées et s'en vont, parfois fort loin, vers certains Chênes (*Quercus undulata*) dont les rameaux portent des galles d'un brun rouge : elles grimpent sur l'arbre et lèchent avec tant d'ardeur le liquide blanc et sucré qui perle à la surface des galles, que leur abdomen se distend. Vers minuit, elles commencent à regagner la fourmilière ; toutes y sont rentrées quand le jour se lève. Elles dégurgitent alors une partie du miel dont elles se sont chargées dans la bouche des ouvrières sédentaires, et l'abdomen de celles-ci se dilate peu à peu.

Pendant la mauvaise saison, les habitants de la fourmilière ont donc à leur disposition une copieuse réserve d'aliments : il leur suffit de venir se mettre en contact, bouche à bouche, avec la porteuse de miel pour que celle-ci, régurgitant une goutte de miel, leur donne la becquée.

La Fourmi à miel est très recherchée au Mexique, où on lui donne les noms de *Hormiga mielera, hormiga busilera* ou *hormiga mochilera :* on la sert sur les tables comme une friandise et on croque son abdomen à belles dents. Les Indiens en font une sorte d'hydromel qu'ils boivent dans les cas de fièvre; ils appliquent le miel comme onguent sur les yeux cataractés ou sur les contusions; par fermentation, ils en obtiennent une liqueur alcoolique.

Le miel du Myrmécocyste est d'un goût agréable; il est légèrement acide en été, suivant Loew, mais neutre en automne et en hiver. D'après Wetherill, c'est presque une solution aqueuse concentrée d'un sucre incristallisable ayant pour formule $C^6H^{14}O^7$; une Fourmi de moyenne grosseur en renferme plus de 8 fois son propre poids.

Les propriétés irritantes des Fourmis ont été utilisées en médecine. A l'extérieur, on a préconisé comme excitant, résolutif et rubéfiant soit des topiques préparés en écrasant les Insectes adultes avec leurs nymphes et une portion de la fourmilière, soit l'huile dans laquelle on les avait fait macérer, soit leur venin simplement dilué : on avait recours à cette médication dans les cas de rhumatisme articulaire, de goutte, d'œdème, de paralysie, contre les ulcères de mauvaise nature, la stérilité, les dermatoses chroniques. En Californie, suivant de Cessac, on traite les névralgies intercostales en appliquant *loco dolenti* un petit vase renfermant des Fourmis vivantes, qu'on a eu soin d'irriter; quand les Fourmis ont mordu la peau pendant quelque temps, on les écrase et on en fait une pâte dont on recouvre le point douloureux.

Autrefois, les Fourmis étaient encore employées à l'intérieur: pulvérisées, on les administrait contre les maladies de la peau et l'hydropisie; distillées avec l'alcool, elles donnaient l'*eau de magnanimité de Hoffmann*, qui était vantée comme aphrodisiaque et contre les maladies nerveuses. Elles entraient dans la composition du *baume acoustique de Mindérerus* et de l'*huile* acoustique de Mynsicht, qui devaient guérir de la surdité. Leurs nymphes étaient considérées comme un bon carminatif.

A Cayenne, on emploie comme hémostatique, à la place de l'amadou, le nid de *Formica bispinosa* Oliv., constitué par un duvet feutré obtenu par l'assemblage des graines de divers *Bombax*. Sur les bords de l'Amazone, on se sert des *Eciton*, armés de fortes mandibules, pour affronter les bords des plaies: un mouvement de torsion sépare le thorax de la tête, qu'on laisse en place jusqu'à ce que la cicatrisation soit achevée.

B. Ewaldt, *Dissertatio de formicarum usu in medicina*. Regiomonti, in-4°, 1702.

A. Tardieu, *Mémoire sur les modifications physiques et chimiques que détermine dans certaines parties du corps l'exercice de diverses professions, pour servir à la recherche médico-légale de l'identité*. Annales d'hyg. publ. et de méd. légale, XLII, p. 409, 1849.

Mis de Compiègne, *L'Afrique équatoriale : Gabonais, Pahouins, Gallois* Paris, 1875. Voir p. 176.

A. Forel, *Der Giftapparat und die Analdrüsen der Ameisen*. Z. f. w. Z. XXX, Supplementband, p. 28, 1878.

F. Le Blanc, *Documents concernant la thérapeutique et la matière médicale (extrait des notes de voyage de Ch. Gaudichaud)*. Journal de thérapeutique, VI, p. 455, 1879. Voir p. 457.

Rev. H. C. Mac Cook, *The honey ants of the garden of the Gods*. Proceed. of the Philadelphia Acad. of nat. sc., 1882.

F. Sartorius, *Las hormigas meliferas*. La Naturaleza, VII, p. 229, 1885.

Les Chrysides (fig. 834) sont de petite ou de moyenne taille et ornés de couleurs métalliques éclatantes. Les femelles pondent dans le nid d'autres Hyménoptères, notamment dans celui des Guêpes fouisseuses.

Celles-ci, encore appelées Sphégides, vivent solitaires. La femelle

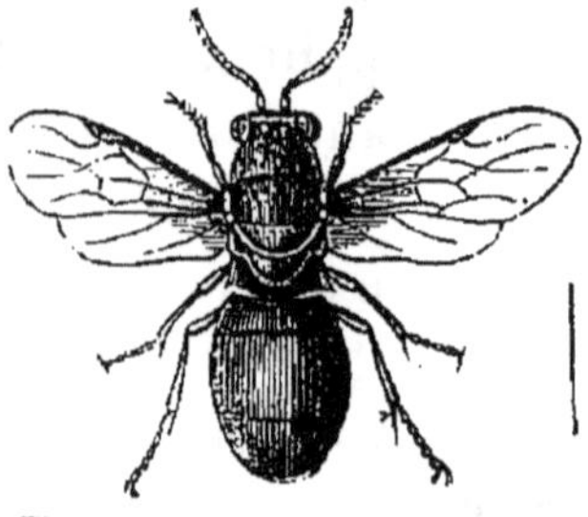

Fig. 834. — *Chrysis ignita*.

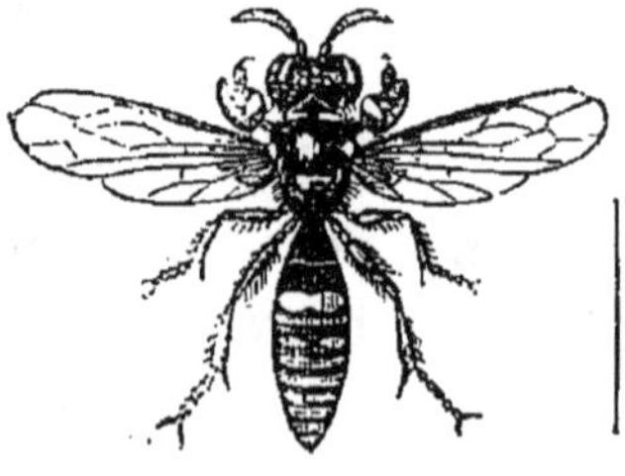

Fig. 835. — *Crabro cephalotes*.

se nourrit de miel et de pollen et creuse dans la terre, le sable ou le bois sec des galeries dont le fond est occupé par une ou plusieurs cellules. Dans chacune de celles-ci, un œuf est pondu, auprès duquel la femelle accumule des provisions pour la larve carnivore. Ces provisions consistent d'ordinaire en Insectes variés, mais toujours les mêmes pour une même espèce de Sphégides : pour les conserver intacts jusqu'à l'éclosion de la larve, la femelle leur pique de son aiguillon la chaîne ganglionnaire, ce qui les paralyse mais ne les tue point. *Sphex occitanica* capture les Ephippigères, *Sphex flavipennis* les Grillons, *Mellinus sabulosus* les Diptères, *Philanthus apivorus* les Abeilles, *Cerceris bupresticida* les Buprestes, *Crabro cephalotes* (fig. 835) les Pucerons et les Mouches.

Les VESPIDES ou Guêpes sont caractérisés par la disposition de

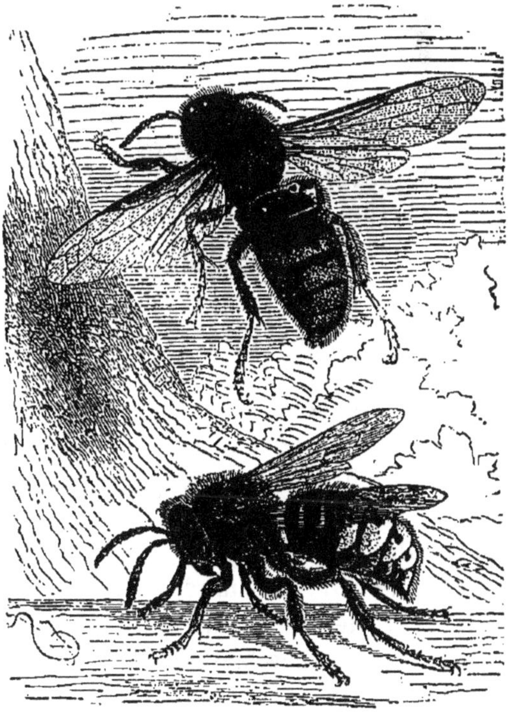

Fig. 836. — *Vespa crabro.*

leurs ailes antérieures qui, au repos, se replient dans le sens de la longueur et embrassent en partie les ailes postérieures : d'où le nom de *Diplotera* qu'on donne encore à ces Insectes. Ils ont les antennes coudées, formées de 12 à 13 articles, et le corps marqué de taches jaunes ou blanches. Ils se nourrissent du nectar des fleurs, mais les larves sont carnassières. On reconnaît parmi eux trois sortes d'individus.

Les Euménines sont des Guêpes solitaires, qui se creusent des cellules dans les talus argileux ou sableux ; les ouvrières sont aptères. *Odynerus rubicola* établit ses cellules dans les tiges desséchées ; *Eu-*

menes *pomiformis* construit sur les buissons des cellules argileuses ressemblant à des noisettes.

Les Polistines (fig. 836) vivent en société ; les ouvrières sont ailées. Quand arrive le froid, les mâles et les ouvrières meurent, mais les

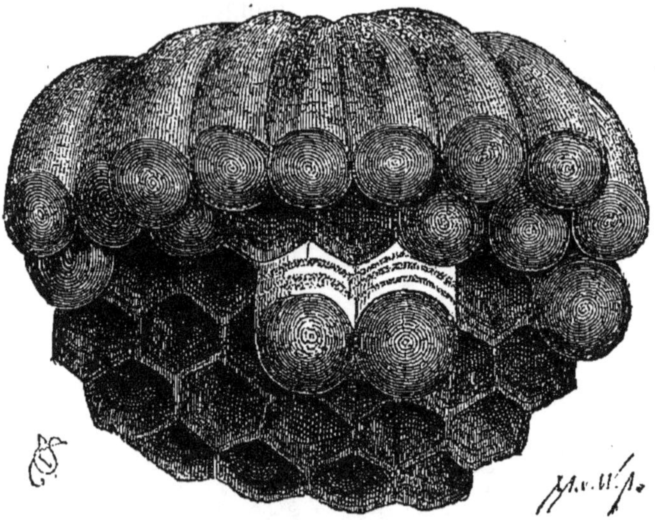

Fig. 837. — Rayon d'un nid de *Vespa crabro ;* cellules ouvertes et cellules operculées.

femelles, fécondées au préalable, se réfugient dans les trous des murailles, dans le tronc des vieux arbres ou en tout autre endroit où elles puissent passer l'hiver. Au retour de la chaleur, chacune d'elles sort de sa torpeur, construit un nid à cellules hexagonales (fig. 837), puis pond un œuf dans chaque cellule. Quand les larves sont écloses, la mère les nourrit avec des Insectes broyés : ces larves (fig. 838) se tissent bientôt un cocon qui remplit toute la cellule et semble la fermer d'un petit couvercle, puis elles se transforment en nymphes qui ne tardent pas à passer à l'état parfait. Cette première génération donne naissance à des ouvrières qui se mettent aussitôt à agrandir le nid en construisant un grand nombre de cellules nouvelles, dans lesquelles la mère effectue une seconde ponte. Cette fois, la mère ne s'occupe plus de sa progéniture et laisse aux ouvrières le soin de la nourrir ; de cette seconde génération proviennent, vers la fin de l'été, tout à la fois des mâles, des ouvrières et des femelles.

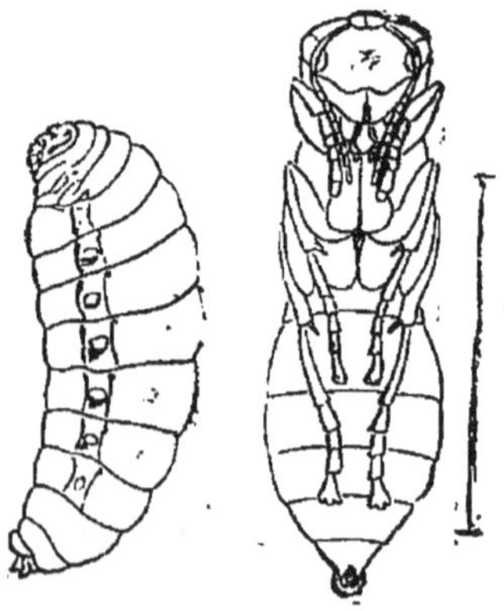

Fig. 838. — Larve et nymphe de *Vespa crabro.*

Les Guêpes construisent leur nid ou *guêpier* avec du bois ou des feuilles mortes, dont elles font une sorte de papier ou de carton : elles broient ces substances entre leurs mandibules, les imprègnent de leur salive et en forment une pâte homogène. Les guêpiers peuvent affecter les formes les plus diverses, mais une même espèce donne toujours à ses rayons la même configuration.

Polistes gallica suspend le sien à des plantes peu élevées et lui donne la forme d'un simple rayon aplati. Le Frelon (fig. 837), qui est la plus grande de nos Guêpes indigènes, fixe le sien à un vieux tronc d'arbre ou à une solive dans un grenier, et lui donne une forme hémisphérique (fig. 838). *Vespa sylvestris* superpose plusieurs rayons, puis les entoure d'une enveloppe commune dépourvue d'alvéoles et close de toutes parts, sauf en bas, où une ouverture a été ménagée; ce nid a plus ou moins l'aspect d'une boule et est fixé aux branches d'arbres. *Vespa germanica* (fig. 839), *V. vulgaris*, *V. rufa* construisent leurs nids sous terre.

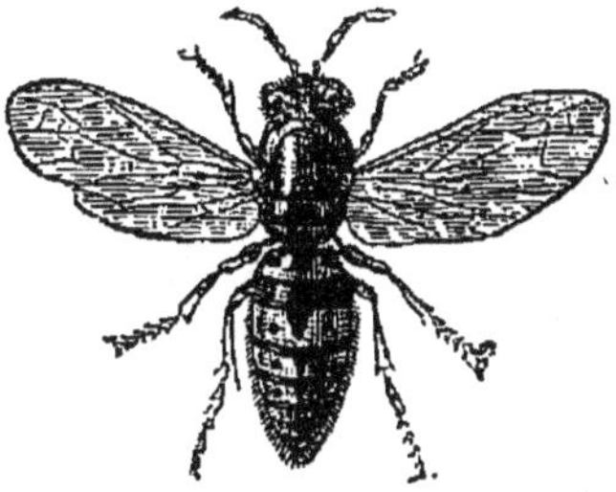
Fig. 839. — *Vespa germanica*.

Les Guêpes sont au nombre des Insectes les plus redoutés, à cause des cruelles piqûres que produit l'aiguillon dont sont armées les femelles et les ouvrières ; toutefois, ces Insectes ne piquent jamais sans qu'on les provoque : leur aiguillon est une arme défensive plutôt qu'offensive.

Cet aiguillon a été étudié par de Lacaze-Duthiers chez *Vespa crabro*. Il se compose d'un gorgeret, sorte de gouttière conoïde à base antérieure, fendue sur toute la longueur de sa face inférieure; dans sa cavité glissent deux stylets, pièces cornées, grêles et aiguës, dont le bord supérieur est mince et tranchant et l'inférieur orné de dents à pointe dirigée en avant. Les stylets sont capables de mouvements de va-et-vient : ils sont les premiers à pénétrer dans la peau et frayent un chemin au gorgeret; ils s'enfoncent en sciant, sont maintenus en place par leurs denticulations et souvent même restent dans la plaie après le départ de l'Insecte. L'oviducte débouche en avant et l'anus en arrière de l'aiguillon, à la base duquel vient s'ouvrir d'autre part le conduit qui vient du réservoir du venin.

Quant à l'appareil à venin, il a la disposition générale que nous avons indiquée chez les Fourmis : les glandes paires produisent un liquide acide, la grosse glande impaire donnerait un liquide alcalin, suivant Carlet, mais le venin, qui résulte du mélange de ces deux liquides est toujours acide. La vésicule du venin possède une couche musculaire capable d'agir sur son contenu et de l'éjaculer.

La Mouche est très sensible à l'action du venin de la Poliste, de la Guêpe, du Frelon et de quelques autres Hyménoptères (Xylocope, Chalicodome, Abeille et Bourdon): elle meurt immédiatement et tombe comme foudroyée. Cette extrême sensibilité a permis à Carlet d'expérimenter séparément l'action des deux produits, acide et alcalin. Inoculé seul, l'un quelconque de ces liquides n'amène pas la mort ou du moins ne l'amène que longtemps après l'inoculation. Mais si l'on injecte successivement ces deux liquides à une même Mouche, la mort suit de près la seconde injection, d'où il semble résulter que les propriétés nocives du venin ne se développent qu'après le mélange des deux liquides.

La piqûre de la Guêpe est ordinairement bénigne et ne provoque qu'une légère inflammation locale, qui guérit seule; parfois, elle détermine de la lymphangite, des ulcères, des abcès, des phlegmons, la gangrène de la partie lésée; on l'a vue encore s'accompagner d'accidents généraux graves, de perte de connaissance, d'insensibilité et même être la cause d'un tétanos mortel. La piqûre du voile du palais ou du pharynx n'est pas rare : elle provoque une tuméfaction qui gêne considérablement la respiration et peut même causer la mort. Celle-ci est d'ailleurs très rare, dans les cas de piqûre simple, mais s'observe fréquemment à la suite de piqûres multiples : elle tient alors à l'action dépressive exercée sur le système nerveux, notamment sur le bulbe, par le venin absorbé en grande quantité.

Carillet, *Observation sur des accidents produits par les piqûres de Guêpes.* Journal compléni. des sc. méd., XIV, p. 87.

H. de Saussure, *Monographie des Guêpes sociales.* Paris, 1853-1858. Voir p. 171.

P. G. Mabaret du Basty, *Des accidents produits par la piqûre des Hyménoptères porte-aiguillons.* Thèse de Paris, 1875.

G. Carlet, *Sur le venin des Hyménoptères et ses organes sécréteurs.* Comptes rendus de l'Acad. des sc., XCVIII, p. 1550, 1884.

Les Apides ou Abeilles ont les antennes coudées, formées de 12 articles chez le mâle, de 13 chez la femelle, plus épaisses et plus courtes chez cette dernière. Les pièces buccales sont diversement développées suivant le genre de vie de l'animal. Le corps est ordinairement velu et les poils aident au transport du pollen qui sert en partie à la nourriture des larves; en visitant les fleurs, les Abeilles transportent également ce pollen d'une fleur sur l'autre et sont ainsi les agents habituels de la fécondation croisée. L'abdomen n'est pas pédiculé. Les ailes antérieures ne se replient pas. Les pattes postérieures ont, chez les femelles, une conformation caractéristique, en rapport avec la récolte du pollen : le tibia ou *palette* s'élargit en un triangle allongé ; le premier article du tarse, appelé *métatarse* ou *pièce carrée*, est large et rectangulaire (fig. 845).

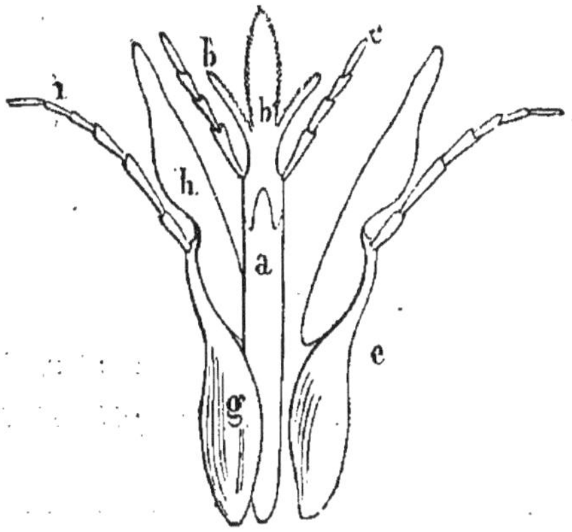

Fig. 840. — Pièces buccales d'*Andrena labialis*. Les lettres comme dans la figure 809.

Un grand nombre d'Abeilles vivent toujours solitaires; elles ne produisent pas de cire et ne comprennent que deux sortes d'individus. Parmi elles, nous rencontrons tout d'abord les Nomadines (*Nomada*, *Melecta*, *Cœlioxys*), qui sont à peu près glabres et, par conséquent, incapables de rapporter du pollen à leurs larves : aussi ont-elles coutume de s'introduire dans le nid des autres Abeilles pour y pondre leurs œufs; pour opérer plus sûrement cette fraude, elles revêtent parfois l'aspect extérieur de celles à qui elles confient leur ponte.

Chez les Mérilégides, la jambe et le tarse ne jouent qu'imparfaitement le rôle d'appareil collecteur du pollen; en revanche l'extrémité inférieure de la cuisse, la hanche et les parties latérales de l'abdomen

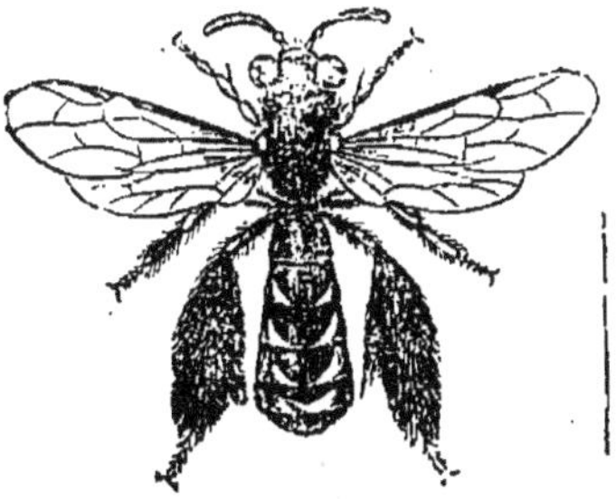
Fig. 841. — *Dasypoda hirtipes*.

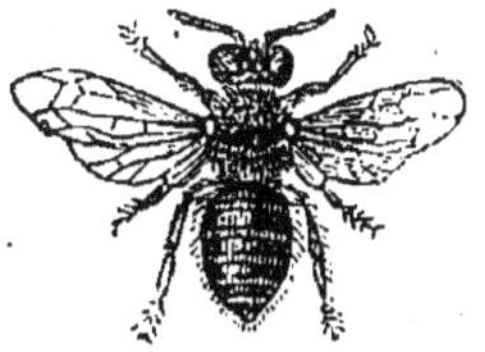
Fig. 842. — *Megachile centuncularis* femelle.

sont hérissées de poils qui concourent au même but. Ces Abeilles ont le menton très allongé (fig. 840, *a*), la langue courte et large, *b*, les palpes labiaux formés de 4 articles, *c*. *Colletes* (fig. 792), *Andrena*, *Dasypoda* (fig. 841) sont les principaux genres.

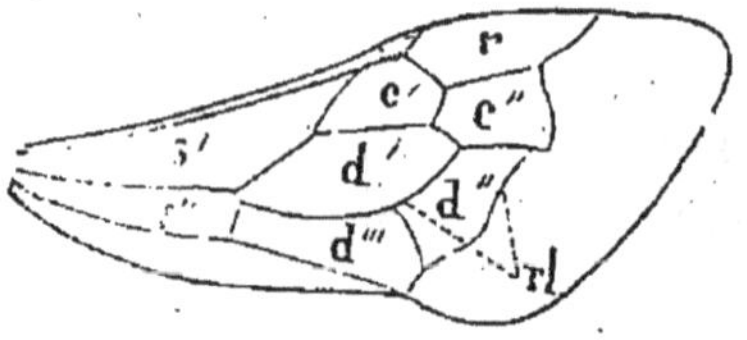

Fig. 843. — Aile antérieure d'*Osmia pilicornis*. — *c′*, 1re ; *c″*, 2e cellule cubitale ; *rl*, nervure. — Les autres lettres comme dans la figure 810.

Les Gastrilégides ont le dernier segment de l'abdomen hérissé de poils courts et dirigés en arrière, entre lesquels s'accumule le pollen, balayé par le tarse des pattes postérieures. Genres *Anthidium*, *Megachile* (fig. 842), *Chalicodoma* et *Osmia* (fig. 843).

Les Podilégides recueillent le pollen sur la jambe et le tarse des deux pattes postérieures. Genres *Anthophora*, *Eucera* (fig. 808), *Macrocera* et *Xylocopa*. La Xylocope violacée (fig. 844) creuse dans le

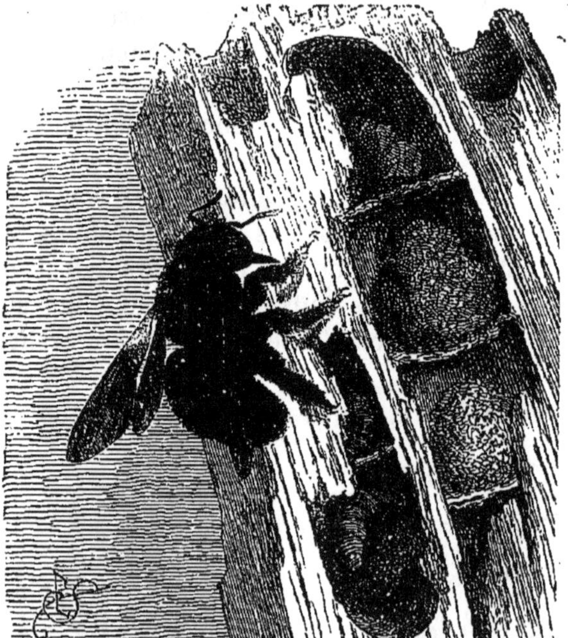

Fig. 844. — *Xylocopa violacea* et son nid.

bois sec et tendre ou dans de vieux troncs d'arbre, au moyen de ses mandibules, des galeries subdivisées en loges, dans chacune desquelles elle dépose un œuf et la quantité de nourriture nécessaire à la larve. La piqûre de cet Insecte est redoutable ; son venin est acide : P. Bert pense qu'il n'agit directement ni sur le système nerveux ni sur le système musculaire, mais que c'est un poison du sang.

P. Bert, *Contributions à l'étude des venins*. Comptes rendus de la Soc. de biol., (4), II, p. 136, 1865.

Les Abeilles sociales vivent en commun et forment des sociétés qui ne durent qu'une année (*Bombus*) ou indéfiniment (*Mellipona, Apis*). Elles comprennent trois sortes d'individus, des mâles, des femelles et des ouvrières, et produisent de la cire. Ce sont des podilégides : la face externe de la jambe (fig. 845, A) est creusée d'une *corbeille*, dans laquelle le pollen s'accumule, se ramasse en boule et se trouve retenu par le *rateau*, rangée de longs poils plantés sur le bord. Le pollen est enlevé des fleurs et rassemblé par la *brosse*, B, située à la face interne du tarse et constituée par plusieurs rangées symétriques de soies raides et courtes.

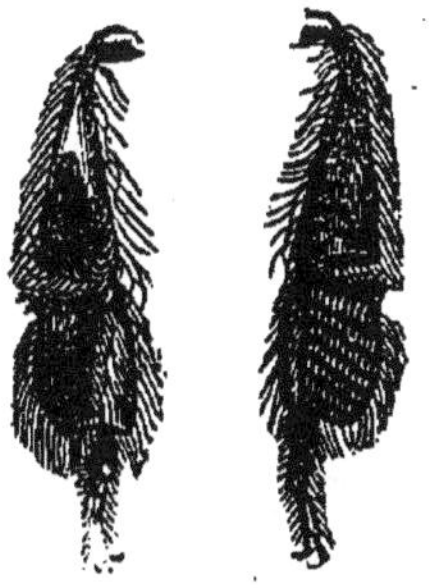

Fig. 845. — Patte postérieure d'une Abeille ouvrière. — A, face externe; B, face interne.

Les Bourdons ont le corps lourd et velu; les pièces buccales (fig. 846) sont très allongées; le tibia des pattes postérieures est armé de deux épines terminales. Ils bâtissent sous terre des nids qu'ils imprègnent de cire pour les rendre imperméables. Leur miel est de bonne qualité, mais très peu abondant: ils se le procurent en perçant à la base la corolle des fleurs. Leur piqure est très douloureuse.

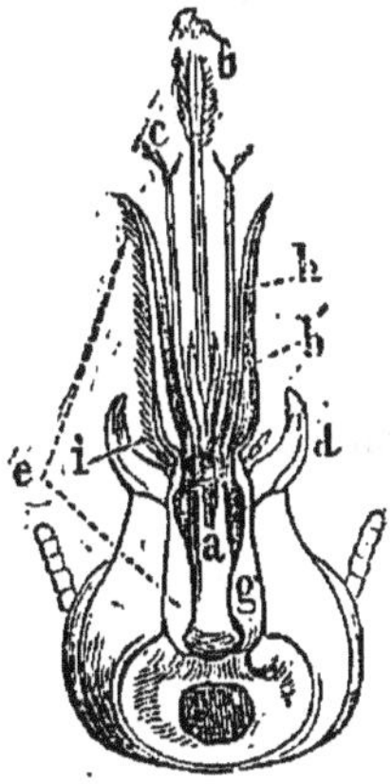

Fig. 846. — Tête de *Bombus terrestris* vue en dessous. — *b'*, paraglosses. — Les autres lettres comme dans la figure 809.

Les Méliponines sont de petites Abeilles à aiguillon rudimentaire, qui vivent au Brésil, dans les îles de la Sonde et en Australie; elles mordent, mais ne piquent pas. Elles s'établissent dans les creux des vieux arbres. Les Indiens Tamas, qui vivent sur les bords du rio Caquetta, dans la région du haut Orénoque, récoltent la cire produite par les Mélipones. Cette *cera de los Andaquies* est fusible à 77° : Lévy a reconnu qu'elle était composée de 50 p. 100 de cire de Palmier, de 45 p. 100 de cire de Canne à sucre et de 5 p. 100 d'une matière huileuse.

Les Abeilles proprement dites sont originaires de l'ancien continent; elles n'ont point, à l'extrémité du tibia des pattes postérieures, les deux épines que possèdent les Bourdons; elles ont au plus haut degré la faculté de recueillir le nectar des fleurs. Ce groupe renferme le seul genre *Apis*.

Apis mellifica Linné.

Cette Abeille (fig. 847) se rencontre en Europe, en Asie et dans le nord de l'Afrique. A l'état sauvage, elle fixe sa demeure dans les cavités des vieux arbres ou des rochers ; domestiquée, on l'établit dans des ruches ; son élevage ou *apiculture* est une des plus anciennes industries de l'Homme. Chaque ruche renferme encore trois sortes d'individus : une seule femelle féconde ou *reine*, A, B, 200 à 300 mâles ou *Faux-Bourdons*, E, F, et 2000 à 3000 ouvrières, C, D. La reine est

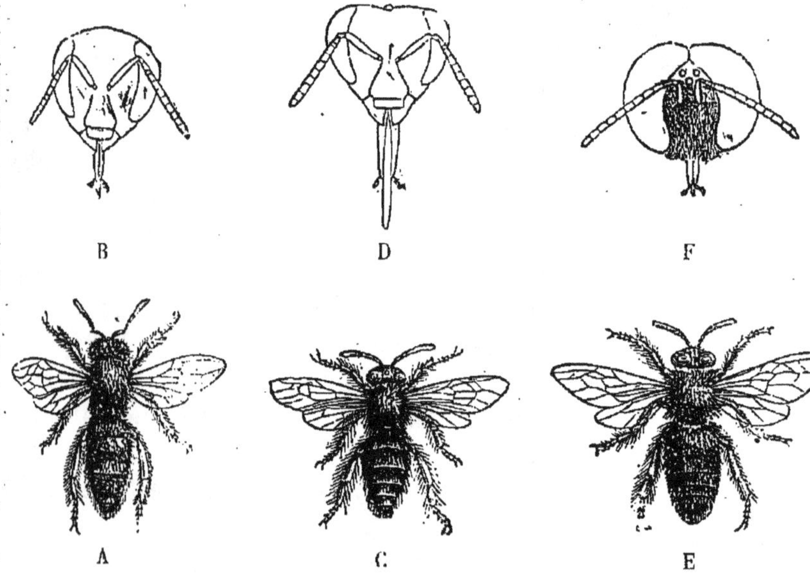

Fig. 847. — *Apis mellifica.* — A, reine ; B, tête de la reine ; C, ouvrière ; D, tête de l'ouvrière ; E, mâle ; F, tête du mâle.

dépourvue de corbeille et de brosses, sa langue est plus courte que chez l'ouvrière (fig. 848).

Quand une ruche se fonde, elle ne comprend que des ouvrières et une seule reine. Les ouvrières commencent aussitôt à boucher avec de la *propolis* toutes les fissures de la cavité dans laquelle l'essaim est venu se fixer. Puis elles se mettent à construire des galettes de cire et à creuser à chacune de leurs faces une série de cellules hexagonales d'une admirable régularité. La cire dont ces alvéoles sont formés est sécrétée par les ouvrières elles-mêmes : elle est élaborée par quatre paires de glandes situées sous les articles de l'abdomen, à la face ventrale, puis s'accumule entre ces articles, dans les *aires cirières* (fig. 849). Les ouvrières se disposent en file : à l'aide de leurs pattes postérieures, dont le tarse porte à la partie externe de sa base un prolongement aigu qui forme pince avec la partie voisine du tibia, elles extraient les feuillets de cire, puis les pétrissent entre leurs mandibules et les imprègnent de salive; chacune d'elles va ensuite fixer les matériaux qu'elle a ainsi façonnés.

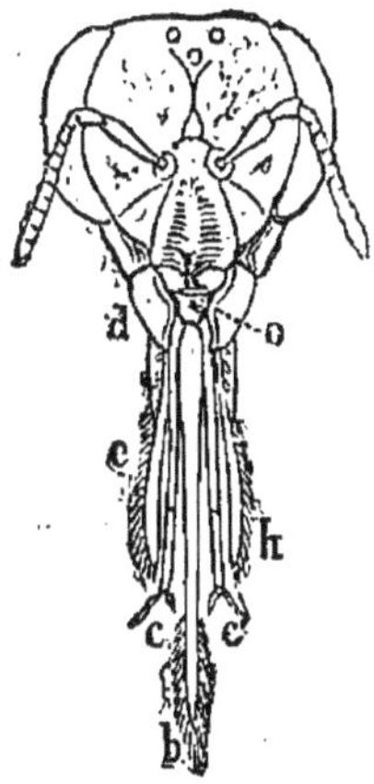

Fig. 848. — Tête d'*Apis mellifica* (ouvrière) vue de face. — *k*, épistome; *o*, labre. — Les autres lettres comme dans la figure 809.

Les alvéoles que les ouvrières construisent à la surface des gâteaux de cire sont de 3 sortes : dans les plus petits (fig. 850), la reine pond des œufs qui donnent naissance à des ouvrières ; dans les plus grands se développent des mâles; d'autres enfin, plus vastes, remarquables par l'irrégularité de leurs contours et leur situation marginale (fig. 851), reçoivent des œufs d'où naissent des femelles. La reine ne dépose qu'un œuf par cellule; d'après Réaumur, elle peut pondre jusqu'à 12 000 œufs dans l'espace de 20 jours; elle fait d'ailleurs plusieurs pontes par an. Les ouvrières et les femelles fécondes proviennent d'œufs ayant subi l'imprégnation spermatique ; les mâles se développent par parthénogenèse ; la reine est, en effet, capable de féconder à son gré les œufs, quand ils passent en face du réservoir dans lequel s'accumule le sperme. Les œufs fécondés donnent naissance à des ouvrières ou des femelles fécondes, non seulement suivant la grandeur de la cellule, mais aussi suivant la nature des aliments apportés à la larve : un accident vient-

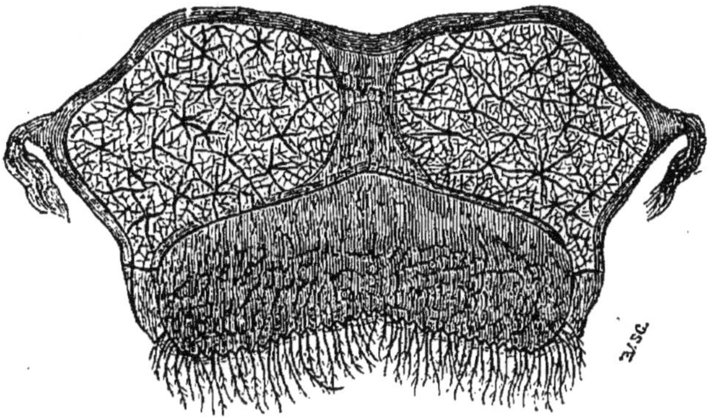

Fig. 849. — Glandes cirières de l'Abeille ouvrière.

il à priver une ruche de sa reine, les ouvrières s'empressent d'agrandir un alvéole abritant un œuf ou une larve d'ouvrière et nourrissent avec la *pâtée royale* cette larve, qui devient ainsi une *reine de sauveté*.

Les larves (fig. 852, A, B) éclosent environ 3 jours après la ponte : les ouvrières leur donnent alors la becquée et leur régurgitent dans la bouche un mélange de miel et de pollen délayés dans l'eau ; les larves de reines continuent à recevoir une nourriture abondante et substantielle, mais celles des mâles et des ouvrières sont bientôt mises au régime du miel et du pollen non préparés.

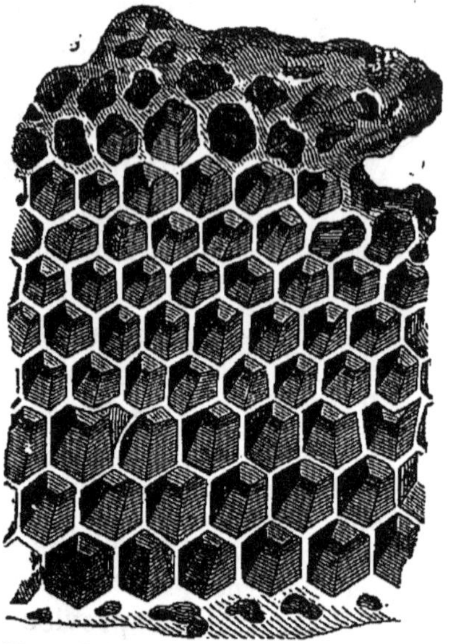

Fig. 850. — Rayon avec petites cellules d'ouvrières et grandes cellules de mâles.

Quand la larve a achevé sa croissance, les ouvrières ferment son alvéole au moyen d'un bouchon de cire; elle se file alors un cocon à l'intérieur duquel elle passe à l'état de nymphe, C, D. L'Insecte parfait perce avec ses mandibules le cocon et le couvercle de cire : sa sortie a lieu 16 jours après l'éclosion pour la reine, 20 jours pour l'ouvrière et 24 jours pour le mâle.

La naissance de cette nouvelle génération va augmenter tout d'un coup la population de la ruche dans une proportion considérable : aussi une émigration est-elle devenue nécessaire. Une nouvelle reine va naître : sans attendre son apparition, l'ancienne reine groupe au-

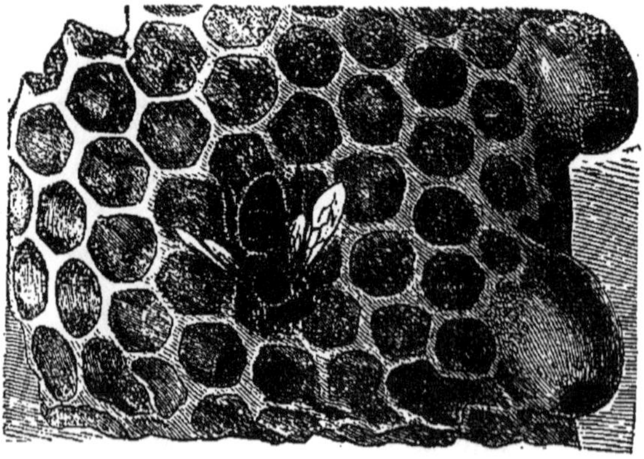

Fig. 851. — Ouvrière construisant une cellule ; sur le bord sont deux cellules royales.

tour d'elle quelques milliers d'ouvrières et quitte la ruche, à la recherche d'une nouvelle demeure. Parfois l'essaim parcourt des distances fort longues, avant de trouver un gîte à sa convenance :

pour se reposer des fatigues de la route, il se suspend en grappe à une branche d'arbre. On peut alors aisément s'en rendre maître, et si on le transporte dans une ruche, il y élit aussitôt domicile.

La population de la ruche est-elle encore trop nombreuse, après le départ de l'*essaim primaire*, la première jeune reine qui éclot quitte la ruche, à la tête d'un *essaim secondaire*. Jusqu'à son départ, les femelles fécondées qui sont nées après elles sont surveillées de près par les ouvrières, qui les empêchent de sortir de leurs alvéoles et les nourrissent par un petit pertuis pratiqué dans le couvercle. Si, au contraire, un second essaimage n'est pas nécessaire, la première reine éclose perce de son aiguillon et tue toutes les autres reines qui peuvent naître après elle ou même va les frapper jusque

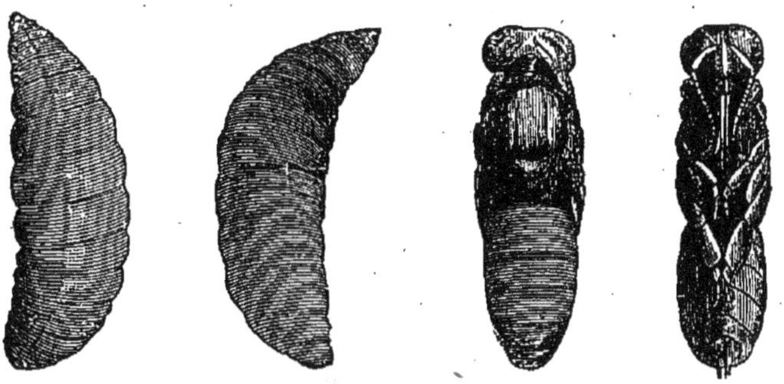

Fig. 852. — Développement d'*Apis mellifica*. — A, B, larve grossie; C, D, nymphe grossie.

dans leurs cellules : les ouvrières jettent les cadavres en dehors de la ruche et celle-ci reprend son aspect accoutumé.

Bientôt après son éclosion, la jeune reine s'envole dans les airs à une grande hauteur, suivie de tous les mâles : elle se laisse féconder par l'un d'eux, faveur qui n'est pas sans danger, car celui-ci paye de sa vie la distinction dont il est l'objet; il abandonne, en effet, son pénis dans le vagin de la femelle. Celle-ci rentre à la ruche portant encore cet organe, pour prouver qu'elle a été fécondée; elle ne doit plus subir l'approche du mâle et son réservoir spermatique renferme assez de sperme pour toutes les pontes qu'elle doit effectuer dans le cours de son existence, dont la durée est de 4 à 5 ans.

Moins de 2 jours après avoir été fécondée, la reine commence à pondre. Sa fécondité se trouvant ainsi démontrée, les ouvrières séquestrent les mâles qui sont revenus à la ruche, les privent de nourriture ou même les tuent à coups d'aiguillon.

L'appareil à venin de l'Abeille (fig. 853) est construit sur le même plan que celui de la Guêpe; il en diffère néanmoins;

d'après Carlet, en ce que la vésicule du venin, *b*, n'est pas contractile et n'agit pas sur son contenu ; elle se vide grâce à une disposition particulière de l'aiguillon, *a*. Les stylets présentent à leur base, du côté dorsal, une pièce appendiculaire qui fonctionne à la manière d'un *piston* dont le stylet serait la tige et le gorgeret le corps de pompe. Quand le stylet des-

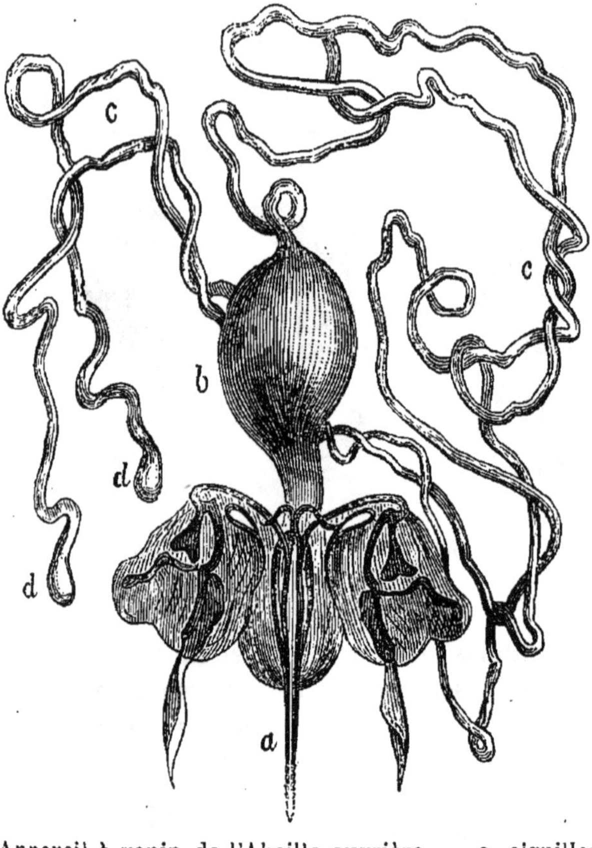

Fig. 853. — Appareil à venin de l'Abeille ouvrière. — *a*, aiguillon ; *b*, réservoir à venin ; *c*, *d*, tubes glandulaires. La glande impaire ou glande alcaline n'est pas représentée.

cend, ce piston se développe et aspire par conséquent le venin renfermé dans la vésicule ; quand le stylet remonte, il se rabat et laisse passer dans le gorgeret le liquide qui s'est accumulé au-dessus de lui et qu'il injectera à sa prochaine descente. L'aiguillon est donc tout à la fois un aspirateur et un injecteur.

Le venin de l'Abeille est clair comme de l'eau et de réaction acide ; il renfermerait de l'acide formique concentré ; sa saveur est âcre, styptique, cuisante ; il se dessèche rapidement à l'air.

Les accidents qu'il détermine sont identiques à ceux que nous avons étudiés à propos des Guêpes, si ce n'est qu'ils sont relativement moins graves. D'accord avec cette donnée, Mabaret du Basty considère le venin de l'Abeille comme moins redoutable que celui du Bourdon et surtout de la Guêpe et du Frelon.

La piqûre de l'Abeille ou de la Guêpe a été utilisée parfois dans un but thérapeutique : nous citons ces faits à titre de curiosité, mais nous ne saurions les recommander comme des exemples à suivre. Un malade souffrait beaucoup d'un rhumatisme articulaire : piqué par hasard au poignet droit par une Guêpe, la douleur cessa ; il se fit alors piquer le lendemain sur le trajet de la cuisse et de la jambe, ce qui le délivra encore de ses douleurs. Dans un autre cas, un individu de 32 ans était atteint d'une double ophtalmie catarrhale, qu'aucune médication n'avait pu guérir, quand il fut piqué par une Abeille à la partie externe du sourcil gauche ; le lendemain, il put ouvrir l'œil gauche, sans être incommodé par la lumière ; la sécrétion purulente s'était arrêtée ; trois jours après, il se fit piquer volontairement au-dessus de l'œil droit et la guérison s'ensuivit également de ce côté.

Zangolini, *Symptômes d'empoisonnement par piqûres d'Abeilles.* Gazette méd., (3), XII, p. 14, 1857.

J. G. Cazarès. El siglo medico, 2 déc. 1860.

Delpech, *Les dépôts des ruches d'Abeilles existant sur différents points de la ville de Paris.* Annales d'hygiène publique, (3), III, p. 289, 1880.

G. Carlet, *Sur une nouvelle pièce de l'aiguillon des Mellifères et sur le mécanisme de l'expulsion du venin.* Comptes rendus de l'Acad. des sc., XCIX, p. 206, 1884. — Id., *Sur la structure et le mouvement des stylets dans l'aiguillon de l'Abeille.* Ibidem, CI, p. 99, 1885.

Pouchet et Bovier-Lapierre, *Note sur les effets du venin d'Abeille sur les tissus végétaux.* Comptes rendus de la Soc. de biol., (8), II, p. 457, 1885.

P. Blott, *Ueber die Entstehung der Bienenzellen.* Kosmos, I, p. 5?, 1885.

K. Müllenhoff, *Ueber den Bau der Bienenzellen.* Archiv für Physiologie, p. 371, 1886.

On sépare le miel de la cire en exposant les rayons sur des claies au soleil ; le miel s'écoule dans des vases situés au-dessous ; on obtient ainsi la meilleure qualité de miel ou *miel vierge*. On presse ensuite les gâteaux et on recueille de la sorte un miel plus coloré, d'une saveur et d'une odeur moins fines ; on fond enfin les rayons dans l'eau chaude, le miel se dissout, la cire surnage et se prend en masse par le refroidissement; on la fond alors de nouveau et on la coule dans des moules.

On obtient ainsi la *cire jaune;* sa coloration est due à une matière dont la nature est encore mal connue et qui semble être une émanation du corps des Abeilles : à l'origine, la cire est blanche, puis elle jaunit peu à peu dans la ruche et sa teinte s'accentue avec le temps. On peut blanchir la cire jaune par divers procédés : l'emploi de substances chimiques n'est pas à recommander, car une certaine quantité de ces substances reste toujours mélangée et combinée à la cire, à quelques lavages qu'on soumette celle-ci. Un procédé plus long, mais qui donne de meilleurs résultats, consiste à verser la cire fondue sur un cylindre de bois à demi submergé dans l'eau et tournant horizontalement sur son axe. La cire se fige en rubans ou grumeaux que l'on étale ensuite dans les prairies, sur des toiles; l'ozone la décolore peu à peu et la fait passer à l'état de *cire blanche* ou *cire vierge*.

La cire jaune a une densité de 0,962; elle est malléable à une température peu élevée; elle fond vers 62 ou 63°; elle est inflammable et brûle sans laisser de résidu. Elle est insoluble dans l'eau, mais soluble en toutes proportions dans les huiles, les graisses, les essences, ainsi que dans 20 parties d'alcool et d'éther bouillants. Elle est constituée par le mélange de trois corps distincts, faciles à séparer grâce à leur solubilité différente dans l'alcool. La *cérine* ou *acide cérotique*, $C^{27}H^{54}O^{2}$, se dissout, mais se cristallise par le refroidissement; elle fond à 78° et forme la plus grande partie de la cire; elle distille sans altération. La *myricine* ou *palmitate de myricyle*, $C^{16}H^{31}(C^{30}H^{61})O^{2}$, ne se dissout pas : c'est une substance blanche, insipide, inodore, fusible à 72°; les alcalis la décomposent en acide palmitique et en mélissine ou alcool myricique. La *céroléine* est soluble à froid dans l'alcool et l'éther : c'est une substance molle, fusible à 28°,5.

La cire blanche a une densité de 0,966; elle est solide et cassante à froid : on y incorpore souvent un peu de suif pour lui rendre le liant qu'avait la cire brute. Malléable à 30°, elle est molle à 35° et fond à 65° d'après Château, ou entre 69 et 70°, d'après Lewy. Au point de vue chimique, elle ne diffère guère de la cire jaune que par la perte de sa matière colorante.

Les diverses sortes de cire n'ont point toujours la même composition : nos cires d'Europe renferment, suivant les cas, de 70 à 90 p. 100 de cérine ; Brodie a trouvé cette même substance dans la proportion de 22 p. 100 dans une cire du comté de Surrey, en Angleterre, et a constaté son absence totale dans une cire de Ceylan. Hess a trouvé 90 p. 100 de myricine dans une autre sorte de cire.

Swammerdam et Réaumur pensaient que la cire n'est autre chose que le pollen des fleurs, élaboré dans l'estomac des Abeilles. François Huber, leur incomparable historien, a prouvé que ces Insectes séquestrés et nourris exclusivement de miel et de sucre, n'en continuent pas moins à construire leurs rayons : la cire est donc réellement un produit de sécrétion. Dumas et H. Milne-Edwards renouvelèrent l'expérience avec plus de rigueur et arrivèrent au même résultat.

Fr. Schwalb, *Ueber die nicht-sauren Bestandleile des Bienenwachses.* Inaug. Diss. Tübingen, 1884.

La propolis, dont les Abeilles se servent pour boucher et calfeutrer les fentes de la ruche, est une substance résineuse, odorante et d'un brun rougeâtre, que les ouvrières recueillent avec leurs mandibules sur les bourgeons ou les jeunes pousses des Peupliers, des Bouleaux, des Pins et d'autres arbres qui sécrètent des résines. Fraîchement récoltée, elle est molle et malléable, mais se durcit par la suite ; elle est soluble dans l'alcool et saponifiable par les alcalis. On l'utilise dans les arts pour prendre des empreintes ; en médecine, elle a été prescrite comme résolutive, en pommades ou en fumigations.

Le miel, pas plus que la propolis, n'est un produit de sécrétion des Abeilles. Celles-ci puisent avec leur trompe le nectar dans la corolle des fleurs, l'avalent, l'élaborent dans leur jabot, puis, revenues à la ruche, le dégorgent dans les avéoles des rayons de cire supérieurs ; elles amassent ainsi des provisions dont, pendant la mauvaise saison, elles se nourriront, ainsi que les larves.

Le miel est une substance sucrée, entièrement soluble dans l'eau et constituée par le mélange en proportions variables de glycose, de saccharose, de mellose et de mannite, le tout dissous ou délayé dans l'eau ; il renferme encore un ou plusieurs acides libres, de la cire et des principes aromatiques complexes, variant avec chaque pays et empruntés aux plantes butinées par les Abeilles.

L'arome et le goût du miel dépendent, en effet, exclusivement de la nature des plantes qui l'ont fourni : les Labiées lui communiquent leur parfum, de même que les plantes amères lui donnent leur amertume ; l'influence bien connue des saisons sur la qualité du miel s'explique par ce fait. Le miel du mont Hymette doit son antique célébrité aux Labiées qui croissent sur cette montagne ; celui de la Provence est aromatisé par la Lavande, celui de Narbonne par le Romarin, celui de Reggios, de Valence et de Cuba par l'Oranger. En revanche, le miel de Bretagne et de l'Allemagne du nord doit sa teinte foncée et son goût médiocre au Sarrasin et à la Bruyère. L'If est accusé par Virgile, le Buis par Pline, l'Absinthe par Dioscoride, de donner du miel de mauvaise qualité ; Olivier de Serres adresse le même reproche à l'Orme, au Genêt, à l'Euphorbe et à l'Arbousier.

Le miel peut d'ailleurs être doué de propriétés toxiques, s'il a été recueilli sur des fleurs vénéneuses. Xénophon et Diodore de Sicile rapportent que, pendant la retraite des Dix-Mille, des soldats s'arrêtèrent à Trébizonde, en Colchide, et furent pris d'une sorte d'ivresse furieuse, après avoir mangé du miel. Tournefort a été témoin de faits semblables dans cette même contrée : il les attribue à *Azalea pontica* et à *Rhododendron ponticum;* Labillardière incrimine plutôt la Ciguë du Levant (*Cocculus suberosus* D. C.).

En Europe, l'intoxication par le miel n'est pas rare. Haller parle de deux bergers des Alpes qui moururent pour avoir mangé du miel puisé sur les fleurs d'Aconit. Des faits du même ordre sont signalés en Amérique et ailleurs.

L'ingestion du miel recueilli par des Insectes autres que les Abeilles n'est pas non plus sans danger. Seringe dit que deux vachers suisses furent gravement malades, et l'un d'eux mourut, après avoir fait usage de miel de *Bombus terrestris*, récolté sur *Aconitum napellus* et *A. lycoctonum*. Au Brésil, Aug. de Saint-Hilaire fut en proie pendant plusieurs heures à un violent délire, après avoir avalé deux cuillerées à café d'un miel recueilli par une Guêpe (*Polistes lecheguana*) sur une Sapindacée (*Paullinia australis*).

B.-S. Barton, *Account of the poisonous and injurious honey of North America*. Transact. of the amer. phil. Soc., V, p. 51.

Jaillard, *Sur une nouvelle falsification du miel*. Recueil de mém. de méd. militaire, (3), XXXII, p. 289, 1876.

De Rawton, *Remarques sur le miel*. Journal de pharm. et de chimie, (5), I, p. 360, 1880.

K. Müllenhoff, *Ueber das Ansammeln des Honigs*. Archiv f. Physiologie, p. 382, 1886.

Ch. Thomas-Caraman, *Note sur le miel eucalypté naturel sécrété par les Abeilles noires sauvages de Tasmanie (Australasie), dans des ruches énormes, construites par elles, au sommet d'Eucalyptus gigantesques*. Progrès médical, (2), V, p. 318, 1887.

Nous avons fait ressortir déjà les relations étroites qui unissent les Myriapodes aux Insectes et nous avons indiqué que les uns et les autres dérivaient vraisemblablement d'une souche commune, par l'intermédiaire de formes dont *Peripatus* d'une part et *Scolopendrella* d'autre part sont les derniers représentants. Les Insectes n'ont plus que trois paires de pattes, d'où une division du corps en thorax et en abdomen ; mais ce dernier porte souvent des pattes transitoires, pendant le cours du développement; parfois même, les pattes abdominales persistent chez l'adulte (*Japyx*, *Campodea*). Le nombre des anneaux est resté assez fixe et fréquemment on retrouve intacts, chez la larve ou chez l'adulte, les 13 somites qui, avec la tête, constituaient le corps de l'Insecte primitif.

La parenté des Aptères avec les Myriapodes est tellement grande, qu'on peut avec tout autant de raison adopter l'opinion de Ryder et ranger *Scolopendrella* parmi ces derniers, ou la reporter au contraire parmi les Insectes, à l'exemple de Packard : elle figure alors parmi les Aptères, à la base de l'ordre des Thysanoures.

Le type primitif des Insectes semble donc s'être conservé à peu près intact chez les Thysanoures. On peut affirmer que les premiers Insectes étaient des animaux broyeurs, aptères et sans métamorphoses. Par suite d'une condensation progressive de la partie postérieure du corps, les paires de pattes, d'abord au nombre de 13, sont allées en se réduisant d'arrière en avant et les 3 premières ont seules persisté; mais quand, comme chez la Chenille, le corps reprend une forme allongée, on voit réapparaître transitoirement quelques-unes des pattes abdominales, destinées à le soutenir. L'apparition des ailes, la modification des pièces buccales, l'intervention des métamorphoses sont autant de différenciations secondaires, qui se sont d'ailleurs produites à des degrés fort inégaux.

EMBRANCHEMENT DES CHORDÉS

Les animaux qui constituent cet embranchement sont parvenus à un degré très inégal de complication organique ; ils présentent néanmoins certains caractères communs, que des recherches embryologiques récentes ont mis en évidence. Tous possèdent à l'état larvaire une *notocorde* ou *corde dorsale*, sorte de tige rigide qui se forme aux dépens de l'endoderme, le long de la ligne médio-dorsale, et a pour rôle de soutenir et protéger le système nerveux central. Celui-ci se développe également dans la région dorsale, contrairement à ce qui s'observe chez les animaux précédents. Enfin, l'appareil respiratoire dérive toujours de la portion antérieure du tube digestif.

La corde dorsale acquiert un développement variable. Chez les ENTÉROPNEUSTES ou *Hémichordés* (tome I, page 288), qui doivent être définitivement reportés à la base de l'embranchement des Chordés (1), elle est limitée à la région branchiale. Chez les TUNICIERS ou *Urochordés*, elle n'existe que dans la région postérieure ou caudale. Chez les *Céphalochordés*, elle occupe toute la longueur du corps et pénètre jusque dans la tête, suivant que cette dernière est simple ou consolidée par une boîte crânienne ; on les divise en ACRANIENS et en VERTÉBRÉS ou *Crâniotes*.

SOUS-EMBRANCHEMENT DES TUNICIERS

Les Tuniciers ou Urochordés sont des animaux marins d'assez petite taille, libres ou fixés, isolés ou réunis en colonies ; ils nagent en haute mer ou adhèrent aux rochers, s'enfouissent dans la vase, etc.

Le tégument est mou et gélatineux ; ou bien il est, au contraire, coriace : l'épiderme est recouvert d'une épaisse cuticule renfermant des cellules épithéliales desquamées et constituée par de la *tunicine*, substance isomère de la cellulose. Le corps a l'aspect d'un sac ou d'un

(1) Il en résulte que les Echinodermes ont avec les Chordés des affinités plus étroites qu'on ne l'avait supposé jusqu'alors.

tonneau ; il présente deux orifices ou *siphons*, dont l'un sert à l'entrée et l'autre à la sortie de l'eau ; ils sont plus ou moins rapprochés de l'un des pôles chez les types en forme de sac (Ascidies) et exactement terminaux chez les types en forme de tonneau (Salpes).

CLASSE DES PÉRENNICHORDES

Ce sont de petits Tuniciers nageurs, à queue et à notocorde persistantes ; on les a longtemps pris pour des larves. Ils constituent l'ordre des APPENDICULAIRES ou *Copelata*, qui renferme les genres *Oikopleura* Mertens, *Fritillaria* Quoy et Gaimard, et *Kovalevskya* Fol ; ce dernier n'a ni cœur, ni endostyle, ni intestin, mais le pharynx est armé de quatre rangées de dents.

CLASSE DES CADUCICHORDES

Les Caducichordes ou *Acopelata* sont nombreux et variés ; tous ont une cavité péribranchiale et sont dépourvus, à l'âge adulte, de queue et de corde dorsale. On les divise en deux sous-classes.

Sous-classe des Ascidiens.

ORDRE DES ASCIDIES SIMPLES

Ces animaux sont ordinairement fixés à l'âge adulte. Le corps présente deux orifices, à l'extrémité de siphons plus ou moins longs et pouvant se fermer par des sphincters. La masse du corps est libre dans la cavité que limite le tégument ou *tunique* et ne se rattache à celui-ci qu'au niveau des sphincters.

La portion initiale du tube digestif est transformée en un large *sac branchial*, percé de nombreuses ouvertures disposées en rangées transversales : ces *fentes*, encore appelées *stigmates* ou *trémas*, sont bordées d'épithélium vibratile ; elles permettent à l'eau, qui a pénétré par la bouche, de passer dans l'espace péribranchial, que tapisse une véritable séreuse et d'où elle est expulsée par le siphon cloacal.

L'origine du sac branchial est marquée d'un cercle de tentacules, en arrière duquel se voit un cercle cilié, appelé *gouttière péricoronale* ou *péripharyngienne*. De cette gouttière et à la face ventrale, c'est-à-dire opposée à l'anus, part un sillon longitudinal ou *endostyle*, tapissé de cellules glandulaires et parcourant toute la longueur du sac branchial, suivant la ligne médio-ventrale.

En regard de l'endostyle et suivant la ligne médio-dorsale, le sac branchial présente les deux *plis hypopharyngiens*, qui délimitent le *canal dorsal*, appareil de déglutition aboutissant à une fossette vibratile située entre les deux siphons : l'une de ses lèvres est souvent ornée de lamelles contournées en hélice ou *languettes de Lister*.

Au fond du sac branchial s'ouvre l'œsophage, muni d'un sphincter; il se continue bientôt par un estomac ovoïde, auquel fait suite un intestin, qui se recourbe sur lui-même et remonte à la face dorsale du sac branchial, pour venir déboucher dans le fond de la cavité cloacale. L'intestin porte souvent des appendices variés, dont la nature est encore inconnue.

Le cœur à la forme d'un sac allongé; il est renfermé dans un péricarde et situé à l'extrémité postérieure de la branchie. Les contractions dont il est animé se font alternativement dans un sens ou dans l'autre, par intervalles irréguliers.

Le système nerveux est représenté par un gros ganglion situé entre les deux siphons et vers l'extrémité de la gouttière dorsale. Il présente comme annexe une glande que Julin considère comme analogue à l'hypophyse des Vertébrés et qui s'ouvre dans le sac branchial par un ou plusieurs orifices pourvus de pavillons vibratiles.

Les sexes sont toujours réunis chez un seul et même individu, mais le testicule et l'ovaire fonctionnent rarement en même temps. Ce sont des glandes en grappe, enveloppées d'ordinaire par l'anse intestinale. Le canal déférent et l'oviducte sont étroitement juxtaposés, longent le rectum, s'ouvrent dans le cloaque ou *atrium*, puis rejettent leurs produits au dehors. L'œuf est parfois pourvu d'un appareil de dissémination, qui résulte d'une transformation des cellules du follicule ovarien ; dans d'autres cas, il séjourne dans le cloaque et y subit son entier développement.

Les Ascidies simples sont répandues dans toutes les mers. Les genres principaux sont *Ascidia*, *Phallusia*, *Ciona*, *Molgula*, *Cynthia*, *Boltenia*, etc. Chez *Chevreulius callensis* de Lacaze-Duthiers, des côtes d'Algérie, le corps est protégé par un opercule mobile. Plusieurs espèces de grande taille sont comestibles : telles sont notamment, sur les côtes de la Méditerranée, *Cynthia papillosa* et divers *Microcosmus* (*M. vulgaris*, *M. polymorphus*, *M. Sabatieri*), qu'on connaît à Marseille sous le nom de *violet;* on mange les organes internes, dont le goût rappelle celui des glandes génitales de l'Oursin.

Ici se placent le trois ordres des Ascidies agrégées ou sociales (*Clavellina*, *Perophora*), des Ascidies composées ou Synascidies (*Botryllus*, *Amarœcium*) et des Ascidies salpiformes (*Pyrosoma*).

Sous-classe des Thaliacés.

Les Thaliacés ont l'aspect de petits cylindres ou de tonnelets: leur corps est transparent comme le cristal et de consistance gélatineuse; l'orifice d'entrée est à l'extrémité antérieure, l'orifice de sortie à l'extrémité opposée. Ces animaux sont tantôt solitaires, tantôt réunis en chaînes régulières; ils nagent à la surface de la mer, grâce aux contractions rythmiques de larges bandes musculaires disposées autour de la cavité respiratoire comme des cercles autour d'un tonneau. Leurs alternatives de contraction et de relâchement rétrécissent et élargissent successivement cette cavité : l'eau qu'elle renferme est violemment chassée par l'orifice postérieur et projette le corps en avant. L'organisation interne est plus parfaite que chez les Ascidies.

La reproduction se fait toujours par la succession de deux générations très distinctes, différant par la taille, par la forme générale et par certains détails de structure. De l'œuf provient un individu asexué qui se reproduit par bourgeonnement; chacun des individus qui en résultent est hermaphrodite protérogyne et pond des œufs; ces phénomènes de génération alternante ont été découverts par le poète Chamisso.

Les Tuniciers, naguère réunis aux Brachiopodes et aux Bryozoaires en un embranchement des Molluscoïdes, ne sauraient être classés désormais ailleurs qu'à la base de l'embranchement des Chordés; toutefois leurs relations avec les types supérieurs sont encore très obscures. Dohrn les considère comme des Poissons dégénérés; nous croyons plutôt qu'ils ne dérivent pas des Céphalochordés, mais qu'ils se sont séparés de bonne heure du tronc qui a donné naissance à ceux-ci.

SOUS-EMBRANCHEMENT DES ACRANIENS

Les Acrâniens ou *Leptocardes* constituent le premier groupe des Céphalochordés. Ils ne comprennent que deux espèces, *Amphioxus lanceolatus* Yarrel et *Epigionichthys pulchellus* Peters, toutes deux de petite taille et marines. La première vit enfouie dans les bancs de sable qui ne découvrent qu'aux très basses marées : on l'a trouvée en France (Arcachon, Concarneau, Roscoff), en Angleterre, dans la Méditerranée, aux États-Unis, aux Antilles, au Brésil, au Pérou, dans les îles de la Sonde, en Australie et en Tasmanie. La seconde n'a encore été vue qu'en Australie, à Moreton-Bay.

L'Amphioxus est long de 3 à 5 centimètres, aplati latéralement, de forme lancéolée, et si diaphane qu'on peut observer par transparence la plupart de ses organes. L'extrémité postérieure du corps est ornée d'une nageoire caudale qui se continue sur la ligne médiane des faces dorsale et ventrale; les nageoires paires font défaut. Les masses musculaires sont divisées par des lignes obliques en une série de segments ou *myomères* à fibres striées, mais sans sarcolemme.

Le squelette est constitué par une notocorde persistante, s'étendant sur toute la longueur du corps. La tête n'est pas distincte du tronc; les membres font défaut.

La bouche est subterminale et percée obliquement, à l'extrémité antérieure de la face ventrale : c'est une fente allongée, dépourvue de mâchoires, maintenue béante par des lèvres cartilagineuses et entourée d'une couronne de cirres mobiles. A sa suite vient une large poche pharyngienne, véritable sac branchial, comparable à celui des Tuniciers, revêtu intérieurement d'un épithélium vibratile et parcouru suivant la ligne médio-ventrale par une gouttière ciliée analogue à l'endostyle. Les parois de ce sac sont soutenues par un grand nombre de petits arcs cartilagineux obliques, qui servent de support aux vaisseaux sanguins et dans l'intervalle desquels sont percées des fentes par où l'eau, venant de la bouche, passe pour tomber dans la *cavité péribranchiale*. Celle-ci est distincte de la cavité générale et dérive d'un repli du tégument; elle se vide au dehors par le pore branchial. La cavité est homologue à la chambre branchiale des Téléostéens et le pore correspond à l'ouverture des ouïes.

L'œsophage s'ouvre au fond du sac branchial : il est court et étroit. L'estomac est large et se continue en avant par un cæcum hépatique, dont l'épithélium est teinté. L'intestin est à peu près rectiligne; l'anus s'ouvre un peu latéralement, vers les trois quarts de la longueur du corps.

L'appareil circulatoire est dépourvu de cœur, mais présente néanmoins une perfection relative : le sang renferme des globules incolores et circule dans un système de vaisseaux clos de toutes parts, sans tomber dans des lacunes ; certains vaisseaux sont contractiles.

Le système nerveux central est constitué par une moelle percée dans toute sa longueur d'un *canal de l'épendyme* et présentant une série de renflements ganglionnaires qui correspondent aux racines des nerfs. En avant, la moelle présente simplement une légère dilatation ; la boîte crânienne fait défaut. Les nerfs se séparent de la moelle à peu près régulièrement par paires. L'extrémité antérieure de la masse nerveuse est creusée supérieurement d'une fossette dans laquelle sont enchâssées une ou deux petites taches pigmentaires noirâtres, correspondant à des yeux rudimentaires. Dans la même région, mais à gauche, se voit une fossette vibratile, qui sert à l'olfaction.

Les sexes sont séparés. Les glandes génitales ont la forme de capsules distinctes, disposées en une double série linéaire, tout le long du plafond de la cavité péribranchiale. Leurs produits sont rejetés par le pore péribranchial (de Quatrefages) ou par la bouche (Kovalevsky).

Le développement de l'Amphioxus a été suivi par Kovalevsky et Hatschek. L'œuf est alécithe et entouré d'une délicate membrane; il subit une segmentation totale et presque égale. Une gastrula se forme par invagination : les deux feuillets, d'abord séparés par une vaste cavité de segmentation, finissent par s'accoler intimement l'un à l'autre; puis l'embryon s'allonge et devient cylindrique, en même temps que le blastopore recule jusqu'à l'extrémité postérieure. La larve ciliée éclôt alors.

Le système nerveux dérive de l'ectoderme : il se forme à la face dorsale une *plaque neurale*, qui s'étend d'arrière en avant et de chaque côté de laquelle l'ectoderme se soulève en une crête longitudinale. Les deux crêtes se rencontrent et se fusionnent, formant ainsi un *canal neural*, qui reste ouvert en avant et communique en arrière avec l'*archentéron* ou cavité de la gastrula; ces deux ouvertures finissent par s'oblitérer. Une semblable communication du canal médullaire avec le tube digestif se voit chez tous les Céphalochordés, à un stade très primitif du développement, par l'intermédiaire du *canal neurentérique*.

La corde dorsale provient de l'endoderme. Il en est de même pour les *prévertèbres* ou *protovertèbres*, plus exactement appelées *somites mésodermiques*. Ces organes, communs encore à tous les Céphalochordés, dérivent ici de diverticules de l'intestin, nés dans la région supéro-latérale et disposés par paires de chaque côté de la moelle; ces diverticules se forment d'avant en arrière, puis s'isolent, en même temps que leur cavité s'oblitère. Les deux lames cellulaires qui les constituent donnent naissance aux couches musculaire et conjonctive du tube digestif et à une portion des muscles volontaires.

SOUS-EMBRANCHEMENT DES VERTÉBRÉS

Les Vertébrés ou *Crâniotes* constituent le second et dernier groupe des Céphalochordés : la notocorde existe toujours à l'état embryonnaire et persiste parfois chez l'adulte ou disparaît au contraire plus ou moins complètement. Il se développe un squelette secondaire cartilagineux (Cyclostomes, Sélaciens, partie des Ganoïdes), qui est ordinairement transitoire et est remplacé par un squelette tertiaire osseux (partie des Ganoïdes, Téléostéens, Dipnoïques, Batraciens, Reptiles, Oiseaux, Mammifères). Qu'il soit cartilagineux ou osseux, le squelette définitif est inégalement développé et comporte un nombre variable de pièces : les seules parties immuables se réduisent à une tige médio-dorsale, qui court tout le long du corps et se montre formée d'une série linéaire de *vertèbres*, dont l'ensemble constitue la *colonne vertébrale* ou *rachis*.

Chaque vertèbre se compose d'un *corps* (*cycléal* de Geoffroy Saint-Hilaire; *centrum* d'Owen, fig. 854, C), qui se forme aux dépens de la gaine qui enveloppe la notocorde, puis s'accroît par voie centripète, en empiétant de plus en plus sur celle-ci. Le corps émet par sa partie supéro-latérale deux appendices ou *neurapophyses*, *na*, qui se rencontrent sur la ligne médiane et sont réunis par une pièce impaire, l'*apophyse épineuse* ou *neurépine*, *spn* : ainsi se constitue, au-dessus du corps, un *arc neural* dans lequel passe la moelle épinière, *n*; de la superposition des arcs neuraux résulte le *canal rachidien*. Symétriquement, le corps vertébral émet par sa partie inféro-latérale deux autres appendices ou *hémapophyses*, *ha*, qui sont réunis sur la ligne médiane par une *hémépine*, *sph*, et forment ainsi un *arc hémal* qui loge les organes nutritifs et spécialement l'appareil circulatoire, *h*. Les deux arcs neural et hémal se développent très inégalement; ce dernier manque fréquemment; d'autres fois il acquiert une taille et une importance considérables. Chacun d'eux peut se compliquer encore par l'adjonction de nouvelles apophyses, telles que les *diapophyses*, *da*, les *pleurapophyses*, *pla*, les *parapophyses*, *pra*, et les *zygapophyses*, *za*.

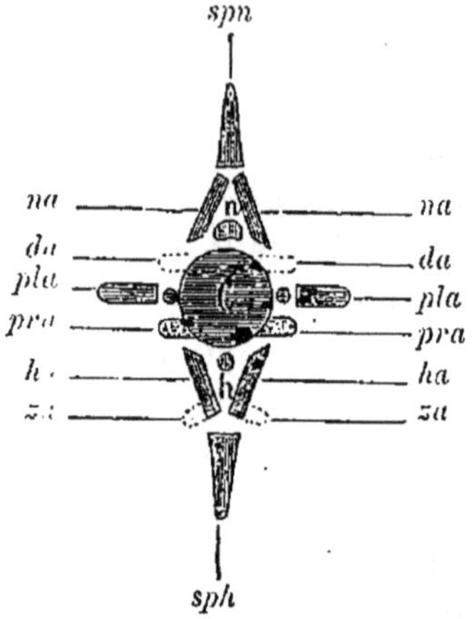

Fig. 854. — Composition théorique de la vertèbre, d'après Owen. — C, corps; *da*, diapophyses; *h*, coupe du vaisseau sanguin; *ha*, hémapophyses; *n*, coupe de la moelle épinière; *na*, neurapophyses; *pla*, pleurapophyses; *pra*, parapophyses; *sph*, hémépine; *spn*, apophyse épineuse ou neurépine; *za*, zygapophyses.

La colonne vertébrale est toujours terminée à son extrémité antérieure par une boîte cartilagineuse ou osseuse, plus ou moins complète; cette boîte ou *crâne* résulte simplement d'une différenciation d'un certain nombre de vertèbres et n'est, par conséquent, qu'une dépendance de la colonne vertébrale : elle renferme la portion antérieure des centres nerveux ou *encéphale*, qui n'est elle-même qu'une modification sécondaire de la moelle épinière.

Tous les Vertébrés présentent un double appareil circulatoire, un double système musculaire et un double système nerveux.

Le sang est un liquide alcalin, formé d'un *plasma* incolore ou légèrement citrin, qui tient en suspension un nombre immense de *globules* ou *hématies*; leur forme et leur taille varient, mais ils sont toujours colorés en rouge par une substance albuminoïde cristallisable, l'*hémoglobine*. Celle-ci semble toujours présenter un même spectre, qui est caractéristique; sa constitution chimique est néanmoins sujette à certaines variations, comme le prouvent son affinité variable pour l'oxygène et la diversité de ses formes cristallines. Elle emprunte, au milieu dans lequel vit l'animal, de l'oxygène avec lequel elle se combine chimiquement, puis qu'elle cède aux tissus. Ceux-ci *respirent*, c'est-à-dire comburent leur propre substance et rendent au sang de l'acide carbonique qui se dissout dans le plasma ou plutôt se combine avec le carbonate de soude qui entre dans la composition de ce dernier.

Le sang circule dans un système de vaisseaux clos de toutes parts; il est mis en mouvement par les contractions du *cœur*. Les vaisseaux qui mènent le sang vers les organes sont les *artères*; ils renferment généralement du sang oxygéné; ceux qui emportent le sang des tissus sont les *veines*, chargées généralement de sang pauvre en oxygène et riche en acide carbonique. Le sang veineux n'est renvoyé dans les organes qu'après avoir traversé l'appareil respiratoire (branchies ou poumons), qui est en rapport avec le milieu ambiant et dans lequel, par de simples phénomènes d'osmose, il rejette son acide carbonique et se recharge d'oxygène.

En outre de l'oxygène, le sang porte encore aux tissus les aliments élaborés par les sucs digestifs. Ces aliments proviennent de deux sources : il a lui-même puisé les uns (peptones, glycose) dans l'intestin grêle, par l'intermédiaire des veines ; les autres (émulsions graisseuses) lui sont apportés par les *vaisseaux chylifères*.

Ces vaisseaux représentent la portion intestinale du *système lymphatique*, qui prend naissance dans les interstices du tissu conjonctif du corps entier. Les lacunes par lesquelles il naît n'ont d'abord pas de paroi propre; mais elles s'organisent bientôt en vaisseaux qui, en se réunissant successivement les uns aux autres, finissent par former un petit nombre de gros troncs qui se jettent dans le système veineux. Ces vaisseaux renferment la *lymphe*, liquide incolore, coagulable, constitué essentiellement par la concentration du plasma sanguin qui a diffusé à travers les parois des capillaires sanguins et s'est ainsi répandu dans l'intimité des organes : la lymphe renferme néanmoins des *leucocytes*, cellules amiboïdes qui lui sont particulières et qui sont déversées dans le sang, où on les retrouve en petite quantité ; elles jouissent dans l'organisme d'une certaine autonomie.

Les muscles moteurs ou de la vie de relation sont tous formés de *fibres striées*, à contraction rapide et volontaire. Ceux des organes de la vie végétative (appareil digestif, vaisseaux sanguins et lymphatiques, muscles intrinsèques de l'appareil respiratoire et des organes génito-urinaires) sont, au contraire, constitués par des *fibres-cellules* ou *fibres lisses*, à contraction lente et réflexe; le cœur, dont les mouvements se répètent un grand nombre de fois par minute, est, par exception, formé de muscles striés.

A chacun de ces systèmes musculaires correspond un système nerveux particulier.

Les *nerfs sensitifs* ou *centripètes* transmettent au *névraxe* ou système nerveux central les impressions reçues ; celui-ci émet d'autre part des *nerfs moteurs* ou *centrifuges*, qui vont se terminer dans les muscles par les *plaques motrices* ou *plaques de Rouget*. Ces deux sortes de nerfs, distincts au point de vue fonctionnel, ont une structure identique ; chacun de leurs filets est formé de trois parties : un filament nerveux ou *cylindre-axe* (*cylindrus-axis*), prolongement d'une cellule nerveuse renfermée dans les centres ; un manchon de *myéline*, interrompu de place en place et jouant le rôle de corps isolant; une enveloppe extérieure ou *gaine de Schwann*, mince et homogène, mais présentant encore çà et là des noyaux à sa face interne, comme preuve de son origine cellulaire. La myéline est spéciale aux nerfs des Vertébrés ; elle est constituée par de la lécithine, graisse phosphorée biréfringente.

Les organes de la vie végétative sont innervés par le *système nerveux grand sympathique* ou *système nerveux viscéral*, analogue au stomato-gastrique des Annélides, des Mollusques et des Arthropodes. Le grand sympathique est formé de filets nerveux sans myéline ou *fibres de Remak*, qui vont se distribuer aux viscères, ainsi qu'à certaines glandes et à certains organes des sens (œil). Ces nerfs présentent sur leur trajet des amas de cellules nerveuses constituant des ganglions et forment en quelques points des plexus plus ou moins riches. Ils naissent du névraxe par quelques rameaux, plus nombreux à la moelle qu'à l'encéphale, et se séparent de celle-ci en même temps que les nerfs rachidiens. Les filets d'un même côté se jettent dans une série de ganglions portés par un long cordon qui passe tout le long de la colonne vertébrale, de chaque côté et à la face inférieure des corps vertébraux ; de ce cordon principal se séparent tous les nerfs du système.

Sauf de rares exceptions, les sexes sont séparés.

Suivant que le crâne manque ou non d'appendices constituant les mâchoires, on divise les Vertébrés en deux groupes fort inégaux : les Cyclostomes ou *Agnathes* ne comprennent qu'un seul ordre, qui rentre dans la classe des Poissons; les Gnathostomes comprennent tous les autres Crâniotes, savoir : la plupart des Poissons et quatre autres classes (Batraciens, Reptiles, Oiseaux et Mammifères). Les Cyclostomes méritent le nom de *Monorhiniens* : leur organe olfactif consiste en une seule fosse nasale, développée sur la ligne médiane. Les Gnathostomes sont, au contraire, des *Amphirhiniens :* ils ont deux fosses nasales, qui s'ouvrent en arrière dans le pharynx.

CLASSE DES POISSONS

Les Poissons sont des animaux aquatiques, à respiration exclusivement branchiale et généralement dépourvus de métamorphoses. Ils possèdent toujours des nageoires impaires et le plus souvent des nageoires paires, représentant deux paires de membres; le cœur est veineux et formé de deux cavités, l'oreillette étant en arrière et le ventricule en avant. On les divise en cinq sous-classes.

Sous-classe des Cyclostomes.

ORDRE DES MARSIPOBRANCHES

Les Cyclostomes ou Monorhiniens ont le corps cylindrique et sont dépourvus de membres, mais possèdent une nageoire caudale et une longue nageoire dorsale ; ces nageoires sont soutenues par des rayons cartilagineux qui se développent d'une façon indépendante et ne s'unissent que secondairement à la colonne vertébrale.

La corde dorsale est persistante ; elle se termine en arrière exactement dans l'axe du corps, en sorte que la nageoire caudale est *homocerque*, ses deux lobes supérieur et inférieur étant égaux et symétriques.

La couche périphérique de la notocorde se différencie en une gaine cellulaire, autour de laquelle se développe un étui cartilagineux correspondant aux corps vertébraux. La segmentation de cet axe est indiquée, chez *Petromyzon*, par la formation de petites pièces cartilagineuses paires, rudiment des arcs neuraux ; il se forme de même des arcs hémaux dont la réunion constitue un canal parcouru par des vaisseaux sanguins.

En avant, l'encéphale est protégé par une sorte de capsule membrano-cartilagineuse, qui se continue avec la corde dorsale et représente un crâne rudimentaire. Le squelette viscéral n'est représenté que par des rudiments des deux premiers arcs; tous les arcs branchiaux font défaut; il est du moins difficile de leur assimiler une sorte de cage cartilagineuse qui se développe de chaque côté du corps et sert de support à l'appareil respiratoire.

La peau est nue, lisse, sans écailles; elle comprend deux couches: l'*épiderme*, simple couche épithéliale ectodermique, et le *derme* ou *chorion*, d'origine mésodermique; ce dernier est formé essentiellement de tissu conjonctif et renferme des vaisseaux et des nerfs.

Les muscles du tronc présentent une remarquable métamérisation: les myomères sont séparés par des cloisons de tissu conjonctif (*myocommata*), disposées en lignes brisées.

La bouche est circulaire, infundibuliforme et agnathe, mais armée de dents cornées en petit nombre (*Myxine*) ou au contraire très nombreuses (*Petromyzon*) : ces dents font défaut chez la larve et n'apparaissent qu'après la métamorphose. La *langue* occupe le fond de la bouche; ses mouvements aident à la succion. L'œsophage communique avec les branchies; l'estomac et l'intestin ne sont pas séparés par d'autre limite que celle qu'indique l'embouchure du canal cholédoque dans le tube digestif. L'anus est médio-ventral et postérieur.

La bouche résulte d'une invagination de l'ectoderme; le reste du tube digestif, ou *mésentéron*, dérive au contraire de l'endoderme. La fossette buccale primaire, ou *stomodaeum*, est adossée au cul-de-sac antérieur du mésentéron; mais la cloison qui sépare ces deux cavités se perfore de bonne heure et une communication définitive s'établit entre elles. L'extrémité postérieure du mésentéron se termine en cul-de-sac, puis s'ouvre dans le *proctodaeum*, fossette cloacale primaire dérivée de l'ectoderme. Secondairement, le mésentéron se divise en *pharynx*, *œsophage*, *estomac*, *intestin grêle* et *gros intestin*. De dedans en dehors, ces divers segments sont formés de trois tuniques superposées: une tunique muqueuse endodermique, une tunique musculeuse et une tunique séreuse mésodermiques.

La muqueuse comprend une première couche épithéliale, qui seule dérive de l'endoderme, et un chorion riche en vaisseaux et en nerfs. Elle est lisse, sans glandes ni villosités, si ce n'est que, dans l'intestin, elle se replie sur elle-même de manière à constituer une *valvule spirale* surbaissée, destinée à augmenter la surface d'absorption. Par suite de l'absence de glandes, la fonction sécrétoire se trouve répartie sur toute la surface de l'estomac et de l'intestin et s'accomplit indifféremment par chaque cellule épithéliale. La couche musculaire est formée de fibres lisses disposées en deux couches, dont l'interne est annulaire et l'externe longitudinale.

La séreuse n'est qu'une tunique accessoire, dépendant du *péritoine*. On donne ce nom à une mince membrane conjonctive, recouverte d'un *endothélium* ou épithélium pavimenteux simple, qui tapisse la surface entière de la cavité générale ou *cœlome*, née par un dédoublement du mésoderme. Les viscères, en pénétrant plus ou moins dans cette cavité, refoulent devant eux la séreuse, qui leur constitue dès lors une tunique nouvelle et leur sert en même temps de ligament fixateur; c'est ainsi que l'intestin se trouve rattaché à la colonne vertébrale par le *mésentère*.

Quelques organes dérivent du tube digestif. Chez la larve de *Petromyzon*, le pharynx émet, entre les troisième et quatrième fentes branchiales, un diverticule impair et inférieur, qui est l'origine de la *glande thyroïde*; chez l'adulte, la communication avec le pharynx s'oblitère, l'organe se résorbe en partie et se résout en un amas de *follicules clos*.

La portion initiale de l'intestin grêle émet un diverticule ventral qui se divise aussitôt en deux lobes. Ainsi prend naissance la *glande hépatique* ou *foie*, qui acquiert une structure compliquée et un volume considérable. Elle sécrète la *bile* ou *fiel*, que des conduits spéciaux déversent dans l'intestin; ses cellules sont également chargées de *glycogène*, matière amylacée isomère de l'amidon, et colorable en rouge acajou par l'iode.

La paroi dorsale de l'intestin grêle produit encore, un peu en arrière du diverticule hépatique, une invagination d'où provient le *pancréas*. Il manque chez *Myxine* et reste très réduit chez *Petromyzon*: chez la plupart des Gnathostomes, c'est au contraire une volumineuse glande en grappe, dont le conduit excréteur ou *canal de Wirsung* débouche généralement dans le duodénum. Le suc pancréatique est alcalin et joue un rôle digestif important.

Le système lymphatique des Cyclostomes est encore peu connu. On doit lui rattacher la *rate*, organe de signification problématique, qui se développe aux dépens du mésoderme dans l'épaisseur d'un repli péritonéal voisin de l'estomac, et qui est irrigué par d'importants vaisseaux sanguins.

Les hématies sont discoïdes, biconcaves et munies d'un noyau; elles ont une grande tendance à se disposer en piles de monnaie.

Le cœur est immédiatement en arrière des branchies, contre la paroi inférieure du corps; il est renfermé dans le *péricarde*, cul-de-sac dépendant du péritoine et communiquant encore avec lui. Il est formé de deux cavités s'ouvrant l'une dans l'autre, mais dans un certain sens que détermine une valvule à deux clapets interposée entre elles;

toutes deux sont formées de muscles striés : la paroi du *ventricule* est plus épaisse que celle de l'*oreillette* et présente à sa face interne des saillies, des trabécules, des crêtes réticulées. Le cœur est doublé intérieurement par l'*endocarde*, sorte d'endothélium qui se continue dans tous les vaisseaux.

L'oreillette est la chambre postérieure du cœur. Elle reçoit le sang veineux, qui revient de tout le corps, et se laisse distendre par lui : elle se contracte alors ou entre en *systole*, et le sang qu'elle contient ouvre la *valvule auriculo-ventriculaire* et pénètre dans le ventricule. Celui-ci se distend à son tour (*diastole*), puis se contracte : la valvule auriculo-ventriculaire se ferme et le sang est chassé dans le *tronc artériel* ou *aorte ventrale*, dont la base est dilatée en un *bulbe aortique* pourvu de valvules destinées à empêcher le reflux du sang vers le cœur. L'aorte ventrale émet latéralement des vaisseaux qui se portent aux branchies, au niveau desquelles se font les échanges gazeux. Des branchies sortent d'autre part les *veines branchiales* ou *artères épibranchiales*, qui se réunissent en un tronc unique, l'*aorte dorsale*; mais avant, celles de la première paire donnent naissance aux *artères carotides*, qui portent le sang à la tête. De l'aorte dorsale naissent des vaisseaux qui vont distribuer le sang dans tous les organes. Les veines qui sortent de ceux-ci constituent finalement par leur réunion quatre grandes veines longitudinales, qui ramènent le sang au cœur : en avant, les deux *veines jugulaires ;* en arrière, les deux *veines cardinales*. Les deux veines du même côté se fusionnent en un tronc unique ou *canal de Cuvier*, qui se porte transversalement. Les deux canaux de Cuvier se réunissent également avant d'atteindre l'oreillette et forment un *sinus veineux* qui lui sert de vestibule. Le sang veineux de l'intestin est conduit au foie par la *veine porte* qui, chez *Myxine*, est pourvue de cœurs accessoires; le sang se répand dans un réseau capillaire exclusivement veineux ou *système porte*, puis est repris par des veines qui viennent le déverser dans le sinus, entre les deux canaux de Cuvier.

Chez la larve de *Petromyzon*, le pharynx communique latéralement avec sept paires de *sacs branchiaux*, dont chacun renferme une branchie et s'ouvre isolément au dehors par un pore percé sur le côté du cou. La Myxine présente une disposition toute semblable, si ce n'est que les sacs branchiaux d'un même côté, au nombre de six, déversent leur eau dans un canal efférent commun, qui se porte d'avant en arrière et vient s'ouvrir à la face ventrale. Chez la Lamproie adulte, le pharynx s'est subdivisé par une cloison horizontale, de manière à isoler une poche dans laquelle s'ouvrent les sacs branchiaux et qui communique en avant avec la bouche; les pores latéraux ne sont pas modifiés.

Le système nerveux des Cyclostomes est remarquable, en ce qu'il représente la persistance chez l'adulte d'états qui ne s'observent que chez l'embryon des autres Vertébrés.

Dès qu'il s'est constitué au-dessus de la notocorde, par une invagination de l'ectoderme, le tube médullaire se renfle dans sa portion antérieure en trois *vésicules cérébrales primitives*, que l'on distingue sous les noms d'*antérieure*, de *moyenne* et de *postérieure*. Cet état primordial s'observe chez tous les Vertébrés, mais ne persiste chez aucun. Les vésicules antérieure et postérieure se subdivisent chacune par un étranglement, d'où résulte la formation de cinq *vésicules cérébrales secondaires* dont la cavité reste en communication avec celle de la moelle. L'*antérieure* ou *prosencéphale* se subdivise bientôt en deux lobes qui sont les *hémisphères cérébraux :* chacun d'eux est creusé d'un large *ventricule latéral*, puis émet en avant un *lobe olfactif* volumineux, dans lequel la cavité se prolonge. Le plancher du prosencéphale s'épaissit en un puissant amas de cellules nerveuses, mais le plafond reste mince. La seconde vésicule, ou *vésicule intermédiaire*, constitue le *thalamencéphale*. Sa cavité, ou *troisième ventricule*, communique par le *trou de Monro* avec les deux premiers ventricules, renfermés dans les hémisphères cérébraux. Sa paroi latérale s'épaissit pour former les *couches optiques* ; son plancher donne naissance à deux invaginations latérales qui constituent les deux *vésicules oculaires primitives* et à une invagination médiane d'où résulte l'*hypophyse* ou *glande pituitaire ;* son plafond émet également un diverticule médian, qui constitue l'*épiphyse*, *glande pinéale* ou *conarium*. L'hypophyse est formée de deux portions distinctes : en arrière, une portion nerveuse ; en avant, une portion glandulaire, qui résulte d'une invagination buccale ; le rôle de cet organe est inconnu. Quant à l'épiphyse, sa signification est des plus curieuses : elle représente ici le premier état d'un *œil pinéal* ou *pariétal*, qui atteignait toute son importance et était à fleur de peau chez les Stégocéphales et qui est encore bien développé chez les Sauriens ; cet œil impair se retrouve plus ou moins modifié chez tous les Crâniotes.

Les parties de l'encéphale étudiées jusqu'à présent sont situées en avant de la corde dorsale ; celle-ci apparaît au-dessous de la *vésicule cérébrale moyenne* ou *mésencéphale*. Les parois de cette vésicule se renflent latéralement pour former les *lobes optiques*, séparés l'un de l'autre par un sillon superficiel ; sa cavité se rétrécit en un simple canal, ou *aqueduc de Sylvius*, qui mène du troisième au quatrième ventricule. Les deux dernières vésicules cérébrales sont peu distinctes l'une de l'autre et se continuent avec la moelle épinière sans ligne de démarcation. La première, ou *vésicule cérébrale postérieure*, constitue le *métencéphale :* son plafond s'épaissit notablement et représente le premier rudiment du *cervelet*. La seconde est le *myélen-*

céphale, ou *épencéphale :* elle correspond à la *moelle allongée*, ou *bulbe rachidien;* son plancher s'épaissit, mais son plafond devient très mince, se réduit à une seule assise de cellules plates et prend l'aspect d'un toit triangulaire à sommet postérieur. Cette cinquième vésicule cérébrale est creusée du *quatrième ventricule*, qui se continue directement avec le canal de la moelle.

La moelle épinière s'étend jusqu'à l'extrémité postérieure du corps. Quand elle est définitivement constituée, c'est un cordon cylindrique, parcouru à chacune de ses deux faces dorsale et ventrale par un profond sillon médian, en sorte qu'elle semble formée de deux demi-cylindres réunis par une courte et étroite commissure, dans laquelle passe le canal de l'épendyme.

Du névraxe naissent des nerfs qui se rendent à tout le corps. L'encéphale émet douze paires de nerfs, nombre qui reste fixe chez tous les Vertébrés. Ce sont : le *nerf olfactif*; l'*optique* entre-croisé avec son congénère, le *moteur oculaire commun*, le *pathétique* (*nervus trochlearis*), tous nés de l'encéphale. Les autres nerfs proviennent de la moelle allongée; ce sont : le *trijumeau*, le *moteur oculaire externe* (*nervus abducens*), le *facial*, l'*acoustique*, le *glosso-pharyngien*, le *pneumogastrique* ou *vague*, qui naît par quatre racines, en même temps que le *spinal* ou *accessoire* (nerf de la onzième paire), et le *grand hypoglosse*.

La moelle épinière donne aussi naissance, sur toute sa longueur, à des nerfs qui se distribuent principalement aux muscles des parois du corps et aux nageoires. Ces nerfs présentent un certain degré d'asymétrie et sortent du canal rachidien, dans l'intervalle et à la base des arcs neuraux. De chaque côté, on voit sortir de la moelle deux séries de nerfs : des racines sensitives renforcées par un ganglion, à la région supérieure, et des racines motrices dépourvues de ganglion, à la région inférieure. Chez *Petromyzon*, ces racines se continuent en autant de nerfs qui restent distincts; chez *Myxine* et *Bdellostoma*, ainsi que chez tous les autres Vertébrés, les racines opposées se réunissent deux à deux, au delà du ganglion sensitif, de manière à constituer un nerf mixte.

Le système nerveux grand sympathique est très rudimentaire : les filets nés de la moelle portent bien des ganglions, mais ceux-ci ne sont point unis par une commissure longitudiuale. Il existe des plexus le long du tube digestif et des vaisseaux sanguins.

Le toucher s'exerce par toute la surface de la peau, dans l'épaisseur de laquelle se trouvent des corpuscules nerveux encore peu différenciés. La peau est encore creusée de canaux ayant la forme de sacs courts; ces canaux s'ouvrent à sa surface et renferment des terminaisons nerveuses spéciales, en rapport avec un sens dont la signification nous échappe ; ils constituent la *ligne latérale* et sont innervés par une branche du pneumogastrique.

Les autres sens sont localisés dans la tête et reçoivent leurs nerfs de l'encéphale. La fossette olfactive impaire devient un long tube qui se termine en cul-de-sac chez *Petromyzon*, mais qui traverse le palais chez *Myxine* et s'ouvre dans la bouche. Peut-être l'état impair de l'organe olfactif est-il le résultat d'une régression, comme permet de le supposer la duplicité des lobes et des nerfs olfactifs.

La vésicule oculaire primitive, née du thalamencéphale auquel elle est reliée par le nerf optique, ne reste pas globuleuse, mais s'invagine en elle-même. Ses deux parois finissent par s'accoler l'une à l'autre et la vésicule primitive s'est ainsi transformée en une *vésicule oculaire secondaire*, ou *cupule oculaire;* le feuillet interne s'épaissit et devient la rétine, tandis que le feuillet externe forme simplement la couche pigmentaire de la *choroïde*. La cupule oculaire reste ouverte en avant : elle est envahie par le mésoderme, qui s'y transforme en un tissu transparent, de consistance gélatineuse, le *corps hyaloïde* ou *corps vitré*.

Chez la Myxine, l'œil reste pendant toute la vie à cet état rudimentaire ; il est noyé dans une masse conjonctive que recouvrent la peau et une couche musculaire. Chez la larve de *Petromyzon*, il se complique notablement par l'adjonction d'un *cristallin*, qui dérive d'une invagination de l'ectoderme : cette partie invaginée se sépare et se transforme en une vésicule, dont la cavité intérieure va en diminuant et finit par disparaître ; le feuillet postérieur, constitué par une seule couche de cellules columnaires, forme le véritable cristallin, qui devient biconvexe ; le feuillet antérieur, plus mince, représente une couche épithéliale qui produit par la suite une véritable cuticule, a *capsule cristallinienne*.

Une différenciation nouvelle se manifeste chez la Lamproie adulte. Le tissu conjonctif ambiant se condense en effet, autour de la cupule oculaire, en une enveloppe formée d'une seule couche et sur laquelle s'insèrent les muscles de l'œil ; puis la partie de cette enveloppe qui est interposée entre le cristallin et l'épiderme se dédouble en deux feuillets inégaux, séparés par un espace en forme de fente. Cet espace est la *chambre antérieure* de l'œil, dans laquelle s'accumule l'*humeur aqueuse :* son feuillet interne, plus mince, représente l'*iris*, mais un iris qui reste imperforé en son centre ; le feuilet externe correspond à la *cornée :* à sa face postérieure apparaît un épithélium, la *membrane de Descemet*, tandis qu'à sa surface libre l'épiderme s'est aminci et est devenu transparent.

Au niveau du cerveau postérieur et de chaque côté, il se forme une invagination ectodermique qui s'isole bientôt et donne naissance à la *vésicule auditive*, à laquelle aboutit le nerf acoustique. Cette vésicule constitue le *labyrinthe membraneux*, dont la cavité est remplie par l'*endolymphe*, ou *liquide de Cotugno;* elle est renfermée dans le *labyrinthe cartilagineux*, sorte de capsule qui dépend du crâne et dont l'espace, incomplètement rempli par l'organe auditif, contient d'autre part la *périlymphe*. Le labyrinthe membraneux, dans lequel le nerf auditif vient se diviser, est constitué par un *vestibule*, qu'un sillon médian divise en deux parties symétriques. De ce vestibule se séparent un (*Myxine*) ou deux (*Petromyzon*) *canaux semi-circulaires*, l'un sagittal ou antérieur, l'autre frontal ou postérieur : ils débutent chacun par une *ampoule* et s'unissent à leur autre extrémité en une *commissure*, qui s'ouvre dans la vésicule.

Les organes génito-urinaires dérivent du mésoderme. De chaque côté de la colonne vertébrale, et dans la région antérieure du corps, on voit se former, chez l'embryon, un cordon cellulaire longitudinal, qui se creuse ensuite d'un canal. Celui-ci prend le nom de *canal segmentaire* : il s'ouvre dans le cœlôme à son extrémité antérieure, au moyen d'un pavillon vibratile : dans sa portion antérieure, il émet également un certain nombre de tubes latéraux, disposés chacun dans un métamère et venant s'ouvrir dans la cavité générale par un pavillon cilié. Chacun de ces *tubes segmentaires* reçoit une artériole qui s'y pelotonne sur elle-même en un *glomérule de Malpighi*. Le canal segmentaire s'ouvre en arrière dans la terminaison de l'intestin et met ainsi le cœlôme en communication avec l'extérieur. L'appareil ainsi constitué est le *rein précurseur*, *rein céphalique* ou *pronéphros :* il représente un appareil excréteur fort simple, très analogue à celui des Vers. Il devait être permanent chez les ancêtres des Vertébrés, mais il n'est plus que transitoire chez les Vertébrés actuels.

Le pronéphros est le seul organe excréteur de la larve : toutefois, vers la fin de la période larvaire, il s'atrophie partiellement, le canal segmentaire persistant seul. A mesure que les tubes latéraux et leurs dépendances entrent en régression, on voit le *rein primitif*, ou *mésonéphros*, se développer. Il se forme aux dépens de bourgeons cellulaires pleins, qui dérivent de l'épithélium du cœlôme, dans la région dorsale, généralement au nombre d'une paire par métamère. Chaque bourgeon s'unit ensuite au canal segmentaire et se creuse d'un canal qui s'ouvre encore dans le cœlôme par un pavillon vibratile ou *néphrostome*, persistant toute la vie : le canal du pronéphros devient donc le canal du mésonéphros. Chacun des nouveaux tubes segmentaires présente, non loin de l'entonnoir vibratile, un court diverticule qui se termine par un glomérule de Malpighi artériel, autour duquel il s'infléchit de manière à former une *capsule de Bowman ;* au delà du glomérule, le tube se pelotonne sur lui-même, mais redevient droit pour s'unir au canal segmentaire. Au moment de la métamorphose, la portion antérieure du mésonéphros disparaît chez la Lamproie ; la partie postérieure persiste et devient le rein définitif.

Dans la région dorsale de la cavité péritonéale, de chaque côté du mésentère, l'épithélium acquiert une structure particulière, s'épaissit et prolifère activement. De l'involution de cet *épithélium germinatif* résultent les glandes génitales, dont la différenciation sexuelle ne s'établit que secondairement. Par une exception unique parmi les Vertébrés, les organes génitaux ne se développent que d'un seul côté chez les Cyclostomes. Le testicule est un organe glandulaire suspendu par un *mesorchium*, ou repli du péritoine, à la face dorsale de l'intestin. L'ovaire occupe une situation analogue et est encore maintenu en place par un repli séreux ou *mesoarium*. Les produits sexuels, spermatozoïdes et ovules, tombent dans la cavité générale, par suite de la déhiscence des glandes génitales, qui sont dépourvues de canaux excréteurs; ils sont expulsés au dehors par le *canal péritonéal* ou *pore abdominal*, orifice impair et médian par lequel la cavité générale s'ouvre dans le cloaque, immédiatement derrière l'anus. L'œuf est fécondé après la ponte. Il subit une segmentation totale et inégale, qui a de grandes analogies avec celle de l'œuf des Batraciens.

Les Cyclostomes sont peu nombreux dans la nature actuelle; on en distingue deux types principaux.

Les Lamproies, ou *Hyperoartia*, sont représentées en Europe par le genre *Petromyzon*, animaux à métamorphoses. *P. marinus* vit dans la mer, mais remonte dans les fleuves au moment du frai; *P. fluviatilis* et *P. Planeri* sont d'eau douce et appartiennent peut-être à une seule et même espèce. La larve de *P. Planeri* a longtemps été décrite comme une espèce distincte, sous le nom d'*Ammocœtes branchialis*: toutefois sa métamorphose, que Aug. Müller fit connaître en 1856, avait été observée dès 1666 par L. Baldner, de Strasbourg.

Les Myxines, ou *Hyperotreta*, sont marines. *Myxine glutinosa* vit en parasite sur ou dans le corps des Poissons : elle ronge peu à peu les organes de sa victime et finit par la tuer. Le genre *Bdellostoma* se trouve dans les mers du sud.

Les Cyclostomes sont considérés par Dohrn comme des Vertébrés dégénérés. Le caractère embryonnaire que conservent la plupart de leurs organes pendant la vie entière nous engage au contraire à les envisager comme des Vertébrés peu différenciés et demeurés, pour ainsi dire, aux premiers stades de l'évolution. A ce titre, leur étude méritait d'être faite avec quelques détails, puisqu'elle nous fait assister à la formation des organes et nous explique la nature et l'origine de ceux-ci.

Sous-classe des Sélaciens.

ORDRE DES HOLOCÉPHALES

Les Sélaciens, *Chondroptérygiens* ou *Elasmobranches*, forment deux ordres distincts.

Les Holocéphales ne comprennent que les genres *Chimæra* et *Callorhynchus*, derniers survivants d'un groupe bien représenté aux époques secondaire et tertiaire. La corde dorsale est persistante et non segmentée; sa gaîne s'incruste de sels calcaires et forme ainsi une série d'anneaux correspondant aux corps vertébraux. La peau est nue; l'organe latéral est formé de gros canaux qui, de chaque côté, aboutissent à une ligne latérale. En outre des nageoires impaires, il existe deux paires de *nageoires pectorales* et *abdominales*, qui sont des membres.

Ces animaux sont marins. Leur chair est peu appréciée; toutefois on mange l'œuf des Chimères et, en Norvège, le foie des Callorhynques. « Quand on place cet organe dans un vase tenu dans un endroit chaud, dit Pontoppidan, il se fond peu à peu en huile; cette sorte d'onguent produit de merveilleux résultats pour la guérison des blessures et des plaies de toutes sortes. »

ORDRE DES PLAGIOSTOMES

La corde dorsale persiste, mais présente un aspect moniliforme, déterminé par la forme des vertèbres. Le corps de celles-ci a l'aspect d'un sablier et est *amphicœle* ou biconcave : il est constitué par du cartilage hyalin, sauf dans sa partie moyenne, qui est fibro-cartilagineuse et peut même se calcifier. Le nombre des vertèbres est très variable; il n'est même pas fixe dans une même espèce. Les arcs neuraux sont développés : ils se fusionnent entre eux ou avec des pièces intercalaires parfois très compliquées, de manière à former une masse continue; les arcs inférieurs existent également. A son extrémité postérieure, la notocorde se rapproche de la face dorsale, en sorte que la nageoire caudale est *hétérocerque;* elle présente une échancrure sur son bord ventral.

Le crâne est d'abord membraneux; puis il se forme à la face inférieure de l'encéphale un plan horizontal cartilagineux, constitué par les deux *plaques parachordales* en arrière et par les deux *trabécules* en avant. Ces deux sortes d'éléments s'unissent bientôt en une *lame basilaire*, dont l'axe est occupé par la notocorde et qui fournit à l'encéphale un solide support. Les trabécules laissent entre eux un espace qui est la *fossette pituitaire* primitive; au-delà de celle-ci, ils peuvent se réunir sur la ligne médiane et émettre des expansions qui entrent en connexion avec les organes de l'ouïe, de la vue et de l'olfaction et leur fournissent un support, sinon une enveloppe protectrice. Les bords de la lame basilaire se relèvent ensuite, remontent de plus en plus le long de l'encéphale et finissent par se réunir sur la ligne médio-dorsale : ainsi se forme une capsule cartilagineuse continue, qui devient permanente.

Au crâne est annexé le squelette viscéral, qui consiste en sept à neuf arcs. Ceux-ci sont développés dans l'épaisseur même de la paroi pharyngienne : ils diminuent progressivement de longueur d'avant en arrière. Autrefois tous les arcs viscéraux devaient porter des branchies, mais actuellement les deux premiers en sont toujours dépourvus. Le premier, ou *arc mandibulaire*, est dans la zone du nerf trijumeau et soutient le bord de la bouche; le second, ou *arc hyoïdien*, est dans la zone du nerf facial. Les cinq autres arcs sont non modifiés et portent les branchies. Entre deux arcs consécutifs est percée une *fente branchiale*, qui fait communiquer la cavité pharyngienne avec l'extérieur ; la première ou *fente hyo-mandibulaire*, devient l'*évent* chez l'adulte.

L'arc mandibulaire se divise en une pièce supérieure, le *carré*, et une pièce inférieure plus longue, la *mandibule* ou *cartilage de Meckel*. Le carré émet en avant un large prolongement, le *cartilage palato-carré* ou *ptérygo-palatin*, qui forme la mâchoire supérieure et est rattaché à la base du crâne par deux ligaments. La mandibule constitue la mâchoire inférieure ; par exception, elle s'unit à sa congénère sans interposition d'une copula. A ces pièces s'ajoutent encore par la suite quelques cartilages labiaux ; d'autres cartilages de même nature dépendent du crâne.

L'arc hyoïdien se divise également en un *hyo-mandibulaire* et un *cérato-hyal*, articulés entre eux ; entre le premier et le carré se voit l'évent ou *spiraculum;* entre le second et la mandibule se voit un ligament. Le *basihyal* sert de copula entre les deux cératohyals.

Les côtes manquent chez beaucoup de Rajides ; chez les autres Sélaciens, on les voit s'articuler par paires avec chaque vertèbre, mais elles ne se réunissent point à leur extrémité inférieure et le sternum fait toujours défaut.

Les membres ne proviennent point de la transformation des deux derniers arcs branchiaux, comme l'admettait la théorie de l'*archiptérygium*, défendue par Gegenbaur et Huxley. L'embryologie montre qu'à l'origine ils sont tout à fait indépendants du squelette.

Il se forme chez l'embryon un repli cutané, qui court tout le long de la ligne médio-dorsale. En arrière de la dernière fente branchiale, on voit d'autre part se former de chaque côté un nouveau repli cutané, qui marche obliquement vers l'anus, au voisinage duquel il se rencontre avec son congénère : il en résulte un repli impair et médian, qui se porte jusqu'à l'extrémité postérieure, où il se continue avec le repli dorsal.

Le repli médian impair se résorbe ensuite sur la plus grande partie de son étendue et se réduit au moins à trois tronçons, qui constituent les *nageoires dorsale, anale* et *caudale.* Chacune d'elles s'étend sur plusieurs métamères et chacun de ceux-ci envoie à la nageoire correspondante un bourgeon musculaire. Il se forme également, en regard de chaque vertèbre, une tige cartilagineuse qui indique encore plus nettement la métamérisation de la nageoire. Cette tige, ou *rayon,* se subdivise secondairement en une série d'osselets placés bout à bout; entre elle et l'apophyse épineuse correspondante on voit même, à la nageoire caudale, se développer des osselets qui la mettent en connexion avec la colonne vertébrale.

Les deux replis inféro-latéraux reçoivent également chacun un bourgeon musculaire et un nerf du métamère correspondant; mais ces replis ne tardent pas à entrer en régression, sauf en deux points, où se forment les deux paires de *membres thoraciques* et *abdominaux.*

Le squelette du membre thoracique, ou *nageoire pectorale,* se compose d'une tige longitudinale ou *basipterygium,* qui émet à angle droit, par son bord externe, une série de rayons parallèles; ces rayons supportent les parties molles et se continuent par un pinceau de fibres cornées ; ils consistent finalement en un grand nombre de rangées d'osselets cartilagineux, non articulés et réunis simplement par du tissu conjonctif. Par la suite du développement, le basipterygium s'est divisé en trois pièces, le *propterygium,* le *mesopterygium* et le *metapterygium* ; ce dernier se divise lui-même à son extrémité distale en deux pièces plus petites.

Le squelette du membre thoracique est déjà plus ou moins développé quand apparaît la *ceinture scapulaire.* C'est un arc cartilagineux qui entoure le tronc de chaque côté, en avant du membre, et s'unit à son congénère, sur la ligne médio-ventrale, par un trousseau conjonctif; en haut, il se perd dans l'épaisseur des muscles du dos (*Heptanchus*) ou s'articule avec la colonne vertébrale (*Raja*). Cet arc finit par s'unir au membre thoracique et présente à cet effet une articulation vers le milieu de sa longueur : il reste individis, mais on peut néanmoins reconnaître déjà une portion supérieure, *scapulum* ou *omoplate,* et une portion inférieure ou *coracoïde.* Le membre antérieur et la ceinture scapulaire se développent donc d'une façon indépendante et leur union ne se fait que secondairement.

Le membre abdominal, ou *nageoire abdominale,* se forme de la même façon que le précédent, mais reste toujours à un état plus rudimentaire. Le basipterygium persiste souvent seul; le mesopterygium ne se montre jamais ; le propterygium fait défaut ou reste rudimentaire. La *ceinture pelvienne*, dans laquelle on peut déjà reconnaître un *iliaque* et un *pubis*, ne se forme pas isolément, mais résulte, suivant Dohrn, d'une fusion de la portion basilaire de certains rayons. Chez le mâle, le basipterygium se prolonge par quelques pièces cartilagineuses, souvent très compliquées, qui forment la charpente d'un appareil destiné à maintenir la femelle dans l'acte de la copulation.

La peau est encore parcourue par des canaux muqueux, surtout dans la région antéro-latérale. Elle est couverte sur toute sa surface d'*écailles placoïdes*, disposées régulièrement : elles proviennent d'une invagination du derme dans l'épiderme et ne sont recouvertes par celui-ci que pendant la vie embryonnaire. Ces écailles sont de taille variable : chacune d'elles consiste en une plaque basilaire, surmontée d'un piquant infléchi en arrière et est creusée d'une cavité que remplit une pulpe vasculo-nerveuse.

La bouche a la forme d'une fente transversale, d'où le nom de *Plagiostomes :* elle est située à la face ventrale, à quelque distance de l'extrémité du museau. Elle est limitée par deux lèvres dont chacune porte à sa face interne plusieurs rangées de dents: celles-ci se sont formées, comme les écailles placoïdes du derme, par une ossification des papilles de la muqueuse ; elles sont planes et juxtaposées comme des pièces de mosaïque, ou sont longues, acérées et constituent des armes parfois terribles.

La langue est rudimentaire : c'est un simple épaississement muqueux qui recouvre les copulas des arcs viscéraux et fonctionne comme organe sensoriel ; elle est encore immobile. L'arrière-bouche communique avec les sacs branchiaux ; elle communique en outre avec l'extérieur par l'*évent* ou *spiraculum*.

L'œsophage et l'estomac ont une épaisse tunique de muscles striés qui s'épaissit en un sphincter au niveau du *cardia*, c'est-à-dire au point où ces deux divisions du tube digestif communiquent l'une avec l'autre; un autre sphincter s'observe également au *pylore*, orifice par lequel l'estomac s'ouvre dans l'intestin. L'estomac renferme des glandes en tube, dont l'épithélium reste identique à celui de la muqueuse. L'intestin à des muscles lisses ; la valvule spirale qui le parcourt est un simple repli de la muqueuse ; celle-ci ne renferme pas de glandes, mais présente des crêtes ou saillies de nature variée, qui augmentent sa surface. Le rectum est séparé de l'intestin par une valvule muqueuse : avant de déboucher dans la paroi inférieure du cloaque, il porte, appendue à sa partie supérieure, la *glande digitiforme* ou *superanale*, dans laquelle nous avons reconnu un type nouveau de glande en tube composée (1). Le cloaque s'est développé au-dessus du rectum en une expansion sacciforme, le *sinus urogénital*.

Plusieurs organes prennent naissance aux dépens du pharynx. Un bourgeon épithélial plein se forme sur la ligne médio-ventrale, au niveau du deuxième arc viscéral, puis s'isole et devient le corps thyroïde. La commissure supérieure de l'évent et des quatre premières fentes branchiales émet également un bourgeon épithélial qui s'enfonce dans les tissus voisins : ces divers bourgeons s'isolent, prolifèrent, puis finissent par se réunir en une masse commune, formée de *follicules clos*, qui est le *thymus*. Le corps thyroïde et le thymus existent chez tous les Vertébrés ; on ignore leurs fonctions, mais leur grande richesse vasculaire tend à faire admettre que leur rôle n'est pas sans importance ; toutefois, le thymus est un organe essentiellement embryonnaire et va en s'atrophiant graduellement chez l'animal adulte.

Le foie et le pancréas sont très développés.

L'appareil circulatoire ne diffère pas essentiellement de celui des Cyclostomes, de même que chez les autres Poissons. Le cône artériel est pourvu intérieurement de trois ou quatre rangées de valvules.

L'appareil respiratoire est divisé en cinq paires de sacs branchiaux, s'ouvrant d'une part dans le pharynx, d'autre part à la surface du cou ; les Notidanides ou Grisets en ont même jusqu'à six (*Hexanchus*) ou sept paires (*Heptanchus*). Les arcs branchiaux sont compris dans l'épaisseur des cloisons qui séparent les différents sacs : chaque cloison porte une rangée de lames branchiales à sa face antérieure et une autre rangée à sa face postérieure. L'arc hyoïdien porte souvent lui-même une branchie.

Le système nerveux central est plus perfectionné que chez les Cyclostomes. Il est protégé par deux membranes : l'externe, ou *duremère*, est solide et sert de périchondre au crâne ; l'interne, ou *pie-mère*, est sillonnée de nombreux vaisseaux, qu'elle transmet au névraxe.

L'œil est entouré d'une coque conjonctive, ou *sclérotique*, dans laquelle la cornée est enchâssée à la façon d'un verre de montre. L'iris renferme des fibres musculaires radiaires et des fibres annulaires, qui ont pour but d'élargir ou de rétrécir au contraire l'orifice, ou *pupille*, dont il est percé en son centre. Le globe oculaire est protégé en avant par deux replis cutanés transversaux, l'un supérieur, l'autre inférieur ; mais ces deux *paupières* sont encore rudimentaires et immobiles. On voit chez quelques espèces (*Galeus*, *Galeocerdo*,

(1) Par la suite, Mac Leod a décrit la glande de Harder des Oiseaux comme appartenant à ce même type.

Mustelus, Triacnodon, Carcharias, Zygæna.), se développer dans l'angle interne de l'œil et en arrière des paupières, une *membrane nictitante* qui reste ordinairement rétractée, mais est capable de s'étaler au-devant du globe oculaire à la façon d'un rideau.

Le pronéphros est transitoire, mais son canal persiste et devient le canal excréteur du mésonéphros. Ce canal se dédouble bientôt, sauf dans sa région antérieure, par suite de la formation d'une cloison longitudinale; il donne ainsi naissance à deux canaux distincts. Le supérieur est le *canal secondaire du mésonéphros* ou *canal de Wolff*, le mésonéphros portant plus habituellement le nom de *corps de Wolff*. L'inférieur est le *canal de Müller* : il se continue avec la portion du canal segmentaire restée intacte et s'ouvre en avant dans le cœlôme.

Le mésonéphros devient le rein permanent : les tubes segmentaires se développent par paires dont le nombre correspond d'abord à celui des vertèbres, mais quelques-uns d'entre eux s'atrophient par la suite. Ceux qui persistent se pelotonnent sur eux-mêmes et s'entremêlent avec les tubes voisins : ainsi se forme, de chaque côté de la colonne vertébrale, un organe plat et allongé, qui est le *rein* et qui est chargé de séparer du sang, pour les expulser hors de l'organisme, les substances excrémentitielles résultant de l'activité vitale. Chez le Plagiostome adulte, la segmentation primitive du rein a plus ou moins disparu, mais les néphrostomes s'observent encore à tous les âges, du moins chez un grand nombre de genres (*Squatina, Spinax, Acanthias, Hexanchus, Pristiurus, Scyllium*, etc.)

Les glandes génitales se forment dans la paroi dorsale du cœlôme, de chaque côté du mésentère, par une série de modifications successives de l'*épithélium germinatif*. Le testicule occupe la région antérieure de la cavité péritonéale. Les trois ou quatre premiers tubes segmentaires émettent des branches latérales qui se portent vers le testicule et se réunissent à sa surface en un canal longitudinal, auquel aboutissent les canaux spermatiques. Le sperme doit donc traverser le corps de Wolff, dont le canal, chargé de l'amener dans le cloaque, d'ou il est expulsé au dehors, fonctionne tout à la fois comme uretère et comme canal déférent. Le canal de Müller reste sans emploi et se réduit à un simple vestige attaché au foie.

L'ovaire est encore impair et médian chez quelques espèces, mais est pair chez toutes les autres ; il n'a aucun rapport avec le canal segmentaire ni avec ses dérivés. Le canal de Müller est toujours double : il s'ouvre en avant dans le péritoine, recueille les œufs au moment où ils se séparent de l'ovaire et les conduit jusque dans le cloaque, d'où ils sont expulsés. Sa portion antérieure est étroite, ciliée et constitue l'*oviducte* ; sa paroi renferme des glandes nidamentaires, qui déposent autour du vitellus une épaisse couche d'albumine, puis une coque cornée, très solide chez les espèces ovipares, très mince chez les ovovipares. La portion postérieure est plus large, non ciliée, séparée de la précédente par une sorte de sphincter : c'est l'*utérus*, dans lequel se développe l'œuf des espèces vivipares (*Mustelus*, *Carcharias*). Les deux utérus s'unissent en arrière, au niveau même de leur terminaison dans le cloaque. L'œuf est télolécithe et ressemble beaucoup à celui des Oiseaux (tome I, page 134).

Les pores abdominaux sont au nombre de deux et s'ouvrent en arrière des poches anales ; ils manquent chez les Notidanides, les Cestracionides et quelques Scyllides.

Les Squalides ont le corps allongé, fusiforme ; ils sont armés de dents pointues et sont très voraces. Quelques espèces atteignent une grande taille et sont très redoutées. Tous ces animaux sont marins.

Les *Disspondyles* ont des vertèbres encore peu développées, dont chacune porte deux paires d'arcs, au moins dans la région caudale. Ils ont une seule nageoire dorsale et une nageoire anale et comprennent les Notidanides ou Grisets. Ces Squales possèdent 6 ou 7 paires de sacs branchiaux. *Hexanchus griseus* et *Heptanchus cinereus* vivent dans la Méditerranée ; ils peuvent atteindre jusqu'à 4 mètres de longueur. Leur chair n'est pas consommée, à cause de ses propriétés purgatives.

Les *Cyclospondyles* n'ont pas de nageoire anale, mais ont deux nageoires dorsales. *Laemargus borealis* vit dans l'Océan glacial du Nord ; il est long de 4 à 6 mètres. Au Grœnland et en Islande, on se nourrit de sa chair, qu'on laisse d'abord se putréfier à demi, pour la rendre moins coriace. Son foie, qui peut peser jusqu'à 100 et 150 kilogrammes, fournit une huile excellente pour l'éclairage, si on le soumet à une douce chaleur ; par la cuisson, on en retire encore une huile brune, utilisée en corroierie pour le chamoisage des peaux. La pêche de ce Poisson sur les côtes de Norvège fournit environ 3000 barils d'huile par an.

Les Aiguillats présentent un fort piquant en avant de chaque nageoire dorsale. *Centrophorus granulosus* est long de 1m,50 ; il se trouve dans la Méditerranée et sur les côtes du Portugal. Les pêcheurs de Setubal et des environs s'en vont le pêcher au large, par des fonds de 1300 à 1900 mètres ; sa chair est salée et consommée dans le pays ; son foie donne de l'huile qui sert pour l'éclairage ou le graissage des pièces de bois.

L'Aiguillat commun (*Acanthias vulgaris*), le Sagre (*Spinax niger*) et l'Humantin (*Centrina Salviani*) sont de ce même groupe ; on les trouve sur nos côtes. L'huile de leur foie a les mêmes usages que la précédente ; on mange parfois leurs œufs. Rondelet pensait que leur « foie avec du miel est bon pour les cataractes ».

Les *Astérospondyles* ont une nageoire anale et deux nageoires dorsales. La Touille (*Lamna cornubica*) atteint et dépasse même 5 mètres de longueur; c'est un animal des plus voraces, armé de dents redoutables; en Vendée, on mange sa chair à l'état frais; dans la mer du Nord, on la sale et on la fume. La Lamie (*Oxyrhina Spallanzanii*) a jusqu'à 4 mètres de longueur et peut peser plus de 300 kilogrammes; on la mange sur les côtes du Languedoc et de la Provence. *Carcharodon Rondeleti*, de la Méditerranée, a parfois plus de 10 mètres de longueur; d'après Rondelet, il est capable d'avaler un Homme tout entier.

Le Pélerin (*Selache maximus*) atteint jusqu'à 14 mètres et pèse plus de 8000 kilogrammes; il habite les profondeurs de la mer glaciale du Nord, mais descend parfois jusque sur nos côtes; on l'a même vu sur celles du Portugal. En Islande, on extrait de l'huile de son foie par l'ébullition et on mange en guise de lard sa graisse, qui est capable de se conserver longtemps.

Le Renard de mer ou Faux (*Alopias vulpes*) peut dépasser 5 mètres; sa nageoire caudale est de dimensions extraordinaires. On le trouve sur toutes nos côtes; à Cette, on le sert sur les tables sous le nom de *Thon blanc*.

Les Scyllides ou Chiens de mer habitent surtout les mers chaudes; la grande Roussette (*Scyllium canicula*), la petite Roussette (*Sc. catulus*) et *Pristiurus melanostoma* vivent dans les mers d'Europe. On les mange, bien que leur chair soit dure, indigeste et d'un goût musqué.

Le foie de la Roussette est ordinairement rejeté; avec raison, si l'on en croit l'observation suivante, que Lacépède rapporte d'après Sauvage (de Montpellier). « Un savetier de Bias, auprès d'Agde, nommé Gervais, mangea d'un foie de ce Squale, avec sa femme et ses deux enfants, dont l'un était âgé de quinze ans, et l'autre de dix. En moins d'une demi-heure, ils tombèrent tous les quatre dans un grand assoupissement, se jetèrent sur la paille, et ce ne fut que le troisième jour qu'ils revinrent à eux assez parfaitement pour connaître leur état. Ils furent alors plus ou moins réveillés suivant qu'ils avaient pris une quantité moins grande ou plus considérable de foie. La femme, qui en avait mangé le plus, fut cependant la première rétablie. Elle eut, en sortant de son sommeil, le visage très rouge, et elle ressentit le lendemain une démangeaison universelle, qui ne passa que lorsque tout son épiderme fut séparé du corps en lames plus ou moins grandes, excepté sur la tête, où cette exfoliation eut lieu par petites parties, et n'entraîna pas la chute des cheveux. Son mari et ses enfants éprouvèrent les mêmes effets. »

Il s'agit sans doute ici d'un cas d'intoxication par une ptomaïne développée dans le foie, celui-ci ayant déjà commencé à se corrompre; peut-être aussi, bien que cela nous semble moins probable, s'agissait-il d'une leucomaïne analogue à celle que nous trouverons bientôt dans les glandes génitales des Plectognathes.

Chevallier et Duchesne parlent aussi d'accidents causés par le Milandre (*Galeus canis*). « Sa chair est dure, coriace et huileuse; on dit que le foie de ce Poisson produit en certain temps des coliques dangereuses et une desquamation de l'épiderme. »

Le Milandre et les Emissoles (*Mustelus*) habitent les mers d'Europe. *M. vulgaris* est ovipare, tandis que *M. laevis* est vivipare : les petits, au nombre d'une douzaine environ, se développent dans l'utérus et se nourrissent aux dépens de l'organisme maternel, grâce à une sorte de placenta développé sur la vésicule ombilicale. Ce fait, signalé déjà par Aristote, a été confirmé par Rondelet, en 1558. Certains amas cellulaires, groupés le long des vaisseaux et faisant partie de l'épithélium interne de la vésicule ombilicale, sont riches en matière glycogène.

Les Requins (*Carcharias*) ont une membrane nictitante bien développée, mais sont dépourvus d'évents. On connaît leur extrême voracité et les dangers qu'ils font courir aux navigateurs; quelques-uns d'entre eux atteignent de très grandes dimensions; leurs dents sont triangulaires, fort nombreuses et acérées. Le Bleu (*C. glaucus*) et la Lamie (*C. lamia*) se rencontrent dans la Méditerranée et dans l'Océan; la plupart des espèces vivent dans les mers chaudes. A ce groupe appartiennent encore les Marteaux, dont la tête présente deux larges expansions latérales portant les yeux.

On donne le nom de Requins à bon nombre de Sélaciens qui ne sont point de vrais *Carcharias*. Dans tout l'océan Indien, un grand nombre de bateaux font la pêche des Squales : la chair est découpée en lanières, puis salée; les nageoires ou *ailerons* sont coupées, séchées au soleil et découpées en filaments, à l'aide desquels on prépare un potage très apprécié des gourmets chinois. A Canton seulement, on importe par an environ 700,000 kilogrammes de cette marchandise, dont le prix varie de 125 à 150 francs les 100 kilogrammes.

L'huile de foie de Squale est parfois employée en médecine; on prescrit de préférence celle qui provient des Roussettes, de l'Aiguillat, de l'Humantin, de l'Emissole et du Renard. Ses indications sont les mêmes que celles de l'huile de foie de Morue et on en obtient des résultats assez satisfaisants; elle ne diffère d'ailleurs que fort peu de celle-ci quant à sa composition chimique et il n'est pas facile de l'en distinguer.

En général, cette huile est limpide, d'une belle couleur ambrée, d'une odeur et d'une saveur rappelant celles de l'huile de foie de Morue. A la longue, il s'en sépare une grande quantité d'un corps gras, qui est probablement de la stéarine. On a voulu encore caractériser l'huile de foie de Squale par certaines réactions, mais celles-ci sont trop variables pour constituer un signe certain de reconnaissance : H. Cazin indique, par exemple, que l'huile prend une teinte d'un brun violet foncé, qui passe au grenat, puis au brun, si on y verse lentement et goutte à goutte de l'acide sulfurique.

Les Rajides ou *Hypotrèmes* ont le corps aplati, discoïde ou rhomboïdal, par suite de l'énorme développement des nageoires pectorales, qui se réunissent aux nageoires ventrales et en dedans desquelles l'évent et les cinq fentes branchiales s'ouvrent à la face ventrale. Les nageoires impaires sont rudimentaires; l'anale fait défaut. La queue est grêle et longue, armée d'épines, ou de quelques piquants dentelés, qui produisent des blessures fréquemment envenimées. Ces animaux, dont on connaît environ 30 genres et 180 espèces, vivent dans les profondeurs de la mer.

Les *Squatinorajides*, dont le corps conserve plus ou moins sa forme en fuseau, comprennent les Scies (*Pristis*) et les Rhinobates (*Rhinobatus*).

Chez les *Trygonides*, les nageoires pectorales se réunissent en pointe en avant de la tête; la queue est pointue, en forme de fouet, souvent sans nageoires et présente de chaque côté, à quelque distance de sa base, un ou plusieurs aiguillons barbelés, dont la piqûre est redoutable.

Les Pastenagues (*Trygon pastinaca*, *Tr. violacea*) se rencontrent sur nos côtes. Les accidents qui suivent la pénétration de leur dard dans les tissus sont souvent graves et seraient même parfois mortels : on éprouve de vives douleurs, qui s'irradient loin du point piqué, et on est pris de convulsions plus ou moins violentes. En raison de ces faits, les anciens attribuaient à ces Poissons un venin des plus subtils; cette croyance se retrouve chez les premiers naturalistes des temps modernes et s'est perpétuée chez les pêcheurs. C'est, dit Gesner, « l'animal le plus venimeux de tous les Poissons de mer... Le dard ou flèche possède sur sa longueur des barbes qui font qu'elles ne peuvent jamais être retirées sans peine lorsqu'elles ont été enfoncées... La piqûre de ce dard est si nuisible et si venimeux qu'un Homme blessé succombe à l'empoisonnement et aux douleurs, si on ne lui donne pas immédiatement des remèdes. De même un arbre vert et frais, blessé au tronc par ce dard, périrait aussitôt. »

Les *Myliobatides* ont l'extrémité du museau dégagée du disque formé par les nageoires pectorales. La peau est lisse et nue; la queue, longue et flexible, porte une nageoire dorsale et, derrière celle-ci, un dard triangulaire et barbelé, dont la piqûre est comparable à celle du dard des Pastenagues. La Mourine ou Aigle de mer (*Myliobates aquila*) atteint près de 2 mètres de longueur: elle se pêche sur les côtes de France; pourtant, on ne consomme point sa chair, peut-être à cause du danger que présente sa capture. Le Diable de mer (*Cephaloptera giorna*) vit dans la Méditerranée et est de même taille que la Mourine. Aux environs de New-York, on a capturé un animal de ce même groupe, qui mesurait 6 mètres de long, 6 mètres de large et pesait à peu près 5,000 kilogrammes. Tous ces animaux sont vivipares.

Les *Raies* ont le corps rhomboïdal ou discoïde; les deux nageoires dorsales sont portées par l'extrémité de la queue; les pectorales sont armées de piquants chez le mâle, les ventrales sont divisées en deux lobes et très développées; la peau est couverte d'épines dont la forme varie suivant le sexe. Toutes les Raies sont ovipares; leur chair est estimée. Le genre *Raja* comprend environ 40 espèces, dont 17 vivent sur nos côtes: les plus communes sont *R. batis*, *R. alba*, *R. clavata*.

En 1846, Ch. Robin a découvert dans la queue des Raies un appareil électrique situé au-dessous de la peau, de chaque côté de la colonne vertébrale. Cet appareil consiste en plusieurs colonnettes juxtaposées, formées chacune d'une série de disques empilés et séparés par des cloisons conjonctives: il rappelle ainsi la disposition de la pile de Volta; il reçoit ses nerfs de la moelle épinière.

Un appareil analogue, mais bien plus développé, s'observe

chez les Torpilles, qui vivent surtout dans les mers tropicales et subtropicales et comprennent les genres *Torpedo*, *Narcine*, *Hypnos*, *Discopyge*, *Astrape* et *Temera*. Ces curieux Poissons sont représentés sur nos côtes par *Torpedo oculata* (fig. 855), *T. marmorata* et *T. nobiliana*, cette dernière espèce étant la plus rare. Le corps est nu et arrondi en avant; la queue est courte, charnue et porte deux nageoires dorsales; les nageoires abdominales sont bien distinctes.

Quand on touche une Torpille vivante, on reçoit une décharge électrique assez violente pour engourdir la main ou même le bras tout entier. Cette propriété était déjà connue d'Aristote; elle excita vivement la curiosité de tous les naturalistes, mais ne put recevoir une explication satisfaisante qu'à la fin du siècle dernier, par suite de la découverte de l'électricité. La nature électrique des décharges fournies par la Torpille fut reconnue par John Walsh, en 1773, au moyen d'expériences faites dans l'île de Ré, puis répétées devant l'Académie de la Rochelle. Jusqu'alors, on avait attribué ces phénomènes à un froid subit et intense, comme le montre, par exemple, ce passage de Pierre Belon : « La Tremble, que les Grecs ont nommée *Narce*, et les Latins *Torpedo*, pour ce que le seul maniement d'icelle fait trembler la main de celuy qui la touche, la rendant si froide et endormie, qu'il ne s'en peult de long temps après bien aider... on tient que s'il est appliqué à la plante des pieds, ainsi que la tenche, il oste la fiebure : et en appaise la chaleur. «

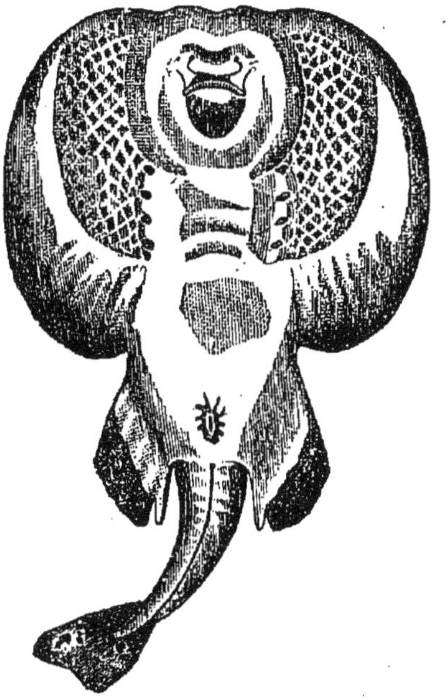

Fig. 855. — *Torpedo oculata*, vue par la face ventrale.

L'appareil électrique acquiert, chez la Torpille, des dimensions considérables. Il occupe toute l'épaisseur du corps et est représenté par une masse réniforme, disposée de part et d'autre de la ligne médiane, dans les deux tiers antérieurs et dans presque toute la largeur du disque. Ces masses latérales sont formées d'un grand nombre de colonnettes polygonales, étroitement juxtaposées, bien que séparées les unes des autres par des cloisons de tissu conjonctif. Chaque colonnette verticale est elle-même constituée par la superposition d'un nombre considérable de lames polygonales de deux sortes et régulièrement alternes, les unes de tissu conjonctif, les autres de *tissu électrogène* (Ch. Robin).

La lame conjonctive est décomposable en plusieurs lamelles superposées, dont les médianes sont les plus épaisses ; elle renferme une couche de vaisseaux sanguins, interposée à deux couches de fibres nerveuses à myéline. La lame électrique se réfléchit inférieurement sur tout son pourtour, de façon à présenter l'aspect d'une cuvette renversée ; elle repose sur la lame sous-jacente et l'espace interposé entre ces deux lames est comblé par la lame conjonctive dont il vient d'être question.

La lame électrique a l'aspect de la gélatine, mais est plus résistante : elle se laisse décomposer en plusieurs couches, qui sont, de bas en haut (d'arrière en avant, chez la Raie) : 1° une *lamelle nerveuse* ou *ventrale*, sur laquelle les nerfs se terminent par des arborisations ; de celles-ci partent des bâtonnets nerveux ou *cils électriques*, qui traversent obliquement la lamelle et se terminent à sa face supérieure, en plongeant librement dans des espaces remplis de liquide ; 2° une *couche intermédiaire* renfermant des noyaux ; 3° une couche anhiste très mince ou *lamelle dorsale ;* 4° enfin une mince couche conjonctive. La lamelle dorsale se réfléchit inférieurement, en même temps que les bords de la lame électrique : il en résulte que toutes les lames d'une même colonnette sont réunies les unes aux autres par leurs lamelles dorsales.

Telle est, suivant Ranvier, la structure de l'appareil électrique de la Torpille. Les nerfs qu'il reçoit sont au nombre de cinq et proviennent des *lobes électriques*. Ceux-ci sont particuliers à la Torpille : ils se développent sur le plancher du quatrième ventricule et forment, chez l'adulte, deux grosses masses confondues en arrière, mais séparées en avant par un sillon. Ils renferment un nombre considérable de cellules nerveuses gigantesques, origines des filets que nous avons vus se terminer par les cils électriques.

Supposons que, sous l'influence d'un processus chimique vital, il se fasse dans ces cellules une décomposition du fluide électrique et que le fluide positif se dégage par leurs nombreux prolongements ramifiés, tandis que le négatif chemine dans le cylindre-axe jusqu'aux cils électriques. Le fluide négatif se trouvera donc accumulé dans ceux-ci et dans toute la lamelle ventrale; par contre, la lamelle dorsale se chargera d'électricité positive. On se rappelle que toutes les lames électriques sont en contact par leurs lamelles dorsales; de même, on peut dire que toutes lamelles ventrales sont réunies les unes aux autres, quoiqu'indirectement, par l'intermédiaire des nerfs. L'appareil a donc une frappante analogie avec une batterie chargée en surface: l'ensemble des lamelles dorsales correspond à l'armature positive; l'ensemble des lamelles ventrales et des nerfs correspond à l'armature négative.

La sensation qu'on éprouve au contact d'une Torpille est assez semblable à celle que donnerait une bouteille de Leyde, mais elle est moins soudaine. La décharge paraît unique, mais Marey a montré qu'elle résultait en réalité de la somme d'une série de décharges successives. Les conditions de sa production ressemblent beaucoup à celles de la contraction musculaire, ce qui ne saurait surprendre, puisque le tissu électrogène n'est qu'une modification du tissu musculaire strié. La décharge peut se produire à la volonté de l'animal, par voie réflexe ou à la suite d'une excitation directe du lobe électrique; dans ce dernier cas, on constate qu'il n'y a pas entre-croisement fonctionnel. Si on sectionne tous les nerfs électriques d'un côté, la fonction est abolie de ce côté, mais persiste du côté sain; l'excitation du bout périphérique des nerfs sectionnés donne une décharge. Contrairement à ce qui a lieu avec les muscles striés, le curare n'agit point sur les terminaisons des nerfs dans la lame et laisse intacte la fonction électrique.

L'huile de foie de Raie s'emploie comme succédané de l'huile de foie de Morue; sa valeur commerciale est beaucoup moindre et ses propriétés thérapeutiques semblent être moins actives. Elle provient surtout de *Raja clavata*, de *R. batis*, de *Trygon pastinaca* et de *Myliobatis aquila*. On l'obtient en faisant bouillir les foies dans l'eau et en recueillant le corps gras qui surnage; ou bien on coupe les foies en petits morceaux, puis on chauffe au bain-marie dans une bassine sans eau: l'huile se sépare et on l'isole en jetant le tout sur un filtre de laine.

Cette huile, dont la composition est à peine connue, est difficile à distinguer des autres huiles de Poisson. Suivant H. Cazin, l'acide sulfurique concentré, versé goutte à goutte, produit une tache violet brunâtre, qui n'atteint pas le bord du dépôt d'huile; le centre de la tache devient rouge et se couvre de stries brunes; il se forme une auréole d'un blanc grisâtre opaque, passant par place au jaunâtre. Girardin et Prunier l'ont vue conserver sa teinte jaune normale dans un courant de chlore; l'acide sulfurique lui donne une coloration rouge clair qui, au bout d'un quart d'heure d'agitation, passe au violet foncé. Traitée par la potasse en solution au dixième et à chaud, elle dégage une odeur de Valériane.

Sous-classe des Ganoïdes.

ORDRE DES CHONDROSTÉIDES

Ces Poissons de grande taille ont une notocorde persistante; les corps vertébraux ne sont pas développés, mais les arcs inférieurs et supérieurs existent et des pièces intercalaires sont même interposées à ces derniers. La gaine de la notocorde est devenue épaisse et résistante. Au voisinage de la tête, les arcs se fusionnent en un canal cartilagineux continu, qui est confondu avec le cartilage crânien. Les arcs inférieurs restent courts (*Polyodon* Lacépède) ou s'allongent et produisent chacun une côte articulée à sa base (*Acipenser*). Le crâne primordial persiste en entier et présente de grandes ressemblances avec celui des Squales. En dehors de lui, il se développe un crâne osseux; de plus, le suspenseur de la mâchoire, la mâchoire elle-même et l'opercule s'ossifient. La tête se prolonge en un museau effilé, pourvu de barbillons. La nageoire médiane est d'abord continue; elle entre ensuite en régression, mais persiste en certains points et forme les nageoires dorsale, anale et caudale; cette dernière est hétérocerque. Les nageoires ventrales et dorsale sont reportées très loin en arrière. Le bord supérieur et le rayon antérieur des nageoires est orné d'épines osseuses ou *fulcres*, qui sont caractéristiques des Ganoïdes.

La peau est nue chez *Polyodon;* elle est rugueuse et ornée, chez *Acipenser*, de cinq rangées longitudinales de larges plaques osseuses carénées.

La bouche s'ouvre à la face ventrale, très loin de l'extrémité du museau; elle est protractile et dépourvue de dents ou n'a de dents que pendant le jeune âge (*Polyodon*); la lèvre postérieure se développe plus ou moins. Au niveau du pylore, le tube digestif présente un *appendice pylorique*, poche impaire, à forte musculature, résultant d'une invagination de la portion initiale de l'intestin grêle. Ce dernier est encore parcouru par une valvule spirale. Le pancréas existe chez *Acipenser*, mais manque chez tous les autres Ganoïdes.

Les cloisons qui, chez les Cyclostomes et les Sélaciens, s'étaient développées sur les arcs branchiaux et divisaient l'appareil respiratoire en une série de poches, n'existent plus ici. Les branchies, au nombre de quatre paires, sont libres sur toute leur étendue et sont renfermées dans une cavité commune, située en arrière et sur les côtés de la bouche. Elles sont recouvertes extérieurement par l'*opercule*, sorte de volet cartilagineux annexé à l'arc hyoïdien. Le cinquième arc branchial n'a pas disparu, mais il ne porte plus de branchies. L'existence d'un évent, sauf chez *Scaphirhynchus*, prouve d'autre part que les Ganoïdes possédaient autrefois un plus grand nombre de branchies : le bord antérieur de l'évent porte d'ailleurs encore 10 à 15 lamelles branchiales, constituant une *pseudo-branchie* dépourvue de toute fonction respiratoire. Une vraie branchie, correspondant à celle qui, chez les Sélaciens, est attachée à l'arc hyoïdien, se voit encore à la face interne de l'opercule.

Pour respirer, le Poisson ouvre et ferme alternativement la bouche: pendant le premier temps, les arcs branchiaux se soulèvent, s'écartent, puis sont baignés par l'eau qui a envahi la bouche; pendant le second temps, les arcs branchiaux s'abaissent et se rapprochent, l'eau soulève l'opercule et s'échappe au dehors.

Chez tous les Ganoïdes, la portion antérieure du tube digestif donne naissance à un diverticule ou *vessie natatoire* qui atteint de grandes dimensions, se loge entre le rachis et l'intestin et reste en communication avec le tube digestif par un canal. Cet organe présente d'ailleurs de grandes variations de forme et de structure : chez *Acipenser*, il est ovale, légèrement effilé en arrière, revêtu intérieurement d'épithélium vibratile et rempli de gaz ; le *ductus pneumaticus* s'ouvre par une fente dans la paroi dorsale de l'estomac.

L'encéphale ressemble à celui des Sélaciens, en raison du grand développement des régions antérieures ; il rappelle d'autre part celui des Dipneustes et des Batraciens, par suite de la réduction du cervelet et de l'absence presque complète des lobes inférieurs. Les narines s'ouvrent à la face supérieure du museau et plus ou moins sur le côté, entre l'œil et la pointe du museau, caractère qui s'observe désormais chez tous les Vertébrés.

Les deux pores abdominaux sont très larges : ils s'ouvrent entre l'orifice uro-génital et l'anus, sur les lèvres qui entourent ce dernier.

L'appareil urinaire rappelle celui des Sélaciens. Les deux reins (mésonéphros) sont très développés et se fusionnent dans leur moitié postérieure; on ne retrouve chez l'adulte aucun néphrostome. Le canal de Wolff court le long de leur face externe et reçoit l'urine par un grand nombre de canalicules ; un peu en arrière du point où les deux reins se fusionnent, il reçoit le canal de Müller, du moins chez la femelle, puis continue son trajet en arrière ; il se réunit ensuite à son congénère et débouche dans le cloaque, un peu en arrière de l'anus.

Les testicules sont situés à la face ventrale des reins. Le bord de chacun d'eux est occupé par un canal collecteur du sperme, clos à ses deux extrémités et émettant un grand nombre de petits tubes qui, passant dans le mésorchium, vont se jeter dans le rein. Celui-ci reçoit donc tout le sperme et son canal excréteur, chargé d'évacuer tout à la fois l'urine et le sperme, est un véritable *canal de Leydig*.

Les ovaires n'ont aucune connexion avec les oviductes. Ceux-ci s'ouvrent librement dans le cœlôme, par leur extrémité antérieure, mais se jettent en arrière dans le canal de Wolff. Cette disposition tient à ce que le canal segmentaire, devenu le canal excréteur du mésonéphros, ne s'est dédoublé en canal de Wolff et en canal de Müller que dans sa partie antérieure, mais a gardé son caractère primitif dans toute sa moitié postérieure. Le canal de Wolff n'est en connexion qu'avec le mésonéphros et, par conséquent, fonctionne simplement comme uretère.

L'œuf est large de 2 millimètres et entouré d'une double coque, recouverte d'une couche de cellules dérivées du follicule; la coque interne est percée à l'un de ses pôles de 5 à 13 micropyles. La segmentation est totale, mais très inégale et a de grandes analogies avec celle de la Grenouille (tome I, page 161), si ce n'est que le vitellus nutritif se fragmente moins activement et ne donne qu'un petit nombre de gros blastomères.

La larve après l'éclosion mesure de 7 à 12 millimètres : elle porte en avant de la bouche deux paires d'appendices, qui correspondent peut-être aux barbillons, à moins qu'ils ne soient l'analogue d'un curieux organe d'adhérence que présente la larve de *Lepidosteus*. Contrairement à ce qui s'observe chez les autres Vertébrés, la masse vitelline est contenue dans le tube digestif, non pas en arrière du foie, c'est-à-dire dans l'intestin, mais en avant du foie, c'est-à-dire dans l'estomac.

Polyodon (*Spatularia*) *folium* vit dans le Mississipi et ses affluents; *P. gladius* vit dans le Yang-tse-Kiang ou fleuve Bleu et atteint une longueur de 6 à 7 mètres. *Scaphirhynchus cataphractus* se rencontre dans le Mississipi et ses affluents; trois autres espèces habitent les eaux douces de l'Asie centrale.

Les Esturgeons (*Acipenser* L.) sont, pour la plupart, de grande taille et nomades, vivent dans la mer, mais remontent fort loin dans les fleuves, à l'époque du frai, pour y accomplir leur ponte. Quelques espèces sont cantonnées dans les grands lacs des régions tempérées de l'hémisphère boréal : elles remontent également dans les fleuves au moment de la ponte. Les jeunes ne tardent pas à descendre à la mer; ils ne remontent dans les fleuves que lorsqu'ils sont aptes à la reproduction.

Tous ceux chez lesquels les plaques dorsales sont armées d'une épine centrale vivent dans les eaux douces de l'Amérique du Nord;

ceux, au contraire, chez lesquels l'épine est reportée au bord postérieur de la plaque dorsale appartiennent à l'ancien continent. En Asie, on les trouve surtout dans le nord de l'Océan Pacifique, dans les grands lacs de l'Asie centrale et dans les fleuves qui en sont tributaires. En Europe, ils habitent surtout la mer Noire, la mer d'Azov et la mer Caspienne; quelques espèces vivent dans la Méditerranée et l'Adriatique; une espèce au moins (*A. sturio*) se rencontre encore dans l'Océan Atlantique, la mer du Nord, la mer Baltique et jusque sur les côtes de Norvège et d'Islande.

ACIPENSER STURIO Linné. — Cette espèce a la lèvre postérieure épaisse et fendue par le milieu; les écailles du dos sont imbriquées; la peau est rendue grenue comme le chagrin par de petites écailles obtuses. Ordinairement longue de 2 mètres, elle peut atteindre jusqu'à 6 mètres. Elle vit dans la Méditerranée, la mer Adriatique, l'Océan Atlantique, la mer du Nord et la mer Baltique. Elle remonte dans tous les fleuves de France; on l'a pêchée à Paris et jusque dans l'Yonne.

A. HUSO L. — Le grand Esturgeon ou *Bélouga* ressemble beaucoup au précédent, mais ses petites écailles sont pointues. Sa longueur peut atteindre près de 8 mètres et son poids jusqu'à 1,000 kilogrammes. Suivant Pallas, on aurait capturé dans la mer Caspienne, en 1767, une femelle pesant 1,400 kilogrammes et renfermant 400 kilogrammes d'œufs. On trouve surtout cette espèce dans la mer Noire, la mer d'Azov, la mer Caspienne, les grands lacs de Tartarie et les fleuves qui s'y jettent; elle est très rare dans la Méditerranée et dans l'Adriatique. Elle fraye dès le premier printemps et se trouve déjà dans les fleuves avant la fonte des glaces : elle remonte le Volga jusqu'à Checkma et le Danube jusqu'à Budapest. D'après Pallas, on capturait annuellement en Russie, à la fin du siècle dernier, plus de 100,000 individus de cette espèce.

En Amérique ou dans la mer Adriatique, la pêche des Esturgeons ne donne lieu qu'à un mouvement commercial très restreint; en Sibérie, en Russie et sur le bas Danube, elle est au contraire l'objet d'un commerce considérable et elle est réglementée par de curieuses prescriptions.

La chair de l'Esturgeon est délicate et très recherchée. Une petite portion est consommée sur place ou à l'état frais; la plus grande partie est préparée en conserves. Dans ce but, on congèle la viande ou on la dessèche; souvent encore on la sale, puis on la dessèche à l'air, ce qui constitue le *balyk*. Le Poisson congelé a conservé presque toutes les qualités du Poisson frais.

Les salaisons ou les conserves fumées sont souvent le siège d'une putréfaction lente ou de phénomènes chimiques qui font que leur ingestion est suivie d'intoxications violentes, causant parfois la mort. Anrep a observé à Charkov plusieurs cas de ce genre, dont cinq furent mortels, après la consommation d'Esturgeon salé. Le principe toxique était une ptomaïne amorphe, très active, peu soluble dans l'eau, destructible par l'ébullition, par les alcalis caustiques et les acides; ses composés salins étaient très solubles.

Sous le nom de *vésiga* ou *viaziga*, les Russes utilisent encore en cuisine la notocorde de l'Esturgeon préalablement séchée à l'air : elle se gonfle beaucoup en cuisant dans l'eau. En Vénétie, on consomme aussi, sous le nom de *chinalia* ou *spinachia*, la corde dorsale salée et fumée.

Les œufs de l'Esturgeon sont également très recherchés et constituent le *caviar*, mets très apprécié en Russie, en Turquie, sur le bas Danube, en Grèce et en Arménie; on n'en consomme qu'une faible quantité dans le reste de l'Europe. On arrache l'ovaire, puis on le malaxe sur un tamis, à travers les mailles duquel les œufs tombent : on les sale et on les conserve dans des tonnelets de Tilleul, ce bois ne leur communiquant aucun goût étranger.

Le caviar le plus estimé est fourni par *A. huso :* les grains en sont gros et de belle apparence. Celui du Sterlet (*A. ruthenus*) est peu apprécié, à cause de la petitesse de ses grains et bien que son goût ne soit pas moins délicat que celui du précédent. Le commerce du caviar est très important : on estime à 48,000 kilogrammes la quantité qui s'expédie annuellement des pêcheries de Bojik-Tromisel et à 2,560,000 kilogrammes la quantité fournie par les pêcheries de la mer Caspienne; le meilleur caviar vient d'Astrakan. Ce mets passe pour échauffant et excitant. Aldrovande rapporte que le pape Jules II en consommait avec un tel excès que sa mort doit être attribuée à cet usage immodéré.

La vessie natatoire des Esturgeons sert à fabriquer l'*ichthyocolle* ou *colle de Poisson*. Dès que le Poisson est capturé, sa vessie natatoire est enlevée avec précaution, lavée à grande eau jusqu'à ce que toute trace de sang ait disparu, puis pendue et plongée vingt-quatre heures dans l'eau glacée. On la fend ensuite suivant sa longueur et on la fait sécher au soleil, la face interne étant retournée en dessus. On enlève alors la membrane externe, qui est salée et vendue pour l'alimentation; la membrane interne est séchée, soumise à la presse et constitue l'ichthyocolle.

On connaît plusieurs sortes d'ichthyocolle, différentes par leur provenance et par leur aspect. La sorte *en feuilles* provient du Bélouga. Celle du Sterlet, qui est la plus estimée, est au contraire roulée en *petit cordon*, puis contournée *en lyre;* celle qui vient de l'Oural est *en cœur* ou *gros cordon*. On distingue encore le *collier de Cheval* ou *grande lyre*, et la *livre*. Cette dernière est la moins appréciée : elle se prépare sur les bords de la Baltique en faisant macérer dans l'eau bouillante la peau, l'estomac, l'intestin, les nageoires et la vessie natatoire d'*A. sturio* coupés en morceaux.

L'ichthyocolle est très utilisée dans les arts et dans l'industrie. De bonne qualité, elle doit être translucide, lisse, inodore, à peu près insipide et se dissoudre presque sans résidu dans l'eau bouillante; par le refroidissement elle se prend en gelée, même si on l'a dissoute dans trente fois son poids d'eau. En confiserie, elle sert pour la fabrication des bonbons; en pharmacie, pour la préparation des gelées et des capsules; c'est elle encore qui, étendue en couche mince à la surface du taffetas, donne le sparadrap connu sous le nom de *taffetas d'Angleterre*.

La sous-classe des Ganoïdes comprend encore trois ordres. Les Crossoptérygiens sont réduits à deux genres et à quatre espèces, de l'Afrique tropicale : le genre *Polypterus* habite le haut Nil et le Sénégal, le genre *Calamoichthys* est du Vieux-Calabar; le corps est entièrement recouvert d'écailles ganoïdes ou rhomboïdales. Les Euganoïdes ou *Rhombifères* ont des écailles rhomboïdales, osseuses, encroûtées d'émail. Le genre *Lepidosteus* est représenté par plusieurs espèces dans les grands fleuves de l'Amérique du Nord et à Cuba. Les Amiades ou *Cyclifères* ont de grandes écailles émaillées et arrondies. Le genre *Amia*, dernier représentant de cet ordre, comprend une dizaine d'espèces, qui paraissent être limitées au bassin du Mississipi; ses affinités avec les Poissons osseux sont très étroites.

Les Ganoïdes ne sont plus représentés, dans la nature actuelle, que par un très petit nombre de formes, dont nous avons donné l'énumération.

Ces animaux sont des plus hétérogènes et ne présentent qu'un nombre très restreint de caractères communs. Ils dérivent vraisemblablement de plusieurs souches différentes, bien que voisines, et constituent un groupe de transition, d'où dérivent les Téléostéens d'une part, les Dipnoïques et les Stégocéphales d'autre part.

Sous-classe des Téléostéens.

Chez les Poissons osseux, les vertèbres sont en forme de sablier, biconcaves et réunies entre elles par des ligaments fibreux ; leur nombre est moindre que chez les Sélaciens. La notocorde est interrompue, mais remplit encore les concavités des vertèbres ; il n'y a jamais qu'un arc neural par myotome. La queue, d'abord homocerque, devient hétérocerque.

Le crâne acquiert une extrême complication. Le trou occipital, par lequel l'encéphale se continue avec la moelle épinière, est entouré de quatre os : en haut, le *sus-occipital ;* en bas, le *basioccipital ;* de chaque côté, l'*exoccipital*. Le basioccipital est creusé en arrière d'une cavité remplie de notocorde, ce qui le fait ressembler à un corps vertébral ; ou bien il présente un *condyle* qui s'articule avec la cavité antérieure de la première vertèbre.

En avant de la région occipitale se voit la région auditive. Elle occupe les parties latérales du crâne et comprend : en bas et en avant le *prootique*, *rocher* ou *petrosum ;* en haut et en arrière, le *squamosal* ou *ptérotique ;* en haut et en avant, le *postfrontal* ou *sphénotique ;* à côté de ce dernier, se voit souvent aussi un *intercalaire* ou *opisthotique*. En arrière de ceux-ci, on trouve l'*épiotique*, intercalé entre le sus-occipital et le squamosal et par l'intermédiaire duquel l'extrémité supérieure de la ceinture scapulaire s'unit au crâne. Les prootiques peuvent se réunir sur la ligne médiane et contribuer ainsi à former, en avant du basi-occipital, un os médian, le *basiotique*.

Ce dernier est précédé généralement d'un *basisphénoïde*, au-dessus duquel se voit de part et d'autre un *alisphénoïde*, et souvent aussi un *orbitosphénoïde*. Ces os circonscrivent l'orbite en bas et en arrière. En avant de celle-ci, la portion postérieure et externe du cartilage ethmoïdien s'ossifie pour donner l'*ectethmoïde* ou *préfrontal*.

Tous les os énumérés jusqu'ici se sont développés dans le périchondre du crâne primordial. Ils limitent la boîte crânienne en bas et sur les côtés ; mais celle-ci resterait ouverte en haut, si elle n'était fermée par d'autres os. Ce sont, en arrière, les deux *pariétaux*, précédés des *frontaux*, souvent unis en une seule pièce ; plus en avant se voient les *nasaux*, unis ou non en un seul os, et un nombre variable d'osselets situés au voisinage des narines. Tous ces os sont percés de canaux muqueux appartenant au système de la ligne latérale.

Il se forme encore, sur toute la longueur de la base du crâne, une longue tige osseuse, le *parasphénoïde*, qui limite en bas la cavité orbitaire. Elle se continue en avant par le *vomer*.

La tête comprend encore un certain nombre d'os qui ne font plus partie du crâne, mais appartiennent à la face ou aux arcs viscéraux. A la face appartiennent réellement les *prémaxillaires* ou *intermaxillaires*, et les *maxillaires* auxquels peut s'ajouter un *jugal* en arrière.

Un certain nombre d'autres os constituent l'*arc palatin*, comparable à une paire de côtes et suspendu à la face inférieure du crâne. Ce sont : en haut et en arrière, le *métaptérygoïde ;* en haut et en avant, le *palatin*, l'*ectoptérygoïde*, et l'*entotérygoïde ;* en bas, le *carré*. C'est ce dernier ou ses dérivés qui s'articule avec la mandibule, dans toute la suite des Vertébrés. A l'exemple des intermaxillaires et des maxillaires, du vomer, du parasphénoïde, la plupart des os de l'arc palatin peuvent porter des dents.

Le premier arc viscéral ou arc mandibulaire comprend trois segments, la gnathostèle s'étant divisée en deux os : le supérieur, de grande taille, réuni au crâne par une suture, est l'*hyomandibulaire*, (*anamandibulaire* d'Albrecht) ; au-dessous se trouvent le *symplectique* (*métamandibulaire* d'Albrecht), puis le *cartilage de Meckel*. Il se forme autour de ce dernier un *os dentaire ;* dans la portion proximale de ce même cartilage se développent un *articulaire*, un *angulaire*, parfois aussi un *coronoïde*. Les deux mâchoires inférieures sont unies en avant par du tissu conjonctif, et non par une copula.

Au bord postérieur de l'hyomandibulaire, il se forme chez l'embryon un repli cutané qui constitue l'*opercule* et dans l'épaisseur duquel se développent quatre pièces osseuses, savoir : un *pré-operculaire* semi-lunaire, un *operculaire* articulé avec une apophyse de l'hyomandibulaire, un *inter-operculaire* et un *sous-operculaire*.

Des deux portions primitives de l'arc hyoïdien, l'hypohyoïde persiste seul. L'épihyoïde est représenté par un chondro-ligament qui va s'insérer sur le crâne; sa portion inférieure s'est pourtant ossifiée en une pièce (le *métahyoïde* d'Albrecht) qui s'articule d'une part avec l'hypohyoïde, d'autre part avec l'angle postéro-inférieur de l'hyomandibulaire, par l'intermédiaire d'un petit cartilage. Pour avoir méconnu la signification du chondro-ligament susdit, la plupart des auteurs ont cru devoir rattacher l'hyomandibulaire à l'arc hyoïdien et lui ont donné le nom impropre qu'il porte (1).

(1) La question des homologies des os de la tête, et particulièrement celle des modifications subies par les arcs mandibulaire et hyoïdien dans la série des Gnathostomes, sont au nombre des plus difficiles problèmes de l'anatomie

La ceinture scapulaire est diversement conformée : elle comprend d'ordinaire un arc osseux dans lequel on distingue une *omoplate* ou une *clavicule*, une *sus-clavicule*, et une *post-clavicule*. Cette ceinture s'attache au crâne par une série d'osselets; en bas, elle s'unit à sa congénère par du tissu fibreux. Elle porte la nageoire pectorale, formée d'un certain nombre d'os dont les homologies ne sont pas établies : Cuvier et Valenciennes distinguent un *humérus*, un *cubitus* et un *radius* juxtaposés, une rangée d'os du *carpe* et des *rayons* correspondant aux doigts ; Huxley reconnaît au contraire une *omoplate* ou *scapulum*, un *coracoïde*, des *cartilages basilaires*, dont le nombre maximum est de cinq, et des *rayons*.

La ceinture et les nageoires abdominales ne sont pas toujours situées à l'extrémité postérieure de l'abdomen, mais peuvent se rapprocher plus ou moins de la ceinture et des membres thoraciques : d'où de bons caractères pour la classification ; elles peuvent même faire défaut (Malacoptérygiens apodes). Le bassin se réduit à un os, qui n'a aucune connexion avec la colonne vertébrale, mais correspond aux cartilages basilaires de la ceinture thoracique et supporte les rayons de la nageoire.

La nageoire dorsale, simple (*Clupea*, *Meletta*, *Cyprinus*, *Cobitis*, *Esox*) ou double (*Trachinus*, *Mugil*, *Sphyræna*, *Caranx*, *Gobius*, *Perca*, est supportée par les *os interépineux*, indépendants du rachis. Ses rayons sont mous (MALACOPTÉRYGIENS) ou durs et épineux (ACANTHOPTÉRYGIENS). La nageoire anale, ordinairement simple, est supportée par des os analogues. La caudale est supportée par une pièce osseuse résultant de la fusion des dernières vertèbres caudales.

La peau renferme dans toute son étendue des écailles imbriquées, cycloïdes ou cténoïdes, et de configuration variable suivant les genres et les espèces ; celles de la ligne latérale, sont généralement cannelées. Ces écailles dérivent du derme : elles sont creusées de canalicules dans lesquels s'engagent des capillaires sanguins ; elles sont recouvertes par l'épiderme. Celles du pourtour de l'orbite se disposent en un anneau simple ou double (*Coregonus*) de lamelles osseuses, qui protège le globe oculaire.

La peau ne renferme jamais de glandes, sauf chez quelques Poissons venimeux (*Trachinus*, *Thalassophryne*). La couche superficielle du derme contient parfois des chromatophores qui fonctionnent de la même façon que chez les Céphalopodes (*Pleuronectes*, *Labrus*, *Trachinus*, *Callionymus*).

Les dents sont très inégalement développées ; elles ont la même

comparée. Bien qu'un grand nombre d'observateurs en aient abordé l'étude, la lumière est encore loin d'être faite.

origine que les écailles ; elles se forment jusque dans le pharynx. Les appendices pyloriques présentent des variations tout aussi grandes : on n'en trouve qu'un seul chez *Ammodytes*, que deux chez *Rhombus maximus*, de 3 à 5 chez les autres Pleuronectides; en revanche, on en compte 60 chez *Salmo labrax* et 191 chez *Scomber scombrus*; ils font défaut dans un bon nombre de cas (Lophobranches, Plectognathes, Siluroïdes, Labroïdes, Cyprinodontes). On a cru que les appendices pyloriques remplaçaient le pancréas, qui manque en effet ou reste rudimentaire chez la plupart des Téléostéens, mais ces deux sortes d'organes coexistent parfois (*Salmo salar*, *Clupea harengus*). Le suc élaboré par ces appendices est alcalin : il digère l'amidon et transforme les albuminoïdes en peptones.

Les hématies ont la même structure et sensiblement la même taille que chez les Ganoïdes : elles mesurent 13 μ sur 8 μ chez *Cyprinus*. L'embryon possède six paires d'arcs branchiaux, mais l'adulte n'en a plus que quatre, parfois même trois ou deux.

L'évent existe chez l'embryon ; son bord antérieur est muni d'une pseudo-branchie qui persiste fréquemment.

La présence d'une vessie natatoire est habituelle. Cet organe, dont la forme est très variable, s'ouvre dans le pharynx, plus rarement dans l'estomac (Clupéides) ; son conduit reste toujours perméable chez les Physostomes ; il s'oblitère et persiste à l'état de cordon fibreux ou même s'atrophie finalement chez les Physoclistes (Lophobranches, Pharyngognathes, Acanthoptérygiens, Anacanthines). La vessie est remplie de gaz qui, dans aucun cas, ne proviennent de l'atmosphère ou des gaz dissous dans l'eau, mais sont simplement exsudés par sa paroi ; ces gaz, dont la proportion centésimale varie, sont au nombre de trois principaux : on trouve de 80 à 98 p. 100 d'azote, jusqu'à 20 p. 100 d'oxygène et jusqu'à 5 ou 6 p. 100 d'acide carbonique.

On croyait naguère que le Poisson était capable de se rendre plus lourd ou plus léger, en diminuant ou en augmentant à volonté le volume de sa vessie natatoire, qui aurait agi à la façon d'un ludion. Les expériences d'Armand Moreau ont montré que l'animal n'exerce aucune action sur le volume de sa vessie et que celle-ci, loin de faciliter les déplacements verticaux, y met plutôt obstacle.

La vessie natatoire de quelques Téléostéens est utilisée en divers pays pour la préparation d'ichthyocolles de moindre qualité que celle des Esturgeons. L'*ichthyocolle de l'Inde* provient de *Polynemus indicus*, *P. plebejus*, *Belone megalostigma*, *Silurus raita* et quelques *Aries*. Celle de Chine est fournie par *Sciæna lucida*, *Otolithus maculatus* et *Anguilla pekinensis*. La sorte de Cayenne et du Brésil, connue dans le commerce sous les noms de *colle de Machoiran* ou de *colle de la Guyane*, provient du Machoiran (*Silurus Parkeri*).

On distingue encore plusieurs sortes de fausses ichthyocolles. La *colle de Poisson vitreuse* est fabriquée avec les écailles de la Carpe; la *colle d'écailles du Sénégal*, avec celles du Capitaine (*Heterotis*). Une autre colle de Machoiran se prépare encore à Cayenne avec la peau de ce Poisson.

L'encéphale présente une grande diversité de formes. Le toucher s'exerce au moyen des lèvres ou de certains appendices, tels que les *barbillons*, placés de chaque côté de la bouche et riches en terminaisons nerveuses spéciales.

La chambre postérieure de l'œil est traversée d'arrière en avant par une lame qui pénètre par une fissure de la rétine et va s'attacher sur la cristalloïde postérieure, par un épaississement qui constitue la *cloche de Haller*. Chez certaines espèces, le fond de l'œil est occupé par un *tapis*, c'est-à-dire que les cellules choroïdiennes, au lieu d'être gorgées de granulations pigmentaires noires, sont remplies de petites paillettes cristallines qui décomposent la lumière et donnent à l'œil une teinte rouge, verte ou dorée.

Le labyrinthe membraneux a pour annexes trois canaux semi-circulaires, perpendiculaires entre eux et présentant chacun à sa base une ampoule, dans la paroi de laquelle se termine un rameau du nerf acoustique. L'endolymphe renferme soit une fine poussière ou *otoconie*, soit de gros otolithes.

Le pronéphros persiste comme seul organe urinaire, chez *Fierasfer*; chez tous les autres Téléostéens, il se transforme en un organe lymphoïde et est remplacé par un mésonéphros. Le canal excréteur de celui-ci s'unit à son congénère et forme ainsi une *vessie urinaire* qui se continue par un court *urèthre*; celui-ci s'ouvre en arrière de l'anus, soit seul, soit en s'unissant à l'orifice génital (1).

Le testicule est allongé; le canal déférent s'unit à celui du côté opposé, avant de déboucher dans le cloaque, entre le rectum et l'urèthre.

L'ovaire est un sac clos en avant, mais prolongé en arrière par un oviducte qui s'unit à son congénère de manière à former un court tronc commun, s'ouvrant par une simple fente transversale. L'oviducte manque chez l'Anguille et chez les Salmonides : les œufs tom-

(1) Ici, la vessie et l'urèthre ne sont pas homologues des organes désignés sous ces mêmes noms chez les Vertébrés supérieurs.

bent dans la cavité générale, puis sont évacués par un pore abdominal.

Aristote avait déjà constaté que les Serrans sont hermaphrodites; cette observation a été confirmée par tous les auteurs et les cas d'hermaphrodisme se sont multipliés. En outre des genres *Serranus* et *Chrysophrys*, où il est constant, on l'a reconnu encore un certain nombre de fois chez seize espèces différentes, dont neuf appartiennent aux Acanthoptères, quatre aux Anacanthines et trois aux Physostomes abdominaux.

Les œufs, déjà décrits (tome I, page 133), sont pondus sur les herbes ou sur le sable : le mâle vient alors y déverser sa *laitance*; il n'y a pas d'accouplement. Par exception, quelques espèces sont vivipares, comme *Pœcilia surinamensis* et *Gambusia patruelis*.

La plupart des Téléostéens vivent dans la mer ; les eaux douces en renferment cependant de nombreuses espèces. Quelques-uns accomplissent des migrations périodiques et passent soit des eaux douces dans la mer (Anguille), soit de la mer dans les fleuves (Saumon) : ces voyages sont déterminés par l'approche de la ponte. Les récentes explorations sous-marines ont fait connaître des formes très remarquables, qui vivent à de grandes profondeurs.

ORDRE DES LOPHOBRANCHES

Ces Poissons, peu nombreux en espèces, sont de petite taille; le corps est cuirassé, la tête s'allonge en un museau tubulaire, dépourvu de dents. Sauf chez *Pegasus*, les branchies ont la forme de houppes; l'orifice branchial est très étroit. Les nageoires sont diversement conformées : les pectorales, très petites chez *Syngnathus* et *Hippocampus*, deviennent très grandes chez *Pegasus* et s'étalent en forme d'ailes; la caudale reste petite ou manque (*Hippocampus*), auquel cas la queue devient préhensile; la dorsale sert seule à la locomotion chez l'Hippocampe.

Les Lophobranches se tiennent au milieu des herbes marines : leur corps présente parfois des appendices qui ressemblent à des filaments d'Algues et contribuent à les dissimuler. Une espèce australienne, *Syngnathus intestinalis*, vit en parasite dans la cavité intestinale des Holothuries. Le mâle est chargé du soin d'incuber les œufs : chez le Syngnathe, il les reçoit dans une poche abdominale communiquant avec l'extérieur par une rainure longitudinale ; chez l'Hippocampe, la poche s'ouvre simplement par un orifice situé en arrière.

ORDRE DES PLECTOGNATHES

Ces Poissons sont peu nombreux et vivent dans les mers chaudes. e corps est globuleux ou comprimé latéralement. La peau est épaisse t recouverte soit de grands écussons osseux disposés en mosaïque *Ostracion*), soit de plaques minces et armées d'épines triangulaires, oit d'un grand nombre de corpuscules osseux lui donnant un aspect hagriné. Les nageoires ventrales et les côtes font généralement dé-aut. Les os de l'appareil maxillo-palatin sont soudés ensemble; la ouche est étroite, les mâchoires sont armées d'un petit nombre de laques dentaires très tranchantes.

Les Scléroderмés sont comprimés dans le sens latéral. Les Coffres *Ostracion*) semblent être renfermés dans une boîte en marqueterie, grâce aux plaques osseuses polygonales dont ils sont recouverts. Les alistes (*Balistes*) et les Monacanthes (*Monacanthus*) sont teints de ves couleurs.

Les Gymnodontes ont les mâchoires conformées en bec et armées chacune d'une ou deux plaques dentaires. Le Poisson lune (*Orthago-us mola*) n'est pas rare dans nos mers : il est très comprimé, de forme elliptique et peut atteindre une longueur de deux mètres. Les élrodontides ont la peau granuleuse ou épineuse : ce sont des Pois-sons globuleux, capables de se gonfler en accumulant de l'air dans ne vaste poche annexée à l'œsophage; ils flottent alors à la surface es eaux, le ventre en l'air. Chaque mâchoire est garnie d'une seule aque dentaire (*Diodon*) ou bien la mâchoire supérieure est divisée en deux plaques (*Triodon*); dans un autre cas, chacune des deux mâ-choires est ainsi divisée (*Tetrodon*).

La chair des Plectognathes est peu recherchée, en raison des intoxications souvent mortelles qui sont la conséquence de on ingestion. Aux Antilles, au cap de Bonne-Espérance, en Nouvelle-Calédonie, sur les côtes de la Chine et du Japon, ail-eurs encore, il n'est pas rare d'observer de graves accidents, dont Kaempfer au Japon et Pison au Brésil ont publié les pre-miers cas; depuis lors, un grand nombre de voyageurs ou de médecins les ont signalés. Les observations de V. de Rochas et de Godet et les expériences de Ch. Rémy, nous ont fixés sur la cause de ces accidents, que les Hispano-Américains dési-gnent sous le nom de *siguatera* (1).

(1) Nous signalons ci-dessous un bon nombre de cas d'intoxication par la chair ou les œufs des Poissons. Nous croyons utile de réserver le nom de

Orthagoriscus mola est considéré comme toxique et n'est pas mangé. Au Japon, il en est de même, d'après Geerts, de Yokohama, pour les espèces suivantes : *Ostracion turritus, O. brevicornis, Diodon novemmaculatus, Monacanthus monoceras, M. cinereus;* toutefois, ce dernier se mange dépouillé, sa peau seule ayant la réputation d'être toxique.

Geerts considère comme réellement toxiques douze espèces de *Tetrodon* plus ou moins communes au Japon. Ce sont : *T. pardalis, T. rubripes, T. lineatus, T. vermiculatus, T. rivulatus, T. porphyreus, T. lunaris, T. argenteus, T. strictonotus, T. firmamentum, T. xanthopterus* et *T. grammato-cephalus.* Les cinq premières espèces sont les plus vénéneuses, mais les deux premières seules arrivent en grande quantité. Les sept dernières sont simplement suspectes : il n'y a pas de preuves concluantes de leur toxicité. Les pêcheurs les rejettent à la mer et ne les apportent pas au marché : seul, *T. argenteus* serait consommé dans quelques régions du sud.

Moreau de Jonnès citait déjà comme vénéneux le Poisson armé (*Diodon orbicularis*), la Lune (*Orthagoriscus mola*), la Vieille (*Balistes vetula*) et la petite Vieille (*Monacanthus monoceras*). Chevallier et Duchesne citent l'Orbe ou Atinga (*Diodon atinga*), le Hérisson de mer (*D. hystrix*), le Tétrodon ocellé (*T. ocellatus*), en Chine et au Japon, et les deux Vieilles précédentes, à la Guadeloupe. Quant aux Coffres (*Ostracion cornutus, O. trigonus*) de Chine et des Moluques, leur chair serait simplement dure et désagréable ; à la Barbade, ils causeraient souvent une sorte d'ivresse à ceux qui les mangent. Trémeau de Rochebrune dit que *T. Spengleri*, assez commun au Sénégal, est « très redouté des nègres, comme vénéneux, bien plus encore que toutes les espèces du même genre. » En septembre 1857, quatre marins du *Styx*, stationné à la Nouvelle-Calédonie, furent empoisonnés par le frai du Tétrodon : deux moururent ; leur observation a été rapportée par de Rochas, puis reproduite par d'Arras. Le Diodon semble moins dangereux à de Rochas, mais les Canaques s'en abstiennent. Au Japon, on redoute encore les Balistes, notamment une espèce appelée *Kamouki.* C'est à *Diodon hystrix* ou à une espèce voisine que se rapporte l'observation de Wilson : plusieurs Malais furent intoxiqués par un Poisson appelé *ikan buntol ;* l'un d'eux mourut. Enfin, Tybring dénonce encore *T. sceleratus, T.* (*Gneion*) *maculatus* et *D. tigrinus.*

siguatera aux intoxications par les leucomaïnes ou alcaloïdes physiologiques. Les intoxications par ptomaïnes, pour lesquelles il n'existe point de nom particulier, sont des accidents de même ordre que le ***botulisme*** ou *allantiasis*, causé par le saucisson ou d'autres préparations analogues ; on pourrait leur appliquer par extension le nom de botulisme, d'autant plus que la cause physiologique est la même dans tous ces cas.

Les Poissons toxicophores sont bien connus au Japon, où on les appelle *fougous*. Leur vente est interdite par les lois et des amendes de un rio à six rios (le rio vaut 5 francs) sont infligées aux délinquants.

Pison était d'avis que le poison résidait dans la vésicule biliaire, croyance qui est encore populaire à Singapour, suivant Wilson. Au Japon, quelques personnes croient que la toxicité est due à des parasites développés à la surface et au-dessous de la peau, mais le plus grand nombre la localisent plus exactement dans les organes génitaux. Godet rapporte que, « au dire des indigènes, le principe vénéneux serait contenu dans la laitance : si on a soin de rejeter la tête, les arêtes, l'œuvée et les entrailles, on peut manger le *fugu* dont, paraît-il, la chair est très délicate. » De Rochas avait reconnu lui-même que le Tétrodon « n'est *mortel* que quand il a des œufs, et par ses œufs seulement. »

A Tokio, Rémy a étudié expérimentalement la toxicité de plusieurs espèces de Tétrodons. Il reconnut aisément que celle-ci n'était nullement le fait d'un parasite et que le poison siégeait dans les organes génitaux, à l'exclusion de toute autre partie du corps. Des Chiens auxquels on fait manger les ovaires ou les testicules des fougous sont plus ou moins malades, mais meurent rarement parce que le vomissement les débarrasse rapidement du poison. Si, au contraire, on injecte sous la peau le liquide obtenu par la trituration des glandes génitales dans un peu d'eau, le Chien meurt en quelques minutes, sans vomissements et en présentant un abaissement très notable de la température. L'ovaire s'est toujours montré plus toxique que le testicule.

Les fougous sont le plus vénéneux au printemps : en cette saison, on s'en abstient absolument; pendant l'hiver, époque à laquelle Rémy faisait ses expériences, on en mange quelques-uns, mais en ayant soin d'enlever les organes génitaux; on s'abstient en toute saison de *Tetrodon rubripes*. Puisque les glandes sexuelles, fort réduites en hiver, entrent en activité et acquièrent une grande taille au printemps, on peut dire d'une façon générale que les intoxications se produisent surtout pendant la période du frai, que leur gravité est proportionnelle au volume des organes génitaux et que le poison, dont la nature chimique est encore inconnue, doit être une leucomaïne résultant de la suractivité fonctionnelle de ces mêmes organes. Ce poison n'est détruit ni par la cuisson ni par l'alcool : les restes des Tétrodons qui avaient empoisonné les marins du *Styx* furent rapportés en France et, après trois ans de séjour dans l'alcool, purent encore déterminer, « à doses très minimes, des accidents formidables d'intoxication chez un Chat ».

Heckel a reconnu, au dire de L. d'Arras, que le contact prolongé de la chair de ces animaux peut être suivi de certains accidents : le poison s'absorbe par la peau en quantité suffisante pour produire un malaise général, par exemple à la suite d'une première séance de dissection. Si, le lendemain, on continue le travail, il survient des vomissements, de la céphalalgie et divers phénomènes nerveux ; des vésicules miliaires font éruption sur les mains et sur le visage, en s'accompagnant d'un violent prurit ; les doigts et les mains se tuméfient.

Rémy a donné une bonne description des accidents occasionnés par les fougous. Corre est d'avis que ces accidents sont semblables à ceux qui suivent la piqûre des Serpents, mais cette opinion n'est pas exacte.

A. Corre, *Note pour servir à l'histoire des Poissons vénéneux.* Arch. de méd. navale, III, p. 136, 1865. — Id., *Analogie des symptômes et des lésions chez les individus mordus par les Serpents venimeux et chez les individus empoisonnés par certains Poissons.* Arch. de physiol., IV, p. 404, 1872. — Id., *Nouvelle note relative aux Poissons vénéneux.* Arch. de méd. navale, XXXV, p. 63, 1881.

L. d'Arras, *Essai sur les accidents causés par les Poissons.* Thèse de Paris, 1877.

G. Godet, *Etude sur l'hygiène du Japon.* Thèse de Paris, 1880. Voir p. 30.

Ch. Rémy, *Note sur les Poissons toxiques du Japon.* Comptes-rendus de la Soc. de biol., (7), V, p. 263, 1883. — Id., *Sur les Poissons toxiques du Japon.* Mém. de la Soc. de biol., (7), V, p. 1, 1883. — Id., *Notes et mémoires variés sur le Japon.* Paris, in-8° de 139 p., 1884. Voir p. 47.

ORDRE DES PHYSOSTOMES

Les Physostomes sont des Malacoptérygiens à os maxillaires non soudés, possédant toujours une vessie natatoire et un canal aérien perméable.

Les Apodes n'ont pas de nageoires ventrales.

Les Murénides ont l'aspect de Serpents : ils sont nus (*Muræna*, *Conger*) ou couverts d'écailles rudimentaires, développées tardivement (*Anguilla*) ; l'estomac présente un vaste cæcum, mais les appendices pyloriques font défaut, ainsi que les canaux excréteurs des glandes génitales : la sortie du sperme et des œufs se fait par un pore abdominal.

Les Murènes n'ont pas de nageoires pectorales ; la dorsale et l'anale sont bien développées et se continuent avec la caudale. *M. helena*, dont les Romains étaient très friands, mesure jusqu'à 1^m,50 de longueur ; elle est commune dans la Méditerranée, plus rare dans l'Atlantique. Beaucoup d'autres espèces, dont la taille peut aller jusqu'à 2^m,70, vivent dans les mers chaudes.

Les dents des Murènes sont bien développées et sont en rapport avec un appareil à venin découvert par Bottard. Chez *M. helena*, le réservoir à venin siège au palais et contient à peu près un centimètre cube de liquide : il est limité en avant et sur les côtés par l'arcade dentaire, en arrière par le relief des os ptérygoïdiens, en bas par la muqueuse palatine, en haut par les os palatins. La muqueuse, en passant comme un pont d'une arcade dentaire à l'autre, délimite ainsi une vaste cavité occupée par la glande. Celle-ci est une sorte de dédoublement de la muqueuse palatine ; elle est revêtue d'un épithélium cylindrique qui sécrète le venin.

Dans l'espace indiqué plus haut, et sur la ligne médiane, se trouvent quatre fortes dents coniques, légèrement incurvées en arrière et articulées chacune dans une fossette de l'os palatin, à l'aide d'un trousseau fibreux. Ces dents peuvent basculer et s'infléchir en arrière jusqu'au contact de la muqueuse palatine, mais ne peuvent être ramenées en avant au delà de la verticale ; la troisième, moins mobile que les autres, reste verticale, tandis que les autres sont normalement appliquées contre le palais. Les dents ne sont point creusées d'un canal central ; elles baignent dans le venin et sont totalement engainées par la muqueuse, qui se trouve vivement repoussée vers la base, quand elles s'enfoncent dans les tissus : le réservoir à venin se trouve donc comprimé et le venin s'écoule le long de la dent, jusque dans la plaie.

Les arcades dentaires supérieures présentent encore, de chaque côté, trois ou quatre dents mobiles, qui communiquent également avec le réservoir central du venin. Celles-ci transmettent leurs mouvements à la dent palatine postérieure et peuvent la redresser, par l'intermédiaire de la muqueuse palatine et de tractus fibreux spéciaux.

Aucun muscle spécial ne semble être annexé à cet appareil ou ne semble agir sur lui. Le venin, outre ses propriétés toxiques, est doué d'un grand pouvoir digestif.

A. Bottard, *Les Poissons venimeux. Contribution à l'hygiène navale*. Thèse de Paris, 1889.

L'Anguille a la peau visqueuse et la mâchoire supérieure plus courte que l'inférieure ; sa vitalité est extrême : elle peut rester longtemps hors de l'eau sans mourir et est alors capable d'accomplir de longs voyages à travers les prés humides. Elle se reproduit dans la mer, dans des conditions encore inconnues. En mars et avril, des myriades de jeunes Anguilles remontent les fleuves, se tenant en masses compactes le long des rives : cette *montée* se disperse dans les rivières, les ruisseaux, les étangs et s'y arrête. Après un séjour de plusieurs années, ces Anguilles sont devenues adultes et, vers l'automne, redescendent à la mer pour s'y reproduire ; les sexes sont distincts ; les femelles sont peut-être vivipares.

L'Europe ne possède qu'une seule espèce, *Anguilla vulgaris*, qui a une aire d'extension considérable, mais manque dans les cours d'eau tributaires de la mer Noire et de la mer d'Azov ; elle est à peu près cosmopolite et se retrouve jusqu'à la Nouvelle-Zélande, où on l'a décrite sous le nom d'*A. Dieffenbachi*. Depuis la côte orientale d'Afrique jusqu'en Océanie, on observe *A. marmorata* et *A. mowa* ; *A. megalostoma* est une espèce particulière à l'Océanie.

Depuis le commencement du VIe siècle, la pêche de l'Anguille est, dans les lagunes de Comacchio, situées entre l'embouchure du Pô et le territoire de Ravenne, l'objet d'une curieuse industrie que Spallanzani, Coste et, plus récemment, Brocchi ont fait connaître. Suivant Brocchi, on pêche annuellement dans les lagunes 900,000 kilogr. de Poisson, dont plus de 700,000 kilogr. d'Anguilles.

Le Congre, de plus grande taille que l'Anguille, n'a pas d'écailles et semble être exclusivement marin. Sa larve ou *Leptocephalus* est un petit Poisson asexué, d'une transparence de cristal et de forme rubanée, dont le sang renferme des globules incolores : au bout de quelques mois d'existence pélagique, sa peau se charge de pigment, sa vessie natatoire devient apparente, des glandes génitales apparaissent et des lacs de globules se forment dans le tissu conjonctif de la queue : d'abord séparés du système vasculaire, ces lacs finissent par communiquer avec celui-ci et le sang devient rouge. *Conger vulgaris* habite nos mers ; *C. mystax* vit dans la Méditerranée ; *C. balearicus* dans la Méditerranée, l'Océan Atlantique l'Océan Pacifique et jusqu'au Japon.

On a vu parfois l'ingestion de la chair des Murénides déterminer de la siguatera : Moreau de Jonnès en cite des cas pour le Congre, Chevallier et Duchesne pour le Congre et l'Anguille, Anderson pour le Congre, et Tybring pour la Murène.

A. Mosso, de Turin, a reconnu que le sérum du sang de ces mêmes Poissons a un goût particulier : une goutte, mise sur la langue, donne un goût légèrement salé; un moment après, on perçoit confusément une saveur alcaline; au bout de dix à trente secondes, plus rarement au bout d'une à deux minutes, on sent enfin une impression de cuisson et un goût âcre, analogue à celui du phosphore ou de la bile. Si on introduit dans la bouche non plus une, mais plusieurs gouttes, on éprouve une irritation très désagréable, qui persiste longtemps.

Le sérum sanguin est fluorescent : il est jaune pâle par transparence et blanc bleuâtre à la lumière réfléchie, avec des reflets semblables à ceux du pétrole ou des solutions de quinine. Ces caractères optiques n'ont aucune connexion avec les propriétés irritantes signalées plus haut : la Sole et la Vipère ont un sang également dichroïque, mais non irritant; chez les Murénides, le dichroïsme résiste à l'ébullition, alors que les propriétés irritantes sont détruites. Le sérum des Congres (*Conger vulgaris, C. myrus*) est moins brûlant et moins venimeux que celui des Murènes et des Anguilles.

L'*ichthyotoxine* ou poison du sang des Murénides est un poison des plus énergiques. Il suffit d'injecter $0^{cc},5$ de sérum d'Anguille dans la veine jugulaire d'un Chien de $15^{k},2$ pour tuer celui-ci dans l'espace de sept minutes. Une dose de $0^{cc},02$ par kilogramme d'animal est suffisante pour amener la mort, en sorte que, malgré la petite quantité de sang dont elle est pourvue, on peut dire qu'une Anguille du poids de 2 kilogrammes possède assez de poison pour tuer dix Hommes. Le sang des animaux auxquels on injecte ce poison a perdu sa coagulabilité; l'hémoglobine ne se dissout pas dans le plasma.

L'injection de l'ichthyotoxine sous la peau ou dans la cavité abdominale amène aussi sûrement la mort que l'injection intra-veineuse; par la voie hypodermique, le poison agit localement et détermine une vive inflammation. Le Chien, le Cobaye, le Pigeon, la Grenouille se sont montrés sensibles à l'action de ce poison, mais à des degrés divers.

Le sérum sanguin des Murénides perd son goût âcre et brûlant, ainsi que sa toxicité à la température de 100°; évaporé dans le vide, puis redissous, il conserve au contraire toutes ses propriétés. Il ne contient ni sels biliaires, ni pigments biliaires; son principe toxique est insoluble dans l'alcool à 90°. Injecté directement dans l'intestin grêle, il est absorbé et produit la mort; introduit dans l'estomac, il est inoffensif : le suc gastrique, les acides acétique et chlorhydrique lui font perdre sa toxicité. L'ichthyotoxine se comporte donc à la manière des matières albuminoïdes (1); il est intéressant de noter cette première ressemblance avec le venin des Serpents, dont le principe actif est, suivant A. Gautier, de nature albuminoïde.

Pour déterminer l'action physiologique de l'ichthyotoxine, Mosso défibrine le sang, puis en sépare les globules par la force centrifuge déployée par une rotation rapide; il injecte sous la peau ou dans les veines le sérum ainsi obtenu.

Aussitôt après l'injection, les mouvements respiratoires deviennent plus fréquents, sous l'influence d'une excitation centrale, et non des pneumo-gastriques, la section de ceux-ci n'amenant aucun ralentissement.

La mort arrive de façons diverses, suivant la dose. Une dose de 0cc,02 à 0cc,03 par kilogramme d'animal est mortelle chez le Chien: la respiration s'arrête d'abord, puis le cœur. Des doses plus fortes peuvent arrêter en même temps la respiration et le cœur. Des doses massives tuent instantanément par arrêt du cœur, alors que le thorax, l'abdomen et les lèvres se meuvent encore pendant un certain temps. Avec une dose de 0cc,028, la respiration artificielle entretient la vie et permet au Chien d'éliminer le poison; avec une dose de 0cc,046, elle ne suffit plus pour sauver l'animal. L'arrêt de la respiration tient encore à un trouble des centres et non à une paralysie des nerfs, qui conservent leur excitabilité; nouveau point de ressemblance avec le venin des Serpents.

Comme celui-ci encore, elle n'est point un poison du cœur, sauf dans les cas où l'envenimation est intense. Elle agit sur les centres et détermine d'abord une diminution de fréquence et une augmentation de force des battements du cœur, jointe à une grande élévation de la pression sanguine. Les battements redeviennent ensuite

(1) L'existence de principes toxiques dans le sang, entrevue dès 1880 par Spica et Paterno, vient d'être démontrée par R. Th. Wurtz (*Les leucomaïnes du sang normal*. Thèse de Paris, 1889) pour le sang du Bœuf; mais il s'agit ici de leucomaïnes. Gabr. Pouchet avait déjà trouvé, en 1880, dans l'urine humaine normale, une leucomaïne qui provenait évidemment du sang.

plus nombreux, mais finissent par se ralentir et par cesser. Le sang est noir, et ne se coagule plus ; ou bien la coagulation ne se fait qu'incomplètement, le sérum ne se sépare pas du caillot et le sang tout entier se prend en une masse gélatineuse qui se dissout facilement.

Le poison agit surtout sur la moelle, spécialement sur les centres moteur et respiratoire ; les nerfs perdent leur conductibilité, le muscle ne se contracte pas sous l'influence de l'excitation du nerf. L'ichthyotoxine n'agit pourtant pas à la façon du curare, car la sensibilité disparaît d'ordinaire avant la motilité. L'insensibilité n'est d'ailleurs jamais générale : chez le Lapin, elle est absolue dans tout le train postérieur, tandis que les parties antérieures du corps ont conservé toute leur sensibilité ; Valentin a vu le venin de Vipère produire des accidents analogues chez la Grenouille.

Chez la Grenouille et le Lapin, la rigidité cadavérique apparaît aussitôt après la mort ; le venin de Vipère produit encore le même effet chez le Lapin.

A. Mosso, *Un veleno che si trova nel sangue dei Murenidi.* Atti della r. Accad. dei Lincei. Rendiconti, (4), IV, p. 665, 1888. — Id., *Azione fisiologica del veleno che si trova nel sangue dei Murenidi.* Ibidem, p. 673.

Les Gymnotides ressemblent aux Murénides ; ils n'ont pas d'écailles, non plus que des nageoires ventrales, dorsale et caudale ; l'anale est très longue ; l'estomac porte tout à la fois un large caecum et des appendices pyloriques ; les oviductes existent, la vessie natatoire est double. Ces Poissons habitent les eaux douces de l'Amérique tropicale : ils comprennent les cinq genres *Carapus*, *Gymnotus*, *Rhamphichthys*, *Sternarchus* et *Sternopygus*.

Gymnotus electricus Linné.

Cette espèce, la seule du genre, a jusqu'à 2 mètres de longueur ; c'est le plus grand des Poissons électriques. Il est très commun dans une grande partie de l'Amérique du Sud, notamment dans le nord du Brésil, à la Guyane et au Vénézuela. Il ne se trouve que dans les bassins de l'Orénoque et de l'Amazone (1). Il vit dans les eaux dont la température est de 25 à 27° et se tient de préférence dans les petits cours d'eau et les

(1) Sir Horace Rumbold (*Great silver river.* London, 1887) a prétendu qu'on l'avait rencontré aussi dans le haut Uruguay, au-dessus d'Uruguayana. Mais Ph. L. Sclater (*Electric fishes in the river Uruguay.* Nature, XXXVIII, p. 148, n° 972, 1888) révoque en doute cette constatation.

mares vaseuses : une ou deux fois par minute, il vient à la surface, émerge la tête, avale de l'air, puis replonge en laissant échapper par les ouïes de nombreuses bulles d'air.

A part ces allées et venues du fond à la surface, le Gymnote reste immobile pendant le jour ; il se met en chasse au crépuscule et recherche les Poissons, les Batraciens ou les Insectes. Dès qu'il s'est approché d'une proie, il la foudroie par une décharge électrique. La violence de celle-ci est telle, que les animaux situés dans un assez grand rayon en sont paralysés ou même sont tués sur le coup et viennent flotter à la surface, le ventre en l'air. Cette décharge, que les Hispano-Américains appellent *golpe*, est beaucoup plus forte que celle de la Torpille : elle est redoutable même pour des animaux de grande taille, comme le Cheval; toutefois, le Gymnote est insensible aux décharges d'individus de son espèce.

L'anus s'ouvre très près de l'extrémité antérieure; la nageoire anale s'étend jusqu'à l'extrémité postérieure et présente, par conséquent, une longueur considérable : sa longueur mesure exactement celle de l'appareil électrique. Celui-ci se continue sans interruption sur les quatre derniers cinquièmes de la longueur du corps; il est immédiatement placé au-dessous de la peau et constitue à lui seul toute la masse du corps, dans ses deux tiers inférieurs, la cavité viscérale et ses dépendances se trouvant refoulées vers le haut.

Sur une coupe transversale, on constate que l'appareil électrique est formé de deux grosses masses subcylindriques, molles, translucides, gélatineuses, d'un rouge jaunâtre clair. Ces deux gros cylindres représentent à peu près le tiers du poids total du Gymnote ; ils sont situés de part et d'autre de la ligne médiane, le long de laquelle ils sont contigus, et sont la continuation directe des muscles latéraux du tronc, dont ils reproduisent la disposition longitudinale et dont ils ne sont d'ailleurs qu'une modification. Ils sont entourés d'une épaisse enveloppe conjonctive, qui pénètre à leur intérieur et s'y ramifie de manière à constituer une gaine à chacun des innombrables cylindres longitudinaux dont se compose chaque organe ; toutefois, ces cylindres ou faisceaux ne sont pas tellement isolés de leurs congénères qu'ils ne puissent, en s'unissant à ceux-ci, former des lamelles horizontales superposées et donnant à l'organe un aspect feuilleté.

Les deux grands organes électriques bornent en haut un espace triangulaire qui occupe toute la portion inférieure du corps et dans lequel sont logés deux autres organes plus petits, mais ne différant pas d'ailleurs des précédents, dont ils reproduisent la disposition. Les faisceaux qui constituent chacun de ces organes se composent d'un nombre immense de petites lames électriques verticales, séparées les unes des autres par une forte cloison conjonctive et rappelant la structure de l'appareil de la Torpille, si ce n'est que la face qui était supérieure chez cette dernière est antérieure chez le Gymnote.

Sachs a reconnu que le grand organe électrique était en réalité composé de deux parties à peu près égales, l'une antérieure, l'autre postérieure, étroitement contiguës et s'appliquant l'une contre l'autre par une longue surface oblique de haut en bas et d'avant en arrière. L'organe postéro-supérieur, méconnu jusqu'alors, se reconnaît déjà à l'œil nu à son aspect plus sombre, à sa teinte gris-rougeâtre et à sa plus grande transparence. Sa structure fondamentale est la même que celle du grand organe antéro-inférieur ou du petit organe; toutefois, les lames y sont notablement plus larges et plus épaisses.

Les deux, ou plus exactement les trois paires d'organes électriques reçoivent de la moelle un nombre considérable de nerfs qui sont entourés de gaines fort épaisses et vont se terminer à la face postérieure des lames électriques. L'encéphale ne présente point, comme chez la Torpille, de lobes électriques spéciaux, mais les centres d'où émanent ces nerfs se trouvent renfermés dans la moelle épinière. Sur une coupe passant entre la quinzième et la seizième vertèbres, on voit apparaître dans l'axe de celle-ci un amas d'énormes cellules nerveuses, qui, si on le suit d'avant en arrière, se constitue bientôt en un véritable lobe électrique, d'où partent les nerfs qui abordent finalement les lames électriques par leur face postérieure. Ranvier a reconnu que la face antérieure ou électro-positive de ces lames se réfléchissait sur ses bords, comme chez la Torpille, de façon à se mettre en contact avec la face homologue de la lame suivante. La théorie de la décharge que nous avons exposée à propos de la Torpille s'applique donc également au Gymnote.

De même que chez les Rajides, la plupart des Gymnotides n'ont pas trace d'organe électrique, les masses musculaires latérales ayant conservé leur structure normale. Chez d'autres, tels que *Sternopygus virescens* Valenciennes, il existe un organe pseudo-électrique, correspondant au grand organe du Gymnote.

C. Sachs, *Aus den Llanos. Schilderung einer naturw. Reise nach Venezuela.* Leipzig, in-8° de 369 p., 1879. Voir p. 133-171. — Id., *Untersuchungen am Zitteraal (Gymnotus electricus) nach seinem Tode bearbeitet von Em. du Bois-Reymond, mit zwei Abhandlungen von G. Fritsch.* Leipzig, in-8° de 446 p., 1881.

Les PHYSOSTOMES ABDOMINAUX ont des nageoires ventrales situées en arrière des pectorales.

Les Clupéides ont le corps comprimé et recouvert de grandes écailles minces; ils ont un caecum gastrique et un grand nombre d'appendices pyloriques. La plupart des espèces sont marines; quelques-unes sont l'objet de pêches très importantes.

ENGRAULIS ENCRASICHOLUS Rondelet. — L'Anchois n'a pas plus de $0^m,15$ à $0^m,20$ de longueur; la nageoire dorsale a 15 à 18 rayons, l'anale 16 à 18. Il vit en troupes nombreuses et se rapproche de nos côtes au printemps, à l'époque du frai. Rondelet le signalait déjà comme « un bon remède pour faire revenir l'appétit perdu, pour atténuer é découper gros phlegme, é pour lascher le ventre. » Les Romains l'utilisaient pour la préparation du *garum*, sauce vantée par Horace et Martial et que Rondelet sut reconstituer. Ce Poisson se pêche abondamment en Italie, en Norvège, dans le Zuiderzée, dans l'Escaut oriental; il est plus rare qu'au siècle dernier sur les côtes de Normandie et de Bretagne, bien qu'on en pêche encore pour plus de 115,000 francs par an dans la seule baie de Douarnenez.

Des cas de siguatera par l'Anchois ont été signalés par H. Cloquet, par Chevallier et Duchesne, par Ponce de Léon; mais ces accidents sont toujours rares. Ils sont, en revanche, assez fréquents à la suite de l'ingestion d'*Engraulis japonica*, suivant Potocnik et Godet. Aux Indes et dans la mer Rouge vit *E. bollama* qui, d'après Dussumier, serait si vénéneuse que la chair d'un seul Poisson serait capable de faire mourir un Homme; les Chiens et les Chats qui en mangent périssent en quelques instants.

Les Clupes ont le bord ventral denté en scie.

CLUPEA HARENGUS Linné, 1757. — Le Hareng habite l'Océan glacial du Nord, la Baltique, la mer du Nord et l'Océan Atlantique: il dépasse rarement l'embouchure de la Loire. On a cru longtemps qu'il descendait au printemps des régions glaciales vers des climats plus tempérés pour y effectuer sa ponte; on sait maintenant qu'il n'accomplit pas ces lointaines migrations, mais qu'il passe simplement de la profondeur à la surface de la mer : il se montre alors par bancs immenses.

Chevallier et Duchesne rapportent plusieurs cas d'empoisonnement par le Hareng corrompu; Belin a noté la toxicité des œufs. Celle-ci est vraisemblablement due à une leucomaïne, comme dans les cas d'intoxication par les glandes génitales des Plectognathes. L'empoisonnement par la chair corrompue reconnaît une autre cause et résulte de l'ingestion de ptomaïnes, développées soit dans la saumure, soit dans la chair même de Poissons mal conservés. Bocklisch a trouvé dans la saumure des Harengs la méthylamine, AzH^2,CH^3, la diméthylamine et la triméthylamine, $Az(CH^3)^3$; il a constaté la présence de la méthylamine, de la triméthylamine, de la gadinine, $C^7H^{16}AzO^2$, de la putrescine, $C^4H^{12}Az^2$, de l'éthylène diamine, $C^2H^4(AzH^2)^2$ et de la cadavérine, $C^5H^{16}Az^2$, dans la chair de Harengs pourris. Aucune de ces bases n'est toxique, à l'exception de l'éthylène diamine et de la cadavérine ; il est vrai que, pour la plupart, on n'a encore recherché que le degré de toxicité de leurs combinaisons salines et que, d'une façon générale, les ptomaïnes libres, telles qu'elles se trouvent précisément dans les viandes pourries, sont plus toxiques que leurs sels.

Les Melettes n'ont de dents ni sur le vomer ni sur les maxillaires.

Meletta sprattus Cuvier et Valenciennes. — L'Esprot, seule espèce européenne du genre, n'a pas plus de 0m,15 de longueur ; la nageoire dorsale a 16 à 18 rayons, l'anale en a 18 à 20. Il se trouve dans la Baltique, la mer du Nord, la Manche et ne descend guère au delà de la Gironde. Ayant mangé des Esprots fumés, Kruger éprouva de violentes coliques et des symptômes analogues à ceux que provoque l'ingestion de saucisses corrompues (botulisme).

Meletta thrissa C. V. — Le Cailleu-tassart (fig. 856) est long de

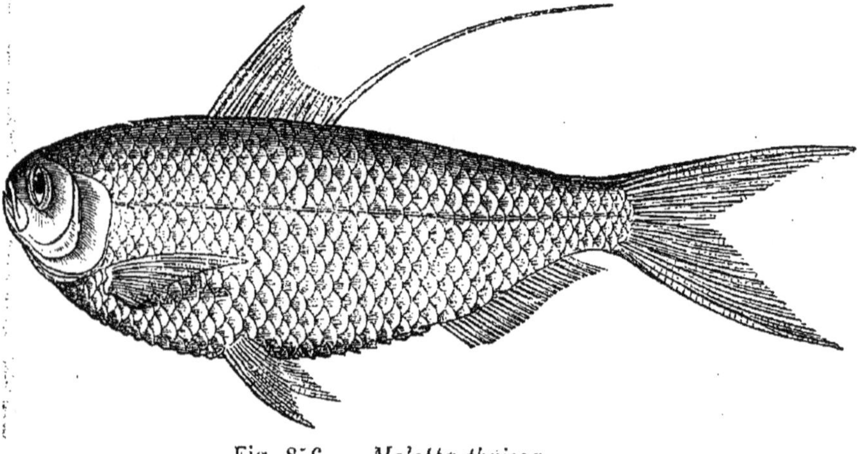

Fig. 856. — *Meletta thrissa.*

0m,35 ; il vit dans les mers de la Chine et des Antilles : les auteurs, notamment Chisholm, Orfila et Moreau de Jonnès, disent qu'il peut devenir vénéneux dans certaines conditions. Il s'agit ici de cas de siguatera, ainsi que pour les Poissons suivants.

Meletta venenosa C. V. — Cette Melette (fig. 857), longue de 0m,15, se trouve aux Seychelles, dans l'Océan Indien, en Nouvelle-Calédonie. Cuvier et Valenciennes assurent, d'après Dussumier, que « les personnes qui en mangent sont prises de vomissements, qui atteignent quelquefois une telle gravité, que l'on a vu des personnes y succomber ». Des observations plus précises ont été publiées par Lacroix : pendant un séjour du *Catinat* à Balade, 50 Hommes du bord mangèrent des Melettes encore chargées de frai : 30 furent malades, 5 succom-

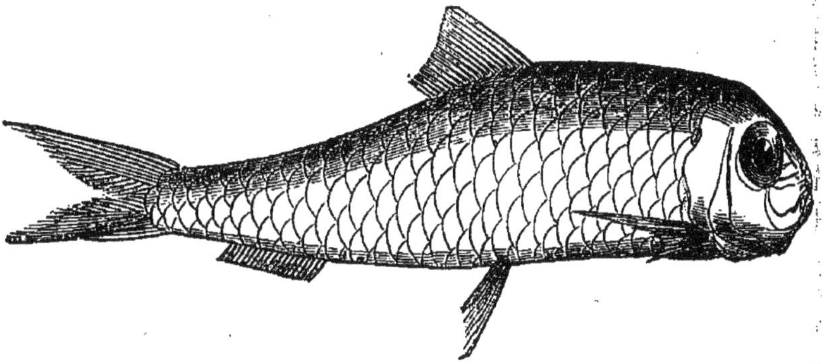

Fig. 857. — *Meletta venenosa.*

bèrent. Une autopsie fut faite : l'estomac, le gros intestin, les poumons et surtout l'intestin grêle étaient congestionnés.

Dussumieria acuta. — Ce Poisson (fig. 858) se mêle aux bancs du

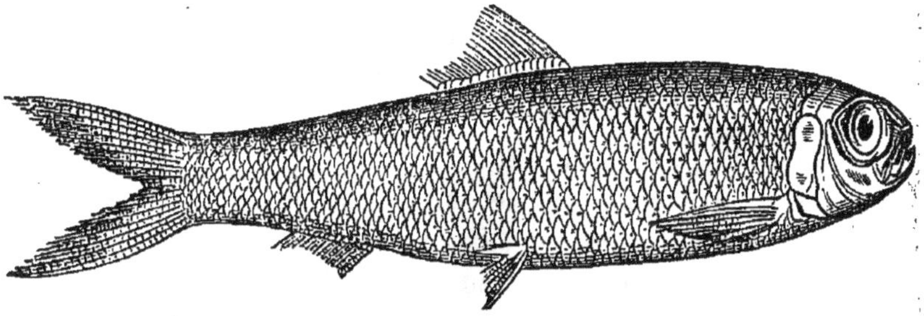

Fig. 858. — *Dussumieria acuta.*

précédent. Valenciennes assure qu'il est toujours vénéneux et lui attribue les accidents survenus à bord du *Catinat.*

Clupea tropica. — Très abondante aux Seychelles, elle y cause de violentes indigestions, notamment à l'époque du frai. A bord de l'*Isère*, Payen a observé un grand nombre de cas de siguatera qui lui étaient imputables.

Spratella fimbriata C. V. — Ce Poisson, long de 0m,15 environ, abonde sur la côte du Malabar ; sa chair est délicate, mais, au dire de Cuvier et Valenciennes, « on prétend que ce Poisson contribue beaucoup à faire naître les maladies cutanées qui tourmentent les habitants pauvres et malheureux de cette côte ». Nielly le cite comme toxique.

Harengula humeralis. — Elle est commune sur la côte orientale de l'Amérique du Sud, de Rio de Janeiro aux Antilles. L'Herminier assure que sa chair est vénéneuse pendant toute l'année et que son ingestion est rapidement mortelle; Ricord dit, au contraire, qu'elle est estimée à Saint-Domingue.

C'est à cette espèce, ou du moins à une espèce voisine indéterminée, qu'il convient d'attribuer les intoxications observées par Pouppé-Desportes à Saint-Domingue. A l'autopsie, on trouverait des plaques gangréneuses à l'estomac, au pylore et dans diverses parties de l'intestin.

Les Aloses, dont l'opercule est strié et la mâchoire supérieure échancrée, n'ont de dents ni sur la langue ni sur les os palatins. *Alosa vulgaris*, commune sur les côtes d'Europe, remonte les fleuves au printemps : on la trouve dans l'Isère jusqu'au-delà de Grenoble, dans la Saône jusqu'à Gray, dans la Loire jusqu'au Puy, etc. Ce Poisson délicat est rejeté des Russes, qui lui attribuent des propriétés délétères. *A. finta* est une espèce très voisine de la précédente, dont elle partage l'habitat; *A. sapidissima* et *A. menhaden* sont des côtes orientales de l'Amérique du Nord.

ALOSA SARDINA. — La Sardine est longue de $0^m,12$ à $0^m,20$; la nageoire dorsale comprend 8 rayons simples et 14 ou 15 rayons branchus, l'anale a de 17 à 21 rayons. Elle se trouve dans le nord de la Grande-Bretagne, sur les côtes de France, d'Espagne et de Portugal, ainsi que dans la Méditerranée. Comme le Hareng, elle ne quitte les grands fonds qu'au moment du frai elle se rapproche alors des côtes et se montre à la surface, en bancs immenses, dès la fin de l'été.

Les Mormyrides habitent les fleuves de l'Afrique tropicale. Comme les Raies, ils ont de chaque côté de la queue un organe pseudo-électrique, qui se continue avec les masses musculaires. Ils comprennent les genres *Mormyrus* (*M. caschive*, *M. cyprinoides*, *M. oxyrhynchus*), *Hyperopisus* et *Mormyrops*.

Les Gymnarchides sont voisins, mais leur appareil pseudo-électrique est encore plus rudimentaire et est sans doute incapable de donner aucune décharge volontaire. *Gymnarchus niloticus* vit dans le Nil.

Le Brochet (*Esox lucius*) est répandu dans l'Europe entière; son extrême voracité est connue; il pèse fréquemment jusqu'à 10 et 15 kilogrammes. On se rappelle qu'il est l'un des hôtes intermédiaires de *Bothriocephalus latus* (tome I, page 490). Dans certaines contrées d'Allemagne, on fait avec ses œufs une sorte de caviar (tome I, page 525); dans la Marche de Brandebourg, on les mange mélangés à la Sardine, sous le nom de *netzin*. Ces œufs sont d'ailleurs fréquemment toxiques, comme le montrent des observations rapportées par Gesner, Fourcroy, Arnaud de Nobleville, Salerne et Vallot.

Les Salmonides sont reconnaissables à leurs petites écailles et à leur nageoire adipeuse, située entre la dorsale et l'anale; les appendices pyloriques sont nombreux, les oviductes font défaut. Ces Poissons vivent dans les eaux froides et limpides; quelques-uns sont marins, mais remontent dans les fleuves au moment du frai. A ce groupe appartiennent le Saumon (*Salmo salar*), dont la chair est colorée en rouge par la zoonérythrine; l'Omble chevalier (*S. umbla*), l'Ombre commune, l'Eperlan (*Osmerus eperlanus*), la Truite commune, la Truite des lacs (*Trutta lacustris*), la Truite de mer (*Tr. marina*), le Lavaret (*Coregonus lavaretus*), la Marène (*C. marœna*), la Gravenche (*C. hiemalis*), la Féra (fig. 859).

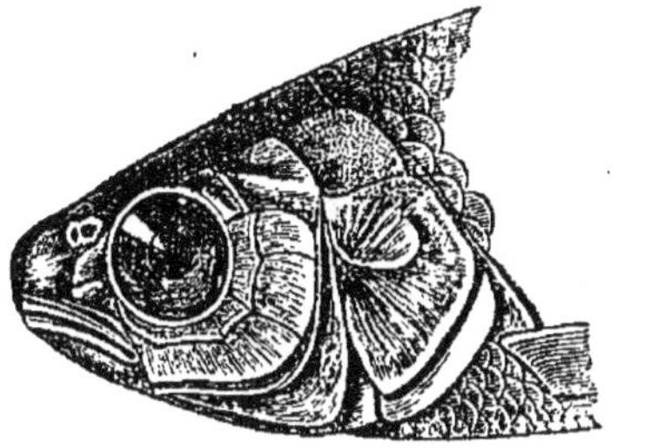

Fig. 859. — Tête de *Coregonus fera*.

Chevallier et Duchesne rapportent un cas de botulisme par le Saumon avarié.

Depuis que le premier volume de cet ouvrage a été publié, la question des migrations de *Bothriocephalus latus* a fait un pas décisif : l'opinion de Küchenmeister, suivant laquelle les Salmonides seraient les principaux hôtes intermédiaires de ce Cestode, s'est confirmée. Au Japon, où le Ver est commun, Isao Ijima a trouvé ses Plérocercoïdes chez *Onchorhynchus Perryi* et a constaté une remarquable concordance entre la distribution géographique du Ver et celle du Poisson. A Genève, Zschokke a reconnu que les larves du Bothriocéphale étaient très communes chez *Salmo umbla*, plus rares chez *Thymallus vulgaris*, *Trutta vulgaris* et *Tr. lacustris ;* il ne les a jamais observées chez *Salmo salar* ni chez *Coregonus fera.*

En dehors des Salmonides, Zschokke les a vues encore fréquemment chez *Lota vulgaris* et *Perca fluviatilis*, plus rarement chez *Esox lucius*. Des essais d'infestation expérimentale lui donnèrent, chez l'Homme, un résultat positif avec les Plérocercoïdes provenant de *Salmo umbla* et de *Lota vulgaris*, mais non avec ceux de la Perche. Avant lui, Ern. Parona avait constaté la présence du parasite chez cette dernière et avait tenté sur un Homme et sur trois Chiens une infestation suivie de sucès; depuis lors, Grassi et Rovelli réussirent cette même expérience. La croyance, générale chez les Génevois, que la Féra st la source du Bothriocéphale, ne se vérifie donc point : c'est a Lotte, au contraire, qui mérite cette réputation.

Les Stomiades vivent dans les grandes profondeurs et présentent, sur les côtés de la face ventrale, une ou deux rangées longituinales de taches pigmentaires que Leuckart et Ussow ont considéées comme des *yeux accessoires* (*Stomias*, *Astronesthes*, *Argyropeleus*, *Chauliodus*). Ces organes sont en relation métamérique avec les gments vertébraux : chacun d'eux reçoit un gros tronc nerveux et e compose d'une cupule sensorielle, remplie d'une masse conjonctive transparente et fermée en avant par une grosse lentille biconvexe, située immédiatement au-dessous des écailles. On a voulu voir à une rétine, un corps vitré et un cristallin. Il est plus vraisemblable qu'il s'agit d'*organes photodotiques* : la membrane cupuliforme, dans aquelle se terminent les nerfs, produit une lumière dont les rayons ont rendus convergents par la lentille avant leur émission au dehors.

On conçoit en effet que des animaux vagabonds et pourvus d'yeux ormalement développés, comme c'est le cas pour ces Poissons, soient munis d'appareils destinés à éclairer leur course, dans les abîmes que la lumière solaire ne saurait atteindre; ces appareils eur servent en outre à attirer leur proie.

Les récentes explorations sous-marines ont d'ailleurs fait connaître un certain nombre de Poissons remarquables, chez lesquels des organes photodotiques sont développés en divers endroits du corps. Tels sont *Eustomias obscurus* L. Vaillant, qui vit par des fonds de 2800 mètres; *Malacosteus niger* Ayres et *M. choristodactylus* L. V., qui habitent des fonds de 1,600 à 2,200 mètres; *Neostoma bathyphilum* L. V., qui vit à une profondeur de 1,420 à 2,285 mètres, dans le golfe de Gascogne et aux Açores; et *N. quadrioculatum* L. V., qui descend jusqu'à 4,165 mètres. D'autres formes, comme *Bathypteroïs dubius*, ont des yeux peu développés, mais suppléent à l'imperfection de la vue par une grande délicatesse du toucher : le rayon supérieur de la nageoire pectorale acquiert une longueur à peu près égale à celle du corps; il est mobile à sa base et peut être dirigé en tous sens, comme un tentacule.

Les Cyprinides sont des Poissons d'eau douce à corps épais et comprimé, à bouche inerme, les dents n'existant que sur les os pharyngiens inférieurs. Les appendices pyloriques manquent; la vessie natatoire est divisée en deux moitiés par un étranglement. Les barbillons font défaut (*Carassius*, *Rhodeus*, *Abramis*, *Leuciscus*); ou bien il en existe une (*Tinca, Gobio*) ou deux paires (*Cyprinus, Barbus*).

La Carpe (*Cyprinus carpio*), le Carassin (*Carassius vulgaris*), le Poisson rouge (*Ca. auratus*), le Barbeau (*Barbus fluviatilis*), le Goujon (*Gobio fluviatilis*), la Tanche (*Tinca vulgaris*), le Gardon (*Leuciscus rutilus*), le Rotengle (*L. erythrophthalmus*), la Chevaine (*L. cephalus*), le Vairon (*Phoxinus laevis*), la Brême (*Abramis brama*), l'Ablette (*Alburnus lucidus*), sont les principaux représentants européens de cette nombreuse famille.

Sur les rives du Don, les œufs de la Carpe et d'autres Cyprins servent à la préparation d'un caviar dont font usage les Juifs de Constantinople et de Moscovie, le Lévitique défendant de se nourrir de Poissons sans écailles et prohibant, par conséquent, le caviar d'Esturgeon. Ce caviar était importé en France au seizième siècle et Belon dit qu'on le reconnaît aisément à sa couleur rougeâtre.

On connaît des cas de siguatera par les œufs de Barbeau. Gesner, Ant. Gazio, Sauvages, Kopp et Marx, Vallot en ont cité des exemples, rapportés par Chevallier et Duchesne ; un autre cas, dû à Simon, est reproduit par d'Arras ; un cas plus récent est dû à Münchmeyer. En Cochinchine, la chair d'un Cyprinide appelé Prolung ou Ca-thiat passe pour toxique, d'après Nielly.

Les Acanthopsides ont un ou plusieurs piquants sur l'os sous-orbitaire et portent de trois à six paires de barbillons autour de la bouche. Les Loches (*Cobitis*) sont de nos pays ; *C. fossilis* avale l'air et le respire, grâce à une vascularisation extrême de la muqueuse intestinale; il le rend ensuite par l'anus.

Les Characins (*Serrasalmo*) habitent les eaux douces de l'Amérique du Sud ; ils n'ont pas plus de 0m,15 à 0m,20 de longueur, mais sont très redoutés, à cause de leurs dents puissantes, dont la force est surprenante. Doués d'une grande intrépidité, ils attaquent non seulement les autres Poissons, mais le bétail ou l'Homme lui-même; ils enlèvent par lambeaux les chairs de leur victime et celle-ci n'a bientôt plus la force d'échapper à leurs atteintes. Le *Caribe colorado* (*S. Nattereri*) et le *Caribe pinche* (*S. irritans*) sont du Venezuela; *S. denticulatus* est de la Guyane. Le *Candirou* (*S. rhombeus*) vit dans l'Uruguay, le *Parinha* (*S. piraya*) dans l'Uruguay, le Tocantins et l'Amazone : de Castelnau a décrit leurs méfaits.

Les Siluroïdes sont de voraces Poissons d'eau douce, à puissante armature dentaire, à peau nue (*Silurus*) ou partiellement couverte de larges écussons osseux (*Hypostoma*) ; le sous-opercule et les appendices pyloriques font défaut.

Silurus glanis est le plus grand Poisson des eaux douces d'Europe: il a jusqu'à 3 mètres de longueur. On ne le trouve ni dans le sud, ni dans l'ouest de l'Europe, mais les fleuves d'Allemagne et de Russie le nourrissent, ainsi que la mer Caspienne et les rivières qui s'y jettent. Cet animal est redoutable même pour l'Homme : Gesner, Valenciennes, Heckel et Kner rapportent qu'on a maintes fois trouvé des restes humains dans son estomac. Sa chair est assez appréciée, mais celle de *S. japonicus* serait tenue pour suspecte au Japon.

Le Mâchoiran (*Bagrus barbatus*), du Sénégal, « a, suivant Keisser, sa nageoire dorsale armée de rayons épineux et forts qui, en font un animal très dangereux à saisir ». Au Japon, *B. aurantiacus* et *Plotosus lineatus* passent pour être toxiques : on redoute en outre leur piqûre.

Cette dernière espèce se trouve dans la mer Rouge et dans tout l'Océan Indien, de l'île de la Réunion au Japon et aux Philippines : c'est l'*ikan binara* des Malais. Elle mesure jusqu'à $0^m,30$ de longueur et se tient enfoncée dans la vase et le sable de la mer.

Quelques autres espèces ne sont pas moins redoutables : *Pl. castaneus* est de Mahé et de la côte du Malabar, *Pl. limbatus* de l'Hindoustan, *Pl. canius* du Bengale, *Pl. unicolor* et *Pl. albilabris* de Java, *Pl. macrocephalus* de Timor.

Bottard a décrit l'appareil à venin des Plotoses. Cet appareil siège en avant des nageoires pectorales et de la première dorsale, dont le premier rayon est constitué par une forte épine. Celle-ci est creusée d'un canal central, qui s'arrête à une petite distance de son extrémité libre et ne s'ouvre pas au dehors ; inférieurement, ce canal communique avec un réservoir à venin placé à sa base, sorte de poche piriforme, de nature fibro-élastique, dépourvue de muscles et tapissée intérieurement par un épithélium sécréteur. L'appareil reste clos ; mais si, par exemple, le pied d'un baigneur ou la main d'un pêcheur vient à heurter ou à saisir le Plotose, l'épine s'enfonce dans les tissus et s'y brise et, grâce à la compression qui agit sur lui, le réservoir à venin se vide dans la plaie. Cet appareil est donc purement défensif ; le Poisson est incapable de s'en servir activement. Cuvier et Valenciennes attribuent à tort les accidents à la rupture des épines dans la plaie. Bottard a lui-même été témoin d'accidents très graves par piqûre de ce Poisson.

Les genres *Pimelodus* et *Doras*, de l'Amérique du Sud, sont très venimeux : on trouvera sans doute dans la nageoire dorsale un appareil à venin analogue à celui des Plotoses.

Malapterurus electricus Lacépède, 1803.

SYNONYMIE : *Silurus electricus* Linné.

Le Malaptérure peut atteindre la taille de 1m,25 ; comme le Gl il a trois paires de barbillons, une à la lèvre supérieure et deux à l'inférieure. La nageoire caudale est bien développée ; les autres de dimensions restreintes et la dorsale fait même défaut; nageoire adipeuse se voit à la partie postérieure de la face dorsale. Ce Poisson vit dans la plupart des fleuves de l'Afrique tropicale; on le connaît du Nil, du Congo (Tuckey, 1816 ; de Brazza, 1886), l'Ogooué (marquis de Compiègne, 1875), du Sénégal (Trémeau Rochebrune, 1883), du Zambèze et de ses affluents (Peters, 1852). Murray, Günther et d'autres ichthyologistes reconnaissent plusieurs espèces; d'autres n'admettent que l'espèce *M. electricus* avec les variétés *beninensis* Murray, *affinis* Günther et *ogooensis* Sauvage.

L'organe électrique dont est doué ce Poisson occupe toute la longueur du corps. Au niveau du cœur, il n'est développé que dans la moitié supérieure et descend à peine de chaque côté jusqu'à la ligne latérale; plus en arrière, il enserre le corps entier comme une gaine très épaisse latéralement, plus mince aux faces dorsale et ventrale. Cet organe est limité intérieurement par une aponévrose; par sa face externe, il semble faire corps avec la peau, dont on ne le sépare que difficilement, et pour cette raison Fritsch le considère comme une modification de cette dernière; mais cette manière de voir nous paraît peu plausible, et nous croyons plutôt que l'organe résulte ici de la transformation des muscles superficiels du corps.

La véritable situation de l'organe électrique a été reconnue par Broussonet, en 1782; à l'heure présente, la structure intime de cet organe n'est pas encore connue d'une manière satisfaisante, malgré les recherches de Fritsch.

Comme chez le Gymnote, l'organe électrique est constitué par un nombre considérable de colonnes à direction longitudinale, formées chacune par l'empilement d'un grand nombre de disques verticaux. Une même rangée longitudinale comprend environ 1,600 disques, de la tête à la queue; sur une coupe transversale, pratiquée au point où le corps est le plus épais, on compte environ 3,000 colonnes; on peut enfin estimer à 14,000 le nombre des disques renfermés dans un centimètre cube chez un animal adulte. Ces disques ou lames électriques, dont la structure est assez différente de celle des organes similaires de la Torpille ou du Gymnote, grandissent avec l'âge, mais n'augmentent pas de nombre ; ils sont plus lâchement unis vers l'extrémité postérieure qu'en avant.

Chaque moitié de l'organe électrique est parcourue sur toute sa longueur, à sa face interne, par un gros nerf qui émet de part et d'autre un grand nombre de branches. Ce nerf naît directement du bulbe, entre la deuxième et la troisième racines du nerf spinal ; il tire son origine d'un amas intra-bulbaire de très grosses cellules nerveuses. Chacune de ses fibres est entourée, outre la gaine de Schwann, d'un nombre considérable d'enveloppes concentriques jouant le rôle d'isolateurs et parmi lesquelles circulent des vaisseaux sanguins.

La décharge du Malaptérure n'est pas plus forte que celle d'une Torpille de grande taille ; elle est beaucoup plus faible que celle du Gymnote. Le courant marche de la tête à la queue, c'est-à-dire à l'inverse de ce qui se passe chez le Gymnote.

G. Fritsch, *Die elektrischen Fische, nach neueren Untersuchungen anatomisch-zoologisch dargestellt. — I. Malopterurus electricus.* Leipzig, 1887.

ORDRE DES ANACANTHINES

Ce sont des Malacoptérygiens physoclistes ; les nageoires ventrales ont ordinairement rapprochées des pectorales.

Les Ophidides, à corps serpentiforme, n'ont pas de nageoires ventrales. Ils comprennent le Lançon (*Ammodytes lanceolatus*), l'Équille (*A. tobianus*) et le curieux genre *Fierasfer*, qui est parasite des Holothuries et des Astérides.

Les Gadides ont la peau visqueuse, couverte de petites écailles lisses, assez souvent caduques ; la nageoire dorsale est souvent double, ou triple, l'anale est souvent double, les ventrales sont insérées sous la gorge.

Gadus morrhua Linné, 1758.

La Morue franche, *Cabeliau* ou *Cabillaud* (fig. 860), mesure jusqu'à $1^{m},50$ de longueur et pèse jusqu'à 40 kilogrammes. Les mâchoires sont armées de fortes dents en cardes ; l'inférieure est plus courte que la supérieure et porte un petit barbillon. Il y a trois nageoires dorsales : la première a 13 à 15 rayons, la seconde 17 à 18, la troisième 18 à 21; la première anale en a de 17 à 19, la deuxième 16 ou 17.

Ce Poisson abonde dans l'Océan glacial du Nord, sur les côtes du Labrador, du Grœnland, de l'Islande, dans la mer Blanche et jusqu'au voisinage du Kamtschatka. Quelques individus se rencontrent

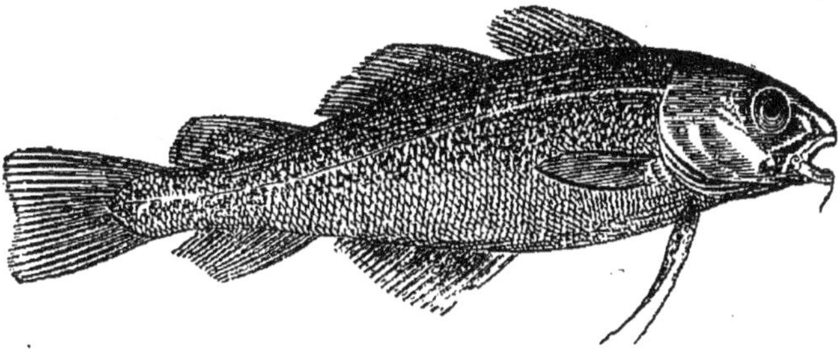

Fig. 860. — *Gadus morrhua.*

sur les côtes de Bretagne; plus rarement dans le golfe de Gascogne et le long du Portugal; aucun n'atteint le détroit de Gibraltar et ne pénètre dans la Méditerranée.

Comme le Hareng, la Sardine et d'autres Poissons sociaux, pour lesquels on admettait naguère de lointaines migrations, la Morue passe, suivant la saison, des profondeurs de la mer à la surface. A la fin du printemps, elle se rapproche des côtes ou apparaît au-dessus de certains bas-fonds : c'est ainsi qu'elle envahit en bandes innombrables les fjords du nord de la Norvège, des Lofoden et de l'Islande, le Doggerbank, plateau situé entre la Grande-Bretagne, le Danemark et la Hollande, et surtout le grand banc de Terre-Neuve.

Nous ne saurions décrire ici la pêche de la Morue : pour donner une idée de son importance, disons seulement que, en 1882, les seuls pêcheurs français ont pris en Islande 12,013,068 kilogrammes et à Terre-Neuve 17,803,924 kilogrammes de Morue, soit un total approximatif de 30 millions de kilogrammes. Suivant le mode de préparation et de conservation employé, on obtient le *rundfish* ou *stockfish*, Poisson éventré, vidé, suspendu par la queue et desséché à l'air; le *klipfish*, que l'on conserve dans la saumure, en attendant que le retour du soleil permette un séchage convenable ; la *Morue verte*, simplement conservée dans le sel.

Toutes les parties du Poisson sont utilisées : la chair est l'objet d'un trafic considérable ; les œufs ou *rogue* servent d'appât pour la pêche de la Sardine ; la tête et les déchets sont réduits en poudre et servent à nourrir les Chevaux et le bétail, en Islande ; le foie fournit une huile précieuse, dont l'importance thérapeutique est connue de tous ; les autres viscères, ordinairement rejetés à la mer, sont aussi utilisés pour la confection de guanos et d'engrais.

Dès que la Morue est ouverte, on retire le foie, on le lave et on le jette dans une grande cuve en bois, percée de trous à sa partie inférieure et exposée au soleil. Les foies accumulés dans la cuve sont constamment remués ; ils y restent jusqu'à ce que la putréfaction fasse éclater les cellules de leur parenchyme. L'huile qui s'échappe de celles-ci surnage, tandis que le sang et d'autres liquides s'écoulent par les trous percés plus bas. On obtient ainsi l'*huile blanche inférieure* ou l'*huile médicinale naturelle*, de saveur franche, peu odorante, limpide et d'un jaune clair. A mesure que la putréfaction s'avance, la couleur de l'huile se rembrunit et devient successivement blonde, ambrée, brun clair, puis brun foncé.

Quand on a soutiré l'huile naturelle, les foies, déjà putréfiés à demi, sont mis à bouillir dans de grandes marmites en fonte, jusqu'à ce que toute l'eau renfermée dans leurs tissus soit évaporée. L'huile ainsi obtenue est d'un brun noir, non transparente, âcre et nauséabonde ; elle sert en corroierie pour donner de la souplesse au cuir.

Actuellement, on a recours, pour la préparation de l'huile de foie de Morue, à des procédés plus perfectionnés. Les foies, dont on a fait un choix, sont lavés et séchés, puis jetés dans des récipients en fer-blanc à double paroi, dans l'épaisseur desquels circule un courant de vapeur ou d'eau chaude. L'huile est enlevée avec de grandes cuillers en fer à mesure qu'elle se sépare, puis on la porte dans de grands bassins où elle se clarifie et laisse déposer un abondant résidu. On la décante alors et on la filtre, après quoi elle peut être livrée à la consommation. Dès qu'ils cessent de donner de l'huile blanche, les foies sont portés dans une chaudière chauffée doucement et donnent une huile blonde, recherchée en Norvège pour l'éclairage ; en activant un peu le feu, on en obtient finalement une huile noirâtre, utilisée pour la préparation des peaux.

L'huile de foie de Morue est légèrement acide, peu soluble dans l'alcool, très soluble dans l'éther ; sa densité est de 0,923 à 0,930 ; à 15°C. elle marque 53° à l'alcoomètre de Gay-Lussac et 39° à l'oléomètre de Lefèvre. L'acide azotique fumant la colore en rose, par suite de la présence d'une petite quantité de pigments biliaires. Une faible quantité d'acide sulfurique y développe une coloration violette, qui passe au cramoisi, puis au brun par l'agitation du liquide. La rosaniline la colore en rouge, mais ne colore pas les huiles végétales non acides. Enfin, Dorvault et Huraut-Moutillard assurent que, battue avec une solution concentrée de sulfure de potassium, cette huile donne un épais mélange qui se dissout partiellement dans l'éther, en laissant un résidu insoluble.

On la falsifie fréquemment par l'huile de Poisson, l'huile de Cachalot, les huiles végétales, voire même par la colophane. Des réactions spéciales permettent de reconnaître la sophistication.

La composition chimique de l'huile de foie de Morue n'est qu'imparfaitement connue. Suivant de Jongh, elle renferme de l'oléine, de la margarine, de la butyrine, les acides et pigments biliaires, des sulfates, des phosphates, de la chaux, de la magnésie, de la soude, de l'iode, du brome, du chlore, du phosphore, plus un principe spécial, la *gaduine*. Gubler considérait cette dernière comme de la matière glycogène mélangée à des graisses.

Les travaux d'Arm. Gautier et L. Mourgues ont enlevé tout intérêt à ce genre d'analyses et ont présenté sous un jour nouveau la constitution chimique de l'huile de foie de Morue. Ces savants ont reconnu qu'il existe dans l'huile blonde six leucomaïnes (1), un acide particulier (2) et un peu de lécithine. Les leucomaïnes sont dans la proportion de 0gr,35 à 0gr,50 par kilogramme d'huile : l'une d'elles, la *morrhuine*, est le véritable principe actif.

C'est à la morrhuine que l'huile de foie de Morue doit les propriétés diurétiques, diaphorétiques et stimulantes que les médecins s'accordent à lui reconnaître; l'iode, auquel on les attribuait jusqu'ici, n'y est donc pour rien. Suivant Gautier et Mourgues, les alcaloïdes, probablement renfermés dans les cellules hépatiques, se dissolvent dans l'huile en même temps que les matières biliaires, c'est-à-dire quand l'huile commen

(1) Ces alcaloïdes sont la *butylamine*, $C^4H^{11}Az$, l'*isoamylamine*, $C^5H^{13}Az$, l'*hexamyline*, la *dihydrolutidine* ou *dihydrodiméthylpyridine*, $C^7H^{11}Az$, l'*aseline*, $C^{25}H^{32}Az^4$, et la *morrhuine*, $C^{19}H^{27}Az^3$. Les quatre premières sont volatiles, les deux autres sont fixes.

(2) L'*acide morrhuique*, $C^9H^{13}AzO^3$. Il correspond probablement à la gaduine de de Jongh.

prendre la coloration jaune ou brune ; l'huile blanche, encore ppelée *huile à la vapeur* ou *huile crue*, n'en renferme pas ou n'en contient que des traces. Il s'ensuit que l'huile blanche doit être roscrite de la thérapeutique, bien que son usage tende à prédominer. On devra lui préférer l'huile blonde, à laquelle la pratique avait d'ailleurs fait reconnaître déjà les propriétés physiologiques les plus actives.

A. Gautier et L. Mourgues, *Sur les alcaloïdes de l'huile de foie de Morue.* Comptes rendus de l'Acad. des sc., CVII, p. 110, 1888. — Id., *Alcaloïdes volatils de l'huile de foie de Morue : butylamine, amylamine, hexylamine, hydrolutidine.* — Ibidem, p. 254. — Id., *Sur les alcaloïdes de l'huile de foie de Morue.* Ibidem, p. 626. — Id., *Sur un corps, à la fois acide et base, contenu dans les huiles de foie de Morue : l'acide morrhuique.* Ibidem, p. 740.

Les cas de botulisme par ingestion de Morue avariée sont très fréquents, surtout chez les marins et les soldats, dans l'alimentation desquels ce Poisson entre pour une large part. Sur 111 Hommes que comptait la division de Lorient, Bérenger-Féraud en a vu 222 être malades, et quelques-uns assez gravement pour ne pouvoir reprendre leur service que douze jours après leur entrée à l'hôpital; aucun ne mourut, ni ne fut en danger de mort.

Devoilier a trouvé des ptomaïnes dans la chair de Morue corrompue. Brieger a fait la même constatation: il a déterminé notamment neuridine, l'éthylène diamine, la muscarine, la triéthylamine et la gadinine.

En 1878, on observait à Glocester et en d'autres points de la côte américaine que, pendant l'été, les Morues vertes et sèches prenaient une coloration rouge : W. G. Farlow, chargé d'en rechercher la cause, l'attribua à la présence d'une Bactérie, *Clathrocystis roseopersicina.* En 1884, Bertherand observa cette même coloration et fit décider par la Commission d'hygiène d'Alger que la Morue rouge serait retirée de la consommation : il envoya des fragments de Morue rouge à Mégnin, qui reconnut également la présence d'un micro-organisme, mais le rangea parmi les Champignons, en le rapportant au genre *Coniothecium.* Ce même organisme reçut de Bérenger-Féraud le nom de *Penicillium roseum* et d'Heckel celui de *Sarcina morrhuæ;* il se présente en effet sous l'aspect habituel de tétrades. Des recherches ultérieures ont permis à Heckel de confirmer la détermination de Farlow et de rapporter définitivement à *Beggiatoa (Clathrocystis) roseo-persicina* le rouge de la Morue.

Dans les cas d'empoisonnement observés par Bérenger-Féraud, la Morue était rouge : on ne manqua pas d'admettre que cette coloration était un signe de l'altération du Poisson et le ministre du commerce prit un arrêté interdisant la vente de la Morue rouge. Mais cet arrêté fut bientôt rapporté, quand il fut démontré que le rouge s'observait tout aussi bien sur des Morues avariées que sur des Morues saines (1). Suivant Heckel, la Morue rouge est même recherchée dans certains départements, comme les Hautes-Alpes, les Basses-Alpes, l'Ardèche et le Puy-de-Dôme, sans qu'on y ait signalé d'intoxications.

Il est néanmoins possible que cet organisme, qui se nourrit de la chair du Poisson, se comporte vis-à-vis de celle-ci à la façon d'un ferment et dédouble les albuminoïdes en une série de ptomaïnes dont quelques-unes sont toxiques. Plus vraisemblablement, il est précédé par les Microbes de la putréfaction, auxquels il faudrait alors attribuer la production de ces poisons : ainsi s'expliquerait le fait que des accidents également graves suivent l'ingestion de la Morue altérée, que celle-ci soit rouge ou non.

On admet que le rouge provient du sel employé pour la préparation de la Morue; on a incriminé notamment le sel de Cadix. Sans se préoccuper de la provenance du sel, on peut maintenant éviter l'apparition du rouge en mélangeant au sel un corps qui s'oppose au développement de l'organisme parasitaire : en incorporant 5 parties de sulfibenzoate de soude cristallisé à 100 parties de sel marin, Heckel n'a pu voir le rouge se développer sur un lot important de Morues vertes placées dans les conditions les plus défavorables; d'ailleurs, ce lot conservait intactes ses qualités marchandes.

La famille des Gadides comprend encore le Lieu ou Eglefin (*Gadus æglefinus*), le Capelan (*G. minutus*), le Merlan (*Merlangus vulgaris*), le Charbonnier, Sey ou Colin (*M. carbonarius*), la Merluche (*Merlucius vulgaris*), la Lingue ou Morue barbue (*Lotta molva*). Tous ces Poissons sont marins et ont à peu près la même distribution que la Morue franche: les plus grands se préparent en *stockfish* et en *klipfish*; leur foie donne une huile abondante, mais peu propre aux usages médicinaux.

La Lotte (*Lotta vulgaris*) vit dans les rivières et les lacs de l'Europe centrale et de l'Europe du Nord. Elle peut atteindre 0m,70 de longueur; la première nageoire dorsale a 12 à 14 rayons; la seconde en a 68 à 72; l'anale, 60 à 70. Sa chair est délicate, mais peut transmettre le Bothriocéphale large (tome I, page 496); ses œufs sont souvent toxiques, ainsi que Rondelet l'avait déjà noté.

(1) Degorce n'a pas trouvé de ptomaïnes dans 50 grammes de Morue rouge; mais ce résultat n'est pas probant, la recherche ayant porté sur une quantité trop faible.

Les Pleuronectides sont asymétriques: leur corps est aplati très fortement dans le sens latéral, en sorte qu'ils reposent normalement sur le côté gauche (*Hippoglossus*, *Solea*, *Pleuronectes limanda*, *Pl. latessa*, *Pl. flesus*) ou sur le côté droit (*Pl. megastoma*, *Rhombus*, *rnoglossus*, *Plagusia*); *Pleur. flesus* repose parfois sur le côté droit. La face supérieure est pigmentée, l'inférieure reste blanche. Les jeunes sont parfaitement symétriques et nagent dans la position verticale, comme tous les autres Poissons; mais, à mesure que le développement s'avance, l'œil du côté qui doit devenir inférieur quitte a position première et passe sur la face opposée, par un procédé qui n'est pas encore parfaitement élucidé.

Ces Poissons vivent dans la mer à une faible profondeur, dissimulés ans le sable ou la vase; quelques-uns, comme le Flet (*Pleur. flesus*) emontent dans les fleuves. Le Flétan ou Halibut (*Hippoglossus vularis*) atteint une longueur de deux mètres. La Limande (*Pleuronectes imanda*), le Carrelet (*Pl. platessa*), la Limandelle (*Pl. megastoma*), la ole (*Solea vulgaris*), le Turbot (*Rhombus maximus*) et la Barbue (*Rh.ævis*) sont de ce groupe. Les œufs de cette dernière peuvent être oxiques.

On a signalé des cas où de petits Pleuronectes, saisis entre es dents par des pêcheurs qui cherchaient à les détacher de eur ligne ou de leurs filets, ont glissé dans la bouche et causé une asphyxie mortelle. Dans le cas d'Attilio Prati, le Poisson occupait la partie inférieure de la trachée et se trouvait même ngagé dans la bronche droite; dans celui de Tempesti, il obstruait la glotte et le larynx.

Les Scomberésocides sont marins. Ils ont des écailles cycloïdes et résentent une carène de chaque côté de l'abdomen; les mâchoires, armées de dents, se prolongent parfois en une sorte de bec (*Belone*). L'Orphie (*Belone acus*) vit dans la Méditerranée; il peut atteindre la taille d'un mètre; ses os présentent une belle coloration vert émeraude, qui résiste à la coction et à la putréfaction et qui serait due à a présence du phosphate de fer tribasique (R. Dubois). A cause de cette teinte, la chair de l'Orphie est tenue pour suspecte par quelques-uns, mais nous l'avons consommée sans en éprouver le moindre malaise. Moreau de Jonnès signale *B. brasiliensis* et *B. marginata* comme toxiques; Tybring et d'Arras en disent autant de *B. caribæa*, de la Guadeloupe.

ORDRE DES ACANTHOPTÉRYGIENS

Ces Poissons ont d'ordinaire des écailles cténoïdes ; la vessie natatoire est close. La nageoire dorsale est soutenue par des rayons épineux. Les nageoires ventrales sont en avant (*Uranoscopus*, *Trachinus*, *Blennius*, *Callionymus*, *Lophius*), au-dessous (*Chromis*, *Perca*, *Mullus*, *Trigla*, *Sciæna*, *Scomber*) ou en arrière des pectorales (*Gasterosteus*, *Mugil*, *Sphyræna*) ; elles peuvent encore faire défaut (*Xiphias*, *Trichiurus*, *Stromateus*).

Les PHARYNGOGNATHES présentent une soudure des os pharyngiens inférieurs. Les Chromides (*Chromis*, *Cichla*), les Pomacentrides et les Labrides (*Labrus*, *Crenilabrus*, *Ctenolabrus*, *Scarus*) sont de ce groupe.

Le Perroquet de mer (*Sc. cretensis*) habite la partie orientale de la Méditerranée : les anciens le tenaient en haute estime, bien qu'il puisse provoquer parfois des accidents cholériformes. Des accidents plus graves sont souvent causés aux Antilles par *Sc. psittacus*, à l'île Maurice par *Sc. vetula*, d'après Sonnerat. C'est probablement un Scare que Chisholm signale, sous le nom de *Coracinus fuscus major*, comme très vénéneux.

Les ACANTHOPTÈRES n'ont pas les os pharyngiens soudés.

Les Percides ont des dents en velours sur la mâchoire inférieure, les intermaxillaires, le vomer et les palatins. Les nageoires abdominales sont sur la poitrine et sont formées de cinq rayons et d'un piquant. La Perche (*Perca fluviatilis*), le Bar ou Loup (*Labrax lupus*), la Gremille (*Acerina cernua*), la Sandre (*Lucioperca sandra*), l'Apron (*Aspro vulgaris*), les Serrans (*Serranus*), etc., appartiennent à cette famille.

La Perche a un appareil à venin rudimentaire, siégeant dans la membrane interradiaire des rayons épineux de la nageoire dorsale (Bottard).

Niphon spinosus C. V. est signalé comme venimeux ; il est long de 0m,22 et vit dans les mers du Japon. L'appareil à venin est sans doute développé à la première dorsale, dont les troisième, quatrième et cinquième épines sont très hautes ; l'anale porte également trois fortes épines ; le préopercule et l'opercule sont pourvus eux-mêmes d'épines fortes et acérées.

Aux Antilles, on cite comme toxiques *Serranus ouatalibi*, *S. creolus*, *S. nigriculus*, *S. arara* et *Mesoprion jocu* ; en revanche, *M. cynodon* ne serait pas à craindre.

Les Gastérostéides ou Epinoches sont les plus petits Poissons de nos rivières; ils sont armés de très forts piquants au dos et au ventre. Le mâle construit au fond de l'eau un nid de vase, d'herbes et de détritus, qu'il agglutine avec de la mucine, sécrétée par certaines cellules glandulaires de ses reins; puis il mène la femelle pour y pondre ses œufs. Il veille sur ceux-ci avec sollicitude et les défend avec courage.

Les Mullides comprennent le Surmulet (*Mullus surmuletus*) et le Rouget barbu (*M. barbatus*), tous deux de nos côtes.

Les Sparides habitent toutes les mers chaudes et tempérées. La nageoire dorsale est unique, l'anale a trois rayons épineux; les ventrales, suspendues à la poitrine, ont un piquant et cinq rayons; l'opercule est inerme.

Plusieurs espèces peuvent causer la siguatera. G. Forster a vu un Capitaine (*Pagellus erythrinus*), pêché au voisinage des Nouvelles-Hébrides, causer à tous ceux qui en mangèrent des tranchées, des douleurs aiguës, des vertiges, une profonde langueur et couvrir le corps de boutons; un Porc, qui en avait mangé les entrailles, mourut dans la nuit, mais aucun Homme ne succomba. Ce Poisson se retrouve à la Nouvelle-Calédonie, mais de Rochas ne connaît pas d'accidents qui lui soient imputables.

Lethrinus mambo, de cette même région, est inoffensif quand il est jeune, mais est toxique à l'âge adulte.

Le Perroquet (*Sparus psittacus*), le Pagre, certaines Daurades (*Chrysophrys aurata*, *Chr. sabra*) seraient également toxiques. Au Japon, *Chr. longspinus* a la réputation d'être nuisible, surtout aux femmes enceintes, mais Geerts doute qu'il le soit réellement.

Les Squamipennes sont doués des couleurs les plus éclatantes; ils vivent dans les mers tropicales. Certains *Chætodon* du Japon passent pour vénéneux.

Les Triglides, *Joues cuirassées* ou *Cataphractes*, ont une grosse tête protégée latéralement par une plaque osseuse qui résulte d'un élargissement notable du sous-orbitaire fusionné avec le préopercule; le corps est allongé; la nageoire dorsale est simple ou subdivisée en deux portions. Principaux genres : *Trigla*, *Pterois*, *Apistus*, *Scorpæna*, *Synanceia*, *Cottus*, *Dactylopterus*.

Scorpæna antennata et *Sc. grandicornis* passent pour toxiques. Cette dernière est appelée Crapaud de mer à la Martinique et Rascasse vingt-quatre heures à Saint-Domingue, à cause de la rapidité avec laquelle elle donnerait la mort. A Cuba, on apprécie sa chair, mais on redoute sa piqûre. En effet, un bon nombre de Triglides sont venimeux, et Bottard a fait connaître la structure de l'appareil à venin de plusieurs d'entre eux.

Pteroïs muricata. — Très redouté des pêcheurs des îles Mascareignes, ainsi que *Pt. zebra, Pt. mauritiana*, etc. L'appareil à venin siège dans la membrane interradiaire des rayons épineux de la nageoire dorsale. Ces rayons se brisent comme du verre et restent souvent dans la plaie. La douleur, au dire des pêcheurs de la Réunion, est aussi vive que celle qui suit la morsure de *Scolopendra Lucasi*. Les cellules sécrétantes tapissent la surface interne de la membrane interradiaire, qui forme gaine à l'épine.

Scorpæna scrofa. — Rondelet cite déjà cette espèce comme venimeuse : « Les pescheurs souvent se piquent en le prenant, d'où s'ensuit inflammation, é grande douleur. » La Rascasse (*S. porcus*), indispensable à la préparation de la bouillabaisse, est voisine : toutes deux vivent dans la Méditerranée et le golfe de Gascogne. D'autres Scorpènes habitent les Mascareignes (*Sc. mesogallica, Sc. mauritiana*), les Antilles et les régions chaudes de l'Océan Pacifique. Tous ces animaux se tiennent blottis dans les anfractuosités des rochers et sont redoutés à cause de leur piqûre.

L'appareil à venin siège encore aux rayons épineux de la nageoire dorsale. La membrane interradiaire forme autour de chaque épine une gaine dont la face interne est tapissée de cellules cylindriques sécrétant le venin. A l'état normal, la nageoire est couchée sur le dos, et l'épine est presque entièrement cachée dans sa gaine; celle-ci s'efface dans le relèvement forcé de la nageoire. Le venin est clair et incolore.

La petite Scorpène brune (*Sc. bufo*) de la Méditerranée possède en outre un appareil à venin rudimentaire, dans la gaine des deux plus grandes épines operculaires.

Synanceia brachio C. V. — Cette espèce, longue de 0m,45, habite les parties chaudes de l'Océan Indien et de l'Océan Pacifique : on la trouve à la Réunion, à l'île Maurice, aux Seyhelles, à Java, à Bornéo, aux Moluques, à Taïti, à la Nouvelle-Calédonie; partout elle est redoutée et cause des accidents ort graves. « Les pêcheurs, disent Valenciennes et Cuvier, re-outent sa piqûre beaucoup plus que celle des Vipères et des corpions. » D'autres espèces sont connues, qui ont à peu rès la même répartition : *S. horrida*, *S. verrucosa*, *S. sangui-olenta*; *S. bicapillata* est de l'île Maurice, *S. elongata* de la côte de Coromandel, *S. uranoscopa* de Tranquebar, *S. erosa* du Japon.

La première description de l'appareil à venin est due à Na-deaud; une description plus complète a été donnée par Bot-ard.

La nageoire dorsale a treize rayons épineux et six rayons ous. Chaque épine est creusée, suivant sa longueur, de deux profondes cannelures dont l'extrémité inférieure est en rapport avec un réservoir à venin particulier; il y a donc deux réservoirs par épine. Chaque réservoir est oblong, cylindrique, plus effilé à son extrémité supérieure qui est close et se termine en vrille : c'est là qu'éclate toujours le réservoir, quand on exerce ne pression sur lui. Il est entouré d'une couche de tissu conjonctif lâche, sans fibres musculaires, dans lequel plongent huit à douze glandes en tube, produisant un liquide clair, légèrement bleuté, faiblement acide sur l'animal vivant et d'as-ect louche quelque temps après la mort. En raison du petit nombre de glandes annexées au réservoir, on conçoit qu'il n'y ait pas écoulement du venin au dehors. Le réservoir se remplit de venin et se dilate à mesure que l'animal grandit : sur un individu long de $0^m,45$, il est lui-même long de $0^m,009$ à $0^m,012$ et large de $0^m,006$ à $0^m,007$.

La Synancée se tient près du rivage, cachée dans les rochers ou sous les bancs de Coraux ou enfouie dans le sable. Elle prend la couleur même du fond et devient difficilement perceptible. Qu'un pêcheur ou un baigneur appuie le pied sur sa nageoire dorsale, les épines acérées pénètrent dans les tissus et le pied fait pression sur le réservoir : celui-ci éclate et le venin s'écoule le long des cannelures des épines jusque dans la plaie. Sans cette pression, l'animal est incapable de nuire : il peut redresser volontairement les rayons épineux de sa nageoire, d'ordinaire couchée le long du dos, mais le venin, renfermé dans ses treize paires de sacs clos, n'est pas rejeté au dehors. L'appa à venin constitue donc une arme défensive (1).

Cet animal est le plus dangereux de tous les Poissons venim D'après Nadeaud, sa piqûre détermine une vive douleur, qui sui trajet des vaisseaux, s'irradie à la poitrine et cause une anxiété su Autour de la petite plaie se dessine une auréole d'un blanc mat, noirâtre : toute la peau sous-jacente se mortifie et il se forme eschare large de 0m,012 à 0m,015 ; les tissus ambiants sont le d'une inflammation ordinairement légère, mais qui se termine souvent par un phlegmon. Dans quelques cas, le malade est pris de pothymies et de vomissements, qui durent une ou deux heures; naire, les douleurs vont en diminuant après la première heure ne reste plus qu'un peu de céphalalgie et de faiblesse des memb Tous ces accidents seraient conjurés par l'application d'écorces tuses d'*Atae* (*Erythrina indica*) et de *Mape* (*Inocarpus edulis*); le de l'*Ape* (*Colocasia macrorhiza*) et du *Rea meoruru* (*Zingiber zer* rendrait le même service.

La piqûre de la Synancée ne serait donc pas mortelle, d'a Nadeaud ; pourtant, Bottard a recueilli à la Réunion cinq cas de authentiques qui doivent lui être imputés et c'est à ce même Poi qu'il faut attribuer la mort de deux indigènes des Moluques, rapp par Renard et attribuée par lui à l'*Incan Satan* ou Poisson du di (*Scorpæna diabolus*).

Cottus scorpius Linné. — Le Chaboisseau ou Scorpion mer est long de 0m,25 ; il est commun dans les mers du no mais devient rare dans le golfe de Gascogne. Perdu dans profondeurs de la mer, il ne se rapproche des côtes que pour pondre. Il porte trois épines operculaires, que la membrane ouïes entoure comme une gaine ; celle-ci peut se retrousse pour laisser saillir l'épine, creusée de deux canalicules. À chaque épine est annexé un appareil à venin, qui est le mi développé sur l'épine inférieure. Il se compose de culs-de- glandulaires très vastes, mais ceux-ci ne sont tapissés de lules sécrétantes qu'au moment du frai ; en toute autre son, ces cellules sont atrophiées ou ne persistent qu'à l'

(1) La peau de la Synancée est pourvue, de chaque côté de la ligne d'environ 150 grosses glandes qui sécrètent un liquide laiteux, non veni et aussi gluant qu'une goutte de latex de *Ficus elastica*. Le fait est int sant à noter, les Poissons étant en général dépourvus de glandes cutanées.

flots. Suivant l'époque où elle aura lieu, la piqûre se montrera donc venimeuse ou inoffensive.

Le Chaboisseau remonte souvent fort loin dans les fleuves et s rivières; il redescend à la mer pour frayer : son appareil nimeux est alors normalement développé, si ce n'est qu'il dépourvue de cellules sécrétantes, même pendant le temps séjour à la mer. Le Chabot de rivière (*C. gobio*) n'est pas nimeux.

Les Apistes (*Apistus*) ont sans doute une glande venimeuse exée à l'une ou à l'autre des deux épines qui arment leur s-orbitaire et leur préopercule; leur piqûre est réputée très ngereuse.

es Trachinides ont le corps allongé, les nageoires ventrales uées sous la gorge, en avant des pectorales; l'anale est très gue; la première nageoire dorsale comprend un petit nombre de ons épineux, la seconde un grand nombre de rayons mous. Ces issons vivent surtout dans les régions tropicales de l'Océan Indien de l'Océan Pacifique. Ils sont représentés dans nos pays par les nres *Uranoscopus* et *Trachinus*, ce dernier par quatre espèces. La

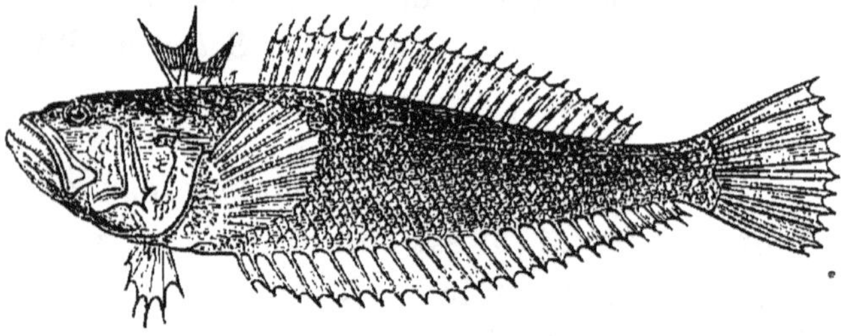

Fig. 861. — *Trachinus vipera.*

te Vive ou Toquet (*Tr. vipera*, fig. 861), longue de 0^{m},10 à 0^{m},14, la grande Vive (*Tr. draco*), longue de 0^{m},20 à 0^{m},30, sont de la nche et de l'Océan ; la Vive à tête rayonnée (*Tr. radiatus*) et la e araignée (*Tr. araneus*), toutes deux longues de 0^{m},30 à 0^{m},40, sont la Méditerranée.

es Vives se tiennent enfouies dans le sable, à une faible prondeur. Toutes sont venimeuses : Elien, Oppien et Pline le vaient déjà. La Vive, dit Belon, « est un Poisson moult bien mé de forts aiguillons, desquels la poincture est si veniéuse, principalement quand ils sont en vie, qu'ils font perir la ain, si l'on n'y remédie bien tost. Ia en avons veu en fiebvre

et resverie, avec grande inflammation de tout le brachs d'
seule petite poincture au doigt. Le commun bruit est entre
mariniers, qu'il sengendre des petits Poissons en la playe:
laquelle chose i'en ay veu plus de cent, qui m'ont affermé l'a
voir veu : et que le souverain remede est de repoindre la pla
plusieurs fois avec ledict aiguillon. » Rondelet et Aldrovan
tiennent un langage analogue.

Ces Poissons possèdent deux sortes d'appareil venimeux. première nageoire dorsale comprend cinq à sept rayons é neux, en rapport avec des glandes à venin, dont l'existenc déjà soupçonnée par Willughby (1) et Risso, a été démont par Byerley, puis par Schmidt et Newton Parker; ces glan ont échappé à Gressin. La deuxième et la troisième épines s les plus longues : toutes sont enveloppées en entier par haute membrane interradiaire et couchées normalement rétroversion, dans une gouttière formée par les grands mu cles de la région dorsale; elles se redressent grâce à la co traction de ces muscles. Chaque épine est creusée d'une nelure à ses deux faces antérieure et postérieure, cannel qu'accompagne sur la plus grande partie de sa longueur u amas de grandes cellules glandulaires pigmentées, se con nuant avec l'épiderme et ne laissant entre elles aucun c excréteur. Ces cellules sont plus ou moins remplies de gout lettes. Pour se vider de leur produit, elles éclatent simplemen le liquide se fraye un chemin à travers les autres cellules coule le long du sillon. La glande postérieure est plus petite l'antérieure.

Un autre appareil, présentant essentiellement la même struc ture que le précédent, siège sur l'opercule. A la partie postér supérieure de celui-ci, se voit une forte épine trièdre, dirigée arrière, cannelée à ses deux faces supérieure et inférieure, entourée sur toute son étendue, y compris sa pointe, d' membrane lâche. Cette épine fait corps avec l'opercule: cel ci est mobile sur le préopercule et peut se relever de 35 à grâce à la contraction du muscle des joues, qui prend sur son insertion mobile. Il en résulte donc que l'épine opercul peut devenir proéminente, au gré de l'animal.

(1) « Duas in tergo fert pinnas : anterior capiti vicina, quinis aculeis m brana nigra connexis horret, quibus venenatum vulnus infligere dicitur. »

Chacun des sillons de l'épine est encore accompagné sur toute sa longueur d'un amas de très grosses cellules glandulaires, disposées comme précédemment et remplissant en outre une cavité conique, creusée dans l'épaisseur de l'opercule. Ces deux glandes sont complètement séparées l'une de l'autre; elles sont entourées d'une petite quantité de tissu conjonctif richement vascularisé. Les cellules gonflées de suc éclatent et le liquide vient s'accumuler dans les parties supérieures, au voisinage de la pointe de l'épine. Que celle-ci pénètre dans la peau de l'Homme, sa gaine se déchire aisément et le venin s'écoule dans la plaie. La pointe de l'épine est souvent à nu, par suite de la déchirure de sa gaine, mais la glande n'en continue pas moins à sécréter le venin.

Ce liquide est limpide et légèrement bleuâtre pendant la vie, opalescent et un peu épaissi après la mort; il est coagulable par la chaleur, les acides forts et les bases caustiques. Son action physiologique a été étudiée par Schmidt, puis par Gressin. A la dose d'une demi-goutte ou d'une goutte, il cause rapidement la mort chez les Poissons et le Rat, plus lentement chez la Grenouille : une première période de contracture est suivie d'une phase de paralysie avec abaissement de la température.

On connaît un grand nombre d'observations de piqûre de Vive. La douleur est excessive, mais les accidents se bornent le plus souvent à une forte inflammation locale, avec fièvre et tuméfaction étendue; des phlegmons, des panaris, des eschares peuvent en résulter. Ambroise Paré cite le cas d'une femme dont le bras tomba promptement en mortification, ce qui causa la mort, mais c'est là une terminaison exceptionnelle.

Des règlements de police, justifiés par le fait que le venin garde toute son activité après la mort, obligeaient autrefois les pêcheurs à couper les épines des Vives, avant de les mettre en vente : ils sont actuellement tombés en désuétude, mais l'usage s'en est conservé dans le midi : à Cette, on n'apporte au marché que des Vives mutilées de la sorte.

Les Sphyrénides ont de petites écailles cycloïdes; les nageoires ventrales sont reportées en arrière. *Sphyræna vulgaris* habite la Méditerranée et l'Atlantique : on ne la dit pas toxique, mais certaines espèces des Antilles et de la côte américaine (*Sph. becuna*, *Sph. picuda*, *Sph. yello*, *Sph. barracuda*, fig. 862) produisent fréquemment la siguatera, parfois au point de causer la mort; Chevallier et Duchesne en citent plusieurs cas, ainsi que Moreau de Jonnès et d'Arras. La Bécune mesure jusqu'à 5m,50 de longueur; sa chair n'est toxique qu'en certaines saisons;

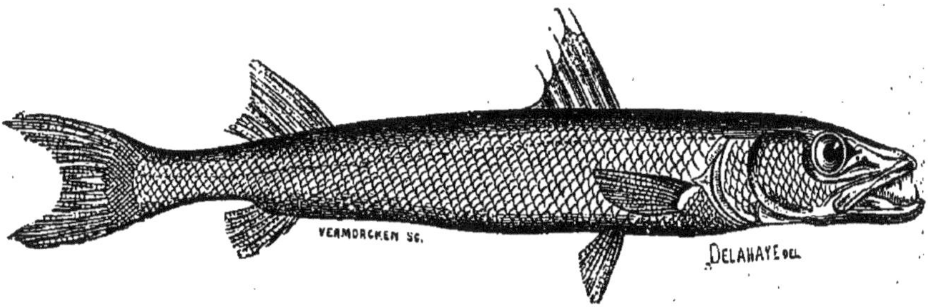

Fig. 862. — *Sphyræna barracuda.*

elle est armée de longues dents très acérées, qui rendent sa morsure très redoutable.

Les Scombéroïdes ont la peau argentée, tantôt nue, tantôt couverte de petites écailles ; l'appareil operculaire n'a pas de piquants; les nageoires ventrales sont ordinairement sur la poitrine. Ce sont des Poissons voraces, armés de fortes dents; ils affectionnent certaines localités, dans lesquelles ils reviennent au printemps par bancs immenses : tel est le cas pour le Maquereau dans la Manche et la mer du Nord, pour le Thon dans la Méditerranée. Le Maquereau (*Scomber scombrus*), le Colias (*Sc. colias*), le Thon (*Thynnus vulgaris*), la Bonite à ventre rayé (*Th. pelamys*), le Germon (*Th. alalonga*), le Sarde ou Bonite à dos rayé (*Pelamys sarda*), le Rémora (*Echineis naucrates*), la Dorée (*Zeus faber*), le Saurel (*Caranx trachurus*), la Coryphène (*Coryphæna hippurus*) sont les principales espèces de nos côtes.

La fausse Carangue, des Antilles et du Brésil, mesure jusqu'à 1m,30 et pèse jusqu'à 12 kilogrammes : sa chair est souvent toxique au point de causer la mort; pour éviter tout accident, la vente de Carangues pesant plus d'un kilogramme est interdite à la Havane. Le Coulirou (*C. Plumieri*), des Antilles, et *C. carangus* sont également vénéneux.

On sait avec quelle rapidité se putréfie la chair des Poissons; le fait est surtout vrai pour celle des Scombéroïdes. C'est ainsi que des cas très graves, voire même mortels, de botulisme ont suivi l'ingestion de la chair du Maquereau (cas de Niel), du Thon (cas de Galiay), de la Bonite à ventre rayé (cas de Morvan), du Germon, etc. Il en est de même pour les Tassards (*Cybium caballa, C. acerrum*) et le Quatre (*Trachinotus glaucus*), des Antilles.

Au Japon, d'après Geerts, *Thynnus sibi*, *Th. thunnina*, *Th. pelamys*, *Th. macropterus*, *Pelamys orientalis*, *Scomber scombrus*, *Sc. pneumatophorus* et *Cybium chinense* causent fréquemment le botulisme. Rémy en a observé un cas déterminé par le *Sashimi* (*Th. sibi*), qu'on a coutume de manger cru, assaisonné d'une sauce très relevée : le malade avait des vertiges, une congestion vive de la face et des conjonctives, accidents qui cessèrent au bout de quelques heures, après ingestion de glace ; la vente de ce Poisson est interdite en temps de choléra.

Les Espadons (*Xiphias*) sont remarquables par l'énorme allongement des intermaxillaires, du vomer et de l'ethmoïde, qui prennent l'aspect d'un glaive, arme terrible dont ils transpercent des animaux souvent beaucoup plus forts qu'eux ; à l'occasion, ils s'attaquent à l'Homme et aux grands Cétacés.

Les Gobioïdes sont de petite taille ; ils sont voraces et vivent au voisinage des côtes ; les nageoires ventrales, insérées sur la poitrine ou sur la gorge, sont plus ou moins soudées l'une à l'autre. Les Gobies, Boulereaux ou Goujons de mer (*Gobius*) vivent dans nos mers ; quelques espèces sont d'eau douce (*G. fluviatilis*).

Aux Indes, les *Natiou oulouvé* (*G. setosus*, *G. venenosus*) et le *Calou oulouvé* (*G. criniger*) passent pour toxiques. En 1861, Collas a observé à Pondichéry un empoisonnement causé par ce dernier Poisson : trois personnes furent gravement malades ; des Poules moururent.

Les Teuthidides, à bouche étroite et protractile, sont ornés de vives couleurs ; ils sont herbivores et habitent les mers chaudes. Ils sont armés de piquants et ont parfois des glandes à venin. Dans le genre *Teuthis*, les nageoires ventrales ont cinq rayons, les deux extrêmes étant transformés en de forts piquants.

Le Chirurgien, Barbier ou Porte-lancette (*Acanthurus chirurgus*) a la queue armée de chaque côté d'une forte épine mobile, aiguë, tranchante, couchée à l'état de repos contre le corps, mais que l'animal peut redresser à volonté. Ce Poisson, long de $0^m,20$ à $0^m,30$, se tient parmi les bancs de Coraux ; il est commun aux Antilles, où on le redoute à l'égal des Serpents venimeux : on n'a pourtant pas encore démontré qu'il fût possesseur de glandes à venin. De nombreuses espèces du même genre vivent dans les deux Océans, mais surtout dans l'Océan Indien (*A. cœruleus*, *A. phlebotomus*).

Les Amphacanthes ont en avant de la nageoire dorsale une épine couchée en antéversion. L'appareil à venin siège, d'après Bottard, dans la membrane qui unit les rayons épineux de la dorsale et de l'anale ; il présente la même disposition que chez les Scorpènes. *Amphacanthus luridus*, *A. sutor* sont des Mascareignes et des Seychelles ; *A. javanicus*, *A. Russeli*, *A. marmoratus* sont de l'Océan Indien ; *A siganus*, de la mer Rouge.

Les Mugilides sont assez semblables aux Gardons, mais marins ; leur denture est faible ; ils ont une (*Tragonurus*) ou (*Atherina*, *Mugil*) nageoires dorsales. *Mugil auratus*, *M. cephalus*, *capito*, longs de 0^m,50 à 0^m,60, habitent la Méditerranée et remontent les fleuves. L'usage de préparer leurs œufs en une sorte caviar appelé *poutargue*, *boutargue* ou *butarega*, déjà signalé Rondelet, existe encore en Italie.

Les Batrachides sont des Poissons de mer assez semblables Chabots : ils n'ont que trois paires de branchies ; les nageoires trales sont situées sous la gorge. Genres *Batrachus*, *Porichthy* *Thalassophryne*, répandus dans les mers tropicales ; le dernier sède un appareil à venin, découvert par Günther et bien décrit Bottard.

Thalassophryne reticulata Günther. — Ce Poisson, long 0^m,33, se trouve sur la côte américaine de l'Océan Pacifiq dans la zone intertropicale. Une espèce voisine, *Th. macul* longue de 0^m,12, habite l'Atlantique, sur la côte opposée.

En avant de la nageoire dorsale se voient deux rayons neux isolés, enfoncés dans un fort bourrelet cutané ; l'antéri est le plus petit. Chacune de ces épines est conique, poin et percée suivant son axe d'un canal qui communique à base avec un sac glandulaire. Celui-ci est tapissé de cell cylindriques qui sécrètent un venin, mais n'est entouré d'a cune couche musculaire : il ne peut se vider que mécaniq ment, quand la pénétration de l'épine dans le corps l'Homme ou d'un animal vient refouler la gaine de l'épin comprimer ainsi le réservoir du venin.

L'opercule présente en outre, dans sa partie supéro-post rieure, une épine dirigée en arrière et beaucoup plus forte celles du dos ; la disposition générale est d'ailleurs la mé Le canal central dont cette épine est creusée s'ouvre en bec clarinette au voisinage de son extrémité libre et sur sa f externe : l'épine fonctionne ainsi à la façon d'une seringue injections hypodermiques. Le canal s'ouvre d'autre part d un large sac glandulaire renfermé dans l'épaisseur de l'operc et présentant deux culs-de-sac, dont l'un se porte en hau en avant, tandis que l'autre se dirige en bas et en avant.

Les Pédiculés ont une bouche énorme, armée de longues et f dents : leur corps, très élargi en avant, semblait à Rondelet « n' re chose que teste é queue ». Leur tête est surmontée de longs filants qu'ils agitent pour attirer leur proie, après avoir eu soin de se car dans la vase. La Baudroie (*Lophius piscatorius*) se trouve dans l'Océan Atlantique et dans la Méditerranée ; elle descend jusqu'à mètres de profondeur ; une espèce voisine (*Melanocetus Johnsoni*) jusqu'à 4,789 mètres. *L. setigerus* est indiqué comme toxique.

Sous-classe des Dipnoïques.

es Dipnoïques, Dipneustes ou Pneumobranches, établissent la nsition entre les Poissons et les Batraciens. Le corps est allongé, guilliforme, couvert d'écailles cycloïdes ; les membres consistent deux paires de nageoires très écartées ; la queue est ornée d'une geoire que soutiennent des rayons mous. La notocorde est persiste et continue : sa gaine porte des arcs inférieurs et supérieurs, si que des côtes ossifiées. Le crâne a de grandes ressemblances c celui des Holocéphales ; la bouche est armée de fortes dents. 'intestin est pourvu d'une valvule spirale. Le cœur présente une arquable complication : le ventricule reste simple, mais l'oreile est divisée en deux cavités par une cloison plus ou moins come; le sinus veineux qui y aboutit est lui-même double. Il en réte que la distribution du sang dans le corps se fait d'une façon pelant la disposition particulière aux Batraciens et aux Reptiles, s pourtant sans lui être identique.

es branchies sont au nombre de trois (*Lepidosiren*, *Protopterus*) ou atre paires (*Ceratodus*). Elles fonctionnent tant que l'animal est s l'eau. Mais celui-ci vit dans des marais et des flaques d'eau, qui dessèchent au moment des chaleurs : il s'enfouit dans la vase et pire désormais par un (*Ceratodus*) ou deux poumons (*Protopterus*, *dosiren*). Ces organes ne sont autre chose qu'une vessie natatoire ple ou bifurquée : à leur face interne se sont développés des éoles, dans la paroi desquels rampe un riche réseau capillaire.

es organes génitaux sont constitués comme chez les Ganoïdes eux : le canal de Müller sert de canal déférent chez le mâle.

es Dipnoïques comprennent deux ordres.

es Monopneumones ont le corps couvert de très grosses écailles loïdes ; ils n'ont qu'un seul poumon. On trouve de nombreuses mes fossiles dans le trias supérieur, le permien et le jurassique urope, ainsi que dans le dévonien et le crétacé supérieur de l'Amérique du Nord. Actuellement, ils sont réduits à une seule espèce, *atodus Forsteri* Krefft, qui atteint deux mètres de longueur et vit s les rivières du Queensland et du nord de l'Australie. Les indiens l'appellent *Barramunda* et apprécient sa chair.

Les DIPNEUMONES ont deux poumons ; ils ne comprennent que deux genres et deux espèces. *Protopterus annectens* Owen est long de 0m,90 ; il vit dans les régions les plus chaudes de l'Afrique, au Sénégal, dans la région du Nil-Blanc, à Quellimane, à Boror, etc. *Lepidosiren paradoxa* Natterer se trouve au Brésil, dans les grands lacs voisins des rivières Tapajos et Madeira ; il est long d'un mètre environ.

L'état rudimentaire de Chordés tels que l'Amphioxus indique que les Poissons tirent leur origine d'êtres très inférieurs, dont aucun débris fossile ne nous est actuellement connu : ils étaient dépourvus de squelette ou de parties solides capables de résister aux causes ordinaires de destruction. L'appareil excréteur des Cyclostomes et des Sélaciens nous montre cependant une disposition que nous avons reconnue plus haut pour être caractéristique des Vers, ce qui nous est une précieuse indication relativement à la descendance des précurseurs des Vertébrés.

Les premiers Poissons apparus étaient des Sélaciens et des Ganoïdes : ils se sont montrés dès l'époque silurienne inférieure, et ont acquis par la suite une extension considérable. Il est hors de doute que les Ganoïdes soient la souche des Téléostéens et des Dipnoïques : les membres des Crossoptérygiens sont très semblables à ceux des Dipnoïques et peut-être est-on autorisé à penser que beaucoup de ces Ganoïdes avaient acquis déjà la respiration aérienne dès l'époque du vieux grès rouge, époque à laquelle ils étaient représentés par un grand nombre de formes.

CLASSE DES STÉGOCÉPHALES

Les Stégocéphales ou *Labyrinthodontes* sont tous fossiles ; à l'époque primaire, ils avaient une extension considérable. Ils étaient de taille très variable ; ils vivaient dans les marais, se nourrissaient de Poissons.

La notocorde était persistante ; les vertèbres, biconcaves ou amphicœles, portaient généralement des côtes. Le squelette était très imparfaitement ossifié ; le crâne présentait des formes très diverses, en rapport avec la configuration du corps. Comme chez les Urodèles actuels, les pattes étaient trop faibles pour supporter le poids du corps : aussi la poitrine, qui rampait sur le sol, était-elle protégée par un plastron formé de trois pièces.

Les membres ont perdu l'aspect d'*archipterygium* qu'ils avaient chez les Poissons : ils ont pris la forme d'appendices pentadactyles ou de *chiropterygium*. Le crâne est remarquable par la présence de deux os spéciaux, qui manquent aux Amphibiens actuels, le *supra-temporal* et le *post-orbitaire* ; il s'articule avec la colonne vertébrale par deux condyles; il présente en outre, à sa face supérieure et entre les deux pariétaux, un large trou qui servait d'orbite à l'œil pinéal, alors bien développé. Les deux mâchoires sont armées de fortes dents coniques, enchâssées dans des alvéoles, comme chez les Crocodiliens; d'autres dents peuvent se trouver encore sur le voméro-palatin, le ptérygoïdien et le parasphénoïde, comme chez les Poissons.

Les Stégocéphales se rattachent étroitement aux Poissons, notamment aux Ganoïdes crossoptérygiens, par d'importants caractères. A leur tour, ils ont donné naissance aux Amphibiens et aux Reptiles. Leur connaissance permet de combler une lacune dans la filiation des Vertébrés : à ce titre, ils méritaient d'être signalés ici.

CLASSE DES AMPHIBIENS

Sous-classe des Gymnophiones.

Les Gymnophiones, *Apodes* ou *Péromèles*, sont des animaux vermiformes, dépourvus de ceintures scapulaire et pelvienne, de membres et de queue : l'anus s'ouvre à l'extrémité postérieure. Le corps est marqué d'un nombre variable d'anneaux qui ne correspondent point à une annulation interne. La peau est nue (*Siphonops, Typhlonectes*) ou renferme des petites écailles arrondies, disposées en rangées transversales (*Epicrium, Cœcilia, Gymnophis*).

La notocorde persiste et présente des renflements inter-vertébraux. Les vertèbres sont amphicœles et portent des côtes rudimentaires. Les mâchoires sont *pleurodontes* : des dents coniques et creuses sont implantées sur leur côté interne; des dents se voient également au palais. L'adulte présente deux poumons inégaux, le gauche étant notablement plus petit que l'autre ; le jeune respire par des branchies internes, renfermées de chaque côté dans une cavité qui communique avec la bouche et s'ouvre, d'autre part, par un *spiraculum*, sur le cou. Les métamorphoses sont incomplètes : elles consistent à peu près exclusivement dans le remplacement de la respiration branchiale par la respiration pulmonaire; toutefois, elles peuvent manquer (*Cœcilia compressicauda*).

Ces animaux vivent dans les lieux humides et sombres et creusent même en terre des galeries profondes : aussi les yeux sont-ils très petits, quoique distincts (*Epicrium, Cœcilia, Gymnophis*); le plus souvent, ils sont recouverts par la peau ou même par les os du crâne.

Les Gymnophiones habitent l'Afrique et l'Amérique tropicale, le sud de l'Asie et l'archipel malais; aucune espèce n'est européenne. Les ancêtres de ce petit groupe doivent être cherchés parmi les Stégocéphales (*Dolichosoma*).

Sous-classe des Batraciens.

La notocorde persiste parfois et se renfle dans l'intervalle des vertèbres biconcaves (*Proteus*); plus fréquemment, les vertèbres sont séparées les unes des autres par un disque cartilagineux qui fractionne la notocorde : les corps vertébraux sont alors excavés d'un côté et pourvus à l'autre face d'une saillie qui s'articule avec la cavité correspondante de la vertèbre voisine. La vertèbre est *opisthocœle*, quand la concavité occupe la face postérieure ; elle est *procœle*, quand la concavité occupe la face antérieure. Les côtes, ordinairement rudimentaires, sont longues chez *Pleurodeles Waltli* : elles percent la paroi du corps et apparaissent au dehors, le long des flancs.

Le crâne a de grandes ressemblances avec celui des Stégocéphales, mais est plus simple et ne renferme ni supra-occipital, ni épiotique, ni supra-temporal, ni post-orbitaire ; il reste partiellement cartilagineux. La queue, toujours bien développée chez la larve, persiste ou fait défaut chez l'adulte, d'où une division naturelle en Urodèles et en Anoures.

La ceinture thoracique ou scapulaire est bien développée, mais n'a plus désormais aucune connexion avec le crâne ou avec la colonne vertébrale, dont elle est séparée par des masses musculaires. Chez les Urodèles, elle est formée de deux demi-ceintures, qui entourent chacune des moitiés du corps et comprennent trois branches : en haut, l'*omoplate* ou *scapulum*, terminée par une expansion cartilagineuse ou *sus-scapulum ;* en bas et en avant, la *clavicule* ou *procoracoïde;* en bas et en arrière, le *coracoïde*. Ces trois branches se réunissent sur le côté de la face ventrale : leur partie commune est creusée à sa face externe d'une *cavité glénoïde*, où s'articule le membre antérieur. A la face ventrale, les deux coracoïdes se recouvrent, mais sans s'unir l'un à l'autre.

Chez les Anoures, on retrouve l'omoplate avec son large sus-scapulum, le coracoïde et la clavicule. Mais ces deux dernières pièces sont réunies à leur extrémité interne par un arc longitudinal ou *épicoracoïde*, développé entre les deux os comme l'est entre deux côtes une *hémisternèbre* ou moitié latérale d'un segment sternal : l'épicoracoïde est donc un *hémiomosternum*, d'après Albrecht ; il délimite un *trou obturateur*. Dans quelques genres (*Bombinator*, *Discoglossus*, *Pelobates*, *Hyla*), cette sorte de copule recouvre simplement sa congénère ; dans d'autres cas (*Rana*), elle s'affronte et s'unit à cette dernière sur la ligne médiane, de manière à former un véritable *omosternum*. Celui-ci porte deux appendices : l'antérieur est l'*épisternum*, (*préomosternum* d'Albrecht), improprement appelé *omosternum ;* le postérieur, beaucoup plus développé, est le *postomosternum*, encore nommé *sternum*, mais à tort, ses relations avec les côtes étant nulles. La clavicule manque chez quelques espèces (*Uperodon marmoratum*, *Hylædactylus baleatus*).

La ceinture abdominale ou pelvienne des Urodèles est constituée de chaque côté de la face ventrale par une lame qui, en s'unissant à sa congénère, forme la *symphyse du bassin*. Cette lame est osseuse dans sa moitié postérieure ou *ischion;* elle reste cartilagineuse dans sa moitié antérieure ou *pars acetabularis*, qui se prolonge en avant par le *cartilage marsupial*, tige cartilagineuse médiane, bifurquée à son extrémité. Par son bord externe, cette lame s'articule avec l'*os iliaque* ou *ilion*, tige osseuse qui remonte vers le rachis et s'articule avec une courte côte qui est elle-même unie à l'apophyse transverse de la *vertèbre sacrée;* les vertèbres qui font suite à celle-ci appartiennent à la queue. Ainsi constituée, l'articulation sacro-iliaque est très mobile. La patte postérieure s'articule dans une *cavité cotyloïde*, creusée au point de rencontre de l'os iliaque avec la lame ischio-acétabulaire.

Chez les Anoures, l'os iliaque est un long bâton qui s'articule directement avec l'apophyse transverse très allongée de la vertèbre sacrée, sans interposition de côte; il se porte en arrière et s'unit d'autre part avec un os médian, qui présente de chaque côté une cavité articulaire pour le membre postérieur. Cet os est formé de deux ischions en arrière, de deux pubis en avant, intimement confondus.

Les deux paires de membres sont construites sur le même plan et composées de parties homologues. Le premier segment du membre antérieur est le *bras* ou *brachium*, comprenant un seul os, l'*humérus*. Le second segment, *avant-bras* ou *antibrachium*, comprend deux os, le *radius* et le *cubitus* ou *ulna*. Le troisième segment est le *carpe* ou *poignet*, formé d'un certain nombre d'osselets. Puis vient la *main*, formée d'un nombre variable de rayons qui comprennent chacun plusieurs osselets placés bout à bout; dans chaque rayon, l'osselet proximal est le *métacarpien;* les autres ou *phalanges* constituent le *doigt*.

De même, la *cuisse* ou premier segment du membre postérieur renferme un seul os, le *fémur*. Le second segment, *jambe* ou *crus*, renferme deux os, le *tibia* et le *péroné* ou *fibula*. Puis viennent le *tarse* et le *pied*, ce dernier comprenant plusieurs *métatarsiens* et plusieurs *orteils*.

Le carpe et le tarse sont les parties qui présentent les plus grandes variations dans la série des Vertébrés; leur étude morphologique est encore peu avancée. Ils sont primitivement formés de trois rangées transversales d'osselets. La rangée proximale comprend trois os : le *radial*, l'*intermédiaire* et le *cubital* (1), à la main; le *tibial* (fig. 863, *t*), l'*intermédiaire*, *i*, et le *péronier*, *f*, au pied (2).

Les *carpiens* 1, 2 et 3 sont nommés respectivement le *trapèze*, le *trapézoïde* et le *grand os;* les *carpiens* 4 et 5 restent distincts chez les Batraciens, mais s'unissent chez d'autres animaux pour former l'*os crochu* (3). De même, les *tarsiens* 1, 2 et 3 portent respectivement les noms de *premier*, *deuxième* et *troisième cunéiformes;* les *tarsiens* 4 et 5, distincts chez les Batraciens, se fusionnent chez d'autres types en un os unique, le *cuboïde* (4).

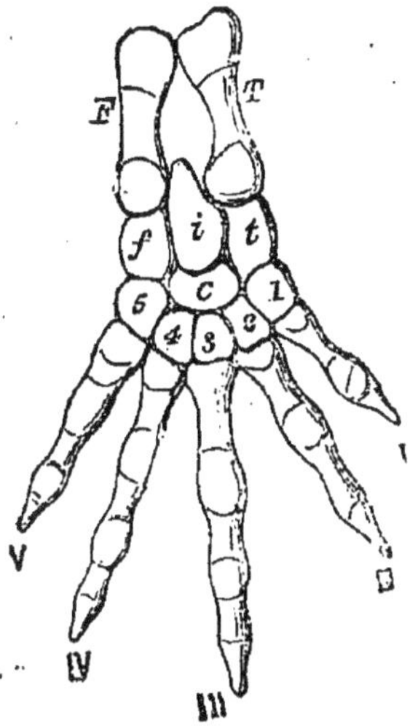

Fig. 863. — Patte postérieure de Salamandre. — F, péroné; T, tibia; *f*, os péronier; *i*, os intermédiaire; *t*, os tibial; 1-5, premier-cinquième os tarsiens; I-V, premier-cinquième doigts.

La rangée moyenne du carpe et du tarse est formée par les *os centraux*, au nombre de trois chez l'Axolotl, de deux chez *Ranodon* et *Salamandrella*, d'un seul chez les autres Batraciens; le central unique était appelé *intermédiaire* par Cuvier.

La rangée distale comprend plusieurs os, ordinairement en nombre égal à celui des métacarpiens ou des métatarsiens avec lesquels ils sont en rapport. Parfois pourtant, le nombre des doigts ou des orteils diminue, sans que celui des carpiens ou des tarsiens subisse une réduction correspondante; souvent aussi les osselets se fusionnent, ce qui rend leurs homologies très difficiles à établir.

L'épiderme est formé d'une couche cornée, qui se sépare tout d'une pièce par des mues périodiques, et d'une couche muqueuse; il renferme des cellules muqueuses, des cellules glandulaires et des chromatophores, mais ces derniers peuvent manquer (*Proteus*). Le derme, formé d'assises successives de tissu conjonctif, est traversé verticale-

(1) La synonymie de ces os est très embrouillée. Le radial s'appelle encore *scaphoïde* ou *naviculaire;* l'intermédiaire est le *semi-lunaire* ou *lunatum;* le cubital est le *pyramidal*, *cunéiforme*, *triquetrum* ou *ulnare*.

(2) Le tibial s'appelle encore *scaphoïde;* le péronier est le *calcanéum*, *fibulare* ou *os calcis;* le central est le vrai *scaphoïde* ou *naviculaire*. Chez d'autres Vertébrés, le tibial et l'intermédiaire se fusionnent pour former l'*astragale* ou *talus*.

(3) Le trapèze est encore nommé *multangulum majus;* le trapézoïde, *multangulum minus;* le grand os, *magnum* ou *capitatum;* l'os crochu, *unciforme*, *hamatum* ou *uncinatum*.

(4) Le tarsien 1 s'appelle encore *grand cunéiforme* ou *entocunéiforme;* le tarsien 2, *petit cunéiforme* ou *mésocunéiforme;* le tarsien 3, *moyen cunéiforme* ou *ectocunéiforme*.

ment par des traînées de tissu lâche qui renferment les nerfs, les vaisseaux sanguins et lymphatiques, ainsi que des fibres musculaires lisses (Eberth, 1869). Les vaisseaux sanguins sont assez nombreux et les phénomènes osmotiques s'accomplissent assez activement à travers la peau, pour que celle-ci suffise à l'hématose, dans les cas où la respiration pulmonaire est empêchée. Des chromatophores capables d'expansion et de contraction siègent dans la zone sous-épidermique et sont la cause des changements de couleur présentés par certaines espèces (*Hyla*).

La peau des Batraciens est nue et renferme de nombreuses glandes, répandues sur toute la surface, mais plus volumineuses à la face dorsale. Ces glandes sont rondes ou ovoïdes et limitées par une membrane propre. Celle-ci est tapissée intérieurement par une vingtaine de cellules musculaires fusiformes, disposées en une enveloppe continue, comme les méridiens autour d'une sphère. L'épithélium repose sur la face interne de ces muscles : il est formé de grandes cellules cylindriques, à noyau basilaire, plus longues dans le fond et sur les côtés qu'à l'orifice de la glande, qui s'ouvre directement à la surface de la peau. En éclatant, ces cellules mettent en liberté les petits globules réfringents dont elles sont bourrées. Ceux-ci, en se mélangeant à une petite quantité d'eau, constituent un suc laiteux et gluant qui est un véritable venin : ils s'accumulent dans la vaste cavité de la glande et sont excrétés par suite de la contraction volontaire ou réflexe des muscles. Ils sont primitivement constitués, comme les globules du lait, par une gouttelette liquide entourée d'une enveloppe albumineuse ; ils sont formés d'une pseudo-lécithine qui reste en cet état, si le venin est peu riche en eau (*Triton*), mais se dédouble au contraire rapidement dans un venin plus hydraté (*Bufo*) : on ne trouve plus alors dans le venin que les débris de l'enveloppe des globules primitifs.

Vu l'absence de tout appareil d'inoculation, le venin joue simplement un rôle défensif et protège les Batraciens contre les Reptiles, les Oiseaux rapaces et autres animaux dont ils sont la proie, malgré son énergie. A l'état frais, ce venin est de réaction acide, grâce à la présence d'acide formique : il est brûlant, stupéfiant ; dans une même espèce, il est plus actif à l'époque des amours ou chez des individus provenant d'un climat plus chaud. Sa composition chimique n'est encore connue d'une façon satisfaisante que chez deux espèces (*Triton cristatus*, *Bufo vulgaris*); elle varie d'ailleurs suivant les espèces; le principe actif est une carbylamine. Desséché, le venin garde toute son activité, contrairement à l'adage : *Mortua bestia, mortuum est venenum*.

La bouche, largement fendue, est armée de dents composées de trois parties : la base ou *racine* est formée de *cément;* le *collet* ou partie moyenne est formé de *dentine;* le sommet ou *couronne* est formé d'*émail* et présente une seule pointe (Ichthyodes) ou deux pointes (Salamandrides, Anoures). Les dents se brisent aisément, mais se renouvellent d'une façon indéfinie, comme chez les Poissons; en outre des mâchoires, elles peuvent exister sur presque tous les os de la bouche. Il existe de notables différences entre la larve et l'adulte, au point de vue de la dentition.

La langue est presque nulle chez les Ichthyodes et les Aglosses, mais bien développée chez les autres. Elle n'est fixée au plancher de la bouche que par sa partie antérieure : la partie postérieure se retourne et est projetée hors de la bouche.

Chez le mâle des Anoures, le plancher de la bouche s'invagine pour former un (*Hyla*) ou deux (*Rana*) *sacs vocaux*, revêtus par la peau et par une dépendance du muscle mylo-hyoïdien : quand l'animal crie, ces sacs se gonflent d'air et jouent le rôle de résonateurs.

Les Ichthyodes, qui vivent toujours dans l'eau, n'ont pas de glandes buccales; les Salamandrides et les Anoures, qui sont plus ou moins terrestres, en possèdent au contraire : on peut les considérer comme destinées à empêcher la dessiccation des muqueuses. Sur les parties latérales du fond de la bouche se trouvent des follicules clos, premier rudiment des *amygdales* ou *tonsilles*.

L'œsophage et une partie de l'estomac sont revêtus d'épithélium vibratile. Ces deux organes renferment des glandes muqueuses; l'estomac présente en outre des *glandes peptiques*, dérivées des précédentes: leur conduit excréteur est tapissé de cellules cylindriques claires, semblables à celles de la muqueuse gastrique; leur cul-de-sac est bourré de grosses cellules arrondies et granuleuses, qui produisent le *suc gastrique*. Ce suc, de réaction acide, renferme de la *pepsine*, ferment soluble qui transforme les matières albuminoïdes en *peptones*.

La muqueuse de l'intestin grêle présente parfois des villosités; elle renferme les *glandes de Lieberkühn*, qui produisent un liquide alcalin transformant la saccharose en glycose. Le rectum aboutit à un cloaque: à sa terminaison, sa paroi inférieure s'invagine en une poche musculo-membraneuse qui fonctionne comme vessie urinaire.

Les hématies ont la même forme et la même structure que chez les Sélaciens ou les Téléostéens, mais elles ont une taille beaucoup plus grande, d'ailleurs variable suivant les espèces :

	Longueur	Largeur
Rana temporaria......................	22μ,3	15μ,7
Triton cristatus......................	29 3	19 5
Lepidosiren annectens.................	41	29
Proteus anguineus.....................	58	35
Amphiuma tridactylum..................	76	46

Le cœur est divisé en trois cavités. Le ventricule est toujours simple et sans trace de cloison ; l'oreillette est divisée en deux par une *cloison interauriculaire* ou *septum atriorum*, pleine et continue chez les Anoures, mais percée, chez les Urodèles, d'orifices plus ou moins larges. Chaque oreillette communique avec le ventricule par une *valvule auriculo-ventriculaire*, de nature fibreuse et rattachée à la paroi de celui-ci par des filaments.

Le sang qui revient du corps s'amasse dans l'oreillette droite : il y est conduit par le *sinus veineux*, auquel aboutissent la *veine cave postérieure*, qui ramène le sang des viscères, du tronc et des membres postérieurs, les *veines hépatiques*, venant du foie, et les deux veines caves antérieures, qui ramènent le sang de la tête et des membres antérieurs. Le sang revenant des poumons est contenu dans les *veines pulmonaires* et déversé dans l'oreillette gauche. D'autre part, au ventricule fait suite un *tronc artériel* comprenant deux parties : un *bulbe* ou *synangium*, formé de muscles striés, comme le cœur lui-même, et un *cône artériel* ou *pylangium*, formé de muscles lisses et fermé à chacune de ses extrémités par une rangée transversale de valvules. Ce cône se porte en avant et se termine en émettant de chaque côté quatre *arcs artériels*, dont la disposition varie suivant l'espèce et suivant que l'animal est adulte ou à l'état larvaire. La présence ou l'absence de branchies modifie profondément l'appareil circulatoire.

Le mésentère renferme de larges vaisseaux lymphatiques, dans chacun desquels est contenu un vaisseau sanguin. Ces vaisseaux finissent par se réunir en un large *espace sous-vertébral*, dans lequel passe l'aorte, retenue à sa paroi par de fins trabécules. La peau est assez adhérente aux parties sous-jacentes, chez les Urodèles ; elle en est totalement séparée chez les Anoures, si ce n'est que quelques lamelles délicates l'y rattachent. Les espaces sous-cutanés se trouvent ainsi divisés par des cloisons en une série de *sacs lymphatiques*, qui sont au nombre de vingt-quatre chez la Grenouille, dont 4 impairs et 10 pairs.

La Grenouille a quatre cœurs lymphatiques, formés de fibres musculaires striées et communiquant avec les veines. Les deux cœurs antérieurs, situés de chaque côté de la colonne vertébrale, entre les apophyses transverses des troisième et quatrième vertèbres, s'ouvrent dans les veines sous-scapulaires. Les deux cœurs postérieurs communiquent chacun avec une veinule qui se jette dans la veine iliaque commune ; on les voit aisément battre sous la peau : ils sont situés de chaque côté de l'extrémité postérieure du coccyx, dans un espace limité par les muscles iléo-coccygien, vaste externe et pyriforme.

La Salamandre présente deux cœurs postérieurs et quatre cœurs antérieurs ; elle a en outre sous la peau, tout le long des flancs, un certain nombre de petits cœurs, qui ne deviennent visibles qu'après avoir été paralysés par l'ablation des hémisphères cérébraux. L'Axolotl présente une disposition analogue.

Il se forme de chaque côté du cou cinq fentes branchiales. Plus tard apparaissent des branchies de très grande taille, plumeuses, frangées ou ramifiées, disposées en panache de chaque côté du jeune animal ; elles sont très longues chez *Salamandra atra,* qui se développe dans l'oviducte maternel ; il en est de même chez *Alytes obstetricans* (Héron-Royer).

Ces branchies externes sont persistantes chez les Pérennibranches (*Siren*, *Proteus*) ; elles s'atrophient chez les Dérotrèmes (*Amphiuma*, *Menopoma*, *Cryptobranchus*), mais une fente branchiale persiste entre le troisième et le quatrième arcs ; elles disparaissent également chez les Salamandrides, ainsi que toutes les fentes branchiales.

Chez les Anoures, un repli cutané se développe de la même manière que l'opercule des Poissons : il se rabat au-dessus des branchies externes, puis se soude au tégument par la plus grande partie de son bord postérieur, en sorte qu'il ne persiste plus qu'un étroit orifice ou *spiraculum*. Les branchies externes s'atrophient alors et la respiration se fait par quatre paires de branchies internes, développées sur les arcs branchiaux.

Le spiraculum présente certaines variations : on appelle *Amphigyrinides* ceux chez lesquels il persiste de chaque côté (*Pipa*, *Dactylethra*) ; chez les *Médiogyrinides*, il est unique et s'ouvre sur la ligne médio-ventrale (*Alytes*, *Bombinator*, *Discoglossus*) ; enfin, chez les *Lévogyrinides*, il s'est obturé à droite, mais persiste à gauche (*Rana*, *Bufo*, *Hyla*). La disposition du spiraculum coïncide d'une façon remarquable avec celle des vertèbres, qui sont opisthocœles chez les Amphigyrinides et les Médiogyrinides et procœles chez les Lévogyrinides ; les Médiogyrinides ne sont d'ailleurs qu'une variété des Amphigyrinides, les deux spiraculums latéraux se prolongeant par un canal sous-cutané et se rencontrant sur la ligne médiane, d'où l'apparence d'un orifice unique.

La larve possède déjà deux poumons, mais ceux-ci ne commencent à fonctionner que lorsque les branchies se résorbent; ils sont rattachés au pharynx par un tube ou *trachée* ordinairement très court, qui se divise postérieurement en deux *bronches* aboutissant chacune à un poumon. La *glotte* est l'orifice par lequel la trachée communique avec l'arrière-bouche; elle est consolidée de chaque côté par un petit cartilage.

Chez les Anoures, la trachée et les bronches sont très réduites; il se forme néanmoins un *larynx* ou organe producteur de la voix, composé de trois cartilages : les deux supérieurs ou *cartilages aryténoïdes* sont placés symétriquement de chaque côté; l'inférieur ou *cartilage cricoïde* est annulaire. La face interne ou concave des premiers est sous-tendue d'avant en arrière par un repli musculo-muqueux, qui est la *corde vocale*. Un certain nombre de muscles s'attachent sur ces cartilages et les mettent en jeu.

Les poumons sont de simples sacs cylindriques, à paroi lisse et dépourvue de replis, mais parcourue par de nombreux vaisseaux sanguins (*Proteus*, *Menobranchus*, *Triton*, *Salamandra*); ou bien leur surface interne est augmentée par la formation de crêtes disposées en réseaux réguliers, subdivisés par des crêtes plus petites (*Siren*). Chez les Anoures, ces organes sont renflés, ellipsoïdes et remplis d'un système compliqué de trabécules richement vascularisés.

L'encéphale présente encore un état rudimentaire, mais les sens ont acquis déjà une notable acuité. L'œil est bien développé : la pupille a la forme d'une fente; l'iris est orné de brillantes couleurs métalliques, dont la teinte varie suivant les espèces (Boulenger). Des paupières existent, sauf chez les Ichthyodes; la membrane nictitante ou troisième paupière renferme des glandes semblables à celles de la peau, mais plus petites, ce qui met hors de doute son origine cutanée. Il se développe le long de la paupière inférieure, aux dépens de l'épithélium conjonctival, une glande qui, dans la suite des Vertébrés, se divise en deux, par atrophie de la partie moyenne : la partie qui occupe l'angle interne de l'œil devient la *glande de Harder*, celle qui occupe l'angle externe devient la *glande lacrymale*. Cette dernière sécrète les *larmes*, destinées à humecter l'œil et à s'opposer à sa dessiccation; elles sont déversées dans les fosses nasales, quand leur sécrétion est trop abondante.

Les fosses nasales s'ouvrent dans la bouche par leurs orifices postérieurs. Dans le but de maintenir humide la muqueuse pituitaire qui les tapisse et dont une certaine région devient le siège de l'olfaction, des glandes s'y développent. De plus, la surface de la muqueuse est notablement augmentée par des replis ou *cornets* dépendant du squelette. Le passage des larmes dans les fosses nasales est assuré par le *canal lacrymal* qui naît par deux branches tôt fusionnées soit dans l'angle interne de l'œil (Urodèles), soit sur la lèvre postérieure du bord libre de la paupière inférieure (Anoures) : ce canal traverse l'os préfrontal, passe entre lui et le maxillaire et se termine dans la fosse nasale correspondante au-dessous des cornets.

L'oreille est remarquable par le développement qu'a pris le limaçon et surtout par la formation d'une importante partie nouvelle. Déjà chez quelques Poissons (Sélaciens, Clupéides, *Mormyrus*), la paroi externe de la capsule auditive se montre percée de deux trous fermés par une membrane et communiquant avec la périlymphe, la *fenêtre ovale* et la *fenêtre ronde*. Cette disposition s'observe aussi chez les Batraciens et se retrouve chez tous les Vertébrés supérieurs. Il se développe alors un appareil constitué par une ou plusieurs pièces cartilagineuses ou osseuses : cet appareil, destiné à transmettre les vibrations sonores jusqu'au labyrinthe, aboutit à la membrane de la fenêtre ovale. Chez les Urodèles, il reste au niveau de la paroi externe du crâne; chez les Anoures, il est logé dans une dépression qu'une membrane élastique, la *membrane du tympan*, ferme en dehors et transforme en une *caisse du tympan*, *oreille moyenne* ou *cavum tympani*.

Cette cavité communique avec l'arrière-bouche par l'intermédiaire de la *trompe d'Eustache* (*tuba tympani*), qui corespond à la première fente branchiale ou à l'évent des Sélaciens et a pour rôle d'établir l'égalité de pression entre l'air ambiant et l'air contenu dans la caisse du tympan. C'est là une condition essentielle au bon fonctionnement de la membrane du tympan, qui vibre à l'unisson des ondulatione sonores et les transmet à la membrane de la fenêtre ovale. La transmission ne se fait point par l'air de la caisse, mais bien par l'appareil osseux ou cartilagineux déjà indiqué plus haut.

Celui-ci dérive de la portion supérieure de l'arc mandibulaire, à l'exclusion de toute relation avec l'arc hyoïdien, et varie suivant les espèces. Chez les Urodèles, de même que chez les Sélaciens et les Gymnophiones, il consiste en un bâtonnet ou *columelle*, et est homologue au symplectico-hyomandibulaire des Poissons. Chez les Anoures, il s'est divisé en quatre osselets (*ossicula auditiva*) qui sont, de dehors en dedans ou de la mandibule à la fenêtre ovale, le *marteau* (*malleolus*), l'*enclume* (*incus*), l'*os lenticulaire* (*claustrum*) et l'*étrier* (*stapes*).

Tant qu'ils vivent dans l'eau, ce qui pour les uns correspond à l'existence entière, pour les autres seulement à la période larvaire, les Batraciens ont la peau parsemée de saillies épidermiques qui ne sont autre chose que des organes sensoriels de même nature que ceux de la ligne latérale des Poissons. Chez les Salamandrides et les Anoures, qui passent à terre leur âge adulte, ces organes s'enfoncent dans l'épaisseur de la peau, au moment de la métamorphose : ils se laissent recouvrir par l'épiderme, puis subissent une régression, ainsi que le nerf qui venait s'y terminer. Ils sont disposés le long des flancs et de la queue en trois lignes, dont la médiane est la plus nette; ils sont innervés par les rameaux latéraux du nerf pneumogastrique. La disposition segmentaire de ces organes est évidente dans les premiers stades embryonnaires; plus tard, on en trouve plusieurs dans chaque segment musculo-vertébral. Ils sont surtout développés à la tête, dans les régions maxillaire et orbitaire.

L'appareil excréteur est un mésonéphros comprenant une portion antérieure effilée, en rapport avec la glande sexuelle, et une portion postérieure renflée, à la face inférieure de laquelle on observe de nombreux néphrostomes. Le canal segmentaire s'est divisé, comme chez les Sélaciens, en un canal de Wolff dorsal et un canal de Müller ventral; sa partie antérieure indivise reste en connexion avec le canal de Wolff. Les rapports de ces différents organes entre eux s'observent le plus facilement chez les Urodèles.

Chez le mâle, le canal de Müller reste rudimentaire; il se termine d'ordinaire en cæcum à chaque extrémité et ne participe en aucune façon à l'évacuation des produits sexuels; il manque même chez beaucoup d'Anoures. Le testicule émet par son bord externe un certain nombre de *vasa afferentia*, aboutissant tous à un canal longitudinal qui court le long du bord interne de la partie antérieure du mésonéphros; de ce canal partent d'autre part des tubes transversaux, dont chacun se rend à un glomérule de Malpighi du mésonéphros. Les canalicules urinifères qui se détachent de ce dernier, dans sa portion antérieure, fonctionnent donc comme voies spermatiques; ceux qui proviennent de la portion postérieure conduisent seuls l'urine : les uns et les autres se jettent dans le canal de Wolff, qui s'ouvre dans le cloaque par le *pore urogénital*. Les canaux qui unissent le testicule au mésonéphros constituent le *réseau testiculaire:* ils ne dérivent point des tubes segmentaires de la portion antérieure du rein, puisque les néphrostomes s'observent à sa surface dans certaines espèces (*Spelerpes fuscus*), ainsi que chez les Gymnophiones.

L'appareil urogénital mâle des Anoures peut avoir la même structure que chez les Urodèles, comme c'est le cas chez les Crapauds; plus souvent, il présente des modifications plus ou moins profondes. Il est intéressant de noter que le mâle des Crapauds possède, annexé à chaque testicule, un ovaire rudimentaire.

Chez la femelle, le rein porte ordinairement un réseau testiculaire, mais celui-ci n'a aucune connexion avec l'ovaire. Le canal de Müller est bien développé : en arrière, il s'ouvre dans le cloaque à côté du canal de Wolff; en avant, il s'ouvre dans le péritoine; il recueille les œufs qui y sont tombés par rupture de l'ovaire et les expulse au dehors, jouant ainsi le rôle d'oviducte. L'ouverture de l'oviducte restant fixe, les ovules sont transportés jusqu'à elle par des cils vibratiles qui apparaissent au moment du rut, en certaines régions de l'endothélium péritonéal (M. Duval et Wiet).

Les Batraciens sont ovipares; quelques-uns sont ovovivipares (*Salamandra*). L'accouplement et la ponte se font dans l'eau. Les œufs, dont nous avons indiqué déjà la structure et les premiers développements (tome I, page 160), sont pondus isolément (Urodèles, *Discoglossus*), isolément ou par amas de deux à dix (*Bombinator*), en pelotes plus ou moins grosses (*Rana*, *Hyla*), en un seul cordon (*Pelobates*) ou en deux cordons parallèles (*Bufo*) : chez *Alytes* et d'autres espèces, ils ne sont jamais déposés dans l'eau.

ORDRE DES URODÈLES

Les Urodèles ou Batraciens caudés se divisent en deux sous-ordres.

Les Ichthyodes ont des vertèbres opisthocœles et sont dépourvus de paupières. Ils comprennent eux-mêmes deux groupes.

Les *Pérennibranches* ont des branchies externes persistantes. La Sirène (*Siren lacertina*) vit dans les marais fangeux de la Caroline du Sud. Le Protée (*Proteus anguinus*) vit dans les lacs souterrains de la Carniole et de la Dalmatie; ses yeux sont recouverts par la peau; la grande dimension de ses éléments anatomiques le fait rechercher par les histologistes.

Les *Dérotrèmes* n'ont pas de branchies externes à l'âge adulte, mais présentent un orifice branchial de chaque côté du cou. Les Amphiumes (*Amphiuma tridactyla*, *A. means*) sont du sud des États-Unis. *Menopoma alleghaniense* est de Pensylvanie et de Virginie. *Cryptobranchus* (*Sieboldia*) *japonicus*, long de plus d'un mètre, vit dans les cours d'eau des montagnes, dans le sud de la grande île de Nippon; on mange sa chair et on attribue à sa peau des propriétés thérapeutiques.

Les Salamandrides n'ont à l'âge adulte ni branchies externes ni orifice branchial; elles ont des paupières horizontales. Les Pléthodontides (*Plethodon*, *Spelerpes*, *Batrachoseps*) et les Amblystomides (*Amblystoma*, *Onychodactylus*) ont encore des vertèbres amphicœles. Les Salamandrides ou *Atrétodères* (*Triton*, *Salamandra*, *Pleurodeles*, *Salamandrina*) ont des vertèbres opisthocœles.

L'Axolotl (*Siredon pisciformis*) présente la curieuse faculté de se reproduire pendant la période larvaire; il est en effet la larve d'*Amblystoma mexicanum*, mais ne prend qu'exceptionnellement cette forme, quand la sécheresse tarit les lacs dans lesquels il vit. *Onycho-*

dactylus japonicus mérite d'être signalé, parce qu'il nous présente le premier exemple d'*ongles* développés à l'extrémité des doigts, par une modification de l'épiderme.

Les Salamandres ont le corps lourd, la queue cylindrique, les rangées de dents palatines incurvées en S; elles sont terrestres et ne vont à l'eau que pour y pondre des œufs, dans lesquels est une larve déjà toute formée, qui éclôt presque aussitôt. *Salamandra atra* vit dans les Alpes, au voisinage des neiges. *S. maculosa* est répandue dans toute l'Europe, dans le nord de l'Afrique (environs de Bône) et dans le Liban. Les glandes à venin sont très développées à la face dorsale : elles forment notamment une rangée de chaque côté de la ligne médiane et une large plaque glandulaire ou *parotide* de chaque côté du cou.

Gratiolet et Cloëz ont démontré la venimosité des Batraciens, en 1851 ; Vulpian a fait les premières et les plus importantes recherches sur l'action physiologique du venin.

Le venin de la Salamandre terrestre est un liquide lactescent, acide (1), à forte odeur vireuse; il se coagule rapidement à l'air et prend l'aspect d'une masse résineuse translucide, que l'alcool peut dissoudre en partie. Son action est très énergique : des Bouvières (*Rhodeus amarus*) vivant dans un aquarium meurent en quelques heures, parce que le venin d'une Salamandre qu'on leur a donnée pour compagne a empoisonné l'eau (Richters); des Grenouilles, mises dans un tonneau avec plusieurs Salamandres, sont trouvées mortes au bout de quelques jours (Gratiolet et Cloëz). Il est encore très actif, même quand on le conserve à l'état sec depuis plus d'un an.

Ce venin agit énergiquement sur les Tortues. Les Oiseaux (Bruant, Pinson, Tourterelle) sont encore plus sensibles à son action. Si on en injecte une petite quantité sous la peau, l'animal ne semble d'abord rien éprouver, mais bientôt ses plumes se hérissent, il chancelle, est pris d'une angoisse extrême, ouvre le bec et le fait claquer convulsivement. Puis l'Oiseau se redresse de plus en plus, renverse la tête en arrière, pousse des cris plaintifs, s'agite, tourne plusieurs fois sur lui-même et meurt dans des convulsions épileptiformes. A l'autopsie, les canaux semi-circulaires se montrent toujours pleins de sang.

Certains Mammifères (Cobaye, Souris) sont doués d'une remarquable résistance à l'égard du venin ; le Lapin est plus sensible. En revanche, une seule goutte suffit pour tuer une Grenouille en quel-

(1) Zalesky l'indique comme étant fortement alcalin.

ques heures ; le Triton et le Crapaud peuvent être également empoisonnés.

Vulpian pensait que le venin des Batraciens est sans action sur l'espèce animale qui l'a produit, par conséquent que la Salamandre est absolument réfractaire à son propre venin. Cl. Bernard démontra, au contraire, qu'il est possible d'empoisonner le Crapaud avec son propre venin, mais à la condition d'employer de très fortes doses.

Par la suite, Vulpian reconnut aussi que le venin de la Salamandre produit chez la Salamandre elle-même les mêmes effets que chez la Grenouille, mais ces effets ne se manifestent qu'après injection d'une forte dose et souvent au bout de vingt-quatre et quarante-huit heures, tandis qu'ils ne se font pas attendre plus d'une ou deux heures chez les autres Batraciens. Chaque espèce de Batracien venimeux n'est donc pas d'une façon absolue en sûreté contre son propre venin : elle est simplement douée d'une grande résistance à l'égard de ce venin.

L'action physiologique du venin des divers Batraciens, et par conséquent la nature de son principe actif, varient avec les espèces qui le produisent.

Gratiolet et Cloëz ont reconnu que le principe actif du venin de la Salamandre était un véritable alcaloïde, découverte capitale qui venait jeter un jour nouveau sur l'étude de la constitution chimique des venins. Le venin sec est traité par l'éther, puis celui-ci est évaporé : il abandonne un résidu oléagineux, englobant de très petites aiguilles cristallines. La substance huileuse n'est pas toxique, mais les cristaux le sont à un haut degré : leurs réactions les éloignent des matières albuminoïdes, mais les rapprochent des alcaloïdes.

Zalesky a repris l'étude de ce corps, qu'il a nommé *salamandarine* ou *salamandrine*. Il l'a vu cristalliser en longues aiguilles qui se résolvent, après dessiccation totale, en une masse amorphe, soluble dans l'eau et dans l'alcool, à réaction fortement alcaline et donnant des sels neutres avec les acides. Il a les propriétés venimeuses de la sécrétion fraîche ; son absorption est suivie, au bout de trois à trente minutes, d'accidents semblables à ceux que provoque le venin frais. Zalesky lui attribue la formule complexe $C^{34}H^{60}Az^{2}O^{5}$, mais des recherches nouvelles démontreront sans doute qu'il est d'une composition plus simple et que, comme le principe actif des venins de Triton et de Crapaud qui sont mieux connus, il appartient à la série des carbylamines.

Les Tritons ont le corps grêle, la queue comprimée latéralement, les dents palatines disposées en deux rangées longitudinales divergeant en arrière. Ils sont ovipares et restent assez longtemps à l'eau, au printemps. La larve garde longtemps ses branchies externes ; elle peut même parfois devenir adulte et se reproduire sans les perdre (de Filippi, J. Jullien). Les glandes ne semblent pas être plus développées le long de la ligne médiane ou sur le cou que dans le reste de la région dorsale ; toutefois, un examen attentif montre qu'elles sont très développées au cou.

On connaît en France *Triton cristatus*, *T. palmatus*, *T. punctatus*, *T. alpestris*, des environs de Paris ; *T. marmoratus*, du midi, de la Bretagne et de Fontainebleau ; *T. Blasii*, des environs de Nantes, qui peut-être n'est qu'un hybride de *T. cristatus* avec *T. marmoratus*. On connaît encore *T. Montandoni*, en Roumanie ; *T. vittatus*, en Asie Mineure et en Syrie ; *T. pyrrhogaster*, en Chine et au Japon.

Triton cristatus est le plus venimeux de nos Tritons indigènes ; ses glandes à venin sont surtout développées à la queue et à la nuque. Le venin est très acide, épais, crémeux, assez semblable à celui de la Salamandre ; il exhale une odeur forte, pénétrante, vireuse, désagréable. Au microscope, on y découvre une infinité de petits globules qui proviennent de la rupture des cellules glandulaires et présentent la même structure que les globules du lait : une enveloppe albumineuse adhère à leur surface ; ils diffèrent toutefois des globules du lait, en ce que le contact de l'eau pure les fait éclater aussitôt. Exposé à l'air, ce venin devient rapidement visqueux, puis sec : il s'y forme un réticulum analogue au réseau de fibrine du sang coagulé.

Son action est des plus énergiques. Délayé dans l'eau, il tue les Amibes et abolit le mouvement des cils vibratiles, mais épargne les Bactéries. Il agit même à travers l'épiderme, et il suffit de manipuler quelque temps un Triton vivant, pour que la main devienne rouge et cuisante.

A dose égale, ce venin tue plus rapidement les animaux que celui de la Salamandre ; son action est d'ailleurs bien différente. Il est plus stupéfiant qu'excitant, ne détermine que rarement des nausées et des vomissements. Il agit surtout sur le cœur, dont il abolit l'excitabilité et arrête les contractions ; il diminue l'irritabilité des muscles de l'appareil hyoïdien, mais semble laisser intacts les autres muscles, qui cessent pourtant d'être excitables peu de temps après la mort.

Son action sur les muqueuses est prompte et énergique. Si quelques gouttes jaillissent dans l'œil ou dans le nez, on ressent aussitôt une violente irritation de la conjonctive et un chatouillement insupportable des narines ; on éternue sans cesse, la pituitaire sécrète abondamment, on parle avec un nasonnement très prononcé. Ces accidents arrivent à leur summum en moins de cinq minutes; ils s'atténuent assez rapidement par des lavages à grande eau.

D'après Calmels, le venin renferme en abondance des cristaux de Charcot et Vulpian (phosphate de la base C^2H^5Az). Il est très concentré et ne contient pas plus de 5 p. 100 d'eau : grâce à cette concentration, les globules que nous y avons trouvés déjà peuvent s'y maintenir. Ils sont constitués en effet par une pseudo-lécithine ou glycéride mixte, très instable en présence de l'eau et se dédoublant alors en dioléine et en un acide particulier. Le venin ne renferme pas de carbylamine libre; mais, si on le chauffe, la pseudo-lécithine donne un vif dégagement d'éthylcarbylamine, C^3H^5Az. Abandonnée à elle-même, la pseudo-lécithine s'hydrate lentement à l'air humide : elle renferme alors des cristaux d'alanine, $C^3H^7AzO^2$, et de l'acide formique, CHO.OH. De ces réactions, Calmels conclut que le poison du venin de Triton n'est autre que l'acide éthylcarbylamine-carbonique ou acide α-isocyanopropionique, C^4H^6AzO,OH.

L'éthylcarbylamine ne préexiste donc pas dans le venin; elle s'y développe néanmoins presque à coup sûr, en raison du séjour de l'animal dans l'eau ou dans un milieu chargé d'humidité. C'est à elle que le venin doit son odeur vireuse, alliacée, sa toxicité et ses énergiques propriétés systoliques.

D. Fornara, *Il veleno della Salamandra d'acqua*. Lo Sperimentale, XXXV, p. 156, 1875.

A. Capparelli, *Recherches sur le venin du Triton cristatus*. Arch. ital. de biologie, IV, p. 72, 1883.

G. Calmels, *Sur le venin des Batraciens*. Comptes rendus de l'Acad. des sc., XCVIII, p. 536, 1884.

A. Gautier et Etard, *Observation relative à une note de M. Calmels sur le venin des Batraciens.*. Ibidem, p. 561.

ORDRE DES ANOURES

Les Anoures ou Batraciens écaudés comprennent trois sous-ordres. La larve porte le nom de *Têtard*.

Les Aglosses sont des Amphigyrinides sans langue et à vertèbres opisthocœles; les deux trompes d'Eustache se réunissent et débouchent dans le pharynx par un orifice commun, sauf chez *Myobatrachus;* les dents font défaut (*Pipa americana*) ou manquent seulement à la mâchoire inférieure (*Dactylethra*). Le Pipa ou Crapaud de Surinam vit au Brésil et aux Guyanes; le Dactylèthre habite l'Afrique tropicale, de l'Abyssinie au Cap.

Les autres Anoures sont les *Phanéroglosses :* ils sont pourvus d'une langue. Ils comprennent les deux derniers sous-ordres.

Les Oxydactyles ont les doigts effilés et pointus.

Les Discoglossides ont un spiraculum impair et médian et des vertèbres opisthocœles. *Discoglossus pictus* est du nord de l'Afrique, d'Espagne et de Sicile. Le Crapaud accoucheur (*Alytes obstetricans*) est de France : le mâle place sur ses pattes postérieures les œufs que la femelle vient de pondre et les transporte partout avec lui ; l'embryon se développe, protégé par une coque résistante. Au bout de quelques semaines, le développement est achevé : le mâle se rend alors au ruisseau le plus voisin, le Têtard se dégage de l'œuf et tombe à l'eau, pour y rester jusqu'au moment de la métamorphose. Les Sonneurs (*Bombinator*) sont de petite taille : leur ventre présente une belle coloration jaune ou orangée ; leur venin est très volatil, provoque l'éternuement et a une odeur d'ail (Rösel von Rosenhof, 1758). *B. pachypus* se trouve en France, ainsi que dans le sud et l'ouest de l'Europe, à l'exception de la péninsule ibérique ; *B. igneus* habite l'Europe centrale et septentrionale.

Tous ces animaux sont aisément reconnaissables à l'âge adulte, mais la similitude du spiraculum rendrait les larves difficiles à distinguer, si Héron-Royer et van Bambeke n'avaient montré que les lames pectinées ou lèvres armées des Têtards présentent une structure fixe chez une même espèce, mais variable d'une espèce à l'autre ; cette remarquable observation est vraie pour la larve de tous les Anoures.

Les autres Oxydactyles sont des Lévogyrinides ; leurs vertèbres sont procœles.

Les Grenouilles ont des dents à la mâchoire supérieure et au vomer, mais non à la mâchoire inférieure. On en connaît un grand nombre d'espèces, dont trois habitent la France : ce sont *Rana esculenta* Linné (*viridis* Rœsel), *R. fusca* Rœsel (*temporaria* Duméril et Bibron) et *R. agilis* Thomas ; la première est verte, les deux autres sont rousses, ainsi que *R. arvalis* Nilsson (*oxyrhina* Steenstrup), du nord de l'Europe.

Les Grenouilles n'ont pas de parotides, et leur venin est moins actif que celui des autres Anoures ; il provoque néanmoins une irritation, s'il vient à jaillir sur la conjonctive ou la pituitaire.

On doit à Lessona des renseignements sur la consommation alimentaire des Grenouilles en Piémont, et à Ninni des renseignements analogues pour Venise. On apporte aux marchés de cette ville, d'avril à août, un nombre de Grenonilles vertes variant de 500,000 à 1,500,000 et valant de 20,000 à 60,000 fr. ;

en moyenne, les grosses se vendent à raison de 0fr,06 la pièce, les moyennes 0fr,03 et les petites à raison de 6 à 8 pour 0fr,10. Le métier de *ranocchiaio* ou pêcheur de Grenouilles est presque exclusivement exercé par vingt-deux ou vingt-trois individus du village de Chirignago, localité dont les Grenouilles sont de taille gigantesque : on en prend du poids de 250 à 300 grammes et même davantage.

La pêche se fait surtout au printemps, époque à laquelle tous les Batraciens sont à l'eau pour vaquer aux soins de la reproduction. Les pêcheurs peuvent alors capturer des Crapauds en même temps que les Grenouilles et les apporter aux marchés; c'est ainsi que nous avons vu vendre à maintes reprises, dans plus d'un marché de Paris, notamment à celui de la place Maubert, des brochettes de cuisses de Crapauds. Celles-ci sont aisément reconnaissables à leur forme trapue; de plus, au lieu d'un blanc mat comme chez les Grenouilles, les muscles sont grisâtres et le tissu conjonctif qui s'insinue entre eux est ordinairement chargé de pigment noir.

La Grenouille Taureau (*R. mugiens*), des États-Unis, est de grande taille et assez appréciée. L'espèce étant devenue relativement rare, on a songé a l'élever en vue de l'alimentation, mais on a dû y renoncer, à cause de la lenteur de sa croissance.

Les Pélobates portent à la base du premier orteil un fort ergot aplati et tranchant; la mâchoire supérieure porte des dents. *Pelobates fuscus* et *P. cultripes* vivent en France. Le mâle n'a pas de sacs vocaux, mais présente à la partie antérieure et supérieure du bras une grande plaque glandulaire. *Pelodytes punctatus* est une espèce voisine, de petite taille et dont le mâle possède un sac vocal.

Le venin du Pélodyte et des Pélobates est très volatil, d'odeur alliacée. D'après Sauvage, le venin de *P. fuscus* est blanchâtre, visqueux, d'une odeur forte et pénétrante. Inoculé à une Souris, il la tue en 27 minutes, après avoir produit des efforts de vomissement, du tremblotement des muscles, des convulsions; il participe à la fois de l'action du venin de la Salamandre et de celle du venin du Crapaud.

Les Bufonides ou Crapauds (*Bufo*) ont la peau verruqueuse et riche en glandes à venin; la pupille est transversale, les deux mâchoires manquent de dents. *B. vulgaris* a deux grosses parotides; *B. calamita*, reconnaissable à la raie jaune dont il est marqué suivant la ligne médio-dorsale, porte en outre une grosse plaque glandulaire sur la jambe; ces deux espèces sont françaises. *B. viridis*, répandu dans le sud et l'est de l'Europe, ainsi que dans le nord de l'Afrique, se retrouve aussi en France, aux environs de Briançon. D'autres espèces vivent dans l'ancien et le nouveau continents.

L'action physiologique du venin de *Bufo vulgaris* est très semblable à celle du venin de *Triton cristatus*, mais est plus prompte et plus énergique. En injection sous-cutanée, ce venin est mortel pour les Gastéropodes. les Araignées, les Insectes, les Poissons (Cyprins), les Batraciens (Salamandre, Triton, Grenouille, Crapaud), les Reptiles (Lézard, Couleuvre, Tortue), les Oiseaux et les Mammifères : la Grenouille est tuée en une heure, le Chien et le Cobaye meurent en un laps de temps variant entre une demi-heure et une heure et demie; les Oiseaux de petite taille sont tués en quelques minutes.

La Grenouille est très sensible à l'action de ce venin : il suffit d'en étendre une couche sur sa peau pour l'empoisonner; par la voie intestinale, elle absorbe également le poison et la mort arrive presque aussi vite que lorsque celui-ci est inoculé sous la peau : l'estomac ne présente pas trace d'irritation.

L'absorption du venin par l'intestin semble être fort restreinte chez un certain nombre d'animaux à sang froid, tels que la Couleuvre à collier, la Sauvegarde, la grande Salamandre du Japon, etc., qui avalent impunément des Crapauds couverts de venin. Elle est également de peu d'importance chez les Mammifères, le Chien n'étant pas incommodé, même quand il a avalé une peau entière de Crapaud. Le venin se comporte ici de la même manière que le curare qui, très rapidement absorbé par l'intestin des Grenouilles, au point de causer un empoisonnement mortel, n'est absorbé que lentement par l'intestin des Mammifères et ne cause jamais d'accidents, son élimination se faisant activement par l'urine.

Injecté sous la peau d'un Mammifère (Chien), le venin du Crapaud commun produit constamment de l'excitation, des efforts de vomissement ou de véritables vomissements, souvent aussi des convulsions. Son action sur le cœur n'est pas modifiée, si on vient à détruire la moelle épinière; toutefois, l'excitabilité du myocarde n'est pas annihilée; l'irritabilité musculaire et la conductibilité nerveuse sont intactes. Les artérioles sont contractées et exsangues, mais ce phénomène de vaso-constriction est d'origine nerveuse et ne se produit pas, si on coupe les nerfs qui se rendent aux vaisseaux.

Les premières recherches sur la nature chimique du venin du Crapaud sont dues à Casali et rapportées par Fornara. Du venin de *Bufo viridis*, Casali put extraire de l'acide formique et un alcaloïde azoté, qu'il proposa d'appeler *bufidine ;* Posada-Arango avait proposé déjà le nom de *bufine* pour le principe actif du venin de Crapaud. Cet alcaloïde agit de la même manière que le venin, mais d'une façon presque foudroyante; il est incolore, amorphe, peu soluble dans l'eau, très soluble dans l'alcool et l'éther.

C'est encore à Calmels qu'on doit la connaissance exacte du principe auquel le venin du Crapaud commun doit sa toxicité. Ce venin est plus dilué que celui du Triton : aussi la pseudo-lécithine initiale y est-elle presque entièrement dédoublée; les globules qu'elle constituait ne sont plus représentés que par leur enveloppe vide et fragmentée, flottant dans le liquide et en voie de destruction.

Le venin renferme une petite quantité de méthylcarbylamine, C^2H^3Az, à laquelle il doit son odeur et sa toxicité. Il contient principalement de l'acide méthylcarbylamine-carbonique ou acide isocyanacétique, C^3H^2AzO,OH. Cet acide, Calmels a pu le reproduire par synthèse : il cristallise de ses solutions éthérées et alcooliques en doubles pyramides quadrangulaires, accolées par la base; son odeur est vireuse, son goût âcre et nauséabond. Abandonné à lui-même, il attire l'humidité de l'air et fond en un déliquium visqueux, où apparaissent des gouttes huileuses, puis des cristaux de glycocolle, plongés dans une solution aqueuse d'acide formique.

Les Discodactyles sont des Lévogyrinides pourvus d'une langue et de vertèbres procœles. Les doigts et les orteils se terminent par des pelotes visqueuses, grâce auxquelles l'animal peut adhérer à la surface des plans verticaux ou même marcher à la face inférieure de plans horizontaux.

Les Hylides ont des dents maxillaires, mais sont dépourvus de parotides. *Hyla arborea* Dum. et Bibron est la Rainette verte; *H. barytonus* Héron-Royer habite le sud-est de la France; *H. Savignyi*, l'Égypte et l'Asie Mineure ; *H. japonica*, le Japon. Ces animaux, de teinte vert tendre, prennent rapidement la couleur du fond sur lequel ils se trouvent, grâce au jeu des chromatophores. Les œufs sont pondus dans l'eau, puis abandonnés à eux-mêmes, mais d'autres espèces de ce groupe incubent leur ponte (*Nototrema*).

Le genre *Phyllobates* est voisin ; *Ph. bicolor* est de Cuba. Posada-Arango donne le nom de *Ph. chocoensis*, et André celui de *Ph. bicolor*, var. *toxicaria*, à un petit Batracien des forêts du Choco, territoire colombien situé entre les quatrième et neuvième degrés de latitude nord. Les Indiens Noanamas le recueillent, mais en ayant soin de le saisir avec des feuilles, pour éviter son contact cuisant. Ils le transpercent alors d'une baguette pointue, qu'ils enfoncent par la bouche dans la masse du corps, puis ils l'approchent d'un feu vif : la surface du corps exsude un venin laiteux, un peu jaunâtre, dans lequel on trempe la pointe des flèches à sarbacane ; un seul animal suffit à empoisonner cinquante flèches (1).

Celles-ci conservent fort longtemps leurs propriétés, pourvu qu'on les maintienne à l'abri de l'humidité. Le poison forme à leur surface un enduit gris plus ou moins foncé, suivant son ancienneté, inodore mais excitant fortement l'éternuement, quand on le râcle ou le pulvérise ; il est âcre et produit la salivation. Si on traite les flèches par l'éther, ce liquide dissout une certaine quantité d'une substance résineuse, légèrement aromatique, non venimeuse ; l'alcool froid ou chaud dissout au contraire la totalité du principe actif, que Posada-Arango appelle *batracine*. Ce principe se dépose en un magma blanc, d'apparence cristalline : Aronssohn y a reconnu un alcaloïde très azoté, riche en carbone, mais qui renfermerait du phosphore, et serait dépourvu d'oxygène.

Le venin du Phyllobate n'agit que quand il est en contact immédiat avec le sang : par la voie intestinale, il est inoffensif. Posada-Arango en a avalé une quantité sensible et en a fait prendre à des Poules de très fortes doses, sans qu'aucun accident s'ensuivît ; il a pu même manger sans inconvénient les Poules et les Canards sur lesquels il avait expérimenté l'action du poison de flèches. Inoculé par ponction et même en laissant pendant deux heures le dard séjourner dans l'épaisseur des membres, ce poison ne provoque aucun phénomène chez le Crapaud. Le Coq, la Poule, le Canard y sont, au contraire, extrêmement sensibles et meurent en moins d'un quart d'heure ; le Chat et le Cobaye succombent aussi très rapidement. Les symptômes sont très analogues à ceux que Vulpian a notés avec le venin de Crapaud : le muscle conserve sa contractilité, les hématies sont intactes.

(1) C'est de ce poison de flèche, ou du moins d'un poison préparé de la même manière, que parle Claude Bernard (*Leçons de pathologie expérimentale*. Paris, 1872. Voir p. 150 et 292).

On a cru que le venin des Batraciens était utilisé par les Indiens pour la préparation du curare, mais, depuis les recherches de Jobert sur l'origine de ce poison, cette opinion doit être abandonnée.

L'ancienne pharmacopée faisait grand usage du Crapaud. Desséché, puis réduit en poudre, on le donnait à l'intérieur contre l'hydropisie ou pour résister au venin (1); on l'appliquait aussi sur les reins et sur l'ombilic dans les mêmes maladies.

Quant à la Grenouille, on l'employait « pour rafraîchir, pour condenser ou pour incrasser les humeurs, pour adoucir les douleurs et les inflammations; » on l'appliquait en topique et on en tirait par distillation une eau jouissant des mêmes propriétés. D'autres espèces, telles que la Rainette, le Crapaud calamite et la Grenouille agile, étaient réputées « propres pour temperer les ardeurs de la fièvre, pour moderer les trop grandes sueurs, on les fait tenir vivantes dans les mains pendant quelque temps; elles sont bonnes étant mangées ou prises en bouillons pour les inflammations de poitrine; elles arrêtent le sang étant écrasées et appliquées sur la playe. » (Lemery).

Ces remèdes empiriques sont heureusement abandonnés depuis longtemps. Certains auteurs, tels que Houat et Fornara, ont néanmoins proposé de tirer des médicaments du venin de Crapaud. Fornara fixe un Crapaud vivant sur un cadre de bois ou de liège, à l'aide de crochets de métal qui communiquent avec une bobine d'induction. Sous l'influence d'un courant électrique faible, les glandes se contractent et se vident de tout le venin qu'elles renferment: l'animal se couvre donc d'un venin laiteux, qu'un courant d'eau suffit à entraîner dans un récipient situé au-dessous. L'opération achevée, le Crapaud est remis en liberté; s'il est bien nourri, il peut, au bout de 2 à 3 semaines, fournir une nouvelle provision de venin.

Le venin dilué dans l'eau est évaporé, puis le résidu est repris par l'alcool. A la suite de plusieurs distillations et dissolutions successives, on obtient un produit rouge jaunâtre, très foncé, d'une odeur vireuse et attirant un peu l'humidité de l'air. Ce produit est loin d'être pur; il renferme néanmoins le principe actif du venin: Fornara lui donne le nom de *phrynine*.

Cette substance se conserve bien à sec et peut être utilisée en thérapeutique; son action sur la circulation, sur la respiration et sur les muscles serait analogue à celle de la digitaline. Fornara propose d'en faire des pommades pour raviver les tissus atoniques; de la diluer dans un véhicule tel que l'eau, puis de l'injecter à doses faibles et

(1) On a de tout temps considéré le Crapaud comme venimeux, mais on prenait, et on prend encore aujourd'hui pour le venin l'urine que l'animal émet brusquement sous l'influence de la crainte, quand on cherche à le saisir.

éloignées dans les tissus de mauvaise nature, dont elle amènerait la mortification ; ce serait encore un excitant de la nutrition et du myocarde.

L'étude thérapeutique des carbylamines, qui forment la base des venins des Batraciens, permettra d'apprécier si ces prévisions sont fondées.

D. Fornara, *Sur les effets physiologiques du venin de Crapaud.* Journal de thérapeutique, IV, p. 882 et 929, 1877.

Les auteurs anciens mentionnent souvent des cas dans lesquels des Batraciens auraient vécu plus ou moins longtemps dans l'estomac, causant des troubles passagers ou de longues maladies ; un jour, le malade les évacuerait par le vomissement ou avec les déjections et tout malaise disparaîtrait. Par exemple, Schenck de Gräfenberg dit avoir vu dans l'estomac humain des Grenouilles, des Crapauds et des Têtards en abondance; un jeune garçon, dont il cite le cas, vomit onze Grenouilles vivantes.

De nos jours, des récits de ce genre sont plus rares, mais pourtant pas sans exemple. Luroth, de Bischwiller, raconte sérieusement qu'une fille de vingt-huit ans évacua avec ses excréments une Salamandre aussi longue et aussi grosse que l'index ; cet animal, qu'elle avait avalé quatre ans auparavant, en buvant dans une source, lui avait occasionné une foule de symptômes singuliers.

B. Weiss, de Temesvar, fut appelé auprès d'une femme de vingt-trois ans qui présentait divers troubles gastriques ; six jours plus tard, il est encore appelé : la malade venait de vomir une Grenouille vivante. Il ne doute pas que celle-ci n'ait séjourné longtemps dans l'estomac et n'ait été la cause des accidents observés, car, dit-il, elle était couverte de mucosités acides.

Le Musée zoologique de Göttingen renferme, suivant Berthold, plusieurs Batraciens qui auraient été évacués par le vomissement : un *Triton punctatus* provenant d'une fille de quinze ans, un *Tr. cristatus* provenant d'une fille de vingt ans, deux Tritons provenant d'un jeune apprenti cordonnier qui en avait vomi 45, enfin deux *Rana esculenta* rendues par une fille de vingt-sept ans.

On remarquera que toutes ces observations étranges se rapportent à des femmes, plus rarement à de jeunes garçons ; l'homme adulte en est toujours exempt. Cette constatation indique déjà presque à coup sûr qu'il s'agit dans tous ces cas de simulations et de supercheries hystériques, opinion dont l'exactitude est mise hors de doute par le fait suivant, rapporté par Bremser :

Une femme d'une quarantaine d'années vomit un Sonneur (*Bombinator*), en même temps que des membranes. Au bout de plusieurs années, elle finit par avouer que, voulant mettre un terme à sa vie, elle avait avalé le jour même cet animal, entouré d'une membrane qu'elle avait ramassée dans une boucherie.

En se livrant à un examen minutieux des matières contenues dans l'intestin des Batraciens du Musée de Göttingen, Berthold reconnut qu'elles consistaient en substances diverses provenant évidemment de l'eau des mares ou des ruisseaux: il était donc ainsi démontré que ces animaux n'avaient pas séjourné dans l'estomac ou, du moins, avaient dû en être expulsés, comme dans le cas de Bremser, aussitôt après leur ingestion. Berthold a d'ailleurs constaté, par un grand nombre d'expériences, que des Batraciens d'espèce variée, leurs larves ou leur frai mouraient dans l'eau chaude, à une température à peine aussi élevée que la température normale du corps.

Les Amphibiens dérivent des Stégocéphales. Les Gymnophiones ont la même forme générale et les mêmes vertèbres que *Dolichosoma* et *Ophiderpeton*, du carbonifère d'Irlande et du permien de Bohême; *Epicrium glutinosum* a les mêmes écailles que *Discosaurus*, du rothliegende de Saxe.

Les Urodèles se rattachent étroitement à *Branchiosaurus*, du permien de Bohême et de Saxe. La filiation des Anoures est plus obscure, mais ils ont avec les Urodèles de trop grandes affinités pour qu'on puisse contester qu'ils dérivent également des Stégocéphales.

Les Vertébrés que nous avons étudiés jusqu'à présent (Poissons et Amphibiens) sont souvent réunis sous la dénomination commune d'*Ichthyopsidés;* on les appelle encore ANALLANTOÏDIENS, à l'exemple de H. Milne-Edwards, ou ANAMNIOTES, en considérant que l'embryon n'est jamais pourvu d'enveloppes protectrices dérivées de ses propres tissus.

Chez les Vertébrés dont il nous reste à faire l'étude, l'embryon possède au contraire une *allantoïde* et un *amnios*, dont nous aurons à indiquer l'origine : aussi leur donne-t-on le nom collectif d'ALLANTOÏDIENS ou d'AMNIOTES. Ils sont toujours dépourvus de métamorphoses et se développent directement. Destinés à vivre dans l'air ou du moins à respirer l'air en nature, leur respiration est exclusivement pulmonaire : les arcs branchiaux n'existent plus que transitoirement, chez l'embryon, comme preuve que ces animaux supérieurs descendent d'êtres plus simples, qui vivaient dans l'eau et respiraient par des branchies.

CLASSE DES REPTILES

La classe des Reptiles se divise en quatre sous-classes, si on n'envisage que les formes actuelles : ce sont les CHÉLONIENS, les OPHIDIENS, les SAURIENS, et les HYDROSAURIENS ou CROCODILIENS. Tous sont ovipares et pondent des œufs identiques à ceux des Oiseaux (tome I, page 134) ; tous ont aussi le cœur composé d'un ventricule et de deux oreillettes, en sorte que, sauf des différences de détail, la circulation se fait comme chez les Amphibiens ; à cet égard, les Crocodiliens présentent pourtant une différenciation remarquable.

Sous-classe des Sauriens.

La notocorde persiste durant toute la vie, chez les quelques types qui ont des vertèbres amphicœles (*Hatteria*, Ascalabotes) ; chez tous les autres, elle disparaît à l'âge adulte : les vertèbres sont alors procœles, ce qui est la règle chez les Reptiles actuels. Les vertèbres cervicales sont au moins au nombre de sept : les deux premières sont l'*atlas* et l'*axis* ou *epistropheus*. Le corps de l'axis se prolonge en avant par l'*apophyse odontoïde*, qui s'enfonce dans le trou rachidien de l'atlas. Les régions dorsale et lombaire sont ou non confondues, suivant que toutes les vertèbres portent ou non des côtes. La région sacrée comprend au moins deux vertèbres ; la queue en renferme un plus ou moins grand nombre.

Un nombre variable de côtes antérieures sont assez longues pour se rencontrer sur la ligne médio-ventrale : deux côtes successives d'un même côté s'unissent alors par une copule ; les deux copules symétriques peuvent alors se fusionner en une *sternèbre*. L'ensemble des sternèbres ainsi formées constitue le *sternum*. Les côtes qui s'unissent ainsi par des copules sont les *vraies côtes* (*costæ veræ*) ; les autres sont les *fausses côtes* (*costæ spuriæ*). Les premières s'unissent au sternum par une articulation intersternébrale : elles sont d'ailleurs formées de deux parties, une partie dorsale osseuse et une partie sternale cartilagineuse. Seul des Sauriens actuels, *Hatteria* a des côtes munies d'*apophyses uncinées*, comme les Crocodiliens et les Oiseaux. Ce même animal a encore des *côtes abdominales*, résultant de la chondrification ou de l'ossification des intersections aponévrotiques du muscle droit de l'abdomen : ces côtes s'unissent sur la ligne médio-ventrale, mais sont sans connexion avec le rachis ; elles existaient chez beaucoup de Sauriens fossiles ; les Crocodilliens actuels en ont encore huit paires.

Le crâne diffère considérablement de celui des Amphibiens, mais se rattache à celui des Stégocéphales. Le basi-occipital porte un condyle impair et médian qui s'articule avec l'atlas, caractère commun à tous les Reptiles. Un os particulier, l'*épiptérygoïde*, monte verticalement du ptérygoïde au pariétal ; on l'appelle parfois *columelle*, bien qu'il ne soit pas homologue à la columelle de l'oreille. Un nouvel os, le *lacrymal*, se voit dans l'angle antérieur de l'œil. L'*os transverse* va du ptérygoïde au maxillaire supérieur. Ce dernier porte des dents ; le ptérygoïde en est lui-même fréquemment armé. Le prémaxillaire est impair et bien développé ; il est muni de dents. Les deux moitiés de la mâchoire inférieure sont unies par une suture : chacune d'elles comprend un dentaire de grande taille, un articulaire, un angulaire et un supra-angulaire, os communs à tous les Reptiles ; les Sauriens et les Crocodiliens ont en outre, à la face interne, un *complémentaire* et un *operculaire*. Le cartilage de Meckel disparaît totalement ou ne laisse que quelques traces.

La ceinture scapulaire a d'étroites connexions avec le sternum ; par l'intermédiaire des Ichthyosaures, elle se rattache à celle des Batraciens ; chez *Hatteria* et les Chéloniens, elle est encore constituée comme chez les Urodèles. Elle est plus compliquée chez les Sauriens : un os en T, l'*épisternum* ou *inter-clavicule*, occupe la ligne médiane et réunit les clavicules au sternum. Bon nombre de Sauriens apodes, tels que les Amphisbéniens et les Scincoïdiens, ont encore une ceinture scapulaire : ils avaient donc jadis des membres antérieurs ; ceux-ci ne sont pas disparus depuis longtemps chez *Anguis*, puisqu'ils se développent encore chez l'embryon.

Le bassin comprend de chaque côté trois pièces qui se réunissent dans la cavité cotyloïde perforée. Les pubis et les ischions se rencontrent respectivement sur la ligne médiane : ils laissent entre eux un large espace ou *foramen cordiforme*, qu'un cartilage antéro-postérieur divise en deux moitiés. Le cartilage marsupial se retrouve chez *Hatteria* et chez les Chéloniens.

L'intermédiaire du carpe reste rudimentaire ; il n'existe plus chez les Ascalabotes, même à l'état embryonnaire. On voit souvent, en rapport avec le cubitus, un petit *os sésamoïde*, indice d'un sixième doigt (*Lacerta*). Au tarse, la première rangée est représentée par une seule pièce cartilagineuse, qui ne s'ossifie que par deux points correspondant au tibial et au péronier ; les tarsiens 1 et 2 font défaut ; les trois autres restent distincts ou se réduisent à deux, par suite de la fusion des tarsiens 4 et 5.

La peau est couverte d'éminences plus ou moins marquées, fort variables suivant les régions du corps et improprement appelées *écailles* : ce ne sont, en effet, que de larges papilles dermiques ; des lamelles osseuses ne s'observent que dans quelques cas (Scincoïdiens).

L'épiderme est peu épais ; les couches superficielles de sa couche cornée sont rejetées périodiquement et se séparent tout d'une pièce. Le derme renferme à sa surface des iridocytes et des chromatophores diversement teintés ; le jeu de ces derniers est la cause des changements de couleur que présentent certaines espèces (*Chamælon*, *Iguana*, etc.).

Contrairement aux Amphibiens, les Reptiles sont très pauvres en glandes cutanées. Chez les Sauriens, on ne trouve de productions de ce genre qu'à côté du cloaque (*Hatteria*), en avant du cloaque (*Stellio*, *Agama*), ou plus souvent le long du bord interne de la cuisse (*Lophiura*, *Chlamydosaurus*, *Phrynosoma*, *Uromastix*, *Zonurus*, *Lacerta*, *Ameiva*, etc.). Les *pores fémoraux* sont surtout développés à l'époque de la reproduction : ce sont des sortes de glandes sébacées, dont l'épithélium prolifère activement et sort sous forme d'une papille qui ne semble pas avoir d'autre but que d'aider à la fixation des animaux, lors de la copulation.

Sans parler des épines dont sont hérissés certains Sauriens (*Phrynosoma*), on doit rattacher encore au tégument les ongles ou griffes qui se développent à l'extrémité des doigts, grâce à une production exubérante d'épithélium corné ; ces productions se retrouvent désormais chez tous les Vertébrés, sous des aspects variés.

La dentition des Reptiles est disposée d'après trois types, qui se trouvent réalisés chez les Sauriens. Les dents *acrodontes* sont fixées sur le bord libre des mâchoires et ordinairement soudées à celles-ci (*Trogonophis*, *Chamælon*, Iguanides de l'hémisphère oriental, Agames de l'Inde et de l'Afrique). Les dents *pleurodontes* sont fixées par leur racine élargie sur la face interne des mâchoires (*Amphisbæna*, Iguanides de l'hémisphère occidental, Agames d'Amérique, Fissilingues). Les dents *thécodontes* sont enchâssées dans des *alvéoles* ou dans un sillon alvéolaire (Ascalabotes) ; cette disposition s'observe encore chez les Crocodiliens ; elle était très répandue chez les Reptiles anciens. Un certain nombre d'Iguaniens ont encore une rangée de dents sur les ptérygoïdes. On peut distinguer les dents en *pléodontes* et en *cœlodontes*, suivant qu'elles sont pleines et solides ou qu'elles sont creusées à leur base d'une cavité contenant une pulpe vasculo-nerveuse.

La forme de langue varie d'un groupe à l'autre, mais reste fixe dans un même groupe naturel : aussi a-t-on pu tirer de son étude d'importants caractères pour la classification. L'intestin grêle et le gros intestin sont séparés par une *valvule iléo-cæcale* ou *valvule de Bauhin*. Le début du gros intestin présente un petit diverticule, rudiment du *cæcum*. La vessie urinaire existe chez les Lacertiliens et les Chéloniens, mais manque chez les autres Reptiles.

Le système lymphatique est très développé. Deux cœurs lymphatiques, constitués par des muscles striés, existent toujours sur les apophyses transverses des vertèbres situées à l'origine de la queue.

Le larynx ne comprend encore qu'un cartilage cricoïde annulaire, surmonté de deux cartilages aryténoïdes. La trachée est consolidée par un grand nombre d'anneaux cartilagineux, développés dans son épaisseur. Les bronches ne se divisent pas dichotomiquement, mais chacune d'elles traverse dans toute sa longueur le poumon correspondant, auquel elle donne des rameaux latéraux ou *bronchioles;* le système alvéolaire est déjà très compliqué. Chez les Sauriens serpentiformes, le poumon droit est très allongé, le gauche restant plus ou moins rudimentaire : les alvéoles ne sont alors développés que dans la partie antérieure et le reste de l'organe est un simple réservoir aérien. Semblable disposition s'observe chez les Ophidiens.

Les hémisphères cérébraux ont acquis un développement notable; le corps pinéal est lui-même de grande taille. C'est, en effet, chez les Sauriens que l'œil pariétal atteint sa plus grande perfection (*Hatteria*, *Varanus*, *Chamæleo*, *Lacerta*, etc.). Chez tous ces anima tant vivants que fossiles, le crâne présente un *trou pariétal*, da lequel s'engage l'œil du même nom. Cet œil est recouvert par une écaille plus ou moins transparente ; chez les Lézards, ce rôle protecteur est dévolu à la *plaque interpariétale.* Ordinairement simple, l'œil pinéal peut néanmoins être accompagné de deux ou trois ye supplémentaires, résultant d'un bourgeonnement de sa (M. Duval et Kalt).

L'organe de l'olfaction comprend deux parties : les *narines*, sorte vestibule revêtu d'un épithélium pavimenteux, et les *fosses nasa* tapissées par la muqueuse pituitaire, dont l'épithélium est vibra De chaque fosse nasale, se sépare chez l'embryon une cavité reçoit des rameaux des nerfs trijumeau et acoustique, présente épithélium vibratile et constitue l'*organe de Jacobson.* Cet org débouche à la région antérieure du palais, de chaque côté de la lig médiane, par le *canal de Stenson;* on ne le connaît pas encore c les Chéloniens, les Crocodiliens et les Oiseaux, mais il est répandu chez les Mammifères (Périssodactyles, Ruminants, R geurs), où il s'ouvre par des canaux qui traversent l'os interm laire; il ne s'observe chez l'Homme que pendant la vie embryonn Son rôle est sans doute de soumettre les aliments au contrôle des nerfs olfactifs.

La rétine de tous les Vertébrés a sa couche externe, en con avec la choroïde, constituée par deux sortes d'éléments, les *bâton* et les *cônes,* dont le nombre varie beaucoup. Les premiers repré tent l'élément sensoriel primordial, dont les cônes ne sont qu' modification. Chez les Poissons, les bâtonnets dominent; chez les Reptiles, au contraire, les cônes sont plus nombreux. Ces éléments n'ont rien de remarquable chez les Geckotiens, les Ophidiens et les Crocodiliens; ils présentent chez les autres Reptiles une structure spéciale, chacun d'eux renfermant une gouttelette graisseuse. Celle-ci est incolore ou légèrement jaunâtre chez les Sauriens et chez les Anoures, où elle fait sa première apparition ; elle est colorée en rubis, en carmin, en vert, en orangé, en jaune, etc., chez les Chéloniens, mais tous les cônes ne possèdent pas une semblable gouttelette. Celle-ci se retrouve, en revanche, dans tous les cônes des Oiseaux : elle y prend une teinte vert sombre, vert clair, jaune ou bleue, mais peut aussi rester incolore. On observe enfin ces mêmes gouttelettes chez les Marsupiaux.

Les paupières se soudent l'une à l'autre chez les Ascalabotes et les Ophidiens, formant ainsi au-devant de l'œil une membrane transparente dont la couche cornée est rejetée à chaque mue.

La caisse du tympan et la trompe d'Eustache peuvent manquer (*Hatteria*, Amphisbéniens, Ophidiens); ou bien la caisse existe, mais sans membrane du tympan (*Chamæleon*, Scincoïdiens); les Crocodiliens sont plus perfectionnés à ce point de vue et possèdent un repli cutané qui représente la première trace du pavillon de l'oreille.

L'appareil excréteur des Amniotes diffère de celui des Ichthyopides en ce que le corps de Wolff ou mésonéphros n'a qu'une existence transitoire : il est remplacé tôt au tard par le *rein* ou *métanéphros*. Dans la partie postérieure et à la paroi dorsale du canal de Wolff, se forme par invagination un cul-de-sac qui se porte en avant, s'allonge de plus en plus et constitue l'*uretère* ou canal excréteur du étanéphros. Puis ce canal émet, par son extrémité antérieure, un ertain nombre de bourgeons qui se bifurquent et se mettent chacun n rapport avec un glomérule de Malpighi, développé sur une brane de l'*artère rénale*, laquelle est elle-même une branche de l'aorte. es glomérules de Malpighi sont les organes élaborant l'urine; les analicules émanés de l'uretère et l'uretère lui-même ne sont que des onduits collecteurs et évacuateurs. L'uretère débouche donc dans xtrémité postérieure du canal de Wolff.

Les reins ont une moindre extension que les corps de Wolff. Ce nt des organes lobés, dont chaque lobe émet un canal qui va se ter dans l'uretère. L'urine est une sorte de bouillie blanche, formée e cristaux d'acide urique et de xanthine, dont les plus petits sont imés du mouvement brownien. Les Sauriens possèdent une grande ssie urinaire, mais les Ophidiens en sont dépourvus.

Après que le rein s'est constitué, le corps de Wolff entre en régreson; quelques parties persistent pourtant et se mettent en rapport avec l'appareil génital. Chez le mâle, l'extrémité antérieure s'unit au testicule, forme le *rete testis*, les *vasa efferentia testis* et l'*épididyme*; ce système de canaux se continue avec un *canal déférent* très contourné, qui débouche dans le cloaque et n'est pas autre chose que la portion postérieure du canal de Wolff.

Chez la femelle, le canal disparaît totalement : l'expulsion des produits sexuels est confiée aux canaux de Müller. Ceux-ci restent séparés l'un de l'autre pendant toute la vie, non seulement chez les Reptiles, mais encore chez les Oiseaux et les Mammifères didelphes ; ils s'ouvrent en avant dans le péritoine, en arrière dans le cloaque et constituent un oviducte dont la muqueuse renferme, chez les ovipares, des glandes sécrétant l'albumine et la coque de l'œuf. Les ovaires sont deux poches fibreuses, fusiformes; les œufs qui s'en détachent tombent dans le péritoine, puis sont transportés jusqu'à l'oviducte, sans doute par des cils vibratiles.

Les Sauriens et les Ophidiens, entre lesquels nous avons déjà noté tant de points de ressemblance, se ressemblent encore en ce que le mâle possède un appareil copulateur. Si on abaisse la lèvre postérieure du cloaque, dont l'orifice a la forme d'une large fente transversale (d'où le nom de *Plagiotrêmes* donné à ces deux groupes de Reptiles), on découvre, de chaque côté de la ligne médiane, un sac fusiforme qui s'enfonce d'avant en arrière, sous la peau de la racine de la queue. Ce sac est un *pénis ;* il était représenté primitivement par une papille arrondie, faisant saillie au bord du cloaque. Dans sa paroi se trouvent une épaisse couche de muscles striés, de larges espaces caverneux et un riche réseau capillaire ; sa partie initiale est hérissée intérieurement de papilles cornées ; une profonde rainure court en spirale tout le long de sa paroi interne. Son cul-de-sac est fixé par un muscle rétracteur. Au moment de la copulation, cet organe érectile se gonfle de sang, ses muscles entrent en jeu : il se retourne alors sur lui-même à la façon d'un doigt de gant. Les deux pénis évaginés ont alors l'aspect de deux corps cylindriques, turgides, hérissés de pointes cornées et sortant hors des lèvres du cloaque. Lors de l'accouplement, ces organes sont introduits dans le cloaque de la femelle et le sperme s'écoule le long de la rainure dont ils sont creusés.

On trouve chez la femelle deux organes érectiles rudimentaires, homologues à ceux du mâle : ce sont les *clitoris*.

Sans entrer dans de longs détails embryogéniques, il importe néanmoins de rechercher de quelle manière se forment l'amnios et l'allantoïde, qui sont caractéristiques des animaux supérieurs composant les trois dernières classes des Vertébrés ; leur étude se fait assez aisément chez les Sauropsidés (Reptiles et Oiseaux).

Le vitellus est entouré de la membrane vitelline ; le pôle supérieur est occupé par la cicatricule, aux dépens de laquelle se forme le blastoderme. Celui-ci s'étend comme une calotte sur une partie de plus en plus grande de l'hémisphère supérieur ; puis on voit se produire un *repli céphalique*, qui limite en avant le corps de l'embryon ; un *repli caudal* se forme ensuite en arrière, et le corps de l'embryon se trouve circonscrit par un sillon à chacune de ses extrémités. Le tube digestif, représenté par l'endoderme, se trouve donc fermé en avant et en arrière, mais communique encore largement avec le vitellus par tout le reste de son étendue. Le blastoderme se trouve dès lors divisé par un étranglement en une partie embryonnaire et une partie extra-embryonnaire : cette dernière mérite de fixer l'attention.

Le feuillet moyen du blastoderme s'y creuse d'une fente qui le divise en deux feuillets : l'externe est la *somatopleure*, l'interne est la *splanchnopleure ;* l'espace interposé est le *cœlôme externe*. La splanchnopleure s'étend de plus en plus autour du vitellus, et finit par se réunir à elle-même au pôle inférieur ; son feuillet externe, intimement accolé à la membrane vitelline, contribue à former le *chorion ;* son feuillet interne enveloppe la masse vitelline et constitue la *vésicule ombilicale* ou *sac vitellin.*

D'autre part, la somatopleure se relève tout autour de l'embryon en un repli circulaire, qui devient de plus en plus proéminent et tend à se souder à lui-même au pôle supérieur. Le bord libre de ce repli circonscrit donc une sorte d'orifice circulaire, l'*ombilic amniotique.* Cet orifice se rétrécit progressivement, puis disparaît : le repli de la somatopleure se soude alors à lui-même et ses deux feuillets se séparent. Le feuillet externe se continue avec celui de la splanchnopleure et le chorion se trouve entièrement constitué. Le feuillet interne est l'*amnios :* il est séparé de l'embryon par la *cavité amniotique*, qui se remplit peu à peu d'un liquide exhalé par l'embryon et ayant pour avantage de protéger celui-ci contre les chocs.

Le sac vitellin et l'amnios plongent donc dans le cœlôme externe, qui se trouve limité extérieurement par le chorion et dans lequel va s'insinuer aussi l'*allantoïde.* Le développement de celle-ci commence de bonne heure et précède même celui de l'amnios ; son évolution est d'ailleurs facile à suivre. Elle est formée par un bourgeon de la splanchnopleure et n'est autre chose qu'une invagination ventrale du cul-de-sac postérieur de l'intestin. Elle s'étend comme un tube ou comme un saucisson (ἀλλᾶς, ἀλλᾶντος) à travers le cœlôme externe : puis elle s'étale entre le chorion et l'amnios d'une part, entre le chorion et le sac vitellin d'autre part, et prend ainsi la forme d'une ombrelle dont le pédoncule ou portion tubulaire serait le manche. L'allantoïde est un sac dans lequel le pronéphros et le mésonéphros déversent leurs produits : elle contient en effet un liquide alcalin, riche en chlorure de sodium, renfermant aussi de l'albumine et de l'urée.

A mesure que l'embryon grandit, la séparation du mésoderme en somatopleure et en splanchnopleure l'envahit progressivement : il en résulte que le cœlôme externe se prolonge dans l'intérieur du corps de l'embryon, sous forme de *cœlôme interne* ou *cavité pleuro-péritonéale*.

Cependant, la provision de vitellus diminue et la vésicule ombilicale se rapetisse ; en même temps, les feuillets de la splanchnopleure convergent, au point où leur portion embryonnaire se continue avec la portion extra-embryonnaire, puis se fusionnent en délimitant l'intestin. Les feuillets de la somatopleure se comportent de la même façon, se rapprochent de plus en plus, mais sans se réunir complètement : ainsi se forme l'*ombilic*, au pourtour duquel s'insère l'amnios et par lequel passe le pédoncule allantoïdien. Puis l'embryon s'écarte de l'amnios, auquel il reste pourtant attaché par le *cordon ombilical*.

Ce cordon est formé d'une gaine amniotique, qui limite non plus une cavité dépendant du cœlôme externe, mais entoure un tissu muqueux particulier, la *gelée de Wharton*, dérivé de celui-ci : le cœlôme externe et le pleuro-péritoine sont donc désormais séparés. Dans le cordon passe le pédoncule de la vésicule ombilicale ou *conduit vitello-intestinal* avec ses vaisseaux sanguins et le pédoncule allantoïdien avec les siens. Par la suite, après l'atrophie du sac vitellin, le cordon ne renferme plus que le pédoncule de l'allantoïde, flanqué d'une veine et de deux artères. Les deux artères vont se distribuer dans l'allantoïde et la veine sort de cette même membrane, dont le riche réseau vasculaire préside aux échanges gazeux de l'acte respiratoire.

Au moment de la naissance, le fœtus déchire l'amnios et le chorion, puis brise la coque de l'œuf : le cordon ombilical se détache ensuite. Le jeune animal s'est donc entièrement débarrassé de ses enveloppes embryonnaires, si ce n'est que la portion initiale du pédoncule allantoïdien persiste et forme la vessie urinaire.

ORDRE DES RHYNCHOCÉPHALES

Ces Reptiles ne sont plus représentés que par une seule espèce, *Hatteria punctata*, dernier survivant d'un groupe ayant vécu à l'époque triasique. L'Hattérie vit à la Nouvelle-Zélande. Elle a l'aspect d'un gros Lézard long de $0^m,70$ à $0^m,80$, à corps trapu, à vertèbres amphicœles, muni à chaque patte de cinq doigts terminés par des griffes ;

les organes copulateurs font défaut. Cet animal présente un remarquable mélange de caractères de supériorité et d'infériorité, qui en font un des types les plus étranges de la nature actuelle. Encore assez abondant au commencement de ce siècle, il est devenu très rare et sa destruction totale est imminente.

ORDRE DES VERMILINGUES

Les Vermilingues ou *Rhiptoglosses* comprennent les trois genres *Chamæleon*, *Brookesia* et *Rhampholeon*, représentés par une trentaine d'espèces qui vivent pour la plupart en Afrique et à Madagascar; quelques-unes sont du sud-ouest de l'Asie, une autre (*Ch. vulgaris*) habite le sud de l'Espagne. Le corps est comprimé latéralement; le dos est orné d'une crête, la peau se soulève sur la tête en une sorte de casque; les pattes sont conformées en pinces, les doigts sont réunis entre eux en deux groupes inégaux. La peau est rugueuse, la queue longue et prenante, la langue protractile et de très grande longueur. Tous les Caméléons sont acrodontes et ont des vertèbres procœles. Cachés dans le feuillage ou perchés sur les branches, ils prennent avec une extrême facilité la teinte du milieu où ils se trouvent, grâce au jeu de leurs chromatophores.

ORDRE DES AMPHISBÉNIENS

Les Amphisbéniens ou *Annelés* ont le corps allongé, serpentiforme; la peau est dure, non écailleuse, annelée et divisée en mosaïque par des sillons longitudinaux. Ces animaux sont acrodontes (*Trogonophis*), plus souvent pleurodontes (*Amphisbæna, Blanus, Lepidosternon, Chirotes*); ils n'ont pas de membres, mais on retrouve toujours un rudiment du bassin; les membres antérieurs ont pourtant persisté chez *Chirotes*. Ils vivent sous terre, notamment dans les fourmilières. *Tr. Wiegmanni* est du nord de l'Afrique, *Bl. cinereus* est d'Espagne; les autres espèces sont de l'Amérique tropicale.

ORDRE DES CRASSILINGUES.

Les Ascalabotes, *Geckotiens* ou *Latilingues*, ont les doigts ornés à leur face inférieure, de pelotes d'adhérence qui sécrètent un liquide visqueux et leur permettent de grimper le long des murs ou même le long des plafonds; les vertèbres sont amphicœles. Ces animaux sont pleurodontes et n'ont pas de dents palatines. Ils vivent dans les pays chauds; *Platydactylus muralis* et *Hemidactylus verruculatus* se trouvent en France, le long de la côte méditerranéenne. Les Geckos sont inoffensifs; c'est donc à tort qu'on considère comme venimeux leur morsure ou leur simple contact. Aristote, Pline et des auteurs plus récents, tels que Gessner, Bontius, Popping et Hasselqvist, leur attribuent les plus épouvantables méfaits; suivant Lemery, leur morsure « n'est pas mortelle, mais elle épaissit les humeurs, et elle assoupit les sens ».

Les Iguaniens sont arboricoles et de grande taille. Ils possèdent une crête dorsale épineuse et un sac jugulaire membraneux ou *fanon*. Tous ceux d'Amérique et des Antilles sont pleurodontes (*Iguana*, *Basiliscus*, *Anolis*). Tous les genres sud-asiatiques et océaniens sont acrodontes (*Lophiura*, *Chlamydosaurus*, *Calotes*, *Draco*). Les Iguanes, dont on connaît trois espèces, sont de grande taille : *Iguana tuberculata* peut mesurer jusqu'à 2^{m},30. Ils sont l'objet d'une chasse active et leur chair est très appréciée, ainsi que leurs œufs.

Les Humivagues, au corps large et trapu, souvent armé de piquants cornés, habitent les régions pierreuses et se retirent dans des trous. Leur dentition est semblable à celle des Iguaniens : tous ceux d'Amérique sont pleurodontes (*Phrynosoma*, *Leiosaurus*, *Urocentrum*, *Tropidurus*); tous ceux de l'Inde et d'Afrique sont acrodontes (*Agama*, *Uromastix*, *Stellio*). Les Fouette-queue (*Uromastix*) sont exclusivement herbivores : *U. acanthinurus* est du Sahara ; le Bis-Cobra (*U. Hardwicki*) est du Bengale, où il passe à tort pour venimeux.

ORDRE DES BRÉVILINGUES

Les Brévilingues ont la langue peu extensible, courte et épaisse; la peau renferme des écailles cycloïdes imbriquées, creusées de canaux dans lesquels passent des vaisseaux sanguins (1). Les membres peuvent manquer ou être rudimentaires.

Les Scincoïdiens ou *Lépidosaures* habitent les régions sablonneuses de l'ancien continent; le vertex est orné de grandes plaques; les écailles sont toutes de même taille. Tous sont absolument inoffensifs, bien qu'on les considère souvent comme très dangereux. A ce groupe appartiennent l'Orvet (*Anguis fragilis*), qui n'a plus de membres apparents, et le Seps (*Seps chalcidica*), dont les pattes sont très réduites : tous deux sont européens ; le genre *Cyclodus* est d'Australie.

Scincus officinalis habite le nord de l'Afrique ; il est long de 0^{m},15 ; chacune de ses pattes a cinq doigts frangés. Belon, qui l'appelle « petit Crocodyle », dit qu' « il se trouve souvent en

(1) En examinant ces écailles sur des animaux desséchés, Em. Blanchard avait trouvé leurs canaux remplis d'air et en avait conclu que ceux-ci servaient à une respiration cutanée.

Égypte, en Indie, et en Mauritanie, pres le fleuve de Memphis : auquel lieu les marchans ont accoutumé de l'effondrer, confire, et seicher, pour le vendre ». Cet animal, en effet, jouissait jadis d'une grande faveur en médecine : Lemery le croyait « propre pour resister au venin, pour exciter la semence étant pris interieurement en poudre ». Bien plus, Gessner assure que « sa cendre, mêlée à de l'huile ou à du vinaigre, enlève la sensibilité aux membres que l'on doit amputer ; le fiel, mélangé avec du miel, s'emploie contre les taches des yeux. L'urine solide, connue dans les pharmacies sous le nom de *crocodylea*, est de couleur blanche ; on l'emploie contre les taches de rousseur ».

ORDRE DES LACERTILIENS

Les Lacertiliens ou *Fissilingues* sont des pleurodontes à langue protractile, longue et très profondément bifide. Le tympan est ordinairement visible.

Chez les Lacertides, les écailles du dos et des flancs sont petites ; celles du ventre sont larges et disposées en rangées transversales ; celles de la queue sont verticillées. La tête est couverte de plaques dont la forme et les rapports varient suivant les espèces ; un repli cutané forme au cou le *pli gulaire* ou *collier*. Ces animaux sont tous de l'ancien continent ; *Lacerta muralis*, *L. vivipara*, *L. stirpium*, *L. viridis* et *L. ocellata* se trouvent en France ; ce dernier est de grande taille.

L'ancienne médecine faisait usage des Lézards : « On choisit, dit Lemery, les mieux nourris, raisonnablement gros, de couleur verte : ils contiennent beaucoup d'huile et de sel volatil. Ils sont propres pour digerer, pour resoudre, pour ouvrir les pores, pour fortifier les parties, pour faire croître les cheveux, on ne s'en sert qu'exterieurement. »

Les Améivides sont les représentants américains de nos Lacertides ; les pores fémoraux existent ordinairement, le cou présente un double collier. *Ameiva undulata* et *Salvator Meriana* sont les principaux types ; leur chair est blanche et savoureuse.

Les Varaniens sont de grande taille ; ils habitent les régions chaudes de l'ancien monde ; ils sont recouverts de petites écailles sur la surface entière du corps ; les glandes fémorales font défaut. On recherche leur chair et leurs œufs dans la plupart des contrées qu'ils habitent ; ailleurs, on les croit venimeux. *Varanus arenarius*, du Sahara et d'Arabie, a la queue ronde et vit dans les régions arides ; d'autres ont la queue comprimée latéralement et sont aquatiques.

tels sont *V. albogularis*, du sud de l'Afrique, *V. bivittatus*, de l'Ind des Philippines et de Malaisie et *V. niloticus*, d'une grande partie d l'Afrique.

Les TRACHYDERMIENS ne comprennent que les deux espèc *Heloderma horridum* Wiegmann et *H. suspectum* Cope, qui vivent au Mexique, dans l'Arizona et dans l'Utah. Ce sont d Sauriens pleurodontes, longs de plus d'un mètre, dont le corps est couvert de gros tubercules, la tête plate et couverte de petites plaques pentagonales. Les membres sont courts et massifs, ce qui rend la démarche lente et embarrassée.

H. horridum rejette, quand on l'irrite, une bave blanchât et gluante. Dès 1561, Hernandez annonçait que ce Reptile ét venimeux et qu'il était « craint des indigènes autant que les gens d'origine européenne. » Il possède à la mâchoire inférieure une énorme glande en grappe, d'où partent quatre conduits excréteurs qui s'enfoncent dans l'os et s'y subdivisent en plusieurs canaux. Chacun de ceux-ci débouche en avant de la racine d'une dent. Le venin s'écoule le long de la cannelure dont celle-ci est creusée à sa face antérieure; pour qu'il pénètre plus sûrement dans la plaie produite par la morsure, l'animal a d'ailleurs l'habitude de se renverser sur le dos au moment de l'attaque.

La nature venimeuse de la bave rejetée par ces animaux est incontestable. Sumichrast a vu une Poule succomber en quatorze heures à la morsure d'un jeune Héloderme; un gros Cha ne mourut point, mais la patte mordue enfla considérablement, l'animal ne cessa de pousser des miaulements de douleur et resta toute une journée sans pouvoir se relever. De leur côté, Boulenger et sir J. Fayrer firent mordre des Cobayes à la patte et les virent succomber, dans un cas au bout de trois heures, dans d'autres cas au bout de dix heures. Le venin agit d'une façon analogue sur l'Homme : suivant la vigueur des individus, il provoque des accidents bénins ou assez graves pou causer la mort. Shufeldt ne considère pas la morsure comme dangereuse, mais Treadwell cite trois ou quatre cas mortels survenus dans l'Arizona : un colonel, mordu au pouce droit, succomba en quelques heures.

Les Hélodermes sont les seuls Sauriens chez lesquels on connaisse un appareil à venin; mais peut-être ne sont-ils pas les euls à en posséder. Steindachner a décrit sous le nom de *anthonotus borneensis* un animal très voisin de ceux-ci et pré-entant une dentition toute semblable; les glandes à venin 'ont pas été recherchées.

Nous avons dit déjà quel rôle les Lézards avaient joué dans ancienne médecine. A la fin du siècle dernier, certains Sau-'ens de l'Amérique centrale et du Mexique, dans lesquels il aut sans doute reconnaître des Anolis, jouissaient d'une ré-utation non moins merveilleuse : il suffisait d'en manger un trois par jour, fraîchement tués, pour obtenir la guérison du ancer, des syphilides, etc. Florès et Rey-Demourande citent es cas de ce genre; en Espagne, on aurait obtenu le même ésultat avec les Lézards du pays : Daubenton et Mauduyt, oulant vérifier cette assertion, se firent envoyer d'Espagne des ézards vivants, mais n'obtinrent aucun résultat certain. De os jours, les Annamites attribuent encore aux Sauriens d'é-anges propriétés curatives, mentionnées par Tirant.

On n'a pas manqué de ranger aussi ces animaux au nombre es pseudo-parasites. En 1816, Mundhenk est appelé auprès 'un enfant de quatre ans, atteint de troubles gastro-intesti-aux : il ordonne un lavement; revenu auprès de l'enfant, il rouve dans son lit un petit Lézard; tout symptôme morbide isparut désormais. Poppe raconte qu'une jeune fille, en proie de vives douleurs, assurait avoir un animal vivant dans l'esto-ac; grâce à l'émétique, elle put évacuer onze Lézards, dont n gros et dix petits. Nous avons assez souvent mis en garde ontre de telles erreurs pour qu'il soit superflu d'insister.

Sous-classe des Ophidiens.

Les Ophidiens ou Serpents ont des vertèbres procœles. Le crâne st diversement conformé, suivant que l'animal est venimeux ou on; le prémaxillaire est rudimentaire, mais porte parfois des dents *Python*); l'os transverse manque quelquefois (*Typhlops*). Le maxil-aire supérieur, le ptérygoïde et le palatin, sont d'ordinaire ar-és de dents; le maxillaire est long et armé de dents nombreuses, chez les Serpents non venimeux ou chez les Opisthoglyphes; il est très ourt et ne porte que la dent à venin et ses dents de remplacement, chez les Protéroglyphes et les Solénoglyphes. Les deux moitiés de la mâchoire inférieure sont simplement unies par du tissu conjonctif, qui leur permet de s'écarter notablement l'une de l'autre et d'élargir ainsi l'orifice buccal, lors de la déglutition de proies volumineuses.

Les côtes sont très nombreuses; le sternum, la ceinture scapulaire et les membres antérieurs font toujours défaut, mais on retrouve parfois, comme trace de leur existence ancienne, des rudiments du plexus brachial et des muscles de l'épaule (A. Carlsson). Les membres postérieurs ont disparu moins promptement que les antérieurs: on retrouve parfois encore un bassin rudimentaire, auquel sont suspendus deux stylets osseux représentant des membres (Tortricides). Plus souvent, le bassin s'est totalement atrophié, mais les stylets osseux et quelques muscles persistent encore; ils sont alors situés de chaque côté du cloaque et terminés par un éperon corné (Opotérodontes, Tortricides, Péropodes). D'autres fois, on ne retrouve plus que le plexus lombaire fort réduit.

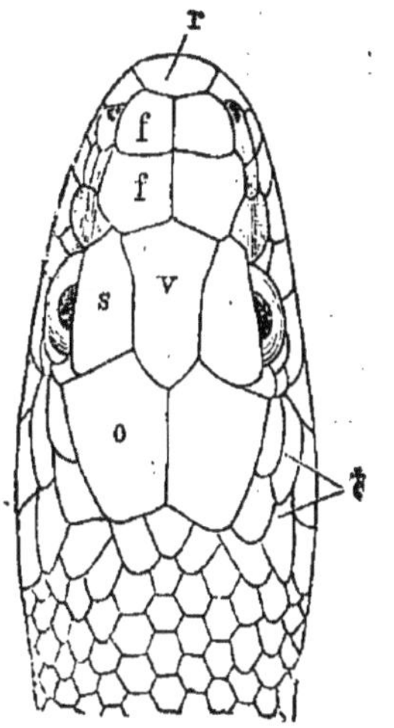

Fig. 864. — Tête de Couleuvre vue en dessus. — *f*, plaques préfrontales; *o*, pariétale; *r*, rostrale; *s*, sus-oculaire; *t*, temporales; *v*, frontale.

Les Ophidiens dérivent donc d'animaux qui étaient pourvus de deux paires de pattes; les Sauriens nous ont montré par de nombreux exemples de quelle manière s'est opéré ce passage.

L'écaillure a une importance très grande, la distinction des espèces reposant presque uniquement sur son étude. Les faces supérieure et latérales du corps sont couvertes de petites écailles lancéolées, lisses ou carénées (1), disposées en séries obliques et en nombre variable dans chaque série, suivant les espèces. Les faces latérales de la tête sont ornées de plaques également variables suivant les espèces; il en est ordinairement de même pour le dessus de la tête (fig. 864), mais celui-ci est parfois couvert de petites écailles analogues, sinon semblables à celles du corps. La face ventrale est recouverte d'un rang unique de *gastrostèges* ou larges squames transversales; la face inférieure de la queue présente de même une rangée simple ou double d'*urostèges*. La *squame préanale* est simple ou divisée en deux moitiés latérales.

(1) En ce qui concerne nos Serpents indigènes, on peut établir comme règle fixe que les écailles lisses ne se trouvent que chez des Serpents inoffensifs (*Coronella austriaca*, *C. girundica*, *Zamenis viridiflavus*, *Rhinechis scalaris*). Les écailles carénées se voient chez les Vipères, chez les Tropidonotes et chez *Elaphis quaterradiatus*.

Les dents sont enchâssées dans des alvéoles et creusées d'une cavité pulpaire, au moins dans leur partie basilaire; elles ont la forme de crochets très acérés, incurvés en arrière, en nombre parfois très considérable. Ces crochets lisses et pleins existent chez tous les Ophidiens; ce sont les seules dents des Serpents non venimeux ou *Aglyphodontes* (fig. 865). Les Serpents venimeux possèdent en outre des dents d'une autre nature, qui se développent uniquement sur le maxillaire supérieur et sont en rapport avec une glande à venin, dont elles sont chargées d'inoculer le produit de sécrétion.

Ces dents venimeuses dérivent des premières par enroulement sur elle-même de la face antérieure et affrontement plus ou moins exact ou soudure intme des deux bords. Ainsi se forme, suivant les cas, un sillon ou un canal qui parcourt la dent suivant sa longueur et s'ouvre librement à sa face antérieure, en haut par un large orifice dans lequel vient aboutir le canal excréteur de la glande, en bas par une sorte de biseau voisin de lapointe.

Les *dents cannelées* s'observent dans deux groupes distincts de Serpents : chez les *Opisthoglyphes*, elles sont reportées dans le fond de la bouche : le maxillaire est très allongé et porte en avant d'elles une série de dents pleines et de petite taille (fig. 866). Chez les *Protéroglyphes*, elles occupent au contraire la partie antérieure de la bouche : le maxillaire est très raccourci et ne porte pas de dents pleines (fig. 868). Les Protéroglyphes sont tous des Serpents très venimeux. Les Opisthoglyphes sont souvent venimeux, mais il semble que, chez certains d'entre eux, la glande à venin, bien que différenciée histologiquement du reste de la glande labiale supérieure, n'ait pas encore acquis de propriétés venimeuses : ces animaux se rattachent ainsi insensiblement aux Aglyphodontes. La transition entre les Serpents venimeux et les Serpents non venimeux devient encore plus étroite, quand on envisage, par exemple, l'inoffensive Couleuvre à collier, qui possède une glande à venin bien différenciée histologiquement, sinon physiologiquement, et qui serait un véritable Opisthoglyphe, si les grands crochets qui terminent en arrière sa rangée de dents maxillaires n'étaient lisses et sans sillons (fig. 867).

Les *dents canaliculées* sont caractéristiques des *Soléno-*

glyphes : le maxillaire est court et ne porte pas de dents pleines (fig. 869).

A quelque type qu'elle appartienne, la dent venimeuse n'est pas enfoncée dans un alvéole, mais est unie au maxillaire par des ligaments. On voit de chaque côté plusieurs dents cannelées ou canaliculées, disposées les unes derrière les autres, et d'autant plus grandes qu'elles sont plus antérieures : on en compte neuf de chaque côté chez *Vipera berus*, quinze chez *V. ammodytes*. La plus grande est seule en rapport avec le conduit excréteur de la glande à venin et seule ankylosée avec le maxillaire; les autres sont des dents d'attente, destinées à remplacer celle qui fonctionne, quand elle vient à se briser ou à être arrachée. Ce renouvellement semble se faire normalement une fois par an, peut-être même plus souvent; il suffit parfois de trois jours pour que la dent brisée soit éliminée et que la première dent de réserve fonctionne aussi bien que celle dont elle vient prendre la place.

Les dents venimeuses sont dures, cassantes, extrêmement pointues. Elles sont en général plus courtes chez les Serpents diurnes que chez les nocturnes; réduites à une longueur de 3 à 4 millimètres chez *Vipera berus*, elles mesurent jusqu'à 25 millimètres chez *Bothrops lanceolatus*.

La langue est, comme chez les Lacertiliens, protractile et profondément bifide. La bouche renferme un certain nombre de glandes: on trouve toujours deux glandes sublinguales, une glande labiale supérieure et une glande labiale inférieure.

La *glande labiale inférieure* ou *glande salivaire sous-maxillaire* est disposée en fer-à-cheval autour de la lèvre inférieure; ses deux moitiés se réunissent en avant sur la ligne médiane. Elle est constituée par un grand nombre de glandules en grappe qui débouchent tout le long du bord interne de la lèvre inférieure, par une série d'orifices visibles à la loupe; ses canaux sont tapissés de cellules cylindriques claires, au milieu desquelles sont éparses des cellules muqueuses.

La *glande labiale supérieure* ou *glande salivaire sus-maxillaire* est disposée en fer-à-cheval autour de la lèvre supérieure; sa partie médiane ou antérieure s'isole des parties latérales pour former la glande du museau ou glande rostrale. Elle a la même structure que la glande labiale inférieure.

Chez *Tropidonotus natrix* et d'autres Aglyphodontes, la portion post-oculaire de la glande labiale supérieure se divise en deux parties distinctes. La partie inférieure et marginale a la forme d'une mince bande gris rougeâtre qui se prolonge jusqu'à l'extrémité postérieure de la lèvre; elle est la continuation de la portion préoculaire et se compose de glandules dont chacune débouche par un court canal à la face externe de l'arcade dentaire. La partie supérieure, plus volumineuse, diffère du reste de la glande, non seulement par sa teinte blanc jaunâtre, mais encore par sa structure : les cellules qui tapissent ses culs-de-sac sont remplies de granulations et ont une certaine ressemblance avec les cellules sécrétantes des glandes gastriques; cette glande (*parotide* d'Alessandrini, 1832) n'a qu'un seul canal excréteur, qui est tapissé d'un épithélium cylindrique haut et clair et vient déboucher au niveau des grandes dents postérieures. Nous avons indiqué déjà les étroites relations de ces dernières avec les crochets venimeux; la glande elle-même n'est autre chose qu'une glande à venin imparfaitement développée. Telle est, en somme, la disposition de cette glande chez les Opisthoglyphes.

La glande à venin des Protéroglyphes et des Solénoglyphes dérive également de la glande labiale supérieure; mais, par suite de la situation du crochet venimeux, ses rapports sont un peu différents. Elle remplit de chaque côté la fosse temporale et se compose d'un grand nombre de tubes qui débouchent tous dans un canal excréteur commun; celui-ci se porte d'arrière en avant et aboutit à la base même de la dent venimeuse; Weir Mitchell décrit un sphincter autour de son extrémité, chez le Crotale, mais Fayrer n'a rien vu de semblable chez les Najides. La glande atteint une taille considérable chez les grandes espèces : celle de *Naja tripudians* est à peu près grosse comme une amande. Elle est entourée d'une capsule fibreuse, sur laquelle prennent insertion les fibres du muscle temporal antérieur (fig. 870, *e*); les muscles temporal postérieur, *f*, et temporal moyen, *i*, passent au-dessus d'elle et la compriment fortement quand les mâchoires se ferment brusquement sous l'action de ces muscles. L'expulsion du venin accumulé dans la glande se fait ainsi mécaniquement, à la volonté de l'animal; le liquide s'écoule alors dans le sillon ou le canal de la dent venimeuse, puis dans la plaie produite par celle-ci.

La glande ne se vide pas en une seule fois : un même Serpent peut piquer plusieurs animaux coup sur coup et les empoisonner tous ; un Cobra peut tuer plusieurs Chiens ou de douze à trente Poulets, avant d'avoir épuisé sa provision de venin ; celui-ci se reforme alors très rapidement.

Le volume de la glande et la quantité de venin qu'elle sécrète sont naturellement en rapport avec la taille du Serpent : une *Vipera aspis* qui n'a pas mordu depuis longtemps en a environ $0^{gr},07$ dans chacune de ses deux glandes ; elle pourrait donc inoculer $0^{gr},15$ de poison, si elle vidait ses glandes dans une seule morsure. *Vipera berus* n'a pas plus de $0^{gr},10$ de venin en tout. Un *Naja tripudians* dans de bonnes conditions possède environ $1^{gr},20$ de venin, un Crotale en a plus de $1^{gr},50$; l'un et l'autre de ces animaux laisse sourdre à l'extrémité de ses crochets et se perdre au dehors une quantité appréciable de venin, qu'on peut évaluer à $0^{gr},15$ ou $0^{gr},20$, quand il s'élance pour mordre. Ces notions sont importantes, car le venin agit toujours à dose pondérable, à la façon des alcaloïdes et des poisons minéraux, et est incapable de se multiplier dans le sang à la manière des virus, quoi qu'en aient dit certains auteurs (1).

(1) G. B. Halford (*On the condition of the blood after death from snake-bite.* Transact. and proceed. of the r. Soc. of Victoria, VIII, p. 73, 1867. — Id., *Further observations on the condition...* Ibidem, p. 271) décrit dans le venin de *Naja tripudians* des cellules nucléées particulières, larges de 9 μ : introduites dans le sang, elles s'y multiplient avec une effrayante rapidité, absorbent l'oxygène et amènent la mort par asphyxie. Dans les cas d'envenimation non mortelle, on les trouve tant que durent les accidents ; elles disparaissent quand la santé revient. Pour démontrer ce que valent ces observations, il suffit de dire que Halford, de son propre aveu, recherche les cellules en question dans le sang, un ou deux jours après la mort !

J. B. de Lacerda trouve dans le venin de *Bothrops jararaca* des micro-organismes qui, en pullulant dans le sang des animaux mordus par ce Serpent, seraient la cause principale des accidents : l'envenimation ne serait donc qu'une maladie microbienne ! Il est exact qu'on trouve parfois des Microbes dans le venin du Bothrops ou d'autres Ophidiens, mais ces organismes ne jouent aucun rôle dans l'envenimation : on ne les retrouve pas dans le sang, et le venin le plus actif en est ordinairement dépourvu. D'ailleurs, Kaufmann a pu cultiver les micro-organismes qui apparaissent parfois dans les plaies envenimées et que, d'après la théorie de J.-B. de Lacerda, on devrait considérer comme résultant de la multiplication de ceux du venin : inoculées à des animaux sains, ces cultures sont toujours restées parfaitement inoffensives. Il est donc bien acquis que la présence, d'ailleurs inconstante, de Microbes dans le venin ou dans les plaies envenimées n'est qu'un simple accident et n'a rien à voir dans les phénomènes de l'envenimation.

Le venin des Ophidiens est un liquide visqueux, inodore, limpide comme de l'eau, parfaitement incolore ou assez souvent jaunâtre, ambré ou verdâtre; sa teinte varie dans une même espèce, sans qu'on puisse noter la moindre différence d'action entre le venin incolore ou le venin teinté. La densité, supérieure à celle de l'eau, varie de 1030 à 1046 (Cobra, d'après Schott) et même à 1058 (Cobra, d'après Wall).

Il est insipide chez la Vipère et le Daboia, mais celui du Cobra est amer, brûlant et produit des vésicules et une sensation d'engourdissement au point contaminé. Au microscope, on n'y trouve aucun élément figuré, si ce n'est parfois quelques cellules épithéliales détachées des conduits excréteurs de la glande.

Introduit avec précaution dans des tubes capillaires fermés ensuite à la lampe, le venin se conserve intact et sans éprouver aucune altération appréciable. Mais si, au moment où on le recueillait, le tube est souillé par des Microbes, ceux-ci peuvent s'y multiplier et lui faire subir la fermentation putride; ses propriétés venimeuses vont alors en s'atténuant à la longue.

Le venin est acide; c'est la réaction que nous avons toujours constatée chez un grand nombre de *Vipera aspis*, c'est celle aussi qui est indiquée par la plupart des auteurs et pour la plupart des espèces; Viaud-Grand-Marais pense qu'elle est due au phosphate de chaux, mais l'énergie de la réaction, du moins chez la Vipère, nous autorise à l'attribuer à un acide libre, plutôt qu'à un sel acide. Quelques observateurs ont reconnu au venin une réaction alcaline; d'autres l'ont trouvé neutre, mais ces divergences tiennent sans doute à ce qu'ils ont examiné du venin mélangé au liquide alcalin de la bouche.

Exposé à l'air, le venin perd 35 à 80 pour 100 d'eau et prend un aspect demi-cristallin, comme la gomme arabique; toutefois il ne présente aucune trace de cristallisation. En cet état, il se conserve indéfiniment, pourvu qu'on le tienne au sec, et ne perd rien de ses propriétés : au bout de 15 ans, Mangili a trouvé le venin sec de Vipère tout aussi actif que le venin frais; c'est avec du venin sec de Cobra que le professeur Gautier a fait les belles études chimiques dont il est question plus loin. Cette conservation de la toxicité du venin sec est d'ailleurs bien connue de certaines peuplades, qui empoisonnent leurs flèches avec le venin des Serpents (1). Sous l'in-

(1) Selon Kolben, les Hottentots se servent de flèches trempées dans le venin d'une Vipère; Meissas assure que les Boschimans pilent le Serpent jusqu'à ce qu'ils en obtiennent un suc gommeux, dans lequel ils trempent la pointe de leurs flèches. Johnston, de Saint-Louis, Missouri, dit que les Indiens du Texas et des rives du Rio Grande empoisonnent leurs armes avec le venin du Crotale.

fluence de l'air humide, le venin sec perd ses propriétés et subit la transformation ammoniacale.

Le venin frais peut être soumis à l'ébullition, le venin desséché peu de même être porté à une température supérieure à 100°, sans qu'ils perdent rien de leurs propriétés venimeuses.

En raison de l'analogie qui existe entre les glandes à venin et les glandes salivaires, on a pensé que le sulfocyanure de potassium pouvait être le principe actif du venin des Serpents. Ce sel toxique existe en effet, dans la salive normale de certains animaux et de l'Homme, mais le venin de la Vipère n'en renferme aucune trace. L'analyse chimique du venin montre d'ailleurs que l'agent venimeux est de tout autre nature.

La première étude chimique du venin a été faite en 1781 par Fontana, sur du venin de *Vipera berus*. En 1843, L. Bonaparte reprit cette étude et reconnut que le venin renfermait comme principe actif une substance albuminoïde analogue à la ptyaline, mais jouant un rôle tout différent : il lui donna le nom de *vipérine* ou *échidnine;* il y trouva en outre de l'albumine, du mucus, une substance soluble dans l'alcool, une matière colorante jaune, une matière grasse, des phosphates et des chlorures, le tout à l'état de dissolution dans l'eau. En traitant le venin de Crotale par des procédés analogues à ceux dont Bonaparte avait fait usage, Weir-Mitchell lui trouva une composition analogue et put notamment en extraire une substance albuminoïde non coagulable à 100°, la *crotaline*.

La vipérine et la crotaline appartiennent à une même série de composés quaternaires, pour lesquels Viaud-Grand-Marais propose le nom d'*échidnines* ou *échidnases*. Ces composés sont solubles dans l'eau et parfaitement neutres, ce qui les distingue des alcaloïdes; tous présentent la réaction du biuret, caractéristique des matières protéiques; ils ne précipitent point de leurs solutions aqueuses par l'acétate de plomb, mais précipitent par l'alcool. Ce sont en effet des substances albuminoïdes analogues aux ferments solubles, ainsi qu'A. Gautier l'a établi pour le venin du Cobra (*Naja tripudians*) et du Trigonocéphale.

Ce venin, suivant l'éminent chimiste, renferme deux leucomaïnes qui, contrairement à ce qui a lieu pour le venin des Batraciens, ne se trouvent ici qu'en très petite quantité. Elles ne constituent pas la partie la plus dangereuse du venin : l'une active seulement les fonctions urinaires, la défécation et produit de l'essoufflement ou de l'hébétude; l'autre plonge l'animal dans la somnolence; aucune ne cause la mort. Le principe le plus actif du venin n'est donc pas de nature alcaloïdique : il est constitué par une substance qui semble être de nature amidée, analogue à la xanthine, l'hypoxanthine, la créatine, la créatinine, ainsi qu'aux matières extractives incristallisables trouvées par Gabr. Pouchet dans les urines. Il résulte du dédoublement des albuminoïdes et sa constitution est très semblable à celle des ferments solubles, notamment à celle de la ptyaline (1).

Cette substance active n'est pas détruite par une température de 110° prolongée pendant plusieurs heures. Elle résiste également aux acides et à un grand nombre de réactifs, tels que le nitrate d'argent et le chlore; elle perd au contraire toute son activité, quand on la traite par les alcalis caustiques, même à froid et à l'état de grande dilution : telles sont la potasse et la soude à 0,5 p. 100. Quand le venin a été soumis un instant à l'action de la potasse très étendue, il ne reprend plus aucune activité, même lorsqu'on sature exactement l'alcali.

Les carbonates alcalins et l'ammoniaque sont sans action sur le venin; Fontana avait déjà démontré que cette dernière substance est absolument inefficace dans le traitement des morsures de Vipère. Le permanganate de potasse en solution à 1 p. 100 a été préconisé par J.-B. de Lacerda comme l'antidote par excellence du venin des Serpents; Gautier montre qu'en réalité cette substance n'a sur le venin qu'une influence très restreinte : elle rend l'empoisonnement plus lent, mais est incapable de détruire le venin, même lorsqu'elle lui a été mélangée avant l'injection.

La composition chimique et la quantité de l'échidnine varient d'une espèce à l'autre (2), ce qui explique la diversité des accidents causés

(1) Cela ressort de la comparaison suivante entre la ptyaline analysée par Hüfner et le venin de Cobra, analysé par H. Armstrong :

	C	H	Az	O	S	CENDRES.
Ptyaline	43.1	7 73	11.86	»	»	6.1
Venin de Cobra	43.04	7.00	12.45	»	2.5	Petite quantité.

L'échidnine a donc la plus grande analogie de composition avec la ptyaline; toutefois, c'est plutôt de la pepsine qu'elle se rapproche au point de vue physiologique : de Lacerda a reconnu, qu'elle transformait le blanc d'œuf cuit et d'autres albuminoïdes en peptones.

(2) J. B. de Lacerda prétend que le venin des autres Serpents venimeux

par la morsure des différents Ophidiens. Un grand nombre d'auteurs ont fait de ces accidents une étude expérimentale approfondie, dans le détail de laquelle il nous est impossible d'entrer : nous ne ferons exception que pour la Vipère; toutefois, quelques considérations générales seront ici à leur place.

Le venin des Serpents n'exerce aucune action toxique sur les végétaux ; il semble aussi n'avoir aucune action sur les organismes unicellulaires : les Monades, les spermatozoïdes et les Bactéries y conservent toute leur vitalité. Injecté dans le cœur de l'Anodonte, il arrête aussitôt cet organe ; injecté sous la carapace de l'Écrevisse, il provoque aussi un arrêt du cœur, puis une paralysie généralisée.

Les Vertébrés sont plus sensibles à l'action du venin et il n'en est sans doute aucun chez lequel l'*échidnisme* (1) ne soit mortel. On observe néanmoins, au point de vue de la résistance au venin, de notables différences entre les espèces ; s'il est vrai, d'une façon générale, que la résistance soit en raison directe de la taille de l'animal, cette règle comporte pourtant de remarquables exceptions : Urueta rapporte, par exemple, que l'Ane succombe presque toujours à une morsure de Crotale, que le Chien guérit souvent et que le Chat ne meurt presque jamais. Toute proportion gardée, l'Homme semble être plus résistant que l'animal, le blanc a plus de résistance que le noir. En outre de ces différences spécifiques, on observe de grandes variations de résistance chez les divers individus d'une même espèce ou d'une même race, suivant leur taille, leur âge, leur sexe, leur force, en un mot suivant ce qu'on est convenu d'appeler les conditions individuelles.

A dose égale, le venin agit plus ou moins vite et avec une énergie plus ou moins grande, suivant le point où il a été inoculé. A-t-il été déposé dans une région peu vascularisée, l'absorption se fait lentement et les accidents ne se manifestent souvent que d'une façon obscure, l'élimination du poison se faisant rapidement. Est-il, au contraire, injecté dans une veine, les accidents apparaissent aussitôt et dans toute leur intensité. L'échidnisme se déclare donc avec d'autant plus de violence et de rapidité que le venin passe plus vite dans le sang. L'expérimentation sur les divers groupes de Vertébrés permet d'étendre cette conclusion et de dire que, toutes proportions gardées, l'intensité et la rapidité des accidents sont en raison de la vitesse de la circulation chez l'animal observé. Le venin agit faible-

diffère du venin de Crotale par la quantité et non par la qualité. Cette affirmation est totalement inexacte.

(1) Viaud-Grand-Marais propose d'appeler ainsi l'envenimation ophidienne, c'est-à-dire les accidents dûs à la pénétration du venin de Serpent dans l'organisme animal.

ment et lentement chez les animaux à sang froid, à moins qu'on n'élève leur température : les Mammifères sont encore plus sensibles, les Oiseaux le sont encore davantage.

Les Serpents venimeux sont insensibles à l'action de leur propre venin, de celui d'animaux de leur espèce ou même, en général, de celui d'autres espèces ; au contraire, les Serpents inoffensifs sont tués rapidement. Weir Mitchell a pu injecter à des Crotales, sans qu'ils en parussent incommodés, 10 gouttes de leur venin, dose capable de tuer 40 Pigeons. Il est néanmoins vraisemblable que l'immunité n'est pas sans limites et qu'une dose encore plus élevée eût fini par causer l'échidnisme.

Le venin ne se localise pas dans les centres nerveux, comme Urueta l'a prouvé ; il s'accumule au contraire dans le sang : aussi le sang de l'animal envenimé est-il venimeux. Fayrer a pu tuer trois ou quatre animaux de la même espèce en opérant des transfusions successives. L'élimination du poison est lente et se fait par l'urine et les sécrétions, telles que le lait ; V. Richards, de Balasore, injectant sous la peau d'un Pigeon l'urine d'un Chien mordu par un Hydrophide (*Enhydrina bengalensis*), a vu l'Oiseau mourir dans l'espace de vingt-quatre heures (1).

Il est prudent de s'abstenir de manger la chair d'animaux empoisonnés par le venin des Serpents ; l'énergie du venin n'est aucunement atténuée par la cuisson et l'action du suc gastrique l'augmente d'un tiers, comme l'a constaté Gautier. De même que le curare ou que maint autre poison, le venin est absorbé lentement par la muqueuse intestinale, mais il finit par être absorbé en totalité et par passer dans le sang : l'échidnisme pourra donc se déclarer dans ce cas, si une cause quelconque s'oppose à l'élimination du poison ou en active l'absorption. Ce dernier fait se produit notamment quand une des muqueuses, au contact desquelles peut venir le venin, présente la moindre érosion : on a vu un nourrisson, dont la mère avait été mordue par un Serpent, être atteint d'échidnisme et mourir. On doit donc abandonner la pratique si répandue de sucer les plaies envenimées : « la succion, dit Fayrer, inutile en fait, est sans profit pour le malade et dangereuse pour l'opérateur ; elle ne mérite pas d'être préconisée ».

La téméraire expérience de Redi, qui avala une dose considérable de venin de Vipère sans en être incommodé, démontrait l'innocuité du poison introduit dans l'intestin ; Celse avait déjà dit des venins : *non gustu, sed vulnere nocent*. Le fait admis ou démontré par ces deux

(1) Cette expérience n'est pas absolument démonstrative ; on sait en effet qu'il existe dans l'urine des leucomaïnes très toxiques, dont l'action peut avoir quelque ressemblance avec celle du venin de Serpent.

auteurs est vrai, mais seulement dans le cas d'intégrité absolue des muqueuses ; aussi les réserves que nous venons de formuler ne doivent-elles pas être perdues de vue.

J. Fayrer, *Conférence sur la nature du venin du Serpent, ses effets sur les êtres vivants et la manière actuelle de traiter ceux qui ont été exposés à son action.* Arch. de méd. navale, XLII, p. 36, 1884.

A. Gautier, *Sur les matières vénéneuses produites par l'Homme et les animaux supérieurs.* Bull. de l'Acad. de méd., (2), XI, p. 776, 1881. — Id., *Sur le venin du Naja tripudians (Cobra capello) de l'Inde.* Ibidem, p. 947. — Id., *Les alcaloïdes dérivés de matières protéiques sous l'influence de la vie des ferments et des tissus.* Journal de l'anatomie, XVII, p. 333, 1881.

R. Urueta, *Recherches anatomo-pathologiques sur l'action du venin des Serpents.* Thèse de Paris, 1884.

A. E. Feoktistow, *Eine vorläufige Mittheilung über die Wirkung des Schlangengiftes auf den thierischen Organismus.* Mém. de l'Acad. imp. des sc. de Saint-Pétersbourg, (7), XXXVI, n° 4, 1888.

On a tenté maintes fois d'utiliser en thérapeutique le venin des Serpents, dans le traitement de diverses affections ; le venin du Cobra entre dans la composition de plusieurs remèdes employés par les Hindous, et les homœopathes font usage des glandes venimeuses de *Lachesis mutus*, réduites en granules. Il nous suffira de citer ici les auteurs qui n'ont pas craint de manier un aussi terrible médicament.

Un médecin japonais a publié récemment l'observation d'un Serpent expulsé du tube digestif. L'exemple des Grenouilles et des Lézards, que des hystériques prétendaient avoir vomis ou évacués avec les selles, est là pour nous montrer qu'il s'agissait dans ce cas d'une supercherie, à moins que l'observateur n'ait eu simplement affaire à un Ascaride. En Europe, où la tradition médicale et scientifique était plus longue, ne s'est-il pas trouvé des auteurs pour considérer l'Eustrongle géant comme un Serpent (tome I, pages 736 et 737) ?

On peut diviser la sous-classe des Ophidiens en cinq ordres : les Opotérodontes, les Tortricines, les Colubriformes, les Protéroglyphes et les Solénoglyphes. Ces deux premiers ordres ne renferment aucune espèce venimeuse ; le troisième renferme un certain nombre d'espèces venimeuses, mais peu ou point redoutables (les *Opisthoglyphes* de Duméril et Bibron) ; enfin, les deux derniers ordres ne contiennent que des espèces venimeuses.

E. D. Cope, *An analytical table of the genera of Snakes.* Proceed. of the amer. philos. Society, Philadelphia, XXIII, n° 124, p. 479, 1887.

ORDRE DES OPOTÉRODONTES

Les Opotérodontes, encore appelés *Scolécophides* ou *Vermiformes*, n'ont de dents qu'à une seule mâchoire. Les Epanodontes ont des dents en haut : *Typhlops vermicularis* vit en Grèce, en Syrie, en Arabie et dans les îles de l'Archipel. Les CATODONTES ont des dents à la mâchoire inférieure (*Stenostoma, Rena*) ; ils sont de l'Amérique du sud. Tous sont de petite taille.

ORDRE DES TORTRICINES

Ce sont des Serpents de petite taille, à corps cylindrique, à tête peu distincte, à bouche non extensible, munis de dents coniques aux deux mâchoires. Les RHINOPHIDES n'ont ni dents palatines, ni rudiments des membres postérieurs ; ils sont de l'Inde et des Philippines (*Rhinophis, Uropeltis, Teretrurus*). Les TORTRICIDES ont de petites dents sur le palais et sur les ptérygoïdiens internes, ainsi que des rudiments des membres postérieurs ; ils sont de l'Amérique du sud (*Tortrix*) et de Java (*Cylindrophis*).

ORDRE DES COLUBRIFORMES

Les Colubriformes ou *Asinea* Cope comprennent la plupart des animaux que Duméril et Bibron avaient répartis entre deux ordres distincts : les AGLYPHODONTES ou *Azémiophides*, Serpents dépourvus de dents cannelées et de glande à venin, et les OPISTHOGLYPHES ou Serpents munis de dents cannelées, en rapport avec une glande à venin et situées dans le fond de la mâchoire supérieure. Cette classification, rationnelle si on ne considère que la dentition, avait le désavantage de désunir des animaux dont l'étroite parenté était évidente et de réunir dans un même groupe des formes disparates. Il est d'ailleurs des Serpents à dent postérieure cannelée, de vrais Opisthoglyphes par conséquent, chez lesquels il n'existe point de glande à venin.

Les PÉROPODES ont pour la plupart une taille et une force considérables ; ils peuvent attaquer l'Homme ou de grands animaux et les étouffer en les enserrant de leurs anneaux. La tête est distincte du tronc ; il existe, de chaque côté du cloaque, des membres postérieurs rudimentaires, terminés par un éperon corné. Ces Serpents habitent les régions chaudes des deux mondes.

Les *Pythonides* ou *Holodontiens* ont des dents sur les palatins et parfois aussi sur les intermaxillaires (fig. 865) ; les plaques labiales de la lèvre inférieure (*Nardoa*) ou des deux lèvres (*Morelia, Python, Liasis*) peuvent être creusées de petites fossettes. *Python molurus* et *P. reticulatus*, longs de 6 à 7 mètres, sont des Indes, de Java et de Sumatra ; *P. Sebai*, long de 6 mètres, est de l'Afrique tropicale. Les nègres du Nil Blanc et de l'Afrique occidentale, ainsi que les Hottentots et les Bakalaharis, estiment sa chair : nous avons pu nous assurer qu'elle est assez agréable et de digestion facile.

Les *Boïdes* ou *Aprotérodontiens* n'ont pas de dents sur les intermaxillaires; quelques-uns ont la queue préhensile (*Boa*, *Eunectes*, *Trachyboa*). *Boa imperator*, long de 3 mètres, vit au Mexique; *B. constrictor*, qui mesure parfois plus de 6 mètres, habite le nord-est de l'Amérique du sud, mais descend jusqu'en Argentinie. L'Anaconda (*Eumurinus*) est un Boa aquatique des Guyanes et du Brésil. Le Javelot (*Eryx jaculus*) vit dans les terrains arides de Grèce, de Turquie, d'Asie Mineure et d'Égypte.

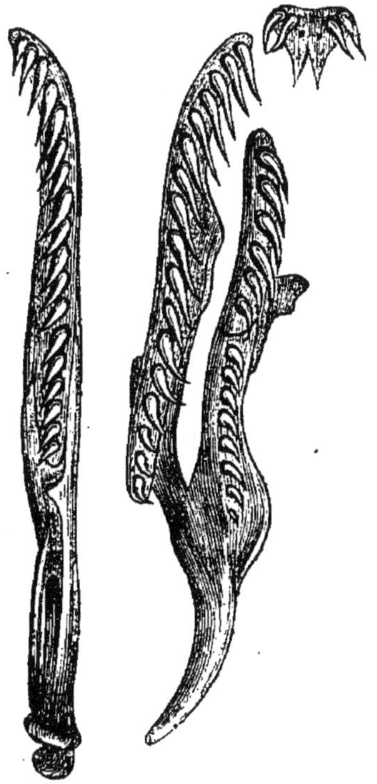

Fig. 865. — Mâchoires supérieure et inférieure de Python.

Les Acrochordiens sont couverts de petits tubercules verruqueux, remplaçant les écailles; ils sont inoffensifs. *Acrochordus javanicus*, long de $2^m,40$, est de Java et de Cochinchine, où sa chair est très estimée. *Chersydrus granulatus*, de la Malaisie, vit dans les fleuves et s'avance fort loin en mer; sa queue aplatie, ornée inférieurement d'une crête, le fait souvent confondre avec les Hydrophides.

Les Calamariens sont des petits Serpents terrestres, répandus dans les îles de la Sonde, aux Indes et dans l'Amérique tropicale; on en connaît 58 genres. Quelques-uns sont des Opisthoglyphes, mais l'existence d'une glande à venin n'est pas démontrée (*Uriechis*, *Stenorhina*, *Elapomorphus*, *Tantilla*, *Scolecophis*, etc.). Les autres, beaucoup plus nombreux, n'ont pas la dent postérieure cannelée (*Aspidura*, *Achalinus*, *Rhinochilus*, *Conopsis*, *Colophrys*, *Rhabdosoma*, *Oligodon*, *Calamaria*, etc.).

Les Coronelliens ont le museau court et arrondi, la tête couverte en dessus de plaques régulières; les écailles sont lisses; la queue est courte et se continue avec le corps; il existe presque toujours des dents palatines. Ces animaux, de taille moyenne, sont inoffensifs. Cope en distingue 23 genres : la plupart des espèces sont américaines; quelques-unes sont de l'ancien monde. *Coronella austriaca* Laur. habite toute l'Europe méridionale et centrale; elle peut mesurer jusqu'à $0^m,80$ de longueur; d'après Lenz, sa bile aurait été préconisée au commencement de ce siècle par un médecin hongrois, comme remède contre l'épilepsie. *Cor. girundica* Daudin se trouve en

Algérie, en Grèce, en Italie et ne remonte pas en France au delà de la Charente. *Heterodon diadema* est d'Algérie.

Les SCYTALIENS sont des Opisthoglyphes à corps allongé, à queue courte et non distincte. On en connait 18 genres (*Oxyrhopus*, *Tomodon*, *Scytale*, *Conophis*, *Rhinostoma*). Presque tous sont de l'Amérique tropicale; *Tarbophis vivax* est d'Asie Mineure et du sud-est de l'Europe.

Les COLUBRIDES sont de taille moyenne, à tête triangulaire et nettement séparée du corps, à bouche largement fendue, à écailles lisses ou peu carénées. Ils sont répartis en 36 genres, tous inoffensifs. Chez les uns, les dents maxillaires postérieures sont semblables aux précédentes ou augmentent progressivement de taille (*Ptyas*, *Rhinechis*, *Coluber*, *Elaphis*, *Dendrophis*, *Liopeltis*). Chez les autres, ces mêmes dents sont un peu plus grandes que les précédentes, dont elles sont séparées par un intervalle (*Leptophis*, *Chlorophis*, *Zamenis*, *Periops*, *Zamenophis*, etc.).

Rhinechis scalaris est un animal très irascible, qui mesure jusqu'à près de 2 mètres de longueur; on le trouve en France, le long du littoral méditerranéen; il habite encore l'Espagne, l'Italie, la Dalmatie.

La Couleuvre d'Esculape (*Coluber Æsculapii* Gesner) peut atteindre $1^{m},60$ de longueur : on la trouve depuis la péninsule Ibérique jusqu'à la mer Caspienne; elle remonte jusqu'à Fontainebleau, en Suisse, dans le Tyrol et le sud-ouest de l'Allemagne, mais il est probable qu'elle a été introduite en France, en Suisse et en Allemagne par les Romains, qui la gardaient dans les temples élevés au voisinage des thermes. C'est elle, en effet, que le dieu de la médecine tenait enroulée autour de son bâton, comme symbole de la prudence.

Elaphis quaterradiatus est plus long que l'espèce précédente; il habite tout le sud de l'Europe. Une espèce voisine, *E. sauromates*, ne se trouve que dans le sud-est. La Couleuvre verte et jaune (*Zamenis viridiflavus*) est un animal vigoureux et agressif, qui habite l'Algérie, la Syrie et le sud de l'Europe; on la trouve en France jusqu'en Maine-et-Loire à l'ouest, jusque dans le Jura à l'est.

Les PHILODRYADINES sont pour la plupart des Opisthoglyphes : ils sont d'assez grande taille. Le corps est arrondi (*Cœlopeltis*, *Philodryas*) ou aplati (*Chrysopeba*, *Bucephalus*); beaucoup sont arboricoles et leur teinte se confond alors plus ou moins avec celle du feuillage (*Ph. viridissimus*, du Brésil).

CŒLOPELTIS INSIGNITUS Wagler (*Malpolon* Fitzinger; *Taphrometopon* Brandt). — La Couleuvre maillée ou de Montpellier habite le sud de l'Europe et le nord-ouest de l'Afrique; elle n'est pas très rare aux environs de Montpellier et de Nice, surtout dans les endroits arides et rocailleux. Elle est très agressive et possède, dans le fond de la mâchoire supérieure, une forte dent cannelée, en rapport avec une glande à venin et accompagnée de cinq ou six dents de remplacement (fig. 866). La glande est assez développée : elle est située derrière l'orbite et correspond aux cinquième, sixième et septième plaques sus-labiales.

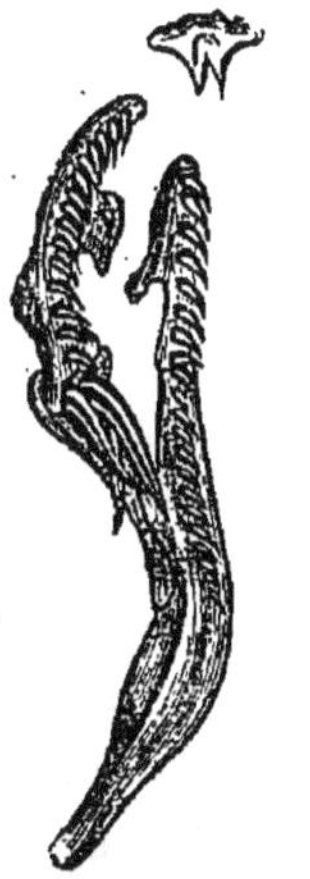

Fig. 866.— Mâchoire supérieure de *Cœlopeltis insignitus.*

En raison de la position de ses dents venimeuses, la Couleuvre maillée n'est guère redoutable pour l'Homme ou pour les animaux de grande taille. Ant. Dugès la croyait inoffensive et avait expérimenté sur lui-même que sa morsure n'est suivie d'aucun accident; cela s'explique par ce que la partie mordue, la main par exemple, est trop grosse pour s'enfoncer profondément dans la gueule du Serpent. Mais si celui-ci avale une proie ou mord un animal de petite taille, l'envenimation se produit, à la condition toutefois que les crochets restent quelque temps implantés dans la plaie. S. Jourdain a vu un petit Oiseau, mordu à la cuisse, présenter presque aussitôt du malaise, tomber dans un état de torpeur et mourir en quelques minutes.

Peracca et Deregibus ont constaté aussi que le venin est mortel pour les Grenouilles, les Lézards et les Oiseaux. L'animal mordu présente rapidement soit une suspension brusque, soit un ralentissement progressif des mouvements respiratoires; les mouvements réflexes disparaissent dans le membre blessé, mais persistent encore un certain temps dans le reste du corps; finalement il s'établit une paralysie généralisée, accompagnée parfois de convulsions. Chez le Lézard, le cœur est encore animé de battements lents et faibles, après l'apparition de la paralysie; la mort arrive par asphyxie. Le sang ne présente aucune altération à l'examen spectroscopique.

Une espèce voisine (*C. productus* P. Gervais) est d'Algérie.

Les Dryophides de Cope correspondent aux Opisthoglyphes oxycéphaliens de Duméril et Bibron. Ce sont des Couleuvres d'arbres, de forme élégante et gracieuse, généralement d'une belle coloration verdâtre ; on les trouve dans la zone intertropicale des deux hémisphères. *Langaha crista-galli* est de Madagascar; *Dryinus nasutus* et *Tragops prasinus* sont des Indes, de l'Indo-Chine, des Philippines, de la Malaisie. *Passerita mycterizans*, très répandu en Cochinchine, dépasse souvent deux mètres.

Les Psammophides sont des Opisthoglyphes courts et trapus, qui vivent dans les régions désertiques. Le genre *Psammophis* est d'Afrique, d'Asie Mineure et d'Arabie. Le genre *Psammodynastes* est de Malaisie et d'Indo-Chine ; *Ps. pulverulentus* se trouve en Cochinchine.

Les Lycodontiens sont des Aglyphodontes nocturnes, à pupille verticale, à dents inégales, les antérieures étant les plus longues ; ces Serpents peuvent être ainsi confondus avec des Protéroglyphes, bien qu'ils ne soient pas venimeux. Ils sont terrestres ; on en connaît 17 genres. Les uns sont africains (*Holuropholis*, *Simocephalus*, *Boodon*), les autres du sud de l'Asie et de la Malaisie (*Lycodon*, *Ophites*, *Cercaspis*).

Les Dipsadiens sont des Opisthoglyphes arboricoles, à corps très long et comprimé, à pupille verticale ; la tête est couverte de larges plaques. Ils comprennent un grand nombre d'espèces, réparties en 7 genres (*Rhinobothryum*, *Dipsas*, *Hemidipsas*). Ils habitent principalement le nord de l'Amérique du sud et le sud-est de l'Asie. Ce sont des Serpents nocturnes ; plusieurs ont la réputation d'être venimeux.

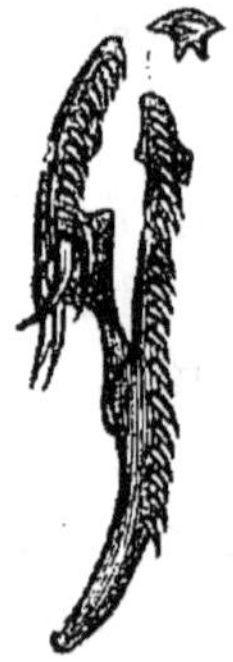

Fig. 867. — Mâchoire supérieure de *Tropidonotus natrix*.

Les Homalopsides sont bons nageurs, vivent et chassent dans l'eau ; ils sont de taille moyenne ; on en connaît 30 genres. Les uns sont des Opisthoglyphes (*Herpeton*, *Homalopsis*, *Cerberus*, *Hipiste*, *Hypsirhina*, *Tachyplotus*, *Fordonia*, *Cantoria*, *Homalophis*, *Ferania*, *Heleophis*). Les autres, plus nombreux, sont des Aglyphodontes : les écailles sont carénées (*Helicops*, *Tropidonotus*, *Eutænia*, *Adelophis*, etc.) ou lisses (*Limnophis*, *Ablabes*). Cette importante famille est représentée dans nos pays par trois espèces inoffensives, la Couleuvre à collier (*Tropidonotus natrix*, fig. 867), la Couleuvre vipérine (*Tr. viperinus*) et la Couleuvre chersoïde (*Tr. chersoïdes*).

ORDRE DES PROTÉROGLYPHES

Les Protéroglyphes ou *Apistophides* ressemblent aux Couleuvres, mais ce sont de redoutables animaux : la glande à venin déverse son produit à la base d'une grosse dent cannelée, qui siège à la partie antérieure de la mâchoire et à laquelle font suite un nombre variable de dents de remplacement (fig. 868). Des dents lisses sont encore portées par le palatin, le ptérygoïde et la mâchoire inférieure. Le maxillaire supérieur est fixe et immobile, ainsi que la dent cannelée.

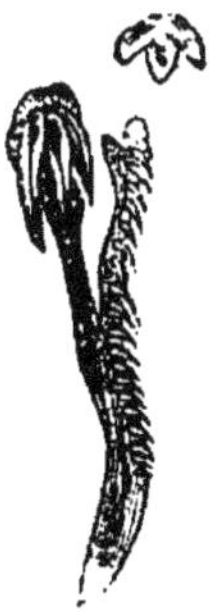

Fig. 868. — Mâchoire supérieure de *Naja.*

Ces Serpents sont répandus dans les régions chaudes des deux hémisphères; on n'en trouve pas en Europe. On les divise en quatre familles, d'après les caractères qu'indique ce tableau :

HYPAPOPHYSES CAUDALES...	simples............................			HYDROPHIDES.
	bifides. Os post-frontaux......	présents ; crochets	non sillonnés......	DENDRASPIDES.
			sillonnés..	NAJIDES.
		absents		ÉLAPIDES.

Les HYDROPHIDES ou Protéroglyphes platycerques sont exclusivement marins ; ils se trouvent souvent à l'embouchure des fleuves, mais ne les remontent pas à une grande distance ; ils ne vont jamais à terre. La tête est petite, peu distincte du tronc, couverte de grandes plaques, parfois protégée par des écailles (*Acalyptus*). Le corps est arrondi en avant, comprimé latéralement en arrière ; la queue est encore plus comprimée et ressemble à une rame.

Ces Serpents sont ovovivipares, tout au moins ceux du genre *Hydrophis*. On en distingue huit genres (*Platurus*, *Æpysurus*, *Pelagophis*, *Distira*, *Acalyptus*, *Hydrophis*, *Enhydrina*, *Pelamis*). Ils sont répandus dans l'Océan Indien et dans l'Océan Pacifique. On les trouve depuis Madagascar jusque sur les côtes de l'Inde, de l'Indo-Chine, de la Malaisie, de la Chine et du Japon. Ils abondent en Australie, en Nouvelle-Zélande, en Nouvelle-Calédonie et se retrouvent dans toute l'Océanie ; ils s'avancent aussi jusque sur la côte occidentale de l'Amérique tropicale. De taille moyenne, ils n'ont guère plus d'un mètre de longueur, mais quelques-uns mesurent jusqu'à 4 mètres. Les accidents causés par eux sont néanmoins assez rares chez l'Homme, car leur présence, jointe à celle des Requins qui infestent ces mêmes mers, fait qu'il est imprudent de se baigner en pleine eau. Les pêcheurs les ramènent souvent dans leurs filets ; aussi est-ce chez eux que les morsures sont le plus fréquentes.

Cantor a fait jadis des expériences sur les effets du venin des Hydrophides et a pu démontrer ainsi sa grande activité : il tue un Oiseau en quelques minutes, une Tortue (*Trionyx gangetica*) en vingt-cinq minutes, une Couleuvre en une demi-heure, un Tétrodon en dix minutes. L'Homme lui-même succombe fréquemment à la morsure des Serpents de mer. En 1837, un matelot de l'*Algérine*, alors en rade de Madras, fut mordu à la main par un Serpent long d'environ 2 mètres : une demi-heure après, il fut pris de vomissements, le pouls tomba et devint intermittent ; puis l'état général continua à empirer et la mort survint environ quatre heures après la morsure. La mort peut être moins rapide, comme le montra le cas d'un capitaine de navire qui, mordu au tendon d'Achille, en se baignant sur la côte de Birmanie, en 1873, n'éprouva les premiers symptômes de l'envenimation qu'au bout de trois heures et ne mourut qu'au bout de soixante-onze heures.

Les trois dernières familles des Protéroglyphes constituent le groupe des *Conocerques :* tous les Serpents qui le composent sont terrestres et ont la queue arrondie.

Les Dendraspides comprennent le seul genre *Dendraspis* Schlegel (*Dinophis* Hallowell) : il n'y a pas de dents pleines derrière le crochet à venin ; les plaques anales et subcaudales sont divisées ; les écailles sont lisses.

Les Najides habitent les parties chaudes du globe : on en trouve à peu près un nombre égal d'espèces en Afrique, en Amérique, en Australie et dans le sud de l'Asie, mais toutes ces espèces ne sont pas également redoutables. Les Indes ont le triste privilège de nourrir, non le plus grand nombre d'espèces, mais les espèces les plus meurtrières. Aucun de ces Serpents ne se trouve en Europe. On les divise en dix-neuf genres.

Les genres *Denisonia* (1 espèce), *Pseudechis* (3 espèces), *Tropidechis* (1 espèce), *Diemenia* (6 espèces), *Pseudonaja* (1 espèce), *Furina* (2 espèces), *Cacophis* (6 espèces) et *Hoplocephalus* (18 espèces) sont australiens ; quelques-uns se retrouvent aussi en Tasmanie. La morsure de la plupart de ces Serpents est mortelle.

Le genre *Bungarus* Daudin comprend des Serpents dont le dos, comprimé en carène, est couvert d'écailles hexagonales, plus grandes que les autres. *B. fasciatus*, long de $1^m,85$, habite les Indes, la Birmanie, l'Indo-Chine, la Chine et l'archipel malais; *B. cœruleus*, long de $1^m,40$, vit au Bengale, aux Indes et en Assam. Les expériences de Russel, de Cantor et surtout celles, très nombreuses et très variées, de Fayrer prouvent que la morsure de ces animaux est des plus redoutables. Fayrer leur attribue 369 décès sur 10,810 survenus au Bengale en 1869, soit une proportion de 3,40 p. 100 seulement.

Les Najas ou Serpents à coiffe ont l'habitude, quand ils sont excités, de redresser toute la partie antérieure de leur corps et de dilater leur cou : dans cette région, les côtes sont longues et donnent insertion à des muscles puissants; la tête est petite, mais la bouche est largement fendue. Ces Serpents redoutables, au nombre de quatre espèces seulement, sont particuliers à l'Afrique, au sud de l'Asie et à la Malaisie.

NAJA HAJE Laurenti, 1768. — L'Haje ou Serpent de Cléopâtre (1) atteint une longueur de 2 mètres; son cou est très dilatable. Il est répandu par toute l'Afrique, où il se tient dans les endroits arides, mais ombragés. Il est très commun dans tout le bassin du Nil, en Égypte, en Tripolitaine. Valéry Mayet l'a rencontré dans toute la région désertique de la Tunisie; on l'a vu encore dans la région des grands chotts et aux environs de Gabès; sa présence en Algérie, dans le sud de la province de Constantine, est au moins douteuse. Il habite encore l'Arabie, la Perse et l'Afghanistan. Schlimmer l'indique comme très commun aux environs d'Ispahan; sa piqûre est presque instantanément mortelle.

NAJA NIGRICOLLIS Reinhardt, 1843. — Cette espèce est de la côte occidentale d'Afrique; Trémeau de Rochebrune la signale au Sénégal.

Naja tripudians Merrem.

Ce Serpent a reçu des Portugais, quand ils s'établirent aux Indes, le nom de *Cobra de capello*. Son cou, plus dilatable que celui de l'Haje, est marqué à sa face supérieure d'une tache

(1) C'est par ce Serpent que Cléopâtre se fit piquer, après la bataille d'Actium, pour échapper à Octave. Du temps de Galien, il était d'usage à Alexandrie de faire piquer par cet animal les condamnés à mort. Viaud-Grand-Marais a émis l'opinion que Cléopâtre n'était pas morte à la suite d'une piqûre d'Haje, mais s'était intoxiquée par l'oxyde de carbone!

ayant la forme d'une face à main, d'où le nom de *Serpent à lunettes*. Günther en distingue huit variétés, différant par la coloration et la netteté plus ou moins grande des lunettes; dans la variété *sputatrix* Reinhardt, de la Malaisie, celles-ci manquent totalement.

Le Cobra se trouve dans tout le sud de l'Asie, depuis l'Indus et le Suttlej jusqu'en Chine, où on le trouve encore par le travers des îles Tchou-San. On le connaît de l'archipel malais, mais il manque à Timor, aux Moluques et aux Célèbes. Il est très répandu en Hindoustan et abonde surtout au Bengale; il est arrêté au nord par l'Himalaya et ne dépasse pas le trentième degré de latitude. Il atteint et dépasse même une taille de $1^m,70$ et est vivipare. Ordinairement caché dans les vieilles souches d'arbre, les buissons et les vieux murs, il grimpe parfois sur les arbres et s'introduit ainsi dans les maisons, à travers les paillottes qui les recouvrent; il nage aussi fort bien et Günther assure qu'on l'a pris en mer à plusieurs milles au large.

Aux Indes, on ne compte pas moins de 37 espèces de Serpents venimeux, dont 18 Protéroglyphes et 19 Solénoglyphes (1). Le Cobra est le plus répandu et le plus redoutable de tous ces Serpents : aussi est-ce à lui qu'il convient d'attribuer la plus grande part de la mortalité par morsures venimeuses. Cette mortalité est véritablement effrayante ; elle atteint un chiffre si élevé, qu'on n'exagère pas en disant que les Serpents venimeux sont pour les Indes un fléau plus redoutable que le choléra. Fayrer a publié de nombreuses statistiques, desquelles il appert que chaque année 20,000 personnes en moyenne sont tuées aux Indes par les Serpents, soit un décès sur 12,000 habitants, la population de l'Hindoustan étant évaluée à 240 millions. D'après les documents officiels, le chiffre des décès par échidnisme dans toute la péninsule a été de 19,060 en 1880, de 18,610 en 1881, de 19,740 en 1887, de 22,134 en 1886; ce dernier chiffre n'avait pas encore été atteint.

(1) L'Australie possède encore un plus grand nombre de Serpents venimeux : sur 108 espèces d'Ophidiens qui s'y trouvent, 73 sont venimeuses, dont 58 espèces terrestres; le nombre des accidents est néanmoins à peu près nul, suivant Macleay. L'Amérique n'a guère qu'une vingtaine d'espèces venimeuses; l'Afrique en a davantage, mais on ne saurait encore en fixer le chiffre approximatif. L'Europe est favorisée à cet égard et n'a que cinq espèces venimeuses.

Dans le but de combattre ce terrible fléau, diverses mesures ont été prises. En 1858, le gouvernement local proposait une prime de 4 annas ($0^{fr},30$) pour tout Serpent tué et présenté à l'autorité : le résultat ne se fit pas longtemps attendre; des individus s'instituèrent chasseurs de Reptiles et, dans un seul cercle, touchèrent une prime de 4,628 francs pour 15,425 Serpents. La dépense devenant considérable, on crut pouvoir diminuer la prime de moitié, mais personne ne voulut plus se livrer à une chasse dangereuse pour une rétribution aussi modique et le nombre des Serpents présentés à l'autorité en 1860, dans ce même cercle, ne fut que de 250. On fut donc contraint de relever la prime à son taux primitif et la chasse recommença avec ardeur; du 29 mai au 20 octobre 1862, on présenta 18,423 Serpents, soit 110 par jour en moyenne; du 15 octobre au 17 décembre de la même année, on en livra 26,029, soit 463 par jour! Depuis cette époque, la destruction des Serpents, encouragée par des primes, se fait avec ardeur par toute l'Inde : en 1886, on en a tué 417,596; de 1878 à 1886, on en a détruit 2,672,407, chiffres officiels qui ne donnent évidemment qu'une approximation et restent au-dessous de la vérité.

Pour rendre la chasse plus efficace, le gouvernement a fait distribuer dans les villages des chromolithographies représentant les espèces venimeuses et, non content d'avoir fait appel à l'initiative de chacun, il a organisé dans les provinces les plus éprouvées, notamment dans le nord-ouest, des corps de *Kanjars*, spécialement destinés à chasser les Serpents. Chaque Kanjar reçoit une solde mensuelle de 2 roupies (5 francs) et doit tuer 20 Serpents; au-dessus de ce chiffre, il touche 2 annas ($0^{fr},15$) par Serpent abattu. C'est ainsi qu'il a été payé en 1880 une somme de 11,633 roupies ($29,082^{fr},50$) pour 212,776 Serpents et en 1881 une somme de 11,661 roupies ($29,902^{fr},50$) pour 254,968 Serpents.

Ophiophagus elaps Günther. — L'Hamadryas ou Serpentivore est le plus formidable de tous les Serpents venimeux; sa taille peut dépasser 4 mètres. D'après Tirant, il est plus commun en Birmanie et en Cochinchine que dans les Indes; on le trouve encore dans la presqu'île malaise, aux îles Andaman, dans l'Archipel malais, aux Philippines et dans le nord de la Nouvelle-Guinée. Non seulement il se jette sur l'Homme, mais il le poursuit même avec vivacité, ce que ne fait aucun autre Serpent. Les expériences de Cantor prouvent que son venin est extrêmement actif : un Chien succombe en moins d'un quart d'heure à une seule morsure, un Éléphant meurt en trois heures.

Sepedon hæmachates Merrem. — Le Serpent cracheur habite toute l'Afrique australe; il n'a guère qu'un mètre de longueur. Quand il est courroucé, le venin s'échappe de sa gueule : aussi a-t-il la réputation de le projeter à quelque distance, en visant les yeux de son ennemi.

Callophis Macclellandi. — Les Callophis sont de beaux Serpents du sud de l'Asie, au corps cylindrique et présentant par places une vive coloration rouge vermillon. De petite taille, ils ne sont point redoutables et ne cherchent qu'exceptionnellement à mordre; leur venin ne leur sert donc guère qu'à immobiliser les Calamariens dont ils font leur nourriture exclusive. *C. Macclellandi*, du Nepaul et de l'Assam, est long de 0m,70 ; *C. trimaculatus* et *C. annularis* sont des Indes; *C. intestinalis*, *C. bivirgatus* et *C. maculiceps* sont de Cochinchine.

Peters a créé le genre *Adeniophis* pour certaines espèces chez lesquelles les glandes à venin acquièrent un énorme développement et débordent dans la cavité générale, au point de refouler le cœur en arrière.

Acanthophis cerastinus Daudin. — Le Cérastin ou Vipère de la mort est le plus dangereux des Serpents australiens; il a une longueur d'un mètre au maximum ; la queue porte à son extrémité des écailles hérissées, imbriquées, terminées chacune par un aiguillon corné. Il est très commun dans le Queensland, la Victoria et la Nouvelle-Galles du sud; un Chien succombe rapidement à une seule morsure, au milieu de très violentes convulsions.

Les Élapides sont au nombre des Serpents les plus élégants : leur taille est toujours petite ; leur corps est d'une belle teinte rouge corail ou écarlate, parfois jaune ou verte, interrompue par des anneaux noirs diversement disposés suivant les espèces. Leur venin est très actif, mais leur bouche est petite, peu fendue, et ils cherchent rarement à mordre. On en distingue trois genres :

a. Plaque internasale touchant latéralement la nasale.
  b. Une nasale .... *Vermicella.*
  bb. Deux nasales.................................. *Elaps.*
aa. Internasale atteignant la première labiale........ *Microsoma.*

Le genre *Vermicella* est représenté en Australie par *V. annulata* et *V. lunata*.

Le genre *Elaps* est américain. Le Serpent corail (*E. corallinus* Schneider) est du Brésil : on assure que les Brésiliennes s'en servent comme de parure. Le prince Max. de Wied-Neuwied dit qu'il n'y a aucun danger à le manier ; il vaut mieux néanmoins se tenir sur une prudente réserve, comme le prouvent les expériences de H. von Jhering. Cet observateur fait mordre deux fois un Pigeon, à la patte droite, par *E. Marcgravi*, espèce de grande taille, mesurant jusqu'à 0m,75 : l'Oiseau meurt en 5 minutes; la patte mordue était enflée et avait pris une teinte bleuâtre sombre. J.-B. de Lacerda cite d'ailleurs le cas d'un naturaliste autrichien qui voyageait au Brésil et qui, mordu par *E. corallinus* sur le dos de la main, succomba douze heures après. True cite également une série de faits démontrant que les Élaps de l'Amérique septentrionale sont capables de donner la mort.

ORDRE DES SOLÉNOGLYPHES

Les Solénoglyphes ou *Thanatophides* sont les plus redoutables des Serpents venimeux. Ils sont en général plus petits que les Protéroglyphes, mais leur venin est peut-être encore plus actif que celui de ces derniers. Ils ont le corps trapu, la queue courte, la tête large, triangulaire et bien séparée du cou. Ce sont des animaux nocturnes, à pupille verticale ; ils n'enserrent point leur proie et ne s'attaquent jamais qu'à des animaux vivants, qu'ils frappent de leur terrible crochet venimeux, puis relâchent aussitôt, en attendant que le venin ait accompli son œuvre de destruction. Tous semblent être ovovivipares : la femelle met au monde un nombre de petits d'autant plus grand qu'elle est plus adulte. Les œufs sont pondus intacts, mais à peine sont-ils à terre que les petits en brisent la coque et sortent en rampant. Ceux-ci sont déjà en possession d'un venin très actif.

Ces Ophidiens se rapprochent des Protéroglyphes en ce que leur crochet à venin est situé à la partie antérieure de la bouche, par suite de la réduction de l'os maxillaire, mais celui-ci est très mobile et prend une position différente, suivant que l'animal a la gueule ouverte ou fermée. A l'état de repos, c'est-à-dire quand la gueule est fermée, le crochet est disposé horizontalement le long du palais, la pointe dirigée en arrière ; à mesure que la gueule s'ouvre, le crochet se redresse de plus en plus, sa pointe se porte en bas et en avant ; il prend finalement la situation verticale, favorable pour l'attaque (fig. 869). La muqueuse gingivale forme autour du crochet un large repli en fer à cheval ouvert en arrière ; ce repli le protège et le recouvre entièrement dans la première position, mais seulement en partie dans la seconde.

Le prémaxillaire, *Pmp*, est de petites dimensions et dépourvu de dents. Le maxillaire, *Mx*, est court et cylindrique ; chez les Crotalides, il est creusé d'une profonde fossette, dans laquelle s'infléchit le tégument

Par sa face supérieure, il s'articule avec le lacrymal, *La*, et acquiert ainsi une très grande mobilité; par son bord supéro-postérieur, il s'articule d'autre part avec l'os transverse, qui s'articule lui-même avec la partie moyenne du ptérygoïde, *Pt*. La dent venimeuse est immobile sur le maxillaire, en sorte que, dans les diverses positions qu'elle présente, elle est simplement entraînée par ce dernier, qui pivote autour de la trochlée lacrymale.

Quand la bouche est fermée, l'os carré, *Qu*, le ptérygoïde, *Pt*, et le pa-

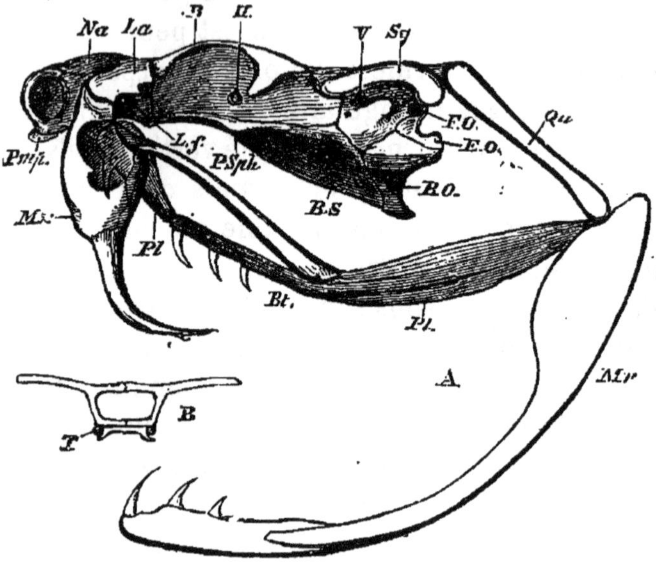

Fig. 869. — A, crâne de Crotale; B, coupe transversale du crâne passant par le point *B* de la figure A. — *B*, sus-orbitaire; *BO*, basi-occipital; *BS*, basisphénoïde; *Bt*, portion du ptérygoïdien située en avant de l'articulation de cet os avec le transverse et portant des dents; *EO*, exoccipital; *FO*, fenêtre ovale; *La*, lacrymal; *Lf*, fossette lacrymale; *Mr*, maxillaire inférieur; *Mx*, maxillaire supérieur; *Na*, nasal; *Pl*, palatin; *Pt*, ptérygoïdien; *Pmp*, prémaxillaire; *PSph*, présphénoïde; *Qu*, carré; *Sq*, squamosal; *T*, trabécules cartilagineux persistants; II, orifice pour le passage du nerf optique; V, orifice pour le passage du nerf de la cinquième paire.

latin, *Pl*, sont disposés de telle façon que ce dernier os pousse contre le maxillaire, *Mx*; celui-ci bascule, sa face postérieure devient supérieure et la grande dent canaliculée se couche le long de la muqueuse palatine.

Lorsque l'animal ouvre la bouche, le muscle digastrique (fig. 870, *g*) porte en avant l'articulation quadrato-mandibulaire; il en résulte que le ptérygoïde est lui-même poussé en avant, que le ptérygoïde et le palatin, d'abord en ligne droite, se coudent et que ce dernier tire par conséquent sur le maxillaire. Celui-ci se redresse donc et la dent, devenue verticale, est prête à frapper.

Les Solénoglyphes comprennent les quatre familles sui-

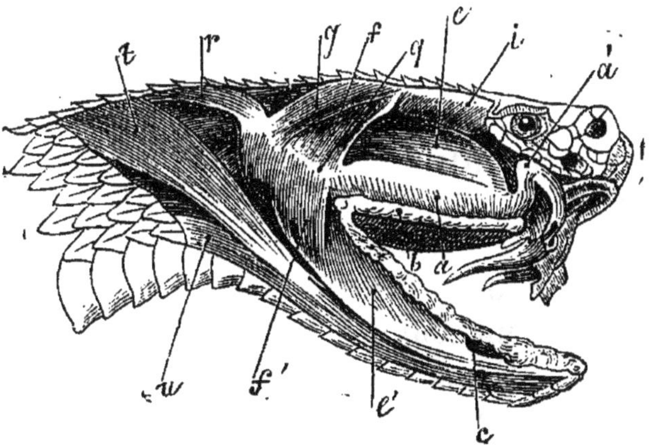

Fig. 870. — Appareil venimeux du Crotale, d'après Gervais et van Beneden. — *a*, glande à venin ; *a'*, son canal excréteur ; *b*, glande salivaire sus-maxillaire ; *c*, glande salivaire sous-maxillaire ; *e*, muscle temporal antérieur ; *e'*, sa portion mandibulaire ; *f*, *f'*, muscle temporal postérieur ; *g*, muscle digastrique ; *i*, muscle temporal moyen ; *q*, ligament articulo-maxillaire ; *r*, muscle cervico-angulaire ; *t*, muscle vertébro-mandibulaire ; *u*, muscle costo-mandibulaire.

vantes ; les deux premières n'ont pour nous qu'une importance secondaire :

Os maxillaire	non excavé ; os postfrontal...	absent................		Atractaspides.
		présent ; crochet sillonné en avant.....	présent.	Causides.
			absent..	Vipérides.
	excavé................................			Crotalides.

Les Atractaspides ont la tête courte, large, non distincte du cou, couverte de plaques ; il n'y a pas de fossette entre l'œil et la narine. La queue n'a qu'un seul rang d'urostèges. *Atractaspis corpulentus* Hallowell est de l'Afrique occidentale ; *A. irregularis* Reinhardt, de l'Afrique méridionale. Ces deux espèces se rencontrent au Sénégal, ainsi que *A. Bibroni*, *A. aterrimus* et *A. microlepidotus*.

La petite famille des Causides ne renferme que les trois genres *Causus*, *Heterophis* et *Dinodipsas* ; *C. rhombeatus* et *C. Lichtensteini* sont du Sénégal.

Les Vipérides sont des Serpents vivipares (1), terrestres, au corps lourd et trapu ; la tête, large et bien distincte du cou, n'a pas de fossette entre l'œil et la narine. Cette famille com-

(1) *Vipera* n'est qu'une corruption de *vivipara*.

prend sept genres (*Vipera*, *Daboia*, *Cerastes*, *Bitis*, *Clotho*, *Echis* et *Atheris*), particuliers à l'ancien monde et surtout à l'Afrique.

Vipera aspis Merrem.

La Vipère aspic atteint et dépasse même une longueur de $0^m,70$; elle n'a d'ordinaire guère plus de $0^m,50$ à $0^m,60$. La queue est courte, conique et mesure $0^m,07$ à $0^m,09$. La tête a d'ordinaire un contour piriforme (fig. 871) ; sa face supérieure, plane ou même concave, est couverte de petites squames irrégulières et imbriquées, plus petites que celles du dos en arrière des orbites, mais plus grandes en avant ; il n'est pas rare de rencontrer des individus qui portent entre les orbites deux ou trois squames irrégulières, plus grandes que les autres. Une forte squame surcilière protège l'œil. Le museau, carrément tronqué, déborde la mâchoire inférieure en avant et se retrousse nettement, mais sans se prolonger en pointe. Le cou est bien distinct ; les écailles, lisses sur la tête, y prennent une carène, qu'elles conservent sur tout le reste du corps. Vers le milieu de celui-ci, on compte vingt et une écailles dans la longueur d'un rang oblique.

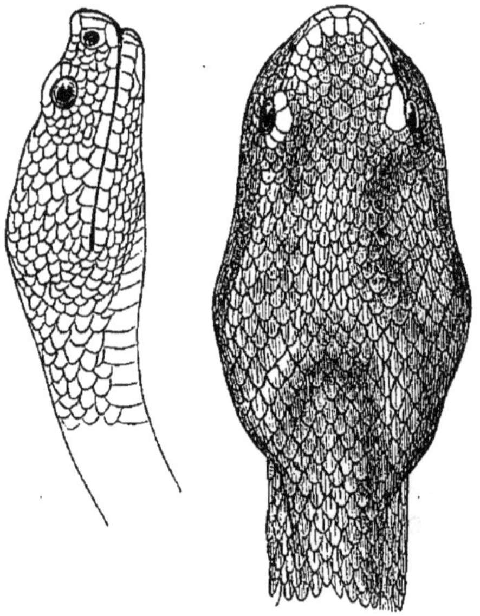

Fig. 871. — Tête de *Vipera aspis*, de grandeur naturelle et grossie.

La teinte fondamentale est brune, olivâtre ou rousse ; suivant que l'une ou l'autre prédomine, on distingue diverses variétés dont l'énumération ne saurait trouver place ici ; l'Aspic rouge a la réputation non justifiée d'être plus dangereux que le noir. En avant des yeux, une bande noire traverse la tête ; plus en arrière, deux lignes obliques forment un $\wedge$, fermé ou non à sa pointe ; enfin, la face supérieure du corps est marquée de deux séries longitudinales de taches noires, symétriques et réunies par des bandes transversales ou alternes et disposées en zigzag.

L'Aspic se tient principalement sur les coteaux arides, rocailleux et plantés de taillis, plus rarement dans les champs. S'il ne se trouvait en quelques localités du nord de l'Algérie, on pourrait le dire exclusivement européen. Rare en Grèce et en Dalmatie, il est commun au contraire dans tout le sud-ouest de l'Europe. Il existe par toute la France, sauf certaines localités du nord-ouest, telles que la Moselle ; il est très rare en Belgique et dans le Luxembourg. On le trouve encore dans le massif central des Alpes, dans le Tyrol, en Istrie, en Carniole, dans les cantons de Vaud et du Valais, ainsi que dans le Palatinat et le sud de la Bavière. Aux environs de Paris, il abonde dans la forêt de Fontainebleau ; on le rencontrerait aussi dans les forêts de Sénart et de Montmorency.

On trouvera dans les ouvrages de Soubeiran et de Viaud-Grand-Marais, puis dans ceux plus récents de Feoktistow et de Kaufmann, une étude complète de l'action physiologique du venin de la Vipère, étude qui nous dispensera d'entrer ici dans de longs détails.

On remarque une très grande ressemblance d'action entre l'ichthyotoxine du sang des Murénides et le venin de la Vipère, mais le venin est trois fois plus toxique. Injecté directement dans les veines, il détermine une très courte excitation, suivie bientôt d'un assoupissement qui dure jusqu'à la mort. L'intelligence reste intacte, mais la sensibilité générale est promptement atteinte, ainsi que la motilité volontaire ou réflexe. La pression sanguine subit une diminution considérable, par suite de la dilatation des vaisseaux des viscères abdominaux. Le nerf pneumogastrique ne conduit plus qu'imparfaitement l'influx nerveux, son excitation ralentit le cœur, mais est incapable de l'arrêter ; il en résulte que les battements du cœur sont extrêmement accélérés, d'où diminution du volume des ondées lancées par le cœur et faiblesse corrélative du pouls. La respiration et la calorification ne subissent pas de graves modifications ; pourtant les nerfs diaphragmatiques et le diaphragme sont souvent trouvés inexcitables, immédiatement après la mort ; la respiration s'arrête avant le cœur, sans doute par suite de cette inexcitabilité, et la mort arrive par asphyxie ; en pratiquant la respiration artificielle, on prolonge notablement la vie. Kaufmann est d'avis que la mort est due à l'apoplexie gastro-intestinale et à l'action stupéfiante directement exercée sur le système nerveux ; le ventricule gauche s'arrête en premier lieu, les oreillettes battent encore après que le ventricule droit est mort.

Aussitôt après la mort, les nerfs moteurs et les muscles n'ont rien perdu de leur excitabilité. L'autopsie décèle constamment d'énormes congestions, des extravasations sanguines et des hémorrhagies de la muqueuse gastro-intestinale, du rein, du foie, de l'endocarde, de la vessie et des muscles. Le sang est fluide et très peu coagulable ; les hématies, de discoïdes, sont devenues globuleuses ; l'hémoglobine est en dissolution dans le plasma; le sang est noir et asphyxique, mais le contact avec l'air ne tarde pas à lui restituer toute sa rutilance.

Injecté sous la peau, le venin produit, au point de l'injection et dans les tissus ambiants, des accidents locaux qui consistent en une tuméfaction plus ou moins intense, d'une coloration violette ou noire, par suite de l'extravasation sanguine et séreuse dans les tissus touchés par le venin. La diffusion du venin dans les tissus se fait lentement; même dans les cas où il se produit de graves accidents généraux, il n'est que très incomplètement absorbé par les veines et reste, sans rien perdre de son activité, autour du point où s'est faite l'inoculation : la sérosité exprimée des tissus altérés est en effet très venimeuse, d'après Kaufmann. La mort peut résulter de l'absorption directe du venin, auquel cas on trouve à l'autopsie les lésions signalées plus haut ; ou bien elle est la conséquence de l'altération des tissus au point d'inoculation : elle est alors plus tardive et on ne constate pas de lésions internes, mais bien des altérations locales très considérables.

On a préconisé successivement un grand nombre de substances comme antidotes. Nous avons déjà dit que l'ammoniaque était inefficace et ne méritait aucunement sa réputation. Le permanganate de potasse en solution fraîche au centième est préférable, bien qu'il se borne à atténuer l'énergie du venin, sans l'annihiler totalement : on l'injecte dans les parties mordues ; dans les cas d'intervention tardive et de gonflement avancé du membre, on l'injecte aussi à la limite du gonflement. Le meilleur alexitère local est, suivant Kaufmann, l'acide chromique à 1 p. 100 : il enraye les désordres locaux, atténue notablement les accidents généraux et a l'avantage de n'être point caustique.

Moquin-Tandon estime que la Vipère ne verse pas plus de 0gr,02 de venin dans chacune de ses morsures; cette dose, qui ne correspond pas à plus de 0gr,01 de principe actif, détermine les accidents que nous venons de décrire et est souvent suffisante pour causer la mort. En Vendée, où le Serpent est très commun, Viaud-Grand-Marais estime qu'il tue dans le cinquième des cas.

L'Aspic est très inégalement répandu en France : on ne le connaît pas dans le Nord et dans la Haute-Saône; il est rare dans la Meuse, les Vosges, l'Oise, la Corrèze et les Bouches-du-Rhône; il est très abondant en Vendée, dans la Loire-Inférieure, la Haute-Marne, le Lot et la Côte-d'Or. En 1855, les accidents par morsure de Vipère étaient devenus si fréquents, que le Conseil général de la Haute-Marne vota un crédit spécial pour encourager à la destruction du Reptile, et le préfet fixa à $0^{fr},50$ la prime allouée par tête de Vipère présentée aux maires; l'année suivante, en 1856, on présenta 17,415 Vipères. La prime fut alors abaissée à $0^{fr},25$, ce qui eut pour conséquence un ralentissement du zèle des chasseurs; en six ans, on constata néanmoins la destruction de 57,045 Vipères.

La mortalité par morsure de Vipère est relativement élevée: Viaud-Grand-Marais a recueilli 319 cas de morsure d'Aspic et de Péliade, dont 47 furent mortels, soit 14,10 pour 100; sur ce nombre, deux décès seulement sont imputables à la Péliade.

Suivant H. Pasquier, il est d'usage dans certaines localités de la Vendée et de la Loire-Inférieure, de tremper les faux dans une macération de Crapauds et de têtes de Serpents, sous prétexte de rendre leur fil plus tranchant. Il est inutile d'insister sur le danger d'une semblable pratique.

M. Kaufmann, *Du venin de la Vipère.* Mém. de l'Acad. de médecine, XXXVI, p. 1, 1889.

Vipera berus Linné.

Synonymie : *Pelias berus* Duméril et Bibron.

La Péliade atteint une longueur maximum de $0^m,65$ pour le mâle, de $0^m,75$ pour la femelle. Sa coloration est très variable et passe, suivant les individus, du gris pâle au noir ou au rougeâtre; le seul caractère à peu près constant est la présence sur le dos d'une ligne noire ou brune, flexueuse et souvent interrompue de place en place. La tête, près d'un tiers plus petite que celle de l'Aspic, porte entre les yeux trois plaques contiguës, rappelant les plaques céphaliques des Couleuvres, mais moins grandes (fig. 872); l'œil est abrité sous une écaille sourcilière saillante; le museau est régulièrement arrondi.

V. berus a une très grande extension géographique. Elle s'étend du 9e degré de latitude ouest au 140e degré de latitude est et du 38e au 67e degré de latitude nord. On la trouve, en effet, en Portugal, en Italie, en France, en Autriche-Hongrie, en Suède et Norvège (1), dans toute la Russie, de la mer Noire à la mer Blanche ; on la rencontre encore au Caucase, dans le Turkestan, en Sibérie et en Mongolie. Elle est le seul Reptile venimeux d'Angleterre ; sa distribution en Allemagne a été indiquée avec détails par plusieurs auteurs, notamment par Blum. En France, elle est commune dans les Pyrénées, en Bretagne et en Normandie, mais manque dans la zone occidentale intermédiaire (Gironde, Charente, Charente-Inferieure, Vendée, Loire-Inférieure). Aux environs de Paris, on la connaît de la forêt de Sénart, où C. Duméril s'est laissé mordre par elle, au moment où il s'en emparait, la confondant avec la Couleuvre vipérine ; elle ne se trouve pas à Fontainebleau. Sa morsure est plus rarement mortelle que celle de l'Aspic.

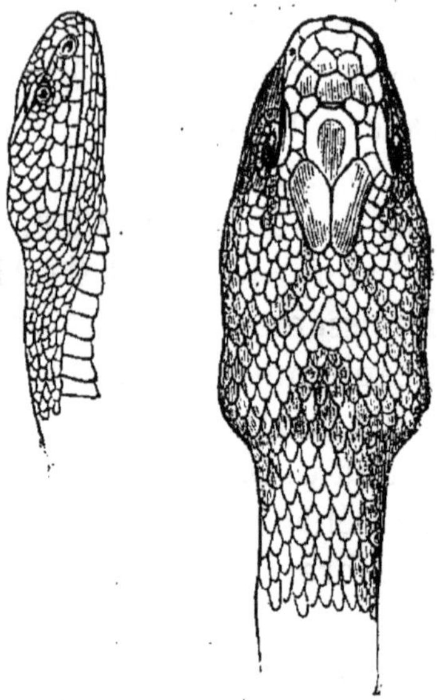

Fig. 872. — Tête de *Vipera berus*, de grandeur naturelle et grossie.

J. Blum, *Die Kreuzotter und ihre Verbreitung in Deutschland.* Abhandl. der Senckenberg. naturf. Gesellschaft, XV, p. 123, 1888.

Vipera ammodytes Duméril et Bibron. — L'Ammodyte est plus petite que l'Aspic, dont elle a d'ailleurs la forme. La tête est aplatie, couverte d'écailles ; le museau se relève en une pointe molle, couverte de petites écailles. La coloration varie du rouge rosé au brunâtre ; le dos est marqué sur toute sa longueur d'un bande noire en zigzag.

Cette Vipère s'étend du 3e au 35e degré de longitude est et du 34e au 47e degré de latitude nord. Elle est très commune dans le sud de l'Autriche, en Bosnie, en Herzégovine ; elle remonte en Hongrie jusqu'à Klausenburg, d'après Tömösváry ; elle descend jusque dans la Vénitie, d'après Pirona. On la connaît encore du sud de l'Italie, de la Grèce, du sud-est de la Turquie, des Cyclades, de Syrie et du nord

(1) Au temps des invasions scandinaves, un supplice en usage consistait à faire mordre par les Serpents : c'est ainsi que mourut le pirate Ragnard Ladbrog.

de l'Algérie. Elle a été signalée en Espagne et en Portugal, mais elle y est en réalité remplacée par une forme distincte, remarquable en ce que, par la plupart de ses caractères, elle est intermédiaire entre *V. aspis* et *V. ammodytes*.

DABOIA RUSSELI Gray (*Vipera elegans*). — La Vipère élégante ou à chaîne, ainsi nommée à cause de sa belle coloration, peut atteindre jusqu'à 2m10 de longueur. On la trouve à Ceylan, à Java, à Sumatra, dans tout l'Hindoustan, à Siam ; on ne la signale ni au Cambodge ni en Cochinchine ; elle abonde au Bengale et au pied de l'Himalaya, qu'elle remonte jusqu'à 1600 mètres d'altitude. Elle est surtout nocturne et contribue certainement pour une large part aux cas de mort survenus aux Indes par suite de la morsure de Serpents dont la nature est indéterminée.

Les nombreuses expériences de Russel et de Fayrer ont montré que le venin du Daboia n'est pas moins actif que celui du Cobra. Dans les cas où l'envenimation est le plus complète, la mort arrive promptement : en vingt secondes chez la Poule, en six minutes chez le Lapin, en une demi-heure chez le Bœuf et le Cheval. L'Homme ne survit qu'exceptionnellement à sa morsure.

CERASTES ÆGYPTIACUS Duméril et Bibron. — Le Céraste ou Vipère cornue a rarement plus de 0m70 de longueur ; il est reconnaissable aux deux cornes anguleuses qui surmontent ses sourcils et consistent en écailles très développées (fig. 873). Il vit dans les déserts et a la couleur du sable, dans lequel il se tient enfoui, ne laissant dépasser que ses yeux et ses deux cornes ; il est d'autant plus redoutable pour des gens qui ont coutume de marcher pieds nus ou chaussés de simples sandales. On le voit rarement pendant le jour, mais les feux de bivouac allumés pendant la nuit l'attirent en telle abondance, que les campements en deviennent inhabitables.

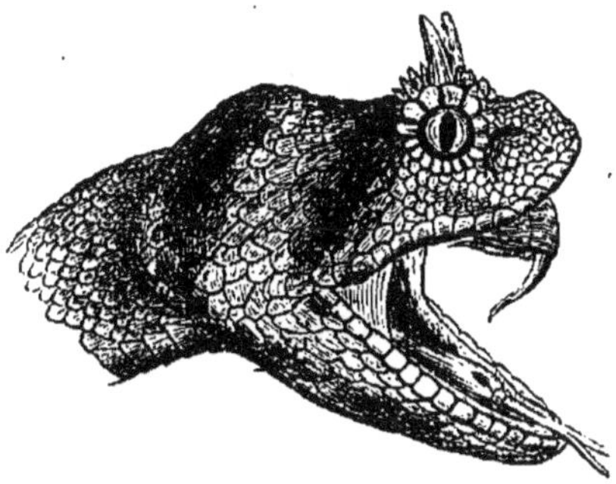

Fig. 873. — Tête de *Cerastes ægyptiacus*.

Ce Serpent est commun dans tout le nord de l'Afrique, depuis le Maroc jusqu'en Égypte : nous l'avons observé dans la région de Touggourt ; plus au sud, il est également répandu au Sénégal, sur le haut Niger, dans le Soudan oriental, le Darfour et le Cordofan. On le trouve également en Arabie. En Algérie, on a souvent l'occasion d'observer des malades piqués par le Céraste et condamnés à une mort rapide ; la statistique des cas de guérison n'est pourtant pas trop défavorable. Les Arabes, suivant Verdalle, croient que le remède le plus efficace consiste à plonger sans retard le malade dans le ventre fraîchement ouvert d'un Chameau.

On connaît quelques autres espèces du même genre. *C. caudalis* Duméril et Bibron est du Sénégal et de la côte occidentale d'Afrique; *C. lophophrys* est du cap de Bonne-Espérance, *C. persicus* de la Perse.

Au genre *Bitis* Gray, 1842 (*Echidna* Merrem, 1820; nec Forster, 1778) appartient la Vipère heurtante (*B. arietans* Gray), encore appelé Serpent cracheur ou Serpent minute (1); elle est répandue par toute l'Afrique, depuis le 17e degré de latitude nord jusqu'au Cap de Bonne-Espérance; elle est commune au Sénégal. *B. rhinoceros* Gray se trouve au Gabon et au Sénégal; elle atteint une longueur de 1m,65.

Les Crotalides ont pour caractère distinctif de présenter une profonde fossette entre l'œil et la narine. Ils sont plus forts, plus sveltes et ont la queue plus allongée que les Vipérides. La tête, généralement couverte d'écailles, est triangulaire et bien distincte du cou. Cette famille comprend douze genres, particuliers à l'Amérique et au sud de l'Asie; un seul vit dans la partie la plus orientale de l'Europe; l'Afrique et l'Océanie n'en possèdent aucun. Les genres *Sistrurus* et *Crotalus* se distinguent à ce que la queue se termine par une *sonnette;* dans les autres genres, la queue porte un seul rang (*Bothriopsis*, *Bothriechis*, *Teleuraspis*, *Ancistrodon*) ou deux rangs d'urostèges (*Lachesis*, *Bothrops*, *Peltopelor*, *Hypnale*, *Trigonocephalus*, *Calloselasma*).

Lachesis mutus Wagler. — Le Surucucu est répandu dans les forêts de tout le Brésil et des Guyanes. Il a souvent plus de 2m,10 de longueur. La queue porte à son extrémité dix ou douze rangées d'écailles épineuses et se termine par une pointe cornée. Les crochets à venin ont jusqu'à 0m,02 de longueur : des armes aussi redoutables font du Surucucu le plus fort et le plus audacieux des Solénoglyphes; son venin tue sûrement l'Homme et tue aussi les plus gros animaux; un Bœuf succombe en deux heures. Les glandes à venin de ce Serpent, réduites en granules, figurent dans la pharmacopée homœopathique.

Bothrops lanceolatus Wagler. — La Vipère fer-de-lance ou Trigonocéphale des Antilles ne se trouve qu'à la Martinique, à

(1) A cause de la rapidité avec laquelle agit son venin. Ce même nom est souvent donné aussi à un Epanodonte inoffensif, *Typhlops braminus*.

Sainte-Lucie et dans la petite île de Bequia. Elle infeste littéralement la Martinique : elle se tient de préférence dans les forêts, dans les cultures, dans les plantations de Canne à sucre; aussi cause-t-elle chaque année la mort d'un bon nombre d'individus travaillant aux plantations ; elle pénètre même dans les cases des noirs établis en pleine campagne. On a tenté d'introduire dans l'île le Serpentaire (*Gypogeranus serpentarius* Illiger), Oiseau du sud de l'Afrique qui fait la chasse aux Ophidiens, mais la négligence des colons a été telle, qu'ils n'ont point su acclimater un aussi précieux auxiliaire.

Le Fer-de-Lance est long de 1^m,30 à 1^m,70; il atteint rarement plus de 2 mètres. Sa couleur varie du jaune clair au jaune foncé; quelques-uns sont gris ou noirs. Son venin est mortel pour tous les animaux, même pour le Bœuf et le Cheval; toutefois, les cas mortels ne sont pas très nombreux dans l'espèce humaine, sans doute en raison du traitement prompt et énergique auquel le patient se soumet. A Sainte-Lucie, on estime à 180 le nombre des individus mordus chaque année; celui des décès serait seulement de 20. A la Martinique, il y aurait, suivant Rufz, 25 à 30 cas de morsure par an et seulement un décès; Brassac nous semble être plus exact, en évaluant les cas de mort au quart ou au cinquième des cas de piqûre; Encognère dit enfin qu'il meurt en moyenne, dans chaque commune, deux personnes par an, ce qui donne un total d'environ 50 décès. Chez les individus qui survivent, la guérison est rarement complète : il reste ordinairement des trajets fistuleux, des ulcères, des nécroses, des paralysies ou des amauroses trop souvent incurables.

Bothrops atrox Wagler. — Le Labaria ou Grage est commun au Brésil et aux Guyanes ; d'après Jan, il descendrait jusqu'à Buenos-Aires et remonterait jusqu'au Mexique, mais Sumichrast ne le signale pas dans ce dernier pays. Cet animal a des habitudes terrestres, mais nage et plonge fort habilement ; il est long de 1^m80. Sa morsure est mortelle dans les deux tiers des cas, d'après Tschudi.

Bothrops brasiliensis. — Le Jararaca ou Jararacussu, souvent confondu avec l'espèce précédente, ne semble pas dépasser les limites du Brésil, où il est très abondant. Injecté dans les tissus, son venin ne s'absorbe que lentement et produit de graves accidents locaux. Sa morsure est presque toujours mortelle.

On doit rattacher au genre *Bothrops* des Solénoglyphes arboricoles de la Malaisie, des Indes et de l'Indo-Chine, désignés ordinairement sous le nom de *Trimeresurus* Lacépède ou *Trimesurus* Gray; ils atteignent ou dépassent rarement une taille de 0m,80. Dissimulés dans le feuillage, où ils sont peu visibles, grâce à leur coloration verte, ils mordent surtout ceux qui vont cueillir des fleurs ou des fruits, mais ils ne déterminent guère de graves accidents. Leur venin tue généralement des animaux de taille moyenne, comme la Poule, mais le Porc et le Chien résistent à son action. Il en est de même pour l'Homme dans la grande majorité des cas; Hansel rapporte pourtant l'observation d'une femme qui, mordue au bras, aurait succombé en moins d'une demi-heure.

B. erythrurus, long de 0m,83, se trouve au Bengale, au Cambodge, en Cochinchine, dans le sud de la Chine et à Java; *B. gramineus* a une distribution à peu près identique, mais n'existe pas en Cochinchine; *B. Wagleri* est de Malaisie.

Peltopelor macrolepis et *Hypnale nepa* sont de l'Hindoustan.

Le genre *Trigonocephalus* Oppel ne comprend qu'une seule espèce européenne, *Tr. halys*. Ce Serpent, long à peine de 0m,70, habite les steppes du bassin inférieur du Volga et de l'Oural; on le trouve encore dans le Turkestan et dans le sud de la Sibérie. Plusieurs espèces, parmi lesquelles *Tr. Blomhoffi* Boie, sont redoutées au Japon; elles sont fréquemment la cause de graves accidents. Le Mocassin d'eau (*Tr. piscivorus*) vit dans la partie méridionale des États-Unis; il peut atteindre une longueur de 1m,50.

Le genre *Calloselasma* Cope (*Leiolepis* Duméril et Bibron, *Tisiphone* Fitzinger) comprend un beau Serpent de l'Inde, de l'Indo-Chine et de Java, *C. rhodostoma* Reinwardt; Tirant le signale en Cochinchine. Il est très redouté, et à juste titre, semble-t-il: Kuhl a été témoin d'un cas où deux individus, mordus par le même Serpent, moururent en cinq minutes; Schlegel assure également qu'il cause souvent la mort en moins d'un quart d'heure.

Le Mocassin ou Copperhead (*Ancistrodon contortrix*) a rarement plus d'un mètre de longueur; on le trouve aux États-Unis, du 25e au 45e degré de latitude nord; Sumichrast ne le mentionne pas au Mexique, où il est remplacé par *A. bilineatus* Günther. Il se tient dans les endroits humides et marécageux, notamment dans les rizières et les plantations de Canne à sucre. On le redoute beaucoup plus que le Crotale, en raison de son agilité plus grande.

Les deux genres *Sistrurus* Garman, 1883, et *Crotalus* Linné, 1754, forment la famille des Serpents à sonnette, exclusivement américaine (1). Chez tous, la queue se termine par une

(1) La classification des Serpents à sonnette a été remarquablement em-

sonnette ou grelot (fig. 874), formée d'une série d'étuis cornés emboîtés les uns dans les autres. Cette sonnette est mise en mouvement au gré de l'animal et fait alors entendre un bruit strident. Elle est une production de l'épiderme et résulte d'une modification des écailles terminales de la queue; elle est soutenue par les six à huit dernières vertèbres caudales, élargies et fusionnées.

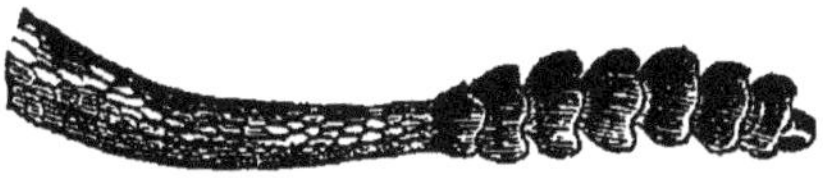

Fig. 874. — Appendice caudal du Crotale.

Le nombre des anneaux constituant la sonnette est variable: on admet généralement que ce nombre est en rapport avec l'âge de l'animal et qu'il se forme un nouvel anneau soit à chaque mue, soit chaque année. Mais cette opinion n'est pas exacte; Duméril et Bibron ont constaté qu'il n'y a aucune concordance entre le nombre des anneaux et celui des mues et que, par conséquent, l'examen de la sonnette ne peut aider à la détermination de l'âge du Serpent. Garman a étudié son mode de formation chez de très jeunes Serpents et a reconnu que la pointe cornée, par laquelle se termine la queue de certains autres Solénoglyphes (*Lachesis*, *Ancistrodon*), représente le premier état de développement de la sonnette.

Sistrurus catenatus Rafinesque a de 23 à 25 rangées d'écailles vers le milieu de sa longueur. Il habite le bassin du Mississipi et de l'Ohio. *S. miliarius* Linné a de 21 à 23 rangées d'écailles; il habite le sud des États-Unis et le Mexique.

Crotalus cerastes Hallowell, de la Californie, de l'Arizona et du Mexique, appartient à un premier groupe de Crotales, chez lesquels la plaque nasale est indivise; il y a 21 à 23 rangées d'écailles et 11 à 14 plaques labiales; la plaque sourcilière se soulève en une sorte de corne.

Dans un second groupe de Crotales, la plaque nasale est toujours divisée. *Cr. tigris* Baird, 1859, a 21 à 23 rangées d'écailles légèrement carénées et 14 plaques labiales; *Cr. triseriatus* Wiegmann, 1828, a 23 à 25 rangées d'écailles et 12 à 14 plaques labiales. Tous deux sont du Mexique.

CROTALUS HORRIDUS Linné, 1758. — Il est très répandu depuis le Texas jusqu'à la région des grands lacs et du Saint-Laurent. Il présente de 23 à 25 rangées d'écailles et 12 à 16 pla-

brouillée par les auteurs. Nous suivons ici celle qui a été adoptée par S. Garman (*The Reptiles and Batrachians of North America*. Mem. of the Museum of compar. zoology at Harvard College, VIII, n° 3, 1883).

ques labiales; il atteint rarement une longueur de $1^{m},80$. Sa morsure, suivant Weir Mitchell, est mortelle dans le quart des cas, malgré un traitement approprié. Dans les régions où il abonde, on laisse errer dans les forêts des Porcs qui en détruisent une grande quantité et qui le poursuivent avec d'autant plus d'acharnement, que leur épais pannicule adipeux s'oppose à une rapide absorption du venin et leur procure ainsi une immunité relative contre le danger des morsures. D'après Weir Mitchell, un Crotale de forte taille émet à chaque morsure trois ou quatre gouttes, représentant $0^{gr},15$ à $0^{gr},20$ de venin.

Crotalus durissus Linné, 1758. — Il présente de 29 à 31 rangées d'écailles et 13 à 16 plaques labiales; on le trouve depuis le Mexique jusqu'à la République Argentine. La variété *molossus* (18 plaques labiales) est de l'Arizona, du Nouveau-Mexique et du Mexique septentrional; la variété *basiliscus* est du Mexique occidental. Ce terrible Serpent est la *Vibora de cascabel* des Hispano-Américains, le *Cascavel* ou *Boiquira* des Brésiliens. Son venin est assez énergique pour tuer les plus gros animaux.

Sous-classe des Chéloniens.

Peu d'animaux forment un groupe naturel aussi nettement délimité que celui des Chéloniens ou Tortues, caractérisés par la présence autour du tronc d'une boîte osseuse ou *carapace* plus ou moins complète.

Les vertèbres sont de forme très variable. Les deux mâchoires sont revêtues d'une gaine cornée constituant un bec; les dents manquent, mais elles existaient chez les ancêtres des Chéloniens actuels et l'embryon de *Trionyx* en possède encore. Le prémaxillaire est rudimentaire; les deux moitiés de la mâchoire inférieure sont fusionnées en une seule pièce; l'os transverse fait défaut.

Le sternum manque également; en revanche, les côtes sont très développées et prennent part à la formation de la carapace. La ceinture scapulaire n'a pas de clavicule; l'omoplate s'articule avec le coracoïde et s'est soudée avec le précoracoïde, qui devient ainsi l'*acromion*, simple prolongement du scapulum.

Le carpe et le tarse sont analogues à ceux des Urodèles; il y a cinq doigts et cinq orteils, avec vestiges plus ou moins nets d'un sixième et d'un septième doigts, ainsi que d'un sixième orteil (*Chelonia*).

Le corps est court, trapu, ellipsoïde ou semi-globuleux. La tête, le cou, les membres et la queue sont recouverts d'une peau coriace;

l'animal a le plus souvent la faculté de les rétracter et de les abriter sous sa carapace, quand un danger vient à le menacer. Au-dessus de la carapace, l'épiderme s'est modifié et est devenu corné, de manière à former l'*écaille;* celle-ci est disposée par plaques qui ne correspondent point à celles de la carapace.

La carapace résulte d'une ossification du derme ; elle comprend une partie supérieure plus ou moins bombée, la *dossière,* et une partie inférieure ou ventrale, plus ou moins plane, le *plastron.*

La dossière comprend un nombre variable de *plaques neurales* ou *vertébrales*, disposées en une série médiane que termine la *nucale* en avant et la *pygale* en arrière. De chaque côté se voit une simple rangée de *plaques costales*, plus larges que longues et intimement unies aux côtes sous-jacentes. Celles-ci sont très allongées et s'unissent à la périphérie de la carapace avec les *plaques marginales*. Les costales s'unissent aux marginales chez les Émydes et les Chersides, dont la dossière est totalement osseuse; elles en sont plus ou moins distantes chez les Chélonides, dont la dossière n'est qu'incomplètement ossifiée. Les plaques marginales font défaut chez *Trionyx.*

Le plus souvent, le plastron comprend neuf pièces intimement unies, une impaire et quatre paires ; chez *Chelonia midas*, ces pièces forment deux groupes latéraux, réunis seulement par l'entoplastron impair et les deux épiplastrons. Le plastron s'unit à la dossière par l'intermédiaire des plaques marginales ; il se forme chez l'embryon avant la dossière; les précurseurs de nos Tortues le possédaient sans doute longtemps avant cette dernière.

Au cou et à la queue, la peau est tuberculeuse plutôt qu'écailleuse et dépourvue de glandes ; elle se couvre de fortes écailles cornées sur les pattes. Celles-ci sont terminées par des ongles courts et puissants; elles sont courtes et arrondies chez les espèces terrestres, plus longues et aplaties en rames chez les espèces marines.

La plupart des Chéloniens sont herbivores; leur tube digestif a plusieurs fois la longueur du corps. Le cloaque s'ouvre au dehors par un orifice circulaire; à son intérieur, on voit dans les deux sexes une paire de *poches cloacales :* ce sont deux culs-de-sacs symétriques, à forte paroi musculeuse et formés par une invagination de la muqueuse du cloaque.

Le mâle est souvent reconnaissable à ce que son plastron est déprimé en son milieu. L'organe copulateur est impair et consiste en un pénis légèrement exsertile; il est formé de deux lames fibreuses, contiguës sur la ligne médiane et représentant chacune un corps caverneux, que le sang accumulé dans ses lacunes rend turgide au moment de la copulation. La muqueuse cloacale, très riche en muscles lisses, s'infléchit autour de cet organe ; elle est parcourue à sa face inférieure par un sillon longitudinal qui sert à diriger le jet du sperme. Les uretères et les conduits sexuels débouchent dans le col de la vessie.

La chair et les œufs d'un grand nombre de Tortues sont recherchés et fort appréciés. L'ingestion de la chair de certaines espèces cause parfois des accidents qui sont vraisemblablement de même nature que ceux du botulisme.

La sous-classe des Chéloniens forme un seul ordre, qui comprend cinq familles distinctes.

Les CHÉLONIDES ou *Thalassites* vivent dans la haute mer, s'accouplent dans l'eau et ne viennent à terre que pour pondre dans le sable du rivage leurs œufs à coque molle; dès qu'ils sont éclos, les jeunes se rendent à la mer. La carapace est déprimée, cordiforme. Les pattes sont étalées en rames, les antérieures plus longues que les postérieures; les doigts sont à peu près immobiles. L'orifice des narines est surmonté d'un bourrelet charnu, qui les obture au gré de l'animal. Quelques-unes de ces Tortues atteignent une taille considérable et un poids de plusieurs quintaux; on les chasse pour se procurer leur chair et leur écaille.

Les *Chélonines* ont une carapace formée de plaques osseuses incomplètement réunies les unes aux autres.

La Tortue franche (*Chelonia viridis*, *Ch. esculenta* Merrem) se trouve dans toutes les mers chaudes et tempérées, à l'exception de la Méditerranée; elle est herbivore, atteint une longueur de 2 mètres et dépasse souvent le poids de 500 kilogrammes. *Ch. virgata* Schweigger, de l'Océan Indien, n'est peut-être qu'une variété de la précédente. Sa chair est succulente, mais serait parfois vénéneuse, d'après Tirant; ses œufs, d'un jaune pâle, sont exquis et abondent sur les marchés de Cochinchine, au moment de la ponte. Le Caret, *Ch.* (*Caretta*) *imbricata*, est carnivore; sa chair est mauvaise, mais ses œufs sont excellents; on le chasse activement, à cause de la qualité supérieure de son écaille; il a la même distribution que la Tortue franche.

La Caouane (*Thalassochelys caouana*), répandue dans l'Océan Atlantique, l'Océan Indien et la Méditerranée, est carnivore; sa chair est de mauvaise qualité.

Les SPHARGIDINES ont une carapace rudimentaire, représentée par des noyaux osseux disséminés dans la peau. La Tortue luth, *Dermatochelys* (*Sphargis*) *coriacea*, a souvent plus de 2 mètres de longueur et pèse jusqu'à 600 kilogrammes : elle se rencontre dans toutes les mers; sa chair passe pour être mauvaise. *Protostega gigas* Cope, de la craie du Kansas, était long de 4 mètres.

Les TRIONYCHIDES sont des Tortues carnassières habitant les mers et les fleuves des régions chaudes; leur carapace est très aplatie, incomplètement ossifiée et couverte d'une peau plus ou moins lisse. Les pattes, transformées en nageoires, ont cinq doigts dont les trois premiers seuls ont des griffes. Le cou est long et peut se rétracter en entier sous la carapace; à proximité d'une proie, l'animal le détend; les narines s'ouvrent à l'extrémité d'une sorte de trompe. *Trionyx ferox*, des États-Unis, pèse jusqu'à 35 kilogrammes; *Tr. ornatus*, d'Indo-Chine et de Bornéo, a plus d'un mètre de longueur et pèse non loin de 100 kilogrammes. La chair des Tortues molles est savoureuse, mais leurs œufs ont souvent une saveur nauséeuse.

Les CHÉLYDES ont une carapace osseuse plus ou moins bombée, recouverte de plaques cornées; la dossière et le plastron sont soudés l'un à l'autre; ce dernier est lui-même intimement soudé au bassin. La tête et les pattes ne sont pas rétractiles, mais se couchent simplement sur les côtés de la carapace; les pattes ont les doigts libres, palmés et armés de griffes. La plupart de ces Tortues sont des régions chaudes de l'Amérique du Sud (*Chelys*, *Podocnemis*, *Platemys*, *Hydromedusa*); d'autres sont de l'Afrique tropicale et de Madagascar (*Sthernotherus*). Elles habitent les grands fleuves.

Les ÉMYDES ou *Elodites* vivent aussi bien à terre que dans l'eau : elles préfèrent les petits cours d'eau, les étangs et les marécages. La carapace est complètement ossifiée; les doigts sont libres, mobiles, palmés et garnis d'ongles. Ces Tortues sont ordinairement de petite taille; elles déposent leurs œufs dans des trous creusés au voisinage de l'eau.

Dans le genre *Cistudo*, le plastron s'applique incomplètement contre la dossière. *C. lutaria* Gesner (*C. europæa* Schneider) atteint $0^m,30$ de longueur : elle est répandue en Algérie, dans tout le sud de l'Europe, en Sardaigne, en Bavière, en Prusse, dans le Mecklembourg, en Perse; on la trouve en France dans tout le Midi et jusque dans la Vienne, l'Allier et la Charente-Inférieure; il est fréquent de la voir vendre dans les rues de Paris. Elle abonde aux environs de Venise, d'après Ninni : un pêcheur peut en prendre 50 à 60 par jour ou même davantage; voilà quelques années, ces Tortues se vendaient à Venise de 20 à 25 francs le cent, mais leur prix actuel est de 90 francs le mille. Ninni estime qu'on en prend au moins 200,000 pendant les cinq mois de pêche; on en fait une destruction inconsidérée.

Dans le genre *Emys*, le plastron est formé de 12 plaques, comme chez les Cistudes, mais n'est pas mobile. *E. caspica* est de Grèce, du Caucase et d'Asie-Mineure; *E. leprosa* est du nord de l'Afrique; *E. insculpta* des États-Unis. *Batagur baska* et *B. affinis*, d'Indo-Chine, sont les plus grandes des Élodites; leur chair est réputée très bonne.

Les CHERSITES ou Tortues terrestres ont une carapace très bombée, sous laquelle la tête et les pattes peuvent se retirer entièrement ; la dossière et le plastron sont intimement soudés. Les doigts sont réunis en une sorte de moignon et terminés par des ongles en forme de sabots. Ces Tortues vivent dans les bois ou les lieux bien fournis d'herbe; elles se creusent dans le sol des terriers peu profonds où, dans les climats tempérés, elles s'engourdissent pendant l'hiver ; elles se nourrissent de Mollusques terrestres, mais surtout de végétaux.

La Tortue bordée (*Testudo campanulata*) est de Grèce et d'Égypte ; *T. græca* est d'Asie-Mineure et du sud-est de l'Europe. La Tortue mauresque (*T. pusilla*), du nord de l'Afrique et d'Asie-Mineure, se trouve souvent sur les marchés de Paris. Ces Tortues sont de petite taille ; la plus grande n'a pas $0^m,50$ de longueur.

On range encore dans le genre *Testudo* des Tortues géantes qui sont localisées dans un petit nombre d'îles situées entre l'équateur et le tropique du Capricorne, les unes dans la partie occidentale de l'Océan Indien, les autres dans la partie orientale de l'Océan Pacifique. *T. elephantina*, longue de $1^m,65$ et d'un poids de 870 livres anglaises, habite l'archipel Aldabra et l'île Rodriguez; elle est le dernier survivant d'un groupe intéressant de Tortues géantes qui, dans la première moitié du siècle actuel, étaient encore répandues aux Mascareignes et aux Seychelles.

Les îles Galapos nourrissent encore cinq espèces de grande taille (*T. elephantopus*, *T. microphyes*, etc.), dont le nombre diminue rapidement; quelques-unes ont même été détruites récemment par l'Homme (*T. ephippium*). Quelques formes fossiles atteignaient encore des dimensions plus gigantesques : *Colossochelys atlas* Falconer, des Sivalik Hills, avait une longueur totale d'environ $7^m,25$; la carapace avait à peu près 4 mètres de longueur.

Sous-classe des Hydrosauriens.

Les Hydrosauriens sont des Reptiles aquatiques, dont les Crocodiliens actuels sont les derniers survivants. Ils étaient représentés dans les temps géologiques par des animaux puissants, aux formes variées et qu'on peut diviser en deux groupes (*Énaliosauriens* et *Crocodiliens*), suivant qu'ils sont marins ou d'eau douce, et qu'ils ont la peau nue ou renforcée de plaques dermiques osseuses.

Les Énaliosauriens ou Hydrosauriens marins comprennent deux ordres.

Les SAUROPTÉRYGIENS étaient très nombreux dans les mers secondaires. Le cou est très long, la queue est courte ; le pied et la main, transformés en nageoires, sont pentadactyles et ont 9 ou 10 phalanges à certains doigts. Quelques-uns avaient 3 mètres de longueur; d'autres étaient presque aussi grands que nos Baleines. Genres *Nothosaurus*, *Plesiosaurus*, etc.

Les Ichthyoptérygiens ont le corps pisciforme, le cou très court, la queue assez longue et munie d'une membrane natatoire. Les membres sont courts, malgré l'allongement considérable de la main et du pied, qui comprennent un grand nombre de phalanges et deux doigts marginaux supplémentaires. Ces animaux sont encore de l'époque secondaire, notamment du jurassique; ils étaient vivipares. Genres *Sauranodon*, *Ichthyosaurus*.

Les Crocodiliens ou *Cuirassés* (*Loricata*) sont de structure plus uniforme que les précédents. La peau est écailleuse et présente à la région dorsale un nombre variable de plaques osseuses développées aux dépens du derme; les pattes sont conformées pour la marche et en partie armées de griffes; les dents n'existent qu'aux deux mâchoires. On en distingue trois ordres.

Les Bélodontides ou *Parasuchia* sont fossiles dans le keuper et le trias. Genres *Belodon*, *Aëtosaurus*.

Les Téléosauriens ou *Mesosuchia* ont, comme les précédents, des vertèbres amphicœles. Le crâne est allongé en un étroit museau; un puissant squelette dermique est développé aux faces ventrale et dorsale; les pattes antérieures sont pentadactyles, les postérieures tétradactyles.

ORDRE DES CROCODILIENS

Les Crocodiliens ou *Eusuchia* étaient autrefois rangés parmi les Sauriens, mais ils en diffèrent par d'importants caractères, sans parler de la taille. Ils comprennent un grand nombre d'espèces fossiles, mais seulement une vingtaine d'espèces vivantes, réparties entre les trois genres *Alligator*, *Crocodilus* et *Gavialis*.

Les vertèbres sont procœles et séparées les unes des autres par des disques ligamenteux, ainsi que chez les Oiseaux et les Mammifères. En outre du sternum et des côtes vraies, il existe des côtes abdominales non articulées avec le rachis. Les vertèbres du cou portent de courtes côtes qui empêchent les mouvements de latéralité de la tête; l'apophyse odontoïde de l'axis en est elle-même pourvue, ce qui prouve bien qu'on doit l'envisager comme un corps vertébral modifié. Le crâne est large, plat et d'une épaisseur exceptionnelle; les mâchoires s'allongent en un museau armé de dents puissantes.

La clavicule fait défaut. Le radial et le cubital sont très allongés, l'intermédiaire est absent; le reste du carpe est réduit à deux cartilages. Puis viennent cinq métacarpiens et cinq doigts.

Le bassin comprend trois os pairs; les pubis ne se réunissent pas sur la ligne médiane et ne prennent aucune part à la formation de la cavité cotyloïde. L'ilion se dilate et porte deux prolongements, le postérieur assez long, l'antérieur plus court. Le sacrum est constitué par les deux vertèbres 25 et 26.

Les doigts et les orteils sont réunis par une membrane plus ou moins large; ils se terminent ordinairement par une griffe.

La peau est écailleuse à la façon de celle des Sauriens; la face inférieure est marquée de larges gastrostèges. La face dorsale est encroûtée de tissu osseux, qui se dépose sous forme de plaques fort résistantes, étroitement juxtaposées et en nombre variable suivant les espèces ; chez les Caïmans (*Alligator*), des plaques analogues se trouvent également à la face ventrale. Le tégument est dépourvu de glandes, sauf en deux points : sous la gorge et tout près de la mandibule, on voit de chaque côté une glande en grappe qui produit une substance grasse très odorante, analogue sinon identique au musc du Chevrotain. Une glande toute semblable est encore logée dans l'épaisseur des deux lèvres cloacales.

Les dents sont très nombreuses, coniques, à couronne striée, profondément enfoncées dans des alvéoles. Elles tombent facilement et sont alors remplacées par des dents nouvelles, qui sont emboîtées à leur intérieur et les usent progressivement. La langue est fixée par toute sa face inférieure au plancher de la bouche; elle est d'ailleurs très peu développée. Le cloaque s'ouvre au dehors par une fente longitudinale.

Le cœur comprend quatre cavités bien distinctes; le ventricule est dédoublé par une cloison complète et imperforée. L'oreillette et le ventricule droits ne renferment que du sang veineux, l'oreillette et le ventricule gauches que du sang artériel. Les deux aortes charrient donc respectivement du sang noir et du sang rouge, mais le mélange des deux sangs ne tarde pas à se faire par l'intermédiaire du *foramen de Panizza*, orifice qui fait communiquer les deux aortes presque au sortir du cœur, au point où elles sont encore contiguës; le mélange se fait plus complètement encore, quand les deux arcs aortiques se fusionnent pour former l'aorte abdominale.

L'encéphale est fort réduit : il pèse 10 grammes au plus chez un Crocodile de grande taille. L'œil, dont la pupille est verticale, est protégé par deux paupières mobiles, ainsi que par une membrane nictitante. L'oreille est recouverte par un repli cutané, sorte de clapet mobile qui représente le premier rudiment de la *conque auditive* ou *pavillon de l'oreille*. Les narines sont percées à l'extrémité du museau : des valvules en ferment l'entrée et s'opposent à la pénétration de l'eau.

La cavité générale s'ouvre dans le cloaque par deux *canaux péritonéaux*, analogues aux cæcums cloacaux des Tortues. La vessie urinaire fait défaut. Le pénis est semblable à celui de ces dernières.

Les Crocodiliens se rencontrent dans les pays chauds de toutes les parties du monde. Ils vivent surtout dans les eaux saumâtres, à l'embouchure des grands fleuves ; ils se trouvent cependant aussi dans les fleuves, fort loin de la mer, mais surtout au voisinage des lagunes que ceux-ci présentent sur leur parcours. Ils nagent et plongent avec beaucoup d'agilité : leur longue queue, aplatie transversalement et carénée, fonctionne comme une rame. Ils sont ovipares : leurs œufs, entourés d'une coque dure, ont la grosseur de ceux de l'Oie ; ils sont pondus dans le sable ou dans des trous creusés sur la rive des fleuves, puis abandonnés à eux-mêmes.

Dans la plupart des régions qu'ils habitent, la chair et les œufs des Crocodiles sont fort appréciés ; à Ceylan et dans l'Indo-Chine, on conserve ces animaux dans des viviers et on les tient en réserve pour les besoins de la consommation. Bien préparées, les masses musculaires de la queue sont réellement un mets délicat, bien qu'assez fortement musqué, ainsi que nous en avons fait l'expérience sur *Crocodilus siamensis*.

Quelques Crocodiliens sont de très grande taille : les plus petites espèces atteignent jusqu'à 3 mètres de longueur et il n'est pas rare d'en rencontrer qui mesurent jusqu'à 7 et 8 mètres. Tous sont carnivores et se nourrissent surtout de proie vivante. La puissance de leur mâchoire est formidable : d'un seul coup de dents, ils peuvent aisément couper en deux le corps d'un Homme. Ils s'attaquent ordinairement à des animaux beaucoup plus gros et beaucoup plus forts qu'eux, à des Bœufs, à des Cerfs, etc.

Les Caïmans (*Alligator*), à museau relativement court et large, ont l'intermaxillaire creusé inférieurement de deux fossettes profondes : dans l'une s'engage la première dent de la mâchoire inférieure, dans l'autre la quatrième dent. On connaît 8 espèces de Caïmans, vivant entre les deux lignes isothermes de + 15° C : six sont de l'Amérique du sud (*A. niger*, *A. latirostris*, *A. sclerops*, *A. punctulatus*, *A. palpebrosus* et *A. trigonatus*), une du bassin du Mississipi (*A. mississipiensis*), une autre du Yan-tse-Kiang ou Fleuve-Bleu (*A. sinensis*).

Les Crocodiles (*Crocodilus*) ont le museau plus allongé que les Caïmans. Les dents sont au nombre de 18 paires à la mâchoire supérieure, de 15 paires à l'inférieure, au moins chez *C. siamensis*, ce qui s'exprime par la formule $\frac{18}{15}$. En haut, les dents 3 et 9 sont beaucoup plus longues que les autres et débordent la bouche, quand elle est fermée : la dent 3 se loge entre les dents 2 et 3, la dent 9 entre les dents 8 et 9 de la mâchoire inférieure. Sur celle-ci, les dents 1, 4 et 11 sont les plus fortes : la dent 1 passe entre les dents 1 et 2 de la mâchoire opposée et se montre à la face supérieure du museau, à travers un trou creusé dans l'intermaxillaire et dans le tégument ; la dent 4 passe entre les dents 4 et 5 de l'autre mâchoire et se dresse en dehors de la gueule, dans une profonde échancrure de l'intermaxillaire; la dent 11 s'enfonce dans une fossette de la voûte palatine et n'est pas visible au dehors, quand la gueule est fermée.

On connaît 12 espèces de Crocodiles : 3 sont de l'Amérique du sud (*C. rhombifer*, *C. Moreleti*, *C. acutus*), 3 sont africaines (*C. vulgaris*, *C. frontatus*, *C. cataphractus*), 6 autres sont asiatiques (*C. siamensis*, *C. biporcatus*, etc.). *C. vulgaris*, autrefois répandu dans toute l'Égypte, ne se rencontre plus en aval de la première cataracte du Nil.

Les Gavials ont le museau très allongé; l'intermaxillaire présente deux échancrures, dans lesquelles se logent les deux premières dents de la mâchoire inférieure. *Gavialis Schlegeli*, de Bornéo et de Java, a $\frac{20}{18\text{-}19}$ dents ; *G. gangeticus*, du bassin du Gange, a $\frac{28}{25}\frac{29}{26}$ dents.

Sous-classe des Dinosauriens.

Les Dinosauriens ou *Ornithoscéliens* constituaient un groupe puissant, aujourd'hui entièrement éteint, de Reptiles de très grande taille, présentant la configuration la plus variable. La connaissance de ces êtres nous permet de combler la lacune qui existe dans la nature actuelle entre les Reptiles d'une part, les Oiseaux et les Mammifères d'autre part. Les vertèbres cervicales portent des côtes, les vertèbres sacrées sont fusionnées en un seul os; les membres postérieurs sont plus grands que les antérieurs et servent plus ou moins exclusivement à la locomotion. On en distingue au moins quatre ordres.

Les SAUROPODES (*Atlantosaurus*, *Apatosaurus*) et les STÉGOSAURES (*Stegosaurus*, *Scelidosaurus*), du jurassique des Montagnes Rocheuses, étaient des herbivores plantigrades et pentadactyles ; *Atl. immanis* avait au moins 30 mètres de longueur.

Les ORNITHOPODES étaient des herbivores digitigrades, pourvus de cinq doigts en avant et de trois doigts en arrière; les pattes antérieures, très réduites, ne servaient pas à la locomotion. Principaux genres : *Camptonotus* et *Nanosaurus*, d'Amérique; *Iguanodon*, d'Europe.

Les THÉROPODES étaient des carnivores digitigrades, armés de fortes griffes; les pattes antérieures étaient fort réduites. Les genres *Megalosaurus* et *Compsognathus* sont d'Europe; les genres *Allosaurus* et *Creosaurus*, d'Amérique.

Sous-classe des Ptérosauriens.

Les Ptérosauriens sont fossiles dans les couches jurassiques et crétacées. C'étaient des Reptiles volants, dont les os étaient creusés de grandes cavités remplies d'air. Une membrane alaire, constituée par un repli de la peau des flancs, s'étendait entre les deux pattes de chaque côté, soutenue en avant par le doigt externe, qui acquérait dans ce but un développement considérable. Les mâchoires étaient armées de longues dents (*Pterodactylus*, *Rhamphorhynchus*) ou édentées (*Pteranodon*). Les deux premiers genres sont du crétacé d'Europe, le dernier est des États-Unis.

Les Reptiles descendent des Stégocephales, autant que l'état actuel de nos connaissances paléontologiques permet de l'affirmer. Les *Nectridea* (*Urocordylus*, *Keraterpeton*) avaient déjà l'aspect des Sauriens. Ceux-ci ont donné naissance aux Ophidiens et aux Pythonomorphes (*Mosasaurus*) : ces derniers, répandus à l'époque crétacée, se sont éteints sans descendance. L'origine des Tortues est encore incertaine. Les Sauroptérygiens dérivent d'animaux terrestres, par l'intermédiaire d'êtres tels que *Neusticosaurus*. Les Crocodiliens proviennent des Bélodontides. Les Ptérosauriens constituent un groupe aberrant et sans issue. Les Dinosauriens, au contraire, se sont modifiés progressivement, pour donner naissance aux Oiseaux.

CLASSE DES OISEAUX

Les Oiseaux sont des Vertébrés à station bipède, dont les membres antérieurs ou *ailes* sont plus ou moins parfaitement adaptés au vol. L'occipital ne s'articule avec l'atlas que par un seul condyle; l'os carré est mobile. La peau est recouverte de *plumes*, productions épidermiques spéciales à ces animaux. La reproduction est toujours ovipare.

Les Oiseaux actuels ont le cœur divisé en deux moitiés distinctes, non communiquantes et comprenant chacune une oreillette et un ventricule; le cœur droit renferme du sang noir, le cœur gauche contient du sang rouge; l'arc aortique droit persiste seul. La température est rarement inférieure à 40°C; elle monte jusqu'à 44° chez diverses petites espèces.

On peut diviser les Oiseaux en trois sous-classes, dont deux sont éteintes.

La sous-classe des SAURURORNITHES établit nettement la transition entre les Reptiles et les Oiseaux; *Archæopteryx lithographica*, des schistes lithographiques de Solenhofen, en est le seul représentant connu. Les membres sont comme chez les Oiseaux actuels, le corps est couvert de plumes, mais le bec est armé de dents pointues et la queue est longue et grêle.

La sous-classe des ODONTORNITHES est représentée dans le crétacé de l'Amérique du nord par les genres *Hesperornis* et *Ichthyornis*. L'aspect est celui des Oiseaux actuels, mais les deux mâchoires portent encore des dents coniques, se remplaçant comme chez les Crocodiles.

Sous-classe des Euornithes.

La colonne vertébrale a subi d'importantes modifications. Les vertèbres cervicales, en nombre variable (12 chez *Picus*, 15 chez *Ciconia*, 17 chez *Ardea*), sont distinctes les unes des autres et de forme allongée. A partir de la troisième, elles portent de courtes côtes, bifurquées à leur base et fusionnées avec les apophyses transverses : il en résulte que celles-ci semblent être percées d'un trou qui, en se superposant à ses congénères, forme le *canal vertébral*, dans lequel passent l'artère et la veine vertébrales, ainsi que le cordon du grand sympathique ; une disposition toute semblable s'observe chez les Mammifères, si ce n'est que le grand sympathique est en dehors du canal vertébral. Les vertèbres dorsales (5 chez *Ciconia*, 6 chez *Picus*) portent les côtes; elles sont ordinairement soudées les unes aux autres, au moins par leurs apophyses épineuses. Les vertèbres lombaires, qui viennent ensuite, sont absorbées par le sacrum. Celui-ci ne comprend d'abord que deux vertèbres chez l'embryon d'Oiseau, comme chez la plupart des Reptiles actuels; mais, par la suite du développement, un grand nombre de vertèbres se fusionnent avec celles-ci : le nombre total des vertèbres lombo-sacrées est de 10 chez le Pic, de 12 à 13 chez le Héron, de 15 à 17 chez la Cigogne; il peut s'élever à 23. La queue est réduite à quelques vertèbres : toutes sont distinctes les unes des autres chez les Ratites; les six dernières au moins sont fusionnées chez les Carinates en un *pygostyle* ou croupion.

La tête s'articule avec la colonne vertébrale par un seul condyle, situé au bord antéro-inférieur du trou occipital : il en résulte que la tête n'est plus dans la continuation de la colonne vertébrale, mais fait angle avec elle. Le crâne est plus spacieux et plus bombé que chez les Reptiles ; tous ses os sont délicats et spongieux : l'air y pénètre, ainsi que nous l'expliquerons plus loin. Comme chez les Reptiles, l'os carré est très mobile. Les nasaux et les prémaxillaires se soudent et s'effilent en un prolongement conique ou de forme variable, que recouvre une gaine cornée ; la mâchoire inférieure se comporte de même et constitue la seconde mandibule du *bec*.

Les côtes sont formées de deux parties, l'une vertébrale, l'autre sternale, disposées à angle obtus ; la partie vertébrale porte une apophyse uncinée. Le nombre des côtes vraies ou s'attachant au sternum varie de 5 (*Columba, Ciconia*) à 10 (*Cygnus*).

Le sternum est une lame osseuse bombée. Chez les Ratites, qui ne volent pas, sa face ventrale est lisse ; chez les Carinates, qui tous volent plus ou moins, sauf quelques exceptions, cette même face présente une haute crête ou *bréchet*, sur laquelle s'attachent les puissants muscles moteurs des ailes. Le bréchet, dont la forme est analogue à celle de la carène d'un navire, est encore destiné à fendre l'air et rend ainsi le vol plus facile.

Les os des membres présentent un haut degré de *pneumaticité* : sans rien perdre de leur solidité, ils sont creusés suivant leur axe de grandes cavités, dans lesquelles l'air circule normalement et remplace la moelle. Cette particularité ne s'observe que chez les Carinates ; elle est en rapport avec le vol et permet à l'Oiseau de se maintenir en l'air sans dépenser trop d'efforts. La pneumaticité ne s'établit point dès la naissance, mais se développe progressivement, à mesure que le jeune Oiseau s'exerce à voler.

La ceinture scapulaire comprend trois paires d'os : l'omoplate, le coracoïde et la clavicule ; la cavité glénoïde est creusée à l'union des deux premiers. La clavicule est rudimentaire chez les Ratites, mais est bien développée chez les Carinates : elle se forme par ossification directe, sans être précédée de cartilage, et se fusionne à sa congénère pour former la *fourchette* ou *furcule*.

Le bassin a la plus grande ressemblance avec celui des Dinosauriens. Le pubis est long et grêle. L'ilion acquiert, au contraire, une grande taille et se prolonge en deux larges apophyses disposées parallèlement au rachis. Chez l'adulte, toutes les sutures sont effacées ; la cavité cotyloïde ou *acetabulum* est toujours percée en son fond.

Par suite de son adaptation au vol, le membre antérieur a subi de profondes modifications ; l'humérus, le cubitus et le radius sont très longs, au moins chez les Carinates. Chez l'embryon, le carpe comprend cinq os : les deux os du premier rang sont le radial et le cubital : ils persistent pendant toute la vie ; les trois os du second rang s'unissent bientôt aux métacarpiens correspondants. Le carpe des

Ratites (*Apteryx*, *Casuarius*) est encore plus réduit et ne comprend à l'âge adulte qu'un seul os, le radial; il en était de même chez *Archæopteryx*. Le métacarpe comprend ordinairement trois os, fusionnés à leur extrémité proximale; le premier devient libre à son extrémité distale, mais les deux autres restent soudés. Trois doigts viennent ensuite : le pouce n'a qu'une phalange; les deux autres doigts ont au plus deux phalanges et sont soudés l'un à l'autre ; le Casoar et l'Aptéryx n'ont qu'un seul doigt. Les doigts se terminent encore par une griffe chez quelques types (*Apteryx*, *Rhea*, *Struthio*, *Megapodius*); celle-ci a disparu chez tous les autres.

Le fémur est toujours plus court que les deux os de la jambe. Le tibia est bien développé; le péroné reste rudimentaire, se soude au précédent et n'atteint pas le tarse. A n'examiner qu'un squelette d'Oiseau adulte, ce dernier semble être absent; mais l'embryon possède trois os : le tibial et le péronier, qui forment la première rangée, se fusionnent bientôt en un seul os, qui se soude lui-même au tibia; l'os unique de la seconde rangée entre de même en coalescence avec le métatarse : l'articulation tibio-métatarsienne est donc en réalité une articulation tarso-tarsienne. Les cinq métatarsiens se soudent de bonne heure en une masse commune, le *canon*, improprement appelé *tarso-métatarse* et présentant encore à chacune de ses extrémités un certain nombre d'incisures qui rappellent sa multiplicité primitive; dans certains cas, il porte à sa partie inférieure et postérieure un appendice conique destiné à soutenir l'ergot. Les orteils sont au nombre de deux (*Struthio*), de trois ou de quatre; leur disposition varie et fournit de bons caractères pour la classification. Le premier a toujours 2 phalanges, le second 3, le troisième 4 et le quatrième 5.

Entre le fémur et le tibia se voit un petit os, la *rotule* ou *patella*, qui existait déjà chez quelques Sauriens (*Varanus*) et se retrouve chez la plupart des Mammifères. Ce n'est autre chose qu'un os sésamoïde, développé par suite du frottement dans l'épaisseur du tendon du muscle droit antérieur de la cuisse.

Le squelette viscéral est très réduit : l'arc hyoïdien s'est résorbé, mais le premier arc branchial persiste, sous la forme d'un corps en Λ. Ce corps, évacué par un individu et apporté à Bastiani, fut considéré par celui-ci et, à sa suite, par toute l'Académie de Sienne, comme un Ver bipède : Lamarck admit ce nouvel helminthe et lui donna le nom de *Sagittula hominis*, mais de Blainville en démontra la véritable nature.

La peau est très mince, peu vasculaire, mais riche en corpuscules tactiles. Elle ne renferme d'autre glande que la *glande uropygienne*, qui est située au-dessus du croupion et produit une substance grasse, à l'aide de laquelle l'Oiseau lisse ses plumes et les rend impénétrables à l'eau ; aussi cette glande est-elle surtout développée chez les espèces aquatiques.

Les plumes sont des productions épidermiques caractéristiques des Oiseaux. Elles dérivent des écailles des Reptiles, mais leur différenciation est fort ancienne, puisqu'elles avaient atteint déjà toute leur perfection chez les Oiseaux jurassiques (*Archæopteryx*).

Le plumage peut être pendant toute la vie constitué par le duvet, mais ordinairement celui-ci est remplacé de bonne heure par la plume définitive. Dans ce cas, du fond du follicule plumeux se sépare un second follicule qui donne naissance à une plume nouvelle ; celle-ci repousse la première et finit par la faire tomber. La nouvelle plume est d'abord toute pareille à la précédente, mais bientôt l'un de ses rayons s'accroît plus rapidement que les autres, et devient l'axe plein ou *rachis* sur lequel s'implantent latéralement les autres rayons ou *barbes*, dont l'ensemble constitue le *vexillum*. Le rachis est plein et représente la partie extra-cutanée de l'axe de la plume ; la partie intra-cutanée est le *tuyau* ou *calamus*, primitivement rempli par la pulpe vasculaire ; mais celle-ci se dessèche par la suite et forme l'*âme de la plume*. Chaque barbe ou branche née latéralement du rachis porte à son tour une série de *barbules*, dentelées sur leurs bords, recourbées en crochet à leur extrémité et reliées fortement les unes aux autres par accrochement réciproque.

Telle est la structure ordinaire des plumes. Dans quelques cas, il naît à la base et à la face inférieure du rachis un appendice ou *hyporachis* qui porte aussi des rangées latérales de barbes. Cette seconde plume s'atrophie d'ordinaire si complètement, qu'on n'en trouve bientôt plus aucune trace ; mais elle persiste chez quelques Oiseaux et atteint même, chez le Casoar, la longueur de la plume principale.

On distingue plusieurs sortes de plumes. Celles dont le rachis est mou et les barbes peu ou point ramifiées sont le *duvet*, qui forme à la surface de la peau une couche plus ou moins considérable et a surtout pour rôle de s'opposer aux déperditions de chaleur. Celles dont le rachis est rigide, les barbes ramifiées et engrenées les unes dans les autres, sont les *pennes* : les pennes de la queue sont les *rectrices*, celles des ailes sont les *rémiges*.

Les rémiges s'insèrent le long du bord inférieur de l'avant-bras et de la main. Les *rémiges primaires* s'attachent à la main : elles sont au nombre de dix ; ce sont les plumes nécessaires pour le vol. Les *rémiges secondaires* s'attachent à l'avant-bras ; leur nombre est variable et généralement supérieur à dix. On appelle encore *rémiges scapulaires* un certain nombre de pennes s'attachant au bras, et *rémiges bâtardes* quelques pennes qui se fixent sur le pouce : ces dernières font souvent défaut et sont remplacées par un éperon. Les rémiges sont toutes recouvertes à leur base par des plumes plus courtes, imbriquées sur plusieurs rangs et appelées *tectrices* ou *couvertures*.

Les rectrices servent à diriger le vol, comme le ferait un gouvernail. Quand il veut modifier l'allure et la direction de sa course, l'Oiseau les élève ou les abaisse, les ramasse ou les étale en éventail, les meut toutes ensemble ou isolément. Ces plumes, généralement au nombre de douze, peuvent cependant être plus nombreuses. Leur base est recouverte de nombreuses tectrices qui atteignent parfois des dimensions anormales, débordent de beaucoup les rectrices elles-mêmes et se parent des plus vives couleurs (*Argus*, *Pavo*).

A des époques déterminées, tous les Oiseaux perdent leurs plumes pour endosser une nouvelle livrée plus brillante. Cette mue a lieu, suivant les espèces, une fois par an, ordinairement en automne, ou deux fois, au printemps et en automne : il y a alors un plumage d'été et un plumage d'hiver, parfois si différents l'un de l'autre qu'on croirait avoir affaire à des espèces absolument distinctes.

Chez les Ratites (*Apteryx*, *Dromæus*) et quelques Carinates inférieurs (*Alca*), les plumes sont toutes à l'état de duvet, à l'exception des rectrices, et sont implantées uniformément sur toute la surface du corps. Chez tous les autres Oiseaux, elles n'occupent plus que certaines régions déterminées.

La forme du bec est très variable et fournit de bons caractères pour la classification. Les dents font défaut chez tous les Oiseaux actuels, même pendant la vie embryonnaire; ces productions, qui manquaient déjà aux Oiseaux de l'époque tertiaire, sont perdues depuis longtemps. Contrairement à ce qui a lieu chez les autres Vertébrés, la couche musculaire longitudinale de l'œsophage est interne, la couche annulaire est externe. Cette première portion du tube digestif présente ordinairement, vers le milieu de sa longueur, un *jabot* ou *ingluvies*, sorte de diverticule qui sert de réservoir aux aliments rapidement avalés en grande quantité (Lamellirostres, Cormoran) ou exerce au contraire une action chimique sur les aliments; il est le plus perfectionné chez les Gallinacés et les Pigeons. L'œsophage aboutit au *ventricule succenturié* ou *proventricule*, poche glanduleuse peu dilatée, qui agit chimiquement sur les aliments. Ce premier estomac s'ouvre dans le *gésier*, poche ovale ou arrondie et possédant une très puissante paroi musculeuse, surtout chez les Oiseaux granivores : cette poche agit mécaniquement et a pour rôle essentiel de broyer et d'écraser les aliments, attaqués déjà dans le ventricule succenturié. Le pylore s'ouvre à côté du cardia. L'intestin grêle est plus ou moins replié sur lui-même. Le gros intestin, plus rectiligne, est remarquable en ce que sa portion initiale a donné naissance, par invagination, à deux longs cæcums. Le cloaque présente à sa partie dorsale une sorte de poche, la *bourse de Fabricius*, qui s'insinue entre le rectum et le sacrum : cet organe se développe chez toutes les espèces et dans les deux sexes, mais s'atrophie plus ou moins vite chez l'adulte; il est formé de follicules clos et doit être considéré comme analogue au thymus et aux amygdales.

Les hématies ont la même structure que chez tous les Vertébrés qui précèdent, à l'exception des Cyclostomes. Leurs dimensions sont de 12µ,1 sur 7µ,2 chez la Poule; 12µ,9 sur 8µ chez le Canard; 13µ sur 7µ,8 chez le jeune Pigeon; 14µ,7 sur 6µ,5 chez le vieux Pigeon.

Le cœur est formé de deux moitiés latérales, sans communication l'une avec l'autre et comprenant chacune une oreillette et un ventricule. L'oreillette droite reçoit la veine coronaire et les deux veines caves; elle communique avec le ventricule correspondant, par une valvule formée simplement par deux replis musculaires; de celui-ci part l'artère pulmonaire, qui se bifurque aussitôt en deux branches, dont chacune se rend au poumon voisin. Le sang est alors ramené par les veines pulmonaires à l'oreillette gauche, d'où il passe dans le ventricule. Entre ces deux cavités se trouve une valvule constituée par des lamelles fibreuses, dont le bord libre donne insertion à une série de cordages tendineux, qui vont s'attacher d'autre part sur trois piliers charnus, fixés à la paroi du ventricule. Celui-ci émet l'aorte, qui se recourbe à droite et donne aussitôt les deux troncs artériels brachio-céphaliques, dont chacun se bifurque en une artère sous-clavière et une artère carotide primitive. A l'origine de l'aorte et de l'artère pulmonaire se voient trois valvules sigmoïdes, comme chez les Mammifères; les Reptiles n'en avaient que deux.

Le tronc lymphatique principal ou *canal thoracique* passe le long du rachis, au-dessous de l'aorte. Il communique en arrière avec la veine ischiatique ou avec la veine rénale, ce dernier caractère étant un héritage des Reptiles; il se bifurque en avant, et chacune de ses branches va se jeter dans le tronc veineux brachio-céphalique correspondant. Des cœurs lymphatiques existent chez les Ratites et chez quelques Carinates (Oie, Cygne, Cigogne); d'après Budge, l'embryon de Poulet en posséderait, mais ils ne persistent pas chez l'adulte.

L'appareil respiratoire est très compliqué. Le larynx reste rudimentaire et ne sert pas à la production de la voix. La trachée est généralement très longue (1) : elle s'enroule parfois sur elle-même et décrit des circonvolutions soit dans l'épaisseur du bréchet (Grue, Cygne), soit entre les muscles pectoraux et la peau (*Manucodia Ke-*

(1) J. A. Scopoli (*Deliciæ floræ et faunæ insubricæ*. Ticini, in-folio, 1786-1788) a décrit sous le nom de *Physis intestinalis* un pseudhelminthe qui n'était autre chose qu'un débri de la trachée de quelque Oiseau.

raudreni). Au point même où elle se bifurque, il s'est développé un *larynx inférieur* ou *syrinx*, organe producteur de la voix. Cet organe se rencontre, avec des degrés de complication très divers, chez tous les Oiseaux, sauf chez ceux qui sont muets (*Apteryx*, *Struthio*, *Ciconia*, quelques Vautours). Il siège quelquefois en dehors de la bifurcation de la trachée, soit sur la trachée, soit sur les bronches.

Il n'y a pas de séreuse autour des poumons, en sorte que ceux-ci ne sont point librement suspendus dans la cavité thoracique, mais sont intimement unis à ses parois. Les bronches se divisent en canaux dont un certain nombre se ramifient dans l'épaisseur du poumon et aboutissent aux alvéoles pulmonaires; les autres canaux bronchiques perforent de part en part la substance du poumon et vont se terminer dans des *sacs* ou *réservoirs aériens* et dans des *cellules aériennes* qui forment un système des plus compliqués. Ces réservoirs sont répandus dans l'abdomen, dans la poitrine, jusque sous la peau; les canaux aérifères dont nous avons signalé l'existence dans l'épaisseur des os viennent s'y ouvrir.

L'encéphale acquiert un développement considérable. Les hémisphères cérébraux sont très volumineux, mais restent lisses; ils débordent à la face dorsale toutes les autres parties de l'encéphale qui se trouvent ainsi reportées vers la face inférieure. Le cervelet reste pourtant libre et présente un grand nombre de replis transversaux. Le corps pinéal est très réduit.

On connaît sous le nom de *sinus rhomboïdal* un renflement de la moelle épinière qui siège au niveau du sacrum et serait constitué par par une fissure, puis un étalement du canal central en un plancher de substance grise, analogue à celui qui, dans le bulbe, forme le plancher du quatrième ventricule. Mathias Duval a montré que, contrairement à cette opinion, le sinus rhomboïdal n'est point un ventricule lombaire : à son niveau, le canal de l'épendyme est bien fermé, mais un abondant tissu à cellules vésiculeuses occupe l'espace qui sépare les cornes supérieures (postérieures) et les cordons et racines supérieurs; ce tissu provient de la transformation des éléments cellulaires qui, chez l'embryon, constituent la paroi du tube médullaire.

Le toucher s'exerce principalement par le bec, la langue, le palais et la cire : on trouve en ces diverses régions un grand nombre de corpuscules tactiles, notamment des corpuscules de Pacini et de Grandry.

L'oreille interne n'est guère plus compliquée que chez les Vertébrés inférieurs. La caisse du tympan existe toujours, ainsi que les deux fenêtres ovale et ronde; les deux trompes d'Eustache s'ouvrent dans le pharynx par un orifice commun. L'oreille externe est représentée chez les Rapaces nocturnes par un rudiment de pavillon.

L'œil, protégé par trois paupières mobiles, est assez fixe, mais l'extrême mobilité de la tête et du cou y remédie amplement. Il est d'une grosseur considérable et de forme variable. La sclérotique est généralement fibro-cartilagineuse; elle renferme dans son hémisphère antérieur un anneau formé de douze à quinze plaques osseuses imbriquées. Le muscle ciliaire est très fort et formé de fibres musculaires striées, comme chez les Reptiles; il ne comprend que des fibres longitudinales; on donne le nom de *muscle de Crampton* à l'une de ses portions. Du fond de l'œil s'élève une membrane plissée plus ou moins large, le *peigne*. Cet organe ne fait défaut que chez l'Aptéryx; il atteint son minimum de développement chez les Engoulevents et les Rapaces nocturnes, son maximum chez les Passereaux. Il agit à la façon d'un écran et, quand la lumière est trop vive, vient se placer au-devant du fond de l'œil, grâce à de légers mouvements du globe oculaire.

Les deux narines, plus ou moins rapprochées l'une de l'autre, s'ouvrent à la racine de la mandibule supérieure. Le sens de l'odorat est très peu développé : les espèces carnassières qui se repaissent de charogne, sont guidées uniquement par la vue.

Les reins ou métanéphros sont lobés et situés dans le bassin, comme chez les Reptiles. Les uretères se séparent de leur face ventrale et viennent déboucher isolément dans le cloaque. Il n'y a pas de vessie urinaire. L'urine est une masse blanche semi-liquide, comme chez les Reptiles.

Les testicules sont ovoïdes et situés à la face inférieure et à la partie antérieure des reins. Les canaux déférents sont à peu près rectilignes, accolés aux uretères et s'ouvrent dans le cloaque au sommet de deux papilles. Les Ratites, les Lamellirostres et quelques Gallinacés (*Gallus*) possèdent un organe copulateur analogue à celui des Chéloniens et des Crocodiliens : il consiste en un tube exsertile, soutenu par deux corps fibreux et replié dans la partie gauche du cloaque; un sillon éjaculateur est creusé à sa base et se continue distalement par un tube; après l'érection, la rétraction de l'organe est effectuée par un ligament élastique et non par un muscle.

Les deux ovaires et les deux oviductes se développent régulièrement chez l'embryon, mais les organes du côté gauche persistent seuls chez l'adulte. L'ovaire est un sac pyriforme, qui renferme les œufs et prend au moment du rût l'aspect d'une grappe. L'oviducte s'ouvre à côté de lui : sa paroi renferme une puissante couche musculaire, surtout en arrière; sa muqueuse est plissée, villeuse et renferme des glandes qui produisent les unes l'albumine, les autres la coque de l'œuf.

Tous les Oiseaux sont ovipares. L'œuf, dont nous connaissons déjà la structure (tome I, p. 134), est de forme et de couleur très variables. Son volume varie dans des limites très étendues et est déterminé par la taille même de l'Oiseau dont il provient. Le plus petit se voit chez les Colibris; le plus gros est celui d'*Æpyornis :* la coque était épaisse de 17 à 18 millimètres et avait une capacité d'environ 8 litres, égale à celle de 6 œufs d'Autruche et de 148 œufs de Poule.

La plupart des Oiseaux construisent, pour y pondre leurs œufs, des nids dont l'architecture varie considérablement; quelques-uns pondent à terre, d'autres creusent des trous dans le sol. Le nombre des œufs n'est pas le même pour chaque espèce : les plus gros Oiseaux n'en pondent qu'un ou deux, les plus petits en pondent jusqu'à huit ou dix et même davantage.

Le développement de l'œuf exige une certaine quantité de chaleur. Certains Oiseaux des régions tropicales, tels que l'Autruche, abandonnent simplement leurs œufs sur le sable, et la chaleur du soleil suffit pour les mener à bien. Le plus souvent, la femelle couve ses œufs, ne les quittant que pour prendre sa nourriture; parfois aussi le mâle couve. La durée de l'incubation est en raison directe du volume de l'œuf : les plus petites espèces éclosent déjà au bout de 11 jours; le Poulet n'éclôt qu'au bout de 20 à 21 jours, l'Autruche au bout de 7 semaines.

Parvenu au terme de son développement, le jeune Oiseau brise lui-même le gros bout de sa coquille : à cet effet, sa mandibule supérieure est armée du *marteau de la délivrance*, sorte de dent qui ne tarde pas à tomber après la naissance; la coquille, qui a fourni une partie de son calcaire pour constituer les os du jeune Oiseau, est d'ailleurs moins solide qu'au début.

Nous avons indiqué déjà plus haut (page 725) de quelle façon l'allantoïde se comporte à l'égard de l'œuf; nous avons admis, conformément au schéma classique, qu'elle englobe le sac vitellin, mais laisse en dehors toute l'albumine. Math. Duval a reconnu que cette description est inexacte, du moins en ce qui concerne les petites espèces (Fauvette, Rossignol).

Dans le nid, le gros bout de l'œuf est tourné en haut et son contenu se divise en trois étages : le supérieur est occupé par l'embryon, le moyen par la masse vitelline, l'inférieur par l'albumine. Au lieu de s'étendre entre le vitellus et l'albumine, comme on l'admet généralement, l'allantoïde se rapproche encore plus du pôle inférieur de l'œuf : elle passe entre l'albumine et la membrane coquillière, se revêt du chorion qu'elle pousse devant elle et finit par se souder à elle-même au petit bout de l'œuf. L'albumine se trouve ainsi emprisonnée dans un sac parfaitement clos, formé en haut par la face inférieure de la vésicule ombilicale, sur les côtés et en bas par l'allantoïde, et tapissé par l'ectoderme sur toute sa face interne.

Dès que son occlusion est achevée, la face interne de ce sac se met à proliférer et se couvre de villosités dont la taille augmente progressivement. Celles-ci comprennent un axe ombilical ou allantoïdien, suivant qu'elles se développent aux dépens de la vésicule ombilicale ou de l'allantoïde et un revêtement épithélial; elles sont parcourues par des vaisseaux sanguins. Le *sac placentoïde* se trouve dès lors constitué. Cet organe est analogue au placenta des Plagiostomes vivipares, en ce qu'il comprend une portion ombilicale; il est analogue à celui des Mammifères, en ce qu'il comprend une portion allantoïdienne. Comme un véritable placenta, il a pour rôle d'absorber la nourriture et de la déverser dans la circulation générale de l'embryon; il absorbe en effet petit à petit l'albumine, et sa cavité se rétrécit, mais ses villosités augmentent de taille, à mesure que ce processus s'accomplit.

Au moment de l'éclosion, le sac placentoïde est réduit à une petite masse aplatie qui fait corps avec le reste de l'allantoïde; il est maintenant séparé du sac vitellin par un court pédoncule, au niveau duquel se fait la rupture entre le jeune Oiseau et ses enveloppes; il il reste donc dans l'œuf avec l'allantoïde.

Nous ne saurions entrer ici dans le détail des espèces d'Oiseaux dont la chair ou les œufs sont recherchés pour l'alimentation; on sait quels aliments délicats ils procurent.

Les Chinois sont, paraît-il, friands d'œufs de Canard pourris, ou plutôt fermentés dans les conditions suivantes : on mélange parties égales de cendre et de chaux vive, éteinte à l'air au moment de s'en servir; on ajoute un dixième de sel et une forte pincée de potasse; on mêle le tout et on ajoute un peu d'eau pour en faire une pâte épaisse. Chaque œuf doit être enveloppé d'une couche de 2 à 3 centimètres de cette pâte : au bout d'un mois à cinq semaines, il est pourri et bon à manger; il émet alors une forte odeur ammoniacale, qui le rend insupportable à un palais européen.

Il est vraisemblable que la consommation d'œufs ainsi préparés n'est pas sans causer des accidents. La putréfaction développe dans l'albumine des ptomaïnes toxiques, telles que la peptotoxine de Brieger. Dans un cas rapporté par Glasmacher, cinq personnes furent gravement malades et durent garder le lit pendant une semaine, pour avoir mangé des œufs présentant un léger degré de putréfaction.

L'usage de manger des œufs couvés est encore répandu en Chine et aux Philippines : il existe à Pékin et à Manille des établissements d'incubation, où chacun porte des œufs afin qu'ils y soient couvés pendant un nombre de jours variable suivant le goût du consommateur. Les Hottentots, au dire de Levaillant, apprécient aussi les œufs couvés. Cet usage qui nous paraît si étrange est, en somme, des plus logiques : dans l'œuf arrivé à peu près à la moitié de son incubation, les matières albuminoïdes sont partiellement digérées et transformées en peptones ; leur assimilation est donc facilitée.

Berthold a imaginé de greffer sur la membrane du tympan, dans les cas de déchirure, un fragment de la membrane coquillière de l'œuf de Poule. La soudure des deux membranes se fait aisément; après la guérison, le malade entend avec l'oreille opérée aussi bien qu'avec l'oreille normale.

GROUPE DES RATITES.

Les Ratites sont pour la plupart des Oiseaux de très grande taille. Le sternum est plat et dépourvu de crête, les os ne sont pas pneumatiques, les ailes sont très réduites ou absentes ; en revanche, les pattes sont robustes et massives. Ces animaux, en effet, sont incapables de voler et n'ont d'autre défense, en cas de danger, que de s'enfuir rapidement. On peut en distinguer jusqu'à cinq ordres, réduits à un très petit nombre d'espèces.

Les Dinornithes étaient, récemment encore, représentés à la Nouvelle-Zélande par le Moa (*Dinornis giganteus*) et à Madagascar par *Æpyornis;* ces Oiseaux mesuraient jusqu'à 3^m,50 de hauteur.

Les Aptérygides comprennent seulement trois espèces actuelles de la Nouvelle-Zélande : *Apteryx australis* ou Kiwi est de l'île du Nord, *A. Oweni* et *A. maxima* sont de l'île du Sud. Ces animaux ont la taille d'une forte Poule ; leurs ailes sont si courtes, qu'on a cru d'abord à leur absence totale ; les pattes sont formées, comme chez la Poule, de trois doigts tournés en avant et d'un pouce tourné en arrière ; le bec est long et effilé comme celui de la Bécassine. A l'exception du tarse et des pattes, le corps entier est couvert de plumes fort simples, pendantes, lâches et soyeuses.

Les Casuarides ne comprennent que les deux genres *Casuarius* et *Dromæus*. Le bec est élevé et comprimé ; les ailes sont rudimentaires ; les pieds sont forts et tridactyles ; les plumes portent des barbes simples et un long hyporachis. Les Casoars (*Casuarius*) ont la tête surmontée d'une sorte de casque, formé par une saillie du frontal; on en connaît six espèces, de Ceram, des îles Banda, de la Nouvelle-Guinée et du nord de l'Australie. Les Emous (*Dromæus*) n'ont pas de rémiges; les deux espèces connues habitent l'Australie.

Les Rhéides ou Nandous vivent dans les pampas de la République Argentine et des régions voisines : leurs plumes sont sans hyporachis, leurs pieds tridactyles, leur bec large et déprimé, leur tête et leur cou partiellement emplumés. *Rhea americana*, *Rh. Darwini* et *Rh. macrorhyncha* sont les seules espèces connues; le mâle atteint 1m,65 de longueur et 2m,60 d'envergure.

Les Struthionides n'ont que deux doigts au pied; l'humérus est long, la tête, le cou et les jambes sont nus. L'Autruche (*Struthio camelus*), seul représentant de la famille, habite les steppes et les déserts de toute l'Afrique. Le mâle atteint une hauteur de 2m,45 ; il couve les 15 à 30 œufs pondus par la femelle dans un trou creusé dans le sable, large de plus d'un mètre et entouré d'une sorte de rempart.

Les Casuarides, les Rhéides et les Struthionides sont souvent réunis en un ordre des *Coureurs* ou *Brévipennes*.

GROUPE DES CARINATES.

La taille des Carinates est très variée : les uns, comme les Oiseaux-Mouches, sont plus petits que beaucoup d'Insectes; les autres, comme le Pélican, l'Aigle, la Cigogne, sont de grande taille, mais sont plus petits que les Ratites, à l'exception toutefois de l'Aptéryx. Ces Oiseaux savent presque tous voler et ont, en conséquence, les ailes longues et bien emplumées, le squelette pneumatique et le sternum pourvu d'un bréchet dont la saillie est en rapport avec la puissance du vol. On les divise en huit ordres.

ORDRE DES PALMIPÈDES

Les Palmipèdes ou *Nageurs* ont les pieds palmés et sont bons nageurs. Ils sont cosmopolites, mais abondent surtout dans les régions glaciales : le nombre des espèces y est peu considérable, mais celui des individus de chaque espèce est vraiment surprenant.

Les Plongeurs, encore appelés *Brachyptères* ou *Urinatores*, sont des Oiseaux pêcheurs qui habitent les rivages de la mer. Ils sont représentés à l'état fossile par *Gastornis parisiensis*, de l'argile plastique de Meudon, et par *G. Edwardsi* Lemoine, des environs de Reims; ce dernier avait au moins 2m,50 de hauteur et possédait des ailes assez développées.

Les *Apténodytides* ou Impennes ont les pattes tellement reportées en arrière que le corps est presque vertical; les ailes sont réduites à de courts moignons dépourvus de rémiges, mais couverts de plumes écailleuses et imbriquées. Les Manchots (*Aptenodytes*), les Sphénisques (*Spheniscus*) et les Gorfous (*Eudyptes*) vivent dans les mers froides de l'hémisphère austral.

Les *Alcides* sont des mers glaciales du Nord. Les ailes sont rudimentaires et permettent parfois un vol peu prolongé; le bec est profondément rayé en travers et perd à chaque mue certaines pièces cornées. Genres principaux : Pingouin (*Alca*), Macareux (*Fratercula*), Starique (*Phaleris*), Mergule (*Mergulus*) et Guillemot (*Uria*).

Les *Colymbides* ont le bec droit et pointu, les ailes courtes et obtuses, permettant un vol rapide, mais de peu de durée. Ils nagent et plongent bien, passent l'été dans l'océan Glacial du Nord, mais descendent en hiver dans des régions moins froides. La palmure est entière chez les Plongeons (*Colymbus*), lobée chez les Grèbes (*Podiceps*); *P. minor* Gmelin vit constamment sur nos étangs.

Les Lamellirostres ont le bec large et légèrement bombé, revêtu d'une peau molle et délicate, douée d'une exquise sensibilité; le bord présente une série de petites lamelles dentelées. La bouche renferme une langue épaisse et charnue, dont le bord est orné de petites papilles, qui ne sont autre chose que des plumes avortées. Le corps est lourd; néanmoins ces Oiseaux volent fort bien et entreprennent de lointaines migrations. Quelques espèces sont domestiquées. Genres principaux : Canard (*Anas*), Oie (*Anser*), Harle (*Mergus*), Cygne (*Cygnus*), Flamant (*Phœnicopterus*).

Les Totipalmes ou *Stéganopodes* ont le pouce dirigé en arrière, mais réuni aux autres doigts par une large membrane. Ce sont de gros Oiseaux, au corps allongé, aux ailes bien développées et permettant un vol rapide et soutenu; ils sont aussi bons voiliers que bons nageurs. Ils habitent l'ancien monde. Genres principaux : Pélican (*Pelecanus*), Cormoran (*Haliæus*), Frégate (*Tachypetes*), Fou (*Sula*), Phaéton (*Phaeton*).

Les Longipennes ont les ailes très allongées : leur vol extraordinairement puissant leur permet de s'aventurer en mer à une très grande distance des côtes. Ils nichent en société sur les côtes escarpées et ne pondent qu'un petit nombre d'œufs, que la femelle et le mâle couvent alternativeme

Les *Larides* ont l'aspect extérieur des Hirondelles et des Tourterelles; le doigt postérieur est libre. Ils pondent de deux à quatre œufs. Genres principaux : Sterne ou Hirondelle de mer (*Sterna*), Goéland (*Larus*), Labbe ou Mouette pillarde (*Lestris*), Bec-en-Ciseaux (*Rhynchops*).

Les *Procellarides* ou *Oiseaux des tempêtes* se mettent rarement à l'eau pour saisir leur proie : ils saisissent au vol les Poissons que le remous des vagues amène à la surface. Le doigt postérieur est absent ou rudimentaire. Genres principaux : Albatros (*Diomedea*), Pétrel (*Procellaria*), Oiseau de Saint-Pierre (*Thalassidroma*), Puffin (*Puffinus*).

ORDRE DES ÉCHASSIERS

Les Échassiers ou *Grallatores* ont les tarses nus et démésurément longs, en sorte qu'ils semblent être montés sur des échasses. Cette conformation des pattes est en rapport avec le genre de vie de ces Oiseaux, qui se tiennent de préférence dans les endroits marécageux ou sur les rivages et doivent chercher leur nourriture dans l'eau. La longueur du cou est proportionnelle à celle des pattes. Le bec est ordinairement allongé, mais sa forme et ses dimensions sont assez variables. Le quatrième doigt peut manquer ou est, au contraire, long et armé ; les autres doigts sont libres ou réunis par une membrane. Ces Oiseaux habitent les pays tempérés, vivent par couples et construisent des nids grossiers, soit sur le bord de l'eau, soit sur les arbres. Leur vol est rapide et durable ; beaucoup sont migrateurs.

Les Charadrides ou *Coureurs* ont le cou et les tarses courts, le bec de moyenne longueur. Ils nichent simplement dans des dépressions du sol. Principaux genres : Courvite (*Cursorius*), Œdicnème (*Œdicnemus*), Pluvier (*Charadrius*), Vanneau (*Vanellus*), Tourne-pierre (*Strepsilas*), Huîtrier (*Hæmatopus*).

Les Scolopacides ou *Limicoles* ont le bec long et mince, les jambes grêles et faibles ; le pouce est absent ou très réduit ; les pieds sont parfois palmés, comme chez l'Avocette. Les ailes sont pointues et atteignent l'extrémité de la queue ; la rémige antérieure est la plus longue. Genres principaux : Chevalier (*Totanus*), Barge (*Limosa*), Échasse (*Himantopus*), Récurvirostre (*Recurvirostra*), Sanderling (*Calidris*), Combattant (*Machetes*), Bécasseau (*Limicola*), Bécasse (*Scolopax*), Bécassine (*Gallinago*), Courlis (*Numenius*).

Les Ardéides ou *Cultrirostres* sont de grands Échassiers aux pattes longues et nues ; les trois doigts antérieurs sont réunis par une étroite membrane ; le postérieur, sauf de rares exceptions, est court et touche le sol. Le bec est fort, ses bords sont durs et tranchants comme des ciseaux. Le cou est long et la tête petite. Ces Oiseaux nichent en général sur les arbres ; ils sont migrateurs et reviennent chaque année dans la même localité. Genres principaux : Falcinelle (*Falcinellus*), Ibis (*Ibis*), Spatule (*Platalea*), Bihoreau (*Nycticorax*), Butor (*Botaurus*), Héron (*Ardea*), Cigogne (*Ciconia*), Jabiru (*Mycteria*), Marabout (*Leptoptilus*), Grue (*Grus*).

Les RALLIDES ou *Macrodactyles* ont le bec fort et comprimé latéralement, les ailes courtes et arrondies, les doigts très longs : ils volent lourdement, mais peuvent marcher à la surface des étangs couverts de plantes aquatiques. Genres : Râle (*Rallus*), Crex (*Crex*), Gallinule ou Poule d'eau (*Gallinula*), Foulque (*Fulica*).

Les ALECTORIDES ou *Pressirostres* joignent les longues pattes des Échassiers au bec et au genre de vie des Gallinacés; le gros orteil fait défaut. Les ailes sont robustes, mais courtes et peu aptes à fournir un vol soutenu; le pouce est souvent orné d'un ergot qui constitue une arme défensive. Genres principaux : Outarde (*Otis*), Agami (*Psophia*), Kamichi (*Palamedea*).

ORDRE DES GALLINACÉS

Les Gallinacés, appelés encore *Pulvérateurs* et *Rasores*, sont des Oiseaux terrestres qui se rapprochent plus ou moins de la Poule. Les ailes courtes et arrondies ne permettent, à de rares exceptions près, qu'un vol lourd et bruyant. Les pattes sont très fortes, malgré leur faible longueur. Les doigts, au nombre de quatre, dont trois dirigés en avant et un tourné en arrière, se terminent par des ongles courts et surtout propres à gratter; le pouce manque quelquefois (*Perdix*). La marche étant le mode habituel de locomotion, la plupart de ces Oiseaux sont sédentaires. La tête est souvent ornée de crêtes érectiles ou de lobes aux couleurs éclatantes : ces appendices sont surtout l'apanage du mâle, mais se retrouvent aussi, plus réduits, chez la femelle. Le mâle est d'ailleurs reconnaissable à l'ergot puissant qu'il porte au-dessus du pouce, ainsi qu'aux riches couleurs dont il est paré ; la femelle a toujours des tons plus sombres, des teintes grises et ternes.

Ces Oiseaux se nourrissent de graines, de baies, de bourgeons, quelques-uns même d'Insectes. Dès leur éclosion, les petits sont entièrement couverts de plumes et se mettent à courir en piaulant, à la recherche de leur nourriture. La plupart des Oiseaux domestiques appartiennent à l'ordre des Gallinacés : leur domestication remonte aux temps préhistoriques; on les élève pour leurs œufs et pour leur chair délicate.

Les PÉNÉLOPIDES sont de gros Oiseaux américains, à tarses longs et sans ergot, à tête en partie nue et ornée d'une huppe ou de lobes cutanés; ils volent mal, mais courent vite. Le Hocco (*Crax alector*) est domestiqué au Brésil. Le Dindon (*Meleagris mexicana* Gould) se trouve à l'état sauvage dans les immenses forêts du Mexique et du bassin du Mississipi : le mâle a la faculté de *faire la roue*. Le Dindon domestique (*M. gallopavo* L.), introduit en Europe au commencement du quatorzième siècle, n'en est qu'une variété.

Les PHASIANIDES sont originaires de l'ancien continent. Ils ont souvent la tête ornée d'une crête charnue ou d'une huppe de plumes aux vives couleurs. Le pouce est court et assez haut placé; au-dessus de lui, se voit un ergot chez le mâle; les trois autres doigts sont réunis à leur base par une étroite palmure. Le dimorphisme sexuel est très remarquable : la femelle est de couleur terne, tandis que le mâle revêt la livrée la plus éclatante. Genres principaux : Coq (*Gallus*), Lopophore (*Lopophorus*), Faisan (*Phasianus*), Paon (*Pavo*), Pintade (*Numida*), Argus (*Argus*).

Le Coq domestique et ses nombreuses races semblent n'être que des variétés de *Gallus bankiva* Temminck, qui vit encore à l'état sauvage dans les forêts des îles de la Sonde; sa domestication remonte aux âges préhistoriques. L'introduction du Faisan commun (*Ph. colchicus*) en Europe est plus récente : environ treize cents ans avant notre ère, les Argonautes le rencontrèrent sur les bords du Phase, en Colchide, et le ramenèrent en Grèce, d'où il s'est propagé dans le reste de l'Europe.

Les TÉTRAONIDES ont le corps ramassé, la tête emplumée, petite et ornée d'une bande nue, ordinairement rouge, au-dessus de l'œil. Le mâle, peu différent de la femelle, n'a généralement pas d'ergot. Un premier groupe, caractérisé par la présence de plumes dans les fosses nasales et tout le long des tarses, comprend les Tétras ou Coqs de bruyère et les Gélinottes (*Tetras*), ainsi que les Lagopèdes (*Lagopus*). Un second groupe, dans lequel il n'existe de plumes ni dans les fosses nasales ni sur les tarses, comprend les Perdrix (*Perdix*) et les Cailles (*Coturnix*).

Les PTÉROCLIDES ont les jambes courtes, faibles et emplumées, les ailes longues et pointues; ils courent mal, mais volent bien. Ils vivent dans les steppes. Les Gangas (*Pterocles*) sont d'Asie mineure et d'Afrique. Le Syrrhapte (*Syrrhaptes paradoxus* Pallas), des steppes de l'Asie centrale, a envahi l'Europe occidentale en 1863 et en 1888.

ORDRE DES PIGEONS

Les Pigeons ou *Gyrateurs* étaient jadis réunis aux Gallinacés. Ce sont des Oiseaux de taille moyenne : la tête est petite, le cou et les pattes, formées chacune de quatre doigts, sont courts. Les ailes ont dix rémiges principales et fournissent un vol rapide et puissant. La queue est arrondie et porte douze rectrices, quelquefois quatorze ou seize. Le bec, plus haut que large et fortement renflé autour des narines, est corné et légèrement bombé à sa pointe. Deux ou trois œufs seulement sont pondus dans un nid grossier, construit sur les arbres. Au moment de sa naissance, le petit a encore les yeux fermés et est à peine recouvert d'un léger duvet ; il est nourri pendant les premiers jours par une sorte de lait que ses parents lui dégorgent dans le bec ; ce lait est produit non par des glandes, mais par un rapide processus de multiplication de l'épithélium du jabot. Principaux genres : Pigeon (*Columba*), Palombe ou Pigeon ramier (*Palumbus*), Pigeon voyageur (*Ectopistes*), Tourterelle (*Turtur*), Nicobar (*Calsenas*), Goura (*Goura*).

On peut rattacher aux Pigeons le Dodo ou Dronte (*Didus ineptus*) aujourd'hui disparu, mais qui vivait encore au dix-septième siècle à l'île Maurice et dont Vasco de Gama vit de nombreux exemplaires en 1497. Le Dronte était plus gros que le Cygne ; ses ailes à peine développées le rendaient inapte au vol ; ses pattes courtes et son corps extrêmement pesant le mettaient dans l'impossibilité de courir ; il était donc voué à une destruction rapide.

ORDRE DES GRIMPEURS

Les Grimpeurs ou *Scansores*, fort dissemblables entre eux, n'ont guère d'autre caractère commun que d'avoir le doigt externe dirigé en arrière, à côté du pouce, les deux autres doigts étant tournés en avant et plus ou moins réunis à leur base. La forme et la puissance du bec sont variables : tantôt il est long et droit, organisé pour frapper et percer les arbres, comme chez les Pics ; tantôt il est court et de force moyenne, comme chez les Coucous ; tantôt enfin, comme chez les Toucans, il atteint des dimensions colossales et ses bords sont dentelés. Les ailes, ordinairement munies de dix pennes primaires, sont courtes ; aussi ces Oiseaux sont-ils mauvais voiliers. En revanche, la queue est longue et sert quelquefois de point d'appui quand l'animal grimpe le long des arbres. Les Toucans (*Rhamphastus*) et les Couroucous (*Trogon*) sont du Brésil, les Jacamars (*Galbula*) des Guyanes. Le Coucou (*Cuculus canorus*), les Pics (*Picus*) et les Torcols (*Jynx*) sont européens.

ORDRE DES PERROQUETS

Les Perroquets, encore appelés *Broyeurs* ou *Enucleatores*, ont le bec épais et fortement recourbé, les doigts séparés par couples et disposés comme une main pour saisir les aliments et les porter au bec, le plumage orné de vives couleurs. Tous ne volent pas avec une égale aisance, mais tous peuvent grimper en s'aidant du bec et des pattes : comme chez les Grimpeurs, les doigts sont disposés deux en avant, deux en arrière. Ces Oiseaux sont remarquablement doués sous le rapport de l'intelligence : leurs sens sont très développés; leur langue est épaisse et charnue et le sens du goût acquiert une finesse toute spéciale; leur mémoire est excellente, ils sont dociles et s'apprivoisent facilement; leur voix, forte et criarde, peut s'adoucir par l'éducation et s'infléchir de façon à reproduire plus ou moins parfaitement la parole humaine. Ils habitent en bandes nombreuses les forêts des régions tropicales des deux hémisphères.

Les *Cacatoès* ont la queue courte et large, la tête surmontée d'une huppe mobile. Ils sont d'Australie et de Nouvelle-Guinée. Genres principaux : *Plictolophus, Calyptorhynchus, Microglossus.*

Les *Sittacines* ou *Platycercines* ont la queue longue, conique et étagée, les ailes plus ou moins pointues. Les Aras (*Sittace*) sont du Mexique et du Brésil, les Perruches (*Conurus*) du Chili, les Paléornis de Ceylan, les Pézopores d'Australie.

Les *Psittacines* ont les joues emplumées, la queue courte, carrée ou arrondie. Les Perroquets vrais (*Psittacus*) sont de l'Afrique occidentale, les Perroquets verts (*Chrysotis*) et les Perroquets noirs (*Psittacula*) sont du Brésil.

Les *Trichoglossines* ont la langue divisée à son extrémité en un bouquet de fibres cornées; le bec n'est pas denté. Les Loris (*Lorius*) sont des Moluques, les Trichoglosses de la Nouvelle-Guinée et de la Nouvelle-Zélande.

A cette dernière contrée appartient encore le genre *Strigops*, qui comprend des Perroquets nocturnes, ressemblant aux Hiboux, non seulement à cause de leurs mœurs, mais aussi parce que leurs yeux sont entourés d'un *disque facial*, formé de plumes rayonnantes.

ORDRE DES PASSEREAUX

Les Passereaux ou *Insessores* forment un groupe extrêmement nombreux, mais d'ailleurs peu naturel, d'Oiseaux dont la taille est ordinairement petite. Ils ont quatre doigts à chaque patte, dont trois tournés en avant et un dirigé en arrière. Ils volent bien et marchent en sautillant; ils se tiennent de préférence sur les arbres et les buissons; la plupart d'entre eux sont des Oiseaux de passage. On les divise en cinq sous-ordres, suivant la conformation de leur bec.

Les Lévirostres ou *Syndactyles* sont des Oiseaux criards, dont le bec est long, mais faible; les pattes sont elles-mêmes assez faibles : les deux doigts externes sont soudés l'un à l'autre jusque vers le milieu de leur longueur. Les Calaos (*Buceros*), des Indes et de Malaisie, ont un bec énorme et surmonté d'un volumineux appendice en forme de corne. Les Martins-Pêcheurs (*Alcedo*) ou Coccygomorphes, les

Guêpiers (*Merops*), les Rolliers (*Coracias*) sont parés des plus vives couleurs.

Les TÉNUIROSTRES, Oiseaux criards ou chanteurs, ont le bec long et grêle, droit ou arqué, mais toujours dépourvu d'échancrure. Les deux doigts externes sont souvent réunis à la base. Ce groupe n'est guère représenté dans nos pays que par les Huppes (*Upupa*) et les Grimpereaux (*Carthia*) ; il est représenté dans l'Amérique du sud et dans l'Amérique centrale par la famille des Trochilides ou Colibris, les plus petits des Oiseaux.

Les FISSIROSTRES ou *Macrochires* ont le bec large et plat, fendu très profondément, presque jusqu'aux yeux. Leurs ailes longues et pointues en font d'excellents voiliers ; à cause de leurs jambes courtes et faibles, ils évitent de se poser sur le sol. Ils se nourrissent d'Insectes qu'ils attrapent au vol. La plupart habitent les régions chaudes du globe; ceux qu'on rencontre dans les pays tempérés sont des Oiseaux de passage. L'Engoulevent (*Caprimulgus*), les Hirondelles (*Hirundo*), les Martinets (*Cypselus*) et les Salanganes (*Collocalia*) appartiennent à cette famille.

Les Hirondelles diffèrent des Martinets en ce qu'elles ont douze rectrices caudales, au lieu de dix. On en compte en France trois espèces : l'Hirondelle de cheminée (*H. rustica*), l'Hirondelle de fenêtre (*H. urbica*) et l'Hirondelle de rivage (*H. riparia*). Elles ont joui en médecine, jusqu'à la fin du siècle dernier, d'une extrême faveur : elles étaient bonnes contre l'épilepsie, fortifiaient la mémoire, guérissaient des inflammations de la gorge, fortifiaient la vue, etc. ; leur fiente était administrée contre la rage et la colique néphrétique ; leur nid était appliqué sur la gorge, dans les cas d'angine.

On connaissait aussi sous le nom de *pierre d'Hirondelle*, de *chelidonius* ou *chelidonia*, une petite pierre de la grosseur d'une lentille, dont on se servait « pour mettre dans les yeux, afin d'en faire sortir quelque ordure qui y est entrée » (Lemery). Suivant les uns, cette pierre se trouverait dans l'estomac des jeunes Hirondelles; suivant les autres, la mère serait allée la chercher au loin, pour l'appliquer sur la taie qui recouvre les yeux de ses petits, nés aveugles et incapables d'acquérir la vue sans cette précaution. Une pierre aussi merveilleuse devait être un précieux talisman pour guérir les maladies des yeux, rendre la vue aux aveugles, etc. Quand un nid était abattu ou tombait accidentellement, on l'y recherchait avec le plus grand soin. Est-il besoin de dire que la fameuse pierre d'Hirondelle était un caillou quelconque, rapporté par l'Oiseau avec l'argile dont il construisait son nid? L'Hirondelle pouvait recueillir notamment, sur le bord des rivières, des yeux d'Écrevisse amenés par les eaux : en Alsace, il est encore usuel de se servir de ces concrétions calcaires, introduites dans les culs-de-sac de la conjonctive, pour extraire les corps étrangers qui s'y sont insinués.

Les Salanganes (*Collocalia esculenta*) construisent les fameux nids d'Hirondelle dont les Chinois se montrent si friands. Elles habitent l'Archipel malais et nichent sur les rochers ou dans des grottes, aussi bien sur le rivage que dans l'intérieur des îles ; toutefois, les nids du littoral sont seuls appréciés. Buffon parle d'un Javanais, propriétaire d'une caverne à Salanganes, qui, par la seule vente des nids, se faisait un revenu annuel de plus de 50,000 florins. De nos jours, ce singulier commerce n'a rien perdu de son importance : à elles seules, les îles de la Sonde et de Macassar exportent par an plus de 120,000 kilogrammes de nids, représentant une valeur de 30 millions de francs environ ; à Java, certaines cavernes donnent un revenu de 800,000 francs.

On admet communément que le nid de la Salangane est constitué par des fragments d'Algues ou de Lichens plus ou moins triturés par le bec de l'Oiseau, puis agglutinés par la salive. C'est en effet de la sorte que sont construits les nids recueillis dans l'intérieur, mais ceux du littoral, les seuls que l'on consomme, sont autrement fabriqués. Ces nids, en forme de coquille ou de bénitier, sont constitués par une matière blanche ou jaune, parfois même légèrement rougeâtre, à cassure conchoïde et disposée par couches transversales. Cette substance, homogène et anhiste à l'examen microscopique, n'a aucunement la structure d'un tissu végétal; elle se gonfle et se ramollit dans l'eau et prend une teinte opaline. Ses réactions démontrent au contraire sa nature animale : c'est une matière albuminoïde, analogue à la mucine, à laquelle Payen donne le nom de *cubilose*. Au moment des amours et de la construction des nids, on voit s'écouler du bec de la Salangane un liquide visqueux qui se dessèche rapidement à l'air et que l'Oiseau utilise pour la construction de son nid. Ce produit est-il sécrété par le jabot, comme le supposait Everard Home en 1817, ou par les glandes salivaires qui, suivant Bernstein, sont très développées et sécrètent une grande quantité de mucus ? La dernière opinion est la plus vraisemblable : les Chinois font donc la soupe avec de la salive desséchée. La cubilose est d'ailleurs facilement assimilable : le suc gastrique a peu d'action sur elle, mais le suc pancréatique la digère activement.

Les Dentirostres sont pour la plupart des Oiseaux chanteurs de petite taille. Le bec, de forme variable, est tantôt subulé, c'est-à-dire terminé en pointe très fine, tantôt recourbé ; la mandibule supérieure est échancrée en forme de dent à son extrémité. Les ailes, de longueur moyenne, n'ont ordinairement que 9 rémiges primaires, par suite de l'atrophie complète ou presque complète de la première. On compte toujours 12 rectrices à la queue. Ces Oiseaux sont bons voiliers : à terre, ils sautillent plutôt qu'ils ne marchent. Ils se nourrissent principalement d'Insectes ; la plupart d'entre eux sont migrateurs.

Les *Corvides* sont de grands Passereaux à la voix criarde, au bec épais et fort, légèrement échancré, à narines entourées de longs poils. Genres principaux : Corbeau (*Corvus*), Pie (*Pica*), Casse-noix (*Nucifraga*), Chocard (*Pyrrhocorax*), Geai (*Garrulus*), Loriot (*Oriolus*).

Les *Paradisiers* se distinguent de tous les autres Dentirostres par leurs vives couleurs et le développement considérable que prennent leurs plumes en certains points, pour constituer des huppes, des panaches, des aigrettes. Ils vivent dans les forêts de la Nouvelle-Guinée et de quelques îles voisines.

Les *Sturnides* sont des Oiseaux chanteurs et sociables, qui se nourrissent d'Insectes ; ils sont migrateurs. Les Etourneaux (*Sturnus*), les Martins (*Pastor*), les Pique-Bœufs (*Buphaga*) sont les principaux genres.

Les Laniades ou Pie-grièches (*Lanius*, *Laniarius*), les *Muscicapides* ou Gobe-mouches (*Muscicapa*, *Bombycilla*), les *Parides* ou Mésanges (*Parus*, *Sitta*), les Hochequeues (*Motacilla*), les *Sylviades* ou Fauvettes (*Sylvia*, *Phyllopneuste*, *Troglodytes*, *Regulus*) et les *Turdides* ou Grives (*Cinclus*, *Saxicola*, *Turdus*, *Pratincola*) constituent encore diverses familles appartenant à ce même groupe.

Les Conirostres sont des Oiseaux chanteurs de petite taille, au bec conique et fort, au plumage épais et souvent orné de vives couleurs le doigt externe est réuni à la base de celui du milieu. Ils vivent en société et se nourrissent de graines, de céréales et de fruits. Un grand nombre sont voyageurs. La plupart construisent leur nid avec élégance ; la femelle incube seule les œufs, mais le mâle partage avec elle le soin de pourvoir à la nourriture des petits. Principaux genres :

Alouette (*Alauda*), Bruant (*Emberiza*), Pinson (*Fringilla*), Moineau (*Passer*), Bouvreuil (*Pyrrhula*), Tisserand (*Ploceus*).

ORDRE DES RAPACES

Les Rapaces sont de grands et robustes Oiseaux, caractérisés par le développement extraordinaire des organes des sens, autant que par la forme du bec et des pattes. Le bec est puissant et crochu. Les pattes se composent de 4 doigts longs et forts, dont l'externe est tourné en arrière; ces doigts ou *serres* sont armés d'ongles puissants et recourbés, qui permettent à l'animal de saisir sa proie. Le tarse est ordinairement couvert de plumes. Les ailes, longues et pointues, ont 10 rémiges primaires et 12 à 16 rémiges secondaires. La queue est longue aussi et a 12 rectrices. A l'exception d'un petit nombre, les Rapaces se nourrissent de proie vivante, et principalement de Mammifères et d'Oiseaux, qu'ils maintiennent avec leurs serres et qu'ils déchirent à l'aide de leur bec. On les divise en deux sous-ordres.

Les NOCTURNES ont de gros yeux ronds, dirigés en avant et ordinairement entourés d'un disque facial ou cercle de plumes rigides; leurs plumes sont souples et molles, ce qui rend leur vol silencieux. Ils constituent la famille des *Strigides* ou Hiboux, qui comprend l'Effraye (*Strix*), la Hulotte ou Chat-huant (*Syrnium*), le Hibou (*Otus*), le Duc (*Bubo*), la Surnie (*Surnia*), l'Haifang (*Nyctea*).

Les DIURNES ont les yeux petits et placés sur les côtés de la tête; leur bec est revêtu à sa base d'une membrane appelée *cire*, dans laquelle viennent s'ouvrir les narines. Ils comprennent plusieurs familles.

Les *Vulturides* ont la tête et le cou décharnés, souvent ornés de caroncules cutanées; ils vivent de charognes. Genres principaux : Condor (*Sarcorhamphus*), Vautour (*Vultur*), Gypaète (*Gypaëtus*).

Les Aigles (*Aquila*), les Pygargues (*Haliætus*), les Balbuzards (*Pandion*) forment la famille des *Aquilides;* les Milans (*Milvus*) celle des *Milvides;* les Buses (*Buteo*) et les Bondrées (*Pernis*) celle des *Butéonides;* les Autours (*Astur*) et les Éperviers (*Nisus*) celle des *Accipitrides*. Les Faucons (*Falco*), les Busards (*Circus*) et le Serpentaire ou Secrétaire (*Gypogeranus serpentarius*) sont les types d'autant de familles distinctes.

Les Oiseaux ne sont évidemment que des Reptiles modifiés. Les Ratites descendent des Dinosauriens; les Carinates ont avec ceux-ci des relations moins certaines : ils ont peut-être le même point de départ que les Ptérosauriens, auxquels ils se rattachent par l'intermédiaire des Saururornithes (*Archæopteryx*).

CLASSE DES MAMMIFÈRES

La notocorde disparaît de bonne heure, sauf quelques débris qui persistent au centre des disques intervertébraux de fibro-cartilage. Le rachis est d'abord tout entier cartilagineux; les corps vertébraux sont plans ou légèrement concaves à leurs deux faces antérieure et postérieure.

Les vertèbres cervicales ou précostales sont régulièrement au nombre de 7; par exception, quelques Édentés (*Cholœpus didactylus*, *Bradypus tridactylus* et *B. infuscatus*) et un Sirénien (*Manatus*) n'en ont que 6; *Bradypus cuculliger* en a 8 ou 9. Elles se soudent parfois entre elles (Édentés, Cétacés, Rongeurs).

Les vertèbres dorsales et les vertèbres lombaires sont au nombre de 17 (*Homo*) à 29 (*Hyrax*); les Marsupiaux, les Ruminants, les Carnivores, les Rongeurs et quelques Primates en ont 20 environ. A mesure que l'organisation se perfectionne, le nombre des côtes va en diminuant. Les vertèbres lombaires et sacrées, qui portaient autrefois des côtes, ont encore des éléments costaux soudés au bord antérieur des apophyses transverses. Les vertèbres sacrées vraies, c'est-à-dire celles qui s'articulent avec l'os iliaque, sont au nombre de deux, comme chez les Reptiles; elles se fusionnent entre elles et avec les 2 ou 3 premières vertèbres caudales, pour constituer le sacrum, qui porte encore des traces de sa division primitive; chez les Marsupiaux, cette fusion n'a pas lieu; le canal rachidien se termine à la face dorsale du sacrum. La queue est de longueur très variable; chez les Bipèdes, elle se réduit au *coccyx*.

La tête s'articule avec l'atlas par deux condyles, portés par les occipitaux latéraux. Ses mouvements d'inflexion de haut en bas et de bas en haut s'accomplissent entre le crâne et l'atlas; ses mouvements de rotation latérale s'accomplissent entre l'atlas et l'axis. On distingue très nettement le crâne et la face.

Dans les types tels que l'Homme, où le squelette céphalique est très condensé, le crâne ne comprend que 8 os, savoir : un occipital, deux pariétaux, deux temporaux, un sphénoïde, un ethmoïde et un frontal; le basiotique se voit seulement à titre d'anomalie, entre le basi-occipital et le basi-sphénoïde.

L'occipital résulte de la fusion du sus-occipital, des deux occipitaux latéraux et du basi-occipital. Le basiotique est fusionné avec ce dernier et est d'autre part en rapport avec l'otique. Le basisphénoïde porte les deux alisphénoïdes ou grandes ailes du sphénoïde; le présphénoïde existe souvent : il porte l'orbito-sphénoïde et les petites ailes; entre celles-ci et les grandes ailes est le trou pour le passage du nerf optique. La base du crâne est complétée en avant par le frontal, qui résulte de la fusion tardive de deux moitiés laissant entre elles un petit espace médian, dans lequel se loge l'ethmoïde. La face supérieure de ce dernier est criblée de pertuis que traversent les filets du nerf olfactif, pour se rendre dans les fosses nasales; les autres nerfs encéphaliques sortent du crâne par divers trous creusés dans sa base.

Le squamosal s'unit au jugal ou malaire par l'*apophyse zygomatique*. Autour du conduit auditif externe se forme un *anneau tympanique*, qui augmente d'épaisseur et devient un tube osseux, sauf chez les Monotrèmes et les Marsupiaux. Ces deux os se fusionnent ensuite et contribuent à former le temporal. Celui-ci se trouve complété d'autre part par l'opisthotique, le prootique et l'épiotique, qui se développent autour de la capsule auditive. Entre les pariétaux et les sus-occipitaux se trouve l'interpariétal, développé dans l'espace occupé chez le fœtus par la *fontanelle postérieure*. Entre les pariétaux et les frontaux se trouve la *fontanelle antérieure*. Les frontaux s'unissent en un seul os, chez les Insectivores, les Chiroptères et les Primates; ils peuvent porter des cornes, chez les Ruminants. Ils forment la paroi supérieure de l'orbite et se creusent, à leur partie basilaire, de cavités ou *sinus frontaux* dans lesquelles l'air accède par les fosses nasales. L'ethmoïde prend une grande part à la formation des fosses nasales et se rattache ainsi à la face : sa lame perpendiculaire ou *mésethmoïde* forme la partie supérieure de la cloison internasale; sa lame papyracée ou os *planum* forme la paroi interne de l'orbite et porte inférieurement les cornets supérieur et moyen. L'*unguis* ou *lacrymal*, dont la présence est inconstante, contribue aussi à fermer l'orbite en dedans et en haut.

Chez l'Homme, la face ne comprend que quatorze os, les uns pairs, les autres impairs; ce sont : les unguis, les nasaux, les maxillaires supérieurs, les malaires, les cornets inférieurs, les palatins, le vomer et la mandibule ou maxillaire inférieur. Mais ce chiffre est dépassé chez les autres Mammifères. Quelques-uns (Édentés, Cétacés) ont des ptérygoïdes, qui participent à la formation de la voûte palatine. L'incisif ou intermaxillaire persiste d'ordinaire pendant toute la vie; chez l'Homme, il se fusionne avec le maxillaire supérieur, déjà pendant la vie fœtale. Ce dernier est creusé d'une très vaste cavité, le *sinus maxillaire* ou *antre d'Highmore*, destinée à alléger la tête et remplie d'air. Le vomer, formé primitivement de deux lamelles osseuses, complète la cloison internasale en bas et en avant. Le malaire ou jugal s'articule avec le maxillaire supérieur et avec le squamosal, sauf chez les Édentés. Il s'unit parfois aussi au frontal et ferme ainsi l'orbite en dehors, disposition qui s'observe chez les Périssodactyles, les Ruminants et les Primates; chez les autres

Mammifères, l'orbite communique largement avec la fosse temporale.

La mandibule correspond au dentaire des Reptiles, les autres os de la mâchoire inférieure étant réduits à l'état de simples prolongements. Elle s'articule avec le squamosal, en sorte que son articulation n'est pas homologue à celle des Vertébrés précédents. Ses deux moitiés latérales restent le plus souvent distinctes, mais se soudent quelquefois en un seul os (Périssodactyles, Chiroptères, Primates). Elle résulte de l'ossification de la partie distale du cartilage de Meckel; la portion proximale de ce même cartilage forme les osselets de l'ouïe, ainsi que nous l'avons vu.

La portion inférieure des côtes est cartilagineuse. Celles-ci s'articulent avec le rachis, dans l'intervalle de deux corps vertébraux, parfois sur un seul; elles s'articulent encore avec la face inférieure de l'apophyse transverse. A leur extrémité ventrale, elles s'articulent directement avec le sternum (côtes sternales) ou bien réunissent leurs cartilages pour s'unir en commun au sternum (côtes asternales); les dernières sont courtes et sans connexion avec le sternum (côtes flottantes).

Les sternèbres restent distinctes et mobiles chez les Édentés; elles se fusionnent plus ou moins chez les autres Mammifères. Le *manubrium* ou appendice antérieur du sternum, et l'*appendice xiphoïde*, qui le termine en arrière, doivent leur existence à ce que les vertèbres cervicales et lombaires portaient anciennement des côtes. Le manubrium renferme encore des points d'ossification qui sont en rapport avec l'existence ancienne d'un épisternum (Albrecht); cette pièce s'est bien conservée chez les Monotrèmes, où elle a la forme d'un T.

Les Monotrèmes ont des coracoïdes distincts et articulés avec le sternum; chez le reste des Mammifères, ces os s'atrophient presque complètement et ne sont plus représentés que par l'*apophyse coracoïde*, qui naît par un point d'ossification spécial et se fusionne avec l'omoplate. Celle-ci est large et présente à sa face externe une haute crête transversale, donnant insertion à des muscles et se terminant en bas par l'*acromion*. La clavicule, d'abord continue avec l'omoplate, s'en sépare par la suite; elle s'articule alors avec l'acromion et avec le sternum. Elle est bien développée chez les animaux dont le membre antérieur accomplit des mouvements étendus et variés; elle s'atrophie plus ou moins chez les Ongulés et les Carnivores.

Les trois os du bassin se soudent en une seule pièce, l'*os iliaque*. Le pubis reste parfois en dehors de la cavité cotyloïde; les pubis et les ischions se rencontrent sur la ligne médio-ventrale (Ongulés, Insectivores, Rongeurs); ou bien les ischions sont exclus de la symphyse (Carnivores, Primates et quelques Insectivores).

Chez les Monotrèmes et les Marsupiaux des deux sexes, le pubis porte un *os marsupial*, dirigé en avant où il se perd dans la paroi de l'abdomen ; il n'est pas sans analogie avec le cartilage épipubien des Dipnoïques et des Urodèles. Le Chien présente dans la même région un faisceau ligamenteux qui lui est homologue et est en rapport avec le muscle pyramidal.

Les os du bras et de l'avant-bras, ceux de la cuisse et de la jambe sont toujours distincts, sauf le cas où les membres postérieurs s'atrophient (Cétacés). Le type fondamental actuel de la main et du pied des Mammifères est le type pentadactyle, mais il y a de sérieuses raisons d'admettre que ces animaux dérivent d'êtres qui avaient au moins sept rayons digitaux.

Le carpe ne diffère pas notablement de celui des Urodèles ou des Chéloniens. La rangée proximale comprend un scaphoïde (radial), un semi-lunaire (intermédiaire), un pyramidal (cubital) et souvent aussi un pisiforme : les deux premiers se fusionnent parfois ; le dernier doit être envisagé comme la trace ultime d'un sixième doigt. Le central, distinct chez la plupart, peut se fusionner aussi avec le scaphoïde, comme c'est le cas chez l'Homme. La rangée distale comprend cinq carpiens (Marsupiaux, Rongeurs, *Hyperoodon*) ou plus souvent quatre, par suite de la fusion des deux derniers en un seul, l'*os crochu*, qui s'articule alors avec les deux derniers métacarpiens. Chez la plupart, notamment chez les Primates, on observe au bord radial le *præpollex* ou cartilage marginal, qui est également le dernier rudiment d'un doigt disparu, dont l'existence passée est démontrée d'ailleurs par le double tendon du muscle long adducteur du pouce.

La rangée proximale du tarse comprend encore trois os : le tibial, le trigone (intermédiaire) et le calcanéum (péronier), qui restent séparés chez les Marsupiaux pentadactyles ; chez les autres Mammifères, les deux premiers se fusionnent d'ordinaire pour former l'astragale. Le scaphoïde correspond au central, mais renferme en outre des éléments du *præhallux*, doigt disparu, qui était situé en dedans du bord tibial. La rangée distale comprend quatre os : les trois cunéiformes (tarsiens 1, 2 et 3) et le cuboïde, ce dernier s'articulant avec les métatarsiens 4 et 5 et résultant de la coalescence des tarsiens 4 et 5.

La rotule, située en avant de l'articulation du genou, est distincte du squelette : c'est un gros os sésamoïde développé dans le tendon du muscle droit antérieur de la cuisse ; elle fait défaut chez certains Marsupiaux, ainsi que chez les Cétacés, les Siréniens et les Chiroptères.

La forme des pattes varie considérablement, ainsi que le mode de progression : sur ces différences et sur celles de la dentition, reposent les principaux caractères invoqués dans la classification. La plupart des Mammifères sont *onguiculés*, la dernière phalange de chacun de leurs doigts se terminant par une griffe qui peut, dans certains cas, se transformer en un *ongle*. Les Onguiculés sont *plantigrades* (Ours, Primates), quand ils posent sur le sol le pied tout entier, pour ne considérer que le membre postérieur; ils sont *demi-plantigrades* (Martre), quand ils posent sur le sol les phalanges et le métatarse, mais tiennent le tarse relevé ; ils sont *digitigrades* (Civette, Félins, Canidés), quand ils ne posent sur le sol que les phalanges, en tenant le métatarse et le tarse relevés.

Les plus grands Mammifères terrestres sont *unguligrades* : ils marchent sur la pointe des phalanges unguéales. Le tarse, le métatarse et les phalanges sont verticaux et tout l'énorme poids du corps repose sur l'extrémité des doigts. L'ongle existe à la face antérieure de la dernière phalange, mais n'est que difficilement reconnaissable. Autour de cette dernière, mais surtout à la face plantaire, l'épiderme s'est considérablement épaissi et forme un *sabot*. On appelle *Ongulés* les animaux qui présentent cette particularité. Aucun d'eux n'est pentadactyle, mais leurs ancêtres l'étaient sûrement et avaient à chaque patte cinq doigts également développés, ce qui peut s'exprimer par la formule $\frac{1.2.3.4.5.}{1.2.3.4.5.}$ (1). A travers les âges, le nombre des doigts est allé en diminuant, mais leur atrophie s'est faite inégalement.

Certains types n'ont perdu que le premier doigt et sont tétradactyles : tous les doigts sont égaux et appuient sur le sol (*Hippopotamus*), comme l'indique la formule $\frac{2.3.4.5.}{2.3.4.5.}$. Ou bien les deuxième et cinquième sont en voie de régression : ils sont alors plus petits et à quelque distance de terre (*Sus*, *Cervus*), ce qui s'exprime par la formule $\frac{2.\mathbf{3}.\mathbf{4}.5.}{2.\mathbf{3}.\mathbf{4}.5.}$. D'autres types sont tridactyles, les trois doigts posant à terre et étant égaux (*Rhinoceros*) : le premier et le cinquième doigts sont atrophiés, $\frac{2.3.4}{2.3.4}$. Les Tapirs présentent une disposition toute spéciale, qu'exprime la formule $\frac{2.3.4.5}{2.3.4}$. La réduction du nombre

(1) Il nous semble utile de faire usage de *formules digitales*, analogues aux formules dentaires, pour exprimer la constitution de la main et du pied chez les Mammifères. Dans ces formules, le numérateur correspond à la main et le dénominateur au pied; les différents chiffres indiquent les numéros d'ordre des doigts, le premier doigt étant le plus interne. Certains doigts peuvent avoir conservé toute leur importance fonctionnelle, alors que les autres sont en régression, comme chez le Porc : ce fait s'exprime aisément, par exemple en attribuant aux premiers des chiffres de plus grande taille qu'aux seconds.

des doigts s'accentue encore chez le Bœuf, où elle devient $\frac{3.4}{3.4}$; elle atteint son terme extrême chez le Cheval, qui a pour formule $\frac{3}{3}$.

L'appareil hyoïdien, très diversement développé, contracte avec le temporal des connexions dont résulte l'apophyse styloïde ; les portions intermédiaires entre celle-ci et l'os hyoïde s'atrophient fréquemment; les petites cornes de l'hyoïde sont le dernier indice du troisième arc viscéral ou premier arc branchial.

La peau a, suivant les régions, une épaisseur variable. Le pigment ne siège pas dans des chromatophores de la couche superficielle du derme, comme c'était le cas chez les Reptiles, mais consiste en granulations mélaniques ou jaunâtres accumulées dans les cellules de la couche muqueuse de Malpighi. L'absence de ces granulations constitue l'*albinisme*.

La couche cornée de l'épiderme est soumise à un renouvellement incessant : elle ne se détache pas tout d'une pièce ou par larges lambeaux, mais subit une usure inappréciable qui constitue la desquamation furfuracée. La couche superficielle du derme porte des papilles où se distribuent des anses capillaires et où les filets nerveux se terminent par les *corpuscules de Meissner* ou corpuscules du tact. La couche moyenne, formée de faisceaux conjonctifs entremêlés, renferme aussi un grand nombre de fibres élastiques et des fibres musculaires lisses ; celles-ci sont plus abondantes en certaines régions, comme le périnée et l'aréole du sein. La couche profonde est plus lâche; les cellules conjonctives s'y chargent normalement de graisse. On trouve aussi dans la profondeur de la peau les *corpuscules de Pacini*, terminaisons nerveuses auxquelles on ne saurait attribuer un rôle tactile, puisqu'on les retrouve en grand nombre dans le mésentère des Félins.

De l'épiderme dérivent des *phanères* variées : griffes, ongles, sabots, cornes, callosités, poils, soies, piquants, fanons. La présence des *poils* sur la peau est caractéristique des Mammifères, que de Blainville, pour cette raison, appelait *Pilifères*.

Le poil est dérivé de l'écaille des Reptiles au même titre que la plume : il est indiqué d'abord par un soulèvement du derme, mais cette phase initiale est de très courte durée. La couche de Malpighi prolifère bientôt et s'enfonce dans le derme. Le follicule pileux ainsi constitué se différencie en une couche périphérique et une couche corticale : la première devient par la suite la gaine externe de la racine du poil; la seconde devient le poil lui-même et se divise ultérieurement en une cuticule, une couche corticale et une couche médullaire. La base du poil s'élargit en un bulbe conique, dans le fond duquel s'engagent des capillaires.

Les poils sont cylindriques ou aplatis, lisses ou frisés. Leur couleur tient à la présence de pigment dans les cellules de la couche corticale, à l'état lisse ou rugueux de la cuticule, à la présence ou à l'absence de bulles d'air entre les cellules de la moelle. Il y a *canitie*, quand les poils d'une zone plus ou moins vaste sont sans pigment, alors que la peau conserve en cette même zone sa pigmentation normale; il y a *poliose*, quand cette particularité s'étend à toute la peau. Dans les contrées où la température diffère beaucoup suivant les saisons, les Mammifères revêtent en automne un pelage long et touffu, qu'une mue fait tomber au printemps; au retour de la mauvaise saison, le bulbe produit un nouveau poil.

Beaucoup de Mammifères (Marsupiaux, Hyraciens, Pinnipèdes, Carnivores, Rongeurs, Insectivores) portent sur les côtés de la lèvre supérieure de longs poils raides ou *poils tactiles*, que des muscles striés peuvent redresser et dont le bulbe reçoit de gros filets nerveux. Jobert a montré qu'il existe des poils semblables, mais plus petits, sur d'autres organes où ils sont généralement méconnus : sur le groin du Porc, du Tatou, de la Taupe; sur l'aile des Chauves-Souris; sur la lèvre inférieure et au-dessus des yeux de beaucoup d'animaux, notamment des Singes.

Les *glandes sébacées* sont presque toujours en rapport avec un poil, dans la gaine duquel elles se développent par invagination de la couche muqueuse de Malpighi. Ces glandes en grappe sécrètent le *sébum*, qui lubrifie les poils. Elles sont sanglées à leur face profonde par un petit faisceau de fibres musculaires lisses, qui s'insèrent d'une part sur le bulbe pileux et vont se perdre d'autre part dans les couches superficielles du derme : la contraction de ces muscles comprime la glande et peut même soulever le poil et les parties ambiantes, d'où le phénomène de la *chair de poule*. Les glandes sébacées acquièrent, en certaines régions, un développement considérable : chez l'Homme, cela se remarque pour l'aisselle et pour l'aile du nez. Les glandes préputiales, qui produisent le *smegma*, les glandes cérumineuses, les glandes de Meibom, qui produisent la *chássie*, les glandes mammaires, qui produisent le *lait*, sont des variétés des glandes sébacées.

Les *glandes sudoripares* sont tubuleuses; elles n'ont aucune connexion avec les poils, pénètrent jusque dans les couches profondes du derme et s'y pelotonnent en un glomérule. Elles se bornent à séparer du sang les produits de désassimilation et sont, comme le rein, de simples organes d'excrétion.

Les *mamelles* sont caractéristiques des Mammifères. Elles s'observent dans les deux sexes, mais restent atrophiées chez le mâle. Le lait qu'elles sécrètent est un liquide blanc qui tient en suspension des globules graisseux; il renferme un sucre particulier, la *lactose*, une matière albuminoïde, la *caséine*, et des sels; il est destiné à nourrir le jeune animal pendant un temps plus ou moins long après sa naissance, jusqu'à ce que les dents soient entièrement développées. Ces volumineuses glandes en grappe sont toujours situées à la face inférieure du corps (1) et disposées symétriquement de chaque côté de la ligne médiane. Leur nombre varie d'une à cinq ou six paires et est en rapport avec celui des petits; on en tire de bons caractères pour la classification, ainsi que de leur situation. Les canaux excréteurs ou *conduits galactophores* débouchent au sommet ou dans le fond de la *tétine* ou *mamelon*, qui surmonte chaque glande.

Les dents ne se trouvent jamais que sur les maxillaires et les intermaxillaires; elles sont logées chacune dans un alvéole distinct. Elles rentrent dans la catégorie des phanères et se développent aux dépens de bourgeons épidermiques, qui sont nés des gencives et se sont enfoncés dans l'épaisseur des maxillaires. Quelle que soit leur forme, on y distingue une cavité pulpaire, limitée de toute part par la dentine ou ivoire; la portion enfoncée dans l'alvéole est la racine, recouverte d'une couche de cément; la portion libre est la couronne, que recouvre une couche d'émail; la couronne et la racine sont séparées par le collet, compris dans l'épaisseur de la gencive.

La dentition varie considérablement; son étude est d'une haute importance. Certains Mammifères sont *monophyodontes*, c'est-à-dire qu'ils n'ont qu'une seule série de dents; à quelque âge qu'elles tombent, ces dents ne sont jamais remplacées. Les autres, plus nombreux, sont *diphyodontes*, c'est-à-dire qu'ils ont à chaque mâchoire deux séries de germes dentaires superposés. La série marginale fait éruption de bonne heure et n'a qu'une existence transitoire; elle tombe pendant le jeune âge et est alors remplacée par les dents de la série profonde. Celles-ci sont destinées à durer toute la vie; les premières dents sont en général remplacées par un nombre égal de dents nouvelles; il apparaît en outre, dans le fond des arcades dentaires, un certain nombre de dents qui jusqu'alors n'étaient point représentées. Les Diphyodontes ont donc une première dentition ou *dentition de lait* et une seconde dentition ou *dentition permanente*, qui se succèdent dans le sens vertical.

Les Monophyodontes sont *homodontes*, leurs dents étant toutes semblables; les Diphyontes sont *hétérodontes*, leurs dents étant dissemblables. Cette règle présente pourtant quelques exceptions:

(1) A la face antérieure, chez des bipèdes tels que l'Homme; mais les bipèdes avaient pour ancêtres des animaux quadrupèdes. En faisant une étude comparative des uns et des autres, il est donc logique de supposer les bipèdes ramenés à leur état quadrupède primitif.

Dasypus novemcinctus est diphyodonte, bien qu'appartenant à un groupe chez lequel la monophyodontie est la règle; le Rat est monophyodonte, bien qu'il appartienne à un groupe dans lequel la diphyodontie est générale.

Chez les Hétérodontes, on distingue les dents en *incisives* (fig. 875, A, B), *canines*, C, *prémolaires*, D, E, et *molaires*, F, G, H ; la dentition est

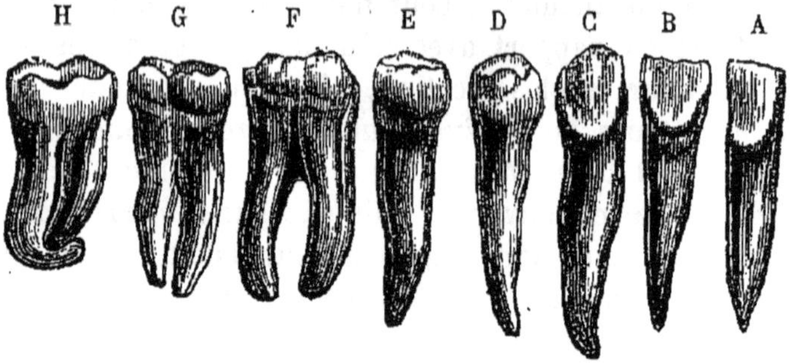

Fig. 875. — Dents de l'Homme. — A, B, incisives; C, canine; D, E, prémolaires; F, G, H, molaires.

complète, quand ces quatre sortes de dents sont représentées à chaque mâchoire; elle est incomplète dans le cas contraire. Les trois premières sortes de dents sont déjà développées dans la première dentition; les molaires n'apparaissent qu'avec la dentition définitive.

Pour indiquer comment est constituée la dentition d'un animal, on fait usage de formules analogues aux formules digitales dont nous avons proposé l'adoption : le numérateur correspond à la mâchoire supérieure, le dénominateur à la mâchoire inférieure; il suffit d'étudier une demi-mâchoire, l'autre moitié étant toujours symétrique; on commence par la ligne médiane, c'est-à-dire par les incisives. Les dents de chaque sorte se trouvent indiquées par un chiffre correspondant à leur nombre. D'après ces principes, la formule dentaire de l'Homme sera la suivante : $\frac{2\,i.\ 1\,c.\ 2\,pm.\ 3\,m}{2\,i.\ 1\,c.\ 2\,pm.\ 3\,m} = 32$ dents, ou plus simplement $\frac{2.1.2.3}{2.1.2.3}$, formule qui indique tout à la fois la dentition définitive et la dentition de lait.

Ici, les deux mâchoires sont égales et les trois premières sortes de dents définitives remplacent un nombre égal de dents transitoires; mais il est loin d'en être toujours ainsi. Par exemple, la dentition de lait du Morse est $\frac{3.1.5}{3.1.4}$, tandis que la dentition permanente devient $\frac{0.1.3}{0.1.2}$; chez le Phoque, la première dentition est $\frac{1.1.3}{1.1.3}$, la seconde devient $\frac{3.1.4.1}{2.1.4.1}$.

Les incisives supérieures sont enfoncées dans l'os intermaxillaire: ce sont les seules dents dont la caractéristique soit certaine. Les autres sont souvent interprétées différemment par les auteurs. D'une façon générale, on appelle incisives inférieures les dents qui sont opposées aux incisives supérieures; la canine supérieure est située au bord antérieur du maxillaire supérieur; l'inférieure est celle qui, la bouche étant close, vient se placer en avant de la supérieure.

On ne peut songer à attribuer aux Mammifères une dentition primitive uniforme, dont serait dérivée la dentition si variée des formes actuelles. On doit pourtant considérer comme vraisemblable que les Ongulés avaient à l'origine 44 dents, disposées suivant la formule $\frac{3.1.4.3}{3.1.4.3}$; cette formule est très fréquente chez les Ongulés tertiaires et s'est maintenue chez le Cheval.

La langue est très mobile, musculeuse et peut être projetée hors de la bouche; sa face supérieure porte diverses sortes de papilles: les papilles caliciformes, qui sont plus spécialement en rapport avec le sens du goût, sont disposées dans la profondeur de la bouche. A celle-ci sont annexées trois paires de glandes salivaires: les *parotides*, placées en avant de l'oreille et débouchant par le *canal de Sténon*, à la face interne des joues, en regard des molaires supérieures; les *sous-maxillaires*, s'ouvrant au-dessous de la langue, par le *canal de Wharton;* les *sublinguales*, situées en avant des précédentes et s'ouvrant aussi sous la langue, par les *canaux de Rivinus*. On distingue en outre les glandes buccales, éparses dans l'épaisseur des lèvres, des joues, de la langue: on doit leur attribuer un rôle prépondérant dans la digestion des matières amylacées.

L'œsophage se continue directement par un estomac plus ou moins vaste, conformé en cornemuse chez l'Homme, formé de plusieurs poches successives chez les Ruminants et quelques autres herbivores. L'intestin grêle a sa muqueuse hérissée de villosités et renferme un grand nombre de *plaques de Peyer*, constituées par l'agglomération de follicules clos. Il se jette latéralement dans le gros intestin, avec lequel il communique par la *valvule de Bauhin*. Le cæcum est simple et parfois très développé; il est souvent absent.

Un cloaque existe chez l'embryon et persiste même pendant toute la vie chez les Monotrèmes, ainsi que chez quelques Marsupiaux et Rongeurs. Chez tous les autres Mammifères, il se forme, au cours du développement embryonnaire, une cloison qui isole complètement la terminaison de l'intestin de celle des organes génito-urinaires. Ceux-ci s'ouvrent en avant de l'anus par un orifice particulier; la surface qui sépare ces deux ouvertures est le *périnée*.

Le système lymphatique est bien développé, mais les cœurs lymphatiques font défaut. En revanche, on trouve sur le trajet des vaisseaux, notamment au niveau des articulations et vers la racine du mésentère, des *ganglions lymphatiques*, dans lesquels on suppose que les leucocytes prennent naissance. Le canal thoracique remonte le long du rachis et va déverser dans la veine sous-clavière gauche, au niveau même de son union avec la veine jugulaire, la lymphe qui revient des membres postérieurs et de l'abdomen, ainsi que de la moitié gauche du thorax, du cou, de la tête et du membre antérieur gauche. Un canal plus petit, la *grande veine lymphatique*, aboutit au système sanguin en un point symétrique et ramène la lymphe de tout le reste du corps.

Les hématies ont une forme spéciale, même chez les Monotrèmes et les Marsupiaux : elles ont l'aspect de petits disques excavés à leurs deux faces ; elles ne renferment point de noyau. Par exception, elle sont elliptiques, mais plates et sans noyau dans la famille des Camélides. La dimension de ces globules est utile à connaître, en raison de l'importance que leur détermination peut présenter dans les expertises médico-légales; malheureusement, aucun caractère ne permet de distinguer les hématies de l'Homme de celles de la plupart des animaux domestiques (Chien, Bœuf, Cheval), dont la dimension est à peu près la même. Le diamètre de l'hématie est en moyenne de 2μ,5 chez *Tragulus javanicus ;* de 4μ,1 chez une vieille Chèvre; de 5μ chez le Mouton; de 5μ,4 chez un Chevreau de huit jours ; de 6μ,5 chez le Chat; de 6μ,9 chez le Lapin; de 7μ,3 chez le Chien, de 7μ,5 chez l'Homme. Chez le Lama, les dimensions sont de 8μ sur 4μ.

Dans le cas à peu près constant où l'examen des globules ne permet pas d'arriver à une détermination de l'espèce animale qui a fourni le sang en litige, on doit chercher à obtenir des cristaux d'hémoglobine, ce qui présente encore de sérieuses difficultés ; la forme de ces cristaux présente en effet de notables variations dans la série des Mammifères.

La température du corps, mesurée dans le rectum, est un peu moins élevée que chez les Oiseaux. Les chiffres extrêmes sont, d'après Gavarret, de 37°,2 C. chez le Tigre et de 40° chez la Chèvre; la température moyenne de l'Homme est de 37°,5.

Le cœur est construit sur le même plan que celui des Oiseaux, sauf des différences secondaires; mais les gros vaisseaux de sa base n'ont point la même origine que chez ceux-ci.

A la base de la langue se développe l'*épiglotte*, lame fibro-cartilagineuse qui peut basculer sous le poids des aliments et empêcher ceux-ci de passer dans les voies aériennes, en venant obturer la glotte. Le larynx est pourvu de muscles bien différenciés; il présente à sa partie antéro-inférieure un grand *cartilage thyroïde*, qui a l'aspect d'un bouclier à convexité antérieure. A la partie dorsale et sur le bord antérieur du cartilage cricoïde sont fixés les deux *cartilages aryténoïdes*, surmontés eux-mêmes par les petits *cartilages corniculés* ou *de Santorini*. Les cordes vocales sont tendues dans le cadre ainsi formé; elles relient le cartilage thyroïde aux cartilages aryténoïdes; elles manquent chez les Cétacés. Entre les deux cordes du même côté, la muqueuse laryngienne s'invagine pour former les *ventricules de Morgagni*, dont les dimensions deviennent parfois considérables.

La trachée est toujours rectiligne; à sa bifurcation ne se voit rien d'analogue au syrinx des Oiseaux. Les deux bronches se distribuent uniquement dans les poumons, sans communiquer avec aucun sac aérien. Leurs ramifications sont extrêmement nombreuses, en sorte que le nombre des alvéoles et la densité de l'organe atteignent un plus haut degré que chez aucun Reptile. Les poumons sont ordinairement divisés en lobes dont le nombre varie; chez tous, à l'exception des Bipèdes, le poumon droit présente un *lobe azygos*, qui s'insinue entre le péricarde et le diaphragme et rend impossible, ou du moins réduit considérablement l'union de ces deux organes.

La cavité générale n'est plus simple, comme chez les Reptiles, mais est divisée en trois portions par une cloison musculaire en forme de voûte, qui sépare le thorax de l'abdomen : cette cloison ou *diaphragme* joue le rôle principal dans les phénomènes mécaniques de la respiration. Il limite en avant la cavité péritonéale, en arrière les deux *cavités pleurales*. Autour de chaque poumon s'est constitué un sac séreux ou *plèvre*, qui ne communique qu'exceptionnellement avec son congénère (Cheval).

Les hémisphères cérébraux prennent un développement de plus en plus considérable; à mesure qu'on s'élève dans la série, ils recouvrent les autres parties de l'encéphale et présentent à leur surface des *circonvolutions* compliquées. Les lobes olfactifs sont toujours recouverts; le cerveau moyen est encore à nu chez les Marsupiaux, les Insectivores et les Rongeurs, mais le cervelet est complètement recouvert par le cerveau chez les Primates.

Le vestibule des fosses nasales proémine sous forme d'un nez, d'un mufle, d'un groin, d'un museau ou d'une trompe. Les paupières renferment chacune un *cartilage tarse* et des glandes de Meibom; la glande de Harder existe également, sauf chez les Primates.

La sclérotique est fibreuse, sauf chez les Monotrèmes, où elle est cartilagineuse. Les vaisseaux qui s'y distribuent viennent aboutir au *canal de Schlemm*, cercle veineux qui limite la sclérotique en avant et encadre la cornée. Celle-ci est complètement dépourvue de vaisseaux, du moins à l'âge adulte, chez l'Homme et la plupart des Mammifères; elle en possède au contraire chez le Cheval, le Chameau, certaines Antilopes (*Antilope picta*) et la Taupe. Le muscle ciliaire est formé de fibres lisses. Un tapis est développé au fond de l'œil chez beaucoup de Marsupiaux, de Cétacés, de Ruminants, de Carnivores, ainsi que chez le Cheval et l'Éléphant.

L'oreille interne des Monotrèmes n'est pas plus perfectionnée que celle des Sauropsidés. Celle des autres Mammifères se complique au contraire, en ce que le canal cochléaire s'enroule plus ou moins sur lui-même pour former le *limaçon;* chez l'Homme, il fait trois tours. Le nerf acoustique se termine dans cet organe par un nombre très considérable de *bâtonnets de Corti.* La caisse du tympan renferme les quatre osselets dont nous connaissons déjà l'origine. L'oreille externe, esquissée déjà chez quelques Reptiles (Crocodiles) et Oiseaux (Hiboux), comprend le *conduit auditif externe* et le *pavillon* ou *conque auditive;* celui-ci est souvent mobile et de grande dimension; il s'atrophie chez les Mammifères marins.

Les reins ou métanéphros sont situés dans la partie antérieure de l'abdomen, accolés au rachis. Ils restent lobés pendant la vie entière chez les Cétacés, les Palmipèdes, etc., ou bien sont compacts comme chez l'Homme, le Bœuf, le Chien, etc. L'uretère qui s'en détache vient se jeter dans la vessie; celle-ci n'est qu'une dépendance de l'allantoïde, avec laquelle elle communique par l'intermédiaire de l'*ouraque;* elle est reliée au cloaque par le sinus uro-génital, auquel aboutissent les canaux de Müller et de Wolff, enveloppés dans une gaine commune et formant le cordon génital. Les canaux de Müller sont fusionnés dans leur portion terminale.

A un stade précoce, la cloison verticale qui dédouble et supprime le cloaque et interrompt toute communication entre le sinus uro-génital et l'intestin, n'est pas encore formée. Le corps de Wolff existe encore et la glande génitale commence à se développer : dans l'un et l'autre sexe, elle prend naissance, en effet, au voisinage immédiat du rein, bien que, le plus souvent, elle doive accomplir une migration vers les régions postérieures de l'abdomen. A ce même stade, les organes génitaux externes sont en voie d'évolution : ils apparaissent sur la lèvre antérieure du sinus uro-génital et consistent en une proéminence qui devient, suivant le sexe, le pénis ou le clitoris, et en un repli cutané qui formera le scrotum ou les grandes lèvres. Par la suite, le sinus uro-génital devient l'urèthre, c'est-à-dire le canal chargé de conduire au dehors l'urine accumulée dans la vessie; ses rapports sont assez différents dans les deux sexes.

Le testicule reste ordinairement dans l'abdomen, plus ou moins loin de l'endroit même où il s'est développé. D'autres fois, il sort de l'abdomen par le canal inguinal et tombe dans le scrotum : tel est le cas pour les Équidés, les Ruminants, les Primates et beaucoup de Carnivores. Il refoule devant lui le péritoine et se trouve ainsi renfermé dans une cavité séreuse, qui se sépare ou non de la grande cavité abdominale.

Le testicule, de forme ovale, est entouré de la *tunique albuginée*, enveloppe conjonctive qui rayonne à son intérieur et le subdivise ainsi en un grand nombre de lobules ; dans chacun de ceux-ci est pelotonné un tube spermatique. Tous ces tubes convergent vers le *corps d'Highmore*, renflement de l'albuginée dans lequel ils forment le *réseau de Haller* ou *rete testis*. De celui-ci partent finalement un certain nombre de *canaux efférents*, qui se jettent tous en un tube transversal ou *tête de l'épididyme*. A sa suite vient l'*épididyme*, qui se pelotonne fortement sur lui-même, présente un petit cæcum, le *vas aberrans de Haller* ou *hydatide pédonculée*, puis se continue par le *canal déférent*. Avant de se jeter dans le sinus uro-génital, ce canal se dilate en une vésicule séminale, dans laquelle s'accumule le sperme, au fur et à mesure qu'il est produit. Celui-ci est déversé dans le sinus par le *canal éjaculateur*, qui continue directement le canal déférent. Les voies spermatiques débouchent donc dans l'urèthre, dont l'origine, confondue avec le sinus uro-génital, est entourée d'une forte couche de muscles lisses et dont la muqueuse renferme des glandes en tube constituant la *prostate*.

Le *rete testis*, les canaux efférents du testicule et le *vas aberrans* sont des restes du corps de Wolff ; il en est de même pour le *paradidyme* ou *organe de Giraldès*, qui est enfoui dans le cordon spermatique, au-dessus de la tête de l'épididyme. L'épididyme, le canal déférent et le canal éjaculateur ne sont autre chose que le canal de Wolff.

Le canal de Müller persiste chez les Marsupiaux; il s'atrophie presque en totalité chez les autres types. Son extrémité antérieure persiste et forme un petit appendice du testicule, l'*hydatide non pédiculée* ou *hydatide de Morgagni*. Son extrémité postérieure s'unit à sa congénère et forme ainsi l'*utricule prostatique*, qui s'ouvre dans le sinus uro-génital : cette petite vésicule est homologue au vagin de la femelle et mériterait, par conséquent, le nom de *vagina masculina*, plutôt que celui d'*uterus masculinus*, qu'on lui donne fréquemment.

L'organe copulateur ou *pénis* naît, comme nous l'avons vu, de la lèvre antérieure du cloaque ou, mieux, de l'allantoïde. Tout le long de la face postérieure du pénis court un sillon ou, plus souvent, un canal qui est la continuation de l'urèthre et autour duquel se développe le *corps spongieux*. Cet organe, dans lequel du sang veineux peut s'accumuler au point de le rendre turgide, s'épaissit en arrière, à la racine du pénis, et forme le *bulbe de l'urèthre;* il se renfle aussi en avant pour former le *gland*, qu'abrite le *prépuce*. La face antéro-supérieure du pénis est occupée par deux gros organes érectiles, les *corps caverneux* qui naissent de l'ischion, se juxtaposent l'un à l'autre, en même temps qu'au corps spongieux. La rigidité de la verge est encore assurée, dans bien des cas, par l'*os pénien*, qui se développe dans le tissu conjonctif interposé à ces trois organes érectiles, par exemple chez les Mysticètes, les Carnivores, les Rongeurs, les Chiroptères et quelques Singes.

L'ovaire a la même origine que le testicule et, comme lui, accomplit une migration; mais il ne descend jamais plus bas que le petit bassin, où il se fixe à un repli spécial du péritoine, le *ligament large*. Il a la forme d'une amande et renferme dans sa zone corticale un nombre immense d'ovules, contenus chacun dans une *vésicule de de Graaf*. Au début, les cellules de l'épithélium germinatif s'enfoncent par séries dans le stroma conjonctif sous-jacent, puis s'isolent. Dans chacun de ces amas, une des cellules, destinée à devenir l'ovule, est bientôt reconnaissable à sa grande taille; nous avons vu déjà (tome I, page 131, fig. 72) quelle structure elle finissait par acquérir; sa membrane vitelline ou *zona radiata* est percée de fins canalicules, par lesquels s'engagent des leucocytes dont elle se nourrit. Les cellules centrales de l'amas, au sein duquel l'ovule est plongé, subissent alors une dégénérescence et laissent la place à un liquide albumineux; les cellules périphériques persistent. Ainsi se forme l'*ovisac* ou vésicule de de Graaf, qui se rompt au moment du rut, pourvu que l'ovule soit arrivé à maturité parfaite.

L'ovule est alors saisi par la *trompe de Fallope* ou oviducte, qui s'ouvre librement dans la cavité péritonéale, à proximité de l'ovaire, par un large pavillon frangé, et qui débouche dans l'*utérus* par son extrémité postérieure. Ce dernier organe possède une épaisse et puissante paroi musculaire lisse; il présente de grandes variations dans la série des Mammifères, mais c'est toujours à son intérieur que l'œuf fécondé se fixe et se développe, sauf chez les Monotrèmes qui, par exception, ne sont pas vivipares.

Les Rongeurs et les Chiroptères présentent deux formes utérines remarquables : chez certaines espèces, chaque oviducte porte à son extrémité postérieure un utérus qui ne contracte aucune connexion avec celui du côté opposé (*uterus duplex*); chez d'autres espèces, les deux utérus se fusionnent vers leur terminaison, mais restent séparés sur la plus grande partie de leur étendue (*uterus bipartitus*). Chez les

Cétacés, les Lémuriens, les Ongulés, les Carnivores, les Pinnipèdes et les Insectivores, la fusion des deux utérus est plus avancée, bien que ceux-ci soient encore distincts et se prolongent chacun en une sorte de corne (*uterus bicornis*). Enfin, la fusion est complète chez certains Chiroptères et chez les Primates (*uterus simplex*).

Qu'il soit simple ou double, l'utérus débouche dans le *vagin*, long et large canal dont la portion inférieure est souvent obturée par une sorte de diaphragme membraneux appelé *hymen*. En dehors de l'hymen et sur la paroi antérieure vient déboucher l'urèthre, dans une portion qui correspond, par conséquent, au sinus uro-génital. Celui-ci est très court; son orifice externe ou *vulve* est limité par deux lèvres longitudinales; sa commissure antérieure est occupée par le clitoris; cet organe érectile est homologue aux corps caverneux de la verge; il renferme un os chez le Phoque. La vulve de la femme est bordée de chaque côté par deux lèvres, la plus externe ou grande lèvre étant une formation particulière au genre *Homo*, bien qu'on en retrouve les rudiments chez certains Anthropoïdes (Orang).

Les oviductes, l'utérus et le vagin sont dus à la persistance et à la fusion partielle des canaux de Müller. Le corps de Wolff s'atrophie au contraire; le *corps de Rosenmüller* ou *parovarium*, compris dans l'épaisseur du ligament large, l'*hydatide pédiculée de la trompe* et le *paroophore*, sont ses derniers vestiges. Quant au canal de Wolff, une petite portion de son extrémité antérieure reste en connexion avec le corps de Rosenmüller; une petite portion de son extrémité postérieure forme le *conduit de Gartner*, qui est situé dans la paroi latérale de l'utérus et du vagin et débouche de chaque côté du méat urinaire; toute la partie moyenne s'atrophie.

Au moment de la copulation, le sperme est éjaculé dans le fond du vagin, au contact même du col de l'utérus. Grâce à leurs mouvements propres, les spermatozoïdes montent dans cet organe, puis dans l'oviducte : c'est là qu'ils rencontrent généralement l'œuf et le fécondent.

Au point de vue du développement, les Mammifères présentent entre eux des différences considérables. Les uns sont ovipares (ORNITHODELPHES) et évoluent à la façon des Sauropsidés. Les autres sont vivipares : on les divise en MONODELPHES et en DIDELPHES, suivant que l'embryon se développe partiellement ou en totalité dans l'utérus maternel et suivant que ses enveloppes restent libres ou contractent avec l'utérus une intime adhérence, par l'intermédiaire du *placenta*.

Sous-classe des Ornithodelphes.

ORDRE DES MONOTRÈMES

Ces étranges animaux ne sont connus qu'en Australie, en Tasmanie et en Nouvelle-Guinée; ils sont réduits aux deux genres Ornithorhynque (*Ornithorynchus* Blumenbach) et Échidné (*Tachyglossus* Illiger) : le premier renferme une seule espèce, le second en a quatre.

Les os du crâne se fusionnent entre eux, comme chez les Oiseaux; la face s'allonge en un bec corné, dépourvu de dents. La ceinture scapulaire rappelle celle des Sauriens; le bassin porte deux os marsupiaux; les pattes ont cinq doigts terminés ou non par de fortes griffes fouisseuses. L'intestin et l'appareil génito-urinaire s'ouvrent dans un cloaque, comme chez les Sauropsidés. La température du corps est de 24°,8 chez l'Ornithorhynque et de 28° chez l'Echidné.

Les mamelles sont situées sous le ventre : elles sont formées d'un certain nombre de culs-de-sac glandulaires qui seraient, suivant Haacke, des glandes sudoripares modifiées. Elles débouchent côte à côte et sont dépourvues de mamelon. Elles déversent leur lait à la surface d'un repli peu marqué de la peau (*Ornithorhynchus*) ou bien dans le fond d'une poche abdominale simple et bifurquée ou double (*T. hystrix*). Cette poche semble ne se former qu'au moment de l'allaitement; elle s'atrophie plus ou moins rapidement après cette période, et il est fréquent de n'en pas trouver trace chez la femelle adulte.

Everard Home, en 1801, et Étienne Geoffroy Saint-Hilaire, en 1822, admettaient déjà l'oviparité des Monotrèmes; Geoffroy avait même figuré l'œuf de l'Ornithorhynque (1). L'exactitude de ce fait, depuis lors révoquée en doute par les auteurs, a été mise récemment hors de conteste par Haacke pour l'Échidné, par Caldwell pour l'Ornithorhynque. La composition de l'œuf est la même que chez les Reptiles et les Oiseaux. L'Ornithorhynque pond vraisemblablement ses œufs à terre, dans une dépression creusée dans le sable, et les couve; l'Echidné introduit dans sa poche abdominale l'œuf qu'il vient de pondre et c'est là que se fait l'éclosion. La segmentation est méroblastique, comme chez les Sauropsidés (Caldwell). L'animal nouveau-né n'a encore atteint qu'un développement très imparfait : il n'a

(1) *Annales des sc. nat.*, XVIII, pl. III, fig. 4, 1829. Cette figure est la reproduction d'un dessin de Rob. E. Grant, d'après deux œufs de la collection Leadbeater; deux autres œufs se trouvaient au Museum de Manchester.

pas de poils, n'a pas encore les yeux ouverts et a longtemps besoin des soins de la mère.

L'Ornithorhynque (*O. paradoxus*) habite le sud de l'Australie et la Tasmanie. Il est aquatique; son large bec lui permet de fouiller la vase; son corps est couvert d'une fourrure épaisse et souple; ses pattes courtes et fortes ont cinq doigts armés de griffes et réunis par une large membrane. Il se creuse un terrier au bord des ruisseaux.

Le mâle se distingue aisément à ce qu'il porte à la partie externe et postérieure du tarse un ergot volumineux, dont la pointe est percée latéralement d'un orifice. Cet ergot n'est point une dépendance des os voisins et diffère, par conséquent, de celui des Gallinacés : il est en rapport avec une glande, située sous la peau et émettant un long canal excréteur; celui-ci se termine à la base de l'ergot par une ampoule, qui se continue à l'intérieur de ce dernier par un canal.

De Blainville a considéré cet appareil glandulaire comme un appareil venimeux. Il cite l'observation d'un individu qui, allant pour ramasser un Ornithorhynque blessé, reçut dans le bras un coup d'éperon : le membre enfla en peu de temps. « Tous les symptômes qu'offrent les personnes mordues par des Serpents venimeux se déclarèrent. Ils cédèrent cependant à l'application extérieure de l'huile et à l'usage intérieur de l'ammoniaque; mais l'Homme éprouva longtemps une douleur aiguë, et fut plus d'un mois à recouvrer l'usage de son bras. En examinant l'éperon, on le trouva creux, et en le comprimant, on en exprima, dit-on, le venin. »

La plupart des auteurs récents sont d'accord pour admettre que l'ergot en question n'est pas venimeux; van der Hœven dit que sa sécrétion n'exerce aucune action sur l'Homme et Verreaux pense qu'il joue un rôle excitateur dans l'acte de la copulation. L'animal n'a d'ailleurs pas en Australie la réputation d'être dangereux et on ne connaît, chez les Vertébrés, aucun exemple d'appareil venimeux spécial au sexe mâle.

Les Echidnés ont le bec mince et allongé, les pattes non palmées, mais munies d'ongles puissants : ils habitent les montagnes arides et sablonneuses et se creusent des terriers. Ils se nourrissent principalement de Fourmis, qu'ils capturent en projetant dans la demeure de ces Insectes leur langue vermiforme et visqueuse. Le mâle possède un ergot semblable à celui de l'Ornithorhynque, mais plus petit.

Tachyglossus aculeatus Shaw (*Echidna hystrix* Cuvier) est d'Australie : il a le corps couvert en dessus de piquants cornés et tranchants, comme le Hérisson ; il peut se rouler en boule à la façon de cet animal, mais est deux fois plus gros. *T. setosus* est de Tasmanie ; *T. Lawesi*, *T. Bruyni* et *T. villosissimus* sont de la Nouvelle-Guinée.

Les Monotrèmes n'ont qu'une existence peu ancienne ; ils sont représentés dans le quaternaire d'Australie par des restes peu importants. On a voulu les considérer comme des Marsupiaux dégénérés, mais Cope a mis en évidence les analogies de leur squelette avec celui des Théromorphes, Reptiles de l'époque permienne.

Sous-classe des Didelphes.

ORDRE DES MARSUPIAUX

Ces animaux ont des os marsupiaux annexés au pubis. La dentition et la conformation des pattes présentent une grande diversité ; le rectum et les organes génito-urinaires s'ouvrent au dehors par un orifice commun. La femelle a sous le ventre une poche ou *marsupium*, formée par un repli de la peau et renfermant des mamelles pourvues de mamelons. La reproduction est vivipare, mais le fœtus quitte l'utérus de très bonne heure.

Chez le mâle, le pénis se termine par un gland bifide, dont chaque moitié est parcourue suivant sa longueur par un sillon spermatique. La femelle a deux utérus et deux vagins distincts, qui s'ouvrent dans le sinus uro-génital. Entre les deux vagins se voit un grand cul-de-sac, divisé par une cloison longitudinale en deux moitiés dont chacune communique avec le vagin correspondant.

L'ovule est très volumineux et renferme une forte proportion de vitellus nutritif : aussi la segmentation est-elle plus inégale que chez tous les autres Mammifères vivipares (tome I, page 132, en note).

Le sac vitellin est richement vascularisé et accolé par sa base à la membrane subzonale, qui présente en ce point des villosités. Celles-ci adhèrent à la muqueuse utérine : quelques-unes d'entre elles, sinon toutes, reçoivent des vaisseaux de la vésicule ombilicale, en sorte qu'il se forme un placenta vitellin, peu important, il est vrai, mais suffisant néanmoins pour prouver que les Marsupiaux ne méritent qu'imparfaitement leur nom d'*Aplacentaires :* tel était du moins le cas pour un Marsupial australien, d'espèce indéterminée, étudié par Osborn.

La gestation ne dure pas plus de 39 jours chez *Macropus major*, qui atteint presque la taille d'un Homme. A sa naissance, le petit est nu, aveugle et n'a guère plus de 2 centimètres de longueur ; ses membres sont à peine indiqués. La femelle l'introduit dans sa poche ventrale, où il se suspend aux mamelles et où il fait un séjour de huit à neuf mois, pendant lequel son développement s'achève.

Les Marsupiaux présentent entre eux de si grandes différences anatomo-physiologiques, qu'il serait utile de les diviser en plusieurs ordres, offrant un remarquable parallélisme avec les divers groupes de Mammifères placentaires.

Les ÉDENTÉS ne comprennent que *Tarsipes rostratus* Gervais, long de $0^{m},10$ seulement.

Les HALMATURIDES représentent les Ruminants; ils ont l'estomac multiple et sont herbivores; leurs molaires rappellent celles du Tapir. Les Kangourous (*Macropus*), nombreux en espèces et de taille très variable, ont les membres antérieurs courts et faibles et sans utilité pour la marche, les postérieurs longs et robustes. L'animal se tient debout sur ces derniers et s'appuie sur sa longue queue : il progresse alors par bonds et sa vitesse peut égaler celle du Cerf. Les Potorous ou Kangourous-Rats (*Hypsiprymnus*) ressemblent aux Gerboises.

Les DASYURIDES représentent les Carnivores. Le Thylacine (*Thylacinus cynocephalus*) vit en Tasmanie; c'est un animal féroce, de la taille d'un Chacal. Les Dasyures (*Dasyurus*) correspondent aux Martres, les Phascogales (*Phascogale*) à nos Belettes. *Thylacoleo*, du pliocène d'Australie, avait la taille du Lion.

Les PÉRAMÉLIDES correspondent aux Insectivores. *Perameles nasuta* est d'Australie, *P. Gunni* de Tasmanie. *Myrmecobius fasciatus* est le mieux denté de tous les Marsupiaux actuels : $\frac{4.1.4\text{-}3.4\text{-}5}{3.1.5\text{-}3.4\text{-}6}$.

Les PHASCOLOMYIDES sont analogues aux Rongeurs. *Phascolomys wombat*, de Tasmanie et du sud de l'Australie, a la taille du Blaireau et se cache pendant le jour dans des terriers. Formule dentaire : $\frac{1.0.1.4}{1.0.1.4}$.

Les PÉTAURISTES (*Petaurus*) correspondent aux Lémuriens, spécialement au Galéopithèque : comme lui, ils ont aux flancs une membrane aliforme.

Les PHALANGISTIDES sont de petits Marsupiaux grimpeurs, plus ou moins analogues aux Arctopithèques, qui sont les plus dégradés des Primates. Les pattes sont pentadactyles; le gros orteil est dépourvu d'ongle et opposable. Le Kaola (*Phascolarctus cinereus*) a les deux doigts internes de la main opposables aux trois autres. Les Phalangers (*Phalangista*) comprennent plusieurs espèces qui habitent l'Australie, la Tasmanie, Amboine et les Célèbes; la queue est longue et prenante.

Les DIDELPHES ou *Pédimanes* sont également analogues aux Primates; ils ont le gros orteil opposable et la queue prenante. Tous sont américains : on les rencontre depuis les États-Unis jusqu'à la République Argentine et au Chili. La Sarigue (*Didelphys virginiana*), du Mexique, a la taille du Chat. Les autres espèces sont plus petites; quelques-unes (*D. dorsigera*, *D. marina*) n'ont qu'un marsupium incomplet.

Alf. Dugès, mordu au pouce par une Sarigue en rut, fut atteint d'accidents qu'il attribue à une réelle toxicité de la salive. Les premiers jours et malgré des pansements antiseptiques et le repos du doigt, il eut une légère lymphangite et un ganglion engorgé sous l'aisselle. Un phlegmon douloureux se déclara sur la première phalange, rendant la flexion du doigt impossible. La guérison ne fut obtenue qu'après trois semaines de souffrance.

Le plus ancien Mammifère connu, *Microlestes antiquus*, du trias supérieur d'Allemagne, appartenait au groupe des Marsupiaux ; ces mêmes animaux abondaient sur toute la surface du globe, à l'époque jurassique. Leurs survivants actuels sont à peu près confinés en Australie : la faune australienne présente donc, pour les Mammifères, le même caractère archaïque et primitif que pour les Oiseaux (*Apteryx*, *Casuarius*, *Dromaeus*).

Sous-classe des Monodelphes.

Tous les Mammifères dont l'histoire va suivre sont vivipares et dépourvus d'os marsupiaux et de marsupium. La gestation est d'assez longue durée pour que le petit, en venant au monde, ait acquis déjà sa forme définitive et souvent même la possibilité de marcher et de suivre sa mère.

L'ovule est très petit et contient très peu de vitellus nutritif ; s'il est fécondé, il s'arrête dans l'utérus, où il trouve assez de nourriture pour suffire à ses premiers besoins. La muqueuse utérine devient le siège d'une vascularisation plus active; de nombreux leucocytes sortent de ses vaisseaux, s'insinuent entre les cellules épithéliales de la muqueuse ou des glandes et arrivent ainsi à la surface interne de l'organe. Ils se détruisent alors et leurs déchets forment une masse graisseuse, sorte de *lait utérin* dont les cellules de l'embryon se nourrissent après la rupture de la membrane vitelline.

Nous connaissons déjà les premiers stades du développement (tome I, pages 157-160, fig. 99 et 100). La formation des enveloppes fœtales présente de très notables différences dans la série des Placentaires ; elle se laisse néanmoins ramener à un schéma général, très analogue au mode de formation que nous avons étudié déjà chez les Sauropsidés.

La zona radiata présente à sa surface de courtes villosités, à l'aide desquelles elle adhère à la muqueuse utérine. Puis l'ectoderme de la vésicule ombilicale se sépare des deux autres couches et vient s'accoler à la face interne de la zona radiata, pour y former la *membrane subzonale*. Celle-ci persiste seule, après la destruction de la zona radiata; plus tard, elle se fusionne avec l'allantoïde, qui s'étale progressivement sur toute sa face interne : ainsi se forme le chorion. Sa surface se couvre alors de villosités, dans lesquelles pénètrent les vaisseaux allantoïdiens et qui contractent des relations intimes avec la muqueuse utérine; dans ce but, cette dernière devient très vasculaire, ses vaisseaux s'intriquent étroitement avec ceux du chorion et les échanges gazeux et nutritifs peuvent se faire entre les deux systèmes de vaisseaux, bien qu'ils ne communiquent pas l'un avec l'autre.

Les villosités choriales sont d'abord partout égales, mais elles peuvent par la suite se comporter de diverses manières, ce qui nous amène à distinguer plusieurs sortes de placentas.

Le cas le plus simple est celui où le placenta reste à l'état primitif, les villosités s'implantant sur toute la surface : le placenta est *diffus*. Cette variété s'observe chez les Monophyodontes (Édentés, Cétacés) et chez les plus inférieurs des Diphyodontes (Lémuriens, Siréniens, Périssodactyles, Bisulques, quelques Ruminants). Les Lémuriens diffèrent légèrement des autres animaux de ce groupe, en ce que les villosités manquent au pôle antérieur du chorion : leur placenta est *en cloche*.

Le *placenta cotylédonaire* des Ruminants n'est qu'une variété du placenta diffus. Les villosités se sont condensées de place en place en amas serrés ou *cotylédons*, qui forment autant de petits placentas épars; elles se sont atrophiées partout ailleurs.

Chez les Mammifères supérieurs, les rapports de l'embryon avec la muqueuse utérine deviennent encore plus intimes. Celle-ci prolifère progressivement autour du chorion et finit par l'englober complètement. Au moment où il est expulsé, le fœtus entraîne donc à sa suite, non seulement ses membranes, mais aussi la *caduque* ou *decidua*, c'est-à-dire l'enveloppe adventive qui lui est fournie par la muqueuse. Les animaux précédents sont donc *adécidués;* ceux qu'il nous reste à examiner sont *décidués*.

Dans un premier groupe de Décidués, le placenta est *zonaire :* il a la forme d'un manchon disposé autour du chorion, dont les deux pôles n'ont point de villosités. Cette forme de placenta s'observe chez les Proboscidiens, les Hyraciens, les Pinnipèdes et les Carnivores.

Dans un second groupe, le placenta est *discoïde* et formé d'un seul disque, plus rarement de deux. Ce placenta se voit chez les Rongeurs, les Insectivores, les Chiroptères et les Primates ; il acquiert une complication très grande et une épaisseur considérable ; l'intrication des vaisseaux du placenta fœtal avec les lacunes sanguines du placenta maternel est des plus intimes. Les parties qui sont rejetées avec le placenta, au moment de la parturition, sont la *caduque réfléchie*, dont il a déjà été question, la *caduque sérotine* et la *caduque vraie*.

ORDRE DES ÉDENTÉS

Les Édentés ou *Maldentés* (de Blainville) n'ont pas de dents incisives; le Tatou à six bandes (*Dasypus sexcinctus*) a, par exception, des incisives latérales supérieures. Ils sont monophyodontes et homodontes; pourtant, *D. peba* est diphyodonte et *Cholœpus didactylus* a des canines ; les Tamanoirs (*Myrmecophaga*) et les Pangolins (*Manis*) sont anodontes. Les dents sont en nombre très variable; elles sont sans racine et sans émail ; leur croissance est continue.

Les doigts sont terminés par de véritables sabots, qui en coiffent la dernière phalange et se développent en d'énormes griffes falciformes, permettant de grimper aux arbres ou de fouiller le sol. Quant au reste de leur organisation, quant à leurs mœurs et à leur régime, les Édentés diffèrent considérablement les uns des autres : ils forment trois familles naturelles, dont aucune n'est représentée en Europe. La chair de la plupart est appréciée.

Les VERMILINGUES ou *Fourmiliers* ont le museau allongé, la bouche étroite, la langue filiforme, visqueuse et protractile : à l'aide de leurs ongles, ils ravagent les fourmilières et les termitières, dont ils dévorent ensuite les habitants. Les Tamanoirs (*Myrmecophaga*), de l'Amérique du sud, sont couverts de poils longs et raides, ressemblant à du foin. Les Oryctéropes (*Orycteropus*), du sud et du nord-est de l'Afrique, ont le poil ras, les oreilles et la queue longues ; ils ont 26 dents et une longueur d'environ 2 mètres, queue comprise ; leur placenta est zonaire et décidu.

Les Pangolins (*Manis*) sont couverts de larges écailles imbriquées ; ils peuvent se rouler en boule comme les Hérissons ; leur placenta est diffus et non décidu. *M. macrura* et *M. Temmincki* sont de l'Afrique tropicale, *M. brachyura* est de l'Inde et de Ceylan, *M. javanica* de Java.

Les DASYPODES ou *Tatous* ressemblent aux Vermilingues en ce qu'ils sont insectivores et habitent des terriers. Le dos et la queue sont recouverts de plaques osseuses transversales. La femelle a une ou deux paires de mamelles pectorales ; le placenta est discoïde et décidu. Ces animaux comprennent un assez grand nombre d'espèces, qui habitent l'Amérique du sud et sont réparties entre les deux genres *Dasypus* et *Chlamydophorus;* quelques-uns peuvent se rouler en boule. La plus grande des espèces actuelles, *D.* (*Prionodon*) *gigas*, du Paraguay, a plus d'un mètre de longueur et possède $\frac{26}{24}$ dents.

Glyptodon clavipes, fossile dans l'argile récente des pampas, avait une carapace immobile et convexe, formée de plaques hexagonales, semblable à celle d'une Tortue ; il était long de près de deux mètres, large d'un mètre et avait $\frac{4}{3}$ doigts à sabots. *Megatherium Cuvieri*, qui se trouve dans les mêmes couches géologiques, était de taille gigantesque et atteignait environ 13 mètres ; il avait $\frac{4}{5}$ doigts, mais était dépourvu de carapace.

Les Bradypodes, *Tardigrades* ou *Paresseux*, ont la tête semblable à celle des Singes, dont ils ont d'ailleurs la forme générale et le genre de vie. Ils vivent sur les arbres, auxquels ils se suspendent par les forts ongles recourbés qui terminent leurs membres. Ils ont $\frac{2}{3}$ (*Cholœpus*) ou $\frac{3}{3}$ doigts (*Bradypus*) et sont couverts de poils longs et grossiers, semblables à du foin sec. L'estomac est divisé en 4 poches, comme chez les Ruminants : le régime est d'ailleurs exclusivement végétal. Ces animaux habitent les forêts vierges de l'Amérique du sud ; ils se meuvent avec une extrême lenteur. L'Aï (*B. tridactylus*) et l'Unau (*Ch. didactylus*) sont les principales espèces. Le placenta est en dôme et consiste en une série de lobes discoïdaux agrégés (Turner).

ORDRE DES CÉTACÉS

Les Cétacés sont des Mammifères marins, à corps fusiforme ; tous sont de grande taille et c'est parmi eux que se rencontrent les géants de la nature actuelle. La peau est nue et ne présente qu'un petit nombre de poils très espacés ; elle est d'un tissu lâche, dans lequel s'accumule une énorme quantité de graisse. Les membres antérieurs sont raccourcis ; la main est pentadactyle et élargie en nagoeire ; les doigts 2, 3 et 4 comprennent respectivement jusqu'à 14 (*Globiocephalus melas*), 9 (*Gl. melas*) et 7 phalanges (*Balænoptera musculus*). Les membres postérieurs font défaut et se réduisent à quelques petits osselets. Le corps se termine en arrière par une nageoire caudale transversale et le dos porte lui-même une nageoire graisseuse.

Le cerveau est petit, mais présente des circonvolutions bien marquées : chez une jeune Baleine longue de 6 mètres et pesant 5,500 kilogrammes, son poids est inférieur à 2 kilogrammes. Le pavillon de l'oreille est absent. L'œil n'est pas plus gros que celui du Bœuf et est très reporté en arrière. Le nerf olfactif est atrophié, en sorte que les fosses nasales ne servent pas à l'olfaction : elles s'ouvrent à la face supérieure de la tête, soit côte à côte, soit par un seul orifice, et servent de passage à l'air que l'animal est obligé de venir prendre de temps en temps à la surface de la mer. C'est par là encore qu'il expire l'air venant du poumon ; cet air est chargé de vapeur d'eau qui se condense aussitôt dans l'atmosphère plus froide, d'où l'opinion courante, mais inexacte, que les Cétacés rejettent un jet d'eau par leurs *évents* (1).

Les mamelles, au nombre de deux seulement, seraient inguinales, si les membres postérieurs n'étaient atrophiés : elles se trouvent de chaque côté de l'anus, dans une sorte de dépression de la peau s'ouvrant à la surface par une fente longitudinale. Le placenta est diffus et sans caduque ; les villosités sont répandues sur toute la surface du chorion, mais parfois les deux pôles restent libres.

Tous les Cétacés sont carnivores. Suivant que les dents existent ou non, on les divise en deux familles.

Les Denticètes ou *Cétodontes* sont monophyodontes et homodontes. Leurs dents ont une croissance limitée. Le nombre en est de près de 200 chez le Dauphin (*Delphinus*), de près de 100 chez le Marsouin (*Phocæna*) ; elles sont moins nombreuses encore chez l'Epaulard (*Orca gladiator*). Les représentants de ces différents genres peuvent remonter les fleuves. *Platanista gangetica* n'a pas plus de 2 mètres de longueur ; *Globiocephalus globiceps*, du nord de l'Atlantique, mesure près de 7 mètres.

Le Narval (*Monodon monoceros*) a le même habitat et la même taille ; il n'a pas de nageoire dorsale. La mâchoire inférieure est totalement édentée ; la supérieure présente chez l'embryon deux petites incisives et une molaire, qui se perdent de bonne heure, et des canines. Celles-ci ne se développent pas chez la femelle, mais l'une d'elles, ordinairement la gauche, acquiert chez le mâle un développement démesuré et se dirige en avant comme une épée longue de deux à trois mètres et dont la surface serait cannelée en spirale ; la canine droite se développe parfois aussi, mais toujours bien moins que sa voisine.

La défense du Narval était attribuée jadis à la Licorne, animal fantastique de la taille du Cheval, qui l'aurait portée sur le front ; elle était fort recherchée et on lui attribuait les propriétés les plus merveilleuses. Réduite en poudre, elle guéris-

(1) L'évent des Cétacés n'est nullement homologue à celui des Poissons et des Batraciens.

sait du mal caduc, des spasmes, de la peste, de la fièvre quarte, de la morsure des Chiens enragés, de celle des Vipères, de la piqûre des Scorpions et était, en général, l'antidote infaillible de tout poison : Charles IX ne manquait jamais d'en tremper un morceau dans sa coupe. Ambroise Paré eut le mérite de reléguer la Licorne au nombre des êtres fabuleux et reconnut la véritable nature de la *corne de Licorne*.

Les Catodontes ou Cachalots ont à la mâchoire supérieure des dents embryonnaires, qui tombent de bonne heure ; celles de la mâchoire inférieure persistent au contraire et deviennent très grosses. Ces animaux sont presque aussi grands que les Baleines, dont ils se distinguent par l'absence de fanons, par la présence d'un évent unique, et surtout par leur tête massive et quadrangulaire, qui occupe à elle seule le tiers de la longueur du corps. L'Océan Atlantique renferme probablement deux espèces distinctes de Cacholots : *Physeter macrocephalus* au nord et *Ph. tursio* au sud ; d'autres espèces, encore mal connues, se trouvent au Cap et en Australie. On se livre activement en plusieurs régions, notamment aux Açores, à la pêche de ces animaux, dont l'industrie et la médecine retirent plusieurs produits précieux : sans parler de leurs dents, qui donnent un ivoire de bonne qualité, ils nous fournissent l'*ambre gris*, le *blanc de Baleine* et une huile abondante, mais médiocre, extraite de leur lard.

L'ambre gris est une substance odorante qui se retire de l'intestin du Cachalot, mais qu'on trouve aussi flottant à la surface de la mer ; on le rencontre surtout dans l'Océan Indien, au Japon, aux Moluques, au Brésil, aux Antilles, à Madagascar.

Considéré par les uns comme une sorte de bézoard, il ne serait, suivant les autres, autre chose que les excréments de l'animal : à l'état frais, il émet une odeur fécale ; en vieillissant, il durcit, perd une partie de son poids et acquiert une odeur aromatique spéciale. L'analyse chimique y décèle la présence de 2 p. 100 d'une matière balsamique spéciale et jusqu'à 85 p. 100 d'*ambréine*, substance cristallisable, très analogue à la cholestérine et sans doute d'origine biliaire. L'ambre gris a été employé en médecine au même titre que le musc ; son emploi est abandonné aujourd'hui, bien que le *Codex* le signale encore.

Le blanc de Baleine se puise à pleins seaux dans d'énormes cavités dont est creusée la tête du Cachalot, mais dont la nature véritable a été longtemps méconnue. Pouchet et Beauregard ont montré qu'elles correspondent à la fosse nasale droite énormément dilatée, la fosse nasale gauche restant normale. L'appareil du blanc comprend deux grandes poches : le réservoir postérieur est discoïde, l'antérieur est plutôt cylindrique. Au point où ces deux poches communiquent l'une avec l'autre, naît un canal qui va s'ouvrir au-dessus du voile du palais, en un point symétrique à celui où débouche la fosse nasale gauche. Le réservoir antérieur communique d'autre part avec l'évent par un petit canal transversal.

Le liquide que l'on retire de ces réservoirs semble prendre naissance dans le tissu conjonctif, à la façon des graisses : on le puise, non dans la cavité même de la fosse nasale, mais « au milieu d'un tissu adipeux presque transparent, prodigieusement friable, où l'huile s'est peut-être épanchée en partie dans des sortes d'anfractuosités irrégulières creusées au milieu même de ce tissu. » Il ne se forme ni dans des glandes ni dans des follicules clos.

Le spermaceti est liquide pendant la vie et à la température du corps du Cachalot. Après la mort de celui-ci, il se dédouble par le refroidissement en une substance d'un jaune ambré, formée de lamelles cristallines, et en une huile qui reste liquide et renferme une forte proportion d'oléine.

La partie solide est isolée, puis exprimée fortement ; on la purifie, soit en la chauffant en présence d'une solution faible de potasse, soit en la faisant cristalliser dans l'alcool bouillant. Cette dernière méthode donne la *cétine* de Chevreul à l'état de pureté. Cette substance présente l'aspect de paillettes nacrées, onctueuses ; elle est soluble dans l'alcool et l'éther, insoluble dans l'eau. Sa densité est de 0,943, son point de fusion est 49°. Elle est formée par le mélange des éthers stéarique, palmitique, cétique, myristique et coccinique avec plusieurs alcools, le léthal, le méthal, l'éthal et le stéthal. Exposée à l'air, elle rancit à la longue, devient acide et se colore en jaune.

Le blanc de Baleine sert en industrie pour la fabrication des bougies de luxe. En médecine, on l'a employé à l'intérieur contre la diarrhée ; son principal usage est de servir à la préparation des cosmétiques et des cérats. Son prix assez élevé fait qu'on le falsifie fréquemment, avec du suif, de la cire, de l'acide margarique.

Les Mysticètes ou Baleines n'ont pas de dents. L'embryon possède à chaque mâchoire une rangée unique et continue de germes dentaires, mais ceux-ci disparaissent totalement, avant même que le fœtus ait atteint la moitié de sa croissance. La muqueuse palatine présente une série de plis transversaux, que revêt une épaisse couche d'épithélium corné. A mesure que le jeune Cétacé grandit, cet épithélium s'épaissit. Il se forme ainsi tout autour de la bouche, en dedans de l'arcade dentaire, une série d'environ 400 lames cornées triangulaires, suspendues à la voûte palatine et atteignant chez l'adulte jusqu'à 5 mètres de longueur. Ces lames cornées ou *fanons* sont serrées les unes contre les autres, de manière à constituer une sorte de crible qui permet à l'animal de rejeter l'eau introduite dans sa vaste gueule, mais retient les petits animaux que cette eau charriait.

Les Baleines habitent les mers froides, au sud comme au nord, et ne se rencontrent jamais au voisinage de l'Equateur. Elles vivent ordinairement isolées, mais à certaines époques elles se réunissent par bandes nombreuses et accomplissent des migrations. Elles suivent les bancs de Ptéropodes, de petits Crustacés et de petits Poissons et se nourrissent exclusivement de ce menu gibier. En raison de la grande quantité d'huile que renferment leurs tissus, on les chasse très activement.

Les Rorquals (*Balænoptera*) ont une nageoire dorsale adipeuse et des plis longitudinaux à la face inférieure, depuis la gorge jusqu'au ventre. La Jubarte (*B. boops*) a jusqu'à 35 mètres de longueur ; elle habite le nord de l'Atlantique, en compagnie de *B. rostrata ;* elle descend parfois jusque dans la Méditerranée.

Les Baleines (*Balæna*) n'ont ni nageoire dorsale ni plis ventraux. La Baleine franche (*B. mysticetus*), tant chassée dans le nord de l'Europe, mesure rarement plus de 20 mètres : elle pèse alors 80,000 kilogrammes et fournit environ 25,000 kilogrammes d'huile et 1,600 kilogrammes de fanons. *B. australis* est des mers du sud.

Les affinités des Cétacés sont loin d'être établies : on ne peut faire que des conjectures à cet égard. Les genres fossiles *Zeuglodon* et *Squalodon*, du terrain tertiaire d'Europe et d'Amérique, étaient tout à la fois monophyodontes et hétédorontes et avaient des molaires biradiculées. Max Weber tire de ce fait exceptionnel la conclusion assez inattendue que les Cétacés homodontes dérivent d'un groupe hypothétique de Mammifères hétérodontes, dont les dents étaient encore peu différenciées et les molaires coniques ; il est ainsi amené à attribuer aux Cétacés une parenté assez étroite avec les Carnivores.

Semblable opinion était défendue naguère par Flower, qui la répudie aujourd'hui. Hunter faisait plutôt dériver les Cétacés des Ongulés, dont ils ont le placenta. Carl Vogt nous semble avoir exprimé l'opinion la plus rationnelle, en faisant ressortir les nombreux caractères ostéologiques, odontologiques, etc., qui les rattachent aux grands Reptiles, principalement aux Enaliosauriens.

Albrecht est d'avis que, de tous les Mammifères actuels, les Cétacés sont ceux qui se sont le moins écartés du type mammifère primordial : les ancêtres de tous les Mammifères auraient été des animaux aquatiques. Cette conclusion nous semble difficilement admissible et n'est sans doute vraie que pour les Cétacés.

ORDRE DES LÉMURIENS

Ces animaux grimpeurs à dentition complète, mais d'ailleurs très variable, constituent un groupe très hétérogène. Ils sont nocturnes : leurs yeux sont énormes, séparés par une très mince cloison et munis d'un tapis ; les orbites sont incomplètes. Les molaires sont tuberculeuses et pointues. Quelques doigts portent des ongles aplatis, les autres sont armés de griffes. Les mains sont préhensiles ; aux pieds, le gros orteil est opposable, ou plutôt peut s'écarter et se rapprocher des autres doigts. Les mamelles, en nombre variable, sont inguinales, abdominales ou pectorales. L'utérus est bicorne ou même double.

Les Lémuriens existaient anciennement en Europe et dans l'Amérique du nord ; aujourd'hui, on ne les trouve plus qu'aux Indes, dans l'Archipel de la Sonde, en Afrique et à Madagascar.

Les Galéopithèques (*Galeopithecus*), des îles de la Sonde et des Philippines, ont sur les flancs une membrane velue, qui s'étend entre les pattes et qui enveloppe aussi la queue ; elle fonctionne comme un parachute.

L'Aye-aye (*Chiromys madagascariensis*) a le gros orteil opposable et terminé seul par un ongle plat. Les Indris (*Lichanotus*) et les Makis (*Lemur*, *Hapalemur*) sont aussi de Madagascar. Les Galagos (*Otolicnus*) et les Pottos (*Perodicticus*) sont de l'Afrique tropicale. Les Tarsiers (*Tarsius*) et les Loris (*Nycticebus*, *Stenops*) sont de Ceylan, de Malaisie, des îles de la Sonde et des Philippines.

On a longtemps réuni les Lémuriens aux Singes, en les désignant sous le nom de *Prosimiens ;* mais, à part leurs habitudes arboricoles et la mobilité du gros orteil, on peut dire que tout s'oppose à ce rapprochement ; la présence d'ongles plats à certains doigts ne saurait constituer une ressemblance, car d'une part ce même caractère se retrouve chez certains Rongeurs et, d'autre part, il n'est point constant chez les Lémuriens.

L'étude du système dentaire montre que ces derniers descendent de souches fort diverses, dont la phylogénie est encore fort obscure et que ne rapproche qu'un seul caractère, celui de la conformation des membres. Ils dérivent vraisemblablement des premiers Marsupiaux, auxquels ils ressemblent par plus d'un caractère. On a émis l'opinion qu'ils étaient apparus sur un immense continent aujourd'hui submergé, la Lémurie, qui s'étendait depuis les Indes jusqu'en Afrique et jusqu'en Amérique et dont les îles de la Sonde et Madagascar seraient les derniers vestiges; mais aucun fait sérieux ne peut être avancé à l'appui de cette hypothèse.

ORDRE DES SIRÈNES

Ces animaux sont souvent rattachés aux Cétacés, mais à tort : ils sont aquatiques et n'ont point de membres postérieurs ; les membres antérieurs sont transformés en nageoires, les doigts n'ont que trois phalanges. Le corps se termine en arrière par une nageoire transversale ; la nageoire dorsale fait défaut. La tête est petite et séparée du cou, dont les vertèbres sont mobiles. Les narines s'ouvrent séparément à l'extrémité du museau. Les mamelles sont pectorales.

Les Sirènes sont herbivores : elles paissent les prairies de Varechs et de Fucus, comme le bétail paît dans les champs. Par leur organisation interne et leur placentation, elles se rapprochent des Ongulés. Deux genres seulement sont vivants, renfermant trois espèces.

Le Dugong (*Halicore indica*) vit dans l'Océan Indien et la mer Rouge; il atteint une longueur de 5 mètres. Il est hétérodonte et partiellement diphyodonte, le renouvellement dentaire ne portant que sur l'unique incisive supérieure. La formule dentaire est $\frac{1.\ 0.5}{4\cdot5.0.5}$. Le placenta est diffus et adécidué, comme chez les Ongulés ; les villosités ne manquent qu'aux pôles.

Les Lamantins (*Manatus*) ont la nageoire caudale discoïde, six vertèbres cervicales et des griffes à quatre doigts. Le fœtus ou l'animal nouveau-né a des incisives et des canines à chaque mâchoire, mais ces dents tombent de bonne heure et la couche cornée s'épaissit à leur niveau. Les molaires ressemblent à celles du Tapir. *M. australis* vit dans le golfe du Mexique et à l'embouchure de l'Orénoque et de l'Amazone; *M. senegalensis* se trouve au Sénégal. On les chasse pour leur chair, qui rappelle celle du Porc et pour leur graisse, qui sert pour l'éclairage et comme aliment.

Rhytina Stelleri était encore très abondante dans la mer de Behring et sur les côtes du Kamtschatka, au siècle dernier ; l'espèce a été anéantie par l'Homme, en 1768. Steller en a donné une bonne description.

Les Sirènes constituent évidemment un rameau détaché du tronc des Ongulés et adapté à la vie aquatique.

Les ONGULÉS sont de grands animaux terrestres, à placenta diffus ou cotylédonaire, herbivores, dépourvus de clavicules. Tous sont hétérodontes et diphyodontes; l'émail se replie d'ordinaire à l'intérieur de l'ivoire, au moins dans la couronne des molaires. Nous avons vu déjà comment sont constituées les pattes.

On réunissait autrefois les Ongulés aux Proboscidiens et aux Damans et on donnait à ces Mammifères, pour la plupart de grande taille, le nom de *Pachydermes*. Aujourd'hui ce groupe artificiel n'est plus admis : les Ongulés eux-mêmes se divisent en deux grands groupes, les PÉRISSODACTYLES et les ARTIODACTYLES, suivant que le nombre des doigts est impair ou pair. Chacun de ces groupes devrait être divisé lui-même en plusieurs ordres distincts, s'il nous était possible de passer en revue les nombreuses formes fossiles d'Ongulés. En nous en tenant aux espèces actuelles, nous admettrons donc un seul ordre de Périssodactyles et deux ordres d'Artiodactyles : les BISULQUES et les RUMINANTS.

ORDRE DES PÉRISSODACTYLES

Les Périssodactyles ou *Jumentés* sont de très grande taille. Leurs doigts sont en nombre impair, le troisième ou médian étant toujours le plus développé; les métacarpiens et les métatarsiens sont très allongés. La dentition est complète : les canines manquent parfois; entre elles et les molaires se voit un large espace, appelé *barre* ou *diastème*. L'estomac est simple. Les mamelles sont ventrales ou inguinales. Le placenta est diffus et adécidué.

Les TAPIRS ont le nez et la lèvre supérieure transformés en une sorte de courte trompe. Ils vivent dans les forêts, nagent et plongent bien et s'apprivoisent aisément. *Tapirus indicus* habite l'Inde et le sud de l'Asie; *T. americanus* et *T. villosus* sont de l'Amérique du Sud.

Les RHINOCÉROS ou *Nasicornes* ne sont plus représentés que par six ou sept espèces qui habitent les régions chaudes de l'Asie et de l'Afrique; anciennement, ils étaient répandus sur presque toute la surface du globe, et le Rhinocéros à narines cloisonnées (*Rh. tichorhinus*) était en Europe contemporain de l'Homme primitif. Ils portent sur le nez une (*Rh. indicus*, *Rh. javanicus*) ou deux cornes (*Rh. sumatrensis*,

Rh. africanus, *Rh. tichorhinus*) implantées par une large base, terminées en pointe et constituant une simple dépendance de l'épiderme.

Les ÉQUIDÉS, *Solipèdes* ou *Solidungulés*, n'ont qu'un seul doigt à chaque pied, leur formule digitale étant $\frac{3}{3}$: le bras et l'avant-bras, la cuisse et la jambe restent relativement courts, mais le métacarpe et le métatarse sont très allongés. Ils sont réduits à un seul os ou *canon*, à la partie supérieure duquel on trouve encore deux stylets osseux, qui sont les rudiments du deuxième et du quatrième métacarpiens ou métatarsiens, actuellement disparus. Formule dentaire : $\frac{3.1.4.3}{3.1.4.3}$. Les dents, dont la croissance est continue, se développent les unes après les autres, en sorte que l'examen de la bouche permet d'apprécier assez exactement l'âge de l'animal.

Les Solipèdes ne comprennent que le genre *Equus*, particulier à l'Afrique et à l'Asie. Les Chevaux d'Afrique ont le pelage marqué de raies foncées sur fond clair : on en fait quelquefois le genre *Hippotigris*. Ce sont le Dauw (*E. Burchelli*), le Zèbre (*E. zebra*) et le Couagga (*E. quagga*). Les Chevaux d'Asie, dont on fait aussi parfois le genre *Asinus*, ont les oreilles plus longues et le dos marqué d'une ligne longitudinale foncée. L'Ane à pieds bandés (*E. tæniopus*) se trouve dans la vallée du Nil, l'Onagre (*E. onager*) en Asie Mineure et en Perse, l'Hémione (*E. hemionus*) au Thibet et dans l'Himalaya. L'Ane domestique (*E. asinus*) dérive d'*E. tæniopus*; quelques races descendent peut-être de l'Onagre.

Le Cheval domestique descend d'une ou plusieurs races sauvages, aujourd'hui éteintes. Son ancêtre le plus ancien est *Palæotherium*, du gypse de Paris, qui avait pour formule digitale $\frac{2.3.4}{2.3.4}$ et pour formule dentaire $\frac{3.1.3.3}{3.1.4.3}$. Celui-ci est remplacé, dans l'éocène supérieur et le miocène inférieur, par *Anchitherium*, chez lequel la formule digitale est devenue $\frac{2.\mathbf{3}.4}{2.\mathbf{3}.4}$ et la formule dentaire $\frac{3.1.4.3}{3.1.4.3}$. Puis, à l'époque pliocène, vivent les Hipparions, chez lesquels la réduction des doigts 2 et 4 s'accentue, en même temps que la prédominance du doigt médian s'accuse davantage. Les doigts 2 et 4 finissent par s'atrophier chez le Cheval, mais leur disparition n'est pas tellement ancienne, qu'il ne soit fréquent de les voir réapparaître par atavisme.

Le Tarpan de l'Asie centrale, le Cimarrone et le Moustang de l'Amérique du Sud sont des Chevaux marrons, c'est-à-dire redevenus sauvages. L'Amérique ne possédait point le Cheval, avant que les Européens ne l'y eussent introduit. A une époque géologique récente, plusieurs espèces habitaient pourtant ce vaste continent, mais leur origine était bien différente de celle que nous venons d'indiquer pour le Cheval européen.

La généalogie comparée des Chevaux d'Amérique et d'Europe démontre donc ce fait important, qu'un même caractère ou que tout un ensemble de caractères peut être acquis, à travers une série plus ou moins grande de générations, par des animaux primitivement fort dissemblables : la similitude du climat et du régime entraîne à la longue l'apparition, puis la fixation de caractères semblables, qui font converger progressivement deux groupes d'êtres partis de souches distinctes. C'est ainsi que nous avons eu déjà l'occasion d'attribuer aux Oiseaux une double origine et aux Monotrèmes une autre provenance qu'aux autres Mammifères.

Le métis de l'Ane et de la Jument est le Mulet (*Equus mulus*) ; celui du Cheval et de l'Anesse est le Bardeau (*E. hinnus*). Ces hybrides sont rarement féconds. Le Mulet n'a pas de spermatozoïdes ; la Mule peut quelquefois être fécondée par le Cheval.

Les Romains appréciaient la chair de l'Onagre ; les Kirghises, les Persans et les Arabes eux-mêmes en font usage.

Le Cheval a été introduit en Europe à l'âge de la pierre par des envahisseurs venus d'Orient. On se nourrissait alors de sa chair : à Solutré (Saône-et-Loire) se trouve une station préhistorique entourée d'un rempart construit en os de Chevaux, pour la construction duquel on estime qu'il n'a pas fallu moins de 100,000 de ces animaux. L'hippophagie s'est continuée dans les contrées du nord jusqu'au huitième siècle : à cette époque, les papes Grégoire III et Zacharie Ier l'interdirent aux peuples de la Germanie.

En France, l'hippophagie n'a jamais été en grand honneur. Une ordonnance de police du 24 août 1811 interdisait la vente à Paris de la viande de Cheval : cette viande était alors consommée clandestinement en quantité appréciable. Des plaintes nombreuses s'élevèrent et, en 1816, l'autorisation d'introduire de la viande de Cheval fut accordée à tout individu justifiant l'usage qu'il en voulait faire. Isidore Geoffroy Saint-Hilaire fut l'un des plus ardents défenseurs de l'hippophagie : à son instigation, celle-ci est entrée peu à peu dans les mœurs, et la quantité de viande de Cheval consommée à Paris va sans cesse en augmentant, depuis le 9 juillet 1866, date de l'ouverture de la première boucherie hippophagique.

Si on laisse de côté la période exceptionnelle du deuxième semestre de 1870 et du premier semestre de 1871, qui correspond aux deux sièges de Paris, on voit les progrès de l'hippophagie s'affirmer de jour en jour : ils dépassent même les prévisions d'Isidore Geoffroy Saint-Hilaire ; au 1er janvier 1889, on comptait 132 boucheries chevalines dans le département de la Seine ; il en existe également dans toutes les grandes villes de France.

La viande de Cheval se vend exactement moitié moins cher que celle du Bœuf ; suivant Decroix, elle est notablement plus nourrissante que cette dernière. Elle est aussi plus saine : *Cysticercus fistularis* Rudolphi, dont on ignore la forme adulte, est le seul Ver vésiculaire qu'on y ait signalé et est incapable de se développer chez l'Homme ; le Cheval ne prend que très rarement le charbon et il n'y a pas à redouter qu'il transmette la morve à ceux qui font usage de sa viande, les caractères de cette maladie étant assez évidents pour que tous les animaux contaminés soient sûrement conduits à l'équarrissage.

Les Kirghises préparent avec le lait de Jument un liquide fermenté qu'ils appellent *koumys*. Ce liquide résulte de l'action d'un Microbe encore inconnu ; il contient 16,50 p. 100 d'alcool ; 22 de lactose ; 11,50 d'acide lactique ; 11,20 de matières albuminoïdes. On en obtient de bons effets dans le traitement de la tuberculose et dans la convalescence des maladies graves.

ORDRE DES BISULQUES

Les Bisulques ou *Bunodontes* sont des Artiodactyles à dentition complète, à estomac simple, à placenta diffus et adécidué ; les métacarpiens et les métatarsiens médians ne se soudent jamais en un seul os. On en distingue deux familles.

Les Suidés, *Porcins* ou *Sétigères*, ont un groin destiné à fouiller le sol ; le corps est couvert de poils raides ou *soies*. Les canines sont fortes et allongées ; celles de la mâchoire supérieure se dirigent en haut ; les molaires ont une couronne large et tuberculeuse. La femelle a six à sept paires de mamelles abdominales. Formule digitale : $\frac{2.3.4.5}{2.3.4.5}$.

Le Sanglier (*Sus scrofa*) est répandu par toute l'Europe, dans le nord de l'Afrique et jusqu'aux Indes ; sa formule dentaire est $\frac{3.1.4.3}{3.1.4.3}$.

La plupart des races du Cochon domestique en dérivent; d'autres races proviennent plutôt de *Sus indicus*, inconnu à l'état sauvage. Les genres *Potamochærus* et *Phacochærus* sont africains; le Babiroussa est des Moluques; les Pécaris (*Dicotyles*) sont d'Amérique.

Les mœurs du Porc, ses usages et ses produits sont trop connus pour qu'il y ait lieu d'y insister. Sa chair, lourde et assez indigeste, nous transmet le Ténia solium et la Trichine; elle se corrompt facilement et provoque alors de graves accidents d'intoxication, connus sous le nom de *botulisme* ou d'*allantiasis*. Sa graisse fondue et épurée est l'*axonge*, qui sert en pharmacie pour la confection des onguents, des pommades et des emplâtres.

Les Hippopotames ou *Obèses* sont des animaux informes, au corps lourd, dont on connaît deux espèces : *Hippopotamus amphibius* est répandu dans presque toute l'Afrique; *H. liberiensis*, beaucoup plus petit, n'a encore été trouvé que dans la République de Libéria. Formule digitale : $\frac{2.3.4.5}{2.3.4.5}$. Formule dentaire : $\frac{2.1.4.3}{2.1.4.3}$. Les mamelles sont inguinales. La chair de l'Hippopotame est délicate; sa graisse sert à fabriquer le *delka*, sorte de pommade dont tous les Nègres se couvrent les cheveux et le corps; cette même graisse, fondue simplement, est bue par les Hottentots à la manière du bouillon.

ORDRE DES RUMINANTS

Les Ruminants, *Bidactyles* ou *Sélénodontes*, peuvent avoir quatre doigts à chaque patte, mais les deux médians touchent seuls le sol; les métacarpiens ou métatarsiens correspondants se soudent d'ordinaire en un seul os : la formule digitale est donc $\frac{3.4}{3.4}$ ou $\frac{2.3.4.5}{2.3.4.5}$. Des excroissances particulières, connues sous le nom de *bois* ou de *cornes*, se développent chez la plupart des espèces, parfois seulement chez le mâle. Les ancêtres de nos Ruminants ne possédaient point ces appendices, qui manquent encore à quelques familles actuelles.

Les incisives supérieures s'ébauchent encore chez l'embryon, mais se résorbent bientôt, sauf chez les Chameaux; la canine supérieure persiste quelquefois, l'inférieure prend le caractère d'une incisive supplémentaire. Les molaires sont constituées comme par l'accolement de quatre demi-cylindres entourés d'émail, qui prend sur la face triturante l'aspect de demi-lunes. La dentition répond donc généralement à la formule $\frac{0.0.3.3}{4.0.3.3}$.

Tous les Ruminants sont exclusivement herbivores : mal armés pour la lutte de l'existence et n'ayant d'autre moyen d'échapper à l'ennemi qui les guette que par la vitesse de leur course, ils profitent du moment où ils sont hors de danger pour remplir leur estomac d'herbage qu'ils ne prennent point le temps de mâcher. Plus tard, dès qu'ils en ont le loisir, ils se reposent dans un endroit écarté et commencent véritablement à manger : ils sont capables de faire remonter à la bouche, pour les y soumettre à une mastication complète, les aliments qui sont alors déglutis.

En raison de ces habitudes, l'estomac des Ruminants a acquis une complication remarquable : il comprend une très vaste poche, la *panse* ou *rumen*, dans laquelle les aliments solides sont tout d'abord accumulés, et une poche plus petite, le *bonnet*, qui sert de réservoir aux liquides. Après la mastication, les aliments passent dans le *feuillet*, puis dans la *caillette* et dans l'intestin. La caillette est le véritable estomac, en ce sens qu'elle seule renferme des glandes à suc gastrique; les trois poches précédentes peuvent être considérées comme des dilatations de l'œsophage.

La *rumination*, dont nous venons d'indiquer l'origine, n'est point spéciale aux seuls Sélénodontes : l'explication que nous en avons donnée doit s'appliquer également à d'autres herbivores craintifs et timides, sans grands moyens de défense. En effet, des Marsupiaux tels que le Kangourou et des Rongeurs tels que le Lemming (*Myodes lemmus*) ruminent et ont l'estomac pluriloculaire; d'autres Rongeurs, tels que le Lapin, le Lièvre et le Cobaye, ruminent aussi, mais ont l'estomac simple.

Tous les Ruminants ont des mamelles inguinales. Ils ne mettent bas qu'un ou deux petits. Le placenta est adécidué, mais construit suivant deux types : diffus ou cotylédonaire.

Les Tylopodes, *Caméliens* ou *Phalangigrades*, ont la lèvre supérieure fendue et sont dépourvus de cornes; la caillette n'est pas distincte. Formule dentaire : $\frac{1.1.2.3}{3.1.2.3}$. Formule digitale : $\frac{3.4}{3.4}$; la plante des pieds est calleuse; les doigts, incomplètement séparés, ne sont coiffés que de petits sabots; les trois phalanges reposent sur le sol. Par une exception unique dans toute la classe des Mammifères, les hématies sont régulièrement elliptiques; elles mesurent 8 μ sur 4 μ chez le Lama. Le placenta est diffus.

Les Chameaux (*Camelus*) sont de l'ancien continent. Le Dromadaire (*C. dromedarius*) habite le nord de l'Afrique; il a une grosse bosse sur le dos. Le Chameau de la Bactriane (*C. bactrianus*) est asiatique; il a deux bosses.

Les Lamas (*Auchenia*) habitent l'Amérique du Sud, dans la région des Andes; ils sont plus petits que les Chameaux et n'ont pas de bosse dorsale. Le Lama (*A. lama*), l'Alpaca (*A. paco*), le Huanaco (*A. huanaco*) et la Vigogne (*A. vicurma*) sont les quatre espèces du genre; les deux premières étaient déjà domestiquées par les Incas.

Tous les autres Ruminants sont unguligrades, comme c'est la règle chez les Ongulés.

Les Déclives ou *Devexa* comprennent une seule espèce, la Girafe (*Camelopardalis giraffa*), répandue par toute l'Afrique. La tête est petite et porte dans les deux sexes deux cornes pleines et persistantes : ces cornes sont courtes, recouvertes par la peau et constituées chacune par un noyau osseux, uni au crâne par une suture. Le cou est d'une longueur démesurée; les pattes sont hautes en proportion, les antérieures plus élevées que les autres. Formule digitale : $\frac{3\ 4}{3.4}$.

Les Tragulides sont de petits Ruminants sans cornes, à placenta diffus, dépourvus de bonnet. Formule dentaire : $\frac{0.1.3.3}{4.0.3.3}$; les canines sont très développées chez le mâle. Le Kanchil (*Tragulus pygmæus*), de Java, n'est pas plus gros qu'un Lièvre; la Biche-Cochon (*Hyæmoschus aquaticus*), du Gabon, a la taille d'un Chevreau. Les hématies n'ont que 2μ,5 de diamètre chez le Kanchil.

Les Moschides sont réduits à une seule espèce, le Chevrotain porte-musc (*Moschus moschiferus*). Ce petit animal (fig. 876) n'a pas plus de 50 centimètres de hauteur (1). Par l'absence des cornes et par sa dentition, il ressemble aux Tragulides, mais son estomac est quadruple et son placenta polycotylédonaire (A. Milne-Edwards). Le mâle possède en outre, sur la ligne médio-ventrale, une poche glandulaire (fig. 877, *a*), si-

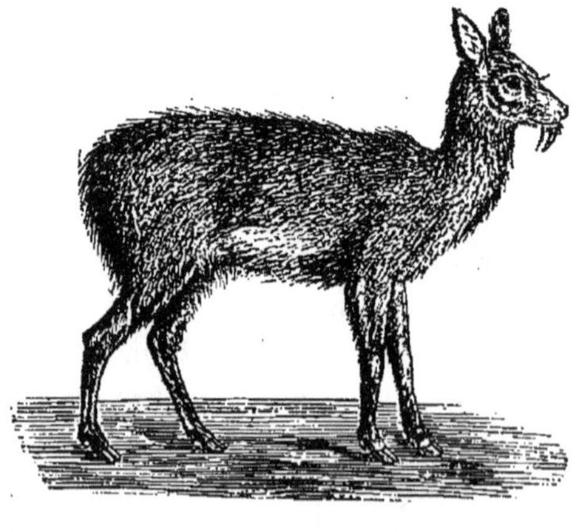

Fig. 876. — *Moschus moschiferus* mâle.

(1) La taille d'un quadrupède est égale à la distance comprise entre le sol et le *garrot* ou saillie dorsale inter-scapulaire.

tuée entre l'ombilic et la verge, *d*, et logée entre la peau et les muscles de l'abdomen.

La paroi supérieure de cette poche adhère aux muscles; l'inférieure est plus ou moins bombée, suivant le degré de réplétion de l'organe, et présente en arrière une échancrure longitudinale, pour le passage de la verge. L'orifice excréteur

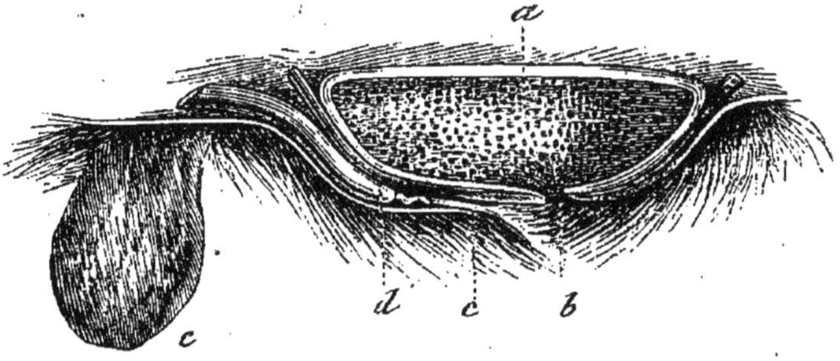

Fig. 877. — Appareil du musc. — *a*, poche du musc coupée verticalement; — *b*, son orifice; *c*, orifice du prépuce; *d*, gland dépassé par un prolongement de l'urèthre ; *e*, scrotum.

est large et circulaire, *b* ; les poils se disposent en tourbillon sur son pourtour. La muqueuse de la glande est plissée et très vasculaire ; sa structure est encore inconnue.

La substance à odeur pénétrante que produit cet organe glandulaire est le *musc*. On le trouve dans le commerce à l'état de *musc en poche* ou *en vessie* et à l'état de *musc hors vessie*. Dans le premier cas, il est encore renfermé dans sa poche glandulaire, qui a été enlevée *in toto*, puis desséchée; dans le second cas, on a retiré de la poche le produit grumeleux et noirâtre qu'elle contenait. Une petite poche de musc pesant 24 grammes peut donner jusqu'à 10 grammes de musc hors vessie.

Le musc renferme une petite quantité de graisse, de cholestérine, d'une substance résineuse et de principes solubles dans l'alcool, une quantité considérable de sels solubles dans l'eau et de lactate d'ammoniaque; la nature de son principe odorant est encore ignorée.

On distingue plusieurs sortes de musc en poche. Le *musc Kabardin* ou de *Russie* est recueilli en Sibérie et dans l'Altaï ; c'est le moins odorant et le moins apprécié ; il se vend surtout en Allemagne. Le *musc du Yunnan* est importé en France depuis quelques années. Le *musc d'Assam* ou *du Bengale* vient de la région comprise entre le Thibet et la Birmanie. Le *musc du Tonkin* est porté à Canton, d'où on l'expédie en

Angleterre : avec le *musc de Chine* ou *de Nankin*, c'est la sorte la meilleure et la plus appréciée ; elle coûte plus de 2,000 francs le kilogramme. En raison du prix fort élevé qu'il atteint, le musc est souvent falsifié : pour le musc hors vessie, la chose est facile ; mais les falsificateurs vont jusqu'à confectionner avec de la peau de Chevrotain des fausses poches qu'ils remplissent d'une substance quelconque, mélangée à une petite quantité de musc.

L'ancienne médecine attribuait au musc les propriétés les plus variées et en faisait usage dans une foule de maladies ; on l'employait notamment pour combattre les crises d'hystérie. Au seizième siècle, Salomon Albertus allait jusqu'à déclarer que, sans le musc, « la médecine ne serait plus possible ». De nos jours, on est bien revenu de cet engouement, et le musc est presque complètement délaissé par les médecins ; à l'inverse d'Albertus, bon nombre de médecins contemporains le considèrent comme un médicament superflu et conseillent de l'abandonner entièrement aux parfumeurs.

On peut dire, en effet, qu'il a retrouvé en parfumerie une importance égale à celle qu'il perdait en thérapeutique, car, depuis de longues années, la quantité qu'on en importe en France n'a pas sensiblement varié. De 1827 à 1845, on en a consommé annuellement une moyenne de 150 kilogrammes ; de 1846 à 1856, le chiffre s'est élevé à 381 kilogrammes, mais est retombé à 150 kilogrammes de 1857 à 1862. D'après ces chiffres, on peut évaluer à 4,700 le nombre des Chevrotains détruits chaque année rien que pour suffire à la consommation de la France, le poids moyen d'une poche à musc étant de 32 grammes.

Le Porte-musc, dont on distingue plusieurs variétés, élevées par quelques auteurs au rang d'espèces, habite les régions montagneuses de l'Asie, comprises entre les 65e et 140e degrés de longitude est, et les 12e et 66e degrés de latitude nord. En Sibérie, on le trouve sur les bords de l'Irtich, de l'Obi, de la Tongouska, de la Léna, dans la région du lac Baïkal, dans les monts Stanovoï et jusqu'à Venkhoïansk, sur le cercle polaire. Il est commun dans les monts Altaï, en Mongolie, dans le Thibet, le Cachemire, le Népaul ; il descend jusque dans le Pégou, le Tonkin et le nord de la Cochinchine.

Chez les Cervidés ou Ruminants à cornes pleines et caduques, le mâle porte des *bois* qui sont exclusivement formés par un prolongement de l'os frontal, sans dépendance de la peau et tombent, puis repoussent chaque année au printemps ; le Renne (*Tarandus rangifer*) fait exception, en ce que la femelle a aussi des bois. La femelle a quatre mamelles inguinales, mais ne met bas qu'un seul *faon* à la fois. Le placenta est cotylédonaire.

Ces animaux sont répartis sur toute la surface du globe, sauf l'Australie et le sud de l'Afrique; ils vivent seuls ou par petites troupes dans les forêts et les montagnes. Le Muntjac (*Cervulus Muntjac*), de l'archipel malais, présente, par exception des canines supérieures chez le mâle. Le Cerf (*Cervus elaphus*), le Chevreuil (*C. capreolus*), le Daim (*Dama vulgaris*), l'Elan (*Alces palmatus*) et le Renne sont les espèces européennes.

L'ancienne pharmacopée employait divers organes du Cerf, notamment la verge (*priapus cervi*), l'os du cœur (*crux cervi* ou *os de corde cervi*), la moelle des os, la graisse, le sang, la vessie, etc. Sous le nom de *corne de Cerf*, on faisait aussi usage de l'extrémité des bois, coupée en petits cônes ou *cornichons;* la *corne de Cerf râpée* était formée de copeaux osseux, provenant de la râclure des bois. Rapée ou en cornichons, la corne de Cerf jouissait d'une grande faveur et entrait dans la composition d'un grand nombre de préparations : gelées, mixtures, tisanes, décoctions, etc. La corne de Cerf figure encore au *Codex* de 1884, ainsi que la recette de sa gelée : espérons que l'édition prochaine laissera dans l'oubli cette drogue surannée, qui ne vaut que par le phosphate de chaux dont elle contient environ 50 p. 100, et qui doit, par conséquent, être remplacée par celui-ci.

Chez les Cavicornes ou Ruminants à cornes creuses et persistantes, les cornes sont des productions épidermiques dont la cavité est comblée par un prolongement de l'os frontal; elles ne se montrent qu'un certain temps après la naissance et présentent de nombreuses variétés, mais ne sont jamais ramifiées et manquent souvent à la femelle ; quelques espèces en ont deux paires.

Les Antilopes se rencontrent dans l'ancien continent et dans l'Amérique du Nord; quelques-unes vivent en troupes innombrables. *Antilocapra americana* est une espèce américaine qui établit le passage vers les Cervidés : les cornes portent une ramification et leur étui corné se renouvelle régulièrement. Le Chamois (*Capella rupicapra*) habite les Alpes, les Pyrénées et les montagnes de Grèce. La Gazelle (*Antilope dorcas*) est du nord de l'Afrique; Bertherand a proposé de substituer au musc les excréments de cette espèce : desséchés, ils abandonnent à l'alcool 7 p. 100 d'une résine aromatique dont l'odeur rappelle celle du musc.

Les *Ovidés* ont les cornes annelées et comprimées; les doigts 2 et 5 sont très courts; la femelle n'a que deux mamelles.

La Chèvre (*Capra hircus*) est domestiquée depuis longtemps. Le Bouquetin (*C. ilex*) habite quelques sommets des Alpes, des Pyrénées et du Caucase. Le Mouflon (*Ovis musimon*) est de Corse et de Sardaigne; l'Argali (*O. argali*) est de l'Asie centrale. Le Mouton (*O. aries*) dérive de l'une de ces deux dernières espèces; il n'est pas nécessaire d'insister sur les qualités de sa chair et de son lait.

Les *Bovidés* sont de grande taille : les cornes sont arrondies et incurvées en dehors, le mufle est large et nu, la femelle a quatre mamelles. Ces animaux n'ont point de représentants en Australie et dans l'Amérique du Sud.

Le Bœuf musqué (*Ovibos moschatus*), des régions glacées de l'Amérique du Nord, n'a pas plus de 1^{m},20 de hauteur. Le Bison (*Bison europæus*), autrefois très répandu en Europe, n'existe plus actuellement que dans la forêt de Bialowicza, en Lithuanie. L'Amérique du Nord nourrit une espèce voisine (*B. americanus*), qui est elle-même en voie de destruction rapide et n'existe plus déjà que dans les contrées au nord et à l'ouest du Missouri; sa viande séchée constitue le *pemmican*. Le Buffle (*Bubalus buffelus*) se trouve depuis les Indes jusqu'au nord de l'Afrique : il est domestiqué en Égypte et dans toute la région méridionale qui s'étend des Indes à l'Italie. L'Yak (*Pœphagus grunniens*) vit à l'état sauvage et à l'état domestique dans les hautes régions du Thibet.

Le Bœuf domestique (*Bos taurus*) dérive de *B. primigenius*, qui est fossile dans le diluvium, mais existait encore en Europe dans les temps historiques et dont quelques couples vivraient encore à l'état demi-sauvage dans le parc de Chillingham. Cet animal, dont la chair et le lait sont une si précieuse ressource pour notre alimentation, s'est différencié par la domestication en un très grand nombre de races. Le Gaur (*B. gaurus*), le Gayal (*B. frontalis*) et le Zébu (*B. indicus*) sont du Bengale et de l'Hindoustan; ce dernier animal est également très répandu en Asie et en Afrique, à l'état domestique.

Il est inutile d'insister sur le rôle important que jouent dans notre alimentation la viande et le lait des Ruminants, spécialement des Cavicornes. La viande du Bœuf nous transmet le Ténia inerme (*Tænia saginata*) et les Bacilles de la tuberculose et du charbon; ce dernier vient aussi du Mouton, le premier se trouve fréquemment dans le lait.

Ed. Perroncito, *Sulla frequenza della Tænia mediocanellata nell' uomo e la relativa scarsezza di osservazioni del Cisticerco nelle carni bovine.* Giornalle della r. Accad. di med. di Torino, (3), XXXIV, p. 125, 1886.

G. Generali, *A proposito di un caso di Cysticercus bovis.* Rassegna di sc. med., I, p. 218, 1886.

E. Alix, *La ladrerie des bêtes bovines et le Ténia inerme de l'Homme.* Paris, in-8° de 56 p., 1887.

G. Kjerulf, *Fall af dynt hos nötkreaturen* (*Cysticercus Tæniæ saginatæ*). Tidskrift f. Veterinär-Medicin, p. 169, 1887.

D. Kallmann, *Das Vorkommen der Rinderfinne.* Wochenschrift f. Thierheilk. u. Viehzucht, p. 457, 1888.

Vaughan, professeur à l'Université de Michigan, a vu dans maintes circonstances le lait, la crème, le fromage et la glace à la crème causer des accidents très graves, parfois mortels. Le principe toxique contenu dans ces diverses substances a pu être isolé et a reçu le nom de *tyrotoxicon* : il cristallise en aiguilles incolores; porté sur la langue en quantité infinitésimale, il cause une sensation de brûlure, une sécheresse extrême et une constriction de la gorge, puis des nausées et de la diarrhée; il détermine les mêmes accidents chez le Chat. On ignore encore à quel Microbe est due cette ptomaïne, dont la production est parfois très rapide. L'intoxication par le lait et le fromage est très fréquente aux États-Unis, mais n'est point très rare en Europe.

Il se forme fréquemment, dans l'intestin des Ruminants et d'autres animaux, des concrétions calcaires qui atteignent parfois un volume considérable. Les Arabes, qui les ont introduites en médecine, les appelaient *bezahar*, c'est-à-dire contre-poison, d'où le nom de *bézoard*. On comprenait encore sous ce nom les calculs biliaires, urinaires et salivaires, ainsi que les concrétions du poumon ou du corps pinéal de divers animaux. On considérait ces productions comme guérissant ou préservant des envenimations et des maladies infectieuses, telles que la peste et la variole; on en faisait des amulettes ou bien on les administrait intérieurement à la dose de $0^{gr},20$ à $0^{gr},80$ (4 à 16 grains). Le bézoard oriental (*lapis bezoardicus*) était retiré de la caillette de la Chèvre sauvage (*Capra ægagrus*) et de quelques Antilopes de l'Asie centrale. Le bézoard occidental, provenant du Chamois et du Bouquetin, jouissait d'une bien moindre faveur.

Les poils que les Ruminants et les Solipèdes avalent en léchant leur pelage peuvent s'accumuler dans l'estomac ou l'intestin : les contractions incessantes dont ces organes sont le siège les intriquent intimement les uns dans les autres, au point d'en former un feutrage très dense. Ainsi se forment les *égagropiles*, auxquels l'ancienne médecine attribuait les propriétés les plus merveilleuses.

ORDRE DES PROBOSCIDIENS

Ces Ongulés phalangigrades sont les plus grands des animau terrestres : leur nez, confondu avec la lèvre supérieure, s'est allongé en une trompe qui sert tout à la fois à l'odorat, au tact et à la préhension. La peau est glabre, sauf à l'extrémité de la queue. Formule digitale : $\frac{1.2.3.4.5}{1.2.3.4.5}$; les pieds sont larges et aplatis; les doigts sont soudés sur presque toute leur longueur, immobiles et terminés chacun par un petit sabot arrondi.

Les Éléphants (*Elephas*) sont les seuls représentants actuels de cet ordre : il n'en existe que deux espèces, l'une asiatique (*E. indicus*), l'autre africaine (*E. africanus*). Formule dentaire : $\frac{1.0.3.3}{0.0.3.3}$. Les incisives sont devenues d'énormes défenses à croissance continue et constituées par de l'ivoire. Les molaires sont formées chacune d'un grand nombre de plaques d'ivoire et d'émail alternantes; elles s'usent rapidement et se succèdent, en sorte que l'animal n'a jamais, à chaque demi-mâchoire, plus de deux molaires à la fois. La femelle a l'utérus bicorne et une seule paire de mamelles pectorales. Le placenta est zonaire et décidu.

ORDRE DES HYRACIENS

Les Hyraciens ou *Lamnunguia* comprennent le seul genre Daman (*Hyrax*), représenté en Afrique et dans l'Asie orientale par plusieurs espèces, dont la taille n'est guère plus grande que celle du Lapin, et que Cuvier appelait des « Rhinocéros en miniature. » Ces animaux constituent le dernier groupe des Ongulés : leur formule digitale est $\frac{2.3.4.5}{2.3.4}$; leurs doigts portent chacun un petit sabot, sauf le doigt interne de la patte postérieure, qui porte une griffe. La tête rappelle celle des Rongeurs, la lèvre supérieure est fendue. Formule dentaire : $\frac{2.0.4.3}{2.0.4.3}$; la première incisive supérieure est forte ; la seconde, que quelques auteurs considèrent comme une canine, se renouvelle avec la seconde dentition, mais tombe de bonne heure. Les molaires sont comme chez les Ongulés. Le placenta est zonaire et décidu.

Les Damans vivent en sociétés dans les montagnes rocailleuses; quelques-uns grimpent aux arbres. *Hyrax capensis* (fig. 878), *H. abessinicus*, *H. syriacus*, sont les espèces les plus connues ; *H. nigricans* Peters est de Chinchoxo, *H. Stampfli* Jentink est de Libéria.

Sur les rochers qu'habitent les Damans, on trouve l'*hyracéum*, substance résinoïde d'un brun noirâtre qui est considérée généralement comme résultant de la dessiccation de matières fécales mélangées à l'urine. Sa saveur est amère, son odeur est aromatique; on y trouve des fibres et des détritus organiques et jusqu'à 70 p. 100 de matières solubles dans l'eau, l'alcool et l'éther; de ce nombre sont l'urée et les acides urique, hippurique et benzoïque. L'hyracéum était employé jadis comme astringent ; il est maintenant rayé du *Codex*.

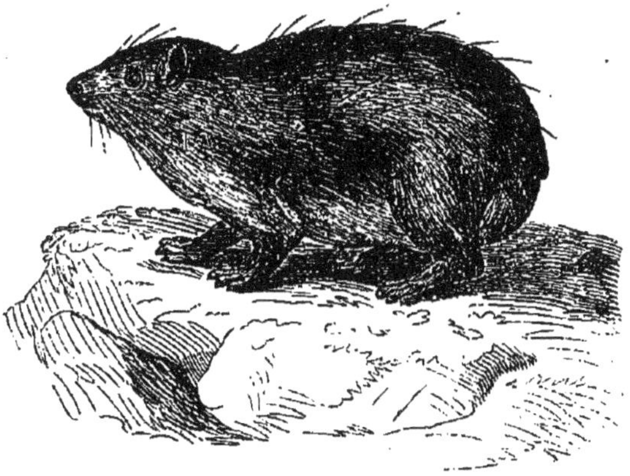

Fig. 878. — *Hyrax capensis.*

On trouve dans les fissures des rochers, au Nouveau-Mexique, une matière ressemblant à l'hyracéum ; Cope la croit formée par le mélange des matières fécales et de l'urine d'un Rongeur appartenant au genre *Neotoma*.

ORDRE DES CARNIVORES

Cet ordre renferme les animaux connus sous le nom vulgaire de fauves et de bêtes féroces. La tête est bien séparée du cou, l'orbite n'est pas fermée en arrière et communique largement avec la fosse temporale. La queue est plus ou moins longue; les clavicules manquent ou sont rudimentaires, le bras et la cuisse sont engagés dans la masse du corps. Les pattes sont ordinairement pentadactyles, parfois tétradactyles; les doigts sont libres et onguiculés. La marche s'effectue d'après divers procédés. La première dentition est toujours de $\frac{3.1.3}{3.1.3}$, sauf chez les Félins où elle devient $\frac{3.1.3}{3.1.2}$. La seconde dentition est assez variable; elle comprend toujours, à chaque demi-mâchoire, trois incisives et une canine longue, conique et extrêmement puissante. Les prémolaires sont pointues et tranchantes, les molaires sont mousses et tuberculeuses. Entre les prémolaires et les molaires se voit la *carnassière*, qui atteint une grosseur considérable et dont la couronne est ornée de 2 ou 3 tubercules. Quand les mâchoires se ferment, les carnassières glissent les unes contre les autres, celles de dessus se plaçant en dehors : elles coupent et déchirent comme les deux lames d'une paire de ciseaux. On s'accorde à considérer la carnassière supérieure comme la dernière prémolaire et l'inférieure comme la première molaire.

L'intelligence est très vive : se nourrissant presque exclusivement de proies vivantes, les Carnivores doivent déployer beaucoup de ruse et d'astuce pour s'emparer de celles-ci. De même, les sens sont très subtils. Le museau porte des poils tactiles; l'œil possède un tapis; le pavillon de l'oreille est mobile.

Le mâle a souvent un os pénien, mais n'a point de vésicules séminales. La femelle a un utérus bicorne et plusieurs paires de mamelles abdominales; elle met bas plusieurs petits. La placenta est zonaire.

Les Ursides sont pentadactyles et plantigrades, ce qui leur permet de se tenir debout sur les pattes postérieures. Ils sont omnivores, pour la plupart sujets au sommeil hibernal et grimpent facilement; ils sont d'une force énorme et assomment d'un coup de patte les animaux les plus robustes. Ils habitent surtout les pays froids; dans les climats tempérés ou chauds, on ne les trouve que sur de hautes montagnes. L'Ours blanc (*Ursus maritimus*) et l'Ours brun (*U. arctos*) sont d'Europe; l'Ours jongleur (*U. labiatus*) est des Indes; *U. ferox* est américain. A cette famille appartiennent encore les Ratons (*Procyon*), les Coatis (*Nasua*) et les Kinkajous (*Cercoleptes*).

Les Mustélides sont pentadactyles; ils ont le plus souvent des glandes anales, dont la sécrétion est d'une odeur désagréable. Le Blaireau (*Meles taxus*) et le Glouton (*Gulo borealis*) sont plantigrades. La Martre (*Mustela martes*), la Fouine (*M. foina*) et la Zibeline (*M. zibelina*) sont demi-plantigrades; elles ont les griffes rétractiles et $\frac{4.1}{4.2}$ molaires. Le Putois (*Putorius putorius*), la Belette (*P. vulgaris*), l'Hermine (*P. erminea*) et le Vison (*P. lutreola*) ont aussi les ongles rétractiles, mais n'ont que $\frac{3.1}{3.2}$ molaires. La Loutre (*Lutra vulgaris*), d'Europe et d'Asie, a des mœurs aquatiques; elle a les pattes palmées et $\frac{4.1}{3.2}$ molaires. La Loutre marine (*Enhydris marina*) est du Kamtschatka et du nord-ouest de l'Amérique.

Les Viverrides ont cinq doigts à chaque patte, le corps allongé, les jambes courtes, le museau pointu, les ongles presque toujours rétractiles. Ils sont avides de sang et habitent principalement les pays méridionaux de l'ancien monde.

Les Civettes (*Viverra*) sont digitigrades; la queue est longue et non enroulable, les ongles sont à demi rétractiles. Formule dentaire : $\frac{3.1.4.2}{3.1.4.2}$. La Civette d'Afrique (*V. civetta*, fig. 879) atteint la taille du Renard ; elle se trouve dans toute l'Afrique centrale, depuis Zanzibar jusqu'en Guinée ; on la tient en captivité en Egypte et en Abyssinie. Le Zibeth (*V. zibetha*), plus petit que la précédente, est des Indes. La Genette (*V. genetta* L. ; *Genetta vulgaris* Cuvier) se trouve dans le nord de l'Algérie et du Maroc, en Espagne et dans le sud de la France ; elle n'est pas rare aux environs de Perpignan et de Montpellier et remonterait jusqu'en Auvergne et en Poitou.

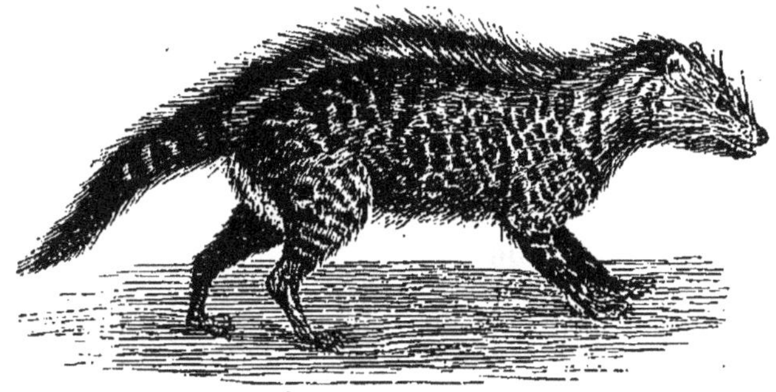

Fig. 879. — *Viverra civetta.*

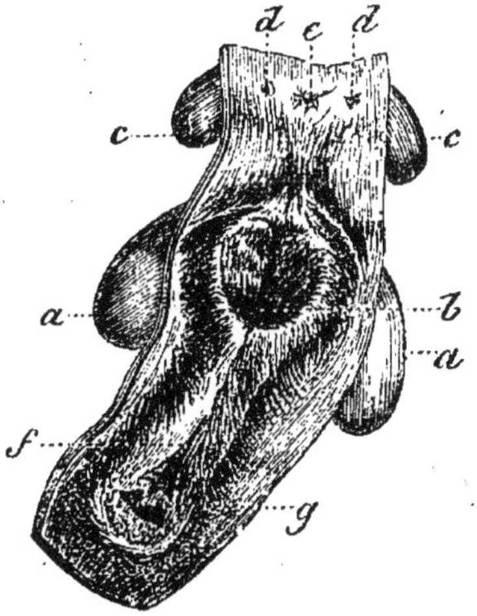

Fig. 880. — Appareil producteur du viverréum. — *a*, glande à viverréum ; *b*, poche odorante ; *c*, glande anale ; *d*, son orifice ; *e*, anus ; *f*, vulve ; *g*, clitoris.

Ces animaux présentent à la région périnéale, à peu près à égale distance de l'anus (fig. 880, *e*) et de l'orifice génital, *f*, une longue fente, qui donne accès dans une poche dilatable, *b*, bridée en son milieu, mais présentant deux expansions latérales dont la profondeur est d'environ 15 millimètres. Une grosse glande en grappe, *a*, réniforme, mesurant 30 millimètres sur 20 et entourée d'une double tunique de muscles striés, vient se déverser par un canal unique dans le fond de cette poche latérale. La glande, de nature sébacée, sécrète une substance huileuse, d'un jaune d'or et exhalant une odeur des plus pénétrantes.

Cette substance s'accumule dans la poche et s'y concrète sous forme d'une matière pultacée onctueuse, d'un gris sale et connue sous le nom de *viverréum*. L'animal s'en débarrasse en se frottant contre les buissons. On l'enlève aux Civettes domestiques en râclant de temps en temps le contenu de la poche avec une petite cuiller.

Le viverréum est très analogue au musc, dont il a l'odeur pénétrante; il renferme des graisses, de l'ammoniaque, une huile volatile, une substance résineuse, du carbonate et du sulfate de potasse, du phosphate de chaux, ainsi que divers corps mal définis, solubles dans l'eau ou l'alcool; ses graisses, suivant Schützenberger, seraient formées d'oléine et de margarine. Cette substance était autrefois très utilisée en médecine, contre l'hystérie, les coliques infantiles, etc.; elle ne sert plus guère qu'en parfumerie, bien que le *Codex* en fasse encore mention. Il n'y a pas lieu de déplorer son abandon, d'autant plus que, à cause de son prix très élevé, elle était presque toujours sophistiquée.

Les Canidés sont des digitigrades à ongles non rétractiles. Formule digitale : $\frac{1.2.3.4.5}{1.2.3.4}$. Formule dentaire : $\frac{3.1.4.2}{3.1.4.3}$. Ils vivent en société, ne grimpent point et atteignent leur proie à la course. Les principales espèces sont le Chien domestique (*Canis familiaris*), le Loup (*C. lupus*), le Coyote (*C. latrans*), le Dingo (*C. dingo*), le Renard (*C. vulpes*), le Chacal (*C. aureus*), l'Isatis ou Renard bleu (*C. lagopus*), le Fennec (*Megalotis cerdo*). On se rappelle que le Chien est la source d'un certain nombre de parasites de l'Homme (*Tænia canina*, *Echinococcus polymorphus* et *Ascaris mystax*). On admet généralement que nos nombreuses races de Chiens dérivent des Loups et des Chacals actuels ou quaternaires; mais Boule dit que certaines d'entre elles étaient déjà en voie d'évolution, dès l'époque pliocène.

Les Hyénides sont des digitigrades à ongles non rétractiles; leurs pattes postérieures sont plus courtes que les antérieures. Les Hyènes (*Hyæna*), d'Afrique et d'Asie, sont tétradactyles; le Protèle (*Proteles Lalandei*), du Cap, est pentadactyle en avant.

Les Félins sont des digitigrades à ongles rétractiles; la dernière phalange est capable de tourner de bas en haut d'un quart de cercle, position qu'elle occupe normalement : l'ongle, tranchant et acéré, est alors protégé par une gaine cutanée; une brusque contraction musculaire permet à l'animal d'abaisser ses griffes. Formule digitale : $\frac{1.2.3.4.5}{1.2.3.4}$. Formule dentaire : $\frac{3.1.3.1}{3.1.2.1}$. Le genre Chat (*Felis*) comprend le Chat domestique (*F. domestica*), le Chat sauvage (*F. catus*), le

Lion (*F. leo*), le Tigre (*F. tigris*), le Puma ou Couguar (*F. concolor*), le Jaguar (*F. onca*), la Panthère ou Léopard (*F. pardus*), le Chat ganté (*F. maniculata*), le Serval (*F. serval*), etc. Le Chat ganté, du nord de l'Afrique, semble être la souche du Chat domestique. Le Lynx (*Lynx vulgaris*) est du nord de l'Europe, le Caracal (*L. caracal*) est de Perse.

ORDRE DES PINNIPÈDES

Ce sont des Carnivores marins, au corps fusiforme et couvert de poils, à dentition complète. Les membres sont courts, aplatis comme des rames; les doigts sont réunis par une membrane natatoire ou complètement enveloppés par la peau ; ils portent encore des ongles. La queue n'a jamais la forme d'une nageoire. Les oreilles et les narines sont recouvertes d'un clapet qui empêche la pénétration de l'eau. La lèvre supérieure porte des poils tactiles longs et raides. La dentition est très variable ; les molaires sont toutes semblables. Les clavicules font défaut. Les mamelles sont abdominales, le placenta zonaire.

Les Pinnipèdes sont répandus dans toutes les mers, mais sont surtout abondants au voisinage des pôles. Ils plongent avec facilité, mais, pour respirer, sont obligés de venir prendre l'air à la surface de la mer : ils peuvent toutefois demeurer longtemps sous l'eau, ce qui tient à ce que la capacité respiratoire de leur sang est notablement plus élevée que celle du sang des Carnivores terrestres. Ils ne se meuvent à terre qu'avec une peine extrême.

Les Phocides ont les canines courtes et les molaires tuberculeuses : le petit nage immédiatement après sa naissance (*Phoca*, *Leptonyx*, *Cystophora*) ou ne va à la mer qu'au bout de 6 ou 7 semaines, pour y apprendre à nager (*Otaria*). Les Otaries ont un pavillon de l'oreille, les autres espèces en sont dépourvues. Les Phoques et les Otaries ont pour formule dentaire $\frac{3.1.4.1\text{-}2}{2.1.4.\ 1}$. L'Eléphant de mer (*Cystophora proboscidea*) est le plus grand des Pinnipèdes : il atteint jusqu'à 8 mètres de longueur; on le trouve en Californie et aux îles Kerguelen.

Les Trichéchides ne comprennent que le Morse (*Trichechus rosmarus*), de l'Océan glacial du nord. Les canines supérieures sont d'énormes défenses qui descendent verticalement et atteignent jusqu'à $0^m,65$ de longueur. La première dentition a pour formule $\frac{3.1.5}{3.1.4}$, la seconde $\frac{0.1.3}{0.1.2}$.

Tous ces animaux sont activement chassés pour leur peau, leur huile et même pour leur ivoire; on mange aussi leur chair, bien qu'elle soit de très médiocre qualité.

Les relations des Pinnipèdes avec les Carnivores, particulièrement avec les Ours, sont si étroites qu'on est en droit de les considérer comme des Carnivores progressivement adaptés à la vie aquatique. La présence de Pinnipèdes dans les mers Caspienne et d'Aral, dont les eaux sont salées, s'explique par une communication relativement récente de ces mers avec la Méditerranée; leur présence dans le lac Baïkal, qui est situé à une grande distance de la mer, par 600 mètres d'altitude et dont les eaux sont douces, indique plutôt que ces animaux étaient répandus autrefois le long des fleuves.

ORDRE DES RONGEURS

Les Rongeurs ou *Glires* sont des Onguiculés plantigrades, de taille moyenne ou petite, à dentition très particulière. Chaque demi-mâchoire n'a qu'une seule incisive, grosse, à croissance continue, taillée en biseau et séparée des molaires par un large diastème; celles-ci sont en nombre variable et présentent des plis transversaux d'émail. La bouche est très étroite; la lèvre supérieure est fendue (*bec-de-lièvre*). Le régime est exclusivement végétal, sauf chez un petit nombre d'espèces. Les pattes ont ordinairement cinq doigts terminés par des griffes. Les femelles sont douées d'une fécondité extraordinaire et peuvent mettre bas de 4 à 6 fois par an; à chaque portée, elles donnent naissance à un grand nombre de petits. Leurs mamelles sont d'ailleurs nombreuses et disposées le long du ventre et de la poitrine. Le placenta est discoïde et décidu.

Les Léporides sont caractérisés par la présence de quatre incisives à la mâchoire supérieure : les deux incisives supplémentaires sont plus petites que les autres et placées en arrière de celles-ci. Formule dentaire : $\frac{2.0.6.0}{1.0.4.1}$. Formule digitale : $\frac{1.2.3.4.5}{2.3.4.5}$. Le Lièvre (*Lepus timidus*), le Lièvre variable (*L. variabilis*) et le Lapin (*L. cuniculus*) sont les principales espèces d'Europe.

Les Subongulés ont la même formule digitale que les précédents; les doigts se terminent par des ongles épais et larges, ressemblant à des sabots. Formule des molaires : $\frac{4}{4}$. Ces animaux sont de l'Amérique du Sud. Principaux genres : Cochon d'Inde (*Cavia*), Paca (*Cœlogenys*), Agouti (*Dasyprocta*), *Hydrochœrus*. Le Cobaye ou Cochon d'Inde domestique (*Ca. cobaya*) est d'origine inconnue, mais provient sans doute aussi de la même région.

Les Hystricides ont le dos couvert de forts piquants, de même nature que les poils. Le Coendou (*Cercolabes*), du Brésil, est grimpeur. Le Porc-Epic (*Hystrix cristata*), du nord de l'Afrique et du sud de l'Italie et de l'Espagne, est terrestre et se creuse des terriers.

Les Octodontides ou *Muriformes* (*Octodon, Ctenomys, Capromys, Myopotamus*), les Lagostomides (*Eriomys, Lagidium, Lagostomus*) et les Dipodides (*Jaculus, Dipus, Pedetes*) ne comprennent que des espèces extra-européennes.

Les Murides ont le museau effilé, de grandes oreilles, la queue longue et arrondie; les clavicules sont bien développées, les pattes ont cinq doigts. Le Hamster (*Cricetus frumentarius*) a des abajoues et une queue courte et velue ; il habite le centre et l'est de l'Europe.

Les Rats (*Mus*) n'ont pas d'abajoues ; ils ont $\frac{3}{3}$ molaires ; les incisives sont lisses à leur face antérieure; la queue est longue, annelée et écailleuse. Ils sont omnivores.

Le Rat noir (*M. rattus*), le Rat gris ou Surmulot (*M. decumanus*), la Souris (*M. musculus*), le Mulot (*M. sylvaticus*) sont les principales espèces.

Le Rat noir, originaire de l'Asie Mineure, n'a été introduit en Europe qu'au moyen âge; il disparaît progressivement devant le Surmulot, qui lui fait une guerre acharnée et dont l'apparition en Europe date du milieu du siècle dernier. On se rappelle que ces animaux sont les hôtes habituels de *Lamblia intestinalis* (1), de *Tænia murina* (2) et qu'ils participent dans une certaine mesure à la dissémination de la trichinose. Enfin, Grassi pense qu'il s'agit de *T. leptocephala* Creplin, parasite habituel de ces deux mêmes espèces, dans le cas observé par Parona et rapporté d'abord à *T. flavopunctata* (tome I, page 473); les deux autres cas connus de *T. flavopunctata* se rapporteraient également à *T. leptocephala*.

B. Grassi, *Ulteriori particolari intorno alla Tenia nana*. Gazzetta degli ospitali, n° 78, 1886. — Id., *Come la Tenia nana arrivi nel nostro organismo*. Catania, 3 p., 1887. — Id., *Die Tænia nana und ihre medicinische Bedeutung*. Centralblatt f. Bacteriologie und Parasitenkunde, I, p. 97, 1887. — Id., *Bestimmung der vier von Dr E. Parona in einen kleinen Mädchen aus Varese*

(1) Nous attribuons désormais ce nom au Flagellé décrit plus haut (tome I, page 89) sous le nom de *Megastoma intestinale* : le genre *Megastoma* avait été proposé déjà plusieurs fois pour des animaux très divers.

(2) B. Grassi a montré récemment que *Tænia nana* (tome I, page 465) n'était autre que *T. murina* et qu'on l'observait avec une très grande fréquence chez les enfants, en Sicile et dans diverses contrées de l'Italie, notamment dans le sud.

(*Lombardei*) *gefundenen Tænien* (*Tænia flavopunctata? Dr E. Parona*). Ibidem, p. 257. — Id., *Einige weitere Nachrichten über die Tænia nana*. Ibidem, II, p. 282, 1887. — Id., *Entwicklungscyclus der Tænia nana*. Ibidem, p. 305. — Id., *Tænia flavopunctata Wein., leptocephala Creplin, diminuta Rud.* Atti della r. Accad. delle sc. di Torino, XXIII, 1888.

R. Moniez, *Sur le Tænia nana, parasite de l'Homme, et sur son Cysticerque supposé* (*Cysticercus tenebrionis*). Comptes rendus de l'Acad. des sc., CVI, p. 368, 1888.

Les Arvicolides ou Campagnols ont la tête large et épaisse, le museau raccourci, la queue courte et velue. Ils se creusent des terriers et sont très nuisibles à l'agriculture. Le Rat d'eau (*Arvicola amphibius*) et le Campagnol agreste (*A. agrestis*) sont les plus communs.

Le Lemming (*Myodes lemmus*) vit dans les montagnes de Suède et de Norvège : à l'approche du froid, il émigre en bandes innombrables et cause de grands dégâts sur son passage. Axel Johannessen a remarqué que les épidémies de scarlatine sont toujours en relation avec les migrations de ce Rongeur ; elles augmentent d'intensité au moment où se font ces dernières, en sorte qu'on peut se demander, par exemple, si cette recrudescence ne serait pas due à l'usage d'eaux dans lesquelles se trouvent des cadavres de Lemming.

A. Johannessen, *Skarlagens feberens epidemiske Udbredelse i Norge*. Kristiania, 1882.

Seler, *Die Wanderzüge der Lemmings und das Scharlachfieber*. *Biolog. Centralblatt*, IV, p. 283, Naturen, Kristiania, VIII, 1884.

L'Ondatra ou Rat musqué (*Fiber zibethicus*) est de l'Amérique du Nord : il construit des cabanes dans les rivières, comme le Castor. A

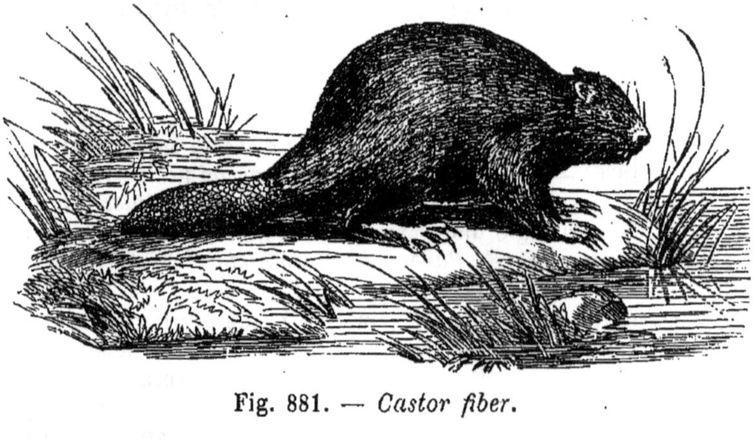

Fig. 881. — *Castor fiber*.

ses organes génitaux sont annexées des glandes qui sécrètent une sorte de musc.

Les Castorides ne comprennent qu'une seule espèce, le Castor ou Bièvre (*Castor fiber*, fig. 881). Ses pattes postérieures palmées, sa queue large, écailleuse et aplatie en forme de rame, en font un excellent nageur; on connaît ses mœurs remarquables et son talent de constructeur. Autrefois très répandu dans toute l'Europe et même à Paris (1), il se rencontre encore çà et là sur les bords de l'Elbe, en Pologne, en Russie et sur le cours inférieur du Rhône, mais il y est devenu très rare et ne tardera certainement pas à disparaître définitivement. Il est encore assez abondant en Amérique, dans les grandes solitudes des Etats-Unis et du Canada.

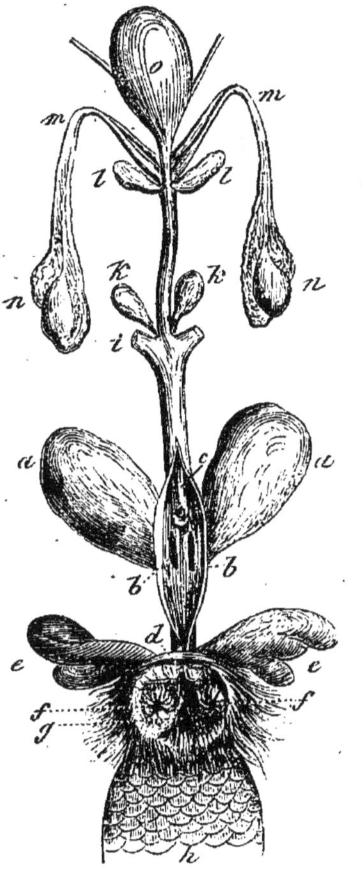

Fig. 882. — Appareil producteur du castoréum. — *a*, glande du castoréum; *b*, son orifice dans le canal préputial; *c*, verge avec son prépuce; *d*, ouverture du canal préputial; *e*, glande anale; *f*, son orifice; *g*, anus; *h*, queue; *i*, prostate; *k*, glandes de Cowper; *l*, vésicule séminale; *m*, canal déférent; *n*, testicule; *o*, vessie.

A l'appareil génital du Castor sont annexées deux glandes, qui se trouvent dans les deux sexes, mais n'atteignent un développement important que chez le mâle (fig. 882). Ces deux glandes volumineuses, *a*, débouchent par un court et large canal, *b*, dans le canal préputial en avant de la verge, *c*. A l'état frais, elles ont une longueur d'environ 10 centimètres et renferment une substance onctueuse, presque fluide, d'une odeur pénétrante et désagréable. La paroi de chaque glande comprend une couche musculaire et une muqueuse très vasculaire; celle-ci forme de nombreux replis et renferme une grande quantité de petites glandules.

On enlève au mâle fraîchement tué ses deux poches glandulaires et on les dessèche : on les trouve dans le commerce, sous le nom de

(1) La petite rivière de Bièvre, qui se jette dans la Seine à Paris, tire son nom de ce qu'autrefois des colonies de Castor étaient établies dans son cours.

castoréum. Elles ont alors l'aspect de masses pyriformes, accouplées par leur petite extrémité, plus ou moins soudées, brunâtres, aplaties, ridées. On en distingue plusieurs sortes : le *castoréum d'Amérique* ou *du Canada*, le *castoréum de Sibérie* et le *castoréum de Russie ;* ce dernier provient également de Sibérie, et non de la Russie d'Europe. En outre de leur forme, ces sortes de castoréum sont faciles à reconnaître à leur odeur différente, les Castors du Canada se nourrissant d'écorces de Pins et ceux de Sibérie d'écorces de Bouleaux.

A l'intérieur des poches, le produit de sécrétion se présente sous l'aspect d'une masse résineuse, d'un brun rougeâtre, à cassure marbrée; ses teintures alcoolique et éthérée prennent une teinte brun foncé; l'eau en précipite une matière brune odorante et prend elle-même un aspect laiteux. Par l'évaporation spontanée, la solution alcoolique abandonne des cristaux d'une substance grasse particulière, la *castorine*. On évapore à sec les eaux-mères de la castorine et on reprend le résidu par l'eau, puis par l'alcool : en évaporant derechef, on obtient une substance résineuse cassante, brun foncé et brillante. Le castoréum de Russie contient, d'après Brandes, 0.33 p. 100 de castorine et 13.85 p. 100 de résine; celui du Canada renferme 2.50 p. 100 de castorine et 58.60 p. 100 de résine. Les autres substances sont constituées par 1 à 2 p. 100 d'huile essentielle, par des carbonates, des sulfates, des phosphates, par des matières albuminoïdes et de l'eau. Wöhler a pu encore, par la distillation, en extraire de l'acide phénique, de l'acide benzoïque et de la salicine.

Le castoréum figure encore au *Codex*, bien qu'il soit à peu près tombé en désuétude, et à juste titre, croyons-nous. On le considère comme stimulant, antispasmodique et antihystérique, mais aucune observation sérieuse n'a jamais confirmé cette manière de voir.

Les Myoxides ont la queue touffue, la tête petite, $\frac{4}{4}$ molaires à replis d'émail, 4 doigts à chaque patte; les antérieures ont en outre un pouce rudimentaire, orné d'un ongle plat. Ils se construisent des nids sur les arbres ou dans les fentes des murs et sont hibernants. Le Loir (*Myoxus glis*), le Muscardin (*M. avellanarius*) et le Lérot (*M. nitela*) sont les principaux types. Les Romains apprivoisaient et engraissaient le Loir, dont ils estimaient beaucoup la chair.

Les Sciurides sont les uns agiles et arboricoles comme les Ecureuils, les autres lourds et fouisseurs comme les Marmottes; tous sont hibernants. Les molaires sont tuberculeuses, au nombre de $\frac{5}{4}$; les pattes sont pentadactyles, le pouce étant très réduit et parfois muni d'un ongle aplati. Principaux genres : Ecureuil (*Sciurus*), Polatouche (*Pteromys*), Spermophile (*Spermophilus*), Marmotte (*Arctomys*).

ORDRE DES INSECTIVORES

Ces animaux sont des Onguiculés plantigrades, ordinairement pentadactyles et d'habitudes nocturnes. La dentition est complète, mais très variable : les incisives sont très grosses, les canines petites, les molaires hérissées de tubercules coniques et pointus. Il y a jusqu'à 5 paires de mamelles ventrales; le placenta est discoïde. Les Insectivores des pays tempérés tombent dans le sommeil hibernal pendant la mauvaise saison, au cours de laquelle ils ne sauraient se nourrir, les Insectes ayant disparu ; ceux des pays tropicaux estivent, au contraire, pendant les fortes chaleurs.

Les Erinacéides ont le dos et le dessus de la tête couverts de forts piquants. Les Hérissons (*Erinaceus*) peuvent se rouler en boule; les Tanrecs (*Centetes*), de Madagascar, en sont incapables.

Les Soricides ressemblent aux Souris et aux Rats ; leur pelage est soyeux, leur museau allongé en trompe; ils ne sont pas hibernants. Principaux genres : *Cladobates, Macroscelides*, *Gymnura*, qui sont exotiques. Les Musaraignes (*Sorex*) et les Desmans (*Myogale*) ont sur les côtés du corps et à la racine de la queue des glandes odorantes, produisant une sorte de musc. La Musaraigne étrusque (*S. etrusca*), d'Italie et du midi de la France, est le plus petit des Mammifères : elle n'a pas plus de 6 centimètres de longueur, du museau à l'extrémité de la queue.

Les Desmans ont une longue trompe et les pattes palmées; ils sont aquatiques et se retirent dans des terriers creusés au bord de l'eau. Le Desman de Moscovie (*M. moschata*) habite le sud-est de la Russie; sa

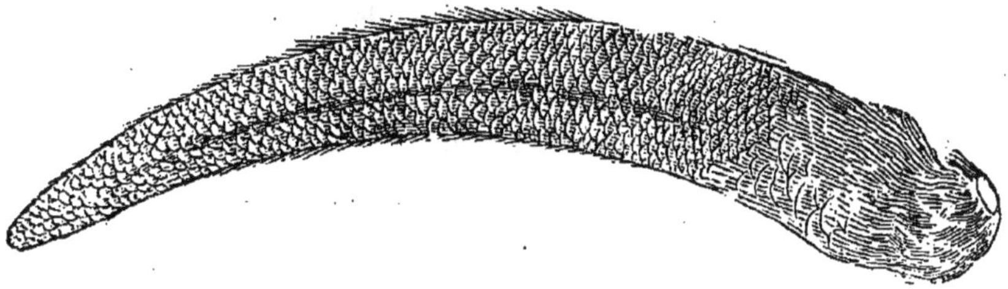

Fig. 883. — Queue de *Myogale moschata*.

queue (fig. 883), écailleuse et aplatie transversalement, est utilisée en parfumerie. Le Desman des Pyrénées (*M. pyrenaica*) a la queue cylindrique. Chez l'une et l'autre espèce, la face inférieure de la queue est occupée, surtout vers sa racine, par de grosses glandes sébacées, qui constituent l'appareil moschipare.

Les Talpides ont le corps ramassé, presque cylindrique, sans cou distinct; les pattes sont courtes, les postérieures minces, les antérieures très développées et disposées pour fouir le sol. Les yeux sont atrophiés, ainsi que les pavillons des oreilles. Le museau est terminé par un groin allongé, au bout duquel sont percées les narines et qui constitue tout à la fois un appareil perforant et un organe de tact très délicat. Ces animaux se creusent sous terre des galeries compliquées. Les genres *Chrysochlorys*, *Condylura* et *Scalops* sont exotiques. La Taupe de nos pays (*Talpa cæca*) a les yeux recouverts par la peau.

ORDRE DES CHIROPTÈRES

Les Chiroptères ou Chauves-souris ont une dentition d'Insectivores, d'ailleurs très variable. Leur principal caractère est d'avoir deux grandes ailes, constituées par un large repli de la peau des flancs qui, laissant libres les pieds, part du tarse et s'étend le long du bras et de l'avant-bras et entre les doigts ; ceux-ci ont acquis une longueur extraordinaire, à l'exception du pouce, qui seul reste libre et se réduit à un petit appendice terminé par un ongle. Un autre repli s'étend de l'épaule au carpe, en avant du membre antérieur; un autre encore s'étend entre la patte postérieure et la queue. Le pied renferme cinq doigts incurvés, aplatis latéralement et terminés chacun par un ongle crochu. Avec des membres ainsi conformés, la marche est pénible et embarrassée. A l'état de repos, l'animal se met la tête en bas ; il reste suspendu sans efforts par ses ongles recourbés; ses ailes sont repliées le long de son corps et l'entourent plus ou moins, à la façon d'un manteau. Tous les Chiroptères volent, mais lourdement.

Le corps est très velu, tandis que les ailes restent à peu près glabres. Celles-ci sont le siège d'une exquise sensibilité : Spallanzani a reconnu que les Chauves-souris qui se retirent dans de profondes cavernes, comme c'est si souvent le cas, sont guidées non par la vue, puisque l'obscurité est complète, mais par la sensation que leur procure l'air qui, déplacé par le battement des ailes, va frapper contre la paroi, puis est réfléchi sur ces dernières, quand la paroi est à proximité. Le pavillon de l'oreille est toujours de grandes dimensions; un tragus de grande taille se dresse d'ordinaire en avant du conduit auditif. Le museau est lisse et effilé, comme chez les Rongeurs, ou porte des appendices foliacés, au pourtour des narines.

Le mâle a la verge pendante. La femelle a deux mamelles pectorales et un utérus bicorne ou même double; l'ovaire et la corne utérine d'un même côté restent souvent rudimentaires. L'accouplement a lieu en automne : le sperme reste dans l'utérus jusqu'au printemps, époque à laquelle l'ovule descend et est fécondé. Chaque parturition ne comprend pas plus de deux petits, souvent un seul, que la femelle porte suspendus à ses mamelles.

Ces animaux sont nocturnes ou crépusculaires; ceux de nos pays sont hibernants. Les uns sont frugivores; les autres, plus nombreux, sont insectivores. Les grandes espèces habitent les pays chauds; elles sont chassées par les indigènes, qui s'en nourrissent. On pourrait tout aussi bien manger nos espèces indigènes qui, au début de l'hibernation, sont grasses et savoureuses.

Les Frugivores sont de grande taille, ont les oreilles et la queue courtes; le second doigt de la main porte une griffe, comme le pouce; le tragus est absent. Quelques-unes de ces Chauves-souris atteignent une longueur de 0m,50. Les Roussettes (*Pteropus*) sont des Indes et de Malaisie; leurs mamelles sont situées dans l'aisselle; la queue est absente. Les genres *Harpyia* et *Hypoderma* sont voisins.

Les Insectivores ont le doigt indicateur dépourvu d'ongle, les molaires tuberculeuses et pointues, les oreilles grandes, le tragus ordinairement bien développé.

Les *Gymnorhiniens* ont le nez lisse et sans appendices. L'Oreillard (*Plecotus auritus*), la Barbastelle (*Synotus barbastellus*), le Murin (*Vespertilio murinus*) et la Noctule (*Vesperugo noctula*) sont les principales espèces indigènes.

Les *Phyllorhiniens* ont sur le nez des expansions cutanées : une crête en fer de lance dont la base est entourée en avant par une bande en forme de fer à cheval. Les Rhinolophes (*Rhinolophus*) sont représentés en Europe par plusieurs espèces. Le genre *Megaderma* est des Indes; *Rhinopoma*, d'Égypte; *Nycteris*, de l'Afrique tropicale.

Les représentants américains de ce groupe sont de grande taille : ce sont les Vampires, qui sucent le sang des animaux endormis et de l'Homme lui-même; ils appliquent leur langue sous le rebord de l'ongle des orteils, mais les blessures qu'ils produisent sont sans gravité. *Phyllostoma hastatum* est du Brésil. Les genres *Macrotus* et *Macrophylla* sont voisins.

ORDRE DES PRIMATES

Les Primates constituent l'ordre le plus élevé du Règne animal tout entier. Ils ont une dentition complète, les pouces et les gros orteils opposables, les orbites parfaitement closes, la verge pendante, l'utérus non bifide, une paire unique de mamelles pectorales, le placenta discoïde et décidu.

Il est d'usage, depuis Blumenbach et Cuvier, de diviser cet ordre en deux groupes, celui des Quadrumanes et celui des

Bimanes, le premier comprenant les Singes, le second renfermant les diverses races humaines. Cette distinction reposait sur la faculté qu'ont les Singes de saisir les objets avec leurs pieds, grâce à l'opposabilité du gros orteil, faculté que l'on se refusait à reconnaître chez l'Homme. Une pareille division est tout à fait insoutenable : le membre postérieur des Singes se termine par un pied, tout comme celui de l'Homme, et non par une main ; les os; les muscles, les nerfs, les vaisseaux de ce pied, sont exactement les mêmes que ceux du pied humain.

Tous les Primates sont donc des animaux chez lesquels la distinction anatomique entre la main et le pied est aussi nettement accusée que chez l'Homme. Mais il n'en est pas de même au point de vue de la distinction physiologique ou fonctionnelle : les uns, en effet, conservent encore l'usage de leurs membres antérieurs pour la locomotion et sont, par conséquent, de véritables quadrupèdes; les autres, auxquels se rattache l'Homme, se sont adaptés plus ou moins complètement à l'état bipède, leurs membres antérieurs ayant perdu la signification d'organes locomoteurs.

Les Primates se trouvent ainsi divisés en deux sous-ordres, entre lesquels on constate d'importantes différences anatomiques. Le premier comprend tous les Singes proprement dits ; le second renferme les Anthropoïdes (1) et l'Homme.

Sous-ordre des Singes.

Les caractères que nous allons énumérer sont communs aux Singes et à la plupart des Mammifères terrestres, sinon à tous : ils sont en effet une conséquence directe de l'état quadrupède.

Tous les Singes ont une queue plus ou moins longue ; chez tous, la cage thoracique est plus haute que large, son diamètre sterno-vertébral étant le plus grand. La colonne vertébrale présente une seule courbure, à concavité inférieure. Le bassin est plus long que large. Les apophyses épineuses des sept ver-

(1) Dans notre langage courant, les Anthropoïdes sont des Singes au même titre que les Magots, les Atèles, etc. Il serait désirable de n'appliquer désormais le nom de Singes qu'aux Primates quadrupèdes. Les Anglais donnent à ces derniers le nom de *monkeys* et aux Anthropoïdes celui de *apes*.

tèbres cervicales et de toutes les vertèbres dorsales portant des vraies côtes sont en rétroversion, c'est-à-dire dirigées en arrière; celles des dernières vertèbres dorsales et de toutes les vertèbres lombaires sont en antéversion. Cela tient, comme l'a prouvé Broca, au jeu alternatif des muscles qui meuvent les membres et divisent le corps en un train antérieur et un train postérieur.

Le poumon droit a toujours un lobe azygos.

Les poils du membre antérieur sont inclinés de haut en bas, de l'épaule vers la main : cette disposition, qui s'observe encore chez tous les autres quadrupèdes, est destinée à faciliter l'écoulement des eaux, quand l'animal est exposé à la pluie.

Tous les Singes sont frugivores.

Les Arctopithèques sont de petits Singes de l'Amérique du Sud, à queue non prenante ; tous les doigts portent des griffes, sauf le gros orteil, qui a un ongle et est le seul doigt opposable ; le pelage est long et soyeux, des pinceaux de poils ornent les oreilles. Formule dentaire : $\frac{2.1.3.2}{2.1.3.2}$; les canines sont petites, les molaires sont tuberculeuses. La femelle a deux ou trois petits à chaque portée. Les caractères embryogéniques sont encore inconnus. Ce groupe ne comprend que le genre *Hapale* : l'Ouistiti (*H. jacchus*) et le Tamarin (*H. rosalia*) sont les principales espèces.

Les Platyrhiniens ou *Cébiens* sont encore de l'Amérique méridionale. Ils n'ont ni abajoues ni callosités fessières : tous leurs doigts sont pourvus d'ongles. Le pouce est opposable, mais à un moindre degré que le gros orteil; il est d'ailleurs souvent rudimentaire ou atrophié. Le nez est large et aplati ; les narines sont séparées l'une de l'autre par une large cloison et s'ouvrent sur les côtés. Formule dentaire : $\frac{2.1.3.3}{2.1.3.3}$. Le placenta est formé d'un seul disque, mais le cordon ombilical est pourvu de deux artères et de deux veines.

Les *Sakis* ou *Anturæ* ont la queue pendante, poilue et non prenante. Les vertèbres dorsales sont au nombre de douze à quatorze, les lombaires de six à huit. Genres principaux : Saki (*Pithecia*), Saïmiri (*Chrysothrix*), Sagouin (*Callithrix*) et Nyctipithèque (*Nyctipithecus*).

Les *Cébides* ou Sajous comprennent le seul genre *Cebus;* la queue, longue et poilue, sert comme organe de préhension : elle est rarement capable de fonctionner comme organe de suspension et de supporter le poids du corps. Le nombre des vertèbres dorsales est toujours de quatorze; celui des lombaires varie de quatre à six.

Les *Gymnoures* ont la queue longue et prenante; elle est nue au dernier tiers de sa face inférieure, s'enroule fortement autour des branches et peut supporter le poids du corps. Tous ont quatorze vertèbres dorsales; les Atèles ou Singes-Araignées (*Ateles*) et les Lagotriches (*Lagothrix*) ont quatre lombaires; les Alouates ou Hurleurs (*Mycetes*) en ont cinq. Ces derniers ont l'hyoïde creusé de vastes cavités, qui jouent le rôle de résonnateurs et donnent à la voix une très grande intensité.

Les Catarhiniens ou *Pithéciens* sont tous originaires de l'ancien continent. Ils ont ordinairement des abajoues, c'est-à-dire des dilatations génales dans lesquelles les aliments peuvent s'accumuler. La queue n'est jamais prenante; elle est parfois très réduite ou absente (*Inuus ecaudatus*). Les fesses sont dénudées et calleuses. Le pouce et le gros orteil sont opposables; le pouce peut manquer (*Colobus*); tous les doigts sont pourvus d'ongles. La cloison nasale est mince, en sorte que les deux narines sont rapprochées et regardent en bas, le nez faisant au milieu de la face une saillie appréciable, parfois même exagérée (*Semnopithecus nasica*). Formule dentaire : $\frac{2.1.2.3}{2.1.2.3}$.

La femelle s'accouple en toute saison; elle a très probablement des écoulements menstruels. La gestation dure environ sept mois. Le placenta est formé de deux disques de taille inégale, dont un seul se rattache à l'embryon par un cordon ombilical comprenant une veine et deux artères; le Mandrill (*Cynocephalus mormon*) fait exception, en ce que son placenta, formé d'un seul disque, est semblable à celui des Primates les plus élevés.

Les régions dorsale, lombaire et sacrée comprennent toujours vingt-deux vertèbres ($12+7+3$ ou $13+6+3$ ou encore $13+7+2$).

Les Cynocéphales sont de grands Singes terricoles, presque tous africains, à museau allongé comme celui d'un Chien et à membres robustes. L'Hamadryas ou Tartarin (*Cynocephalus hamadryas*), le Papion (*C. sphinx*), le Gélada (*C. gelada*), le Drill (*C. leucophæus*) et le Mandrill (*C. mormon*) sont les principales espèces; ces deux dernières sont souvent réunies dans un genre *Mormon* ou *Papio*.

Les Macaques sont arboricoles et ont le museau allongé; ils sont asiatiques, à l'exception du Magot (*Inuus ecaudatus*), du nord de l'Afrique et de Gibraltar. Ce groupe comprend le Malbrouck ou le Macaque bonnet chinois (*Macacus sinicus*), le Macaque de Java (*M. cynomolgus*), l'Ouanderou (*M. silenus*), le Bunder ou Maïmon (*Rhesus nemestrinus*).

Les Guenons (*Cercopithecus*) sont africaines et arboricoles. La Guenon verte ou Callitriche (*C. sabæus*), la Diane (*C. Diana*), le Mangabey à collier (*C. æthiops*) sont de ce groupe.

Les Colobes (*Colobus*) sont arboricoles, africains et sans abajoues; le pouce est rudimentaire. *C. guereza* est d'Abyssinie, *C. polycomus* de Guinée.

Les Semnopithèques (*Semnopithecus*) forment un groupe nombreux de Singes arboricoles, pourvus ou non d'abajoues, et dont l'estomac est divisé en trois poches; ils habitent le sud de l'Asie et les îles voisines. L'Entelle (*S. entellus*) et le Kahau ou Nasique (*S. nasica*) appartiennent à ce groupe.

Sous-ordre des Bipèdes.

Les Primates de ce groupe n'ont ni callosités fessières ni abajoues. Le pouce et le gros orteil sont opposables et tous les doigts portent des ongles. La dentition et la forme du nez sont comme chez les Platyrhiniens.

Le diamètre transversal du thorax est plus grand que le diamètre sterno-vertébral. Les apophyses épineuses de toutes les vertèbres, y compris celles de la région lombaire, sont en rétroversion. Le bassin, destiné à soutenir le poids des viscères abdominaux dans la station verticale, est évasé et plus large que long. Le poumon droit n'a pas de lobe azygos, en sorte que le péricarde peut se souder largement au diaphragme, dont il n'est plus séparé.

Tous ces caractères différencient nettement ces êtres de tous les autres Mammifères et sont la conséquence de leur état bipède; cet état est du reste plus ou moins parfait.

La série des vertèbres dorsales, lombaires et sacrées comprend 21 à 23 pièces combinées de différentes façons. On admet communément que l'Homme est anoure, mais rien n'est plus inexact que cette affirmation. Le sacrum résulte de la fusion de 4 à 6 vertèbres; à sa suite vient le *coccyx*, constitué par 3 ou 4 vertèbres fusionnées, rudimentaires et réduites à leur corps. Le sacrum ne s'articule avec l'os iliaque que par ses 2 ou 3 premières vertèbres; les autres sont en arrière de l'articulation. Ainsi que l'a justement fait remarquer Broca, ces dernières vertèbres occupent une position telle, qu'on ne saurait hésiter à les considérer comme de vraies vertèbres caudales. Il n'est donc pas exact de dire que les Bipèdes sont anoures : la queue existe bien réellement, mais se réduit à un très petit nombre de pièces, fusionnées en deux groupes.

Elle comprend néanmoins deux sortes de vertèbres : les unes, au nombre de 2 à 4, sont fusionnées entre elles et avec les vraies vertèbres sacrées ; les autres constituent le coccyx.

Le placenta est formé d'un seul disque; le cordon renferme, comme chez les Catarhiniens, deux artères et une veine.

Les ANTHROPOÏDES ou *Anthropomorphes* marchent en se tenant à peu près debout : pour assurer leur équilibre, ils relèvent les bras au-dessus de la tête, en manière de balancier; ou bien leurs mains leur servent de point d'appui, mais au lieu de les poser sur le sol par la face palmaire, comme le fait un Pithécien, par exemple, ils s'appuient uniquement sur la face dorsale de leurs phalanges repliées dans la paume. Aussi les bras présentent-ils une longueur considérable, bien supérieure à celle des jambes.

La colonne vertébrale dorso-lombaire ne présente qu'une seule courbure, à convexité dorsale. L'os intermaxillaire ou incisif reste distinct pendant la vie tont entière.

Les poils du membre antérieur sont disposés en sens inverse sur le bras et sur l'avant-bras : les uns et les autres convergent vers le coude. Wallace a fait remarquer que cette disposition facilite l'écoulement de la pluie, chez des animaux qui ont l'habitude de relever les bras au-dessus de leur tête, soit pour saisir les branches d'arbre, soit pour se tenir en équilibre pendant la marche.

Tous les Anthropoïdes sont frugivores; en captivité, ils s'accommodent très volontiers d'un régime carnivore et ont un goût prononcé pour le café, le thé, les liqueurs fermentées.

Les Gibbons (*Hylobates*) sont des Anthropoïdes nains : le Siamang (*H. syndactylus*), qui est la plus grande espèce, n'a pas plus de 1m,15. Ces animaux habitent le sud-est de l'Asie et la Malaisie ; vers l'ouest, ils ne franchissent pas le Brahmapoutre; vers le nord, ils ne semblent pas remonter au delà du tropique du Cancer. On en connaît au moins huit espèces (*H. lar*, *H. pileatus*, *H. hoolock*, *H. agilis*, *H. syndactylus*, *H. leuciscus*, *H. concolor* S. Müller (nec Harlan) et *H. Mülleri*) de Bornéo. La longueur des bras est à celle des jambes comme 150 est à 100. Les vertèbres dorsales, lombaires et sacrées sont au nombre de vingt-deux ou vingt-trois (13+5+4 ou 13+5+5 ou encore 14+5+4). L'os central du carpe reste distinct et de petites callosités fessières existent chez quelques espèces.

L'Orang-Outang ou Pongo (*Simia satyrus* L.) habite le sud et l'ouest de Bornéo, ainsi que l'est de Sumatra; l'Orang de Sumatra est parfois considéré comme une espèce distincte (*S. Abeli* ou *S. bicolor*). Quand il se tient debout, ses bras pendants atteignent les chevilles : la longueur des bras est à celle des jambes comme 145 est à 100. Son pelage est roux brun; sa taille ne dépasse pas $1^m,40$; son corps, très gros, a une circonférence égale aux deux tiers de la hauteur; son envergure peut atteindre $2^m,50$.

Les vertèbres dorsales, lombaires et sacrées sont au nombre de vingt et une ou vingt-deux (11 + 5 + 5 ou 12 + 4 + 5 ou encore 12 + 4 + 6). Le crâne est *brachycéphale*, c'est-à-dire que le diamètre transversal maximum est égal ou supérieur à 83,4, le diamètre antéro-postérieur maximum étant égal à 100; c'est ce qu'on exprime en disant que l'indice céphalique est égal ou supérieur à 83,4. L'os central du carpe persiste.

L'Orang s'assied volontiers. A terre, il marche péniblement et en chancelant, le corps infléchi en avant; il s'appuie sur ses longs bras; on dirait un vieillard appuyé sur des bâtons. D'une force extraordinaire, cet animal s'apprivoise néanmoins facilement et fait alors preuve d'une remarquable intelligence : on peut le dresser à des travaux compliqués et délicats, exigeant de l'adresse et de la présence d'esprit. Il est très sociable et témoigne une profonde reconnaissance à ceux qui s'intéressent à lui.

Le Gorille (*Gorilla engena* Is. Geoffroy Saint-Hilaire) vit isolé ou par couples dans les forêts du Gabon et du Congo (1). Déjà connu du Carthaginois Hannon, il y a plus de deux mille ans, il n'a été retrouvé qu'en 1847, par le missionnaire P.-S. Savage. C'est le plus puissant des Primates : debout, il atteint et dépasse même une hauteur de $1^m,60$; ses épaules ont une largeur réellement disproportionnée. Ses vertèbres dorsales sont toujours au nombre de treize; les lombaires et les sacrées sont au nombre de huit à dix (4 + 4, 4 + 5, 3 + 6 ou 4 + 6). La longueur des bras est à celle des jambes comme 120 est à 100. Le pelage est d'un noir brunâtre. Le crâne est dolichocéphale, l'indice céphalique étant égal ou inférieur à 75. Les arcades sourcilières sont fortes et proéminentes; le crâne présente des crêtes osseuses, offrant aux muscles de larges surfaces d'insertion. L'os central du carpe se fusionne de bonne heure avec le scaphoïde.

Le Gorille est plutôt terrestre qu'arboricole : quand il attaque, il se dresse sur ses pieds et cherche à saisir son adversaire dans ses bras. Quand il est en marche, il se courbe encore de façon à prendre un

(1) E. Allix et A. Bouvier ont décrit sous le nom de *G. Mayéma* un Gorille qui n'est sans doute qu'une simple variété de *G. engena*.

point d'appui sur ses mains. Il ne grimpe aux arbres que pour chercher les fruits, dont il se nourrit exclusivement ou pour dormir.

Le Chimpanzé (*Troglodytes niger*) habite les forêts de Sierra Leone, de Libéria, de la côte d'Or et du Gabon; il descend jusqu'au Congo, mais ne le franchit pas. Le pelage est d'un noir uniforme. Le crâne est dolichocéphale. Les membres antérieurs ne dépassent pas les genoux, quand l'animal se tient debout; leur longueur est à celle des jambes comme 106,25 est à 100. La taille ne dépasse guère 1m,50. Le nombre total des vertèbres dorsales, lombaires et sacrées, varie de vingt et un à vingt-trois (13 + 3 + 5, 13 + 4 + 5, 14 + 3 + 6 ou encore 14 + 4 + 5). L'os central du carpe se comporte comme chez le Gorille.

Le Chimpanzé s'apprivoise avec la plus grande facilité : il est doux, obéissant et montre en toute circonstance l'intelligence la plus vive. On en a vu qui, sur les navires, apprenaient rapidement le métier de matelot et s'en acquittaient à la perfection. Buffon en a élevé un, qui marchait presque toujours debout et lui rendait les mêmes services qu'un domestique.

On pourrait citer encore beaucoup d'autres exemples témoignant en faveur du haut développement intellectuel du Chimpanzé; il ne manque véritablement à cet Anthropoïde que la parole, pour être presque au rang des races humaines les plus primitives; son encéphale a acquis un perfectionnement égal à celui de ces dernières et il ne s'en distingue guère que par une légère différence de poids. On peut dire en tous cas, sans aucune exagération, qu'il y a moins de différences entre le Chimpanzé et l'Homme de la race la plus inférieure qu'entre celui-ci et l'Européen.

Les Hommes (*Homo*) sont des bipèdes parfaits. Ils marchent sans jamais appuyer leurs mains sur le sol; leurs bras sont d'ailleurs trop courts et n'atteignent que le milieu de la cuisse. Chez l'Européen, la longueur du bras est à celle de la jambe à peu près comme 76 est à 100. La région caudale ou sacro-coccygienne du rachis est constituée comme chez les Anthropoïdes. Le nombre des vertèbres dorsales, lombaires et sacrées est normalement de 22 (12 + 5 + 5, rarement 13 + 4 + 5).

La colonne vertébrale présente quatre courbures en S successives : la première, à concavité dorsale, correspond à la région cervicale ; la dernière, à concavité ventrale, correspond aux régions sacrée et coccygienne.

Le crâne est, suivant les races, brachycéphale ou dolichocéphale ; sa capacité est notablement plus grande que chez les

Anthropoïdes, par suite d'un exhaussement de sa voûte et par suite d'un bombement considérable de l'os frontal. Il en résulte une augmentation corrélative du volume de l'encéphale, et notamment un développement pondéral plus considérable des portions antérieures, ce qui a pour conséquence un plus grand développement des facultés intellectuelles. Quand on étudie le crâne d'une même race humaine à différentes époques, comme Broca l'a fait pour les Parisiens actuels et pour ceux dont les anciens cimetières lui livraient les restes, on constate que la cavité crânienne a subi un élargissement progressif, d'où il résulte évidemment que les races les plus perfectionnées n'avaient à leurs débuts qu'une capacité crânienne médiocre, se rapprochant de celle des Anthropoïdes. L'étude des races inférieures suffirait d'ailleurs à rattacher étroitement l'humanité à ces derniers.

Le gros orteil n'est plus opposable, par suite de l'adoption définitive de la station bipède, qui a eu pour conséquence une plus grande perfection des mouvements de la main. Toutefois, l'inaptitude du gros orteil à saisir les objets résulte simplement d'un manque d'éducation : chez l'embryon humain, il est plus court que les autres orteils, dont il s'écarte fortement en dedans ; dans certaines races, il a conservé un haut degré de mobilité, par exemple parce qu'il est d'usage de ramer avec le pied. On a vu maintes fois des individus nés sans bras utiliser leurs pieds comme les autres font de leurs mains, et acquérir une telle dextérité, qu'il leur était possible de peindre (Ducornet), de tirer à la carabine avec une remarquable précision, de jouer du cornet à pistons (Unthan), etc.

L'os central du carpe se comporte comme chez le Gorille et le Chimpanzé. L'os intermaxillaire ou incisif ne manque point à l'Homme, ainsi qu'on l'a cru longtemps : Göthe a démontré sa présence chez le fœtus, et Hamy a prouvé qu'il se fusionne de très bonne heure avec le maxillaire supérieur.

Quelques races, telles que les Aïnos, sont très velues; les autres sont plutôt glabres. Les poils sont rares sur le corps et ne se développent avec abondance que sur la tête (cheveux). Au moment de la puberté, les deux sexes acquièrent des poils sous l'aisselle et au pubis. Un peu plus tard, le sexe mâle acquiert aussi des poils au visage.

Sur le membre antérieur, les poils sont rares et clairsemés; on reconnaît néanmoins qu'ils ont conservé exactement la même disposition que chez les Anthropoïdes. En raison de l'attitude verticale parfaite que l'Homme a fini par acquérir, ils ne sont plus destinés à faciliter l'écoulement de la pluie; la persistance de cette disposition n'en est pas moins intéressante à noter, en ce qu'elle nous renseigne évidemment sur un état ancien.

En parlant de l'Orang et du Chimpanzé, Linné déclarait ne savoir « par quelle caractéristique les Troglodytes se distinguent de l'Homme en histoire naturelle, tant sont voisins les genres humains et simiens quant à la structure ». Cette constatation, qui concluait à l'identité absolue de structure anatomique entre l'Homme et les Anthropoïdes, a été corroborée par tous les naturalistes impartiaux. Les autres, désireux d'élever une barrière infranchissable entre le Singe et l'Homme, ont cru pouvoir considérer celui-ci comme le seul être doué de raison, de moralité et de religiosité. Mais qui donc oserait soutenir encore que l'animal n'est point capable de raisonnement? qu'il n'a point une notion précise du bien et du mal, du juste et de l'injuste? Quant à la religiosité, c'est un fait bien connu, que beaucoup de races inférieures n'ont absolument aucune idée de la divinité : les Cafres, les Boschimans, les Botocudos, les Stiengs et cent autres peuplades sont dans ce cas.

Aucune des nombreuses distinctions morales qu'on s'est efforcé d'élever entre le Singe et l'Homme ne résiste davantage à la critique: la seule différence appréciable tient à ce que l'Homme est doué du langage articulé, qui fait réellement défaut aux Anthropoïdes, bien que les diverses modulations ou intonations de leurs cris leur permettent, en somme, d'exprimer leurs sentiments. La parole n'est d'ailleurs pas autre chose qu'un perfectionnement de la faculté d'expression, commune à l'Homme et aux animaux supérieurs; il n'y a eu entre elles aucune solution de continuité.

On distingue un grand nombre de races humaines. Pour les monogénistes, qui n'admettent qu'un seul centre d'apparition de l'Homme sur la terre, toutes ces races se seraient différenciées avec le temps, aux dépens d'une souche unique constituant l'espèce *Homo sapiens*. Pour les polygénistes, au contraire, les différentes races humaines dérivent de plusieurs espèces primitives, tout aussi certainement que les nombreuses races de Chiens se sont formées aux dépens de plusieurs espèces initiales : la comparaison n'est nullement déplacée, car il s'agit dans l'un et dans l'autre cas d'êtres profondément modifiés par la domestication ou par la civilisation, ce qui revient exactement au même.

Tout bien considéré, les arguments qui font pencher la balance du côté du polygénisme sont si nombreux et si importants que nous n'hésitons pas à nous rallier à cette doctrine. Les différentes races humaines diffèrent, en effet, si profondément les unes des autres par leur squelette, leur myologie, leur anatomie tout entière, ainsi que par leur développement intellectuel et social, qu'on doit forcément leur refuser une origine commune; des différences bien moins considérables sont jugées suffisantes, en zoologie, pour légitimer des distinctions spécifiques. D'ailleurs, les races humaines ne semblent pas être toutes fécondes entre elles, ou bien la fécondité est très limitée. Les métis eux-mêmes ne sont pas féconds entre eux ou bien cessent complètement de l'être au bout de deux ou trois générations; ils n'ont de descendance assurée qu'à la condition de se croiser avec l'un des deux types dont ils dérivent. Ce sont là des faits qui parlent hautement en faveur de la pluralité des espèces.

Il est néanmoins fort difficile d'avoir des renseignements précis sur les espèces primordiales, et il est à peu près certain qu'il n'en existe plus aucune à l'état de pureté. Les invasions et les migrations, qui ont tant de fois agité les peuples, ont été le point de départ de croisements sans nombre, dont chacun modifiait dans une certaine mesure les caractères des deux groupes anthropologiques mis en présence. A moins de découvertes paléontologiques exceptionnellement favorables, il ne sera donc jamais possible de déterminer le nombre des souches primitives d'où dérive l'humanité.

On a proposé diverses classifications des races humaines : les unes, renouvelées de la Bible, étaient basées simplement sur la couleur de la peau (Blumenbach), les autres sur la structure et le mode d'implantation des cheveux, d'autres sur l'indice céphalique, d'autres encore sur les similitudes ou les différences de langage, etc. Mais aucun de ces systèmes n'est satisfaisant et ne conduit à un groupement rationnel des diverses races. L'ethnographie préhistorique, sur laquelle on fondait tant d'espérances, n'a pas donné des résultats plus certains : bien loin d'accuser des différences, elle montre au contraire que toutes les races humaines ont eu à leurs débuts des industries similaires.

Dans ces dernières années, l'anthropologie, c'est-à-dire, suivant l'expression de de Quatrefages, « l'histoire naturelle de l'Homme faite monographiquement, comme l'entendrait un zoologiste étudiant un animal », s'est élevée au rang d'une science indépendante. Ce progrès considérable, elle le doit pour la plus grande partie aux travaux de l'école française, et spécialement à ceux de Broca et de ses élèves.

Il est impossible, dans l'état actuel de nos connaissances, d'arriver à aucune conclusion certaine quant à l'origine des Mammifères. Quelques faits positifs sont néanmoins acquis ; on peut les résumer dans les propositions suivantes :

Les plus anciens Mammifères connus étaient des Marsupiaux; leur diversité amène à conclure qu'ils dérivaient de souches primitives multiples, par le phénomène bien connu de la convergence des caractères. Leur étude démontre nettement que les premiers Mammifères étaient pentadactyles et onguiculés ; la réduction du nombre des doigts et la formation des sabots ne sont donc que des différenciations secondaires; il en est de même pour l'état bipède, conséquence de l'adaptation plus spéciale de la main à la préhension des objets.

Si on admet, avec la plupart des auteurs, que les Monodelphes dérivent d'ancêtres didelphes, le problème de l'origine des Mammifères se réduit donc à rechercher d'où proviennent ces derniers. Nous avons indiqué (tome I, pages 132 et 133) comment l'œuf des Placentaires se rattachait à celui des Aplacentaires et comment celui de ces derniers n'était lui-même qu'un dérivé de l'œuf des Sauropsidés : en d'autres termes, les Mammifères vivipares ont eu des ancêtres ovipares. Ces ancêtres étaient sûrement des Reptiles, mais à cela se bornent les faits précis dont nous ayons connaissance, et il appartient à la paléontologie de nous faire connaître avec plus de certitude les formes reptiliennes dont les Mammifères sont descendus.

FIN.

TABLE DES MATIÈRES

DU TOME SECOND

	Pages.
Famille des Filarides.	1
Filaria mermis....	2
Filaria oculi humani...........	4
Filaria Loa.......	10
Filaria restiformis.	13
Filaria hominis oris.	13
Filaria labialis....	14
Filaria lymphatica.	15
Filaria medinensis.	17
Filaria sanguinis hominis........	41
Famille des Anguillulides...........	61
Rhabditis terricola.	62
Rhabditis pellio...	64
Rhabditis Niellyi..	67
Famille des Rhabdonémides.........	69
Rhabdonema intestinale..........	70
Ordre des Gordiens...	86
Gordius aquaticus.	88
Gordius tolosanus.	90
Gordius varius....	90
Gordius chilensis..	91
Ordre des Acanthocéphales..............	91
CLASSE DES ROTIFÈRES....	95
CLASSE DES GÉPHYRIENS...	100
Ordre des Sipunculides................	100
Ordre des Echiurides.	102
— Tubicoles..	103
CLASSE DES BRYOZOAIRES..	104
CLASSE DES BRACHIOPODES.	108
CLASSE DES ANNÉLIDES....	112
Sous-classe des Hirudinées................	113
Famille des Gnathobdellides.........	113
Hirudo medicinalis.	114
Hirudo troctina...	129
Hirudo sanguisuga.	130
Sous-classe des Chétopodes................	133
Ordre des Achètes........	135
— Oligochètes.....	136
— Polychètes.....	139
— Myzostomes....	147
Embranchement des Mollusques..................	151
CLASSE DES LAMELLIBRANCHES..................	151
CLASSE DES SCAPHOPODES.	172
CLASSE DES POLYPLACOPHORES................	173
CLASSE DES PTÉROPODES..	174
CLASSE DES GASTÉROPODES.	175
Ordre des Hétéropodes.	175
Ordre des Opisthobranches...........	177
Ordre des Prosobranches...............	180
Ordre des Pulmonés..	185
CLASSE DES CÉPHALOPODES.	191
Ordre des Tétrabranches...............	191
Ordre des Dibranches.	193
Embranchement des Arthropodes...............	207
Sous-embranchement des Branchiés..................	207
CLASSE DES CRUSTACÉS....	207
Sous-classe des Entomostracés................	207
Ordre des Branchiopodes.............	208

	Pages.
Ordre des Ostracodes.	211
— Centrogonides.	211
— Copépodes.....	212
— Cirripèdes.....	214
Sous-classe des Malacostracés................	217
Groupe des Leptostracés.	217
Groupe des Arthrostracés.	218
Ordre des Amphipodes	219
— Isopodes.......	221
Groupe des Thoracostracés....................	223
Ordre des Cumacés...	224
— Stomatopodes..	225
— Schizopodes...	226
— Décapodes.....	227
Astacus fluviatilis.	231
Sous-classe des Gigantostracés..............	254
Ordre des Xiphosures.	254
Sous-embranchement des Trachéates................	257
CLASSE DES ARACHNIDES...	257
Ordre des Tardigrades.	257
— Pantopodes....	258
— Linguatules...	261
Linguatula rhinaria....	261
Linguatula constricta..........	275
Ordre des Acariens...	276
Famille des Démodicidés...........	277
Demodex folliculorum...........	277
Famille des Trombididés.............	282
Cheyletus eruditus.	282
Pediculoïdes ventricosus.........	283
Tarsonemus monunguiculosus......	287
Tetranychus molestissimus........	289
Trombidium holosericeum........	289
Famille des Sarcoptides...............	294
Glyciphagus cursor.	296
Tyroglyphus siro..	297
Cæpophagus echinopus..........	299
Serrator necrophagus............	299
Sarcoptes scabiei var. *hominis*.....	300
Sarcoptes scabiei var. *cameli*.....	313
Sarcoptes scabiei var. *capræ*......	314
Sarcoptes scabiei var. *lupi*........	314
Sarcoptes scabiei var. *equi*.......	317
Sarcoptes scabiei var. *suis*........	319
Sarcoptes notoedres	320
Famille des Ixodidés.	322
Ixodes ricinus.....	324
Argas marginatus.	329
Argas persicus....	332
Argas Tholozani...	336
Famille des Gamasidés............	339
Dermanyssus gallinæ...........	341
Dermanyssus avium..........	342
Dermanyssus hirundinis...........	344
Ordre des Phalangides.	346
— Chernètes....	346
— Aranéides....	347
— Pédipalpes....	372
— Scorpions....	373
Buthus europæus.	388
Euscorpius flavicaudis.........	389
Euscorpius italicus.	390
Euscorpius carpathicus..........	390
Ordre des Solifuges..	392
CLASSE DES ONYCHOPHORES.	398
CLASSE DES MYRIAPODES...	399
Ordre des Chilognathes...............	399
Ordre des Chilopodes.	401
Scolopendra morsitans...........	401
Ordre des Symphyles.	412
CLASSE DES INSECTES.....	413
Sous-classe des Aptères..	413
Ordre des Thysanoures...............	413

	Pages.
Sous-classe des Ailés....	415
Ordre des Orthoptères.	417
Ordre des Pseudo-Névroptères	429
Ordre des Névroptères.	432
— Strepsiptères.	434
— Hémiptères...	435
Pediculus capitis..	437
Pediculus vestimenti	441
Phthirius inguinalis	443
Ericerus cerifer...	447
Tachardia lacca...	449
Tachardia larreæ.	453
Tachardia mexicana	453
Kermes vermilio...	454
Gossyparia mannifera	456
Coccus cacti	458
Llaveia axin	461
Porphyrophora polonica	463
Porphyrophora Hameli	464
Acanthia lectularia	473
Acanthia ciliata...	476
Acanthia rotundata	476
Ordre des Diptères...	477
Sous-ordre des Aphanipteres	480
Pulex irritans	481
Sarcopsylla penetrans	484
Sous-ordre des Pupipares	493
Sous-ordre des Brachycères	494
Famille des Acalyptérées.	497
Famille des Muscides....	500
Musca domestica...	500
Lucilia macellaria.	502
Glossina morsitans.	506
Sarcophaga carnaria	508
Sarcophaga magnifica	510
Famille des Œstrides....	512
Hypoderma bovis..	514
Hypoderma Diana.	516
Dermatobia noxialis	517
Famille des Syrphides...	522
Sous-ordre des Nématocères	525
Ordre des Lépidoptères	529
Ordre des Coléoptères.	543
Meloë cicatricosus.	549
Sitaris muralis....	556
Cantharis vesicatoria	559
Epicauta vittata..	563
Ordre des Hyménoptères	573
Apis mellifica.....	601
Embranchement des Chordés	611
Sous-embranchement des Tuniciers	611
CLASSE DES PÉRENNICHORDES	612
CLASSE DES CADUCICHORDES	612
Sous-classe des Ascidiens.	612
Ordre des Ascidies simples	612
Sous-classe des Thaliacés	614
Sous-embranchement des Acrâniens	614
Sous-embranchement des Vertébrés	616
CLASSE DES POISSONS......	620
Sous-classe des Cyclostomes	620
Ordre des Marsipobranches	620
Sous-classe des Sélaciens.	629
Ordre des Holocéphales	629
Ordre des Plagiostomes	629
Sous-classe des Ganoïdes.	643
Ordre des Chondrostéides	643
Sous-classe des Téléostéens	649
Ordre des Lophobranches	654
Ordre des Plectognathes	655

	Pages.
Ordre des Physostomes	658
Gymnotus electricus	663
Malapterurus electricus	674
Ordre des Anacanthines	675
Gadus morrhua	675
Ordre des Acanthoptérygiens	682
Sous-classe des Dipnoïques	693
CLASSE DES STÉGOCÉPHALES	694
CLASSE DES AMPHIBIENS	695
Sous-classe des Gymnophiones	695
Sous-classe des Batraciens	696
Ordre des Urodèles	706
— Anoures	710
CLASSE DES REPTILES	719
Sous-classe des Sauriens	719
Ordre des Rhynchocéphales	726
Ordre des Vermilingues	727
Ordre des Amphisbéniens	727
Ordre des Crassilingues	727
Ordre des Brévilingues	728
Ordre des Lacertiliens	729
Sous-classe des Ophidiens	731
Ordre des Opotérodontes	742
Ordre des Tortricines	743
— Colubriformes	743
— Protéroglyphes	747
Naja tripudians	750
Ordre des Solénoglyphes	754
Vipera aspis	757
Vipera berus	760
Sous-classe des Chéloniens	766
Sous-classe des Hydrosauriens	771
Ordre des Crocodiliens	772
Sous-classe des Dinosauriens	775
Sous-classe des Ptérosauriens	776
CLASSE DES OISEAUX	776
Sous-classe des Euornithes	777
Groupe des Ratites	787
Groupe des Carinates	788
Ordre des Palmipèdes	788
— Echassiers	790
— Gallinacés	791
— Pigeons	792
— Grimpeurs	793
— Perroquets	794
— Passereaux	794
— Rapaces	798
CLASSE DES MAMMIFÈRES	799
Sous-classe des Ornithodelphes	815
Ordre des Monotrèmes	815
Sous-classe des Didelphes	817
Ordre des Marsupiaux	817
Sous-classe des Monodelphes	819
Ordre des Édentés	821
— Cétacés	822
— Lémuriens	827
— Sirènes	828
— Périssodactyles	829
— Bisulques	832
— Ruminants	833
— Proboscidiens	841
— Hyraciens	841
— Carnivores	842
— Pinnipèdes	846
— Rongeurs	847
— Insectivores	852
— Chiroptères	853
— Primates	854
Sous-ordre des Singes	855
Sous-ordre des Bipèdes	858

FIN DE LA TABLE DES MATIÈRES.

TABLE ANALYTIQUE DES MATIÈRES

Les renvois à la pagination du tome second sont précédés de l'indication II en chiffres romains.

Abdominaux (Cirripèdes), II, 217. — (Poissons), II, 666.
Abeilles, II, 597.
Ablabes, II, 747.
Abranches (Mollusques), II, 177.
Acalèphes, 233.
Acalyptérées, II, 407.
Acalyptus, II, 748.
Acanthia, II, 473, 476.
Acanthias, II, 635.
Acanthocéphales, II, 91.
Acanthophis, II, 753.
Acanthopsides, II, 672.
Acanthoptérygiens, II, 651, 682.
Acanthotrias, 300.
Acanthurus, II, 691.
Acariens, II, 276.
Acaropsis Mericourti, II, 282.
Acarus autumnalis, II, 289. — *domesticus*, II, 296. — *dysenteriæ*, II, 298. — *elephiantacus*, II, 314. — *folliculorum*, II, 277. — *gallinæ*, II, 341. — *hirundinis*, II, 344. — *hordei*, II, 287. — *ricinus*, II, 324. — *scabiei*, II, 300. — *tritici*, II, 283.
Accarbarium, 204.
Acéphales, II, 151.
Acéphalocyste, 424.
Acétabulifères, II, 193.
Achalinoptères, II, 531, 542.
Achètes, II, 135.
Acinètes, 123.
Acipenser, II, 645.
Acœles, 655.
Acopelata, II, 612.
Acrâniens, II, 611, 614.
Acraspèdes, 233.
Acridiens, II, 423.
Acrochordiens, II, 744.
Actinia, 186.
Actinotrocha, II, 104.
Adécidués, II, 820.
Adelophis, II, 747.
Adeniophis, II, 753.
Ænas, II, 566.
Æpysurus, II, 748.
Agelena, II, 365.
Aglossa, II, 535.
Aglosses, 710.
Aglyphodontes, II, 733, 743.
Agnathes, II, 620.
Aigle, II, 798. — de mer, II, 639.
Aiguillat, II, 635.
Ailés (Insectes), II, 415.
Akamushi, II, 293.
Alcides, II, 789.
Alcyonaires, 205.
Alectorides, II, 791.
Alima, II, 225.
Allantiasis, II, 635, 833.
Allantoïde, II, 725.
Allantoïdiens, II, 718.
Alligator, II, 774.
Alopias, II, 636.
Alosa, II, 669.
Alosymus, II, 566.
Alouate, II, 857.
Alouette, II, 798.
Alucita, II, 534.
Alyselminthus, 300.
Amblyomma, II, 323.
Ambliopinus, II, 571.
Ambre gris, II, 824.
Ameiva, II, 729.
Ametabola, II, 416.
Amia, II, 648.
Amibes, 9.
Ammocœtes, II, 628.
Ammodyte, II, 761.
Amnios, II, 725.
Amniotes, II, 718.
Amœba buccalis, 16. — *coli*, 10. — *intestinalis*, 15. — *vaginalis*, 15.
Amphacanthus, II, 691.
Amphibiens, II, 695.
Amphibiotiques, II, 431.
Amphigyrinides, II, 702, 710.
Amphioxus, II, 614.
Amphipodes, II, 219.
Amphirhiniens, II, 620.
Amphisbéniens, II, 727.
Amphistoma hominis, 632.
Amphiuma, II, 706.
Anacanthines, II, 675.
Anaconda, II, 744.
Analgésines, II, 295.
Anallantoïdiens, II, 718.
Anamniotes, II, 718.
Anchois, II, 666.
Ancistrodon, II, 763, 765.
Andricus, II, 576, 578.
Androctonus, II, 388.
Anémie des mineurs, 765.
Aneturæ, II, 856.
Aneuriens, 292.
Anguilla, II, 660.
Anguillulides, II, 61.
Anguillula intestinalis, II, 70. — *stercoralis*, II, 70.
Ankylostoma duodenale, 744.
Ankylostomasie, 765.
Annelés (Sauriens), II, 727.
Annélides, II, 112.
Anolis, II, 728.
Anomalies des Cestodes, 359, 414, 516.
Anopla, 659.
Anoploures, II, 420.
Anoures, II, 696, 710.
Anisopodes, II, 221.
Anthomyia, II, 498.
Anthozoaires, 186.
Anthrenus, II, 570.
Anthropoïdes, II, 859.
Anthropomorphes, II, 859.
Antilope, II, 838.
Antipathaires, 199.
Aoûtat, II, 291.
Aphaniptères, II, 480.
Aphides, II, 464.
Aphilothrix, II, 576, 578.
Aphis chinensis, II, 466.
Apides, II, 597.
Apis mellifica, II, 601.
Apistophides, II, 747.
Apistus, II, 683, 687.
Aplacentaires, II, 817.
Aplacophores, II, 174.
Appendiculaires, II, 612.
Apodes (Amphibiens), II, 695. — (Cirripèdes), II, 217. — (Holothurides), 284. — (Poissons), II, 658.
Aprotérodontiens, II, 744.
Apténodytides, II, 789.
Aptères (Insectes), II, 413.
Apteryx, II, 787.
Aquilides, II, 798.
Arachnides, II, 257.
Araignées, II, 347.
Aranéides, II, 347.
Archæopteryx, II, 777.
Arctopithèques, II, 856.
Ardéides, II, 790.
Arenicola, II, 139.

Argas, II, 323, 329. — *Chincha*, II, 339. — *Hermanni*, II, 329. — *marginatus*, II, 329. — *Megnini*, II, 338. — *miniatus*, II, 329. — *Moubata*, II, 339. — *persicus*, II, 332. — *reflexus*, II, 329. — *Savignyi*, II, 339. — *Talaje*, II, 339. — *Tholozani*, II, 336.
Argonauta, II, 196.
Argulus, II, 214.
Arion, II, 185.
Armadillo, II, 223.
Arthropodes, II, 207.
Arthrostracés, II, 218.
Articulés (Brachiopodes), II, 112.
Artiodactyles, II, 829.
Arvicolides, II, 849.
Ascalabotes, II, 727.
Ascidiens, II, 612.
Asinea, II, 743.
Asiphoniens, II, 164.
Ascarides, 661.
Ascaris alata, 704. — *conosoma*, II, 501. — *lumbricoides*, 661. — *maritima*, 711. — *mystax*, 704. — *stephanostoma*, II, 509. — *suilla*, 665. — *vermicularis*, 711.
Aspic, II, 757.
Aspidobranches, II, 183.
Aspidura, II, 744.
Astacides, II, 229.
Astacus fluviatilis, II, 231.
Astérospondyles, II, 636.
Astérides, 249.
Asthmatos ciliaris, 94.
Ateuchus, II, 568.
Atheris, II, 757.
Atractaspis, II, 756.
Atrétodères, II, 706.
Attacus, II, 541.
Attus, II, 360.
Aulastoma, II, 114.
Aurelia, 235.
Auricularia, 285.
Avicularia, II, 358.
Axin, II, 461.
Axolose, II, 706.
Axonge, II, 833.
Azémiophides, II, 743.

B

Bagrus, II, 673.
Baisonges, II, 467.
Balanoglossus, 288.
Balantidium coli, 108.
Balbiania mucosa, 63.
Baleine, II, 825.
Balistes, II, 655.
Balyk, II, 646.
Bar, II, 682.
Barbeau, II, 672.
Bardeau, II, 831.
Basiliscus, II, 728.
Basommatophores, II, 187.
Bathybius, 4.
Bathynomus, II, 222.
Batocera, II, 546.
Batrachus, II, 692.
Batraciens, II, 696.
Bécune, II, 690.
Bédégar, II, 584, 585.
Belisarius, II, 391.
Belodontides, II, 772.
Belone, II, 681.
Bélouga, II, 646.
Benchuca, II, 473.
Berne, II, 519.
Bête rouge, II, 293.
Bézoard, II, 840.
Bibionides, II, 526.
Bicho colorado, II, 289.
Bicho de Taquará, II, 542.
Bichuque, II, 473.
Bidactyles, II, 833.
Bièvre, II, 850.
Bilharzia capensis, 644. — *hæmatobia*, 636.
Bilharziose, 649.
Bipèdes, II, 858.
Bipinnaria, 259.
Bis-Cobra, II, 728.
Bisulques, II, 829, 832.
Bitis, II, 757, 763.
Bivalves, II, 151.
Blanc de Baleine, II, 824.
Blaps, II, 567.
Blastoïdes, 249.
Blatta, II, 422.
Boa, II, 744.
Bodo hominis, 72. — *urinarius*, 78.
Bodotria, II, 224.
Bœuf, II, 839.
Boiquira, II, 767.
Bombinator, II, 711.
Bombus, II, 600.
Bombycides, II, 537.
Bombyx, II, 539.
Bonellia, II, 102.
Bonite, II, 690.
Boodon, II, 747.
Bopyriens, II, 222.
Botriechis, II, 763.
Bothriocephalidés, 483.
Bothriocephalus, 483. — *cordatus*, 527. — *cristatus*, 533. — *latus*, 483; II, 670. — *liguloïdes*, 536. — *Mansoni*, 536.
Bothriopsis, II, 763.
Bothriurus, II, 391.
Bothrops, II, 763.
Botulisme, II, 656, 833.
Boulereau, II, 691.
Bourdon, II, 600.
Boutargue, II, 692.
Bovidés, II, 839.
Brachiopodes, II, 108.
Brachycères, II, 494.
Brachélytres, II, 571.
Brachiaires, 249.
Brachiolaria, 259.
Brachyures, 227, 250.
Brachycéphalie, II, 860.
Brachyptères, II, 788.
Bracon, II, 586.
Bradypodes, II, 822.
Branchiés, II, 207.
Branchiobdellides, II, 113.
Branchiopodes, II, 208.
Branchiures, II, 214.
Brévilingues, II, 728.
Brévipennes, II, 788.
Brochet, 490; II, 669.
Broteas, II, 391.
Broyeurs, II, 793.
Bryozoaires, II, 104.
Bucarde, II, 170.
Bucephalus, II, 745.
Bufo, II, 712.
Bugong, II, 537.
Bungarus, II, 750.
Bunodontes, II, 832.
Butarega, II, 692.
Buthides, II, 387.
Buthus europaeus, II, 388.

C

Calabia, II, 566.
Cabillaud, II, 675.
Cachalot, II, 824.
Cachexie aqueuse, 588, 7
Cacophis, II, 749.
Caducichordes, II, 612.
Caepophagus, II, 295, 2
Cailleu-Tassart, II, 667.
Caïman, II, 774.
Calamariens, II, 744.
Calandra, II, 546.
Calappa, II, 252.
Calcisponges, 178.
Caligus, II, 214.
Calliphora, II, 501.
Callithrix, II, 856.
Callophis, II, 753.
Calloselasma, II, 763, 765.
Calycozoaires, 233.
Caméléon, II, 727.
Caméliens, II, 834.
Campagnol, II, 849.
Campanulaires, 227.
Camponotus, II, 589.
Cancer, II, 252.
Cancrelat, II, 422.
Candirou, II, 672.
Canidés, II, 845.
Canis, II, 845.
Canthariasis, II, 573.
Cantharis collaris, II, 563. — *dubia*, II, 565. — *erhythrocephala*, II, 563. — *vesicatoria*, II, 559. — *vittata*, II, 563.
Cantoria, II, 747.
Capitaine, II, 683.
Capsus, II, 477.
Carabus, II, 573.
Carangue, II, 690.
Carcharias, II, 637.
Carcharodon, II, 636.
Cardium, II, 170.
Caret, II, 769.
Caribe, II, 672.
Carididcs, II, 227.
Carinates, II, 788.
Carmin, II, 460.
Carnivores, II, 842.

Caroube de Judée, II, 467.
Carpe, II, 672.
Carpoglyphus, II, 295, 297.
Carteria, II, 449, 453.
Caryophyllæus, 540.
Cascavel, II, 767.
Casoar, II, 787.
Castor, II, 850.
Castoréum, II, 851.
Cataphractes, II, 683.
Cathariniens, II, 857.
Catodontes (Serpents), II, 743.
Catodontes (Cétacés), II, 824.
Catométopes, II, 253.
Causides, II, 756.
Causus, II, 756.
Caviar, II, 647.
Cavicornes, II, 838.
Cébiens, II, 856.
Cellepora spongites, II, 108.
Centrina, II, 635.
Centrogonides, II, 211.
Centrophorus, II, 635.
Centrurus, II, 388.
Céphalochordés, II, 611.
Cephalomyia ovis, II, 513.
Céphalophores (Mollusques), II, 174.
Céphalopodes, II, 191.
Cerastes, II, 757, 762.
Cérastin, II, 753.
Ceratodus, II, 693.
Cératosponges, 177.
Cerberus, II, 747.
Cercaire, 557.
Cercaria cystophora, 605.
Cercocystis, 465.
Cercomonas, 72, 86, 89.
Cerf, II, 838.
Cerocoma, II, 553.
Cervidés, 837.
Cestodes, 299.
Cétacés, II, 822.
Cétodontes, II, 823.
Cétoine, II, 569.
Chaboisseau, II, 686.
Chabot, II, 687.
Chalinoptères, II, 530, 542.
Chama, II, 170.
Characin, II, 672.
Charadrides, II, 790.
Charançon, II, 546.
Charybdées, 233.
Chat, II, 845.
Chauves-souris, II, 853.
Chelidonia, II, 795.
Chelifer, II, 346.
Chélonides, II, 769.
Chéloniens, II, 719, 767.
Chélydes, II, 770.
Chenille, II, 531, 535, 537.
Chernètes, II, 346.
Chersites, II, 771.
Chersydrus, II, 744.
Chétognathes, 660.
Chétopodes, II, 133.
Chétosomes, 660.
Cheval, II, 830.
Chevrotain, II, 835.
Cheylétides, II, 282.
Chiche, II, 570.
Chien de mer, II, 636.
Chilognathes, II, 399.
Chilopodes, II, 401.
Chimpanzé, II, 861.
Chinalia, II, 647.
Chique, II, 485.
Chiracanthium, II, 364.
Chiroptères, II, 853.
Chirurgien, II, 691.
Chlorops lepræ, II, 497.
Chlorose d'Égypte, 768.
Chondroptérygiens, II, 629.
Chondrostéides, II, 643.
Chordés, II, 611.
Chorioptes, II, 300, 322.
Chritoptes, II, 287.
Chrysomélides, II, 544.
Chrysopeba, II, 745.
Chrysophrys, II, 683.
Chrysops, II, 525.
Chylurie, II, 54.
Ciliaris bicaudalis, 81.
Ciliés, 100.
Cilio-flagellés, 93.
Cimex lectularius, II, 473.
Cire, II, 606.
Cire de Chine, II, 448.
Cirripèdes, II, 214.
Citigrades, II, 360.
Civette, II, 844.
Cladonema, 218.
Clérides, II, 567.
Cloporte, II, 223.
Clotho, II, 757.
Clubiona, II, 364.
Clupea, II, 666, 668.
Clypéastrides, 279.
Cnethocampa, II, 538.
Cnidaires, 185.
Cobra, II, 750.
Coccides, II, 446.
Coccidies, 41.
Coccidium oviforme, 44. — *perforans*, 50. — *Rivolta*, 48.
Coccines, II, 447, 454.
Coccus adipofera, II, 461. — *cacti*, II, 458. — *lacca*, II, 449.
Coccygomorphes, II, 794.
Cochenille, II, 460.
Cochon, II, 833.
Cochon d'Inde, II, 847.
Cœlentérés, 169.
Cœlomyaires, 673.
Cœlopeltis, II, 745.
Cœloplana, 656.
Cœnurus, 301, 464.
Coffre, II, 655.
Coléoptères, II, 543.
Colle de poisson, II, 647.
Colobus, II, 858.
Collembola, II, 414.
Colletes, II, 599.
Collocalia, II, 795.
Colonne vertébrale, II, 617.
Colophrys, II, 744.
Colossendeis, II, 260.
Colossocheiys, II, 771.
Coluber, II, 745.
Colubriforme, II, 743.
Colymbides, II, 789.
Comatula, 248.
Compsomyia, II, 502.
Confectio alkermes, II, 455.
Congre, II, 660.
Conirostres, II, 797.
Conophis, II, 745.
Conopsis, II, 744.
Conorhinus, II, 473.
Copelata, II, 612.
Copépodes, II, 212.
Copperhead, II, 765.
Coque, II, 170.
Coques, II, 466.
Coquilles d'Huîtres, II, 155.
Corail noir, 199.
Corallium adulterinum, 200. — *album*, 204. — *nigrum*, 199. — *rubrum*, 207.
Coregonus, II, 670.
Corisa, II, 471.
Corne de Cerf, II, 838.
Cornichons, II, 838.
Cornichons de mer, 286.
Coronella, II, 744.
Coronelliens, II, 744.
Corpuscules de Cornalia, II, 540.
Corrodants, II, 429.
Corvus, II, 797.
Coryna, II, 566.
Coryphaena, II, 690.
Cossus, II, 545.
Cottus, II, 683, 686.
Couleuvre maillée, II, 746. — vipérine, II, 747. — à collier, II, 747. — de Montpellier, II, 746.
Coulirou, II, 690.
Coureurs (Échassiers), II, 790. — (Oiseaux), II, 788. — (Orthoptères), II, 422.
Cousin, II, 528.
Crabe, II, 252.
Crabro, II, 594.
Crangon, II, 228.
Crâniotes, II, 611, 616.
Craspédotes, 221.
Crassilingues, II, 727.
Craw-craw, II, 55.
Crematogaster, II, 590.
Crépusculaires, II, 534, 542.
Crevette, II, 228.
Crevettines, II, 220.
Crinoïdes, 248.
Crapaud, II, 711, 712.
Crapaud de mer, II, 684.
Criquets, II, 423.
Crocodiliens, II, 719, 772.
Crocodilus, II, 774.
Crocodylea, II, 729.
Crossoptérygiens, II, 648.
Crotalus, II, 763, 765.
Crustacés, II, 207.
Crux cervi, II, 838.
Cryptobranchus, II, 706.
Cryptocères, II, 471.
Cryptocystis, 465, 477.
Cryptopentamères, II, 544.
Cryptotétramères, II, 544.
Cténobranches, II, 183.
Cténocères, 205.

Cténophores, 243.
Ctenoplana, 656.
Cucullanus, 727 ; II, 10.
Cuirassés (Crustacés), II, 248.
Cuirassés (Reptiles), II, 772.
Culex, II, 528.
Culicides, II, 527.
Cultrirostres, II, 790.
Cumacés, II, 224.
Curtonevra stabulans, II, 501.
Cuterebra noxialis, II, 517.
Cybium, II, 690.
Cyclifères, II, 648.
Cyclobranches, II, 183.
Cyclométopes, II, 252.
Cyclops, II, 212.
Cyclorhapha, II, 496.
Cyclospondyles, II, 635.
Cyclostomes, II, 620.
Cylindrophis, II, 743.
Cynipides, II, 575.
Cynips argentea, II, 582. — *calicis*, II, 581. — *coronata*, II, 584. — *gallæ tinctoriæ*, II, 580. — *hungarica*, II, 582. — *Kollari*, II, 583. — *petioli*, II, 583. — *polycera*, II, 581. — *tinctoria*, II, 581.
Cynorhæstes, II, 324.
Cyprinides, II, 671.
Cypselus, II, 795.
Cystelithos, II, 108.
Cysticercoïdes, 300.
Cysticercus, 301. — *acanthotrias*, 415. — *bovis*, 326. — *cellulosæ*, 383. — *fistularis*, II, 832. — *ovis*, 416. — *pisiformis*, 301. — *racemosus*, 398. — *Tæniæ mediocanellatæ*, 326. — *tenuicollis*, 416.
Cysticerques, 300, 303.
Cystidées, 248.
Cystipèdes, II, 420.
Cystiques, 300, 303.
Cystoflagellés, 95.
Cystomonas, 78.
Cystoplatycerques, 300.
Cystophora, II, 846.
Cytoditinés, II, 295.

D

Daboia, II, 757, 762.
Dactylius aculeatus, II, 138.
Dail, II, 172.
Daman, II, 841.
Daphnia, II, 210.
Dasyprocta, II, 847.
Dasypus, II, 821.
Dasyurus, II, 818.
Décapodes (Mollusques), II, 193.
Décapodes (Crustacés), II, 227.
Décidués, II, 820.
Déclives, II, 835.
Decticus, II, 427.
Delphinus, II, 823.
Demodex, II, 277.
Démodicidés, II, 277.
Dendraspides, II, 748, 749.
Dendrocœles, 655.
Dendrophis, II, 745.
Dendryphantes, II, 360.
Denisonia, II, 749.
Denticètes, II, 823.
Dentalium, II, 172.
Dentirostres, II, 797.
Dents, II, 721.
Dermanyssus, II, 341, 342, 343, 344.
Dermatobia, II, 517.
Dermatobranches, II, 178.
Dermatophagoides, II, 322.
Dermathophiles, II, 277.
Dermatophilus, II, 484.
Dermestes, II, 570.
Dermibranches, II, 177.
Dérotrèmes, II, 706.
Desman, II, 852.
Desmoscolécides, 660.
Devexa, II, 835.
Diarrhée de Cochinchine, II, 82.
Dibothrium, 484.
Dibranches, II, 193.
Dicrocœlium, 602, 622, 630.
Dicyémides, 292.
Didelphes, II, 817, 818.
Dinophis, II, 749.
Dinosauriens, II, 775.
Diodon, II, 655.
Diphyodontes, II, 806.
Diplacanthus, 300, 465.
Diplopodes, II, 399.
Dipneumones (Aranéides), II, 359. — (Dipnoïques), II, 695.
Dipneustes, II, 693.
Dipnoïques, II, 693.
Dipodides, II, 848.
Dipsas, II, 747.
Diptères, II, 477.
Discodactyles, II, 714.
Discophores (Acalèphes), 233. — (Vers), II, 113.
Dispharagus, II, 1.
Disporées, 43.
Dispondyles, II, 635.
Didus, II, 793.
Diemenia, II, 749.
Digitigrades, II, 803.
Digonopores, 656.
Dimorphus, 89.
Dinodipsas, II, 756.
Dinoflagellés, 92.
Diurnes (Rapaces), II, 798.
Dochmius duodenalis, 744.
Docoglosses, II, 183.
Dodo, II, 793.
Dolichosoma, 695.
Dolomedes, II, 360.
Distira, II, 748.
Distoma Buski, 622. — *capense*, 636. — *conjunctum*, 612. — *crassum*, 622. — *hæmatobium*, 636. — *hepaticum*, 543. — *hepatis endemicum*, 618. — *hepatis innocuum*, 618. — *heterophyes*, 625. — *japonicum*, 618. — *lanceolatum*, 602. — *oculi humani*, 542, 630. — *ophthalmobium*, 630. — *perniciosum*, 618. — *pulmonale*, 627. — *Ringeri*, 627. — *sinense*, 615. — *spathulatum*, 615. — *tereticolle*, 544.
Distomatose, 588.
Distomides, 543.
Distomiens, 541.
Dracontiase, II, 32.
Dracunculus Loa, II, 10. — *medinensis*, II, 17. — *oculi*, II, 10. — *Persarum*, II, 17.
Dragon d'Alger, II, 130.
Dragonneau, II, 17.
Dronte, II, 793.
Dryinus, II, 747.
Dryophanta, II, 576, 579.
Dryophides, II, 747.
Dussumieria, II, 668.
Dysdera, II, 363.

E

Ecardines, II, 112.
Echassiers, II, 790.
Echeneibothrium, 541.
Echidna (Serpent), II, 763. — (Mammifère), II, 816.
Echidnisme, II, 740.
Echinides, 264.
Echinococcifer, 300, 418.
Echinococcus, 301. — *alveolaris*, 447. — *altricipariens*, 434. — *endogena*, 434. — *exogena*, 433. — *granulosus*, 433. — *hominis*, 441. — *hydatidosus*, 434. — *multilocularis*, 447. — *polymorphus*, 441. — *scolecipariens*, 433. — *simiæ*, 441. — *simplex*, 433. — *veterinorum*, 441.
Echinocoque, 418.
Echinodères, II, 100.
Echinodermes, 248.
Echinopædium, 290.
Echinorhynchus angustatus, II, 94. — *gigas*, II, 93. — *hominis*, II, 94. — *proteus*, II, 92. — *spirula*, II, 94.
Echinus, 273.
Echis, II, 757.
Echiurides, II, 102.
Eciton, II, 593.
Ecrevisse, II, 231.
Ectoproctes, II, 106.
Edentés, II, 821. — (Marsupiaux), II, 818.
Edriophthalmes, II, 218.
Egagropile, II, 840.
Eimeria falciformis, 42.
Elaphis, II, 745.
Elapides, II, 748, 753.
Elapomorphus, II, 744.
Elaps, II, 753.
Elasmobranches, II, 629.
Elatérides, II, 568.
Eléphant de mer, II, 846.
Eléphantiasis des Arabes, II, 56.
Elephas, II, 841.
Elmis, II, 570.
Elodites, II, 770.
Embryon hexacanthe, 303.

Emissole, II, 637.
Empoisonnement par les Astéries, 260. — par les Crustacés, II, 253. — par les Oursins, 269, 279. — par les Moules, II, 166. — par les Poissons, II, 655.
Emydes, II, 770.
Enaliosauriens, II, 771.
Enchytraeus albidus, II, 138, 139.
Engaeus, II, 247.
Engraulis, II, 666.
Enhydrina, II, 748.
Enopla, 658.
Entéropneustes, 288; II, 611.
Entomophages, II, 585.
Entomostracés, II, 207.
Entonisciens, II, 222.
Entoproctes, II, 105.
Enucleatores, II, 793.
Epanodontes, II, 742.
Ephemera, II, 431.
Ephydra, II, 529.
Epicauta, II, 563, 565.
Epicrium, 695.
Epigionichthys, 614.
Epinglage, 384.
Epizoïques, II, 420.
Eponges, 169, 180, 181.
Equidés, II, 830.
Equille, II, 675.
Equitides, II, 542.
Ericerus, II, 447.
Erichthus, II, 225.
Erinacéides, II, 852.
Eristalis, II, 523.
Errantes (Annélides), II, 139.
Eryx, II, 744.
Esox, II, 669.
Esturgeon, II, 645.
Etoiles de mer, 249.
Eucopépodes, II, 214.
Eucrinoïdes, 240.
Euganoïdes, II, 648.
Euisopodes, II, 222.
Euménines, II, 594.
Eumurinus, II, 744.
Eunectes, II, 744.
Eunice, II, 142.
Euornithes, II, 777.
Euryale, 263.
Eurypterus, II, 256.
Eurystomes, 244.
Euscorpius, II, 389, 390, 391.
Eustomias, II, 671.
Eustrongylus gigas, 727.
Eusuchia, II, 772.
Eutænia, II, 747.
Eutarsus cancriformis, II, 298.

F

Fasciola hepatica, 543. — *heterophyes*, 625. — *humana*, 543. — *lanceolata*, 543. — *ocularis*, 630.
Faucheur, II, 346.
Fausses galles, II, 466.
Fécondation de l'œuf, 140.
Félins, II, 845.
Féra, II, 672.
Ferania, II, 747.
Festucaria lentis, 542.
Fèves du Bengale, II, 468.
Fiber, II, 849.
Fierasfer, II, 675.
Filaria Bancrofti, II, 41. — *conjunctivæ*, II, 2. — *dermathemica*, II, 41. — *dracunculus*, II, 17. — *equina*, II, 7. — *hominis*, II, 15. — *hominis bronchialis*, II, 15. — *hominis oris*, II, 13. — *immitis*, II, 46. — *inermis*, II, 2. — *labialis*, II, 14. — *lacrymalis*, II, 10. — *lentis*, II, 4. — *Loa*, II, 10. — *lymphatica*, II, 15. — *medinensis*, II, 17. — *oculi*, II, 10. — *oculi humani*, II, 4. — *palpebralis*, II, 2. — *papillosa*, II, 3. — *peritonæi hominis*, II, 2. — *restiformis*, II, 13. — *sanguinis hominis*, II, 41. — *trachealis*, 740. — *Wuchereri*, II, 41.
Filarides, II, 1.
Filariose, II, 54.
Fissilingues, II, 729.
Fissirostres, II, 795.
Flacherie, II, 540.
Flagellés, 68.
Flata, II, 469.
Flet, II, 681.
Flustra, II, 105.
Folliculi bombycis, II, 541.
Foraminifères, 26.
Fordonia, II, 747.
Forficula, II, 422.
Formica, II, 587.
Formicides, II, 586.
Formule dentaire, II, 807.
Formule digitale, II, 803.
Fouette-queue, II, 728.
Fougou, II, 657.
Founza ia ngômbé, II, 521.
Fourmi blanche, II, 429.
Frelon, II, 596.
Frémissement hydatique, 439.
Frugivores (Chiroptères), II, 854.
Fugu, II, 657.
Furina, II, 749.

G

Gadides, II, 675.
Gadus morrhua, II, 675.
Gale, II, 300. — norvégienne, II, 315.
Galeodes, II, 395.
Galère, 231.
Galeus, II, 637.
Gallinacés, II, 791.
Gallus, II, 792.
Gamasidés, II, 339.
Gamasus, II, 340.
Ganoïdes, II, 643.
Garrapate, II, 328, 338.
Garum, II, 666.
Gastéropodes, II, 175.
Gastérostéides, II, 683.
Gastérostomides, 541.
Gastornis, II, 788.
Gastræa, 156, 247.
Galles de Bokhara, II, 467. — du Chêne, II, 576-584. — de Chine, II, 466. — du Japon, II, 466. — du Lentisque, II, 467. — du Térébinthe, II, 467.
Gallicoles, II, 575.
Gallinsectes, II, 446.
Gastrilégides, II, 599.
Gastrodiscus, 636.
Gastrodisque, 159.
Gastropacha, II, 538.
Gastrophilus equi, II, 512.
Gastrula, 152, 153, 157.
Gastrus equi, II, 512.
Gattine, II, 540.
Gavialis, II, 775.
Gazelle, II, 838.
Gecarcinus, II, 253.
Geckotiens, II, 727.
Gelasimus, II, 253.
Généagenèse, 224.
Génération alternante, 224.
Genette, II, 844.
Géocorises, II, 472.
Géométrides, II, 535.
Géophiles (Mollusques), II, 190.
Geophilus, II, 408.
Géphyriens, II, 100.
Geryonia, 228.
Gibbon, II, 859.
Gigantostracés, II, 254.
Glands de mer, II, 217.
Glires, II, 847.
Globiocephalus, II, 823.
Glomeris, II, 399.
Glossina morsitans, II, 506.
Glyciphagus, II, 295, 296.
Gnathobdellides, II, 113.
Gnathophausia, II, 226.
Gnathostomes (Chordés), II, 620. — (Crustacés), II, 214.
Gobie, II, 691.
Gobioïdes, II, 691.
Gomme laque, II, 451.
Gordiens, II, 86.
Gordius aquaticus, II, 88. — *chilensis*, II, 91. — *subbifurcus*, II, 90. — *tolosanus*, II, 90.
Gorgonides, 207.
Gorilla, II, 860.
Gossyparia, II, 456.
Goujon, II, 691.
Gouttes de Montpellier, II, 352.
Grage, II, 764.
Grallatores, II, 790.
Graptolithus, 227.
Grégarines, 33.
Grenouille, II, 711.
Grillon, II, 427.
Grimpereau, II, 795.
Grimpeurs, II, 793.
Griset, II, 635.
Grus, II, 790.
Gryllotalpa, II, 427.

Gryllus, II, 427.
Gryphæa, II, 165.
Guenon, II, 857.
Guêpes, II, 593, 594.
Guinea worm, II, 38.
Gunda, 655.
Gymnarchus, II, 669.
Gymnobranches, II, 178.
Gymnocères, II, 472.
Gymnodontes, II, 655.
Gymnolémates, II, 106.
Gymnophiones, II, 695.
Gymnoptères, II, 432.
Gymnorhiniens, II, 854.
Gymnosomes, II, 174.
Gymnotus, II, 663.
Gymnoures, II, 857.
Gymnura, II, 852.
Gynækophorus, 636.
Gyrateurs, II, 702.
Gyrodactylides, 541.
Gyropus, II, 421.

H

Hadrurus, II, 391.
Hæmodipsa, II, 114.
Hæmalastor, II, 323.
Hæmatomyzus, II, 437.
Hæmatopinus, II, 437.
Hæmatopota, II, 525.
Hæmopis, II, 130.
Haje, II, 750.
Halmaturides, II, 818.
Halysis, 300, 382.
Hamadryas, II, 752.
Hamster, II, 848.
Hamularia, II, 15.
Hanneton, II, 569.
Hapale, II, 856.
Hapalemur, II, 827.
Hareng, II, 666.
Harengula, II, 668.
Hatteria, II, 726.
Hectocotyle, II, 204.
Hedruris, II, 1.
Heleophis, II, 747.
Heliconius, II, 542.
Helicops, II, 747.
Héliozoaires, 18.
Helix, II, 187.
Heloderma, II, 730.
Helophilus, II, 523.
Hématies, II, 618, 809, 834.
Hématurie d'Egypte, 640. — intertropicale, II, 54.
Hémichordés, II, 611.
Hemidactylus, II, 728.
Hemidipsas, II, 747.
Hemimetabola, II, 416.
Hémiptères, II, 435.
Henous, II, 566.
Hepialus, II, 542.
Heptanchus, II, 635.
Heteromerus, II, 389.
Herpeton, II, 747.
Hesperornis, II, 777.
Heterakis, 661.
Hétérocères, II, 534.
Hétérocyémides, 292.
Heterodon, II, 745.
Hétérodontes, II, 806.
Hétéromères, II, 548.
Hétérométrides, II, 388.
Heteronereis, II, 143.
Heterophis, II, 756.
Hétéropodes, II, 175.
Hétéroptères, II, 471.
Heteropus, II, 283.
Heterostoma, II, 404.
Hétérotriches, 108.
Hexactinellides, 178.
Hexanchus, II, 635.
Hexapodes, II, 413.
Hexathyridium, 596, 597.
Hipiste, II, 747.
Hipparion, II, 830.
Hippobosca, II, 494.
Hippolyte, II, 229.
Hippopotamus, II, 833.
Hippurites, II, 170.
Hirondelle, II, 795. — de mer, II, 789.
Hirudinaria, II, 114.
Hirudinées, II, 113.
Hirudinides, II, 113.
Hirudo medicinalis, II, 114. — *sanguisuga*, II, 130. — *troctina*, II, 129.
Hirundo, II, 795.
Hister, II, 571.
Histriobdellides, II, 113.
Holocéphales, II, 629.
Holodontiens, II, 743.
Holomyaires, 777.
Holophrya coli, 108.
Holostomides, 541.
Holothuria, 283.
Holotriches, 100.
Holuropholis, II, 747.
Homalophis, II, 747.
Homalopsis, II, 747.
Homard, II, 230.
Homo, II, 861.
Homodontes, II, 806.
Homoptères, II, 469.
Homopus, II, 295.
Hoplocephalus, II, 749.
Horia, II, 566.
Hormiga mielera, II, 592.
Huechys, II, 470.
Huile de foie, II, 629, 635, 638, 642, 677. — de Scorpion, II, 392.
Huîtres vertes, II, 165.
Humivagues, II, 728.
Hyæmoschus, II, 835.
Hyæna, II, 845.
Hyalomma, II, 323.
Hycleus, II, 556.
Hydatide, 418.
Hydra fusca, 215.
Hydra tuba, 233.
Hydrocorallines, 214.
Hydrochœrus, II, 847.
Hydrocorises, II, 471.
Hydroïdes, 214.
Hydroméduses, 214.
Hydromètres, II, 472.
Hydrophides, II, 748.
Hydrophilus, II, 571.
Hydrophis, II, 748.
Hydrophoria, II, 498.
Hydrosauriens, II, 719, 771.
Hydrotæa, II, 498.
Hyla, II, 714.
Hylobates, II, 859.
Hylotoma, II, 574.
Hymenolepis, 300. — *flavopunctata*, 470. — *nana*, 465.
Hyménoptères, II, 573.
Hypérines, II, 220.
Hypermétamorphose, II, 416.
Hyperoartia, II, 628.
Hyperopisus, II, 669.
Hyperotreta, II, 628.
Hypnale, II, 763, 765.
Hypoderma (Diptère), II, 514, 516. — (Chiroptère), II, 854.
Hypohémie intertropicale, 762.
Hypopus, II, 295.
Hypotrèmes, II, 638.
Hypotriches, 122.
Hypsirhina, II, 747.
Hyracéum, II, 842.
Hyraciens, II, 841.
Hyrax, II, 841.
Hystrichis, II, 1.
Hystrichopsylla, II, 480.
Hystricides, II, 847.

I

Ichthyocolle, II, 647.
Ichthyocolle (fausse), II, 652.
Ichthyodes, II, 706.
Ichthyonema, II, 1, 19.
Ichthyopsidés, II, 718.
Ichthyoptérygiens, II, 772.
Ichthyornis, II, 777.
Ichthyosaurus, II, 772.
Ichthyotoxine, II, 661.
Idia Bigoti, II, 521.
Iguaniens, II, 728.
Iguanodon, II, 775.
Ilyaster, 261.
Impennes, II, 789.
Imperforés, 29.
Inacétabulés, II, 191.
Inarticulés (Brachiopodes), II, 112.
Infusoires, 98.
Insectes, II, 413.
Insectivores, II, 852. — (Chiroptères), II, 854.
Insessores, II, 794.
Ischnurus, II, 389.
Isometrus, II, 388.
Isopodes, II, 221.
Iulus, II, 399.
Iurus, II, 389.
Ixodes, II, 323. — *ægyptius*, II, 327. — *algeriensis*, II, 327. — *Dugesi*, II, 327. — *marginatus*, II, 328. — *Nigua*, II, 328. — *reduvius*, II, 327. — *reticulatus*, II, 327. — *ricinus*, II, 324.
Ixodidés, II, 322.

J

Japyx, II, 414.
Jararaca, II, 764.
Jararacussa, II, 764.
Javelot, II, 744.
Joues cuirassées, II, 683.
Jumentés, II, 829.

K

Kanchil, II, 835.
Kangourou, II, 818.
Karakourt, II, 367.
Kaumaka, II, 590.
Kermès animal, II, 454. — végétal, II, 454.
Kermes vermilio, II, 454.
Kiwi, II, 787.
Koumys, II, 832.
Kritoptes, II, 287.

L

Labaria, II, 764.
Labrax, II, 682.
Labrus, II, 682.
Labyrinthodontes, II, 694.
Lacertiliens, II, 729.
Lachesis, II, 763.
Ladrerie de l'Homme, 392.
Ladrerie du Porc, 383.
Læmargus, II, 635.
Lagorina, II, 566.
Lagostomides, II, 848.
Lagothrix, II, 857.
Lait, II, 805.
Lama, II, 835.
Lamblia, 89; II, 848.
Lamellibranches, II, 151.
Lamellicornes, II, 568.
Lamellirostres, II, 789.
Lamie, II, 636, 637.
Lamna, II, 636.
Lamnunguia, II, 841.
Lamproie, II, 628.
Lampyris, II, 568.
Lançon, II, 675.
Langaha, II, 747.
Langouste, II, 248.
Langueyage, 384.
Laniades, II, 797.
Lanthonotus, II, 731.
Lapin, II, 847.
Lapis spongiæ, II, 108.
Laque, II, 451.
Larbisch, II, 314.
Larides, II, 789.
Larinus, II, 546.
Larve de Desor, 659.
Larve de Lovén, II, 146.
Lasius, II, 589.
Latilingues, II, 727.
Latrodectus curacaviensis, II, 368. — *erebus*, II, 366. — *katipo*, II, 370. — *lugubris*, II, 366. — *malmignattus*, II, 366. — *menavodi*, II, 369. — *tredecimguttatus*, II, 366.
Lavaret, II, 672.
Lécanines, II, 447.
Leiolepis, II, 765.
Lemming, II, 849.
Lemodipodes, II, 220.
Lémuriens, II, 827.
Lente, II, 436.
Lepidiota, II, 569.
Lépidoptères, II, 529.
Lépidosaures, II, 728.
Lepidosiren, II, 693.
Lepidosteus, II, 648.
Léporides, II, 847.
Leptocardes, 614.
Lep ocephalus, II, 660.
Leptodera Niellyi, II, 67. — *stercoralis*, II, 70.
Leptophis, II, 745.
Leptostracés, II, 217.
Leptus autumnalis, II, 289.
Lepus, II, 84.
Lernæa, II, 214.
Lethrinus, II, 683.
Leuciscus, II, 672.
Leucocytes, II, 619.
Leucophrys coli, 108.
Lévogyrinides, II, 702, 711, 714.
Lévirostres, II, 794.
Lézard, II, 729.
Liasis, II, 743.
Libellule, II, 432.
Licorne, II, 823.
Lièvre, II, 847.
Ligula, 539. — *edulis*, 539.
Limande, II, 681.
Limax, II, 190. — *agrestis*, 550.
Limicoles (Annélides), II, 136. — (Echassiers), II, 790.
Limnæa, II, 190. — *peregra*, 551; II, 190. — *truncatula*, 550; II, 190.
Limnophiles, II, 190.
Limnophis, II, 747.
Limulus, II, 254.
Linguatula constricta, II, 275. — *ferox*, II, 264. — *lanceolata*, II, 261. — *moniliformis*, II, 276. — *rhinaria*, II, 261. — *serrata*, II, 263, 264. — *tænioides*, II, 261.
Lingula, II, 110, 112.
Lion, II, 846.
Liopeltis, II, 745.
Liothéines, II, 420.
Liparis, II, 537.
Lipoptena, II, 494.
Listrophorinés, II, 295.
Lithistides, 178.
Lithobius, II, 409.
Llaveia axin, II, 461.
Loa, II, 10.
Loche, II, 672.
Lonchæa, II, 496.
Longicornes, II, 545.
Longipennes, II, 789.
Lophius, II, 693.
Lophobranches, II, 654.
Lophogaster, II, 226.
Lophopodes, II, 106.
Loricata, II, 772.
Lorius, II, 794.
Lota, II, 672, 680.
Lotta vulgaris, II, 680.
Loup, II, 845. — (Poisson), II, 682.
Loutre, II, 843.
Loxosoma, II, 104.
Lucanus, II, 545, 568.
Lucernaria, 233.
Lucilia cadaverina, II, 502. — *Cæsar*, II, 502. — *hominivorax*, II, 502. — *macellaria*, II, 502.
Lumbricus, II, 137.
Lycénides, II, 542.
Lycodon, II, 747.
Lycosa infernalis, II, 363. — *narbonensis*, II, 361. — *radiata*, II, 361. — *singoriensis*, II, 363. — *tarentula*, II, 361.
Lydus, II, 556.
Lygæus, II, 477.
Lynx, II, 846.
Lytta vesicatoria, II, 559.

M

Macacus, II, 857.
Mâchoiran, II, 673.
Macoco, II, 546.
Macrobdella, II, 114.
Macrocères, II, 525.
Macrochires, II, 795.
Macrodactyles, II, 791.
Macrodontia, II, 545.
Macropus, II, 818.
Macrostomides, 655.
Macroures, II, 227.
Maculæ cœruleæ, II, 445.
Madréporaires, 200, 203, 204.
Maia, II, 252.
Malacobdella, 659.
Malacodermes, II, 568.
Malacolepidota, 300.
Malacoptérygiens, II, 651.
Malacosteus, II, 671.
Malacostracés, II, 217.
Malapterurus, II, 674.
Maldentés, II, 821.
Mallophages, II, 420.
Malmignatte, II, 366.
Malpolon, II, 745.
Mamelles, II, 805.
Mammifères, II, 790.
Manatus, II, 828.
Manis, II, 821.
Manne (des Cochenilles), II, 456. — (du Frêne), II, 470.
Mante, II, 422.
Maquereau, II, 690.
Marcheurs (Orthoptères), II, 422.
Maringouin, II, 527, 529.
Marmotte, II, 851.
Marphysa sanguinea, II, 141.
Marsipobranches, II, 620.
Marsupiaux, II, 817.
Médiogyrinides, II, 702, 711.

Méduse, 221.
Médusoïde, 221.
Megachile, II, 599.
Megalopa, II, 251.
Megastoma, 89.
Megatherium, II, 822.
Melanocetus, II, 693.
Mélasomes, II, 566.
Meletta, II, 667.
Mellipona, II, 600.
Meloe, II, 549, 551, 552.
Méloïdes, II, 549.
Melolontha, II, 569.
Melophagus, II, 494.
Menopoma, II, 706.
Menopon, II, 421.
Mergus, II, 789.
Mérilégides, II, 598.
Merlangus, II, 680.
Merlucius, II, 680.
Méromyaires, 717.
Merops, II, 795.
Mérostomes, II, 256.
Mesoprion, II, 682.
Mesosuchia, II, 772.
Mésozoaires, 298.
Metabola, II, 416.
Métazoaires, 169.
Mico, II, 360.
Microcosmus, II, 613.
Microlépidoptères, II, 534.
Microsoma, II, 753.
Microsporidies, 32.
Microstomides, 655.
Miel, II, 608.
Miescheria, 53, 54.
Milléporides, 214.
Milvus, II, 798.
Mites, II, 276.
Mnémides, 245.
Moa, II, 787.
Mocassin, II, 765.
Moineau, II, 798.
Molgula, II, 613.
Mollusques, II, 151.
Monacanthus, II, 655.
Monactinellides, 177.
Monères, 4.
Monocercomonas hominis, 80.
Monocercus, 465.
Monocystidées, 35.
Monodelphes, II, 819.
Monodon, II, 823.
Monogonopores, 656.
Monophyodontes, II, 806.
Monopneumones, II, 693.
Monorhiniens, II, 620.
Monosporées, 43.
Monostoma lentis, 542.
Monostomides, 542.
Monothalames, 28.
Monotrèmes, II, 815.
Moquinia, II, 114.
Morelia, II, 743.
Mormyrops, II, 669.
Mormyrus, II, 669.
Morpion, II, 443.
Morse, II, 846.
Morue, II, 675. — rouge, II, 679.
Moschus, II, 835.
Mosquito, II, 527.
Mouche-Araignée, II, 494.
Moukardam, II, 490.
Moule, II, 166.
Mourine, II, 639.
Moustique, II, 527, 529.
Moutac, II, 546.
Mouton, II, 839.
Mugil, II, 692.
Mulet, II, 831.
Mullus, II, 683.
Murénides, II, 658.
Murex, II, 183, 184.
Murides, II, 848.
Muriformes, II, 848.
Murin, II, 854.
Mus, II, 848.
Musaraigne, II, 852.
Musc, II, 836.
Musca anthropophaga, II, 502. — *domestica*, II, 500. — *lepræ*, II, 497. — *stabulans*, II, 501.
Muscardin, II, 851.
Muscarides, II, 496.
Muscicapides, II, 797.
Muscides, II, 500.
Mustélides, II, 843.
Mustelus, II, 637.
Mya, II, 171.
Myase, II, 480.
Mydæa vomiturationis, II, 497.
Mygale, II, 359.
Myiasis, II, 480.
Mylabris, II, 555.
Myliobatides, II, 639.
Myodes, II, 849.
Myogale, II, 852.
Myoxides, II, 851.
Myriapodes, II, 399.
Myrmecocystus, II, 591.
Myrmecophaga, II, 821.
Myrmeleo, II, 432.
Myrmicines, 589.
Mysis, II, 226.
Mysticètes, II, 825.
Mytilotoxine, II, 168.
Mytilus, II, 166, 167.
Myxine, II, 628.
Myxosponges, 177.
Myxosporidies, 32.
Myzostoma, II, 147.

N

Nacre, II, 155.
Nageurs (Oiseaux), II, 788.
Nais, II, 138.
Naja, II, 750.
Najides, II, 748, 749
Narcine, II, 640.
Nardoa, II, 74 .
Narval, II, 823.
Nasicornes, II, 829.
Natiou oulouvé, II, 691.
Nauplius, II, 207, 208.
Nautilus, II, 191.
Navicelles, 38.
Nebalia, II, 217.
Nebo, II, 389.
Nectridea, II, 776.
Necydalis, II, 556.
Némathelminthes, 660.
Nématocères, II, 525.
Nématocystes, 185.
Nématodes, 660.
Nématogène, 293.
Nématophore, 227.
Nematoxys, 661.
Némertiens, 657.
Nemognatha, II, 566.
Neomenia, II, 174.
Néphélides, II, 113.
Nephrops, II, 230.
Néréides, II, 139.
Netzin, II, 669.
Neuroterus, II, 576.
Névroptères, II, 432.
Nids d'Hirondelles, II, 795.
Nigua, II, 485.
Nika, II, 228.
Niphon, II, 682.
Nitre perlé, II, 155.
Noctuines, II, 536.
Noctule, II, 854.
Nocturnes (Papillons), II, 534. — (Rapaces), II, 798.
Noix de galles, II, 576-584.
Nomadines, II, 598.
Notidanides, II, 635.
Notodelphyides, II, 213.
Notopodes, II, 252.
Ntchougous, II, 591.
Nucléobranches, II, 175.
Nudibranches, II, 178.
Nycteribia, II, 494.
Nymphalides, II, 542.
Nymphon, II, 260.

O

Obèses, II, 833.
Ochromyia, II, 521.
Octoactiniaires, 205.
Octodontides, II, 848.
Octopodes (Mollusques), II, 196.
Odonate, II, 432.
Odontophores, II, 173.
Odontornithes, II, 777.
Œil pinéal, II, 624, 722.
Œstrides, II, 512.
Œstrus Guildingi, II, 517. — *hominis*, II, 515. — *Livingstonei*, II, 521. — *ovis*, II, 513.
Œuf (fécondation), 140. — (maturation), 140. — (segmentation), 150. — alécithe, 128, 150. — centrolécithe, 138, 164. — holoblastique, 150. — méroblastique, 157, 164. — télolécithe, 130, 157.
Oie, II, 789.
Oiseaux, II, 776.
Oiseaux-mouches, II, 795.
Oligochètes, II, 133, 136.
Oligosporées, 43.
Onchorhynchus, II, 672.
Ondatra, II, 849.

Onguiculés, II, 803.
Ongulés, II, 803, 829.
Oncophora, 774.
Oncosphère, 303.
Oniscus, II, 223.
Onychophores, II, 398.
Operculés (Cirripèdes), II, 217.
Ophidides, II, 675.
Ophidiens, II, 719, 731.
Ophiophagus, II, 752.
Ophiostoma Pontieri, II, 90.
Ophiurides, 262.
Opilação, 769.
Opilion, II, 346.
Opisthobranches, II, 177.
Opisthoglyphes, II, 733, 743.
Opisthophthalmus, II, 388.
Opotérodontes, II, 742.
Orang-Outang, II, 860.
Orbitèles, II, 371.
Organes photodotiques, II, 671.
— segmentaires, II, 118.
Ornithobia, II, 494.
Ornithodelphes, II, 815.
Ornithomyia, II, 494.
Ornithopodes, II, 775.
Ornithorhynchus, II, 816.
Ornithoscéliens, II, 775.
Orphie, II, 681.
Orthagoriscus, II, 655.
Orthonectides, 296.
Orthoptères, II, 417.
Orthorhapha, II, 526.
Orvêt, II, 728.
Os de corde cervi, II, 838.
Os de Seiche, II, 193.
Osmerus, II, 670.
Ostracion, II, 655.
Ostracodes, II, 211.
Ostréides, II, 164.
Ostrea, II, 164, 165.
Ottonia, II, 289.
Ours, II, 843.
Ovibos, II, 839.
Ovidés, II, 839.
Oxydactyles, II, 711.
Oxyrhina, II, 636.
Oxyrhopus, II, 745.
Oxyrhynques, II, 252.
Oxysoma, 661.
Oxystomes, II, 252.
Oxyuris, 711.

P

Pachydermes, II, 829.
Pagellus, II, 683.
Palæmon, II, 228.
Palamnæus, II, 389.
Paléchinides, 281.
Palinurus, II, 248.
Palmipèdes, II, 788.
Pangonia, II, 525.
Pantopodes, II, 258.
Papilio, II, 542.
Papion, II, 857.
Paradisiers, II, 797.
Paramæcium Aurelia, 100.
Paramæcium coli, 108.
Parasuchia, II, 772.
Parazoaires, 183.
Paresseux, II, 822.
Parides, II, 797.
Parinha, II, 672.
Parnides, II, 570.
Parthénogenèse, II, 464.
Parus, II, 797.
Passereaux, II, 794.
Passerita, II, 747.
Pastenague, II, 638.
Pardosa, II, 360.
Pébrine, II, 540.
Pécari, II, 833.
Pecten, II, 166.
Pectunculus, II, 166.
Pédicellaires, 252, 267.
Pédicellés, 284.
Pedicinus, II, 437.
Pédiculés, II, 692.
Pédiculides, II, 435.
Pediculoïdes ventricosus, II, 283.
Pédiculose, II, 442, 445.
Pediculus capitis, II, 437. — *cervicalis*, II, 437. — *humanus* var. 1, II, 437. — *humanus* var. 2, II, 441. — *humanus corporis*, II, 441. — *inguinalis*, II, 443. — *pubis*, II, 443. — *tabescentium*, II, 441. — *vestimenti*, II, 441.
Pédimanes, II, 818.
Pédipalpes, II, 372.
Pédonculés (Cirripèdes), II, 215.
Peepsa, II, 527.
Pelagia, 235.
Pelagophis, II, 748.
Pelamis, II, 748.
Pélécypodes, II, 151.
Pélerin, II, 636.
Péliade, II, 760.
Pelias, II, 760.
Pelobates, II, 712.
Pelodera, II, 62, 63, 64.
Pelodytes, II, 712.
Peltogaster, II, 211.
Peltopelor, II, 763, 765.
Pemphigus, II, 467.
Penæus, II, 228.
Pénélopides, II, 791.
Pennatules, 206.
Pentamères, II, 567.
Pentastoma, II, 261, 263, 275.
Pentatoma, II, 477.
Perameles, II, 818.
Perce-oreille, II, 422.
Perche, II, 682.
Percides, II, 682.
Pérennibranches, II, 706.
Pérennichordes, II, 612.
Perforés, 29.
Peripatus, II, 398.
Periops, II, 745.
Périssodactyles, II, 829.
Péritriches, 118.
Perles, II, 154, 156.
Péromèles, II, 695.
Péropodes, II, 743.
Perroquet (Poisson), II, 682, 683.
Perroquets (Oiseaux), II, 793.
Pétauristes, II, 818.
Petromyzon, II, 628.
Phalang, II, 395.
Phalanger, II, 818.
Phalangides, II, 346.
Phalangigrades, II, 834.
Phanérocarpes, 235.
Phanéroglosses, II, 710.
Pharyngognathes, II, 682.
Phascolomyides, II, 818.
Phascolosoma, II, 101.
Phasianides, II, 792.
Pheidole, II, 590.
Philodryadines, II, 745.
Philoptérines, II, 420.
Phlébentérés, II, 178.
Phoca, II, 846.
Phocæna, II, 823.
Pholas, II, 171.
Pholcus, II, 365.
Phora, II, 496.
Phoronis, II, 104.
Phrynus, II, 372.
Phthiriase, II, 442.
Phthirius, II, 443.
Phylactolémates, II, 106.
Phyllobates, II, 715.
Phyllopodes, II, 209.
Phyllorhiniens, II, 854.
Phyllosoma, II, 248.
Phyllostoma, II, 854.
Physalia, 231.
Phylloxera, II, 465.
Physaloptera, 727.
Physeter, II, 824.
Physis intestinalis, II, 782.
Physoclistes, II, 652, 676.
Physogaster, II, 283.
Physophore, 229.
Physopodes, II, 429.
Physostomes, II, 652, 658.
Phytophages, II, 574.
Phytophthires, II, 446.
Phytospheces, II, 574.
Pierre d'Hirondelle, II, 795.
Pieuvre, II, 196.
Piezata, II, 573.
Pigeons, II, 792.
Pilidium, 659.
Pilifères, II, 804.
Pimelodus, II, 673.
Pinna, II, 166.
Pinnipèdes, II, 846.
Pinnotheres, II, 253.
Piophila, II, 497.
Pipa, II, 710.
Pithéciens, II, 857.
Placenta, II, 820.
Placophores, II, 173.
Plagiostomes, II, 629.
Plagiotoma coli, 108.
Plagiotrèmes, II, 724.
Planaires, 656.
Planipennes, II, 432.
Planorbis marginatus, 603.
Planorbis, II, 190.
Plantigrades, II, 803.
Plaques de Rouget, II, 619.
Plathelminthes, 299.
Platurus, II, 748.
Platycercines, II, 794.

Platycerques, 300.
Platydactylus, II, 728.
Platymyaires, 673.
Platypodes, II, 175.
Platypsyllus, II, 571.
Platyrhiniens, II, 856.
Plectognathes, II, 655.
Plérocercoïde, 491.
Plérocerque, 491.
Plesiosaurus, II, 772.
Pleurobrachia, 244.
Pleurococcus Beigeli, 51.
Pleurodeles, II, 706.
Pleuronectides, II, 681.
Plicipennes, II, 434.
Plique polonaise, II, 440.
Plongeon, II, 788.
Plotosus, II, 673.
Plumulaires, 227.
Pluteus, 263, 278.
Pneumobranches, II, 693.
Podilégides, II, 599.
Podophthalmes, II, 224.
Podurhippus, II, 414.
Pœcilopodes, II, 256.
Poisson lune, II, 655.
Poissons, II, 620.
Poissons électriques, II, 639, 640, 663, 669, 674. — osseux, II, 649. — vénéneux, II, 635, 636, 647, 655, 666, 667, 668, 669, 672, 679, 681, 682, 683, 690, 691. — venimeux, II, 659, 673, 682, 684, 686, 687, 689, 691, 692. — vulnérants, II, 638, 691.
Polistines, II, 595.
Polycercus, 465.
Polychètes, II, 133, 139.
Polyclades, 656.
Polycystidées, 37.
Polygordius, II, 135.
Polymyaires, 673.
Polype, 201.
Polyplacophores, II, 173.
Polyplaxiphores, II, 173.
Polypterus, II, 648.
Polystomides, 541.
Polythalames, 28.
Polyzoaires, II, 104.
Pomacentrides, II, 682.
Pomme de Chêne, II, 582.
Pomme de Sodome, II, 467.
Pongo, II, 860.
Porc, II, 833.
Porcellio, II, 223.
Porte-aiguillon, II, 586.
Porte-lancette, II, 691.
Porte-musc, II, 835.
Porphyrophora, II, 463, 464.
Portunus, II, 252.
Pou d'Agouti, II, 293. — de bois, II, 430. — de la tête, II, 437. — du corps, II, 441. — du pubis, II, 443.
Pouce-pied, II, 217.
Poulpe, II, 196.
Pourriture, 588.
Poutargue, II, 692.
Pressirostres, II, 791.
Priapus cervi, II, 838.
Primates, II, 854.
Prionus, II, 545.
Pristis, II, 638.
Proboscidiens, II, 841.
Processionnaire, II, 538.
Proglottis, 312.
Proneomenia, II, 174.
Propolis, II, 608.
Prosimiens, II, 827.
Prosobranches, II, 180.
Prosopistoma, II, 432.
Protéroglyphes, II, 733, 747.
Proteus, II, 706.
Protomyxomyces coprinarius, 80.
Protonymphon, II, 260.
Protoplasma, 1.
Protopterus, II, 693.
Protozoaires, 4.
Psammobia, II, 171.
Psammodynastes, II, 747.
Psammophis, II, 747.
Pseudalius trichina, 787.
Pseudechis, II, 749.
Pseudonaja, II, 749.
Pseudo-navicelles, 38.
Pseudo-Névroptères, II, 429.
Pseudo-Rhabditis, II, 70.
Pseudo-Scorpions, II, 346.
Psittacines, II, 794.
Psophia, II, 791.
Psoroptes, II, 300, 322.
Psorospermies, 32.
Ptéroclides, II, 792.
Pterodactylus, II, 776.
Pterois, II, 683, 684.
Ptéropodes, II, 174.
Pteroptus, II, 340.
Pteropus, II, 854.
Ptérosauriens, II, 776.
Pucerons, II, 464.
Pulex, II, 481, 484.
Pulicides, II, 480.
Pulmonés (Mollusques), II, 185.
Pulvérateurs, II, 791.
Punaises d'eau, II, 471, 472, 473. — de Miânè, II, 333. — des Moutons, II, 336.
Pupipares, II, 493.
Purpura, II, 183, 184.
Putorius, II, 843.
Pycnogonides, II, 258.
Pyrosoma, II, 613.
Pythonides, II, 743.
Pythonomorphes, II, 776.

Q

Quadrumanes, II, 854.
Quatre, II, 690.

R

Rachiglosses, II, 183.
Radiolaires, 21.
Raie, II, 639.
Rainette, II, 714.
Rajides, II, 638.
Rallides, 791.
Rana, II, 711.
Rapaces, II, 798.
Rascasse, II, 684.
Rasores, II, 791.
Rat, II, 848, 849.
Ratites, II, 787.
Recurvirostra, II, 790.
Rédie, 554.
Reduvius, II, 472.
Réguliers (Oursins), 264.
Rena, II, 743.
Renard, II, 845.
Renard de mer, II, 636.
Reptiles, II, 719.
Requin, II, 637.
Rétitèle, II, 365.
Rhabditis, II, 62, 64, 67, 70.
Rhabdocœles, 655.
Rhabdonema, II, 70.
Rhabdonémides, II, 69.
Rhamphichthys, II, 663.
Rhéides, II, 788.
Rhesus, II, 857.
Rhinechis, II, 745.
Rhinobatus, II, 638.
Rhinobothryum, II, 747.
Rhinoceros, II, 829.
Rhinochilus, II, 744.
Rhinophides, II, 743.
Rhinostoma, II, 745.
Rhipiptères, II, 434.
Rhiptoglosses, II, 727.
Rhizocéphales, II, 211.
Rhizophagus, II, 571.
Rhizopodes, 4, 6.
Rhodites rosæ, II, 584.
Rhombifères, II, 648.
Rhombogène, 293.
Rhombozoaires, 292.
Rhopalocères, II, 542.
Rhynchobdellides, II, 113.
Rhynchobothrium, 540.
Rhynchocéphales, II, 726.
Rhynchoprion columbæ, II, 329. — *penetrans*, II, 484.
Rhynchotes, II, 435.
Richards, II, 568.
Ricin, II, 420.
Rogue, II, 676.
Rongeurs, II, 847.
Rotifères, II, 95.
Rouget (Acarien), II, 291.
Roussette (Poisson), II, 636. — (Chiroptère), II, 854.
Ruminants, II, 829, 833.

S

Sagitta, 660.
Sagittula hominis, II, 779.
Salamandrides, II, 706.
Salmo, II, 670.
Salangane, II, 795.
Salicoque, II, 228.
Saltigrades, II, 359.
Sangsues, II, 113. — de Cheval, II, 131. — Dragon, II, 130.
Saprinus, II, 571.
Sarcocystis Miescheri, 60.

Sarcophaga, II, 508, 510.
Sarcophagines, II, 508.
Sarcophila latifrons, II, 510.
Sarcopsylla, II, 484.
Sarcoptes, II, 300. — *canis*, II, 319. — *capræ*, II, 314. — *cati*, II, 320. — *cuniculi*, II, 320. — *dromedarii*, II, 313. — *equi*, II, 317. — *hippopodos*, II, 296. — *hominis*, II, 300. — *minor*, II, 320. — *mutans*, II, 322. — *notoedres*, II, 320. — *scabiei*, II, 300. — *sabiei*, var. *cameli*, II, 313. — *scabiei*, var. *capræ*, II, 314. — *scabiei crustosæ*, II, 314. — *scabei*, var. *equi*, II, 317. — *scabiei*, var. *hominis*, II, 300. — *scabiei*, var. *lupi*, II, 314. — *scabiei*, var. *suis*, II, 319. — *squamiferus*, II, 319. — *suis*, II, 319.
Sarcoptides, II, 294. — cysticoles, II, 295. — détriticoles, II, 295. — gliricoles, II, 295. — plumicoles, II, 295. — psoriques, II, 295, 300.
Sarcoptinés, II, 295, 300.
Sarcosporidies, 53.
Sarde, II, 690.
Sardine, II, 669.
Sarigue, II, 819.
Sashimi, II, 691.
Saumon, II, 670.
Saurel, II, 690.
Sauriens, II, 719.
Sauropodes, II, 775.
Sauropsidés, II, 724.
Sauroptérygiens, II, 771.
Saururornithes, II, 777.
Sauteurs (Orthoptères), II, 423.
Scansores, II, 793.
Scaphopodes, II, 172.
Scarabée, II, 568.
Scarites, II, 573.
Scarus, II, 682.
Scatella, II, 497.
Schistocephalus, 483.
Schistosoma, 636.
Schizopodes, II, 226.
Schizotarses, II, 409.
Scincoïdiens, II, 728.
Scincus, II, 728.
Sciurides, II, 851.
Sclérodermés, II, 655.
Sclerolepidota, 300.
Sclerostoma, 727.
Sclerotrichum, 774.
Scoleciasis, II, 533.
Scolécophides, II, 742.
Scolecophis, II, 744.
Scolex, 311.
Scolopax, II, 790.
Scolopendra, II, 401.
Scolopendrella, II, 412.
Scomberésocides, II, 681.
Scombéroïdes, II, 690.
Scorpæna, II, 683, 684.
Scorpio, II, 388, 389, 390.
Scorpions, II, 373. — de mer, II, 686.
Scorpius, II, 390.
Screw worm, II, 503.
Scutigera, II, 404, 409.
Scyllarus, II, 248.
Scyllides, II, 636.
Scyphistoma, 233.
Scytaliens, II, 745.
Sédentaires (Annélides), II, 139.
Segestria, II, 363.
Segmentation de l'œuf, 150, 157.
Selache, II, 636.
Sélaciens, II, 629.
Sélénodontes, II, 833.
Sepedon, II, 752.
Sepia, II, 194.
Sericum, II, 541.
Seroot, II, 525.
Serpents, II, 731. — corail, II, 753. — cracheur, II, 752. — cracheur, II, 763. — minute, II, 763. — à coiffe, II, 750. — à lunettes, II, 751. — à sonnette, II, 765. — de Cléopâtre, II, 750.
Serrasalmo, II, 672.
Serrator, II, 295, 299.
Sétigères, II, 832.
Siamang, II, 859.
Siguatera, II, 655.
Silicisponges, 177.
Siluroïdes, II, 672.
Simia, II, 860.
Simocephalus, II, 747.
Simonea, II, 277.
Simulium, II, 527.
Singes, II, 855.
Siphonaptères, II, 480.
Siphoniens, II, 170.
Siphonophores, 229.
Siphonostomes, II, 214.
Sipunculides, II, 100.
Sirènes, II, 828.
Sistrurus, II, 763, 765.
Sitaris, II, 556, 558.
Sitta, II, 797.
Solea, II, 681.
Solénoglyphes, II, 734, 755.
Solidungulés, II, 830.
Solifuges, II, 392.
Solipèdes, II, 830.
Solpuga, II, 395.
Somomyia, II, 502.
Sonneur, II, 711.
Soricides, II, 852.
Sourdon, II, 170.
Souris, II, 848.
Sparides, II, 683.
Spatangides, 280.
Spathegaster, II, 576, 579.
Sphaerechinus, 267.
Sphaerogyna, II, 283.
Sphargidines, II, 769.
Sphégides, II, 593.
Sphingides, II, 542.
Sphinx, II, 542.
Sphyrénides, II, 680.
Spinachia, II, 647.
Spiroptera, II, 1.
Spiroxys, II, 1.
Spirula, II, 195.
Spongia, 178.
Spongiaires, 169.
Spongites, II, 108.
Sporocyste, 553.
Sporozoaires, 32.
Spratella, II, 668.
Squalides, II, 635.
Squamipennes, II, 683.
Squatinorajides, II, 638.
Staphylinides, II, 571.
Staphylocystis, 465.
Stéganophthalmes, 235.
Stéganopodes, II, 789.
Stégocéphales, II, 694.
Stellérides, 249.
Stelmatopodes, II, 106.
Stenorhina, II, 744.
Stenoria, II, 559.
Stenostoma, II, 743.
Sténostomes, 244.
Sterlet, II, 647.
Sternarchus, II, 663.
Sternopygus, II, 663, 665.
Stomatopodes, II, 224.
Stomias, II, 671.
Stomoxys, II, 506.
Strepsiptères, II, 434.
Strigops, II, 794.
Strix, II, 798.
Strobila, 233.
Strobile (Cestodes), 311.
Strongle, 727.
Strongylides, 727.
Strongylocentrotus, 264.
Strongyloides, II, 70.
Strongylus bronchialis, II, 15. — *duodenalis*, 744. — — *filaria*, 742. — *gigas*, 727. — *longevaginatus*, 740; II, 16. — *paradoxus*, 742. — *renalis* 727.
Struthionides, II, 788.
Sturnides, II, 797.
Stylastérides, 214.
Stylommatophores, II, 187.
Stylopides, II, 434.
Subongulés, II, 847.
Suceurs (Infusoires), 123. — (Diptères), II, 480.
Suidés, II, 832.
Surucucu, II, 763.
Sus, II, 832.
Sylviades, II, 797.
Symphyles, II, 412.
Synanceia, II, 683, 684.
Synapta, 285.
Synascidies, II, 613.
Syndactyles, II, 794.
Syngamus, 727.
Syngnathus, II, 654.
Syrphides, II, 522.

T

Tabanus, II, 525.
Tachardia, II, 449, 453.
Taches bleues, II, 445. — ombrées, II, 445.
Tachyplotus, II, 747.
Tænia, 299. — *abietina*, 362. —

acanthotrias, 416. — *canina*, 476. — *capensis*, 363. *cœnurus*, 464. — *continua*, 360. — *cucumerina*, 476. — *cucurbitina*, 315, 382. — *dentata*, 382. — *echinococcus*, 418. — *elliptica*, 476. — *fenestrata*, 364. — *flavopunctata*, 470; II, 848. — *fusa*, 360, 539. — *humana armata*, 382, 387. — *inermis*, 315. — *lata*, 483, 515. — *leptocephala*, II, 848. — *litterata*, 540. — *lophosoma*, 363. — *madagascariensis*, 473. — *mediocanellata*, 315. — *murina*, II, 848. — *nana*, van Ben., 418. — *nana*, von Sieb., 465. — *nigra*, 359. — *perfoliata*, 540. — *saginata*, 315. — *serrata* Göze, 301. — *serrata* Röll, 418. — *serrata Rölli*, 418. — *solium*, 382. — *tenella*, 416. — *tropica*, 315. — *vulgaris*, 382.
Tæniarhynchus, 300.
Tænioglosses, II, 183.
Tantilla, II, 744.
Tanystomes, II, 524.
Taon, II, 525.
Taphrometopon, II, 745.
Tarbophis, II, 745.
Tardigrades (Arachnides), II. 257. — (Édentés), II, 822. —
Tarentisme, II, 362.
Tarentula, II, 361, 372.
Tarsonemus, II, 287.
Tassard, II, 690.
Tegenaria, II, 365.
Teichomyza, II, 497.
Teigne, II, 534.
Telegonus, II, 391.
Téléosauriens, II, 772.
Téléostéens, II, 649.
Teleuraspis, II, 763.
Temera, II, 640.
Tenebrio, II, 566.
Tentaculifères, 99, 123.
Ténuirostres, II, 795.
Teras, II, 576, 584.
Térébrants, II, 574.
Teretrurus, II, 743.
Terricoles (Annélides), II, 136.
Testicardines, II, 112.
Testudo, II, 771.
Têtard, II, 710.
Tétrabranches, II, 101.
Tétractinellides, 178.
Tetragnatha, II, 371.
Tetrameres, II, 1.
Tétramères, II, 544.
Tetramorium, II, 589.
Tetraneura, II, 467.
Ténia à épine, 483, 515. — algérien, 360. — fenêtré, 365. — hybride, 363. — inerme, 315. — sans épine, 315.
Téniadés, 299.
Tetranychus, II, 289.
Tetraonyx, II, 566.
Tétrapneumones, II, 357.
Tétrasporées, 43.
Tetrastoma, 597.
Teuthidides, II, 691.
Thanatophides, II, 758.
Thalassites, II, 769.
Thalassophryne, II, 692.
Thaliacés, 614.
Thecosoma, 630.
Thécosomes, II, 174.
Thelyphonus, II, 372.
Theridium, II, 365.
Théropodes, II, 775.
Thoracostracés, II, 223.
Thrane, II, 547.
Thynnus, II, 690.
Thysanoptères, II, 420.
Thysanoures, II, 413.
Ticrania, II, 566.
Tigretier, II, 362.
Tinea, II, 534.
Tipula, II, 526.
Tique du Chien, II, 323.
Tisiphone, II, 765.
Tlalsahuatc, II, 293.
Toile d'Araignée, II, 352.
Tomodon, II, 745.
Toquet, II, 687.
Tornaria, 289.
Torpedo, II, 640.
Torpille, II, 640.
Tortricines, II, 743.
Tortrix, II, 743.
Tortue, II, 767.
Totipalmes, II, 789.
Tourlourou, II, 253.
Toxiglosses, II, 183.
Toxocystes, 653.
Toxopneustes, 264.
Trachéates, II, 257.
Trachinides, II, 687.
Trachinotus, II, 690.
Trachinus, II, 687.
Trachyboa, II, 744.
Trachydermiens, II, 730.
Trachyméduses, 223, 228.
Trachynotus, II, 341.
Tragops, II, 747.
Tragulides, II, 835.
Tréhala, II, 547.
Trématodes, 541.
Trépang, 285.
Triænophorus, 300, 484, 491.
Tricala, II, 547.
Trichéchides, II, 846.
Trichina cystica, II, 41. — *spiralis*, 787.
Trichinose, 801.
Trichodactylus, II, 295.
Trichodectes, 478; II, 420.
Trichoglossines, II, 794.
Trichoptères, II, 434.
Trichosoma, 774.
Trichotrachélides, 774.
Triclades, 656.
Trichomonas, 78, 81, 86.
Trichocephalus, 774, 775, 782.
Triglides, II, 683.
Trigonocephalus, II, 763, 765.
Trilobites, II, 256.
Trimères, II, 544.
Trimeresurus, II, 765.
Trimesurus, II, 765.
Triodon, II, 655.
Triongulin, II, 550.
Trionychides, II, 770.
Tripang, 285.
Tristomides, 541.
Triton, II, 706, 708.
Tritonium, II, 182.
Trochilides, II, 795.
Troglodytes, II, 797.
Troglodytes, II, 861.
Trogonophis, II, 727.
Trombididés, II, 282.
Trombidium, II, 289.
Tropidechis, II, 749.
Tropidocerca, II, 1.
Tropidonotus, II, 747.
Trout-leech, II, 130.
Truite, II, 670.
Trygon, II, 638.
Trypanosoma, 69, 71.
Tsétsé, II, 506.
Tubes de Miescher, 53. — de Rainey, 53.
Tubicoles (Annélides), II, 139. — (Géphyriens), II, 103.
Tubitèles, II, 363.
Tubulaires, 214.
Tuniciers, II, 611.
Turbellariés, 653.
Turdides, II, 797.
Tylenchus, 68.
Tylopodes, II, 834.
Typhlops, II, 743.
Tyreophora, II, 496.
Tyroglyphinés, II, 295.
Tyroglyphus, II, 282, 295, 297.
Tyrotoxicon, II, 840.
Typhlopsylla, II, 480.

U

Uncinaria, 744.
Unguligrades, II, 803.
Uriechis, II, 744.
Urinatores, II, 788.
Urochordés, II, 611.
Urocystis, 465.
Urodèles, II, 696, 706.
Urolabes, II, 23.
Uromastix, II, 728.
Uropeltis, II, 743.
Uropoda, II, 340.
Ursides, II, 843.
Urtication, 109, 232, 242; II, 537.

V

Væjovis, II, 391.
Varaniens, II, 729.
Véjovides, II, 391.
Vendangeur, II, 291.
Venin des Batraciens, II, 699. — du Crapaud, II, 713. — des Salamandres, II, 707. — des Serpents, II, 734.

Ver vésiculaire, 303. — à queue de Rat, II, 523. — à soie, II, 539. — de farine, II, 566. — du Cayor, II, 521. — luisant, II, 568. — macaque, II, 518. — mayacuil, II, 518.
Vermicella, II, 753.
Vermiformes (Serpents), II, 742.
Vermilingues (Sauriens), II, 727. — (Edentés), II, 821.
Vers, 292.
Vertébrés, II, 611, 616.
Vésicants, II, 549.
Vésicule mère, 425. — petite-fille, 433. — proligère, 427. — secondaire, 432.
Vésiga, II, 647.
Vespides, II, 594.
Viaziga, II, 647.
Vibora de cascabel, II, 767.
Vigneau, II, 184.
Violet, II, 613.
Vipera, II, 757. — *ammodytes*, II, 761. — *aspis*, II, 757. — *berus*, II, 760. — à chaîne, II, 762. — cornue, II, 762.
Vipère élégante, II, 762. — fer-de-lance, II, 763. — heurtante, II, 763.
Vipérides, II, 756.
Vive, II, 687.
Voran, II, 131.
Viverra, II, 843.
Viverreum, II, 845.
Viverrides, II, 843.

W

Waldheimia, II, 109.
Whitmania, II, 114.

X

Xiphias, II, 691.
Xiphosures, II, 254.
Xylocopa, II, 599.
Xylotropes, II, 560.

Y

Yeux d'Ecrevisse, II, 235.

Z

Zamenis, II, 745.
Zamenophis, II, 745.
Zibeth, II, 844.
Zimb, II, 525.
Zoanthaires, 186, 199, 200.
Zoea, II, 220, 251.
Zonitis, II, 566.
Zoophthires, II, 435.

FIN DE LA TABLE ANALYTIQUE DES MATIÈRES.

4206-85. — Corbeil. Imprimerie Crété.

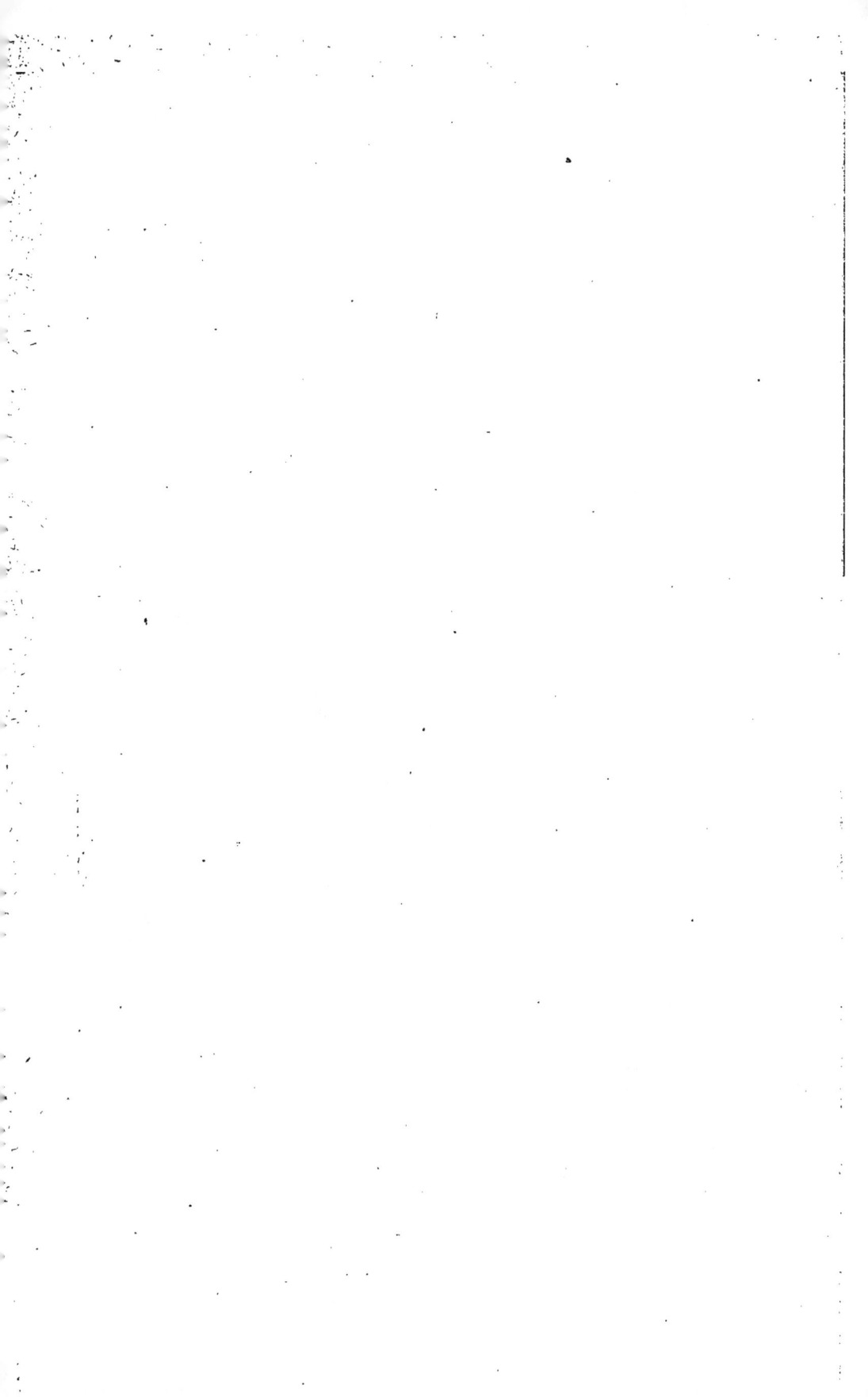

LIBRAIRIE J.-B. BAILLIÈRE ET FILS

19, rue Hautefeuille, près du boulevard Saint-Germain, Paris.

Année scolaire 1889-1890

BIBLIOTHÈQUE DE L'ÉLÈVE EN MÉDECINE

COLLECTION D'OUVRAGES POUR LA PRÉPARATION AUX EXAMENS DU GRADE DE DOCTEUR ET OFFICIER DE SANTÉ, AUX CONCOURS DE L'EXTERNAT ET DE L'INTERNAT

Nouveau Dictionnaire de Médecine et de Chirurgie pratiques, illustré de figures intercalées dans le texte. Directeur de la rédaction : le Dr J. JACCOUD. — *Ouvrage complet*, 40 vol. in-8°, comprenant 33,000 pages et 3,600 figures. 400 fr.
— Prix de chaque volume . . . . 10 fr.

Dictionnaire de Médecine, de Chirurgie, de Pharmacie, de l'art vétérinaire et des sciences qui s'y rapportent, par E. LITTRÉ (de l'Institut). *Seizième édition*. 1 vol. gr. in-8° de 1,880 pages à deux colonnes, avec 550 figures . . . . . 20 fr

Premier Examen. — **Physique, Chimie et Histoire naturelle médicales.**

BLANCHARD. Traité de Zoologie médicale. 2 vol. in-8°, avec 883 figures. . . 20 fr.
BUIGNET Manipulations de Physique. 1 vol. in-8°, avec figures. Cartonné . 16 fr.
CAUVET. — Nouveaux éléments d'Histoire naturelle médicale. 2 vol. in-18 jésus, avec figures . . . . 15 fr.
ENGEL. Nouveaux éléments de Chimie médicale et de Chimie biologique, avec les applications à l'hygiène, à la médecine légale et à la pharmacie. 1 vol. in-18 9 fr.
GUIBOURT. Histoire naturelle des Drogues. 4 vol. in-8°, avec 1,077 figures. 36 fr.
JUNGFLEISCH. Manipulations de Chimie. 1 vol. in-8° de 1,240 pages, avec 372 figures. Cartonné . . . . 27 fr.
MOQUIN TANDON. Éléments de Botanique médicale, contenant la description des végétaux utiles à la médecine et des espèces nuisibles à l'homme, vénéneuses et parasites. 1 vol. in-18, avec figures . . . . 6 fr.
WUNDT, MONOYER et IMBERT. Traité élémentaire de Physique médicale, traduit avec de nombreuses additions par les profrs MONOYER et IMBERT. 1 vol. in-8° 12 fr

Deuxième Examen. — **Anatomie, Histologie, Physiologie.**

BEAUNIS. Nouveaux éléments de Physiologie humaine, 3e édition. 2 volumes in-8°. Cartonné. . . . . 25 fr.
BEAUNIS et BOUCHARD. Nouveaux éléments d'Anatomie descriptive et d'Embryologie. 1 vol. in-8°. . . . . 20 fr.
— Précis d'Anatomie et de Dissection. 1 vol. in-18 . . . . 4 fr. 50.
DUVAL (MATHIAS). Précis de Technique microscopique et histologique. 1 vol. in-18 jésus . . . . 4 fr.
KUSS et DUVAL. Cours de Physiologie. 1 vol. in-18, avec 206 figures . . . . . 8 fr
MOREL et VILLEMIN. Histologie humaine normale et pathologique, précédée d'un exposé des moyens d'observer au microscope. 1 vol. in-8° et atlas . . . . 16 fr.

Troisième Examen. — **Pathologie générale, Pathologie interne, Pathologie externe, Médecine opératoire, Accouchements.**

BERGERON. Précis de petite Chirurgie et de Chirurgie d'urgence. 1 vol. in-18 jésus, avec figures . . . . 5 fr
BOUCHUT. Nouveaux éléments de Pathologie générale. 1 vol. in-8° avec fig. 12 fr.
— Traité de Diagnostic et de Seméiologie. 1 vol. in-8°. . . . . 12 fr.
CHARPENTIER. Traité pratique des Accouchements. 2 vol. in-8° avec figures. 30 fr
CHAUVEL. Précis d'Opérations de chirurgie. 1 vol. in-18 jésus, avec 281 fig. 7 fr.
CHRÉTIEN. Nouveaux éléments de Médecine opératoire. 1 volume in-18 jésus, avec figures . . . . 6 fr.
CORLIEU. Aide-mémoire de Médecine et de Chirurgie. 1 volume in-18 jésus. Cartonné. . . . . 6 fr.
DECAYE. Précis de Thérapeutique chirurgicale. 1 vol. in-18 jésus . . . . . 6 fr.

DESPRÈS (A.). La Chirurgie journalière. Leçons de clinique chirurgicale, 1888, in-8°.
GALLOIS. Manuel de la sage-femme. 1 vol. in-18 jésus . . . . 6 fr.
HALLOPEAU. Traité élémentaire de Pathologie générale, comprenant la Pathogénie et la Physiologie pathologique. 1 vol. in-8°, avec 145 figures . . . . 12 fr.
HARDY. Traité pratique et descriptif des Maladies de la peau. 1 vol. in-18 . 18 fr.
LAVERAN et TEISSIER. Nouveaux éléments de Pathologie médic. 2 vol. in-8° 20 fr.
LE BEC. Précis de Médecine opératoire, aide-mémoire de l'élève et du praticien. 1 vol. in-18 jésus . . . . 6 fr.
NÆGELÉ. Traité pratique de l'art des Accouchements, traduit, annoté et mis au courant des progrès de la science, par Aubenas, professeur à la Faculté de Médecine de Strasbourg. 1 vol. in-8° . . . . 12 fr.
PÉNARD (L.). Guide de l'Accoucheur. 1 vol. in-18 avec figures . . . . 6 fr.
RACLE, FERNET et STRAUS. Traité de Diagnostic médical. Guide clinique pour l'étude des signes caractéristiques des maladies, contenant un précis des procédés physiques et chimiques d'exploration clinique. 1 vol in-18 jésus. Cart. . 8 fr.
RINDFLEISCH. Eléments de Pathologie. 1 vol. in-8°. . . . . 6 fr
SCHMITT. Microbes et Maladies. 1 vol. in-16 . . . . 3 fr. 50

Quatrième Examen. — Matière médicale, Pharmacologie, Thérapeutique, Hygiène, Médecine légale.

ANDOUARD. Nouveaux éléments de Pharmacie. 1 vol. in-8°, avec 150 figures 16 fr.
ARNOULD. Nouveaux éléments d'Hygiène. 1 vol, in-8°. Cartonné . . . . . . 20 fr.
BRIAND et CHAUDÉ. Manuel complet de Médecine légale, contenant un Traité élémentaire de Chimie légale, par J. Bouis. 2 vol. in-8°. . . . . 24 fr.
BROUARDEL. Secret médical. 1 vol. in-16. . . . . 3 fr. 50
CAUVET. Nouveaux éléments de Matière médicale. 2 vol. in-18. . . . . . . 15 fr.
CHAPUIS, Précis de Toxicologie. In-18. Cartonné. . . . . 8 fr.
FERRAND (A). Thérapeutique. In-18 . . . . 9 fr.
FERRAND (E.). Aide-mémoire de Pharmacie, vade-mecum du pharmacien à l'officine et au laboratoire. 1 vol. in-18 jésus. Cartonné. . . . . 7 fr.
FONSSAGRIVES. Principes de Thérapeutique générale. In-8°. . . . . 9 fr.
GALLOIS. 1,200 formules. In-18 . . . . 3 fr. 50
GUBLER. Cours de Thérapeutique. 1 vol. in-8°. . . . . 9 fr.
— Commentaires thérapeutiques du Codex. 1 vol. in-8°. Cartonné. . . . . . 16 fr.
JAMMES. Manuel des Étudiants en pharmacie. 2 vol. in-18 jésus. . . . . . 10 fr.
JEANNEL. Formulaire officinal et magistral, international, contenant environ 4,000 formules tirées des pharmacopées légales de la France et de l'étranger. 4e édition, en concordance avec le Codex medicamentarius. 1 vol. in-18. Cartonné. 6 fr. 50
LÉVY (Michel). Hygiène publique et privée. 2 vol. in-8°. . . . . 20 fr.
NOTHNAGEL et ROSSBACH. Matière médicale et thérapeutique. 1 vol. in-8°. 14 fr.
VIBERT. Précis de Médecine légale. 1 vol. in-18 jésus. Cartonné. . . . . . 8 fr.

Cinquième Examen. — Clinique interne, Clinique externe et obstétricale, Anatomie pathologique.

CHURCHILL et LEBLOND. Maladies des Femmes. 1 vol. in-8° . . . . 18 fr.
EMMET. Pratique des Maladies des Femmes, traduit et annoté par A. Olivier, avec une préface par le professeur Trélat. 1 vol. in-8°. . . . . 15 fr.
GALLARD. Clinique médicale de la Pitié. 1 vol. in-8°. . . . . 10 fr.
— Maladies des Ovaires. 1 vol. in-8°. . . . . 8 fr.
— Menstruation et ses troubles. 1 vol. in-8° . . . . 6 fr.
GILLETTE. Chirurgie journalière des Hôpitaux de Paris. 1 vol. in-8°. Cart.. 12 fr.
GOSSELIN. Clinique chirurgicale de la Charité. 3 vol. in-8° . . . . 36 fr.
LABOULBÈNE. Anatomie pathologique. 1 vol. in-8°, avec figures. Cartonné. 20 fr.
RINDFLEISCH. Traité d'Histologie pathologique, traduit sur la 6e édition, par Fr. Gross et J. Schmitt. 1 vol in-8°, avec 359 figures.. . . . . 15 fr.
TROUSSEAU et PETER. Clinique médicale de l'Hôtel-Dieu. 3 vol. in-8°. . . 32 fr.

TRAITÉ ÉLÉMENTAIRE DE PATHOLOGIE GÉNÉRALE

Par le docteur H. HALLOPEAU

Professeur agrégé à la Faculté de médecine, médecin de l'hôpital Saint-Louis.

Troisième édition. 1 vol. in-8° de VII-800 pages, avec 250 figures. . . . 12 fr.

Parmi les ouvrages consacrés à cette science, « les uns, dit M. Hallopeau dans sa préface, sont de véritables traités de philosophie médicale; les autres ont surtout pour objet d'étudier les causes morbifiques, les processus morbides, les troubles fonctionnels et l'évolution des maladies. »

C'est la seconde manière qu'a adoptée M. Hallopeau, et il faut l'en féliciter. La seule pathologie générale sérieuse, la seule vraiment scientifique, est celle qui prend l'anatomie pathologique, la chimie et la physiologie pour bases.

Le *Traité de pathologie générale* de M. Hallopeau a l'avantage de présenter sous une forme concise et sous un petit volume, l'exposé complet de la science, il comble une lacune qui existait dans les bibliothèques médicales. Cet ouvrage, conçu avec méthode, au courant de la médecine contemporaine, fondé à la fois sur l'observation clinique, sur les recherches histologiques et physiologiques, sera consulté avec profit par les élèves et les médecins.

ERN. GAUCHER, *La France médicale.*

TRAITÉ D'HISTOLOGIE PATHOLOGIQUE

Par E. RINDFLEISCH

Professeur d'anatomie pathologique à l'université de Wurtzbourg.

TRADUIT SUR LA SIXIÈME ÉDITION ALLEMANDE ET ANNOTÉ PAR F. GROSS, PROFESSEUR A LA FACULTÉ DE MÉDECINE DE NANCY ET J. SCHMITT, PROFESSEUR AGRÉGÉ

1 vol. gr. in-8°, 870 pages avec 359 figures. . . . . 15 fr.

L'Allemagne nous a suivi de près dans l'étude de l'histologie et les auteurs qu'elle a produits ont donné une suite de travaux dont l'utilité et l'importance ne sont plus à discuter. Plusieurs d'entre eux ont pris rang parmi les classiques, et après Laennec, Cruveilhier, Velpeau, Lebert, Robin, il faut citer Virchow, Kölliker, Redcklinghausen, dont les ouvrages traduits et édités en France sont devenus des livres que tout travailleur possède. Rindfleisch, professeur à l'Université de Wurtzbourg, peut se ranger parmi ces auteurs dont le talent et le savoir ont vaincu notre répulsion naturelle pour tout ce qui vient d'outre-Rhin et ont amené deux professeurs de Nancy, MM. Gross et Schmitt, à donner une nouvelle édition de ses œuvres.

Le livre de M. Rindfleisch n'a rien perdu de son originalité, il s'est tenu au courant des recherches modernes, et il peut encore retrouver son succès d'il y a quatorze ans. La véritable révolution qui s'est opérée dans la pathologie générale, a fait apporter par l'auteur de nombreuses et importantes modifications.

Nous signalerons deux appendices que le professeur de Wurtzbourg a ajoutés à son travail : l'un est un résumé succinct de la technique microscopique, ce sont les conseils de l'expérience; l'autre une excellente méthode de diagnostic des tumeurs, due à la plume d'un des assistants de l'institut anotomo-pathologique de Wurtzbourg, le Dr Fütterer.

Le professeur Gross (de Nancy), dans une courte mais substantielle préface, présente le livre et montre d'une manière claire et synthétique le plan général de l'ouvrage.

Un côté du livre est dû tout entier à MM. Gross et Schmitt qui, avec raison, ont eu soin d'indiquer par des [ ] ce qui leur est personnel; c'est la nomenclature des publications françaises les plus récentes et le résumé des travaux des anatomo-pathologistes et des histologistes français.

Dr F. VERCHÈRE, *France médicale*, 15 décembre 1887.